Charles E. Giangarra
Robert C. Manske

临床骨科康复
团队合作诊疗方案　　　　第 4 版

Clinical Orthopaedic Rehabilitation
A Team Approach　　　　　Fourth Edition

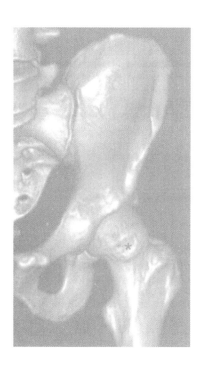

主　编　〔美〕　查尔斯·E.詹加拉
　　　　　　　　罗伯特·C.曼斯克
主　审　　陈世益
主　译　　张新涛　曾　晖　滕学仁
副主译　　蔡　斌　蔡秉达

天津出版传媒集团
天津科技翻译出版有限公司

著作权合同登记号：图字：02-2020-362

图书在版编目(CIP)数据

临床骨科康复：团队合作诊疗方案 / (美)查尔斯
·E.詹加拉(Charles E. Giangarra)，(美)罗伯特·
C.曼斯克(Robert C. Manske)主编；张新涛，曾晖，
滕学仁主译. —天津：天津科技翻译出版有限公司，
2024.5
    书名原文：Clinical Orthopaedic
Rehabilitation: A Team Approach
    ISBN 978-7-5433-4459-4

Ⅰ.①临… Ⅱ.①查… ②罗… ③张… ④曾… ⑤滕
…Ⅲ.①骨疾病-康复 Ⅳ.①R681.09

中国国家版本馆 CIP 数据核字(2024)第 072393 号

Elsevier(Singapore)Pte Ltd.
3 Killiney Road, #08–01 Winsland House I, Singapore 239519
Tel: (65)6349–0200; Fax: (65)6733–1817

授权单位：Elsevier (Singapore) Pte Ltd.
出　　版：天津科技翻译出版有限公司
出 版 人：方　艳
地　　址：天津市南开区白堤路 244 号
邮政编码：300192
电　　话：(022)87894896
传　　真：(022)87893237
网　　址：www.tsttpc.com
印　　刷：天津海顺印业包装有限公司
发　　行：全国新华书店
版本记录：889mm×1194mm　16 开本　45 印张　1000 千字
　　　　　2024 年 5 月第 1 版　2024 年 5 月第 1 次印刷
　　　　　定价：328 元

(如发现印装问题，可与出版社调换)

译者名单

主　　审　陈世益

主　　译　张新涛　曾　晖　滕学仁

副 主 译　蔡　斌　蔡秉达

译校者名单　(按姓氏汉语拼音排序)

艾怡然　　深圳平乐骨伤科医院(深圳市坪山区中医院)

白　露　　北京大学深圳医院

蔡　斌　　上海交通大学医学院附属第九人民医院

蔡秉达　　医源(广州)医疗健康科技有限公司

陈　娟　　北京大学深圳医院

陈　鹏　　北京大学深圳医院

陈炤宇　　北京大学第三医院

崔韶阳　　广州中医药大学深圳医院(福田)

董学平　　北京大学深圳医院

郜　莉　　深圳市儿童医院

龚　铭　　深圳市龙华区人民医院

官志平　　北京大学深圳医院

郭　惊　　北京大学深圳医院

郭胜伍　　北京大学深圳医院

何沛恒　　中山大学附属第一医院

何树堂　　北京大学深圳医院

洪劲松　　暨南大学第一附属医院

胡　波　　深圳市职业病防治院

胡　煜　　深圳市职业病防治院

胡立生　　北京大学深圳医院

黄　琳　　深圳市职业病防治院

黄红拾　　北京大学第三医院

黄鹏洲	深圳市新华医院
蒋官玮	深圳市盐田区人民医院
蒋拥军	深圳平乐骨伤科医院(深圳市坪山区中医院)
晋 松	成都中医药大学附属医院
李 伟	北京大学深圳医院
李 伟	国家体育总局运动医学研究所
李 翔	香港大学深圳医院
李 雪	佛山市中医院
李德强	山东大学齐鲁医院
李克军	深圳平乐骨伤科医院(深圳市坪山区中医院)
李云河	博济医药科技股份有限公司
李子卿	山东第一医科大学附属省立医院(山东省立医院)
梁祖儒	北京大学深圳医院
林 润	广州中医药大学深圳医院(福田)
刘传耀	南方医科大学深圳医院
刘三彪	武汉市第五医院
刘兴媛	北京大学深圳医院
芦 浩	北京大学人民医院
马正业	北京大学第三医院
闵少雄	北京大学深圳医院
欧阳侃	深圳市第二人民医院
钱叶叶	北京大学深圳医院
任 爽	北京大学第三医院
任玉香	北京大学深圳医院
沈 梅	深圳市龙华区人民医院
石 岩	北京大学深圳医院
孙 炜	深圳市第二人民医院
滕学仁	青岛市市立医院
王 磊	香港大学深圳医院
王德利	北京大学深圳医院
王全震	北京大学深圳医院
王圣航	深圳市龙华区人民医院
王文豪	北京大学深圳医院

王蕴琦	龙岩学院
许明珠	南方医科大学深圳医院
叶永恒	珠海市人民医院
雍 磊	北京大学深圳医院
尤 田	北京大学深圳医院
游 超	深圳市儿童医院
曾 晖	深圳市第二人民医院
张 迪	成都中医药大学附属医院
张 昊	深圳市龙华区人民医院
张剑锋	烟台市烟台山医院
张美思	深圳市龙华区人民医院
张梦迪	南方医科大学珠江医院
张新涛	北京大学深圳医院
招少枫	中山大学附属第八医院
赵 辉	上海和睦家医院骨科
赵学强	深圳市职业病防治院
钟 非	北京大学深圳医院
周喆刚	北京大学深圳医院
朱伟民	深圳市第二人民医院
朱永展	佛山市中医院
左建伟	北京大学深圳医院

编者名单

David W. Altchek, MD
Co-Chief, Sports Medicine and Shoulder Service,
Attending Orthopedic Surgeon
Hospital for Special Surgery,
Professor of Clinical Orthopedic Surgery
Weill Medical College,
Medical Director, New York Mets
New York, New York

Michael Angeline, MD
Section of Orthopaedic Surgery
The University of Chicago Medical Center
Chicago, Illinois

Jeff Ashton, PT
Staff Physical Therapist
Cabell Huntington Hospital
Huntington, West Virginia

Jolene Bennett, PT, MA, OCS, ATC, Cert MDT
Spectrum Health Rehabilitation and Sports Medicine Services
Grand Rapids, Michigan

Allan Besselink, PT, Dip MDT
Director, Smart Sport International,
Director, Smart Life Institute,
Adjunct Assistant Professor
Physical Therapist Assistant Program
Austin Community College
Austin, Texas

Sanjeev Bhatia, MD
Naval Medical Center, San Diego
San Diego, California;
Department of Orthopaedic Surgery
Rush University Medical Center
Chicago, Illinois

Lori A. Bolgla, PT, PhD, MAcc, ATC
Associate Professor
Department of Physical Therapy in the College of Allied
    Health Sciences
Department of Orthopaedic Surgery at the Medical College of
    Georgia
The Graduate School
Augusta University
Augusta, Georgia

S. Brent Brotzman, MD
Assistant Clinical Professor
Department of Orthopaedic Surgery
University of Texas at San Antonio Health Sciences Center
San Antonio, Texas;
Assistant Professor
Department of Pediatrics
Texas A&M University System Health Sciences Center
College Station, Texas;
Former Division NCAA Team Physician
Department of Athletics
Texas A&M University–Corpus Christi
Corpus Christi, Texas;
Section Chief
Department of Orthopaedic Surgery
North Austin Medical Center,
Private Practice
North Austin Sports Medicine Medical Center
Austin, Texas

Jason Brumitt, PT, PhD, ATC, CSCS
Assistant Professor of Physical Therapy
School of Physical Therapy
George Fox University
Newberg, Oregon

David S. Butler, BPhty, MAppSc, EdD
Neuro Orthopaedic Institute
University of South Australia Adelaide
South Australia Australia

R. Matthew Camarillo, MD
Department of Orthopedics
University of Texas at Houston
Houston, Texas

Mark M. Casillas, MD
The Foot and Ankle Center of South Texas
San Antonio, Texas

Bridget Clark, PT, MSPT, DPT
Athletic Performance Lab, LLC
Austin, Texas

Alexander T. Caughran, MD
Chief Resident
Department of Orthopedic Surgery
Marshall University
Joan C. Edwards School of Medicine
Huntington, West Virginia

Michael D'Amato, MD
HealthPartners Specialty Center Orthopaedic
    and Sports Medicine
St. Paul, Minnesota

George J. Davies, DPT, MEd, PT, SCS, ATC, LAT, CSCS, PES, FAPTA
Professor
Department of Physical Therapy
Armstrong Atlantic State University
Savannah, Georgia

Michael Duke, PT, CSCS
North Austin Physical Therapy
Austin, Texas

Christopher J. Durall, PT, DPT, MS, SCS, LAT, CSCS
Director of Physical Therapy Unit
Student Health Center
University of Wisconsin, La Crosse
La Crosse, Wisconsin

Todd S. Ellenbecker, DPT, MS, SCS, OCS, CSCS
Group/Clinic Director
Physiotherapy Associates Scottsdale Sports Clinic,
National Director of Clinical Research
Physiotherapy Associates,
Director, Sports Medicine–ATP Tour
Scottsdale, Arizona

Brian K. Farr, MA, ATC, LAT, CSCS
Director, Athletic Training Educational Program
Department of Kinesiology and Health Education
The University of Texas at Austin
Austin, Texas

Larry D. Field, MD
Director, Upper Extremity Service
Mississippi Sports Medicine and Orthopaedic Center,
Clinical Associate Professor
Department of Orthopaedic Surgery
University of Mississippi Medical School
Jackson, Mississippi

G. Kelley Fitzgerald, PhD, PT
University of Pittsburgh
School of Health and Rehabilitation Sciences
Pittsburgh, Pennsylvania

Rachel M. Frank, BS
Department of Orthopaedic Surgery
Rush University Medical Center
Chicago, Illinois

Tigran Garabekyan, MD
Assistant Professor
Department of Orthopedic Surgery
Marshall University
Joan C. Edwards School of Medicine
Huntington, West Virginia

Neil S. Ghodadra, MD
Naval Medical Center, San Diego
San Diego, California;
Department of Orthopaedic Surgery
Rush University Medical Center
Chicago, Illinois

Charles E. Giangarra, MD
Professor, Chief
Division of Sports Medicine
Department of Orthopedic Surgery
Marshall University
Joan C. Edwards School of Medicine
Huntington, West Virginia;
Head, Team Physician
Department of Athletics
Marshall University,
Assistant Team Physician, Orthopaedic Consultant
Kentucky Christian University
Grayson, Kentucky

Charles Andrew Gilliland, BS, MD
Clinical Assistant Professor
Department of Orthopedic Surgery
Marshall University
Joan C. Edwards School of Medicine
Huntington, West Virginia

John A. Guido, Jr., PT, MHS, SCS, ATC, CSCS
Clinical Director
TMI Sports Therapy
Grand Prairie, Texas

J. Allen Hardin, PT, MS, SCS, ATC, LAT, CSCS
Intercollegiate Athletics
The University of Texas at Austin
Austin, Texas

Maureen A. Hardy, PT, MS, CHT
Director
Rehabilitation Services St. Dominic Hospital
Jackson, Mississippi

Timothy E. Hewett, PhD, FACSM
Professor, Director of Biomechanics
Sports Medicine Research and MST Core, Mayo Clinic
Mayo Clinic Biomechanics Laboratories and Sports Medicine
   Center
Departments of Orthopedics, Physical Medicine and
   Rehabilitation and Physiology and Biomedical Engineering
Mayo Clinic
Rochester and Minneapolis, Minnesota

Clayton F. Holmes, PT, EdD, MS, ATC
Professor and Founding Chair
Department of Physical Therapy
University of North Texas Health Science Center at Fort Worth
Forth Worth, Texas

Barbara J. Hoogenboom, EdD, PT, SCS, ATC
Associate Professor
Physical Therapy Associate Director
Grand Valley State University
Grand Rapids, Michigan

James J. Irrgang, PhD, PT, ATC
Director of Clinical Research
Department of Physical Therapy
University of Pittsburgh Medical Center
Pittsburgh, Pennsylvania

Margaret Jacobs, PT
Momentum Physical Therapy and Sports Rehabilitation
San Antonio, Texas

R. Jason Jadgchew, ATC, CSCS
Department of Orthopedic Surgery
Naval Medical Center
San Diego, California

David A. James, PT, DPT, OCS, CSCS
Associated Faculty
Physical Therapy Program
University of Colorado
Denver, Colorado

John J. Jasko, MD
Associate Professor
Department of Orthopedic Surgery
Marshall University
Joan C. Edwards School of Medicine
Huntington, West Virginia

Drew Jenk, PT, DPT
Regional Clinical Director
Sports Physical Therapy of New York
Liverpool, New York

W. Ben Kibler, MD
Medical Director
Shoulder Center of Kentucky
Lexington, Kentucky

Theresa M. Kidd, BA
North Austin Sports Medicine
Austin, Texas

Kyle Kiesel, PT, PhD, ATC, CSCS
Associate Professor of Physical Therapy
University of Evansville
Evansville, Indiana

Jonathan Yong Kim, CDR
University of San Diego
San Diego, California

Scott E. Lawrance, MS, PT, ATC, CSCS
Assistant Professor
Department of Athletic Training
University of Indianapolis
Indianapolis, Indiana

Michael Levinson, PT, CSCS
Clinical Supervisor
Sports Rehabilitation and Performance Center,
Rehabilitation Department
Hospital for Special Surgery,
Physical Therapist
New York Mets,
Faculty
Columbia University Physical Therapy School
New York, New York

Sameer Lodha, MD
Department of Orthopaedic Surgery
Rush University Medical Center
Chicago, Illinois

Janice K. Loudon, PT, PhD, SCS, ATC, CSCS
Associate Professor
Department of Physical Therapy Education
Rockhurst University
Kansas City, Missouri

Adriaan Louw, PT, MAppSc (Physio), CSMT
Instructor
International Spine and Pain Institute,
Instructor
Neuro Orthopaedic Institute,
Associate Instructor
Rockhurst University
Story City, Iowa

Joseph R. Lynch, MD
Associate Professor
Uniformed Services University of the Health Sciences
Bethesda, Maryland;
The Shoulder Clinic of Idaho
Boise, Idaho

Robert C. Manske, PT, DPT, MEd, SCS, ATC, CSCS
Professor and Chair
Department of Physical Therapy
Wichita State University
Via Christi Sports and Orthopedic Physical Therapy
Via Christi Sports Medicine,
Teaching Associate
Department of Community Medicine Sciences
University of Kansas Medical Center
Via Christi Family Practice Sports Medicine Residency
    Program
Wichita, Kansas;
Teaching Associate
Department of Rehabilitation
Sciences University of Kansas Medical Center
Kansas City, Kansas

Matthew J. Matava, MD
Washington University
Department of Orthopedic Surgery
St. Louis, Missouri

Sean Mazloom, MS
Medical Student
Chicago Medical School
Chicago, Illinois

John McMullen, MS, ATC
Director of Orthopedics-Sports Medicine
Lexington Clinic/Shoulder Center of Kentucky
Lexington, Kentucky

Morteza Meftah, MD
Ranawat Orthopaedic Center
New York, New York

Erik P. Meira, PT, SCS, CSCS
Clinical Director
Black Diamond Physical Therapy
Portland, Oregon

Keith Meister, MD
Director, TMI Sports Medicine
Head Team Physician, Texas Rangers
Arlington, Texas

Scott T. Miller, PT, MS, SCS, CSCS
Agility Physical Therapy and Sports Performance, LLC
Portage, Michigan

Josef H. Moore, PT, PhD
Professor
Army-Baylor DPT Program
Waco, Texas

Donald Nguyen, PT, MSPT, ATC, LAT
ATEP Clinical Coordinator and Assistant Athletic Trainer
    for Rowing
University of Texas at Austin
Austin, Texas

Cullen M. Nigrini, MSPT, MEd, PT, ATC, LAT
Elite Athletic Therapy
Austin, Texas

Steven R. Novotny, MD
Associate Professor
Department of Orthopedic Surgery
Marshall University
Joan C. Edwards School of Medicine
Huntington, West Virginia

Michael J. O'Brien, MD
Assistant Professor of Clinical Orthopaedics
Division of Sports Medicine
Department of Orthopaedics
Tulane University School of Medicine
New Orleans, Louisiana

Sinan Emre Ozgur, MD
Chief Resident
Department of Orthopedic Surgery
Marshall University
Joan C. Edwards School of Medicine
Huntington, West Virginia

Mark V. Paterno, PhD, PT, MS, SCS, ATC
Coordinator of Orthopaedic and Sports Physical Therapy
Sports Medicine Biodynamics Center
Division of Occupational and Physical Therapy
Cincinnati Children's Hospital Medical Center,
Assistant Professor
Division of Sports Medicine
Department of Pediatrics
University of Cincinnati Medical Center
Cincinnati, Ohio

Ryan T. Pitts, MD
Metropolitan Orthopedics
St. Louis, Missouri

Marisa Pontillo, PT, DPT, SCS
Penn Therapy and Fitness Weightman Hall
Philadelphia, Pennsylvania

Andrew S.T. Porter, DO, FAAFP
Director
Sports Medicine Fellowship Program
University of Kansas School of Medicine- Wichita at Via
    Christi,
Director
Osteopathic Family Medicine Residency Program
Kansas City University at Via Christi
Wichita, Kansas

Christie C.P. Powell, PT, MSPT, STS, USSF "D"
Co-Owner and Director
CATZ Sports Performance and Physical Therapy,
Director of Physical Therapy
Lonestar Soccer Club,
Director of Physical Therapy
Austin Huns Rugby Team
Austin, Texas

Daniel Prohaska, MD
Advanced Orthopedic Associates
Wichita, Kansas

Matthew T. Provencher, MD, CDR, MC, USN
Associate Professor of Surgery
Uniformed Services University of the Health Sciences,
Director of Orthopaedic Shoulder, Knee, and Sports Surgery
Department of Orthopaedic Surgery
Naval Medical Center, San Diego
San Diego, California

Emilio "Louie" Puentedura, PT, DPT, GDMT, OCS, FAAOMPT
Assistant Professor
Department of Physical Therapy
University of Nevada, Las Vegas
Las Vegas, Nevada

Amar S. Ranawat, MD
Associate Professor of Orthopaedic Surgery
Weill Cornell Medical College,
Associate Attending Orthopaedic Surgeon
New York-Presbyterian Hospital,
Associate Attending Orthopaedic Surgeon
Hospital for Special Surgery
Ranawat Orthopaedic Center
New York, New York

Anil S. Ranawat, MD
Assistant Professor of Orthopaedic Surgery
Weill Cornell Medical College,
Assistant Attending Orthopaedic Surgeon
New York-Presbyterian Hospital,
Assistant Attending Orthopaedic Surgeon
Hospital for Special Surgery
Ranawat Orthopedic Center
New York, New York

James T. Reagan, MD
Senior Resident
Department of Orthopedic Surgery
Marshall University
Joan C. Edwards School of Medicine
Huntington, West Virginia

Bruce Reider, MD
Professor Emeritus, Surgery
Section of Orthopaedic Surgery and Rehabilitation Medicine
University of Chicago
Chicago, Illinois

Michael P. Reiman, PT, DPT, OCS, SCS, ATC, FAAOMPT, CSCS
Assistant Professor
Department of Orthopedic Surgery
Duke University Medical Center
Durham, North Carolina

Amy G. Resler, DPT, CMP, CSCS
Department of Physical Therapy
Naval Medical Center, San Diego
San Diego, California

Bryan Riemann, PhD, ATC, FNATA
Associate Professor of Sports Medicine
Coordinator Master of Science in Sports Medicine
Director, Biodynamics and Human Performance Center
Armstrong State University
Savannah, Georgia

Toby Rogers, PhD, MPT
Associate Professor of Sports Medicine
Coordinator Master of Science in Sports Medicine
Director, Biodynamics and Human Performance Center
Armstrong State University
Savannah, Georgia

Anthony A. Romeo, MD
Associate Professor and Director
Section of Shoulder and Elbow
Department of Orthopaedic Surgery
Rush University Medical Center
Chicago, Illinois

Richard Romeyn, MD
Southeast Minnesota Sports Medicine and Orthopaedic
    Surgery Specialists
Winona, Minnesota

Michael D. Rosenthal, PT, DSc, SCS, ECS, ATC, CSCS
Assistant Professor
Doctor of Physical Therapy program
San Diego State University
San Diego, California

Felix H. Savoie III, MD
Lee C. Schlesinger Professor
Department of Orthopaedics
Tulane University School of Medicine
New Orleans, Louisiana

Suzanne Zadra Schroeder, PT, ATC
Physical Therapist
Barnes Jewish West County Hospital
STAR Center
St. Louis, Missouri

Aaron Sciascia, MS, ATC, NASM-PES
Coordinator
Shoulder Center of Kentucky
Lexington, Kentucky

K. Donald Shelbourne, MD
Shelbourne Knee Center at Methodist Hospital
Indianapolis, Indiana

Jace R. Smith, MD
Senior Resident
Department of Orthopedic Surgery
Marshall University
Joan C. Edwards School of Medicine
Huntington, West Virginia

Damien Southard, MPT
Staff Physical Therapist
Cabell Huntington Hospital
Huntington, West Virginia

Ken Stephenson, MD
Orthopaedic Foot and Ankle Specialist,
Attending Surgeon
Northstar Surgery Center,
Associate Professor
Texas Tech Health Sciences Center
Lubbock, Texas

Faustin R. Stevens, MD
Orthopaedic Surgery
Texas Tech Health Sciences Center
Lubbock, Texas

Mark Stovak, MD, FACSM, FAAFP, CAQSM
Professor
Department of Family and Community Medicine
University of Nevada, Reno School of Medicine
Reno, Nevada

Timothy F. Tyler, MS, PT, ATC
Nicholas Institute of Sports Medicine and Athletic Trauma
Lenox Hill Hospital
New York, New York

Geoffrey S. Van Thiel, MD, MBA
Division of Sports Medicine
Rush University Medical Center
Chicago, Illinois

Mark Wagner, MD
Orthopaedic Specialists, PC
Portland, Oregon

Reg B. Wilcox III, PT, DPT, MS, OCS
Clinical Supervisor
Outpatient Service
Department of Rehabilitation Services
Brigham and Women's Hospital,
Adjunct Clinical Assistant Professor
Department of Physical Therapy
School of Health and Rehabilitation Services
MGH Institute of Health Professions
Boston, Massachusetts

Daniel Woods, MD
Senior Resident
Department Orthopaedic Surgery
Marshall University
Joan C. Edwards School of Medicine
Huntington, West Virginia

中文版前言

作为《临床骨科康复：团队合作诊疗方案》(第 4 版)的译者,我怀着由衷的喜悦和责任感,向同仁们介绍这本在骨科康复领域具有重要意义的著作。

骨科康复不仅是一个医学专业,更是一项充满挑战性和温暖人心的工作。它承载着患者对康复和健康的期盼,也汇聚了医护人员的智慧和技术。在翻译这本书的过程中,我深刻感受到这一领域的复杂性和重要性,通过综合运用运动医学、康复学和心理学等多学科知识,骨科康复专业人员能够帮助患者恢复肢体运动功能,重拾自信,重新融入社会,实现身心的全面健康。在疾病、手术或意外损伤后,骨科康复不仅可以促进患者的身体功能恢复,更能为他们带来希望与新生。因此,骨科康复的重要性不可低估,它是医学领域中不可或缺的一部分,为患者的终身健康奠定了坚实的基础。

这本书是由骨科康复领域的两位知名专家,物理治疗师 Robert C. Manske 和骨外科医生 Charles E. Giangarra 主编的,对全身各部位常见骨科疾病损伤的特点及治疗和康复的基本原则进行了简洁而翔实的总结。作者倾注了大量心血和专业知识,将其丰富的临床经验和最新的研究成果融入书中。本书对于广大物理治疗师和骨科医生(无论是学生、住院医生还是执业医生)来说具有很强的实用性和指导性。作为本书的译者,我们的责任就是将这些珍贵的内容准确地呈现给读者,使更多人能够受益。

在这里,我们要向作者表达最诚挚的敬意和感谢,他们的工作为我们提供了珍贵的学习资源和临床指导。同时,也要感谢译者团队、出版团队和编辑们的辛勤工作,他们为本书的中文出版付出了不懈的努力,并提供了宝贵的支持。

我们深信,阅读本书可使读者深入了解骨科康复的核心理论、技术方法和最佳实践。无论是医护人员、康复专家还是普通读者,都能从中获得实用的知识和启示。

最后,衷心祝愿本书能够成为各位读者在骨科康复领域学习和工作的得力伙伴,为您的实践工作和专业发展提供有力支持。同时总结好我们中国医生的经验,期待中国骨科康复尽早达到国际领先水平,为更多中国患者造福!

序言一

我感到非常荣幸能够受邀为《临床骨科康复:团队合作诊疗方案》(第4版)撰写序言,一本书被修订到第4版就是其内容优质和实用价值的最佳佐证。《临床骨科康复:团队合作诊疗方案》已经成为阐述先进康复技术的优秀参考书。

很荣幸能有机会与该书的两位作者 Charles E. Giangarra 医生和 Robert C. Manske 医生合作。我有幸与 Charles 医生一起工作,并与他一起出版了几本书。Charles 医生在 Kerlan-Jobe 诊所担任研究员,有机会直接与 Frank Jobe 医生一起工作,并与 Jobe 医生共同发表了一些研究论文。Charles 医生是一位有着30年丰富经验的外科医生,也是一位成就卓越的内科医生,我与 Charles 医生共事大约5年后,他去 Marshall 大学担任首席专家。Charles 医生总是把患者的利益放在首位,他深知团队治疗的重要性,一直强调医生和康复专家紧密合作能为患者提供最优质的治疗。因此,本书也强调了团队治疗及康复的重要性,以使患者安全地恢复最佳水平。

Robert 是 Gundersen Lutheran 医疗中心运动医学科(GLSM)招收的第二位住院医生,GLSM是美国第一个 APTA 认证的公共运动物理治疗住院医生项目,我很荣幸能认识他并与之一起工作。Robert 是一名卓有成就的临床医生,他先后获得了 SCS、ATC 和 CSCS 证书。Robert 从威奇托州立大学的助理教授一路成为教授和学术主席。自他担任住院医生以来的20年里,Robert 和我合作发表了许多论文和学术会议演讲。Robert 是一位出色的临床医生、老师、专家和管理人员,他编辑出版了7本具有实用价值的图书,其中《临床骨科康复:团队合作诊疗方案》是一本有关骨科最佳循证康复的图书,对于临床医生和相关读者有重要的指导作用。

任何一本书的质量都取决于作者的水平和责任心。因此,在编者们的共同努力下,该书的第4版延续了原有体例,并更新了8~10章新内容,以反映最新的证据和研究。该书聚焦体格检查、手术和各种骨科疾病的康复方法,尽可能向读者展示最先进的治疗方案。对于骨科康复治疗感兴趣的读者来说,这是一本必读的好书。

骨科疾病治疗中康复至关重要,可以让患者安全有效地提高运动表现,特向物理治疗师、理疗师助理、运动治疗师和骨科治疗医生强烈推荐这本书。

George J. Davies, DPT, MEd, PT, SCS, ATC, LAT, CSCS, PES, FAPTA

1979年,《骨科与运动物理治疗》杂志创始人兼联合主编;

2003年,威斯康星大学拉克罗斯分校荣誉教授;

2009年,《运动健康:多学科方法》杂志创始人兼副主编;佐治亚州萨凡纳 Coastal Terapy 诊所运动物理治疗师;威斯康星州 LaCrosse 冈德森健康系统运动物理治疗师;阿姆斯特朗州立大学教授

序言二

    我很荣幸被邀请为本书写序,这本书是由骨科界的两位专家 Robert C. Manske 和 Charles E. Giangarra 主编的。Robert 是一位物理治疗师,Charles 是一位骨科医生。我必须承认,在收到邀请之前,我对该书并不熟悉,这应该是我个人的一大损失。本书对于物理治疗师、手法治疗师和任何水平的骨科医生(学生、住院医生或执业医生)来说均具有实用性和指导性。本书对全身各部位常见损伤和疾病进行了简洁而翔实的总结,从而确保了团队中每位医生都尽可能多地了解损伤情况,以及治疗和康复的基本原则。

    我不清楚是否有其他图书会像本书一样将疾病与康复紧密结合,而且每章都提供了相关损伤的康复方案,包括该方案的基本原理,易于读者理解。这些康复方案非常实用,能够帮助医生快速掌握不同骨科疾病康复技术的要点和难点。最后,作为一位医生,我期待可以在骨科临床工作中使用这些康复方案。

    Robert 和 Charles 不仅分享了他们丰富的经验,还组织了骨科手术医生和康复领域优秀的专家、学者们共同完成了本书的编写工作。本书第 4 版更新了部分内容,以提供临床骨科康复领域最新和最先进的治疗方法。因此,我向所有骨科医生推荐这本书。

Edward G. McFarland, MD

Wayne H. Lewis 骨科和肩外科教授

约翰·霍普金斯大学

前　言

　　《临床骨科康复:团队合作诊疗方案》(第4版)提供了骨科和运动医学的最新内容,以帮助从事骨科工作的执业外科医生、内科医生、物理治疗师和运动治疗师了解最新的进展。该书拓展很多新内容,更适合临床医生和学生使用。除了罕见的特殊病例外,我们删除了骨科临床工作中很少遇到的情况,并增加了与疾病相关的病理学理论,如肩关节、肘关节、膝关节和髋关节等章节。Charles E. Giangarra 是一位经验丰富的临床专家,他在第4版许多章节中分享了其宝贵经验。我们尽最大努力介绍了医生和康复专家经常看到和需要的团队合作方式。本书的作者是一群杰出的临床医生,他们提出了关于骨科临床康复的最佳证据,专业的多学科学者团队更为这本书增添了价值。

　　在第3版中,Brent Brotzman 医生和我为了提高图书的质量,对内容进行了重大调整。对于第4版,我和 Charles 医生也进行了更新,包括全面的检查技术、分类系统、鉴别诊断、治疗方案和更新的基于标准的康复方案。本书共包括800余幅图片,有助于读者掌握骨科临床康复治疗的相关知识。

　　骨科疾病的治疗并不是一成不变的,治疗肌肉、骨骼和神经疾病的过程一直是动态的。关于这些疾病的检查、评估、预后和治疗的图书也应不断进行更新。我们希望这本书能够指导读者成功进行临床骨科康复治疗。

Robert C. Manske

Charles E. Giangarra

致 谢

感谢我的妻子 Jean,还有三个孩子,Nick、Jenna 和 Cristen,我为他们感到骄傲,他们随我漂泊全国各地,直至找到最佳的栖身之所,他们一如既往地包容我。没有他们的爱和支持,我不可能成功,为此我永远感激他们。

感谢我的导师和朋友 Oliashirazi 医生,他始终相信我,鼓励我超越自己,次数之多数不胜数。

感谢 Marshall 大学的骨科住院医生们,你们不仅重振了我的事业,也重燃了我学习的热情。

我还要感谢 Ashley Belmaggio、Meagan Bevins、Tom Garton 和 Michael Bonar 对本书出版的帮助,他们提供了很多图片,没有他们这本书不能顺利出版。

Charles E. Giangarra

致 Brent Brotzman 医生和 Charles E. Giangarra 医生:

Brent Brotzman 医生,感谢你给我机会,让我和你一起出版《临床骨科康复:团队合作诊疗方案》(第 3 版)。这是一次难忘的经历,我将永远感激你的合作。该书对所有卫生保健专业人员来说都是一个很好的学习资源,也是最近几十年中最好的骨科教材之一。

Charles 医生,感谢你愿意接替 Brotzman 医生的工作,参与《临床骨科康复:团队合作诊疗方案》(第 4 版)的出版。在过去的 20 年里,你的见解、指导和乐于助人的精神让我倍感珍惜。当我们 1998 年第一次在 LaCrosse 见面时,我从来没有想到我们会最终参与这样一个伟大的项目,相信这个项目将以积极的方式影响更多的康复专业人士。

最后,特别感谢 B. J. Lehecka 参与编辑本书的脊柱章节,你的见解在本书中是非常有价值的。

Robert C. Manske

目　录

共同交流探讨
提升专业能力

▪■ 智能阅读向导为您严选以下专属服务 ■▪

 加入【读者社群】　与书友分享阅读心得，交流探讨专业知识与经验。

领取【推荐书单】　推荐专业好书，助您精进专业知识。

操作步骤指南

微信扫码直接使用资源，无需额外下载任何软件。如需重复使用可再扫码，或将需要多次使用的资源、工具、服务等添加到微信"收藏"功能。

扫码添加
智能阅读向导

第 1 部分

手和腕关节损伤

第 **1** 章
屈肌腱损伤

S. Brent Brotzman | Steven R. Novotny

屈肌腱断裂修复术后的康复要点

- 肌腱修复的目标是将断端缝合在一起，而不会堆积或留下间隙（图 1.1）。
- 修复的肌腱在适当的早期运动康复下，相对于术后不进行早期康复的肌腱而言，肌腱强度增加更快，粘连更少。
- 屈肌腱康复方案必须考虑被修复屈肌腱的正常标准张力（Bezuhly 等，2007）。
  - 被动活动：500~750g（4.9~13N）。
  - 轻握：1500~2250g（14.7~22N）。
  - 强握：5000~7500g（49~73.5N）。
  - 指尖捏，指深屈肌（FDP）：9000~13 500g（88.2~132.3N）。
- 修复的屈肌腱最初相当强健，其强度在术后第 5~21 天显著下降（Bezuhly 等，2007）。
- 在这段时间内，肌腱是最弱的，肌腱的抗拉强度最小。当施加的拉力与抗拉强度的增加成比例时，肌腱的强度快速增加。此时被拉伸的肌腱愈合更快，力量增长更快，粘连更少。抗拉强度一般在 3 周时开始逐渐增加。抗阻练习一般在恢复主动活动度（ROM）1 周后开始进行（术后 5 周）（Baskies，2008）。
- A2 和 A4 屈肌腱滑车对手指的机械功能最为重要。其中任何一个部分的大量缺失均可能削弱手指的运动和力量，或者导致指间关节（IP）的屈曲挛缩。
- 指浅屈肌（FDS）肌腱位于指深屈肌（FDP）肌腱的掌侧，直至进入 A1 屈肌腱滑车入口处，然后 FDS 分成两束（在 Champer 的交叉处），并终止于中节指骨近端 1/2 部分。
- 屈肌腱需要移动 9cm 才能同时屈曲腕关节和手指。当腕关节保持中立位时，屈肌腱只需要移动 2.5cm 就能完全屈曲手指。
- 手部肌腱既有内在的愈合能力，也有外在的愈合能力。
- 屈肌腱修复处的瘢痕会导致肌腱活动受限，影响瘢痕形成的因素包括肌腱及腱鞘的初始损伤程度、肌腱缺血、肌腱固定、肌腱断端修复处的间隙大小，以及静脉（血液供应）阻断导致肌腱的恢复能力下降（图 1.2）。
- 屈肌腱延迟修复（损伤后 10 天内）的效果等于或好于立即修复。
- 有下列情况之一的患者应禁止立即（直接）修复：
  - 手指或手掌多处组织严重损伤。
  - 伤口污染。
  - 屈肌腱表面皮肤软组织缺损。

屈肌腱修复后的康复原理和治疗基本原则

时间选择

屈肌腱修复的时机影响屈肌腱损伤的康复和预后。

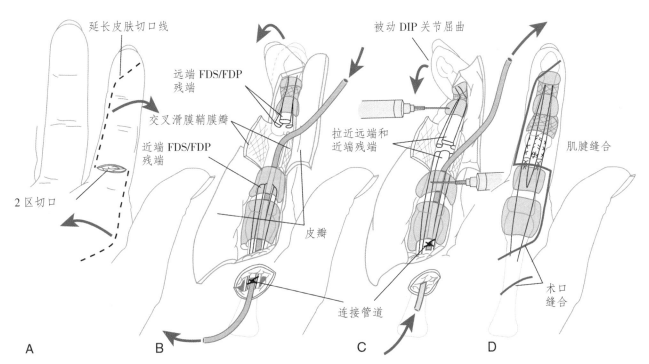

图 1.1　2 区屈肌腱修复技术。(A)手指充分屈曲状态下做 2 区切口。远端残端随着手指伸展向皮肤切口远端缩回。(B)桡侧和尺侧延伸切口用于广泛显露屈肌腱系统。注意皮瓣翻转后受累手指屈肌腱系统的外观。撕裂发生在 C1 交叉区域。注意手指屈肌腱残端的近端和远端位置。在交义滑膜鞘上翻转的小皮瓣（"窗口"）使远端屈肌腱残端可通过远端指间（DIP）关节的被动屈曲进入切口。深部和浅部残端通过 DIP 关节的被动屈曲拉回切口近端。用小导管或婴儿用胃造口管将深部和浅部残端拉回到腱鞘近端。(C)通过横向放置的小口径皮下注射针将近端屈肌腱残端保持在修复部位，从而在不延长肌腱的情况下修复 FDS 滑脱。(D)充分屈曲 DIP 关节，完全修复 FDS 和 FDP 肌腱。伸展 DIP 关节将修复的肌腱拉至完好的远端屈肌腱鞘内。最后，缝合术口。

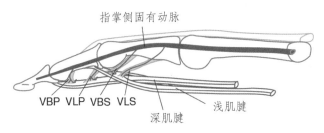

图 1.2　指鞘内屈肌腱的血液供应。屈肌腱的节段性血管供应是通过长、短静脉连接实现的。短浅静脉（VBS）和短深静脉（VBP）分别由 FDS 和 FDP 肌腱附着点附近小的三角形隔膜组成。浅肌腱（VLS）长静脉起源于近节指骨指鞘的底部。深肌腱（VLP）长静脉起源于近指间（PIP）关节水平的浅筋膜。切面描绘了 1 区和 2 区中相对少血管的屈肌腱掌侧，与静脉相连的背侧有更丰富的供血。

- 一期修复是指伤后前 12~24 小时内完成修复。
- 延迟的一期修复是指伤后前 10 天内完成修复。
- 如果没有进行一期修复，一旦有证据表明伤口愈合且没有感染，应立即进行延迟的一期修复。
- 二期修复是指伤后 10 天和 14 天进行修复。
- 延迟的二期修复是指伤后 4 周以上进行修复。

4 周后，屈肌腱很难穿过手指腱鞘，通常手指腱鞘会形成广泛的瘢痕。然而，在临床上，特别是对于有大面积挤压伤、软组织覆盖不足、严重污染或感染的伤口、多处骨折或未经治疗的创伤患者，肌腱修复是次要的，通常需要延期修复。如果指鞘没有瘢痕生成,可进行一期肌腱移植、直接修复或肌腱转位。如果出现广泛的肌腱紊乱和瘢痕形成, 应使用硅胶(Hunter)棒进行二期肌腱移植。

在二期修复肌腱之前,必须满足以下要求:

• 关节灵活并具有优势的被动活动度(PROM)(Boyes 1 级或 2 级,表 1.1)。在二期修复前积极进行康复治疗以恢复 PROM。

• 必须有足够的皮肤覆盖。

• 肌腱滑动的周围组织中没有瘢痕组织。

• 伤口周围有少许或没有红肿。

• 骨折必须充分对齐、坚强固定或已愈合。

• 受累手指的感觉没有损伤或已恢复,或在肌腱修复时直接修复受损的神经,或使用神经移植物修复受损的神经。

• 存在关键的 A2 和 A4 屈肌腱滑车或已进行重建,否则应推迟二期修复。在重建过程中,移植的屈肌腱滑车愈合期间,硅胶(Hunter)棒有助于维持腱鞘的管腔。

解剖

屈肌腱损伤的解剖区域可影响损伤的转归和康复。可将手分为 5 个不同的屈肌区域(图 1.3)。

• 1 区:从远端指骨深肌腱止点开始至远端指骨下皱褶深肌腱止点。

• 2区:又称为 Bunnelli"无人区",是掌指骨下皱褶与掌骨远端横纹之间的滑车关键区域。

• 3 区:又称为"蚓状肌起源区",从滑车开始(A1)到腕横韧带远端边缘。

• 4 区:腕横韧带覆盖的区域。

• 5 区:腕横韧带近端的区域。

一般来说,修复屈肌鞘外损伤的肌腱比修复鞘内损伤的肌腱(2 区)效果更好。

A2 和 A4 滑车(图 1.4)的保留对防止"肌腱弓起"至关重要。对于拇指而言,A1 滑车和斜滑车具有重要作用。拇指缺少供血的静脉。

肌腱愈合

肌腱愈合的确切机制目前尚不清楚,可能是外在因素和内在因素共同作用的结果。外源性愈合依赖于肉芽组织的形成,可提供血液供应与成纤维细胞,但粘连也会阻碍肌腱滑动。内在愈合依赖于滑液的营养,其仅发生在肌腱末端之间。

远端鞘中的屈肌腱具有通过静脉系统和滑液扩散的双重营养来源。在腱鞘中,滑液扩散可能比静脉灌注更重要(Green,1993)。

据报道,以下因素会影响肌腱愈合。

• 年龄:静脉数量(血液供应)随着年龄的增长而减少。

• 一般健康:香烟、咖啡因和一般健康状况不佳会延缓愈合。在修复后的前 4~6 周内,患者应避免摄

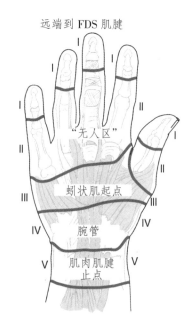

图 1.3 屈肌系统可分为 5 个区域。位于纤维骨鞘内的 2 区被称为"无人区",因为人们曾认为不应该在这一区进行初级修复。

表 1.1 Boyes 术前分类

等级	术前状况
1	良好:关节活动处轻微的瘢痕,无营养供应变化
2	瘢痕:因受伤或手术造成的严重皮肤瘢痕;因初次修复失败或感染而形成深层瘢痕
3	关节损伤:伴有活动受限的关节损伤
4	神经损伤:指神经损伤导致手指的营养发生改变
5	多发性损伤:多指受累,合并上述问题

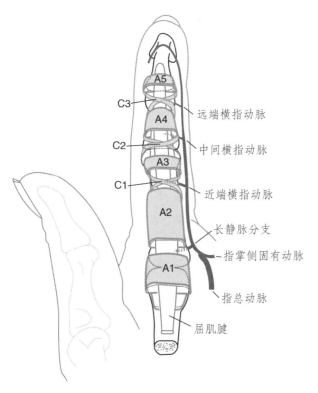

图 1.4　"纤维性支持鞘"起于掌骨颈部,止于远端指骨。肌纤维鞘凝结形成屈肌腱滑车,分为 5 个厚的环形滑车和 3 个薄的交叉滑车(见正文)。

入咖啡因或吸烟。

- 瘢痕形成:重塑阶段产生严重瘢痕疙瘩或瘢痕的患者愈合效果不佳。
- 动机和依从性:动机和术后康复方案的依从性是影响预后的关键因素。
- 损伤区域:2 区损伤易形成肌腱与周围组织之间的限制性粘连。4 区屈肌腱之间靠得非常近,肌腱损伤后,肌腱与肌腱之间容易形成粘连,从而限制肌腱间的滑行。
- 创伤和损伤程度:挤压或钝性损伤可促进瘢痕形成并导致严重的血管创伤,从而影响肌腱功能和愈合。感染也会影响愈合过程。
- 滑车完整性:滑车修复在恢复力学功能(尤其是 A2 和 A4)和通过滑液扩散维持肌腱营养方面起重要作用。
- 手术技术:组织处理不当(如肌腱上的钳痕)和术后大量血肿形成会引起粘连。

初次肌腱修复失败的两个最常见的原因是粘连形成和修复后肌腱再断裂。

Duran 和 Houser(1975)通过试验和临床观察发现,肌腱滑动 3~5mm 就足以防止活动受限的肌腱发生粘连。因此,练习的目的就是为了实现肌腱滑动。

屈肌腱撕裂的治疗

小于 25% 的肌腱撕裂为部分撕裂,可通过斜切肌腱的边缘来治疗。25%~50% 的肌腱撕可使用 6-0 缝线缝合腱鞘进行修复。超过 50% 的肌腱撕裂属于完全断裂,需要通过屈肌腱缝合和腱鞘缝合修复。

虽然许多研究比较了不同缝合的结构和材料,但缺乏一级证据的研究证实哪种方法或材料的效果最好。大多数研究表明,穿过修复部位的缝线数量和锁定环的数量直接影响修复的强度,6 线和 8 线修复通常比 4 线或 2 线修复后强度更强;然而,缝线数量的增加也增加了滑动肌腱的体积和阻力。有几种 4 线修复技术可为早期康复运动提供足够的强度。

以下讨论主要针对 2 区屈肌腱撕裂,由于其他区域的修复方法类似,因此将重点介绍 2 区肌腱修复的特殊性。作者倾向于选择标准的 Brunner 型切口,而不是中轴切口,并根据撕裂的位置和程度来显露和切开腱鞘。如果撕裂穿过 A2 滑车,可在滑车的远端或近端做可控的腱鞘切口。如果滑车的切口不对称,可松解滑车以便更好地观察。如果可能的话,可通过远端的三角形切口而不是横向缝合鞘瓣进行手术,修复后鞘尖会增强肌腱吻合的滑动性。有时也需要直角切口的鞘瓣,以便更好地显露。从手掌取出肌腱时,切除 A1 滑车可以改善视野。将核心缝合线放在距离撕裂大约 1cm 处(Cao 等,2006),并用一根 26 号环形钢丝连接,这样可降低对原生腱鞘的损伤。

除非必要,否则应尽量避免使用皮下注射针、Keith 针或人工肌腱,以免损伤腱鞘外膜。技巧熟练的助手通常可以通过牵拉一套核心缝合线来拉紧近端残端。核心缝合线应置于背侧,而不是掌侧(Aoki 等,1996),连续缝合时必须达到所需的深度要求(Daio 等,1996),并且尽可能多地修复腱鞘(Tang 和 Xie,2001)。

在肌腱被利器离断的情况下,不需要清创即可进行修复,Pike、Boyer 和 Gelberman 等在 2010 年也报道了类似的情况。但是,对于肌腱边缘严重损伤的患者,应首先进行清创,然后使用 ASSI 周围神经和肌腱切割装置(ASI,Westbury,NY)修复肌腱边缘。在这种情况下,作者更倾向于采用基础的技术原则(Zhao 等,2002;Paillard 等,2002;Xu 和 Tang,2003)清除浅表肌腱。

Teno Fix 修复

在一项随机、多中心的研究中,与传统修复方法相比,一种不锈钢肌腱修复装置(Teno Fix, Ortheon Medical, Columbus, OH)可降低修复后屈肌腱断裂的风险,并获得类似的功能结果,尤其是对于不愿意进行康复治疗的患者(Su 等,2005 和 2006)。术后 4 周可开始主动屈曲。Solomon 等（未发表的研究)在 Teno Fix 修复后进行"加速主动"康复治疗:术后第 1 天开始主动屈指和最大限度地伸展手掌,目标是在术后 2 周达到完全屈曲。该方案的预期风险主要是被动暴力伸展,尤其是手腕和手指(如手部伸展时跌倒),以及抗阻屈曲,可导致修复的肌腱裂开或破裂。

Teno Fix 修复的潜在优点是手功能恢复更快或者可以弥补康复治疗中的错误。但至少有一个研究小组(Wolfe,2007)指出,与既往使用的缝合技术相比,使用 Teno Fix 系统没有获得任何好处。人们尚不清楚该产品的成本和效益是否对等。Kubat(2010)报道了 1 例多肌腱受累的患者,他指出,对患者来说,节省手术时间和相关费用可能会使该产品更容易被接受。

FDP 撕裂可以直接修复或提前修复,用一根可拉出的钢丝重新插入远端指骨,钢丝向前推进的距离不应超过 1cm,以免产生四指效应(因单个手指的活动受限导致未受伤手指的继发性活动受限)。Kang 等(2008)对该技术提出质疑,他们发现,23 例患者中有 15 例出现并发症,其中 10 例与这种技术直接相关。钢丝技术的并发症包括指甲变形、远端指间(DIP)关节固定性屈曲畸形、感染和长期超敏反应。

FDP 撕裂修复的最新技术是使用编织聚酯/单丝聚乙烯复合材料（Fiber-Wire, Arthrex, Naples, FL）和缝合锚钉,而不是可拉出的钢丝(Matsuzaki 等,2008;McCallister 等,2006)。目前关于该项技术治疗效果的报道较少,因此无法确定其是否比标准技术能更早恢复患者的主动活动。

无血手术

目前,人们感兴趣的一个问题是清醒状态下手部复杂的无血手术。作者推荐 Lalonde 和 Martin 最近的报道(2013)。然而,一些患者拒绝在局部麻醉下进行手术,或者部分血管病变(如 Buerger 病)的患者可能不合适进行手术。此外,尽管修复伸肌腱比修复屈肌腱更容易,但修复伸肌腱时,将近端肌腱残端拉到远端会引起肌肉收缩。骨间后神经阻滞可防止肌肉意外拉伤;这与肘前窝的正中神经近端阻滞略有不同。在这种情况下,超声引导技术或麻醉医生进行阻滞可能存在困难。

屈肌腱修复后的康复

康复方案(康复方案 1.1 和康复方案 1.2)的选择取决于损伤修复的时机(延迟的一期或二期)、损伤位置(1~5 区)和患者的依从性(依从性好的患者可早期开始活动,依从性差的患者和 7 岁以下的儿童应延迟活动)。一项对 80 例屈、伸肌腱修复患者的调查发现,2/3 的患者不遵守夹板治疗方案,取下夹板洗澡和穿衣(Sandford 等,2008)。

Yen 等（2008）比较了早期主动活动和标准 Kleinert 夹板固定,平均随访 4 个月（范围:3~7 个月）,早期主动活动组的患者具有 90% 的正常握力、捏合力和活动度,而 Kleinert 夹板组分别为 50%、40% 和 40%。

Sueoka 和 LaStayo(2008)设计了一种用于 2 区屈肌腱康复的方法,该方法使用单一的临床标记-滞后标记来确定治疗进展,以及个别患者是否需要修改现有方案。他们将"滞后"定义为"被动关节活动-主动关节活动(PROM-AROM)≥15°",认为这是肌腱粘连和功能受限的标志。评估是否存在滞后前,应进行 3.5 周的被动活动度练习(Duran),然后每周或每 2 周评估滞后情况。如果存在滞后迹象,则调整治疗方案(康复方案 1.3)。

康复方案 1.1　屈指肌腱损伤立即或延迟一期修复后的康复方案:改良 Duran 方案(*Marissa Pontillo*)

术后第 1 天至 4.5 周
- 保持敷料直至术后第 5 天
- 第 5 天:换成薄层敷料,如有必要使用消肿药
- 患者佩戴背伸阻断夹板(DBS)(图 1.5):
  - 手腕屈曲 20°
  - MCP 关节屈曲 45°
- PIP 关节和 DIP 关节保持中立位
- 夹板罩延伸至指尖
- 在夹板约束范围内,每天 2 次被动活动
  - 8 次 PIP 关节被动屈曲和主动伸展
  - 8 次 DIP 关节被动屈曲和主动伸展
  - 腕关节和 MCP 关节处于屈曲状态下,8 次主动复合屈曲和伸展 DIP 和 PIP 关节

4.5 周
- 根据需要继续进行被动练习
- 每隔 2 小时拆除 DBS,重复 10 次腕关节和手指的主动屈曲和伸展
- 开始手内肌阴性征体位(钩形握拳)和(或)肌腱滑动练习

- 主动伸展腕关节,仅至中立位
- 夹板固定下进行功能性电刺激(FES)治疗

5.5 周
- 继续进行被动活动
- 停止使用 DBS
- 每小时进行一次练习:12 次 PIP 抗阻
- 12 次 DIP 抗阻
- 12 次复合主动屈伸活动
- 开始抗阻被动屈曲活动

6 周
- 开始腕关节和手指的被动伸展

8 周
- 开始轻柔的力量训练
- 捏橡皮泥或捏球
- 用手指刮擦毛巾
- 禁止提重物或过度用手

10~12 周
- 恢复至伤前的活动水平,包括工作和体育活动

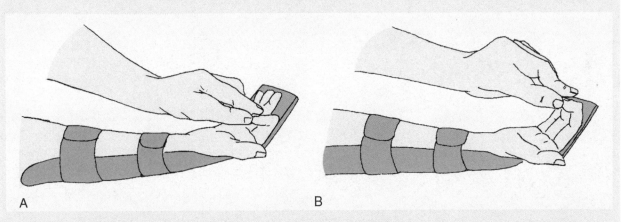

图 1.5　佩戴背伸阻断夹板(DBS)被动屈伸近端指间(PIP)关节。(A)PIP 关节被动屈曲。(B)手指从屈曲位置伸展。

康复方案 1.2　Indianapolis 方案("主动保持项目")

- 适用于采用了 4 束 Tajima 和腱周组织水平褥式缝合的患者
- 患者主动性强、依从性好
- 使用两种夹板:传统的背伸阻断夹板(腕关节屈曲 20°~30°,MCP 关节屈曲 50°,IP 关节在中立位)和 Strickland 肌腱固定型夹板。后一种夹板允许手腕完全屈曲和背屈 30°,而手指有全活动范围,MCP 关节被限制在 60°范围内
- 在最初的 1~3 周内,使用改良的 Duran 方案。患者每小时对 PIP 和 DIP 关节及整个手指重复屈曲和伸展 15 次。使用背伸阻断夹板进行运动限制。然后用 Strickland 铰链腕夹板。患者在伸展手腕的同时被动屈指。患者轻轻地收缩手掌中的手指并保持 5 秒

- 治疗 4 周后,患者停止使用夹板,每 2 小时训练 25 次。运动间隙佩戴背伸阻断夹板,直到第 6 周。手腕伸展时,手指被动弯曲。保持 5 秒轻微的肌肉收缩,手腕进入屈曲状态,通过腱缩促成手指伸展。患者开始主动屈曲和伸展手指和手腕。禁止同时伸展手指和手腕
- 5~14 周后,MCP 关节伸展时屈曲 IP 关节,然后伸展 IP 关节
- 6 周后,如果手指屈曲距离掌侧远端横纹 3cm 以上,则开始抗阻训练。小指 FDP 肌腱不能进行抗阻训练
- 7 周后,开始被动伸展活动训练
- 8 周后,开始循序渐进的力量训练
- 14 周后全范围关节活动

(From Neumeister M, Wilhelmi BJ, Bueno Jr, RA: Flexor tendon lacerations: Treatment. http://emedicine.medscape.com/orthopedic_surgery)

康复方案 1.3　2 区"滞后征"处理流程

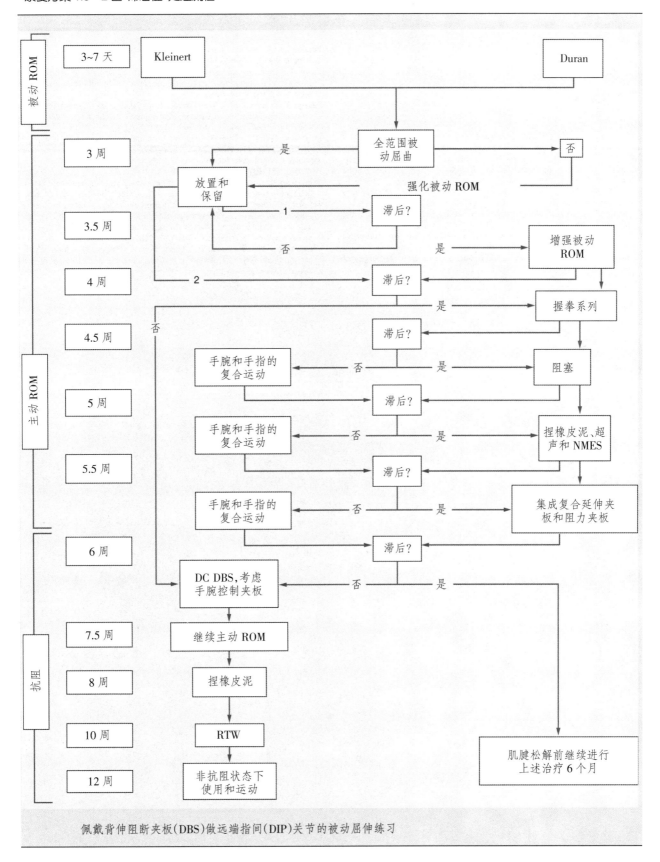

佩戴背伸阻断夹板(DBS)做远端指间(DIP)关节的被动屈伸练习

(陈娟　译)

相关资料

A complete reference list is available at https://expertconsult
.inkling.com/.

延伸阅读

Amadio PC. Friction of the gliding surface. Implications for tendon surgery and rehabilitation. *J Hand Ther*. 2005;18:112–119.

Boyer MI, Goldfarb CA, Gelberman RH. Recent progress in flexor tendon healing. The modulation of tendon healing with rehabilitation variables. *J Hand Ther*. 2005;18:80–85.

Boyer MI, Strickland JW, Engles D, et al. Flexor tendon repair and rehabilitation: state of the art in 2002. *Instr Course Lect*. 2003;52:137–161.

Elliott D, Southgate CM. New concepts in managing the long tendons of the thumb after primary repair. *J Hand Ther*. 2005;18:141–156.

Evans RB. Zone I flexor tendon rehabilitation with limited extension and active flexion. *J Hand Ther*. 2005;18:128–140.

Groth GN. Clinical decision making and therapists' anatomy in the context of flexor tendon rehabilitation. *J Hand Ther*. 2008;21:254–259.

Groth GN. Current practice patterns of flexor tendon rehabilitation. *J Hand Ther*. 2005;18:169–174.

Lilly SI, Messer TM. Complications after treatment of flexor tendon injuries. *J Am Acad Orthop Surg*. 2006;14:387–396.

Pettengill KM. The evolution of early mobilization of the repaired flexor tendon. *J Hand Ther*. 2005;18:157–168.

Powell ES, Trail I. Forces transmitted along human flexor tendons—the effect of extending the fingers against the resistance provided by rubber bands. *J Hand Surg Eur*. 2009;34:186–189.

Savage R, Pritchard MG, Thomas M, et al. Differential splintage for flexor tendon rehabilitation: an experimental study of its effect on finger flexion strength. *J Hand Surg Br*. 2005;30:168–174.

Strickland JW. Development of flexor tendon surgery: twenty-five years of progress. *J Hand Surg Am*. 2000;25:214–235.

Tang JB. Clinical outcomes associated with flexor tendon repair. *Hand Clin*. 2005;21:199–210.

Tang JB. Indications, methods, postoperative motion and outcome evaluation of primary flexor tendon repairs in zone 2. *J Hand Surg Eur*. 2007;32:118–129.

Thien TB, Becker JH, Theis JC. Rehabilitation after surgery for flexor tendon injuries in the hand. *Cochrane Database Syst Rev*. 2004;(4):CD003979.

Vucekovich K, Gallardo G, Fiala K. Rehabilitation after flexor tendon repair, reconstruction, and tenolysis. *Hand Clin*. 2005;21:257–265.

Waitayawinyu T, Martineau PA, Luria S, et al. Comparative biomechanical study of flexor tendon repair using FiberWire. *J Hand Surg Am*. 2008;33:701–708.

第 **2** 章

指深屈肌止点撕脱（"球衣指"）

S. Brent Brotzman ｜ Steven R. Novotny

背景

指深屈肌（FDP）止点撕脱伤（"球衣指"，即 Jersey 指）可发生在任何一个手指，但最常见于环指。这种损伤通常发生在运动员抓住对手的球衣时，手指的远节指骨在指深屈肌收缩状态下突然被动牵伸（对屈曲的手指施加过度牵伸的应力），患指会突然感到疼痛。

损伤导致的远端指间（DIP）关节主动屈曲功能障碍（指深屈肌功能障碍）需要通过特定的检查才能进行诊断（图 2.1）。肿胀的手指通常相对于其他屈曲的手指呈现伸直位。指深屈肌腱回缩到手掌平面的程度提示撕脱时的力量较大。

Leddy 和 Packer（1977）根据撕脱肌腱回缩的位置提出了 3 种类型的指深屈肌止点撕脱伤。① Ⅰ 型：指深屈肌腱回缩至手掌；② Ⅱ 型：肌腱回缩至近端指间（PIP）关节；③ Ⅲ 型：出现 A4 滑车远端撕脱骨折块。Smith（1981）报道了 1 例 Ⅲ 型损伤病例，同时合并肌腱与骨折块之间的撕脱伤。他建议将这种类型作为 Ⅳ 型，不过他不是第一位对这种病例进行报道的外科医生。Al-Qattan（2001）报道了一系列 Ⅳ 型骨折伴其他明显的远节指骨骨折的病例。他将分型扩展到 Ⅴ 型。随着骨受累的情况越来越复杂，治疗时应优先维持关节的完整性，然后是肌腱撕脱的早期处理，如 Pilon 骨折（指骨远端骨折累及关节面），应优先处理骨性锤状指和骨干部骨折的稳定性。这是合乎逻辑的，由此可以推断出如何治疗指深屈肌腱在内生软骨瘤病变处的这种复杂情况（Froimson 和 Shall，1984）。

治疗

指深屈肌撕脱伤的治疗以手术为主。治疗能否成功取决于早期准确的诊断、尽早手术干预和肌腱回缩的水平。回缩较少的肌腱通常伴有明显的止点撕脱骨折块，在这种情况下，伤后 6 周仍可进行骨性连接修复。回缩较多的肌腱往往没有撕脱骨折块，但因为同时破坏了肌腱血供（腱纽），受伤超过 10 天时，肌腱回缩可导致手术修复困难；加上因为非骨性连接修复的强度较弱和血供受损，可造成愈合时间

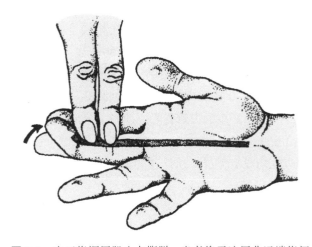

图 2.1　由于指深屈肌止点撕脱，患者将无法屈曲远端指间（DIP）关节，如图所示。（From Regional Review Course in Hand Surgery. Rosemont, Illinois, American Society of Surgery of the Hand, 1991, Fig. 7）

延长。Henry 等(2009)基于文献回顾和临床经验提出了成功治疗Ⅳ型伸肌腱损伤的 4 个要素:①高度怀疑此类损伤时,可通过磁共振成像(MRI)或超声进行确认;②牢固的骨性固定以防止远节指骨背侧半脱位;③骨性固定以外独立的肌腱修复;④早期运动治疗(康复方案 2.1)。

挽救性手术包括远端指间关节融合术、肌腱固定术和分期肌腱重建。并非所有的早期病例都能进行肌腱修复,有可能因为患者的健康问题而选择非手术治疗。既往有关节疾病(如类风湿关节炎、骨关节炎和痛风)的患者,可能更适合挽救性手术。

简单的骨折块最好通过适当大小的拉力螺钉和标准的 AO 技术来固定。Power 和 Rajaratnam(2006)介绍了一种改良的 AO/Synthes 手指钢板,通过切割一个孔并弯曲由此形成的两个尖头,从而形成一个钩形钢板进行骨折固定。

肌腱止点重建的注意事项

Silva 等(1998)发现,Bunnell 和 Kleinert 缝合法比使用 3-0 普理灵线(Ethicon,Sommerville,NJ)缝合的改良 Kessler"纽扣"法具有更好的抗张力强度。然而,如果肌腱缺损 8mm,缝合时的缝线张力会达到 20N,这给缝合线的材料或股数的选择带来问题。实践证明,增加缝线股数会提高失效载荷。至今,肌腱缺损仍是一个难题。Brusttin 等(2001)在尸体研究中发现,使用 4 股缝线、双微型骨锚(Mitek Pruducts, Norwood, MA)、改良 Becker 缝合法相较于使用单股缝线、Bunnel 拉出缝合法或单微型骨锚 Bunnell 缝合,平均失效载荷提高了 50%。Boyer 等(2002)比较了 3-0 和 4-0 四股编织缝线在改良 Kessler 和改良 Becker 缝合法中的失效载荷,发现 3-0 的改良 Becker 缝合法失效载荷明显更高;各组之间在 20N 负荷下的应变均没有差异。所描述的模型均为失效时的静态载荷。

Latendresse 等(2005)对普理灵缝线与聚酯编织线、"纽扣"式拉出缝合法与微型骨锚进行了循环载荷测试。编织缝合的间隙不超过 2mm,明显优于单丝组。经骨修复的失效载荷较高,但均大于 20N。Abboud 等(2002)利用市场可买到的尖头锚和螺纹锚,分别测试了尸体腕骨中的负荷强度。他们发现,与螺纹锚钉相比,尖头锚的失败率明显更高。当然,也有许多潜在的混合因素:锚定角与负荷共线,螺钉打入部位的皮质骨密度和软骨下骨密度,以及内植物的体积。这可能无法证明螺纹锚钉在皮质更薄、直径更小的远端指骨中具有类似的作用。对 Biomet JuggerKnot 的 1.4mm 缝合锚钉(Biomet,Warsaw,IN)的研究显示,3-0 编织缝线抗拔出力达到 90N,2-0 编织缝线达到 115N。目前尚无循环负荷的实验数据;但缝合锚钉应作为较小的骨骼止点重建的一个选项。

McCallister 等(2006)报道了 26 例 Ⅰ 区损伤的临床随访结果,13 例患者采用"纽扣"式经骨拉出缝合和采用 2-0 涤纶编织线的改良 Kessler 缝合进行修复。其余 13 例患者采用两个和自带 3-0 聚酯编织缝线的 Mitek 微型锚钉进行改良 Kessler 缝合,在肌腱深层进行修复。两组之间唯一的显著差异是锚钉组恢复全职工作的时间比拔出缝合组更短。Chu 等(2013)在尸体研究中未发现标准骨锚、经骨拉出缝合等技术在骨骺近端和远端指骨上的新技术之间的显著差异。这给外科医生提供了另一种不需要产生额外费用的选择。

外科医生的偏好

我目前使用的是迷你 JuggerKnot 骨锚钉和采用 3-0 编织缝线的改良 Becker 缝合法,如果骨大小允许,可并排使用两个锚钉。如果对锚钉的放置或质量有顾虑,可改为经骨拉出缝合技术。根据 Chu(2013)的报道,在无法使用锚钉时,可将这种方法作为主要的替代方案。使用肌腱剪对肌腱进行初步清创。当担心使用肌腱切割器产生一个整齐的肌腱末端时,可能已经在功能上缩短了肌腱。鉴于 Chepla 等(2015)对指深屈肌腱止点和许多缝合锚钉长度的解剖分析,我们可能无意中将肌腱向远端推送到金属锚钉的位置。使用迷你 JuggerKnot 可减小这种偏差。作者并不介意将锚钉置入磨损的肌腱边缘,因为可使用 4-0 可吸收缝线包绕在桡侧和尺侧远端指骨边缘,并将材料缝合起来。作者认为,这种材料留下的瘢痕只会加强修复效果。

康复方案 2.1　"球衣指"手术修复后的康复方案（*S. Brent Brotzman*）

0～10 天
- 背伸阻断夹板（DBS）保持腕关节屈曲 30°，掌指（MCP）关节屈曲 70°，近端指间（PIP）关节和远端指间（DIP 关节）关节完全伸展
- 在 DBS 范围内轻柔地被动屈曲 DIP 和 PIP 关节至 40°
- 第 10 天拆除缝线

10 天至 3 周
- 将其放入一个可移动的 DBS 中，手腕保持中立位，MCP 关节屈曲 50°
- 轻柔地被动屈曲 DIP 关节至 40°，PIP 关节屈曲至 90°
- 主动屈曲 MCP 关节至 90°
- 在 DBS 范围内主动用手指伸展 IP 关节，每小时重复 10 次

3～5 周
- 停止使用 DBS（5～6 周）
- 主动/辅助的 MCP/PIP/DIP 关节活动度练习
- 开始握持练习

5 周以上
- 力量训练/抓力练习
- 加大活动量
- 开始肌腱滑动练习
- 继续被动关节活动度（PROM）练习，瘢痕按摩
- 开始手腕主动屈伸活动
- 握拳并屈曲手腕，然后伸直手腕和手指

单纯肌腱修复或骨性修复不良（较弱的骨性修复结构）

0～10 天
- DBS 保持腕关节屈曲 30°，MCP 关节屈曲 70°

- 在 DBS 范围内轻柔地被动屈曲 DIP 和 PIP 关节至 40°
- 第 10 天拆除缝合线

10 天至 4 周
- DBS 保持腕关节屈曲 30°，MCP 关节屈曲 70°
- 轻柔地被动屈曲 DIP 关节至 40°，屈曲 PIP 关节至 90°，被动屈曲 MCP 关节至 90°
- 在 DBS 范围内主动手指屈伸练习
- 4 周后拆除抽出式缝线

4～6 周
- DBS 腕关节中立位和 MCP 关节屈曲 50°
- 被动屈曲 DIP 关节至 60°，屈曲 PIP 关节至 110°，屈曲 MCP 关节至 90°
- 轻柔的握持练习结合屈曲练习
- DBS 范围内主动手指伸直练习
- 脱离 DBS 的手腕主动活动度练习

6～8 周
- 停止日间夹板固定；仅夜间使用
- MCP/PIP/DIP 关节主动屈曲和全范围伸直练习

8～10 周
- 停止使用夜间夹板
- 辅助 MCP/PIP/DIP 关节活动度练习
- 轻柔的力量训练

10 周以上
- 进一步活动度练习
- 力量训练/抓力练习
- 不受限制的活动

（周喆刚　译）

相关资料

A complete reference list is available at https://expertconsult.inkling.com/.

延伸阅读

Chepla K, Goitz R, Fowler J. Anatomy of the flexor digitorum profundus insertion. *J Hand Surg Am*. 2015;40:240–244.

第 3 章

伸肌腱损伤

S.Brent Brotzman | Theresa M. Kidd

解剖

根据 Kleinert 和 Verdan（1983）的研究，伸肌损伤可分为 8 个解剖区。关节平面上覆盖着奇数区，因此 1、3、5 和 7 区分别对应远端指间（DIP）关节、近端指间（PIP）关节、掌指（MCP）关节和腕关节区域（图3.1 和图 3.2；表 3.1）。

正常的伸肌活动依赖于手内在伸肌与外在伸肌腱的协同作用。虽然 PIP 和 DIP 关节伸展通常由手内在肌（骨间肌和蚓状肌）控制，但当 MCP 关节过度伸展被阻止时，外在肌腱可以提供所需的指伸角度。

一个区域的损伤通常会导致相邻区域的代偿性失衡。例如，DIP 关节处的锤状指畸形可能伴有 PIP 关节处更为显著的天鹅颈样畸形。

指伸肌腱末端破坏导致伸肌腱向近端移动，并通过中央肌腱附着处向 PIP 关节施加过度伸展的力量。因此，伸肌腱损伤不能被简单地认为是静态紊乱。

1 区和 2 区伸肌腱损伤

儿童 1 区和 2 区伸肌腱损伤应视为 Salter-Harris Ⅱ型或Ⅲ型骨骺损伤。保持关节完全伸展 4 周可以获得满意的结果，但对非常小的手指进行夹板固定存在困难，开放性损伤尤其难以夹板固定，DIP 关节在急诊科可以用 22 号针或在外科手术中用克氏针经关节固定（见"锤状指"部分）。一项研究报道了 53 例儿童肌腱损伤患者在 24 小时内进行了初级修复，

98% 的患者获得了良好或极好的结果，但在最新的随访中，22% 的患者出现伸展功能受限或屈曲功能丧失（Fitoussiet 等，2007）。影响预测结果的因素包括：损伤发生在 1 区、2 区和 3 区；患者年龄在 5 岁以下；肌腱完全撕裂。

Soni 等（2009）的　篇文献综述发现，所有非复杂性拇指损伤和第 2~5 指 1~3 区损伤的患者采用传统的术后静态夹板固定与早期运动方案的比例几乎相同。早期运动疗法与静态夹板固定相比，唯一的好处是在第 2~5 指的近端损伤区达到预期的功能恢复的时间更短。而术后 6 个月，静态夹板固定的结果与早期主动和被动活动的结果相当（Saldana，1990；Evans，1990）。与早期主动活动相比，静态夹板比早期主动活动的断裂率更低，并且比早期主动和被动活动的成本更低。早期的荟萃分析（Talsma 等，2008）发现，术后 4 周夹板固定组的动作表现明显差于早期控制性运动组，但术后 3 个月未发现明显差异（康复方案 3.1）。

3 区伸肌腱损伤

这些急性闭合性损伤可采取与 1 区损伤类似的治疗方法，全程伸展夹板固定 6 周，然后再结合夜间夹板固定进行主动训练 6 周。固定时 PIP 关节保持伸展，DIP 关节保持游离，两者的关节解剖学差异主要在侧腱束，被动或主动辅助 DIP 关节屈曲可使侧腱束保持活动，并使背侧与 PIP 的旋转轴保持一致。在考虑治疗可能失败之前，有时可使用夹板固定 3

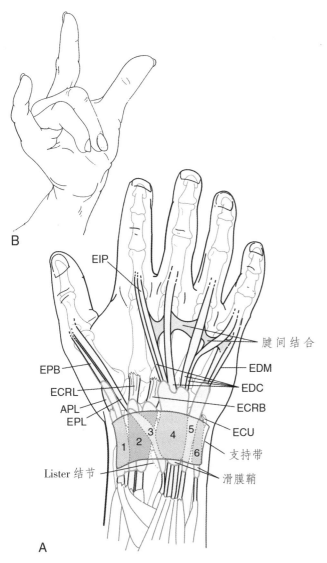

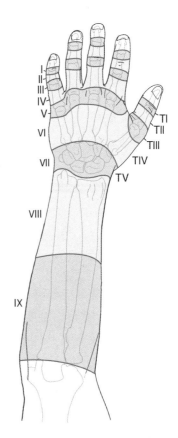

图 3.2　Kleinart、Verdan 和 Doyle 描述的伸肌腱损伤分区(表 3.2)。

表 3.1　伸肌损伤分区

分区	手指	拇指
1	远端指间(DIP)关节区	指间(IP)关节区
2	中节指骨区	近节指骨区
3	近端指间(PIP)关节区	掌指(MCP)关节区
4	近节指骨区	掌骨区
5	掌指关节区	—
6	手背区	—
7	背侧韧带区	背侧韧带区
8	前臂远端区	前臂远端区

From Kleinert HE, Verdan C. Report of the committee on tendon injuries. J Hand Surg 1983：8:794.

图 3.1　(A)伸肌腱通过 6 根管状通道、5 个纤维骨和 1 个纤维束[第 5 个背侧腔室,包含小指伸肌 EDM)]从前臂进入手部。第 1 鞘管包括外展长肌(APL)和短伸肌(EPB);第 2 鞘管,桡侧腕伸肌;第 3 鞘管,拇长伸肌(EPL),它与 Lister 结节形成角度;第 4 鞘管,指总伸肌(EDC)和示指固有伸肌(EIP);第 5 鞘管,小指伸肌(EDM);第 6 鞘管,尺侧腕伸肌(ECU)。在掌指(MR)关节远端,关节肌腱通过被称为腱间结合的纤维连接在一起。这些结膜仅存在于相邻的关节肌腱之间,可能有助于示指固有肌腱的外科识别。固有肌腱通常位于邻近关节肌腱的尺侧,但可能存在改变这种排列的变异(见正文)。在支持带下面,伸肌腱被腱鞘覆盖。(B)示指和小指的固有肌腱能够独立伸展,其功能可按图示进行评估。中指和无名指向掌心弯曲,固有肌腱可以伸展小指和无名指。但示指的独立伸展偶尔在示指固有肌腱转移后丢失。如果伸肌腱腱帽未损伤,则丢失的可能性较小。如果保留了示指伸肌腱腱帽而切除了示指和中指之间的结膜,则可能永远不会丢失(见文本)。本图显示常见的手腕和手的解剖结构,但通常存在变化,读者可以参考"解剖变化"中的相关论述。ECRB,桡侧腕短伸肌;ECRL,桡侧腕长伸肌。

个月。如果损伤是开放性的,通过锚钉将中央肌腱复位是最简单的治疗方法。对侧腱束经关节逆行斜位固定 4 周,可保护修复。对于闭合性损伤,DIP 关节损伤范围是闭合性的,重点在复三角韧带,有助于在恢复阶段防止侧腱束半脱位。

表3.2　Kleinart、Verdan 和 Doyle 描述的伸肌腱损伤分区

分区	手指	拇指
I	远端指间关节区	指间关节区
II	中节指骨区	近节指骨区
III	近端指间关节区	掌指关节区
IV	近节指骨区	掌骨区
V	掌指关节区	腕掌关节/桡骨茎突
VI	手背部区	
VII	背侧韧带区	
VIII	前臂远端区	
IX	前臂中部和近端	

慢性"纽扣"指损伤数月后仍可保守治疗,需要对患者进行密切的随访和指导。按照标准的封闭治疗流程,术前应保持 PIP 关节完全伸展。目前各种外科矫正技术均无较完善的方案。了解多种技术、熟悉解剖结构及发挥外科医生的个人优势,可能有助于进行个体化治疗或方便随时调整治疗方案。

Matev(1964)剪断中指骨侧腱束,将较短的一端经中央肌腱断端送入中指骨基底部。Litter 和 Eaton(1967)将远端侧腱束横切并附着于中指骨基底部。蚓状肌腱与末节指骨相连并保持伸展。Urbaniak 和 Hayes(1981)在近端皮瓣中提起三角韧带,注意保护囊膜,左侧关节囊中央肌腱附着于中指骨基底部,通过中央肌腱缝合,然后修复三角韧带。Ohshio 等(1990)从掌骨板上取下横韧带,并将其缝合在 PIP 关节上,侧带更偏向背侧,并且仍然可以移动。Snow(1976)使用伸肌腱的中央肌腱作为下翻皮瓣移植到缺损处。Ahmad 和 Pickford(2009)在一个病例中将浅屈肌(FDS)从背侧钻出口的孔中滑入,并将其编织到中央肌腱残端,治疗结果令人满意。Li 等(2014)比较了游离移植与下翻皮瓣,结果显示下翻皮瓣优于游离移植。此外,还有许多其他独特的修复模式或组合可能有效,个人的手术经验可能决定最终的技术选择。

4 区、5 区、6 区伸肌腱损伤

背侧单侧损伤后功能可能仍然正常,因此,不推荐夹板固定。背侧扩展完全中断和中央肌腱撕裂(康复方案 3.2)需要进行修复治疗,肌腱修复技术取决

于肌腱的几何形状。如果肌腱较平且不能完全对合,则使用不可吸收缝线 8 字形多次缝合,并在肌腱下方打结。如果肌腱可在腱上连续缝合以达到完全对合,则修复方法同屈肌腱。

5 区伸肌腱半脱位

5 区伸肌腱半脱位很少对夹板治疗有反应。受影响的 MCP 关节可在完全伸展和桡侧偏移的情况下夹板固定 4 周。如果出现疼痛和肿胀,以及伸肌滞后问题和相关手指的桡侧偏移,通常需要手术重建。

急性闭合性桡侧伸肌支持带损伤后 3 周内保守治疗可获得满意的结果。Rayan 和 Murry(1994)将 28 例非类风湿性患者分为无不稳定性损伤(I 型)、半脱位损伤(II 型)和脱位损伤(III 型)。损伤后 3 周开始保守治疗,效果良好。在同一组的一项生物力学研究中,Young 和 Rayan(2000)发现尺侧支持带断裂时肌腱并未发生不稳定。桡侧支持带的连续扫描显示近端断裂导致半脱位,远端断裂未见不稳定,完全断裂导致脱位。手腕弯曲进一步加重了肌腱的不稳定。Catalano 等(2006)的一项回顾性研究中,10 例患者中有 7 例(11 个支持带有 8 个断裂)使用了手部悬带夹板,使受伤的手指相对于相邻的手指进行伸展,并立即进行主动指间关节活动。其中 3 例患者接受了中度半脱位治疗,1 例接受了手术修复。

急性开放性损伤可直接修复,慢性症状性损伤可采用局部组织重建。大多数重建手术使用固定在掌侧深横韧带上或环绕在蚓状肌腱周围(康复方案 3.3)的连接肌腱(ElMaraghy 和 Pennings,2013)或伸肌腱滑车(Watson 等,1997)。Kang 和 Carlson(2010)报道了一种将肌腱移植物穿过由伸肌腱环绕的掌骨颈骨隧道的夹闭技术。这些钻孔是不对称的,尺骨孔始终位于伸肌腱的尺侧,支撑着尺侧的半脱位;而桡侧孔则更偏向桡侧,同时稍偏向掌侧。这种结构能促进早期关节活动。

7 区和 8 区伸肌腱损伤

7 区和 8 区伸肌腱损伤通常是由撕裂引起的,但桡骨远端骨折和类风湿滑膜炎继发的磨损性撕裂可能发生在腕部。这种情况需要通过肌腱转移、游离肌腱移植或侧向转移来直接修复。夹板固定方法与穿透伤相同。

损伤 3 周后或更长时间的修复可能会削弱长伸肌(EPL)肌力,因此,需要进行电刺激以促进肌腱滑动。将手掌放在平面上,通过拇指反推练习来对抗阻力,有选择地加强 EPL 肌力(康复方案 3.4)。

伸肌松解术

适应证

- 手指主动或被动活动已达到平台水平。
- PIP 或 DIP 关节有限的、孤立的或复合主动和被动屈曲。
- 被动弯曲的手指出现伸展滞后(图 3.3)。

伸展挛缩通常需要进行长期的术前治疗。积极参与康复治疗的患者更能认识到术后早期治疗对最终结果至关重要。术前应与患者进行沟通并介绍肌腱松解术后的治疗方案。

术中发现的伸肌腱、骨骼和关节的质量问题可能会改变康复治疗方案,外科医生应将这些信息传递给治疗师和患者。理想情况下,手术应在局部麻醉下进行,或者手术接近结束时,患者醒后根据外科医生的要求主动活动手指。这样,患者就可以看到手术的效果,外科医生也可以评估主动活动和肌腱滑动情况,以及是否需要进行额外的松解。特殊情况下,可让治疗师观看手术过程。

通常,MCP 和 PIP 关节囊及韧带松解对于获得理想的关节活动度是必要的。有些患者可能需要切除整个副韧带,因此,术后早期要特别注意失稳问题。广泛的肌腱松解需要在治疗前和治疗期间使用止痛剂,可能还需要留置导管来灌注局部麻醉剂(康复方案 3.5)。

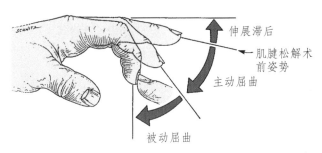

图 3.3 被动弯曲手指时出现伸展滞后提示伸肌松解的可行性。(From Strickland JW: The Hand: Master Techniques in Orthopaedic Surgery. Philadelphia, Lippincott-Raven,1998.)

锤状指(1 区伸肌腱损伤)

背景

DIP 关节背侧远端止点处的伸肌腱撕脱伤可导致 DIP 关节伸肌迟滞。撕脱伤可伴有或不伴有远节指骨背侧的碎骨撕脱,也称为骨源性锤状指或腱源性锤状指(图 3.4)。锤状指的典型特征是 DIP 关节屈曲或下垂,无法主动伸展或伸直关节。其损伤机制通常是指尖被迫弯曲,常由抛球动作引起,部分患者只是做了一个简单的无害的动作,如清理掉织物上的污渍或将手伸到沙发垫之间。

锤状指的分类

Doyle(1993)描述了 4 种类型的锤状指损伤。
- I 型:末端指骨伸肌腱撕脱伤。
- II 型:伸肌腱撕裂伤。

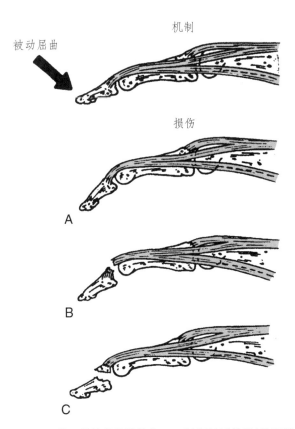

图 3.4 (A)伸肌结构的拉伸状态。(B)腱源性锤状指(伸肌腱完全断裂)。(C)骨源性锤状指。[From Delee J, Drez D (eds): Orthopae dic Sports Medicine. Philadelphia, WB Saunders, 1994, p. 1011.]

- Ⅲ型:累及皮肤和肌腱的深部撕脱伤。
- Ⅳ型:远端指骨骨折,可分 3 种亚型:
    - ⅣA 型:儿童型横断骨折。
    - ⅣB 型:受累面积不超过关节面的 50%,未发生半脱位。
    - ⅣC 型:超过 50% 的关节面受累,可导致掌侧半脱位。

治疗

Abound 和 Brown(1968)发现以下因素可能导致锤状指损伤的预后不良。

- 年龄超过 60 岁。
- 延误治疗 4 周以上。
- 最初伸肌滞后超过 50°。
- 固定时间过短(<4 周)。
- 短或粗短的手指。
- 周围血管疾病或相关关节炎。

没有任何治疗方案能保证患者恢复到伤前的水平。尤论治疗与否,还是选择开放手术或保守治疗,想要取得良好的治疗效果通常应遵循一定的原则。

对 DIP 关节进行持续伸展夹板固定,使 PIP 关节游离 6~10 周,是治疗腱源性锤状指的典型方法(图 3.5)。已开发了多种夹板用于治疗锤状指,最常使用 Stack 夹板、穿孔热塑性夹板或铝泡沫夹板固定 6 周。如果关节出现伸展滞后,建议持续固定 4 周。如果 6 周时未出现伸展滞后,可在白天停止夹板固定,并开始活动度练习,夜间继续夹板固定 6 周,同时建议体育运动或重体力劳动时再固定 6 周。如果夹板脱落,手指出现下垂,应记录患者当天的情况。复诊时,可针对这种意外情况调整夹板固定的起始日期。评估患者在 2 周内使用夹板的依从性,如果替代方案的效果更好,可在治疗早期而不是 6~10 周后进行调整。最常见的二次治疗是经关节内固定。

患者应进行 MCP 和 PIP 关节活动度练习,以免未受累的关节发生僵硬。在康复过程中,DIP 关节不

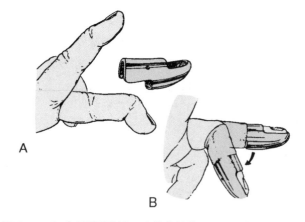

图 3.5　(A)在远端指间(DIP)关节处使用 Stack 夹板(指套形夹板)进行锤状指的闭合治疗(注意伸展滞后)。用纸或胶带将夹板固定在适当位置。(B)近端指间(PIP)关节进行主动关节活动度练习,以防止 DIP 关节固定期间发生关节僵硬。(A and B,From Regional Review Course in Hand Surgery. Memphis,American Society of Surgery of the Hand,1991,Fig. 13.)

允许处于屈曲状态。即使在皮肤护理或清洗过程中需要脱夹板时,也必须用另一只手握住患指,使其保持伸展状态。

虽然夹板固定是大多数急性和慢性锤状指的首选治疗方法,但对于不能采用夹板治疗的患者或使用外部夹板难以完成工作的患者,可能需要进行手术治疗。急性锤状指骨折的手术方法包括穿指间关节克氏针固定、加压螺钉固定和伸展阻挡固定。对于慢性肌腱损伤(超过 4 周)患者,应尝试保守治疗,因为延长至 8 周后进行治疗也可获得与急性治疗类似的结果(Garberman 等,1994)。应始终关注患者的依从性。Facca 等(2007)报道,使用临时固定在钉板上的夹板也可获得良好的结果。手术方法包括末端伸肌腱缩短术、肌腱皮肤固定术(Tenodermodesis)、斜支持韧带重建术和中央腱束切开术(康复方案 3.1)。关节固定术可作为由关节炎、感染或手术失败造成的锤状指的挽救方案。

康复方案 3.1　1 区和 2 区慢性伸肌腱损伤的治疗和康复

肌腱固定术	中央腱束切开术(Fowler)	斜支持韧带重建术
● 肌腱固定术是一种较简单的方法,适用于无法接受锤状指畸形的相对年轻的患者。通过局部麻醉使 DIP 关节完全伸展,切除多余的假性肌腱,从而使肌腱的边缘紧贴。用克氏针暂时将 DIP 关节完全伸展	● 使用局部麻醉将中央腱束插入与 PIP 关节背侧包膜融合的区域,合并的侧束和外部支撑应保持不受干扰,背侧器械向近端移动可改善 DIP 关节的伸肌力量,但 PIP 关节可能会出现 10°~15°的伸展滞后	● 斜支持韧带重建术是为了纠正慢性锤状指畸形和继发性天鹅颈样畸形。游离肌腱移植物,如掌长肌腱,从末节指骨背侧基底部和掌侧通过 PIP 关节轴。移植物固定在纤维–骨缘的近节指骨对侧。用克氏针暂时将 DIP 关节完全伸直,PIP 关节保持 10°~15°屈曲
3~5 天	**0~2 周**	**3 周**
● 取下术后夹板,用延伸夹板贴合 DIP 关节。如果克氏针暴露在外,可能需要使用克氏针保护夹板;然而,一些患者的克氏针是包埋的,以免手指受到夹板的影响 ● 开始 PIP 关节练习,以保持 PIP 关节充分活动	● 术后换药时,使 PIP 关节保持 45°屈曲,而 DIP 关节保持零度位	● 术后去除敷料和缝线 ● 拔出 PIP 关节针 ● 开始进行 PIP 关节屈伸练习
5 周	**2~4 周**	**4~5 周**
● 拆下克氏针,采用间隔夹板固定的方法,开始 DIP 关节主动活动 ● 继续夜间夹板固定 3 周	● DIP 关节主动屈伸活动 ● PIP 关节可从 45°至完全伸展	● 取出 DIP 关节克氏针 ● PIP 和 DIP 关节开始充分的主动和被动活动 ● 在接下来的 2~3 周内,制订一个指导性的训练计划来补充家庭练习,以实现充分活动 ● DIP 关节继续夹板固定并保持充分伸展,直至术后 6 周
	4 周	
	● 开始充分的手指活动练习	

康复方案 3.2　4~6 区伸肌腱损伤的术后康复

0~2 周 ● 允许 PIP 关节主动和被动练习,并使 MCP 关节保持完全伸展,腕关节保持 40°伸展	**4~6 周** ● 开始 MCP 和腕关节主动屈曲练习,隔天和夜间用夹板将手腕固定在中立位 ● 在接下来的 2 周内,开始主动辅助屈曲练习和轻度被动屈曲练习
2 周 ● 拆除缝线,并用可移动的夹板固定患者 ● 保持 MCP 关节完全伸展,手腕处于中立位 ● 继续进行 PIP 关节练习,仅在瘢痕按摩和保健时取下夹板	**6 周** ● 除非 MCP 关节出现伸展滞后,否则应停止夹板固定。必要时可进行腕关节被动屈曲练习

（待续）

康复方案 3.3　5区伸肌腱半脱位修复术后

2周
- 术后去除敷料和缝线
- 保持 MCP 关节完全伸展
- 制作可移动的掌侧短臂夹板,以保持 MCP 关节完全伸展和手桡侧偏
- 允许定期取下夹板清洁卫生和按摩瘢痕
- 允许充分的 PIP 和 DIP 关节活动

4周
- 开始 MCP 关节主动和主动辅助练习,每小时进行一次,白天可进行间歇性夹板固定,夜间需要全时夹板固定
- 在第 5 周,如有必要,开始 MCP 关节轻度被动活动,以便 MCP 关节完全屈曲

6周
- 白天停止夹板固定,并进行充分的活动

康复方案 3.4　7区和8区伸肌腱损伤修复术后

0~2周
- 术后夹板维持手腕 30°~40° 伸展
- 鼓励患者手抬高并进行充分的 PIP 和 DIP 关节活动,以减轻肿胀和水肿
- 通过松紧敷料和抬高肢体来治疗明显的肿胀

2~4周
- 术后 2 周去除敷料和缝线
- 制作掌侧夹板,使手腕保持 20° 伸展,受累手指的 MCP 关节完全伸展
- 在接下来的 2 周内,继续充分的 PIP 和 DIP 关节活动练习并开始瘢痕按摩,以改善皮肤–肌腱的滑动

4~6周
- 开始每小时进行一次手腕和 MCP 关节活动,在接下来的 2 周内隔日和夜间进行夹板固定
- 从第 4 周到第 5 周,在 MCP 关节屈伸练习时要保持腕部伸展,在腕关节屈伸练习时伸展 MCP 关节
- 从第 5 周开始,手腕和手指进行联合屈曲。MCP 关节伸展滞后超过 10°~20° 时,需要隔日夹板固定
- 夹板固定可以在 6 周后终止

6~7周
- 开始低强度的被动 ROM,开始抗阻性伸展练习

康复方案 3.5　伸肌松解术后

0~24小时
- 术后使用敷料轻压,以便尽可能多地活动手指。即使出血可能会浸透敷料,每小时也应进行一次 10 分钟的运动,尽可能完成术中特别标记的运动

1天至4周
- 首次就诊时,去除手术敷料和引流管。使用无菌敷料轻压
- 在此阶段,水肿控制是至关重要的
- 每小时进行一次 10~15 分钟的主动和被动活动

度练习。IP 关节屈曲不佳提示屈肌 FES。早期应将伸肌 FES 与手腕、MCP、PIP 和 DIP 关节被动伸展结合,以促进最大的近端肌腱偏移。在该位置进行几次刺激后,将手腕、MCP 和 PIP 关节屈曲并继续进行 FES
- 2 周时拆除缝线;可能需要使用动态屈曲夹板和绷带
- 在前 4 周,每次练习的间歇和夜间需要使用夹板以保持相关关节充分伸展。5°~10° 的伸展滞后是可以接受的,并不表明此阶段后要继续使

康复方案 3.5(续)

用夹板固定

4~6 周

- 每天继续进行每小时 10 分钟的练习,重点是达到 MCP 和 IP 关节屈曲
- 在此期间,尤其是 MCP 和 IP 关节,应继续加强被动活动
- 继续夜间夹板固定直至第 6 周

6 周

- 鼓励患者恢复正常活动
- 可能需要采取水肿控制措施。手指的间歇性 Coban 包扎可与口服药物联合使用

- "香蕉"形夹板(泡沫圆柱形指套)也可有效控制水肿

治疗师必须了解患者松解术的重要信息。具体的治疗方案和预期结果取决于以下因素:

- 进行松解术的肌腱状况
- 肌腱牵涉的关节状况
- 肌腱牵涉的关节稳定性
- 手术过程中实现的关节活动,被动活动很容易完成;但主动屈伸活动更有利于患者实现治疗目标

在前 3 周实现最大 MCP 和 PIP 关节屈曲是必不可少的,但这一阶段之后较少取得重大进展。

(郭胜伍 译)

相关资料

A complete reference list is available at https://expertconsult.inkling.com/.

延伸阅读

锤状指

Bendre AA, Hartigan BJ, Kalainov DM. Mallet finger. *J Am Acad Orthop Surg*. 2005;13:336–344.

Bowers WH, Hurst LC. Chronic mallet finger: the use of Fowler's central slip release. *J Hand Surg*. 1978;3:373.

Crosby CA, Wehbé MA. Early protected motion after extensor tendon repair. *J Hand Surg Am*. 1999;24:1061–1070.

Geyman JP, Fink K, Sullivan SD. Conservative versus surgical treatment of mallet finger: a pooled quantitative literature evaluation. *J Am Board Fam Pract*. 1998;11:382–390.

Handoll HH, Vaghela MV. Interventions for treating mallet finger injuries. *Cochrane Database Syst Rev*. 2004;3:CD004574.

Kalainov DM, Hoepfner PE, Hartigan BJ, et al. Nonsurgical treatment of closed mallet finger fractures. *J Hand Surg Am*. 2005;30:580–586.

Kardestuncer T, Bae DS, Waters PM. The results of tenodermodesis for severe chronic mallet finger deformity in children. *J Pediatr Orthop*. 2008;28:81–85.

King HJ, Shin SJ, Kang ES. Complications of operative treatment for mallet fractures of the distal phalanx. *J Hand Surg Br*. 2001;26:28–31.

Peterson JJ, Bancroft LW. Injuries of the fingers and thumb in the athlete. *Clin Sports Med*. 2006;25:527–542.

Simpson D, McQueen MM, Kumar P. Mallet deformity in sport. *J Hand Surg Br*. 2001;26:32–33.

Sorene ED, Goodwin DR. Tenodermodesis for established mallet finger deformity. *Scand J Plast Reconstr Surg Hand Surg*. 2004;38:43–45.

Stark HH, Gainor BJ, Ashworth CR, et al. Operative treatment of intraarticular fractures of the dorsal aspect of the distal phalanx of digits. *J Bone Joint Surg*. 1987;69A:892.

Stern PJ, Kastrup JJ. Complications and prognosis of treatment of mallet finger. *J Hand Surg*. 1988;13A:329.

Tuttle HG, Olvey SP, Stern PJ. Tendon avulsion injuries of the distal phalanx. *Clin Orthop Rel Res*. 2006;445:157–168.

Wehbe MA, Schneider LH. Mallet fractures. *J Bone Joint Surg*. 1984;66A:658.

Wood VE. Fractures of the hand in children. *Orthop Clin North Am*. 1976;7:527.

纽扣畸形

Lin JD, Strauch RJ. Closed soft tissue extensor mechanism injuries (mallet, boutonniere, and sagittal band). *J Hand Surg Am*. 2014;39:1005–1011.

Matson JL, Bozentka DJ. Extensor tendon injuries. *J Hand Surg Am*. 2010;35:854–861.

To P, Watson JT. Boutonniere deformity. *J Hand Surg Am*. 2011;36:139–141.

第 4 章

手部骨折和脱位

Maureen A. Hardy | S. Brent Brotzman | Steven R. Novotny

为了确定合适的治疗方案，将手部骨折和脱位分为稳定性和不稳定性两大类。稳定性骨折是指早期手指在一定的活动范围内骨折端不会发生移位，而不稳定性骨折是指早期手指在一定的活动范围内骨折端发生明显的移位。虽然一些不稳定性骨折可以通过闭合复位转为稳定性骨折，但很难预测哪些骨折会在早期治疗阶段保持稳定。因此，大多数不稳定性骨折应接受闭合复位和经皮克氏针或切开复位内固定(ORIF)，以允许早期保护性指端活动，从而防止僵硬。

通常需要手术干预的骨折类型包括：

- 开放性骨折。
- 粉碎性移位骨折。
- 伴有关节脱位或半脱位的骨折。
- 移位、成角或旋转不良的螺旋状骨折。
- 关节内骨折移位，尤其是近端指间(PIP)关节。
- 有骨缺损的骨折。
- 多发性骨折。

由于手指骨折愈合过程中容易早期形成牢固骨痂，不稳定性骨折必须通过手术干预转为稳定性骨折(如螺钉固定)以便早期开始关节活动。如果早期康复训练失败，即使影像学显示骨折愈合，也会导致手指僵硬、手功能较差。

掌骨和指骨骨折

总则

- 手部骨折康复的总体原则包括早期主动活动度练习、夹板保护下的肌腱被动活动。
- 影像学显示的手部骨折愈合总是滞后于临床愈合。在第 6 周时，骨折端无压痛，临床诊断为骨愈合，但 X 线片显示原骨折线仍存在。因此，临床医生应通过临床检查(如判断是否存在压痛点)而非影像学资料来决定治疗方案。
- 大多数掌骨和指骨骨折可采用非手术治疗，例如，采用闭合复位技术使断端对齐，以及进行早期保护性康复运动。
- 掌骨或指骨骨折的夹板治疗方案均需要将掌指关节保持在屈曲位，以免发生伸直性挛缩。
- 拇指掌指关节也不例外，许多僵硬的拇指都是由拇指过度伸直位固定导致的。
- 指间关节通常保持完全伸直。
- 骨折支具和夹板固定应遵循 Greer 的 REDUCE 原则。
    - R(Reduction)：保持骨折端复位。

– E(Eliminate):通过正确的固定方式避免挛缩。

– D(Don't):骨折固定时间不能超过 3 周。

– U(Uninvolved):稳定性骨折中未受累的关节不予以夹板固定。

– C(Creases):皮肤皱褶不应被夹板挡住。

– E(Early):鼓励早期主动的肌腱滑动训练。手对肿胀的耐受性差,休息、冰敷、加压、抬高患肢(RICE)原则对于控制水肿很重要。将肿胀的关节置于关节囊和副韧带的最大应力位。肿胀可导致"爪形手":腕部屈曲、掌指关节伸展、指间关节屈曲、拇指内收。功能性夹板的使用可避免这种畸形的发生。

• 为防止肌腱与骨折骨痂粘连,早期进行指浅屈肌(FDS)、指深屈肌(FDP)、指总伸肌(EDC)和中央腱束等肌腱的滑动训练(图 4.1)非常重要。

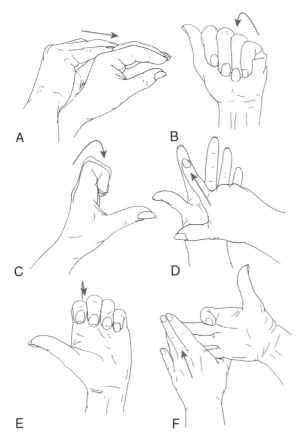

图 4.1　肌腱滑动训练。(A)固有姿势,中央腱束/侧腱束在近节指骨上滑动(P1)。(B)指浅屈肌握拳姿势练习,促进肌腱滑动。(C)爪位,指总伸肌(EDC)肌腱在掌骨上滑动。(D)指深屈肌抗阻练习,指深屈肌肌腱在 P1 区上滑动。(E)勾拳姿势,促进指深屈肌肌腱滑动。(F)指浅屈肌抗阻运动,使指浅屈肌肌腱在中节指骨表面滑动。

掌骨骨折

• 掌骨通常有良好的血液供应,愈合速度较快,一般在 6 周内可达到骨性愈合。

• 由于骨间肌的掌侧牵拉力,掌骨颈骨折或掌骨干骨折易导致成角畸形,骨折成角指向背侧(即远端骨折掌倾)。

• 对于掌骨骨折,最重要的是要保留掌指关节屈曲和维持指总伸肌的滑动。

• 表 4.1 列出了掌骨骨折潜在的问题和治疗方法。非移位性掌骨骨折属于稳定性骨折,可在功能位置上使用前后夹板进行治疗:手腕伸展 30°~60°,MCP 关节屈曲 70°,IP 关节屈曲 0°~10°。在这种姿势下,腕和手的主要韧带保持最大张力以防止挛缩(图4.2)。掌骨骨折夹板治疗的例外情况可能包括拳击手骨折的治疗(见第 5 章)。

指骨骨折

• 指骨骨折缺乏手内在肌支撑,比掌骨骨折更容易发生不稳定。此外,手指长肌腱的张力也会对其产生不良影响。

• 受指浅屈肌插入到中节指骨的牵拉力影响,中节指骨的近端骨折与骨折端背侧成角,而远端骨折与骨折端掌侧成角(图 5.3)。由于手指肌腱的力学方向不同,这些区域的骨折断端通常发生移位,复位后需要进行手术固定。

• 与掌骨骨折相比,指骨骨折对固定的反应较差,掌骨骨折约 96% 可以恢复活动,而指骨骨折只有约 84% 可以恢复活动(Shehadi,1991)。

• 如果指骨骨折持续固定超过 4 周,运动恢复的概率将降至 66%。

• 文献中提到的导致骨折不良结局的原因主要包括粉碎性骨折、开放性骨折和多发性骨折。

• Weiss 和 Hastings(1993)采用克氏针固定近端指骨骨折,术后 1~21 天患者开始运动,从长期来看,手指恢复后活动度没有明显差异;但如果开始锻炼的时间超过 21 天,则会发生明显的运动障碍。

• 表 4.1 列出了指骨骨折潜在的问题和干预

表4.1 指骨骨折潜在的问题和治疗策略(Maureen A. Hardy)

潜在问题	预防和治疗
掌指关节无法屈曲	近端指间关节和远端指间关节伸直夹板,将屈曲的力量集中在掌指关节,对骨间肌进行神经肌肉电刺激治疗
近端指间关节无法伸展	中央腱束阻挡练习;白天掌指关节伸直阻挡夹板将伸肌力量集中在近端指间关节;夜间近端指间关节伸直位板;使用双通道设置对指总伸肌腱和骨间肌进行神经肌肉电刺激治疗
近端指间关节无法屈曲	指深屈肌肌腱滑动练习;白天掌指关节屈曲阻挡夹板将屈曲力量集中在近端指间关节;夜间佩戴屈曲手套;对指浅屈肌进行神经肌肉电刺激治疗
远端指间关节无法伸展	继续用夜间伸直夹板,对骨间肌进行神经肌肉电刺激治疗
远端指间关节无法屈曲	指深屈肌肌腱滑动练习;近端指间关节屈曲阻挡夹板将屈曲力量集中在远端指间关节;加强斜支持韧带的紧张度;对指深屈肌进行神经肌肉电刺激治疗
任何关节的侧向不稳定	束带或指铰链夹板,防止侧向压力
可能发生的"纽扣"畸形	早期远端指间关节主动屈曲以维持侧束长度
可能发生的"鹅颈"畸形	指浅屈肌肌腱在近端指间关节滑动,末端伸肌腱在远端指间关节滑动
伪爪畸形	在夹板保护下屈曲掌指关节,近端指间关节充分伸直滑动
疼痛	持续保护性夹板固定直至愈合;消除水肿;脱敏治疗

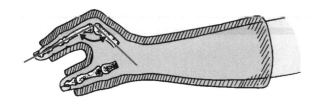
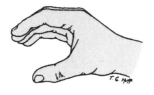

图4.2 手的固定位置:夹板固定后,腕关节伸展约30°,掌指关节屈曲60°~80°,指间关节完全伸展。[From Delee J, Drez D (eds): Orthopaedic Sports Medicine. Philadelphia, WB Saunders, 1994.]

措施。

• 粉碎性指骨骨折,尤其是皮质较厚的骨干节段的骨折,愈合可能较慢,需要持续固定6周。

近端指间关节损伤

前面已经介绍了3种类型的近端指间关节脱位(表4.2和图5.4)或骨折-脱位,包括侧位脱位、掌侧脱位、背侧脱位(图5.5)。每种损伤的损伤机制各不相同,并存在特定的并发症;近端指间关节损伤的治疗取决于损伤后的稳定性。

稳定性损伤通常使用并指绷带将受伤的手指与相邻的未受伤的手指固定在一起,以治疗撕裂或损伤的副韧带。不稳定性损伤往往伴有中节指骨关节内骨折(通常影响超过20%的关节面20%)。然而,即使是非常微小的掌侧撕脱骨折,也可能伴有不稳定的中节指骨背侧半脱位。最好在X线透视下进行评估,通过连续屈曲近端指间关节来精准确定复位点(Morgan和Slowman,2001)。

不稳定性损伤常采用背伸阻挡夹板治疗(图5.6),在透视下获得稳定复位后,用夹板将手指固定在屈曲位。每周逐渐增加夹板和手指的背伸程度,连续做4周或直至关节可以完全伸展。运动期间可使用并指绷带保护3个月。

如果不能闭合复位或无法维持复位,则必须进行手术干预。

早期水肿处理及早期主动和被动关节活动度练习(在背伸阻挡夹板允许的范围内)非常重要,可以尽量减少瘢痕粘连和挛缩。

掌侧近端指间关节脱位较背侧脱位少见,而且由于近端指骨头周围的侧方韧带包裹,掌侧脱位通

表 4.2　近端指间关节损伤的处理

损伤	临床表现或特殊的考虑	治疗
扭伤	关节稳定,可做主动和被动活动,影像学阴性,只有疼痛和肿胀	并指绷带固定,早期关节活动度练习,冰敷,非甾体抗炎药(NSAID)
开放性脱位	脱位导致关节显露	冲洗、清创、抗生素,按开放性骨折或移位处理
近端指间关节背侧脱位		
1 型	过伸、掌板撕脱、侧副韧带轻度撕裂	复位;短时间固定(3~5 天),然后在并指绷带固定和 X 线密切监测情况下进行关节活动度练习
2 型	背侧脱位,掌板撕脱,副韧带撕裂	同 1 型
3 型	稳定性骨折脱位:累及关节面<40%	伸直阻挡夹板;手外科医生干预
	不稳定性骨折脱位:累及关节面>40%	伸直阻挡夹板;如果无法闭合处理,则手外科医生采用切开复位内固定
横向脱位	继发于副韧带损伤和掌板撕脱骨折和 (或)断裂;成角>20°提示完全断裂	如果关节稳定,通过主动关节活动度判断一致,处理同背侧脱位 1 型和 2 型
近端指间关节掌侧脱位		
掌侧中央脱位	近端髁突对中央腱束滑脱造成明显损伤(易于复位,但伸肌腱可能严重受损,需要仔细检查)	需要经验丰富的手外科医生来处理这些罕见的损伤;闭合复位并牵引,使掌指关节和近端指间关节屈曲、腕关节伸展;如果复位后 X 线片提示无半脱位,则将近端指间关节全伸展固定;如果闭合复位不成功或半脱位持续存在,则建议手术治疗
尺侧或桡侧掌侧脱位	髁突常通过中央腱束和外侧束带勉强维持,复位通常非常困难	同近端指间关节脱位

From Laimore JR, Engber WD. Serious, but often subtle fnger injuries. Phys Sports Med 1998;126(6):226.

常很难通过闭合方法复位。如果处理不当,这些损伤可能导致纽扣畸形(近端指间关节屈曲和远端指间关节伸展)。通常情况下,关节在闭合或开放复位后是稳定的;但目前仍建议使用静态近端指间关节伸直夹板固定 6 周,以便于中央腱束的愈合(康复方案 4.1)。

累及中节指骨背侧缘的撕脱骨折一般发生在中央腱束的止点处。这些骨折可采用闭合技术治疗,但是,手指伸展时骨块向近端移位超过 2mm,则需要切开复位内固定。

近端指间关节背侧骨折-脱位比掌侧脱位更常见。如果损伤累及关节面不足 50%,闭合复位、夹板固定后,损伤通常是稳定的(康复方案 4.2)。

背侧骨折-脱位累及超过 40%的关节面时,即使屈曲手指也可能是不稳定的,因此需要手术干预。Eaton 掌板前移术可能是最常用的操作(图 5.7)。切除骨折碎片,并将掌板前移到中节指骨的其余部分。手术的关键是切除双侧副韧带,并通过中间指骨尽可能拉开缝线以保持掌板的最大宽度(Eaton 和 Malerich,1980)。近端指间关节一般固定在屈曲 30°位置(康复方案 4.3),其他治疗方法包括半肢关节成形术(McAuliffe,2009)、动态牵引外固定(Rutland 等,2008)、经皮内固定(Vitale 等,2011;Waris 和 Alanen,2010)、切开复位和掌侧固定(Cheah 等,2012)、环形缠绕固定、动态牵引固定等。每种手术均需要不同的工具。

没有骨折的近端指间关节背侧脱位通常在闭合复位后是稳定的。在皮下阻滞麻醉下复位,然后进行稳定性测试。如果关节稳定,则用绷带固定 3~6 周,并控制水肿和早期进行关节活动度训练。如果关节背伸存在不稳定,则使用类似于骨折-脱位的夹板进行固定。

康复方案 4.1　掌侧近端指间关节脱位或撕脱骨折

闭合复位后

- 在近端指间关节处于中立位的情况下,使用伸直夹板
- 进行掌指关节和远端指间关节主动和被动关节活动度练习,每天 6 次
- 6 周内禁止近端指间关节活动
- 6 周时开始主动关节活动度练习,并结合间歇日间夹板和持续夜间夹板治疗 2 周

切开复位内固定后

- 伤口愈合后 2~4 周,移除内固定
- 持续使用伸直夹板固定 6 周
- 其余康复方案与闭合复位类似
- 如果存在伸展滞后,应继续使用伸直夹板;伸直受限≥30°时,应避免被动屈曲活动

康复方案 4.2　近端指间关节背侧骨折脱位

- 如果闭合复位后损伤是稳定的,则在近端指间关节屈曲 30°时使用背伸阻挡夹板;这样可以让近端指间关节充分弯曲,同时防止关节末端在终末 30°范围内伸直
- 3 周后,每隔 1 周调整背伸阻挡夹板,近端指间关节伸展每周增大约 10°
- 第 6 周时,夹板应位于中立位,然后去除夹板,开始进行主动关节活动度练习。如果需要,可使用动态伸直夹板
- 第 6 周开始渐进性强化训练

康复方案 4.3　累及超过 40%关节面的近端指间关节背侧骨折脱位

- 术后第 3 周,从近端指间关节移除内固定,开始持续使用背伸阻挡夹板,并将近端指间关节保持屈曲 30°
- 在背伸阻挡夹板限制下开始主动及主动辅助关节活动度练习
- 5 周后,停用背伸阻挡夹板,继续进行主动和被动伸展练习
- 在第 6 周,如果被动伸展不完全,可能需要使用动态伸直夹板

(刘兴媛　译)

相关资料

A complete reference list is available at https://expertconsult.inkling.com/.

延伸阅读

Agee JM. Unstable fracture-dislocations of the proximal interphalangeal joint: treatment with the force couple splint. *Clin Orthop*. 1987;214:101.

Aitken S, Court-Brown CM. The epidemiology of sports-related fractures of the hand. *Injury*. 2008;39:1377–1383.

Ali A, Hamman J, Mass, DP. The biomechanical effects of angulated boxer's fractures. *J Hand Surg Am*. 1999;24:835–844.

Bernstein ML, Chung KC. Hand fractures and their management: an international view. *Injury*. 2006;37:1043–1048.

Bushnell BD, Draeger RW, Crosby CG, et al. Management of intra-articular metacarpal base fractures of the second through fifth metacarpals. *J Hand Surg Am*. 2008;33:573–583.

Calfee RP, Sommerkamp TG. Fracture-dislocation about the finger joints. *J Hand Surg Am*. 2009;34:1140–1147.

Carlsen BT, Moran SL. Thumb trauma: Bennett fractures, Rolando fractures, and ulnar collateral ligament injuries. *J Hand Surg Am*. 2009;34:945–952.

Dailiana Z, Agorastakis D, Varitimidis S, et al. Use of a mini-external fixator for the treatment of hand fractures. *J Hand Surg Am*. 2009;34:630–636.

Feehan LM, Basset K. Is there evidence for early mobilization following an extraarticular hand fracture? *J Hand Ther*. 2004;17:300–308.

Freeland AE, Orbay JL. Extraarticular hand fractures in adults: a review of new developments. *Clin Orthop Rel Res*. 2006;445:133–145.

Geissler WB. Operative fixation of metacarpal and phalangeal fractures in athletes. *Hand Clin*. 2009;25:409–421.

Hardy MA. Principles of metacarpal and phalangeal fracture management: a review of rehabilitation concepts. *J Orthop Sports Phys Ther*. 2004;34:781–799.

Harris AR, Beckbenbaugh RD, Nettrour JF, et al. Metacarpal neck fractures: results of treatment with traction reduction and cast immobilization. *Hand (N Y)*. 2009;4:161–164.

Henry MH. Fractures of the proximal phalanx and metacarpals in the hand: preferred methods of stabilization. *J Am Acad Orthop Surg*. 2008; 16:586–595.

Hofmeister EP, Kim J, Shin AY. Comparison of 2 methods of immobilization of fifth metacarpal neck fractures: a prospective randomized study. *J Hand Surg Am*. 2008;33:1362–1368.

Jobe MT. Fractures and dislocations of the hand. In: Gustilo RB, Kyle RK, Templeman D, eds. *Fractures and Dislocations*. St. Louis: Mosby; 1993.

Kawamura K, Chung KC. Fixation choices for closed simple unstable oblique phalangeal and metacarpal fingers. *Hand Clin*. 2006;22:278–295.

Kozin SH, Thoder JJ, Lieberman G. Operative treatment of metacarpal and phalangeal shaft fractures. *J Am Acad Orthop Surg*. 2000;8:111–121.

Lee SG, Jupiter JB. Phalangeal and metacarpal fractures of the hand. *Hand Clin*. 2000;16:323–332.

Mall NA, Carlisle JC, Matava MJ, et al. Upper extremity injuries in the National Football League: part I: hand and digital injuries. *Am J Sports Med*. 2008;36:1938–1944.

Ozer K, Gillani S, Williams A, et al. Comparison of intramedullary nailing versus plate-screw fixation of extra-articular metacarpal fractures. *J Hand Surg Am*. 2008;33:1724–1731.

Peterson JJ, Bancroft LW. Injuries of the fingers and thumb in the athlete. *Clin Sports Med*. 2006;25:527–542.

Ring D. Malunion and nonunion of the metacarpals and phalanges. *Instr Course Lect*. 2006;55:121–128.

Singletary S, Freeland AE, Jarrett CA. Metacarpal fractures in athletes: treatment, rehabilitation, and safe early return to play. *J Hand Ther*. 2003; 16:171–179.

Sohn RC, Jahng KH, Curtiss SB, et al. Comparison of metacarpal plating methods. *J Hand Surg Am*. 2008;33:316–321.

Tavassoli J, Ruland RT, Hogan CJ, et al. Three cast techniques for the treatment of extra-articular metacarpal fractures. Comparison of short-term outcomes and final fracture alignments. *J Bone Joint Surg Am*. 2005; 87:2196–2201.

Wong TC, Ip FK, Yeung SH. Comparison between percutaneous transverse fixation and intramedullary K-wires in treating closed fractures of the metacarpal neck of the little finger. *J Hand Surg Br*. 2006;31:61–65.

第 **5** 章

第5掌骨颈骨折("拳击手骨折")

S. Brent Brotzman | Theresa M. Kidd | Maureen A. Hardy | Steven R. Novotny

背景

掌骨颈骨折是手部常见的一种骨折,其中第5掌骨颈骨折最为常见,称为"拳击手骨折"。训练有素的拳击手出拳时的冲击力主要集中在第2和第3掌骨头,这些骨头较大,可以抵抗更大的负荷。第2和第3掌骨具有较小的纵向弓,因此所承受的自然扭矩较小。此外,第2、第3腕掌(CMC)关节相对固定,受力时能够保持相应掌骨的轴向不变。而第5掌骨较小,具有较大的纵向弓,并且第5腕掌关节活动度较大。当第5掌骨受力时,腕掌关节屈曲,功能上增加了掌骨纵弓和弯曲力臂。所有这些因素均导致了这种损伤的相对频发。

病史和检查

患者通常出现疼痛、肿胀和掌指(MCP)关节活动受限,偶尔可见旋转畸形。当患者握拳时,可观察到小指旋转畸形,触诊可扪及骨折远端凸起,伴小指伸展迟缓(图 5.1)。然而,疼痛可能影响患者手指充分活动或肌腱滑动。腕部尺神经阻滞可以消除疼痛,但内在肌麻痹会导致爪形指畸形。这种情况常被误认为是伪爪形指,伪爪形指是外在肌的肌力失衡引起的。伸肌腱力量增加可由被动的腱固定效应引起。掌骨骨折后,腱固定效应导致伸肌腱被动拉长,张力增加。相反,由于掌骨缩短,屈肌腱张力减小,从而导致蚓状肌伸指间关节的力量减弱。这种骨折成角移

位也在功能上延长了骨间肌,从而影响了伸指间关节的作用。

骨折成角的测量是主观的,因为我们测量的是一个解剖结构弯曲骨的角度变化。第5掌骨颈至少有15°的弯曲,因此测量角度必须要反映这一自然曲线。可使用第3掌骨的远端进行测量。除了掌骨的纵向弧,手部还有一个横向弧。手的侧位图像无法反映每个掌骨的真实侧位。因此,对于第4和第5掌骨,拍摄侧位片的最佳角度为旋前 20°~45°;对于第2和第3掌骨则为旋后 20°~45°。

治疗

治疗方法的选择应基于手部 X 线片上骨折成角或移位的程度。掌骨颈骨折通常是远端骨块受到压

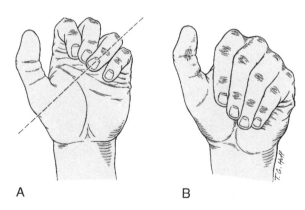

图 5.1　(A)为了确定手骨骼的旋转和角度,指甲应与手指延长线平行。(B)在屈曲时,手指均应该指向舟骨结节。

缩和向掌侧的剪切力而导致的骨折。在骨折愈合过程中，随着血肿吸收，掌侧骨折块粉碎失去骨的支撑，手内在肌痉挛或肌张力增加及固定夹板失效，从而使复位失败。过度成角导致掌指关节丧失正常外观，并使掌骨头突向手掌。

　　Ali 等（1999）报道，掌骨成角 30°可导致掌指关节活动度丢失 22%。该报道以 Jacobson（1992）和 Elftman（1996）的生理研究为基础，以小指屈肌对掌指关节活动的影响及小指屈肌长度的减少为研究对象。Ali 的研究不包括小指展肌、第 3 骨间肌及小指蚓状肌对掌指关节屈曲的作用。研究证实骨骼肌激活模式是不同的，取决于受到刺激和施加外力时肌肉的长度（McNulty 和 Cresswell，2004）。Howell 等也发现，在运动过程中，运动神经元突触输入的类型和分布变化能够对突触前或突触后的相关因素进行调控，这些因素决定了等距条件下的激活顺序（Howell，1995），并解释了骨折愈合时，理论上可接受的骨折成角程度与一些临床报道的结果并不完全相符的原因（Hunter，1970；Lowdon，1986；Konradson，1990；Theeuwen，1991；Staius，2003）。Pace 等（2015）报道了复位治疗和未复位治疗患者的随访结果，两组患者的成角移位无明显差异。因此，他们得出结论，可以通过手术的方式对需要修复的损伤进行治疗。

　　如果有明显的成角或移位，根据 Jahss（1938）的方法，在腕部阻滞麻醉下可以尝试闭合复位，将近节指骨屈曲到 90°，并在掌骨头施加向背侧的力量（图5.2）。然后用尺侧沟形夹板将掌指关节固定在屈曲 80°，近端指间（PIP）关节固定在伸直位，远端指间（DIP）关节无须固定。作者发现，在临床上，Jahss 技术非常不可靠。通过使用一台高级的迷你 C 臂进行验证，作者发现掌指关节不能屈曲到 90°位，当近节指骨垂直于手的长轴时，掌指关节屈曲的角度为 90°减去骨折背侧成角的角度。应用 Jahss 技术复位过程中，所施加的力可分解为修复骨折的背向分力和固定骨折断端的轴向分力。

　　作者崇尚通过弹性绷带捆绑邻指来固定骨折，并认为这种方式更为舒适，并且能够有效控制水肿。也可使用一个可拆卸的沟形夹板以供患者在高风险环境中佩戴。如果存在旋转畸形，建议进行复位。除骨折愈合外，如果患者仍表现出对外观畸形的担忧，

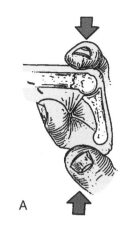

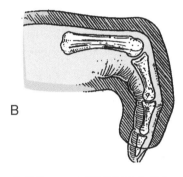

图 5.2　Jahss 的操作。(A)近端指间关节屈曲 90°，检查者稳定住掌骨近端骨块，然后将手指推向背侧，使掌骨成角的"拳击手骨折"变"直"。(B)将尺侧沟形夹板固定在功能位以维持复位。(From Regional Review Course in Hand Surgery. Rosemont, Illinois, American Society for Surgery of the Hand, 1991.)

也可考虑进行复位。在腕部尺神经阻滞麻醉下，用尺侧沟形夹板固定第 4 和第 5 指。通常固定掌指关节而不是指间关节。也可应用 Harris 等（2009）提出的三点成形技术，夹板固定 3 周并在允许范围内活动。

　　早期活动手指是必要的，这样可以避免发生与骨折本身无关的瘢痕、粘连和僵硬。僵硬通常是手部固定引起的。

　　Statius Muller 等（2003）前瞻性治疗了 35 例"拳击手骨折"患者，平均骨折角度为 39°（范围为 15°~70°）。患者被随机分为使用尺侧沟形石膏治疗 3 周并进行活动手指组，以及压力绷带固定 1 周并在疼痛可耐受范围内立即活动手指组。两组在关节活动度、满意度、疼痛、重返工作和爱好或需要物理治疗方面没有统计学差异。在我们的诊所中，使用压力绷带技术治疗"拳击手骨折"也获得了良好的效果。

　　Bansal 和 Craige 等（2007）分别通过复位和石膏

固定以及并指绷带固定的方式各治疗了 40 例"拳击手骨折",后者允许患指在一定范围内活动,只有在遇到问题时才复诊。12 周时,两组的手臂、肩部和手部残疾(DASH)评分相同;未经治疗组提前 2 周恢复工作,他们对"护理"的满意率显著提高。

"拳击手骨"折如出现以下情况可手术治疗:

• 骨折对位相对较复杂(作者建议与原结构不同,且>40°的移位)。

• 先前复位的骨折后期发生超过可接受范围的再移位。

• 用静态夹板技术无法控制的手指旋转畸形。

手术固定通常包括经皮克氏针固定;有时切开复位内固定(ORIF)也是必需的。经皮治疗的骨折需要夹板固定约 3 周,并进行关节活动度练习。切开复位内固定患者如果获得了一个稳定的结构,可立即进行关节活动练习。目前已有多篇论文对不同的治疗技术进行了报道。

Boulton 等(2010)和 Ruchelsman 等(2014)报道了逆行髓内钉技术,采用超小切口劈裂肌腱,紧接着导针扩钻,使用小型空心螺钉固定骨折,术后即可活动。

顺行髓内钉技术也被证明可以有效修复骨折(Kim 和 Kim,2015)。3 个月时,顺行髓内钉固定优于逆行髓内钉固定;但 6 个月时两组的最终效果相当。

Facca 等(2010)比较了锁定接骨板与顺行克氏针固定治疗"拳击手骨折",发现接骨板费用更高,术后运动能力较差。因此,作者推荐顺行克氏针治疗。

Page 和 Stern(1998)回顾性分析了他们机构的一系列掌骨和指骨切开复位内固定手术。尽管有牢固的固定和早期关节活动,仍有 36% 的病例出现主要并发症。他们不反对钢板固定,但在开放性和指骨骨折中使用钢板并发症的发生率更高。

指骨骨折

• 指骨骨折缺乏手内在肌支撑,比掌骨骨折更容易发生不稳定。此外,手指长肌腱的张力也会对其产生不良影响。

• 受指浅屈肌插入到中节指骨的拉力影响,中节指骨的近端骨折与骨折端背侧成角,而远端骨折与骨折端掌侧成角(图 5.3)。由于手指肌腱的力学方

向不同,这些区域的骨折断端通常发生移位,复位后需要进行手术固定。

• 与掌骨骨折相比,指骨骨折对固定的反应较差。

• 指骨骨折只有约 84% 可以恢复活动,掌骨骨折约 96% 可以恢复活动(Shehadi,1991)。

• 如果指骨骨折持续固定超过 4 周,活动恢复的概率将下降至 66%。

• 文献中提到的导致骨折不良结局的原因主要包括粉碎性骨折、开放性骨折和多发性骨折。

• Weiss 和 Hastings(1993)采用克氏针固定近端指骨骨折,术后 1~21 天患者开始活动,从长期来看,手指恢复后活动度没有明显差异;但如果开始锻炼的时间超过 21 天,则会发生明显的运动障碍。

• 表 4.1 列出了指骨骨折潜在的问题和干预措施。

粉碎性指骨骨折,尤其是皮质较厚的骨干节段的骨折,愈合可能较慢,需要持续固定 6 周。

近端指间关节损伤

前面已经介绍了 3 种类型的近端指间关节脱位(图 5.4 和表 4.2)或骨折-脱位,包括侧位脱位、掌侧脱位(旋转)和背侧脱位(图 5.5)。每种损伤的损伤机制各不相同,并存在特定的并发症;指间关节损伤的治疗取决于损伤后的稳定性。

稳定性损伤通常使用并指绷带将受伤的手指与相邻的非受伤的手指固定在一起,以治疗撕裂或损伤的副韧带。不稳定性损伤往往伴有中节指骨关节

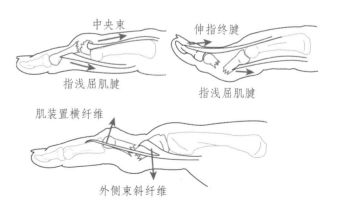

图 5.3 指骨骨折的致畸力。(From Regional Review Course in Hand Surgery. Rosemont,Illinois,American Society for Surgery of the Hand,1991.)

内骨折（通常影响超过 20%的关节面）。然而，即使是非常微小的掌侧撕脱骨折，也可能伴有不稳定的中节指骨背侧半脱位。最好在 X 线透视下进行评估，通

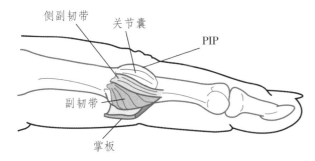

图 5.4　近端指间（PIP）关节掌板和侧副韧带的解剖。[Adapted with permission from Breen TF: Sports-related injuries of the hand,in Pappas AM,Walzer J(eds): Upper Extremity Injuries in the Athlete. New York,Churchill Livingston,1995,p. 459.]

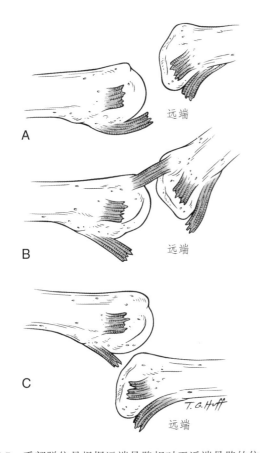

图 5.5　手部脱位是根据远端骨骼相对于近端骨骼的位置进行分类的。(A)近端指间关节背侧脱位。(B)近端指间关节侧方脱位。(C)近端指间关节掌侧脱位。(From Browner B, Skeletal Trauma,4 Ed. Philadelphia,Saunders,2009. Fig 38 - 132.)

过连续屈曲近端指间关节来精准确定复位点(Morgan 和 Slowman,2001)。

不稳定性损伤通常用背伸阻挡夹板治疗(图 5.6)，在透视下获得稳定复位后，用夹板将手指固定在屈曲位。每周逐渐增加夹板和手指的背伸程度，连续做 4 周，直至关节可以完全伸直。运动期间可使用并指绷带保护 3 个月。

如果不能闭合复位或无法维持复位，则必须进行手术干预。

早期水肿处理和早期主动和被动关节活动度练习（在背伸阻挡夹板允许的范围内）非常重要，可以尽量减少瘢痕粘连和挛缩。

掌侧指间关节脱位较背侧脱位少见，而且由于近端指骨头周围的侧方韧带包裹，掌侧脱位通常很难通过闭合方法复位。如果处理不当，这些损伤可能导致纽扣畸形（近端指间关节屈曲和远端指间关节伸展）。通常情况下，关节在闭合或开放复位后是稳定的；但目前仍建议使用静态近端指间关节伸直夹板固定 6 周，以便于中央腱束的愈合（见康复方案 4.1）。

累及中节指骨背侧缘的撕脱骨折一般发生在中央腱束的止点处。这些骨折可采用闭合技术治疗，但是，手指伸展时骨块向近端移动超过 2mm，则需要切开复位内固定。

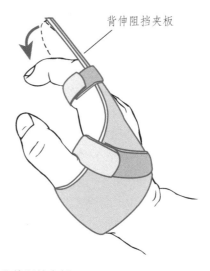

图 5.6　背伸阻挡夹板。[Adapted with permission from Breen TF: Sports-related injuries of the hand,in Pappas AM,Walzer J (eds): Upper Extremity Injuries in the Athlete. New York, Churchill Livingston,1995,p. 461.]

近端指间关节背侧骨折-脱位比掌侧脱位更常见。如果损伤累及关节面不足 50%，闭合复位、夹板固定后，损伤通常是稳定的（见康复计划 4.2）。

背侧骨折-脱位累及超过 40% 的关节面时，即使屈曲手指也可能是不稳定的，因此需要手术干预。Eaton 掌板前移手术可能是最常用的操作（图 5.7）。切除骨折碎片，并将掌板前移到中节指骨的其余部分。近端指间关节通常用克氏针固定在屈曲 30°位

（见康复方案4.3）。

没有骨折的近端指间关节背侧脱位通常在闭合复位后是稳定的。在皮下阻滞麻醉下复位，然后进行关节稳定性测试。如果关节稳定，则用并指绷带固定 3~6 周，并控制水肿和早期进行主动关节活动练习。如果关节背伸存在不稳定，则使用类似于骨折脱位时的背伸阻挡夹板进行固定。

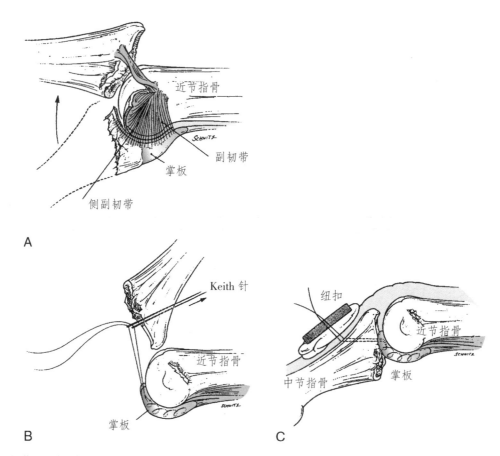

图 5.7 （A）损伤导致侧副韧带对关节失去支撑的病理示意图，可造成明显的不稳定。当近端指间（PIP）关节中节指骨下方粉碎或压缩超过 40%时，通常使用 Eaton 掌板进行关节成形术。（B）缝线穿过缺损的横向边缘并在背侧引出。切除骨折碎片，将掌板向前推进。（C）缝合线固定在一个纽扣上，将掌板拉入骨缺损处，同时复位指间关节。（From Strickland JW: The Hand: Master Techniques in Orthopaedic Surgery. Philadelphia, Lippincott-Raven, f1999.）

（王全震　译）

相关资料

A complete reference list is available at https://expertconsult .inkling.com/.

延伸阅读

Kollitz KM, Hammert WC, Vedder NC, et al. Metacarpal fractures: treatments and complications. *Hand*. 2014;9:16–23.

Porter ML, Hodgkinson JP, Hirst P. The boxer's fracture: a prospective study of functional recovery. *Arch Emer Med*. 1988;5:212–215.

Van Aaken J, Kampfen S, Berli M, et al. Outcome of boxer's fractures treated by a soft wrap and buddy taping: a prospective study. *Hand*. 2007;2:212–217.

第 **6** 章

拇指掌指关节尺侧副韧带损伤（"猎人拇指"）

S. Brent Brotzman | Steven R. Novotny

背景

典型的"猎人拇指"首先是在苏格兰猎人中被发现的,症状为拇指掌指(MCP)关节尺侧副韧带慢性不稳定。1962 年,Stener 报道了内收肌肌腱膜外尺侧副韧带(UCL)的非愈合性损伤,这是一种急性非特异性损伤。"滑雪者拇指"是 Schultz、Brown 和 Fox 在 1973 年发现和命名的,滑雪是导致急性 UCL 断裂的最常见原因(如坠落后滑雪杖压迫和撕裂拇指 MCP 关节的尺侧副韧带)。尽管还有其他名称,但大多数损伤都与这些运动无关。

侧捏稳定性是由强大的副韧带复合体提供的:固有 UCL 从掌骨外侧髁延伸至近节指骨和外侧副韧带,附着在掌骨上并插入掌侧板和籽骨中。固有副韧带在拇指屈曲时绷紧,外侧副韧带则在伸展时绷紧。同时,鱼际肌腱附着点,尤其是拇内收肌附着至尺侧籽骨中,使相应动作具有一定的动态稳定性。UCL 能够抵抗桡侧施加的作用力(如捏住或握持大物体)。UCL 撕裂削弱了指捏握力,导致近节指骨掌侧半脱位。由于长期不稳定,MCP 关节常发生退化。

正常拇指的外翻松弛程度差异较大。MCP 关节完全伸展时,外翻松弛度平均为 6°;MCP 关节屈曲 15°时,外翻松弛度平均为 12°。现已证明,关节旋后和旋前可导致外翻松弛度发生变化(Mayer 等,2014)。我们推荐进行标准的中立位旋转应力测试。拇内收

肌肌腱膜(远端撕裂或拉扯)时常拉扯 UCL,影响韧带解剖复位和肌腱韧带愈合 (Stener 损伤)(图 6.1)。典型的损伤机制是拇指受到极大的外翻应力 (如摔倒时拇指外展撑地)。

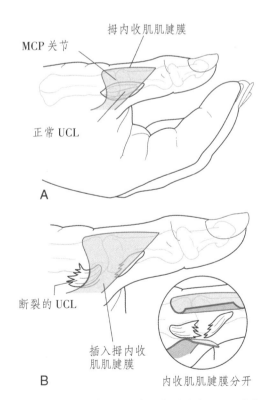

图 6.1 尺侧副韧带(UCL)完全断裂导致 Stener 病变。远端附着物已从骨头上脱落。(A,B)移位至中间的拇内收肌肌腱膜阻止了韧带的复位。因此,关节可能出现不稳定征象。

33

评估

患者有典型的拇指外翻损伤史，可伴随疼痛、肿胀，并且拇指 MCP 关节尺侧经常出现瘀斑。触诊 MCP 关节尺侧可发现一个小肿块，可能提示 Stener 损伤或撕裂骨折。影像学检查对治疗有指导意义。Dinowitz 等（1997）报道了 9 例移位<2.0mm 的撕脱骨折患者，他们在至少 6 周的固定制动和康复治疗后均未获得良好的效果。研究认为是骨折碎片的旋转限制了愈合，术后所有患者症状均得到改善。Kaplan（1998）报道了 2 例伴随着韧带移位对线良好的骨折患者（Kaplan，1998）。韧带撕脱后可发生剪切骨折。

除了平片（拇指和腕关节的三个视角）外，还应拍摄外翻应力测试的 X 线片。因为急性损伤的患者会保护自己免受疼痛，所以在进行压力测试之前应在关节处注射 1% 的利多卡因。许多患者在损伤几天或几周后出现疼痛，而在关节内注射利多卡因可能并不足以缓解疼痛。因此，必要时可进行腕部正中神经和桡神经阻滞，以达到完全麻痹的目的。但是，MCP 关节注入麻醉剂后，一旦液体被吸收，可能会影响支具或石膏的匹配度。在拇指 MCP 关节屈曲 30°的情况下，通过外翻应力测试来评估正常韧带（尺侧副韧带）的完整性。这项测试可以通过临床试验或影像学检查来完成。有些医生担心过度检查可能会导致 Stener 损伤。Adler 等（2012）的尸体研究显示，连续的韧带切割和应力刺激无法诱发 Stener 损伤（Adler 等，2012）。文献也提及了外翻角度的情况与 UCL 完全撕裂相匹配。拇指外翻角度桡侧偏差 30°~35°，或外翻大于未损伤侧 15°，表明 UCL 完全断裂，需要手术重建。完全断裂（>30°）时，UCL 韧带移位（Stener 损伤）的可能性超过 80%。

我们应讨论是否需要使用影像学辅助诊断的问题，因为没有一种先进的影像技术具有 100% 的敏感性或特异性。此外，还需要考虑成本问题。我们发现，保险公司许可或拒绝一项研究的时间越长，这项研究越有可能在完成特殊影像学检查前将急性损伤转为慢性损伤，然后还需要再次等待手术许可。为了评估这种损伤，Papandrea 和 Fowler（2008 年）回顾了有关的超声和 MRI 文献。考虑到 MRI 的操作规范和检查时长，超声（可能是诊室超声）可以更快地得出结论。两篇关于 UCL Stener 损伤超声诊断的报道表明超声诊断的标准尚未统一。O'Callaghan 等（1994）报道了 48 例超声诊断病例，其中 13 例为阳性，需要接受进一步的检查。这 13 例阳性患者中有 10 例显示为真正的 Stener 损伤；其余患者在术中发现部分 Stener 损伤。Susic 等（1999）报道，14 例 UCL 不稳定的患者接受了超声检查。术中发现所有患者均存在 UCL 撕裂，5 例为 Stener 损伤，其中仅 2 例是在超声检查中发现的。这意味着 60% 的脱位在超声检查中会被漏诊。

治疗

外翻应力下稳定的拇指（非 Stener 损伤）

- 韧带仅部分撕裂，无须手术治疗即可愈合。
- 用短臂石膏或热塑夹板（模压）固定拇指 4 周，拇指指间（IP）关节通常可自由活动。
- 第 3~4 周开始主动和被动拇指活动，但要避免外翻。
- 如果 3~4 周时关节活动疼痛，需要重新评估。
- 可取下热塑夹板，进行主动活动度练习。
- 伤后 6 周开始抓握力量训练。在保持随诊的情况下，佩戴支具 2 个月（康复方案 6.1）。
- 如果患者手部得到可靠的治疗，在 MCP 下限制手腕和拇指活动同样能获得类似的结果（Sollerman 等，1991）。
- MCP 关节允许 50°的运动。基于手掌的 MCP 夹板允许 35°的运动，该活动范围得到其他研究者的认可（Michaud 等，2010）。这些康复研究讨论了康复期间监测和个人差异的基本原理。修复后 UCL 上的应变生物力学模型显示，随着屈曲和拉伸，失效载荷是预期的 3 倍（Harley 等，2004）。该研究支持术后早期康复治疗的临床结果。

外翻应力下不稳定的拇指（>30°）

- 由于 80% 的完全断裂患者存在 Stener 损伤（如果不采取手术治疗，愈合效果很差），稳定和不稳定"猎人拇指"的正确诊断至关重要。正如我们所看到的，采用先进的影像技术也不可能做到完全准确。

体格检查在诊断不稳定性方面具有优势：无骨折、骨赘生物或伴随的软组织肿瘤、明显触及掌骨头尺侧增大，可做出诊断。在没有其他证据的情况下，我们需要讨论 3 种治疗方法（手术、成像、保守治疗）的风险和优势，并鼓励患者参与治疗决策。

• 手术修复时需要直接观察局部的解剖结构。症状可通过重建正常的解剖结构得到改善。Carlson 等（2012）证实了关于拇指 MCP 关节的尺侧副韧带（UCL）和桡侧副韧带（RCL）的解剖起点和附着点。UCL 起点的中心距掌骨头背侧表面 4.2mm，距关节面近端 5.3mm，距掌侧皮质 7mm。指骨附着点中心距背侧表面 9.2mm，距关节面远侧 3.4mm，距掌侧皮层背侧 2.8mm。这项操作可采取锚钉或钻孔进行。Lee 等（2005）的生物力学模拟研究通过 4 种结构确定了 UCL 重建的最佳隧道位置：十字形、两两平行、近端顶点 V 形和远端顶点 V 形。所有结构均恢复外翻负荷稳定。经近端顶点 V 形重建后，活动范围与正常情况无显著差异，而其他 3 个结构会导致活动范围明显缩小。

• 许多报道显示，手术可有效修复撕脱的 UCL 和受累骨。Weiland 等（1997）报道了锚钉修复急性损伤具有良好的功能效果。翻转、抛掷、侧捏（使用钥匙）、捏紧力和放松力在手术侧和未受累侧之间几乎没有区别，而握力会略有下降。MPJ 和 IPJ 的活动度丢失范围约为 10°。20% 的患者在施加最大应力时会出现轻微症状。Glickel 等（1993）报道了 UCL 置换后出现慢性不稳定，将肌腱移植物穿骨并固定在体外，26 例患者中有 24 例疗效良好或极好，功能得到明显改善，并发症较少。Osterman 等（1981）报道了采用急性修复、移植物重建和内收肌前移重建的结果。急性修复效果最佳，握力恢复至 92%，正常活动度恢复至 84%。这两种类型的重建都能帮助患者恢复足够的功能。内收肌前移会表现出轻微的力量优势（85% 对 81%），然而，移植物重建在前移过程中活动范围明显改善（78% 对 65%）。他们报道，伤后 2 周内修复手术效果最好，慢性损伤重建术后功能明显改善。

大多数外科医生认为开放手术更简单。通过关节镜技术，Ryu 和 Fagan（1995）成功治疗了软组织 Stener 损伤的患者，Badia（2006）成功治疗了骨性损伤的患者。

康复方案 6.1　拇指掌指关节尺侧副韧带修复或重建后的康复方案

　　早期运动方案允许在铰链式夹板固定下进行 35°~50° 的活动，同时要保护 MCP 的桡侧或尺侧偏移。第 2~3 周时，若出现疼痛，则佩戴静态夹板进行日常活动。如果 6 周时无疼痛，夜间或轻度活动时无须佩戴支具。避免剧烈活动。如果疼痛持续 6 周，则需要持续佩戴 12 周支具。

3 周
• 去除较重的敷料
• 为了训练关节稳定性，可拆下 MCP 关节销（K 线）
• 持续使用适合手腕和拇指的静态夹板

6 周
• 开始进行拇指主动和轻柔的被动关节活动度练习，每小时 10 分钟
• 避免拇指 MCP 关节的任何横向应力
• 如果拇指需要增加被动关节活动度，开始佩戴动态夹板

8 周
• 停止夹板固定。进行与运动相关的活动或举起重物时，手腕和拇指静态夹板或短对向肌夹板或许有效
• 开始渐进性力量训练

12 周
• 允许患者恢复完全活动度

（方梦颖　译）

相关资料

A complete reference list is available at https://expertconsult .inkling.com/.

延伸阅读

Bean HG, Tencher AF, Trumble TE. The effect of thumb metacarpophalangeal ulnar collateral ligament attachment site of joint range of motion: an in vivo study. *J Hand Surg Am*. 1999;24:283–287.

Chuter GS, Muwanga CL, Irwin LR. Ulnar collateral ligament injuries of the thumb: 10 years of surgical experience. *Injury*. 2009;40:652–656.

Heyman P. Injuries to the ulnar collateral ligament of the thumb metacarpophalangeal joint. *J Am Acad Orth Surg*. 1997;5:224–229.

## 第 7 章

神经卡压综合征

S. Brent Brotzman | Steven R. Novotny

神经卡压的生理基础

受到卡压后,神经的显微解剖、生理和生物化学会发生变化, 这些变化决定了患者的症状和手术结果。尽管尚不清楚卡压对患者神经组织造成的影响,但我们可以尝试从最基础的解剖和生理学方面做出解释,并进行深入探讨,以帮助患者了解治疗原理和预期的治疗效果。

Lundborg(1979)长期研究神经生理学和显微解剖。通过观察刚截肢的残端,他发现人体微血管的解剖结构与多种动物研究模型类似,这说明过去的研究成果可以指导现在的科学研究。微血管解剖是由神经外膜血管形成的节段性筋膜血管。每一节段的筋膜都有一个由神经内膜和神经束膜组成的微循环血管系统。神经内剥离可阻断有效的血液供应。Rydevik 等(1980)用 50mmHg(1mmHg=0.133kPa)的压力持续 2 小时压迫兔子的迷走神经,结果发现压迫部位产生了轴浆蛋白转运阻滞,但这种蛋白转运阻滞可以在 1 天内逆转。200mmHg 和 400mmHg 压力所导致的轴浆蛋白转运可分别在 1 天和 3 天内逆转。这些成果证明轴突可以存活且无 Wallerian 变性;但快速轴突转运被阻断至少 1 天。Rydevik 等(1981)通过另一个研究模型证明,随着压力的增加,微血管功能障碍进行性加重。当压力达 20~30mmHg 时,可发生静脉血流阻滞;而小动脉和筋膜内毛细血管流量为 40~50mmHg。研究发现, 当压力在 60~80mmHg 时,神经血流完全阻滞。用 400mmHg 的压

力持续压迫 2 小时,7 天后血流无变化或接近停滞。

Lundborg 等(1983)检测到神经内部的血流在压迫下增加,神经内膜的组织液压力在 24 小时内仍持续升高。因此,他们担心这可能会造成毛细血管闭塞和功能障碍。O'Brien 等(1987)发现,慢性压迫大鼠的神经,5 个月内可发生进行性神经外周增厚并伴随外周脱髓鞘。8 个月内,髓鞘逐渐变薄,并产生 Wallerian 变性。这种现象一直持续了 12 个月,直至研究结束。传导速度在 5 个月后开始逐渐下降。Mackinnon 等(1985)使用慢性压迫模型测量灵长类动物的组织学和形态计量学参数, 结果显示减压术与神经内松解术无显著差异。

Nemoto 等(1987)在一项犬模型研究中发现,单次压迫时, 动物神经发生不完全传导阻滞和轻度轴突变性;而双重压迫时,神经完全阻断和严重轴突变性的动物各占一半。双重压迫时神经功能丧失更严重,超过了单一近端和单一远端压迫的总和。放松两个压迫部位可取得良好的治疗效果, 而只放松一个压迫部位的治疗效果欠佳。

Fullerton(1963)报道了有关 30 分钟缺血试验的 EMG/NCV 研究。在对照组中, 变量设定为时间;然而,30 分钟后,所有受试者的诱发电位幅度和面积都减小了 50%。在肘部刺激正中神经时,动作电位在 10~18 分钟开始减少,而 30 分钟后没有记录到任何电位。尽管有些患者似乎未有缺血现象,但诊断为腕管综合征的受试者比对照组更早出现缺血。所有受试者均显示存在近端神经变性,但腕管段仍未受到影响。

腕管综合征

背景

腕管综合征(CTS)相当普遍(最常见的周围神经病变),可影响1%的人群。CTS最常发生在中老年人群,1215名40岁以上的患者中有83%存在腕管综合征,平均年龄为54岁(Madison,1992)。女性发病率是男性的2倍。最近的综述(Bickel,2010)估计每1000名受试者中有1~3名患有腕管综合征,年发病率为50/1000。

腕管是一个坚硬的、狭窄的纤维骨结构,类似于"封闭隔间"。Tung(2010)检测了各种动物腕管的顺应性,并与人体尸体标本进行比较,以探索适用于未来研究的动物模型。Holmes等(2012)测量桡、尺侧的近、中、远端6个区域的弹性系数。近侧和桡侧节段较对侧僵硬。这些研究结果有助于理解腕管的生理机制。Li(Li等,2011;Gabrah和Li,2013)在两篇文献中报道,当施加9%和14%的球囊负荷压力,或100mmHg和200mmHg的压力时,腕管的体积增加。该研究还表明,软组织覆盖骨隧道占构成骨隧道机制的24%。因此,任何施加于软组织的负荷都将减少可供穿过管道内部结构的空间。这些结论涵盖了正中神经、9类肌腱和大量的腱鞘。CTS是手腕处的压力压迫正中神经导致的(图7.1),临床表现为正中神经支配区域疼痛、麻木或刺痛,包括拇指的掌侧、示指、中指和无名指的桡侧。这些症状可能会不同程度地影响全部或部分拇指、示指、中指和无名指的功能。正中神经支配区疼痛和夜间感觉异常是常见症状(表7.1);若夜间症状不足以影响患者睡眠,或症状未持续至患者清醒,则与日常活动相关的症状可能是唯一的病史。疼痛常表现为身体内部深度疼痛。

睡眠时长时间保持腕屈或腕伸的姿势将改变腕管压力,进而影响夜间症状(Gelbermann等,1981;Rojviroj等,1990)。改变体液平衡可能会诱发CTS,如妊娠、口服避孕药及慢性疾病[如糖尿病(Vinik,2004)和血液透析(Ono等,1994;Shinohara等,2011)]等。与妊娠相关的CTS通常是暂时性的,可自然痊愈。但是,在妊娠期间患病的患者有较高的复发率。性激素(Toesca等,2008;Kim等,2010)已被证实可

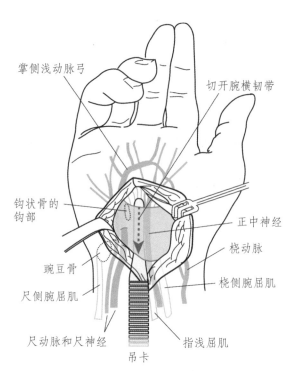

图7.1　打开腕管。横韧带在钩状骨的钩部附近从远端到近端的方向上分离。将一个Carroll或Lorenz剥离器放置在腕横韧带下方以保护正中神经。

掌侧浅动脉弓
切开腕横韧带
钩状骨的钩部
正中神经
桡动脉
桡侧腕屈肌
腕豆骨
尺侧腕屈肌
尺动脉和尺神经
指浅屈肌
吊卡

表7.1　腕管综合征患者的临床表现

严重分级	临床表现
动态变化	症状主要是与日常活动相关;无症状;不可察觉的物理改变
轻微	患者有间歇性症状;轻触觉的敏感性降低;手指压力测试通常为阳性,但Tinel征和腕屈试验可能为阴性
中等	症状频发;正中神经支配区的振动觉减弱;腕屈试验和手指压力测试阳性;出现Tinel征;两点辨别觉异常;大鱼际肌无力
严重	症状持续;两点辨别觉明显异常或丧失;大鱼际肌萎缩

以改变先天性CTS患者的横韧带和腱鞘的组织特征,由此推断与妊娠有关的组织学改变在产后可能不会完全逆转。妊娠期间应避免手术治疗。分娩前的夜间支持、活动减少和类固醇注射可控制症状,但这些症状通常可以治愈。

生物化学和免疫组织学研究显示CTS更深层次

的患病机制。Freela 等(2002)检测了 41 例先天性腕管综合征患者的血清和活检标本,与对照组相比,41 例患者的腕管电诊断异常。在研究组中,血清和滑膜中的丙二醛、IL-6、前列腺素 PGE2 升高。IL-1 的缺失支持非炎症性缺血再灌注病因学。Ettema 等(2004)分析了来自先天性 CTS 患者和志愿者的腱鞘活检标本。结果发现,标本组织中的 3 型胶原含量增加,TGF-B 在成纤维细胞中明显增加。把这项研究看作生物化学研究是不切实际的。研究者们意识到未来有关该领域的研究是可行的。未来,该研究领域的成果可以指导血液检测结果,决定哪些患者可以尽早手术治疗、哪些患者不应手术或延期手术;哪个领域应被重新研究探索或暂停研究;哪些因素与疾病直接相关,那么这将是患者护理的重大飞跃。

典型的临床表现

手掌正中神经支配区的感觉异常、疼痛、麻木或刺痛(图 7.2)(即桡三指半掌侧)是最常见的症状。夜间疼痛也普遍存在。日常活动(如开车、端杯子、打字)会加重疼痛。按摩手部、摇晃手或将手置于下垂体位有时也可导致疼痛和感觉异常。

应进行多次诱发试验,以帮助评估和诊断 CTS。目前尚缺乏诊断 CTS 的金标准。一项荟萃分析显示(Keith 等,2009),腕屈试验的敏感性为 46%~80%,特异性为 51%~91%。Tinel 征的敏感性为 28%~73%,特异性为 44%~95%。正中神经压迫试验和 Durkan 试验(Durkan,1991)的敏感性为 4%~79%,特异性为 25%~96%。多次诱发试验的结果可能有助于增加敏感性和特异性。例如,腕屈试验和正中神经压迫试验的敏感性为 92%,特异性为 92%。

诱发试验(表7.2)

腕屈试验(图 7.3A):
- 患者手腕完全屈曲,但不要用力。
- 若在 60 秒内正中神经支配区出现感觉异常,则试验阳性。
- Gellman 及其同事(1986)的研究显示,腕屈试验是最敏感(敏感性为 75%)的诱发试验。

Tinel 征(正中神经叩击)(图 7.3B):
- 轻叩正中神经,症状从近端向远端放射。

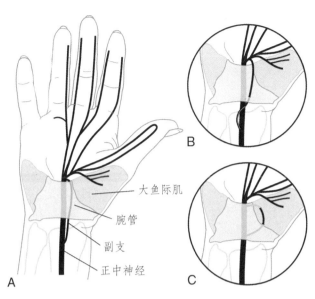

图 7.2　腕管正中神经的解剖变异。第 4 组变异包括鱼际分支从正中神经近端分离,并靠近腕管。(A)副支。(B)正中神经的尺侧副支。(C)副支直接伸入大鱼际肌。

- 若正中神经支配区存在麻木和放电样感觉,则试验阳性。

正中神经支配区感觉试验。在下列试验中,患者会出现感觉减退。
- 阈值试验:Semmes-Weinstein 单丝 2.83gm;256cps 音叉测试振动觉。
- 神经分布密度测试:两点辨别觉。
- 感觉丧失和大鱼际肌无力通常是最后发现的。

特殊试验

- Durkan 试验:腕管直接压迫腕管 30 秒。
- 旋前圆肌触诊/Tinel 试验:患者取仰卧位,旋前肌主动用力抗阻,触诊旋前圆肌前缘。
- 针对椎间孔神经炎的椎间孔挤压试验。
- 疑似神经根疾病的运动、感觉和反射测试。
- 大鱼际肌隆起无力或萎缩的视诊(CTS 的晚期症状)。
- 伴发神经病理或神经代谢效应的详细病史和体格检查:糖尿病、甲状腺疾病、化疗史、肾病、遗传性运动和感觉神经病变。
- 若用灰色区域,肌电图/神经传导速度(EMG/NCV)测试整个上肢,以排除颈神经根病、CTS、旋前肌综合征和可能存在的多发性单神经炎。

表7.2　用于诊断腕管综合征的诱发试验

N	试验	方法	检测要素	阳性结果	阳性结果的解读
1*	腕屈试验	患者保持屈腕 30~60s	姿势变化导致的感觉异常	桡侧手指麻木和刺痛感	可诊断 CTS（敏感性为 75%；特异性为 47%）；Gellman 研究发现,这是敏感性最高的 CTS 诱发试验
2*	叩击试验（Tinel 征）	操作者从手腕近端到手指,沿着腕部正中神经的走行轻叩	神经损伤部位	手指刺痛感	若腕部出现刺痛感,可诊断 CTS（敏感性为 60%；特异性为 67%）
3*	腕管压迫	操作者直接压迫正中神经	压力导致感觉异常	30 秒内出现感觉异常	可诊断 CTS（敏感性为 87%；特异性为 90%）
4	手形图	标记出现的疼痛和感觉异常区域	患者对于神经损伤的感知觉	有桡侧手指掌侧疼痛描述,但手掌无疼痛	可诊断 CTS（敏感性为 96%；特异性为 73%）,测试的阴性预测值为 91%
5	手体积压力测试	通过排水量检测手的体积；施加 7 分钟压力和 10 分钟后休息,重复操作	手的体积	手的体积增加≥10mL	可诊断动态变化的 CTS
6	静态两点辨别觉	轻触手指掌侧面时,能清晰辨别两点的最小间距	慢适应神经纤维的分布密度	不能分辨 <6mm 的两点	较严重的神经功能障碍(较晚被发现)
7	动态两点辨别觉	同上,动态移动的两点	慢适应神经纤维的分布密度	不能分辨 <5mm 的两点	较严重的神经功能障碍（较晚被发现）
8	振动觉	振动仪头部放置在手指的掌侧；频率为 120Hz 时,振幅上升至感知觉的阈值；比较双手的正中神经和尺神经	快适应神经纤维的阈值	与对侧手的感觉不对称,或桡侧尺侧不对称	可诊断 CTS（敏感性为 87%）
9*	Semmes-Weinstein 单丝试验	增加轻触手指掌侧的单丝直径,直到患者感受不到轻触	慢适应神经纤维的阈值	轻触桡侧手指能感受到单丝直径>2.83	正中神经损伤（敏感性为 83%）
10*	远端感觉潜伏期和传导速度测试	记录沿神经纤维走行的刺激	感觉纤维的潜伏期和传导速度	潜伏期>3.5ms 或与对侧手相比差值>0.5ms	可诊断 CTS
11*	远端感觉潜伏期和传导速度测试	记录沿神经纤维走行的刺激	正中神经运动纤维的潜伏期和传导速度	潜伏期>4.5ms 或不对称差值>1ms	可诊断 CTS
12	肌电图	针式电极放置在肌肉中	大鱼际肌的去神经支配	纤颤电位,尖波,增加大的插入电位	严重的运动性正中神经压迫

CTS,腕管综合征。

* 临床实践中最常用的试验/方法。

Adapted from Szabo RM, Madison M. Carpal tunnel syndrome. Orthop Clin North Am 1992;1:103.

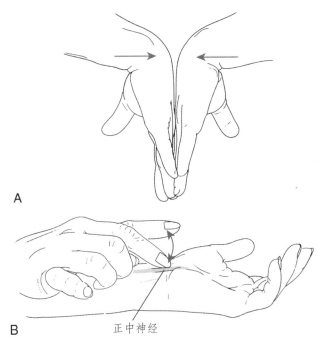

B　　　　　　　　　正中神经

图 7.3　(A)腕屈试验(Miller)。(B)Tinel 试验。

肌电图诊断评估

　　尽管肌电图诊断试验是有效的临床辅助评估方法,但不能取代询问详细病史和体格检查,尤其是当临床判断模糊不清或怀疑有其他疾病和神经病变时。美国骨科医师学会(Keith 等,2009)临床指南建议,在大鱼际萎缩和(或)持续麻木的情况下进行肌电图诊断测试可能是合适的(V 级证据)。如果临床或激发试验阳性,则应考虑手术治疗(Ⅱ级和Ⅲ级证据)。

　　目前已进行了大量的回顾性分析,以探讨肌电图诊断是否有助于患者的治疗。Glowacki 等(1996)分析了他们机构的 CTS 治疗结果与肌电图诊断结果之间的关系,电试验阳性、电试验阴性和未经试验组的受试者治疗成功率相同。临床表现和体格检查是最可靠的检查方法。Graham(2008)报道,对于大部分病史和体格检查显示为 CTS 的患者,肌电图诊断试验不能协助诊断,尤其是临床表现类似的疾病。

　　• 系统性周围神经病变患者(如糖尿病、酒精中毒、甲状腺功能减退)可能存在感觉异常,但不局限于正中神经支配区。

　　• 更多的近端压迫性神经病变(如 C6 颈神经根病变)会导致 C6 支配区感觉障碍(范围远超过正中

神经支配区)、C6 神经支配的肌肉(肱二头肌)衰弱和肱二头肌反射异常。

　　• 肌电图诊断试验有助于鉴别局部压迫性神经病变(如 CTS)和系统性周围神经病变(如糖尿病神经病变)。两者通常会同时存在(框 7.1)。

　　• 肌电图诊断试验阳性是指动作电位的潜伏

框 7.1　腕管综合征的鉴别诊断

胸廓出口综合征(TOS)

　　TOS 试验包括 Adson 试验、Wright 肋锁检查、Roos 试验等。触诊锁骨上和锁骨下窝的肿块。

颈神经根病(CR)

　　CR 的压头试验阳性,近端手臂/颈部的刺激试验呈阳性,皮肤支配区感觉异常阳性。颈部疼痛阴性。

臂丛神经病变

　　• 旋前圆肌综合征(PTS)

　　在前臂近端压迫正中神经与在手腕 (CTS)压迫有类似的正中神经症状。PTS 通常与白天日常活动诱发的感觉异常而不是夜间感觉异常(CTS)有关。

旋前圆肌触痛,叩击前臂出现Tinel征,而疼痛不在腕管

　　PTS(近端)累及正中神经支配的前臂外侧运动与正中神经的掌皮神经分支(与 CTS 不同)。

指神经压迫("保龄球拇指")

　　在手掌或手指上直接压迫所致 (保龄球运动员的拇指)。

　　拇指而不是腕管有压痛和 Tinel 征。

神经病变(全身性)

　　酒精、糖尿病、甲状腺功能减退(一种累及神经病变范围更广的疾病)。

腱鞘炎(RA)

　　• 复杂性区域疼痛综合征

　　1 型(交感神经介导):疼痛失调,从痛觉过敏到异常疼痛,血管性自主神经异常,可以从损伤部位转移。

　　2 型(非交感神经介导):典型特征是灼烧感,不会发生转移。早期通常很难与 1 型相鉴别。

期>4.0M/s,感觉电位的潜伏期>3.5M/s,或正中神经和尺神经感觉电位的潜伏期差值为0.4ms。CTS患者的临床症状及鉴别见表7.2。

治疗

- 所有患者首先应接受保守治疗,除非是急性发作和外伤(如与急性桡骨远端骨折相关的CTS)。
- 所有急性CTS患者均应使用支具避免手腕屈曲,并处于中立位(见"桡骨远端骨折"部分)。
- 避免使用包裹型支具,可使用双壳或可活动的夹板型支具,肢端冰敷和抬高至心脏水平以上。
- 若症状没有改善,应持续密切观察可能突然出现的"紧急情况"(如腕管释放)。
- 一些研究者推荐测量腕关节管道的压力。

非手术治疗

- 预制手腕夹板,将手腕保持在中立位,可在夜间佩戴;如果工作允许,可佩戴日间夹板。
- 手腕伸展2°±9°、尺偏2°±6°时,腕管内压力最低。预制夹板通常将手腕固定在20°~30°伸展位;但手腕保持中立位时,CTS可获得有效改善。
- 一项对某三级医院转诊中心45例重症CTS患者的研究发现,夜间夹板固定可能对初始症状严重的患者无效(夹板固定12周),而症状不严重的患者术前可使用夜间夹板固定(Boyd等,2005)。
- 活动调整(停止使用振动器械,或者使用电脑时在手臂下放置一个支撑物)。
- 研究表明,不足25%的患者腕管注射可的松(不是实际的正中神经)18个月后症状消失。80%的患者在注射可的松和夹板治疗后症状暂时缓解。Green(1993)发现,注射可的松后通常2~4个月复发,46%的患者需要进行手术治疗。注射技术如图7.4所示。如果注射造成手部感觉异常,应立即拔针并选择其他位置重新注射(正中神经除外)。
- 临床试验显示维生素B_6对于CTS无效,但有助于发现"遗漏的"神经病变(吡哆醇缺乏症)。
- 非甾体抗炎药(NSAID)可用于控制炎症,但效果不如类固醇注射。
- 必须控制任何潜在的全身疾病(如糖尿病、类风湿关节炎或甲状腺功能减退)。

手术治疗

在美国骨科医师学会发布的CTS治疗指南中,腕管松解是甲级推荐(1级证据)(Keith等,2019)。这些指南建议通过完全分离屈肌支持带来治疗CTS,而不需要采用特定的外科技术。

CTS的手术适应证包括:
- 大鱼际肌萎缩或无力。
- 客观检查显示感觉丧失。
- 肌电图检查显示心室纤颤电位。
- 保守治疗后症状仍持续超过1年。

腕管松解的目的包括:
- 神经减压。
- 神经偏移得到改善。
- 预防进行性神经损害。

尽管已经描述了内镜和小切口技术,但我们仍

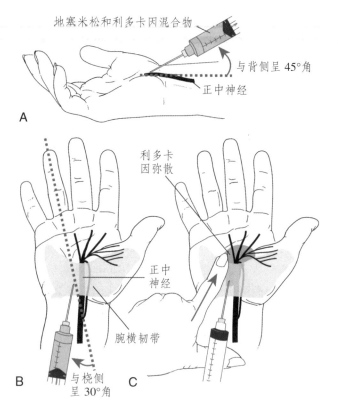

图7.4 (A)使用25号或27号针将地塞米松和利多卡因混合物注射入腕管。(B)针与无名指对齐并与背侧呈45°角,与桡侧呈30°角,缓慢穿过腕横韧带下,进入隧道。(C)注射后,利多卡因弥散。应避免注入神经。如果注射时出现感觉异常,应立即拔针并重新定位。

首选开放性腕管松解（并发症发生率为 10%~18%）而不是内镜下松解（在一些研究中,并发症发生率高达 35%）(图 7.1 和图 7.5)。根据我们的经验,这两种松解技术在选择重返工作和体育活动的时机以控制并发症的发生率方面并无明显差异（手指神经断裂的概率增加,使用内镜技术时腕管松解不完全的发生率较高）。通过几项比较研究发现,在短期随访中,内镜下腕管松解后患者能较早恢复功能和缓解疼痛,但内镜下松解术和开放性松解术的长期效果相同。这一结论(Vasiliadis 等,2010)在回顾性研究和荟萃研究中得到 6 级证据(Atroshi 等,2009)和 1 级证据(Scholten 等,2007)的支持。常规腕管松解后应避免长时间固定手腕。多个 2 级证据的研究表明,手腕固定超过 2 周不利于恢复（Bury 等,1995;Cook 等,1995;Finsen 等,1999;Martins 等,2006）。手腕固定不良影响包括粘连、僵硬及妨碍神经和肌腱的运动,这些都会降低腕管松解的效果(康复方案 7.1)。

腕管松解术后并发症

- 腕管开放性松解术后最常见的并发症是腕掌部疼痛（25%）,多数患者可在 3 个月内得到缓解(Ludlow 等,1997)。
- 腕横韧带不完全松解所导致的持续性 CTS 是内镜下松解术最常见的并发症。
- 在接受手术治疗的患者中,7%~20%会复发CTS。

腕管松解失败

腕管松解治疗失败的主要表现包括症状未改善、恶化、部分改善或部分改善后病情恶化。询问完整的病史、检查颈部到指尖及神经科检查有助于发现术前症状。除了与腕管相关的症状,通常也会出现双重卡压或继发性神经炎。手术瘢痕常提示松解不完全。回顾肌电图研究有助于发现与诊断相关的线索。腕管类固醇注射的目的是减轻患者的症状。临床实践中,可采用神经滑动技术和瘢痕松解技术。腕管内注射成功的患者,若进行松解手术,则会有更高的成功率。通过增强 MRI 检查韧带的完整性、肿块和瘢痕组织。在工伤赔偿案件中,可使用肌电图诊断技术评估保守治疗的效果;在这种情况下,如果 MRI 不能全面显示可能遗漏的病灶,则需要选择更为严谨的方法。

指神经炎（"保龄球手"）

指神经炎(或称"保龄球手")是一种拇指指神经的尺支受到压迫导致的神经病变。重复按压保龄球的拇指孔,可导致手指尺神经纤维化或神经瘤形成。

患者的症状包括拇指根部疼痛肿块和感觉异常。通常能引出 Tinel 征,触诊时肿块敏感。鉴别诊断包括神经节、包涵囊肿、痛性胼胝。

治疗方法包括:
- 拇指支具保护。
- 停止保龄球运动或其他可引起症状的活动。
- 将保龄球的拇指孔向后移动以增加拇指伸展和外展。
- 避免拇指完全插入保龄球的拇指孔中。
- 如果保守治疗失败,应考虑减压术、神经松解术、指神经背向移动(Swanson,2009)或神经瘤切除和神经一期修复。

旋前圆肌综合征

旋前圆肌综合征是指正中神经在旋前圆肌及其周围受到卡压。Beaton 和 Anson (Beaton,1939)及 Jameson 和 Anson(1952)的研究显示,在 83%的样本中正中神经在旋前肌的两个头之间走行,在 9%样本中正中神经在旋前圆肌的肱骨头走行,但不穿过尺骨头。在 6%的样本中,神经深入两个肱骨头,最不常见的情况(2%)是神经在肱骨头处分离,并穿行至尺骨头。Johnson 等(1979)报道了一项包含 71 例患者的研究,Hartz 等(1981)报道了一项包含 39 例患者的研究,两项研究均显示总体效果良好。当诱发出旋前肌、韧带纤维化和浅层弓状结构时,临床表现为神经源性症状的患者通常无法诊断是腕管问题,还是旋前圆肌压痛,症状不同程度加重。旋前圆肌受累部位可在肱骨头的近端;因此,考虑减压前,神经必须在近端肌肉边缘清晰可见。髁上突是相对罕见的解剖结构变异,其导致的近端正中神经或肱动脉压迫则更为罕见。髁上突或 Struther 韧带可以压迫这些结构。检查时,从近端触诊至肱骨内上髁通常会加重症状。伸肘时症状加重,而屈肘时症状改善。

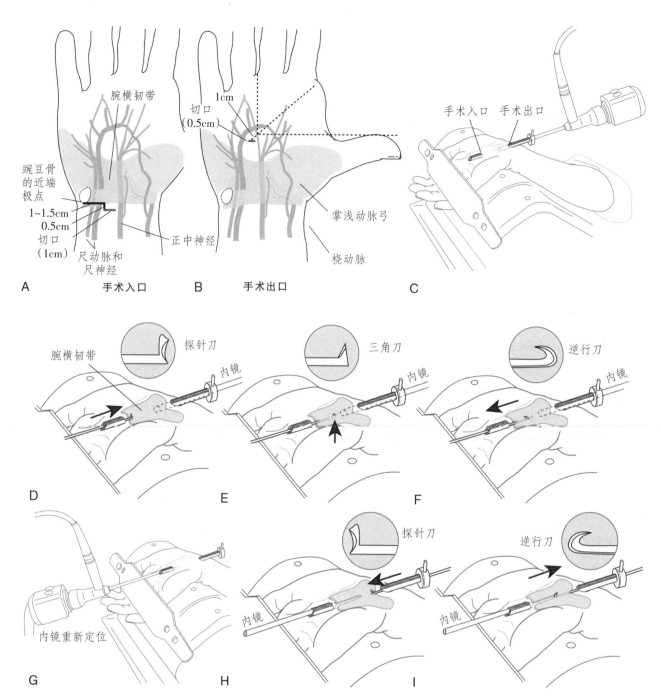

图 7.5 Chow 双入口内镜技术。(A)手术入口。(B)手术出口。(C)内镜和刀片组件从近端切口穿过远端切口,深入腕横韧带(TCL)。(D)用探针刀松解 TCL 的远端边缘。(E)用三角刀在 TCL 的中部做第二个切口。(F)用逆行刀连接第一个切口和第二个切口。(G)内镜穿过远端手术入口重新定位在 TCL 下方。(H)插入探针刀,松解 TCL 的近端边缘。(I)将逆行刀插入 TCL 的中部,并将其拉近以完成松解。

急性骨间前神经(AIN)麻痹应与旋前圆肌综合征相鉴别。Miller-Breslow 等(1990)报道,10 例患者中有 9 例患有完全或部分急性 AIN 麻痹。经观察治疗,8 例患者在 6 个月后开始恢复,1 年后完全恢复。手术治疗的 2 例患者也在 1 年之内恢复。排除了外

伤后,所有患者在麻痹前均突发疼痛。肌电图辅助诊断证实与 AIN 相关。他们认为这些患者是神经炎而非压迫性神经病变,因此建议观察。

标准的开放性旋前圆肌减压术需要沿旋前圆肌前缘做一个 6cm 的斜切口。术中保护皮肤神经,仅在

必需时才结扎大静脉。将两个 Army-Navy 牵引器呈 90°角,抬高近端的软组织包膜,拉开远端软组织以显露需要治疗的组织。Scofields 嵌套越长,手术能见度越高。打开纤维束和筋膜,保护桡动脉远端,必要时应保持血流通畅。向内拉回旋前圆肌通常能显露正中神经。手术医生应了解哪些组织需要切开以完全显露和减压神经。一旦发现神经的所有结构被破坏,应优先保护运动分支。长期来看,浅层弓状结构是分开的,可用一个牵开器拉起肌肉以观察远端部位。通常有一条动脉伴行两条静脉穿过远端;神经的颜色在此处看起来更正常。在近端,如果神经穿行于肌肉内,应将切口向近端拉长,并延伸至 Struthers 区域的韧带下,使神经能从旋前圆肌穿行而出时进行减压。如果有一个大的侧支动脉和神经伴行,近端结构有助于神经减压。如果神经保持在桡侧,并靠近旋前圆肌近端和肱动脉近端,可以仅溶解神经周围已形成的鞘膜,直至神经可见。用手指分离神经顶端,用 DeBakey 手术钳的钝端作为近端探针。如果术中出现其他问题,应将切口扩大。

桡神经卡压

桡感觉神经炎

首先应排除从近端到肘部的桡神经病理学变化。Wartenberg 综合征是手指桡神经浅层神经痛。桡神经浅层分支的刺激从手指到肱桡肌(BR)肌腱连接处,神经从深层到浅层穿过前臂筋膜,产生感觉异常和疼痛。Tinel 征可以确定神经损伤程度;但也可能存在混杂因素。术后瘢痕形成的患者可能有神经瘤或多发性神经牵引。神经纤维再生会导致神经支配区域产生 Tinel 征。除非 Tinel 征一直持续,否则神经纤维再生就被认为是停滞状态。伴发肌腱病变、de Quervain 综合征或交叉综合征,可影响临床和预后满意度。Wartenberg(1932)报道了 5 例脑神经浅层痛患者,尽管首次病例不是由他报道的。常见的病史包括挤压或压迫损伤、重复旋前和伸展活动,以及代谢紊乱,如糖尿病和透析。

Braidwood(1975)报道了部分桡侧感觉神经炎病例,2/3 的患者接受保守治疗后效果良好,其中 4 例

切除了神经并使其回缩至肱桡肌的肌腹,以达到保护神经的目的,该治疗效果良好。Dellon 和 Mackinnon(1986)报道了 51 例患者,其中 37% 的患者经保守治疗后症状改善。手术治疗的患者中,86% 的患者取得了良好的效果。报道显示,只有 43% 的患者恢复工作,22% 的患者接受了正规康复治疗。其中一些患者情况复杂无法恢复以前的工作。Lanzetta 和 Foucher(1993)报道了 52 例患者,71% 的患者非手术治疗后效果良好。其中 15 例患者接受了手术治疗,优良率达 74%。他们还报道了 de Quervain 综合征的高发病率(50%),已经引起人们的关注。

Mackinnon 和 Dellon 在 Tinel 区中央做一个 6~8cm 的纵向切口,但手掌上的瘢痕需要远离神经。打开背筋膜,将肱桡肌掌侧回缩,继续在 BR 和 ECRL 的近端消融筋膜达 6cm。进行神经松解术,并允许神经向远端滑动,直至皮下组织的神经完全松解。对于有慢性感觉障碍的患者,可考虑神经内松解术。神经内松解术的目的是松解内部纤维化并形成正常神经纤维束。对于这种情况,可考虑使用神经包裹技术来防止粘连。有严重神经损伤的患者,可考虑切除和消融桡侧感觉神经的残端。

Zoch 和 Aigner(1997)报道对 10 例患者进行了 2 年的治疗,其中女性 9 例,治疗方法包括松解和纵向切断神经并修复 BR 肌腱,将神经移至背侧。6 周后,10 例患者的所有症状均完全改善。

桡神经近端及骨间后神经压迫

桡管起源于肱桡关节附近,内侧缘是肱肌,远端是肱二头肌肌腱及相关纤维结构,桡侧腕长伸肌(ECRL)和桡侧腕短伸肌(ECRB)形成顶部和侧缘。旋后肌的远端标记为最远的范围。骨间后神经(PIN)是桡神经在 Froshe 弓前分离出来的。解剖压迫的区域包括表浅筋膜组织至桡骨头关节、ECRB 纤维带(通常与 Froshe 弓相连)、Henry 带(桡侧敷血管)、Froshe 弓,以及旋后肌的末梢纤维边缘。Fuss 和 Wurzl(1991)及 Prasartritha 等(1993)和 Hazani 等(2008)对这一区域进行了人体解剖。总的来说,他们的观察证实了以上解剖结构共同构成了该区域。

Prasartritha 在 31 具人体标本中没有发现压迫性损伤,57% 的标本存在 Froshe 弓肌腱损伤,筋膜损

伤占 43%。远端旋后肌腱损伤占 65%，筋膜损伤占 35%。仅 2% 的 PIN 运动分支延伸到 ECRB。在 Fuss 和 Wurzl 的 50 具解剖标本中，支配 BR 和 ECRL 的神经在近端延伸至 Hueter 线（髁间轴）。ECRB 在 Hueter 线远端 4cm 处受到一个神经分支的支配。ECRB 的纤维带位于韧带弓近端 0.5~1cm 处，有助于支持韧带弓。Hazani 的 18 具人体标本均显示，骨间后神经从指端穿行 3.5cm 至桡骨头，随后在旋后肌的肌纤维中穿行 7.4cm，神经的走行是从桡骨头到手腕背侧中部。这就使得手术操作更加安全和简单。

Roles 和 Maudsley（1972）在对 1956 年治疗的复发性外上髁炎的后续随访中发现，该病是一种神经卡压，38 例患者中有 35 例取得了良好的效果。术中切断 BR 肌肉，尽可能将韧带弓近端覆盖在神经上方的所有筋膜组织减压，并把旋后肌的前部消融。Henry 韧带被分离。Lister 等（1979）报道 20 例症状得到完全缓解的患者中有 19 例采用 Maudsley 技术进行手术。Sponseller 和 Engber（1983）报道了 1 例可触及 Froshe 弓的患者存在远端旋后肌压迫。因为有多种可能的压缩点，所以这并不奇怪。

Sotereanos 等（1999）报道他们机构治疗的桡神经卡压患者大多没有明显疗效。试验样本主要是工伤赔偿患者，35 例中占有 28 例。7 例患者同时进行多部位神经减压治疗，但这 7 例患者随访失败。术后评估中，28 例患者中有 11 例（39%）疗效良好。而在患者的自我评估中，28 例患者中有 18 例（64%）自认为疗效良好，其中 12 例患者进行肱骨外上髁松解或外上髁松解矫正。有趣的是，17 例患者中疗效不佳的 15 例患者得到了工伤赔偿。在这项研究中，只有 12 例患者恢复了工作。Atroshi 等（1995）也报道了相对较差的结果。在连续 37 例患者中，13 例患者的实质性疼痛得到了缓解，15 例对治疗结果满意，16 例恢复到伤前的工作水平。Atroshi 质疑诊断标准的有效性。一个问题是缺乏有关双重挤压后远端 PIN 压迫患者的旋后肌完全减压术的报道。也有一些报道未能提供症状持续时间和手术前保守治疗的时间的相关信息。神经生理、生物化学、显微解剖改变与长时间的神经压迫相关，神经减压后可能无法恢复正常，考虑到继发损伤的可能性，无法做到所有患者的手术结果与预期一致。

通常可在前臂桡侧肌群和指总伸肌（EDC）之间做一个背侧切口打开间隔。最简单的方法是从远端找到间隔，然后在近端进行手术操作。前臂外侧皮肤神经分支有时分布在这一区域，并得以保存下来。ECRB 和 EDC 的近端共用一个隔膜。从隔膜中锐性分离出 ECRB 的肌肉纤维，并延续到肱骨外上髁区，若肱骨外上髁需要松解，则继续穿过外上髁。在更深层中，有薄筋膜连接 ECRB 和 Froshe 弓及得到松解的近端关节囊。一个筋膜连接 EDC 至旋后肌；打开筋膜后可显露整个旋后肌。屈曲肘部，伸展手腕，向前缩回前臂桡侧肌群，可以看到韧带弓近端几厘米处。首先打开 PIN 上的韧带弓并继续向远处延伸。然后在旋后肌中触及 PIN，在神经上方由近端向远端分开浅表的肌肉头部。旋后肌的远端边缘通常是一个厚的肌腱结构，术中必须被消融。PIN 的运动分支从深向浅走行，容易受到损伤。将牵引器小心地放置在视野中，以免损伤运动分支。操作助手不能快速收回牵引器。一旦 PIN 得到松解，会导致纵向神经损伤。PIN 位于韧带弓外侧，通常在增厚的纤维脂肪组织中走行。分离该组织，确定韧带弓区域的正确水平，并随神经走行至近端。最终可修复 EDC 和 ECRB 之间的隔膜。

尺神经卡压

近端尺神经卡压

肘管综合征是指肘部尤其是肘管周围的尺神经功能障碍。神经内生理变化在正中神经部分已进行了讨论。疗效最好的患者是那些术前神经"损伤"最小的患者（Adelaar，1984）。体格检查是诊断的金标准；肌电图诊断可作为辅助诊断方法。一旦有证据显示代谢性周围神经病患者的局灶性神经传导减慢，可提示术后恢复缓慢，甚至疗效欠佳。例如，肌电图可发现慢性 C8 神经根功能障碍所导致的进行性肘管综合征。那些有慢性感觉减退、肌肉萎缩、爪形手、Froment 综合征或 Wartenberg 综合征的患者不能通过肌电图诊断检查。如果仍存在双重挤压，可影响症状的严重程度和预后结果。肌电图诊断研究有助于鉴别颈椎病和腕尺管压迫。

典型的肘管体格检查包括肘关节屈曲试验和沿神经走行的 Tinel 征诱发试验。因身体姿势习惯和神经再生的可能性，Tinel 征可能不完全可靠。对照组中有 24% 的患者对 Tinel 征有阳性反应。肘关节屈曲试验是指保持最大屈膝角度至少 1 分钟，最多 3 分钟。早期出现的症状可能提示肘管病变。Ochi 等（2012）评估了对照组和疑似肘管综合征的患者，肘关节屈曲下同时肩外展内旋 5 秒试验的敏感性和特异性。5 秒屈肘试验的敏感性和特异性分别为 25% 和 100%，肩关节内旋分别为 58% 和 100%，肩关节内旋联合肘关节屈曲分别为 87% 和 98%。

假性胸廓出口综合征（TOS）比真性 TOS 更常见，任何神经紧张都会导致诱发试验阳性。疑似症状、非特异性症状的定位与描述、身体姿势习惯都可能会增加神经紧张的程度。Wright 动作示范、Adson 试验、锁骨动作示范、Roos 试验、锁骨上窝和锁骨下窝叩击均具有显著的临床意义。Nord 等（2008）的研究显示，正常人的假阳性率比周围神经卡压患者更高。

神经测试既无法告诉我们患者的感受，也不能显示治疗的效果。观察到的病情变化确实与预后密切相关。Anderton 等（2011）报道了 75 例肘管手术患者，神经传导测试阴性的患者具有 100% 的分辨率，阳性的患者具有 81% 的分辨率，而未经测试的患者分辨率为 89%。他们认为，患者可以仅通过神经减压术得到有效治疗，而不需要术前进行肌电图诊断测试。对于复杂、易混淆的症状，肌电图诊断测试是必不可少的，如上运动神经元疾病神经脱髓鞘及遗传因素。

在采用高分辨率超声诊断评估周围神经卡压的研究中，与对照组比较，肘管综合征患者的尺神经明显增粗（Wiesler，2006）。该技术也可用于临床诊断为肘管综合征但肌电图诊断正常的患者。Yoon 等（2010）发现，临床诊断为肘管综合征的患者尺神经增粗，但肌电图诊断结果为阳性，因此，需要进一步随访以评估患者的预后。

肘管综合征患者若保守治疗失败，则应进行手术治疗，或考虑原位减压或减压联合神经移位术。两项荟萃分析（Zlowodzki 等，2007；Macadam 等，2008）显示，原位减压或前路减压联合神经移位的预后没有显著差别。也许不能完全科学地回答这个问题，因为内镜辅助和肱骨内上髁切除术不包含在内。因此，对于大部分患者来说，采用哪种外科手术技术可能是主刀医生的个人偏好。对于有肘部外伤史或邻近的外科切口的患者，先天性解剖变异可能会让外科医生改变常规手术操作方法。

Guyon 管

在解剖学上，Guyon 管始于腕横韧带的近端和小鱼际肌腱膜弓的终点。Guyon 管底部由腕横韧带和小鱼际肌共同构成。顶部由掌侧腕关节韧带构成。尺侧缘为豌豆骨、豆钩韧带和小指外展肌腹。桡侧缘是钩状骨的钩部。Guyon 管内容物是尺神经、尺动脉和伴行静脉。如果有病灶损害，则症状可能提示病灶位置。1 区压迫位于分支的近端，症状包括运动和感觉障碍。2 区是深部运动分支，症状包括经典的无痛运动功能障碍。3 区位于分支的远端，症状包括神经分布区的感觉障碍或疼痛。病因主要包括：手麻痹的骑行运动员患者的慢性神经压迫、假性动脉瘤、动脉瘤、尺动脉血栓、神经节囊肿、体内异物、钩骨骨折或感染。其他可能的原因有腕尺管压迫疾病，如类风湿肿块、慢性钙质沉着、结节瘤、良性肿瘤和罕见的恶性肿瘤。如果 X 线检查正常但出现外伤，有必要进行 CT 扫描以确认是否发生了钩骨钩部骨折。Allen 试验可用于排除尺动脉血栓形成。口服类固醇可用于治疗自身免疫病，并对炎性肿块进行减压。MRI 检查有助于做出最终诊断、制订治疗计划和决定手术方案。

康复方案7.1　开放性腕管松解术后的康复方案

0~7天
- 鼓励轻柔地进行手腕伸展和屈曲活动,在维持术后敷料的同时,开始充分的手指屈伸活动

7天
- 移除敷料
- 禁止将手浸入水中,但允许淋浴
- 如果患者无不适感,则停止使用腕部夹板

7~14天
- 在疼痛可耐受范围内允许在日常活动中使用手腕

2周
- 拆除缝线,并开始关节活动度和渐进力量训练

- 为重塑瘢痕,夜间使用弹力橡胶或硅胶瘢痕垫,并进行深层瘢痕按摩
- 如果瘢痕压痛强烈,可采用脱敏技术进行治疗,使用多种材质从轻柔按压逐渐过渡到深层按压。材料包括棉花、丝绒、羊毛和尼龙搭扣
- 使用等张手套或电刺激以控制疼痛和水肿

2~4周
- 进行更多活动;在疼痛可耐受范围内允许患者恢复工作。在进行需要在掌侧瘢痕上施加压力的活动时,可使用软垫手套
- 使用 Baltimore 治疗设备的工作模拟活动开始捏/抓握力量训练

（招少枫　译）

相关资料

A complete reference list is available at https://expertconsult.inkling.com/.

延伸阅读

Botte MJ. Controversies in carpal tunnel syndrome. *Instr Course Lect.* 2008;57:199–212.

Dang AC, Rodner CM. Unusual compression neuropathies of the forearm, part 1: radial nerve. *J Hand Surg Am.* 2009;34:1906–1914.

Dang AC, Rodner CM. Unusual compression neuropathies of the forearm, part II: median nerve. *J Hand Surg Am.* 2009;34:1915–1920.

Elhassan B, Steinmann S. Entrapment neuropathy of the ulnar nerve. *J Am Acad Orthop Surg.* 2007;15:672–681.

Henry SL, Hubbard BA, Concanno MJ. Splinting after carpal tunnel release: current practice, scientific evidence, and trends. *Plast Reconstr Surg.* 2008;122:1095–1099.

Ibrahim T, Majid I, Clarke M, et al. Outcome of carpal tunnel decompression: the influence of age, gender, and occupation. *Int Orthop.* 2009;33:1305–1309.

Koo JT, Szabo RM. Compression neuropathies of the median nerve. *J Am Soc Surg Hand.* 2004;4:156–175.

Medina McKeon JM, Yancosek KE. Neural gliding techniques for the treatment of carpal tunnel syndrome: a systematic review. *J Sport Rehabil.* 2008;17:324–341.

Plate AM, Green SM. Compressive radial neuropathies. *Instr Course Lect.* 2000;49:295–304.

Pomerance J, Zurakowski D, Fine I. The cost-effectiveness of nonsurgical versus surgical treatment of carpal tunnel syndrome. *J Hand Surg Am.* 2009;34:1193–1200.

第 8 章

舟骨骨折

S. Brent Brotzman | Steven R.Novotny

背景

舟骨(即腕舟骨)是腕骨骨折最常见的部位,腕骨骨折的诊断和治疗难度较大。并发症包括不愈合和畸形愈合,可导致手腕的运动改变,从而造成疼痛、活动度下降、力量下降和早期桡腕关节炎。

舟骨的血液供应是不固定的。桡动脉分支血管从舟骨的背侧或及远端进入。舟骨近端血供来自骨内循环,因此,舟骨近端骨折侧极有可能发生缺血性坏死(ON)。

舟骨骨折通常可根据骨折部位分为近端 1/3(端部)骨折、中 1/3(腰部)骨折和远端 1/3(端部)骨折。中 1/3 骨折最常见,远端 1/3 骨折少见。除了骨折的位置外,粉碎和移位对骨折的愈合也有较大影响。

病史和体格检查

舟骨骨折通常是由腕部极度背伸和桡偏造成的,多见于年轻、活跃的男性患者。患者通常在解剖鼻烟窝(在第一和第二背隔室之间)有压痛,但远端舟骨粗隆较少见。随着拇指腕骨间轴向施压,可导致疼痛加重和握力下降。非移位性舟骨骨折通常很难通过影像学诊断,因为腕部骨之间的重叠导致的微小骨折难以被发现。

早期的 X 线片应包括后前(PA)位、前斜位(45°旋前后前位)、标准侧位、尺偏后前位。如果临床上有疑问,最早可在伤后 2 天内进行 MRI 检查,MRI检查

舟骨骨折的敏感性极高。研究发现,伤后 24 小时内MRI 的敏感性为 80%,特异性为 100%,伤后 3~5 天内骨扫描的敏感性和特异性分别为 100% 和 90%(Beeres 等,2008)。骨挫伤和微小骨折可导致水肿性改变,在 MRI 上会看到这类改变,可能会导致过度诊断,增加不必要的治疗时间。

如果无法进行 MRI 检查,鼻烟窝触痛患者应固定 10~14 天, 拆除固定后复查 X 线片。如果随访 X 片为阳性,可以明确诊断;如果结果为阴性,需要进行影像学检查(Low,2005)。如果仍有疑问,可进行骨扫描(Tiel-van Buul,1993)。

舟骨骨折移位的评估是治疗的关键,最好采用薄层 CT(1mm)进行扫描。移位是指骨折线距离>1mm,舟月角>60°,月头角>15°,或侧位舟骨内角>35°。

大多数临床上诊断为舟骨骨折的情况最后被证实为非真实的骨折。Sjolin 和 Andersen(1988)报道了108 例临床诊断为舟骨骨折的患者,发病后石膏固定14 天,手腕带固定 4 天。影像学上怀疑有 2 例骨折,4例为撕脱碎片;然而,没有一例被证实为完全骨折。因此,他们得出结论,由于这些骨折愈合率较高,无论采用何种治疗方法,均建议使用手腕带固定。Jaobsen 等(1995)对这个问题进行了深入思考,在231例临床舟骨骨折患者中,只有 3 例在随后的 X 线片上得到证实;如果由经验丰富的放射科医生拍摄 4~5 张合格的 X 线片并进行阅片,几乎可以发现全部的骨折。因此,他们建议,如果最初的 X 线片显示为阴性,应在观察期间使用手腕带固定。

关于长臂石膏固定和短臂石膏固定,以及是否

使用拇指人字石膏的问题尚未完全解决。Gellman（1989）报道了长臂带拇指的"人"字石膏固定与短臂带拇指的"人"字石膏固定治疗舟骨骨折的对比研究。最初使用长臂带拇指的"人"字石膏固定的患者，影像学显示愈合更快且无骨不愈合；而短臂带拇指的"人"字石膏固定的患者愈合较慢，存在延迟愈合和骨不愈合。因此，他们推荐初始使用长臂石膏固定。Clay（1991）随机选取 392 例新鲜骨折患者进行短臂带拇指的"人"字石膏或短臂石膏治疗。292 例患者随访 6 个月，不愈合的发生率与固定方式无关。每 2 周随访一次，并根据需要调整石膏固定方式，持续固定 8 周。约 25% 的入组患者没有完成随访，仅 60% 的患者近端骨折完全愈合。近端骨折的愈合率较低（12 例中仅 6 例完全愈合），因此，仍无法确定所有无移位的舟骨骨折患者是否应采取相同的治疗方法。石膏固定取得良好效果的一个共同点是反复评估石膏松动、石膏有效贴合手掌，以及患者具有较好的依从性。

最近报道了两项不同纳入标准的荟萃研究。Doomberg（2011）讨论了不同类型的固定方式和功能结果，但没有发现治疗方法之间的差异。Alshryda（2012）研究发现，只要腕关节没有屈曲，固定的类型不会影响治疗效果，手术治疗非移位性骨折不会提高骨折的愈合率，而开放性修复优于经皮治疗。

治疗

无移位的骨折可采取保守治疗，良好的石膏固定可实现骨折愈合。石膏固定是否需要超过肘关节目前仍存在争议。对于近端骨折，建议进行 6 周的长臂带拇指的"人"字石膏固定，然后至少 3 周的短臂带拇指的"人"字石膏固定。如果 X 线片没有显示愈合，需要持续固定 3 周。极少情况下需要通过薄层 CT 进一步确认舟骨骨折的愈合情况。大多数患者需要持续进行石膏固定，直至影像学显示骨折愈合。舟骨腰部和远端骨折可使用短臂带拇指的"人"字石膏固定。如果随访时影像学发现骨折移位或骨折线增宽，可改为螺钉固定。

手术治疗的适应证包括：

- 无法忍受的无移位的骨折的并发症（手腕关节僵硬、鱼际肌萎缩、延迟重体力劳动或运动）。
- 先前未识别或未治疗的舟骨骨折。
- 有移位的舟骨骨折（移位标准见前文）。
- 舟骨骨不愈合。

无移位的骨折或轻度移位的骨折目前广泛采用经皮空心螺钉固定技术。最近的一项荟萃研究报道，经皮内固定的患者可能比石膏固定的患者早 5 周愈合，并提前 7 周恢复运动或工作（Modi 等，2009）。对于明显移位的骨折，需要采取切开复位内固定术（图 8.1）（康复方案 8.1）。Huene（1979）报道了 4 名舟骨骨折的运动员的康复情况。所有运动员在 6~8 周后可以在无固定保护下活动。Rettig（1994）回顾了 30 名在赛季前或赛季初受伤的运动员和计划参加下一赛季运动的运动员。对于不准备参与运动的患者，可采用石膏固定，但计划参与运动的患者应进行螺钉内固定。如果术后活动范围恢复至健侧的 90% 左右，且骨折处无压疼，则可以恢复运动。手术和石膏固定的最终疗效相当。

康复

与桡骨远端骨折类似，拆除石膏后应按照标准的康复方案进行治疗。主动辅助活动范围和渐进增强训练是治疗的重点。除了按摩肌腱和神经外，还可以在家热敷来辅助关节活动，或者冷敷来消肿。在整个康复过程中，均需要患者的积极配合。治疗师应告

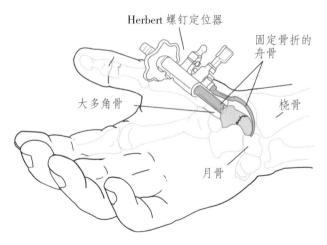

图 8.1 掌指（MCP）关节、近端指间（PIP）关节和远端指间（DIP）关节的被动屈伸运动。

知患者家庭康复治疗的重要性。当活动度恢复到伤前的水平时,大部分患者可恢复运动。考虑到工作环境的安全性,应逐步恢复至伤前的功能水平。

康复方案 8.1　舟骨骨折治疗和康复方案

保守治疗:拇指石膏固定

0~6 周
- 舟骨近端骨折采用过肘关节石膏外固定,而舟骨中部和远端骨折采用短臂带拇指的"人"字石膏外固定
- 肩关节主动活动
- 第 2~5 掌指关节/近端指间关节/远端指间关节主动活动

6~12 周
- 短臂带拇指的"人"字石膏固定
- 继续进行肩关节和指间关节锻炼
- 开始主动肘关节屈曲/伸直/旋后/旋前锻炼

12 周或骨愈合
- 如果 X 线片有疑问,可行 CT 检查以确认骨愈合情况。如果骨折仍未愈合,继续短臂带拇指的"人"字石膏固定
- 如果髓内囊肿形成,应考虑恢复螺钉固定,并进行骨移植

12~14 周
- 12 周时骨折愈合,可拆除短臂带拇指的"人"字石膏
- 开始进行家庭锻炼计划
- 主动/轻柔的腕关节屈曲/伸直活动
- 主动/轻柔的腕关节桡/尺偏屈曲活动
- 主动/轻柔的拇指掌指/指间关节活动
- 主动/轻柔的手掌环绕运动

14~18 周
- 停用所有的夹板固定
- 规范/专业的物理治疗
- 积极主动的腕关节屈曲/伸直活动
- 积极主动的腕关节桡/尺偏屈曲活动
- 积极主动的拇指掌指/指间关节活动
- 积极主动的手掌环绕运动

18 周以后
- 手掌握力力量主动锻炼

- 无限制活动

采取切开复位内固定治疗舟骨骨折

0~10 天
- 抬起拇指夹板,冰敷
- 肩关节活动
- 掌指关节/近端指间关节/远端指间关节活动

10~14 天
- 拆线
- Exos 前臂拇指夹板托可进行清洗和瘢痕修整,或者术后石膏固定 3~4 周
- 继续手/肘/肩关节活动

4~7 周
- 拆除短臂石膏固定
- 肘关节主动辅助伸直,屈曲/旋后/旋前;第 2~5 手指和肩关节主动活动
- 手腕主动活动

8~10 周(评估骨折愈合)
- 强调家庭锻炼计划
- 主动/轻柔的腕关节屈曲和伸直活动
- 主动/轻柔的腕关节桡/尺偏屈曲活动
- 主动/轻柔的拇指掌指/指间关节活动
- 主动/轻柔的手掌环绕运动
- 一旦骨折愈合,可进行渐进式强化锻炼

10~14 周
- 停用所有夹板固定
- 当患者理解自己的需求,并且有良好的早期康复效果时,可以停止规范/专业的物理治疗。如果效果不佳,可继续接受规范的医疗治疗
- 积极主动的腕关节屈曲/伸直活动
- 积极主动的腕关节桡/尺偏屈曲活动
- 积极主动的拇指掌指/指间关节活动
- 积极主动的手掌环绕运动

14 周以后
- 仍需要继续积极的主动活动
- 无限制活动

(叶永恒　译)

相关资料

A complete reference list is available at https://expertconsult .inkling.com/.

延伸阅读

Beeres FJ, Rhemrey SJ, den Hollander P, et al. Early magnetic resonance imaging compared with bone scintigraphy in suspected scaphoid fractures. *J Bone Joint Surg Br*. 2009;90:1250.

Martineau PA, Berry GK, Harvey EJ. Plating for distal radius fractures. *Hand Clin*. 2010;26:61.

Yin ZG, Zhang JB, Kan SL, et al. Diagnosing suspected scaphoid fractures: a systematic review and meta-analysis. *Clin Orthop Rel Res*. 2009;468(3):723–734.

第 **9** 章

三角纤维软骨复合体损伤

Felix H. Savoie III | Michael J. O'Brien | Larry D. Field

临床背景

三角纤维软骨复合体(TFCC)由多种结构组成。其主要结构是三角纤维软骨或半月形关节盘,它是一种相对无血管的盘状结构,在尺骨远端关节面和近侧列腕骨(主要是三角区)之间提供缓冲作用。

与膝关节半月板类似,血管研究表明三角纤维软骨中央血供欠佳,而外周 15%~20% 有愈合所需的动脉血流入。此外,TFCC 的桡侧基底部没有血管分布。因此,中央部分的缺损或撕裂往往难以愈合,而外周损伤愈合概率较高。

TFCC 的关节盘为双凹结构,桡骨附着处与桡骨关节软骨融合。尺侧附着于尺骨茎突基底部(图 9.1)。TFCC 前后增厚与前后桡尺囊融合,称为掌侧桡尺韧带和背侧桡尺韧带。在前臂旋前和旋后时,这些结构会产生张力,为远端桡尺关节(DRUJ)提供主要的稳定作用(图 9.2)。在中立位时,TFCC 处于最大张力下。此外,还描述了月骨、三角骨、钩骨和第 5 掌骨基底部的其他附着结构。这些结构与尺骨腕伸肌肌腱鞘共同构成了 TFCC。DRUJ 的正常功能需要这些解剖结构的正常关系。任何一种结构的撕裂、损伤或退变都会导致 DRUJ 的病理生理变化和腕部及前臂的异常运动。当出现尺侧腕关节疼痛或前臂旋转疼痛时,应考虑以上因素。

分类

目前,被广泛接受的 TFCC 损伤分型是由 Palmer (1989)提出的(图 9.3)。TFCC 撕裂分为两类:创伤性和退变性。该分型利用临床、影像、解剖及生物力学数据来确定每种撕裂。而这些损伤的康复方案取于所实施的手术类型。在 1A 或 2A 型病变中,关节盘中央部分被清除;这种情况下,可在伤口愈合后恢复可耐受的活动。对于大多数其他 TFCC 病变,需要更长的固定期,然后再进行积极的物理治疗。

诊断

全面的病史询问是诊断 TFCC 损伤的关键。诸如症状开始和持续的时间、创伤类型和力量、诱发活动、近期症状变化、既往治疗等因素都应该被记录下来。大多数 TFCC 损伤是由手伸直位跌倒、旋转损伤或重复轴向负荷引起的。患者主诉尺侧腕关节疼痛(框 9.1)、弹响、前臂旋转时摩擦音、握力下降或腕关节尺侧偏移。压痛通常出现在 TFCC 的背侧或掌侧。DRUJ 失稳或弹响可能被诱发,也可能不被诱发。应注意排除尺侧腕伸肌(ECU)肌腱半脱位和桡侧腕关节损伤。

激惹动作通常有助于区分 TFCC 损伤和月三角区域的病理变化(框 9.2)。

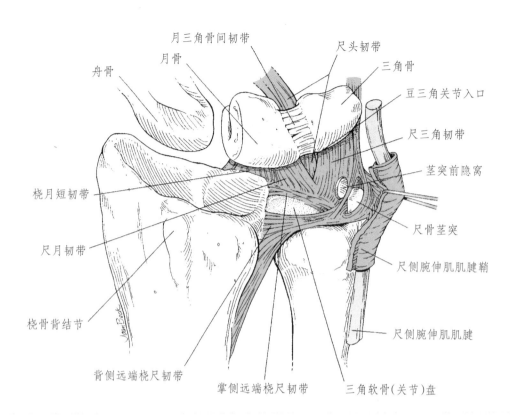

图 9.1 三角纤维软骨复合体解剖。(From Cooney WP, Linscheid RL, Dobyns JH: The Wrist Diagnosis and Operative Treatment. St. Louis, Mosby, 1998.)

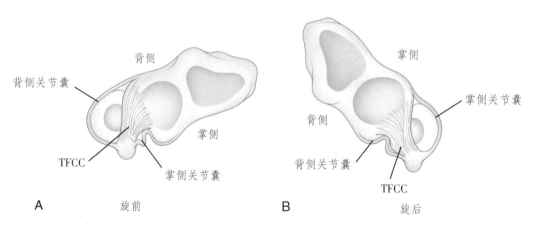

图 9.2 (A)右腕旋前时,背侧关节囊紧张,三角纤维软骨复合体(TFCC;桡尺掌侧韧带)掌侧缘也紧张。(B)右腕旋后时,掌侧远端桡尺关节囊紧张,当桡骨背缘远离尺骨茎突基底部时,TFCC背侧缘(背侧桡尺韧带)紧张。

• 首先检查豆三角关节,以排除该关节的疾病。腕关节处于中立位时,三角骨被紧压在月骨上。

• Shuck 试验(Reagan 等,1984)对检测月三角关节的稳定性具有较好的敏感性。检查时用一只手的拇指和示指捏紧月三角关节;另一只手稳定腕关节,当月三角关节从背侧向掌侧产生移位,则为阳性。

• 剪切试验被视为诱发月三角区域病理变化最敏感的试验。将一只手的拇指置于豌豆骨上,另一只手的拇指将月骨稳定在其背侧表面。当检查者的拇指朝腕骨用力时,月三角关节就会产生剪切力。

• 研究报道(Lester 等,1995)挤压试验诊断TFCC 撕裂的敏感性为100%。在挤压试验中,患者坐

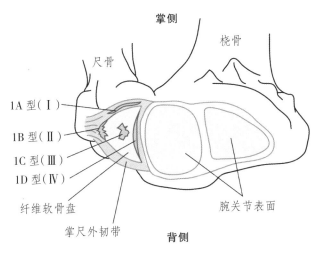

图 9.3　三角纤维软骨复合体急性撕裂 Palmer 分型。1A 型：纤维软骨盘组织中央部撕裂（Ⅰ）;1B 型：尺骨侧外周撕脱（Ⅱ）;1C 型:掌尺侧韧带撕裂（Ⅲ）;1D 型:桡骨侧外周附着缘撕脱（Ⅳ）。

框 9.1　手腕尺侧疼痛鉴别诊断

桡骨相对于尺骨缩短(如桡骨远端粉碎性骨折)

三角纤维软骨复合体撕裂(中央或外周)

退行性关节病

月三角关节关节炎

尺侧腕伸肌(ECU)失稳或肌腱炎

钩骨钩骨折

尺侧腕屈肌(FCU)钙化性肌腱炎

豆三角关节关节炎

尺动脉狭窄

Guyon 管综合征

尺骨茎突骨折

先天性尺骨正变异

尺神经疾病

在椅子上握住椅子两侧，然后将体重直接向上压于双手,如果此时诱发的疼痛与尺侧疼痛相同,则认为试验阳性。

　　一旦确定月三角关节正常,接下来需要对 TFCC 进行评估。

　　• TFCC 研磨试验对 TFCC 和 DRUJ 失稳引起的撕裂非常敏感。腕关节中立位并尺侧偏移,接着旋前,然后旋后,疼痛或弹响提示 TFCC 撕裂。当前臂充分旋前时,通过 TFCC 试验检查背侧桡尺韧带,充分旋后时可评估掌侧桡尺韧带(框 9.3)。

　　• 钢琴键试验用于评估 DRUJ 稳定性。随着前臂充分旋前,远端尺骨从背侧向掌侧移位,则为阳性。该测试和腕关节侧位片上的"钢琴键征"相关。

　　• 另一种最近被描述的体征是"中央窝征"(fovea sign),按压中央窝区域时可复制患者的疼痛。在 272 例接受腕关节镜检查的患者中,中央窝征的敏感性为 95%,特异性为 86%(Tay 等,2007)。

框 9.2　三角纤维软骨复合体(TFCC)损伤的分型(Palmer 分型)

1 型:创伤性

　A.中央穿孔

　B.尺侧撕脱,伴或不伴尺骨茎突骨折

　C.远端撕脱

　D.桡侧撕脱,伴或不伴桡骨乙状切迹骨折

2 型:退变性(尺腕临界综合征)

　A.TFCC 磨损

　B.TFCC 磨损,伴有月骨和(或)尺骨软骨软化

　C.TFCC 穿孔,伴有月骨和(或)尺骨软骨软化

　D.TFCC 穿孔,伴有月骨和(或)尺骨软骨软化及月三角韧带穿孔

　E.TFCC 穿孔,伴有月骨和(或)尺骨软骨软化、月三角韧带穿孔和尺腕关节关节炎

影像学研究

　　腕关节 X 线片包括后前位(PA)、侧位和斜位片(肩关节外展 90°,肘关节屈曲 90°,前臂平放于桌面)。当有指征时,可获取旋前旋后位、握拳 PA 及 30°旋后位等特殊视图以评估豆三角关节。

　　关节造影可作为一种确诊试验。将不透射线的造影剂直接注射到桡腕关节。如果存在撕裂,造影剂将渗入撕裂区域。研究表明,三腔室(桡腕间、DRUJ 和腕骨间)注射可以更准确地评估 TFCC 病变。但解释腕关节造影结果时必须谨慎,因为研究报道假阴性率较高。无症状的 TFCC、骨间韧带撕裂及确切撕裂位置的细节也可能在腕关节造影中显示,即使相

邻软组织结构或关节表面不能很好显示。普通的关节造影在很大程度上已被 MRI 所取代。

腕关节 MRI 已成为诊断 TFCC 病变的有效工具。尽管需要经验丰富的放射科医生进行诊断,但在 TFCC 撕裂的敏感性和预测价值方面,线圈和技术发展已使 MRI 的结果接近关节镜检查。Potter(1997)报道,在经腕关节镜证实为 TFCC 损伤的 57 例病例中,MRI 的敏感性为 100%,特异性为 90%,准确性为 97%。但最近的研究表明,MRI 诊断 TFCC 的准确率较低(70%~80%),其中病灶定位准确率仅约 40%。与关节造影相比,MRI 的优势在于能够确定病变的位置。

关节镜是诊断腕关节损伤的金标准。没有其他技术能如此准确且可靠地定位病变。此外,关节镜可以使外科医生触诊并观察腕关节中的每一个结构,从而更容易治疗所有可能的损伤。关节镜还避免了腕关节开放性手术带来的并发症,并且能在制动后更快康复。

治疗

对于 TFCC 损伤,只有经过规范的非手术治疗后才考虑手术干预。

最初,用支具将腕关节固定 4~6 周。可使用 NSAID,有时关节腔内注射皮质类固醇也有效。制动后可开始物理治疗。首先进行主动辅助及被动关节活动度训练;然后,增加积极的运动训练及抗阻强化训练。最后,进行超等长收缩及专项运动训练。大部分 TFCC 撕裂患者对支具及康复治疗反应良好。

如果非手术治疗失败且症状持续存在,则需要手术治疗。对运动员而言,出于竞争及赛季的考虑,手术可能会提前进行。尽管存在争议,但推迟 TFCC 撕裂的手术治疗可能会对预后产生不利影响。

外科手术干预方式取决于 TFCC 撕裂的类型(图 9.3)。对某些类型撕裂的治疗仍存在争议,但对另一些撕裂的治疗则被广泛认可。研究表明,关节镜

框9.3	急性手腕尺侧损伤的评估及处理		
DRUJ应力检查	局部压痛检查(尺腕应力试验阳性)	影像学检查	治疗
稳定的 DRUJ 检查患侧旋前、中立及旋后位时的幅度和终末点,并与健侧比较	疼痛从关节盘放射到尺侧腕伸肌(ECU),或尺侧支持带处压痛,但中央凹处无压痛	乙状切迹附近桡骨无骨折 尺骨茎突远端尖可有或无小的骨折碎片	最初:尺腕关节内注射可的松类固醇,每隔 3 周,最多注射 2 次 最后:关节镜下用探针直接清除那些引起力学不稳的松弛纤维软骨组织碎片 补充:先前存在尺腕撞击的患者可进行尺骨缩短截骨术
DRUJ 失稳	中央窝特异性压痛(如中央窝征阳性)	尺骨中央窝附近无骨折	切开修复桡尺韧带附着处单纯韧带撕脱、关节镜下修复或旋后位固定 DRUJ;晚期(6 周后)可能需要进行掌长肌腱移植增强术
DRUJ 失稳	尺骨茎突压痛	尺骨茎突移位性骨折,累及基底部并包含中央窝区域	茎突骨折碎片用张力带固定确保桡尺韧带确实附着在茎突骨片上
DRUJ 失稳	压痛放射至关节盘和桡骨乙状切迹边缘	远端桡骨移位性骨折,累及乙状切迹边缘	切开或关节镜下复位,并用克氏针或螺钉固定乙状切迹边缘骨折碎片

下清理和修复的效果与开放手术类似（Anderson 等，2008；McAdams 等，2009）。在一项回顾性研究中，16 名高水平竞技运动员在接受关节镜下清理和修复术后平均 3.3 个月重返赛场，而推迟重返赛场的运动员往往合并尺侧腕关节损伤（McAdams 等，2009）。

● 1A 型撕裂如果没有 DRUJ 失稳，通常首选中央撕裂清理术。最多可切除 2/3 的中央关节盘，而不会显著改变腕关节的生物力学。必须注意避免损伤掌侧或背侧桡尺韧带，以防止 DRUJ 失稳。

● 1B 型撕裂影响 TFCC 的周围部分，可通过中央盘"蹦床"效应的丧失来识别。由于血供充足，这些撕裂通常可以治愈。

● 1D 型撕裂的治疗存在争议。传统的治疗方法是清除撕裂后尽早活动。然而，一些作者报道手术修复撕裂的疗效有所改善。在作者所在的诊所，更倾向于修复桡骨乙状切迹的桡侧撕裂（康复方案 9.1 和康复方案 9.2）。

根据定义，2 型撕裂为退行性病变，通常发生在手腕受力的运动员中（体操、投掷和球拍类运动、轮椅运动）。在关节镜检查前，应进行至少 3 个月的非手术治疗。这些病变大多发生在尺桡骨等长或尺骨长于桡骨患者的腕关节。在这些患者中，进行中央退行性关节盘撕裂清理术后，还需要进行关节外尺骨截骨短缩手术，如晶片手术（wafer procedure）。

康复方案 9.1　TFCC 清理术后的康复方案（Felix H. Savoie Ⅲ，Michael O'Brien，Larry D. Field）

该方案最初侧重于组织愈合及早期制动。在 TFCC 修复术后，腕关节制动 6 周，期间可使用 Muenster 石膏防止前臂旋前/旋后。 **第 1 阶段：0~7 天** ● 使用柔软的敷料可促进伤口愈合，并减轻软组织水肿	**第 2 阶段：约 7 天** ● 鼓励进行关节活动度练习 ● 在可耐受范围内恢复正常活动 **第 3 阶段：无痛时** ● 抗阻强化训练、超等长收缩和专项运动训练（见后文）

康复方案 9.2　TFCC 撕裂修复术后的康复方案（伴或不伴月三角韧带固定）（Felix H. Savoie Ⅲ，Michael O'Brien，Larry D. Field）

0~7 天 ● 术后即刻着重减轻软组织水肿和关节积液。保持手腕和肘部固定很重要，可联合冰敷、冷疗及抬高肢体。上肢用吊带悬吊 ● 开始手指屈伸训练以避免肌腱粘连，并减轻软组织水肿 ● 进行主动辅助及被动肩关节活动度练习，以防止盂肱关节活动丧失，可在家进行 **7 天至 2 周** ● 第一次复诊期间，拆除缝线并使用 Münster 石膏。再次强调，腕关节完全制动的重要性，鼓励	肘关节屈伸训练 ● 继续进行手和肩关节活动度练习 ● 拆除吊带 **2~4 周** ● 硬石膏可换成可拆卸的 Münster 石膏或支具 ● 移除石膏，进行轻柔的腕关节屈伸训练（每天 2 次） **4~6 周** ● 根据患肢水肿减轻情况更换 Münster 石膏，继续肘关节屈伸训练，但要避免前臂旋转活动 ● 开始进行适当的腕关节屈伸训练

（待续）

康复方案 9.2(续)

- 开始逐步使用高阻力握力球训练
- 继续进行手和肩关节活动度练习

6 周

- 去除 Münster 石膏,并根据需要使用腕关节中立位夹板
- 在诊室内拆除月三角固定钢线(如果使用)
- 允许主动无痛旋前和旋后活动

8 周

- 在腕关节运动的 6 个平面进行渐进式主动和被动活动度练习(见"桡骨远端骨折"部分)
- 一旦完成无痛全范围活动度练习,可以开始强化训练

  - 使用哑铃或弹力带在腕关节运动的平面进行负重腕关节活动,包括掌侧、背侧、尺侧、桡侧、旋前和旋后 6 个方向。一旦力量恢复,可用 Cybex 机器进一步强化旋前-旋后力量

  - 上肢使用哑铃、缆绳重量或弹力带进行 4 个方向的对角线训练

  - 前臂屈肌-旋前肌训练。腕部初始位于伸展、旋后和桡偏位,利用哑铃作为阻力,使腕关节转为屈曲、旋前和尺偏位

  - 使用手部握力器或弹力带进行抗阻手指屈伸训练

  - 开始上肢超等长收缩。一旦完成坠墙/推离(见 6A),可开始进行负重药球(medicine ball)练习。最初使用 1 磅(1 磅 ≈ 0.53kg)的球;然后按指示逐步增加球的重量

  - 超等长收缩训练是根据患者的活动兴趣量身定制的。如果患者是运动员,可增加专项运动训练

    A.坠墙是指患者站在离墙 3~4 英尺(1 英尺 ≈ 30.48cm)的地方,径直倒向墙,双手支撑,然后再反弹回起始位置

    B.药球投掷:在胸前位置用双手抓住药球,接着将球传给搭档或蹦床。回传时,球位于过顶位置

    C.药球投掷:在胸前位置用双手抓住药球,接着将球传给搭档或蹦床。回传时,球位于胸部位置

    D.药球投掷:将药球向墙推传,让球弹回胸前位置

    E.药球投掷:一只手抓住球,从对角线将球传给搭档或蹦床。回弹至对角线上过肩部位置,这可以横向或双手进行

    F.药球投掷:患者取仰卧位,上肢无支撑,外展外旋 90°,一个重 8 盎司(1 盎司 ≈ 0.03kg)到 2 磅的药球被搭档从 2~3 英尺的高度往下扔。球被接住后,尽可能快地回掷给搭档

    G.手在掌屈、背屈、桡偏、尺偏位进行药球俯卧撑,可以从跪姿开始,随着力量的恢复,逐渐过渡到脚趾负重

- 专项运动训练旨在模拟运动过程中遇到的生物力学活动。对于过顶及投掷运动员,应制订如下计划:

  - 最初,通过活动度练习达成无痛运动,所有上述训练均应逐步建立并根据实际进展

  - 加重的球棒用来重做投掷、射击或球拍运动的动作。这时可进展到弹性阻力练习,同时开始无球击球练习

  - 最后,开始真正的投掷、射击和过顶球拍运动

  - 接触类运动员(如足球边锋)可开始卧推及飞鸟动作。初始杆是无重量的。在可耐受范围内,通过无痛负重递增和重复动作实现进展

- 完成强化任务,如使用扳手和钳子来拧紧螺母和螺栓。螺丝刀可用来拧紧/拧松螺钉

3 个月

- 无夹板恢复运动的最短时间

(钱叶叶 译)

相关资料

A complete reference list is available at https://expertconsult.inkling.com/.

延伸阅读

Adams BD. Partial excision of the triangular fibrocartilage complex articular disc: biomechanical study. *J Hand Surg*. 1993;18A:919.

Ahn AK, Chang D, Plate AM. Triangular fibrocartilage complex tears: a review. *Bull NYU Hosp Jt Dis*. 2007;64:114–118.

Atzel A. New trends in arthroscopic management of type 1-B TFCC injuries with DRUJ instability. *J Hand Surg Eur*. 2009;34:582–591.

Byrk FS, Savoie FHIII, Field LD. The role of arthroscopy in the diagnosis and management of cartilaginous lesions of the wrist. *Hand Clin*. 1999;15(3):423.

Cooney WP, Linscheid RL, Dobyns JH. Triangular fibrocartilage tears. *J Hand Surg*. 1994;19A:143.

Corso SJ, Savoie FH, Geissler WB, et al. Arthroscopic repair of peripheral avulsions of the triangular fibrocartilage complex of the wrist: a multicenter study. *Arthroscopy*. 1997;13:78.

Estrella EP, Hung LK, Ho PC, et al. Arthroscopic repair of triangular fibrocartilage complex tears. *Arthroscopy*. 2007;23:729–737.

Feldon P, Terrono AL, Belsky MR. Wafer distal ulna resection for triangular fibrocartilage tears and/or ulna impaction syndrome. *J Hand Surg*. 1992;17A:731.

Fellinger M, Peicha G, Seibert FJ, et al. Radial avulsion of the triangular fibrocartilage complex in acute wrist trauma: a new technique for arthroscopic repair. *Arthroscopy*. 1997;13:370.

Henry MH. Management of acute triangular fibrocartilage complex injury of the wrist. *J Am Acad Orthop Surg*. 2008;16:320–329.

Jantea CL, Baltzer A, Ruther W. Arthroscopic repair of radial-sided lesions of the fibrocartilage complex. *Hand Clin*. 1995;11:31.

Johnstone DJ, Thorogood S, Smith WH, et al. A comparison of magnetic resonance imaging and arthroscopy in the investigation of chronic wrist pain. *J Hand Surg*. 1997;22B(6):714.

Levinsohn EM, Rosen ID, Palmer AK. Wrist arthrography: value of the three-compartment injection method. *Radiology*. 1991;179:231.

Loftus JB, Palmer AK. Disorders of the distal radioulnar joint and triangular fibrocartilage complex: an overview. In: Lichtman DM, Alexander AH, eds. *The Wrist and Its Disorders*. 2nd ed. Philadelphia: WB Saunders; 1997:385–414.

Nagle DJ. Triangular fibrocartilage complex tears in the athlete. *Clin Sports Med*. 2001;20:155–166.

Palmer AK, Glisson RR, Werner FW. Ulnar variance determination. *J Hand Surg*. 1982;7A:376.

Palmer AK, Werner FW. The triangular fibrocartilage complex of the wrist: anatomy and function. *J Hand Surg*. 1981;6A:153.

Palmer AK, Werner FW, Glisson RR, et al. Partial excision of the triangular fibrocartilage complex. *J Hand Surg*. 1988;13A:403.

Papapetropoulos PA, Ruch DS. Arthroscopic repair of triangular fibrocartilage complex tears in athletes. *Hand Clin*. 2009;25:389–394.

Pederzini L, Luchetti R, Soragni O, et al. Evaluation of the triangular fibrocartilage complex tears by arthroscopy, arthrography and magnetic resonance imaging. *Arthroscopy*. 1992;8:191.

Peterson RK, Savoie FH, Field LD. Arthroscopic treatment of sports injuries to the triangular fibrocartilage. *Sports Med Artho Rev*. 1998;6:262.

Reiter MB, Wolf U, Schmid, et al. Arthroscopic repair of Palmer 1B triangular fibrocartilage complex tears. *Arthroscopy*. 2008;24:1244–1250.

Roth JH, Haddad RG. Radiocarpal arthroscopy and arthrography in the diagnosis of ulnar wrist pain. *Arthroscopy*. 1986;2:234.

Sagerman SD, Short W. Arthroscopic repair of radial-sided triangular fibrocartilage complex tears. *Arthroscopy*. 1996;12:339.

Savoie FH. The role of arthroscopy in the diagnosis and management of cartilaginous lesions of the wrist. *Hand Clin*. 1995;11:1.

Trumble TE, Gilbert M, Bedder N. Arthroscopic repair of the triangular fibrocartilage complex. *Arthroscopy*. 1996;12:588.

Viegas SF, Patterson RM, Hokanson JA, et al. Wrist anatomy: incidence, distribution and correlation of anatomic variations, tears and arthrosis. *J Hand Surg*. 1993;18A:463.

第 10 章

掌指关节置换术

Steven R. Novotny

手部掌指(MCP)关节置换术已有几十年的历史，但目前对于不同患者采用哪种类型的关节置换术还存在争议。FDA 规定新的植入物(如 Ascension 高温石墨人工关节、Avanta 聚乙烯表面人工关节及其他类型的人工关节)只限于人道主义用途。因此，与政府有关的机构组织，如医学院校、由政府支付薪金的派驻及退伍军人事务部，必须对每例患者进行审查，以供考虑进行人道主义使用，或制订一项经 IRB 委员会全面审查和批准的方案以便将患者纳入这些研究。私人医疗机构可以通过与患者讨论手术的风险和获益来使用这些人工关节。

尽管了解历史可能会使我们正确看待现在，并对未来有所启示（Berger,1989），但要研究完整的 MCP 关节置换历史，对我们来说是不切实际的。过去曾选择一些要求积极治疗的患者进行 MCP 关节囊切除术和 MCP 关节清理术，并取得了相对合理的治疗效果。虽然结果不尽完美，但这些治疗方式还是得到了广泛宣传及临床应用。

在 20 世纪 50 年代和 60 年代早期，开发出一系列的实心金属柄铰链人工关节。Brannon 和 Klein(1959)及 Flatt(1961)和 Richards 与这些内植物相关，但这些内植物不久就被淘汰了。Brannon 在 1959 年发表的最后一项报道中指出，这种内植物对于患者来说算是一种挽救措施，所有患者都恢复了功能，但他并没有提及制造这种内植物的企业。Richard 假体髓内柄较短，而且固定受限，关节寿命短。Flatt 假体是音叉样双柄设计，而不是单柄结构。Zachariae(1967)报道了 6 例患者共使用 11 个 Flatt 假体，其中

2 例术后感染，有 1 例取出内植物；如果关节持续活动，所有假体均会出现下沉，并且服用类固醇的类风湿患者术后 6 个月会出现假体周围骨吸收。但术后 4 年随访时，假体能够维持整体功能，并且疼痛缓解令人满意。作者认为，Flatt 假体很有价值，尤其是在老年人的疼痛控制方面。Flatt 和 Ellison(1972)对 167 例 MCP 行人工关节置换的患者进行了回顾性研究，并发症包括假体失败、严重的软组织侵袭、骨折和严重的骨吸收，并发症发生率为 10%。其他学者(Blai 等,1984)的研究也得出了类似的结果，并报道了患者在发生严重并发症时的满意度情况。

Fowler(1962)、Vainio(1974)和 Tupper(1989)将 MCP 切除式关节成形术和筋膜间置式关节成形术正式确定为一种可接受的治疗方法。这些技术的要点各不相同。Fowler 以"V"形切除头部，并将伸肌腱固定到近节指骨，以防止"鹅颈"样畸形。Vainio 横切掌骨头，在切除掌骨头平面切断伸肌腱，插入远端残端作为间置缝合于掌侧近节指骨基部，然后将近端肌腱修复至近节指骨背侧以恢复伸肌功能。Tupper 将掌侧板固定在掌骨背侧颈部，他重新平衡了关节畸形应力。在类风湿性关节炎 MCP 关节行关节成形术时，这种手术方法目前仍是受欢迎的标准术式。

Riordan 和 Fowler(1989)及其他外科医生回顾了切除式关节成形术。他们认为，所有手术都能导致骨吸收，并最终导致 MCP 关节失稳和畸形，但这并没降低 MCP 关节功能和患者满意度。

硅胶人工关节置换术与 Alfred Swanson(Swanson,1972;Manerfelt 和 Andersson,1975)的名字联系

最紧密,虽然也有其他名字和类似的假体(NeuFlex,Sutter)相对应。当疼痛的炎性关节被切除时,这种假体可作为适应性关节囊包绕在关节周围,髓内植入硅胶垫片。术后 6~8 周,动态支具稳定疗法对人工关节运动的位置和控制至关重要。假体轻微的活动是正常的,可以通过在较大的假体上分布应力来延长假体的寿命。MCP 桡侧副韧带的修复或重建(Swanson,1972;Kleinert 和 Sunil,2005)及伸肌腱的重建对预后至关重要。

Ferlic 等(1975)报道了在 1972 年应用 Swanson 假体取得的经验,整体治疗效果良好。Escott 等(2010)在一项随机对照的 1 级水平研究中发现,Swanson 和 NeuFlex 假体的功能无统计学差异。NeuFlex 假体具有更大的活动范围,而 Swanson 假体功能更好且更加美观,尽管功能的改善无法量化。Parkkila 及其同事(2005)对 Swanson 和 Sutter MCP 假体进行了一项 2 级水平研究,结果显示,除了示指运动外,两者之间没有显著差异。

Waljee 和 Chung(2012)对 46 例行硅胶 MCP 关节置换术的患者进行了 2 年的随访,结果显示,疼痛减轻,伸直受限<30°,尺偏改善至<9°,屈曲平均提高10°,患者满意。

对于骨关节炎 MCP 关节置换,目前的趋势是使用一种更坚固的假体,这种假体具有高分子聚乙烯(HMWPE)金属衬、金属掌骨头和塑料指骨组件,或者高温石墨。Rettig 等(2005)报道了硅胶 MCP 人工关节置换术后平均随访 40 个月,术后疼痛缓解和运动功能保留。Dickson 等(2015)的一项研究表明,使用高温石墨 MCP 假体取得了良好的满意度和功能,所有假体周围均出现透亮带,假体未见下沉。但在术后 18 个月,假体失败导致术后翻修。Stern(Wall 和 Stern,2013)在 2 年前曾报道过类似的病例。

康复

Nicola Massy-Westropp(2008,2012)发表的文献中缺乏对康复方案一致性的报道。大多数关于 MCP 关节置换术的文献都没有明确的康复方案。他们唯一能达成一致的结论是:关节置换确实改善了 MCP 关节的运动功能。该研究缺乏随机对照,考虑到患者数量少,除非进行相应的研究,否则这种研究方法可能并不实用。在疾病治疗的过程中,总会存在一些问题,如病例数量、组织的恢复能力、并发症、围术期的内科相关处理,以及这些问题如何影响最终的结果(康复方案 10.1 和康复方案 10.2)。

康复方案 10.1　标准的类风湿关节炎康复方案

累及多个关节的类风湿关节炎患者需要进行关节置换术(可能是所有的 MCP),这与骨关节炎不同,后者主要累及中指及示指。

3~5 天

- 去除外层敷料后,使用内层敷料轻度加压包扎。因手指肿胀,只有当切口愈合牢固后方可使用手指。白天持续佩戴改良的背侧辅具进行保护
  - 腕伸 15°
  - 在近节指骨下方、MCP 桡侧应用橡皮筋及辅具将指骨屈曲 60°固定,使 MCP 保持中立位,防止尺侧偏移,避免过伸
  - 在动态过程中,示指佩戴旋后装置

- 夜间休息时佩戴小夹板进行保护
  - 保持伸腕 15°,手指完全伸直,必要时可使用旋后肌绷带将手指保持对齐状态
- 在动态夹板保护下进行主动关节活动度(AROM)练习,最初每小时 10 分钟。当指间关节由屈曲位至伸直位活动时,重点练习 MCP 关节的屈曲功能
- 每天两次被动关节活动度(PROM)练习,每个手指每次 15 分钟。通常小指难度最大。如果关节活动困难,伸直<30°活动受限,则需要增加 PROM 练习的次数。如果患者主动屈曲达 70~80°,即可停止被动练习

康复方案 10.1(续)

10~21 天

- 拆线后,瘢痕组织开始愈合,这种瘢痕组织看起来是健康的,其修复过程应缓慢进行
- 如果被动屈曲>50°,可增加动态屈曲夹板和(或)被动屈曲的频率

3~4 周

- 可将敷料轻度加压包扎改为弹力绷带
- 如果 MCP 主动伸展困难,可减少支具的伸展组成部分,利用腕部肌腱对 MCP 的作用,使其在每次运动后恢复轻微的伸展

6 周

- 每天 3~4 次,每次 30 分钟,去除夹板后进行轻度的抓握功能锻炼,不用力或持续抓握。必要时可用软的尺侧夹板予以保护。鼓励患者将手放在平面进行桡偏活动。这个时期可去除旋后肌绷带

10~12 周

- 根据外科医生的判断,可以去除背侧支具。夜间应用夹板保护 1 年。一些支具公司的文献推荐终身使用夹板保护
- 如果达到了预期的被动屈曲功能,则可以停用动态屈曲夹板
- 除非出现尺侧偏移,否则可通过一个圆柱形填塞物来加强侧方的挤压力量。如果存在尺侧分离,则不推荐加强侧方挤压的力量,否则将会增加尺侧偏移

康复方案 10.2　标准的骨关节炎和创伤性关节炎康复方案

随着软组织自身更大程度的稳定性,康复锻炼能够增强力量和潜能,使患者重新获得更加积极的生活方式。如果有大关节的再平衡、韧带重建或肌腱移植,这些因素能够改变康复方案。

1~3 天

- 敷料轻度加压包扎和应用支具保护
- 1 周内可使用动态屈曲夹板,使关节被动屈曲>70°。每天间断使用动态屈曲夹板,达 6 个小时
- 如果屈伸活动困难且活动度<15°,可应用小夹板将 MCP 重新固定在屈曲 15°位

6 周

- 可以逐渐加强功能锻炼

6~8 周停用支具保护

- 动态屈曲夹板一般持续至 12 周

8~10 周

- 开始更加积极的力量强化锻炼:模拟工作任务和增加负重锻炼,以便患者可在适当的时候重返工作岗位

10~12 周

- 停用动态屈曲夹板

12~16 周

- 停用夜间夹板

(张剑峰　译)

相关资料

A complete reference list is available at https://expertconsult.inkling.com/.

第 **2** 部分

全肘关节置换术后康复

## 第 11 章

全肘关节置换术

Sinan Emre Ozgur | Charles E. Giangarra

全肘关节置换术(TEA)是使用假体置换肱尺关节的手术。该手术主要用于治疗各种原因导致肱尺关节破坏而引起的经保守治疗难以处理的关节疼痛和功能障碍。很多疾病可导致肱尺关节破坏,包括但不限于骨关节炎、炎症性关节炎、脓毒性关节炎、创伤后关节炎和急性骨折等。由于肱尺关节破坏的病程和病因不同,关节周围软组织和关节活动度受到不同程度的影响。骨关节炎和炎症性关节炎等慢性疾病通常在一段时间后才能造成关节破坏。疼痛或机械因素(如挛缩、骨赘)会导致关节活动受限,手术可能无法完全恢复。特定的急性骨折,尤其是当患者年龄较大时,可考虑行 TEA(Cobb,1997;Garcia,2002;McKee,2009)。

图 11.1 显示一名 61 岁女性从站立高度跌倒后发生肱骨远端关节内粉碎性骨折后经 TEA 治疗的病例。在处理这类急性骨折相关损伤时,外科医生需要同康复医生就患者的其他合并伤进行沟通。根据关节周围软组织的完整性决定所用假体的类型:限制性(铰链式)或非限制性(非铰链式)。使用非限制性假体时,需要完整保留肘部侧副韧带。使用限制性假体时,需要切除侧副韧带。术后治疗方案也取决于所用的假体类型。在使用非限制性假体术后早期,应特别注意避免使肘关节承受内外翻应力。术中需要对尺神经进行松解减压。决定术后治疗方案的最重要因素可能是手术入路的选择,术中是否翻转、剥离或完整保留肱三头肌在很大程度上影响术后康复指

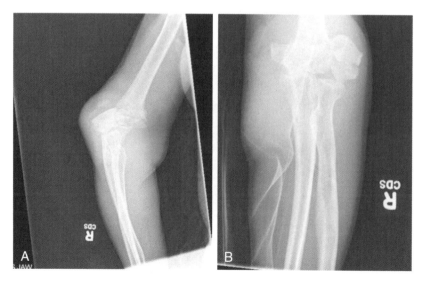

图 11.1 61 岁女性肱骨远端粉碎性骨折延伸至关节面。(A~C)损伤后影像。(待续)

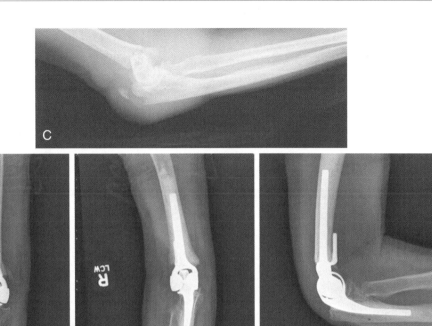

图 11.1(续)　(D~F)全肘关节置换术后影像。

导。术后关节恢复活动的时机取决于外科医生对切口愈合情况的判断。TEA 患者在术后早期通常需要限制持重。

与康复医生进行讨论是外科医生选择最熟悉的手术方案并确保患者获得最佳疗效的重要前提。最终应由外科医生决定术后何时恢复关节活动、切口问题及术后是否进行被动关节活动。如果担心切口压力过大，可使用前方伸直夹板代替后方夹板。以下方案(康复方案 11.1 和康复方案 11.2)适用于保留肱三头肌入路的限制性假体。

一些外科医生倾向于在术中游离肱三头肌附着点。此时，术后康复锻炼必须要保护肱三头肌能够向

康复方案 11.1　全肘关节置换术后(保留肱三头肌)

第 1 周
- 臂丛神经阻滞麻醉恢复后尽早进行手部和肩部的功能锻炼
- 术后第 3 天，去除夹板和敷料，更换为可拆卸的后方伸直夹板，允许轻柔的关节主动活动
- 每天进行 6 次肘部和前臂的主动活动度锻炼，每次练习 10~15 分钟。在锻炼间歇和夜间应佩戴后方伸直夹板

第 2 周
- 开始进行肘部被动和主动关节活动度锻炼
- 居家进行关节活动度锻炼，重点练习关节的伸

直和屈曲

第 6 周
- 如果肘部具有足够的稳定性，白天可以摘除肘部伸直夹板

第 8 周
- 夜间可以摘除肘部伸直夹板
- 开始进行手部和前臂渐进、轻柔的强化训练。肘部可以开始对抗轻度阻力
- 在患者舒适度范围内进行康复锻炼

建议患者术后前 3 个月内患肢持重不超过 1磅，此后终身不应超过 5 磅

止点愈合。当肱三头肌止点被游离且修复至止点时，可以遵循以下康复方案进行康复。

由于伸肘装置的松解，主动抗阻伸直锻炼应至少推迟至术后 6 周。以下方案适用于翻转肱三头肌入路的限制性假体。

康复方案 11.2　全肘关节置换术后（肱三头肌翻转）（Dachs 等，2015）

第 1 周
- 臂丛神经阻滞麻醉恢复后尽早进行手部和肩部的功能锻炼
- 使用前方或后方伸直夹板

第 2 周
- 拆除夹板，术后首次访视时拆除皮质螺钉和缝线
- 每天进行 6 次肘部和前臂的主动活动度练习，包括屈曲、旋前和旋后，每次 10~15 分钟。可进行重力辅助伸直锻炼。主动伸直锻炼至少应推迟至术后 6 周。在锻炼间歇和夜间佩戴后方伸直夹板
- 居家进行关节活动度练习，重点练习关节的伸直和屈曲

第 6 周
- 如果肘部具备足够的稳定性，白天可以摘除肘部伸直夹板
- 开始肘部无阻力主动伸直锻炼

第 8 周
- 夜间可以摘除肘部伸直夹板
- 对手部和前臂进行渐进、轻柔的强化训练。肘部可以对抗轻度阻力
- 在患者舒适度范围内进行康复锻炼

建议患者术后前 3 个月内患肢持重不超过 1 磅，此后终身不应超过 5 磅

（王德利　译）

相关资料

A complete reference list is available at https://expertconsult.inkling.com/.

延伸阅读

Choo A, Ramsey ML. Total elbow arthroplasty: current options. *J Am Acad Orthop Surg*. 2013;21:427–437.

Dachs RP, et al. Total elbow arthroplasty: outcomes after triceps-detaching and triceps-sparing approaches. *J Shoulder Elbow Surg*. 2015;24:339–347.

McKee MD, Veillette CJ, Hall JA, et al. A multicenter, prospective, randomized, controlled trial of open reduction-internal fixation versus total elbow arthroplasty for displaced intra-articular distal humeral fractures in elderly patients. *J Shoulder Elbow Surg*. 2009;18(1):3–12.

第 **12** 章

肘关节与前臂骨折的康复

Sinan Emre Ozgur | Charles E. Giangarra

尺桡骨骨干骨折

前臂骨由尺骨与桡骨组成,其运动及关节改变着手腕至肘部的活动。尺骨近似为直形骨,而桡骨则有一弯曲,称为桡骨弓,坚韧的前臂骨间膜将二者联结在一起。某些前臂骨折可合并骨折近端或远端的关节脱位,如尺骨骨折合并桡骨头脱位称为 Monteggia 骨折脱位,而桡骨骨折合并远端桡尺关节分离/脱位称为 Galeazzi 骨折脱位。成人的尺桡骨骨折很少行保守治疗,目前尚无研究比较前臂非移位性骨折保守治疗或手术治疗的效果(Schutle,2014)。

尺桡骨骨折通常有两种固定方法:直接固定[如用钢板和螺钉进行切开复位内固定术(ORIF)]和间接固定[如用髓内(IM)装置进行固定]。图 12.1 显示一名 24 岁男性因尺桡骨骨干骨折行切开复位内固定术。伴有严重的软组织损伤时,可使用外固定架,将固定针穿过两层骨皮质,固定针之间用外连接杆相连以固定骨折。术后至拆线期间,患侧前臂需要制动。骨折愈合期通常为 6~8 周,期间应避免患肢持重。术后全程鼓励患者进行指、腕和肘关节活动度锻炼。早期控制水肿非常重要。骨折充分愈合后,可以开始力量训练,以恢复制动后丢失的肌力。最终,患者应在骨折完全愈合后恢复正常的关节活动及力量。活动严重受限的患者应由外科医生评估可能的

并发症,如畸形愈合或尺桡骨融合。

前臂双骨折康复治疗(Boland,2011)

第 1 阶段:0~2 周

- 患肢夹板固定,预防手术切口感染。
- 术后第 2 周拆除缝线或皮钉。
- 鼓励抬高患肢。
- 控制水肿并进行手指关节活动度锻炼。

第 2 阶段:2~6 周

- 腕、肘关节和前臂主动及主动辅助活动度练习。
- 避免重复的前臂旋转动作。
- 5 磅范围内有限持重,也有一些外科医生严格要求避免患肢持重。

第 3 阶段:6 周及以后

- 骨折愈合后可允许持重和旋转动作。
- 若骨折尚未完全愈合,则着重恢复术前功能活动。
- 与主治医生沟通以了解骨折何时愈合、患肢何时可解除制动、外科医生的偏好,以及在骨折未完全愈合时对患肢持重的限制。

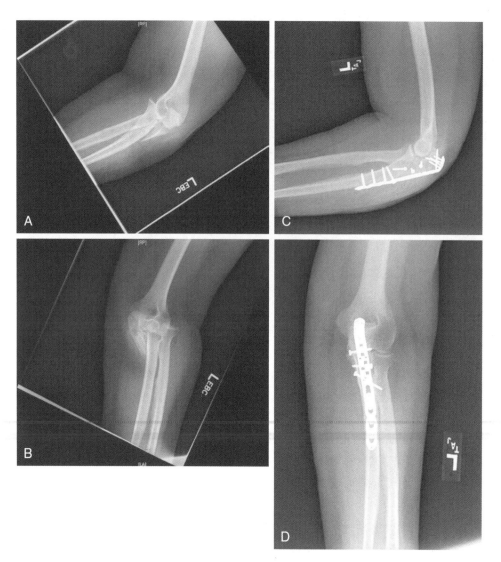

图 12.1　24 岁男性患者尺桡骨骨干骨折。(A~B) 术前 X 线片。(C~D) 切开复位内固定术后 X 线片。

肘关节骨折

　　肘关节由肱骨远端与尺桡骨近端构成。肱骨最远端的外侧部为肱骨小头,被覆关节软骨并与桡骨头构成肱桡关节。沿肱骨远端外侧向近端上行,为肱骨外上髁和肱骨外侧髁,此后肱骨远端向上逐渐变窄,移行为肱骨干。肱骨最远端的内侧部为肱骨滑车,被覆关节软骨并与尺骨近端的鹰嘴形成肱尺关节。与外侧类似,沿肱骨远端内侧向近端上行,为肱骨内上髁与肱骨内侧髁,此后肱骨远端向上逐渐变窄,移行为肱骨干。肘关节有助于维持肘部稳定性。肱尺关节属屈戌关节,肱桡关节属车轴关节,构成肘关节的第三个关节,位于桡骨头与尺骨近端之间。整体上,肘关节包含的不同关节类型允许其完成屈曲、伸展、旋前及旋后运动。20~44 岁女性的肘关节正常屈伸活动度为屈曲 150° 和伸展 4.7°(www.cdc.gov/ncbddd/jointrom/);在男性中,肘关节正常屈伸活动度为屈曲 144.6° 和伸展 0.8°(www.cdc.gov/ncbddd/jointrom/)。在女性中,肘关节正常旋转活动度为旋前 82° 和旋后 90.6°(www.cdc.gov/ncbddd/jointrom/);在男性中,则分别为 76.9° 和 85°(www.cdc.gov/ncbddd/jointrom/)。由此可以推测,随着年龄增长,肘关节的活动度也相应下降(www.cdc.gov/ncbddd/jointrom/)。

　　肘关节周围的韧带和关节囊对于维持肘部内在稳定性至关重要。其中内侧副韧带(MCL)与外侧副韧带(LCL)主要维持肘关节对抗外翻应力与内翻应力时的稳定性(Morrey,1983)。环状韧带主要维持桡骨头的稳定性，而桡骨头本身也是肘关节对抗外翻应力时的次级稳定结构（Morrey，1983）。前关节囊对于维持肘关节的稳定性也很重要（Morrey，1983）。

桡骨头与桡骨颈骨折

桡骨头与肱骨小头在肘部形成关节，单纯性桡骨头或桡骨颈骨折时此处易受累，前臂骨折或肘关节脱位也可引起此处骨折。若骨折不影响运动功能，或关节面移位<2mm，上述大多数单纯性骨折可保守治疗。首先使用吊带悬吊患肢以减轻痛苦，然后鼓励患者开始早期功能锻炼以预防关节僵硬。骨折初期会出现关节腔积血，应暂时制动。医生可进行肘关节腔抽液，以减轻局部肿胀，促进早期功能锻炼。鼓励患者开始早期主动和被动活动度练习，第 6~8 周内

应限制患肢持重直至骨折愈合。康复治疗的关键在于维持受伤前肘关节的活动。

对于需要手术治疗的骨折，其治疗方式取决于骨折的严重程度。手术治疗包括切开复位内固定（ORIF）、桡骨头切除或桡骨头置换。若内侧副韧带和前臂骨间膜仍完整，可选择单纯桡骨头切除，但其长期疗效仍存在争议（Tejwani，2007）。对于较年轻的患者，采用螺钉固定还是桡骨头置换取决于粉碎性骨折块的数量。图 12.2 显示为 1 例 39 岁男性患者因手伸直位遭受创伤导致桡骨头粉碎性骨折并移位，需要进行桡骨头置换治疗。对于不伴有肘部韧带损伤的单纯性桡骨头骨折，其手术入路应保留肘关节内在软组织结构的稳定性。术后康复治疗基于外科医生对切口愈合情况的判断，通常包括主动及主动辅助关节活动度练习。不建议采用被动练习。患肢避

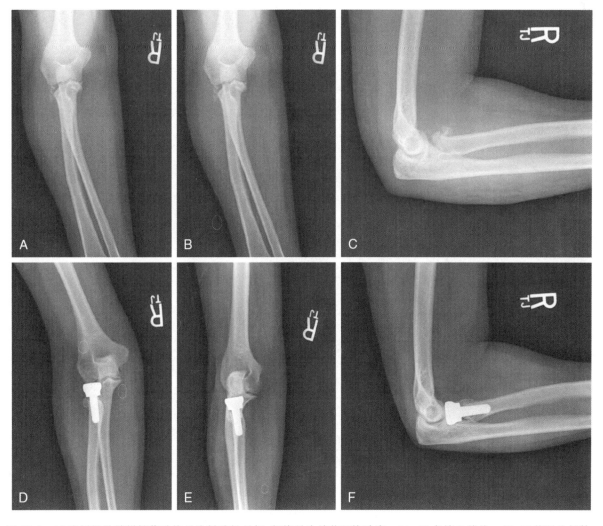

图 12.2　39 岁男性从楼梯摔伤致桡骨头粉碎性骨折，行桡骨头关节置换治疗。（A~C）术前 X 线片。（D~F）桡骨头假体。

免持重 6~8 周直至骨折愈合。但何时开始持重应由外科医生酌情决定。术中可能会牵拉或损伤骨间背侧神经(PIN),一旦发现骨间背侧神经损伤,康复医生治疗时必须告知外科医生。康复治疗方案因不同的韧带损伤而有所不同。

简单及复杂的肘关节脱位

肘关节脱位可分为单纯性和复杂性脱位。单纯性肘关节脱位是指仅有韧带损伤而无相关骨折的脱位。复杂性肘关节脱位是指合并骨折的肘关节脱位。

大多数单纯性肘关节脱位可采取保守治疗,并进行早期关节活动度练习。通常可在麻醉状态下将肘关节复位。复位后,在内外翻应力下活动肘关节,以检查关节的稳定性。如果肘关节在正常活动范围内能维持稳定,通常用夹板将肘关节固定于屈曲 90°位 1 周。鼓励患者在康复医生指导下进行早期关节活动度练习。如果肘关节在正常活动范围内不能维

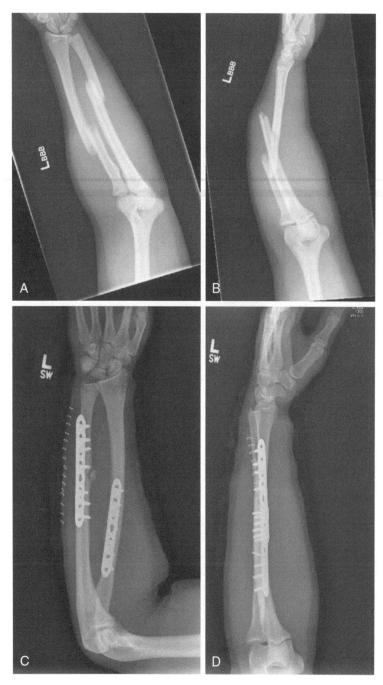

图 12.3 57 岁女性患者诊断为尺骨鹰嘴骨折合并桡骨头脱位。(A~B)术前 X 线片。(C~D)切开复位内固定术后 X 线片。

持稳定,则用夹板将肘关节固定于复位位置,或选择韧带修复术。韧带修复后的康复锻炼应按照韧带修复的康复方案实施(康复方案 12.1 和康复方案 12.2)。

复杂性肘关节脱位是指肘关节脱位合并骨折,最常见桡骨头骨折、尺骨冠突骨折及尺骨鹰嘴骨折。通常所说的肘关节"恐怖三联征"是指肘关节脱位合并尺骨冠突骨折、桡骨头骨折及外侧副韧带损伤。根据不同的损伤机制,复杂性肘关节脱位可进一步分为轴向损伤、外翻后外旋损伤及内翻后内旋损伤

(Wyrick,2015)。复杂性肘关节大多采用手术治疗。术后康复原则通常取决于所修复的骨性结构。如果术中同时修复了韧带结构,则术后应避免对修复后的副韧带施加应力。

在轴向复杂性肘关节脱位中,副韧带通常不受累,而以鹰嘴骨折和相关的桡骨头脱位常见(Wyrick,2015)。在外翻后外旋损伤中,常见外侧副韧带、桡骨头及尺骨冠突损伤,严重者可出现内侧副韧带损伤(Wyrick,2015)。而在内翻后内旋损伤中,常见外侧副韧带及尺骨冠突损伤(Wyrick,2015)。

康复方案 12.1　无相关韧带损伤或修复的桡骨头骨折的康复方案

第 1 阶段(0~2 周)
- 桡骨头切开复位内固定,术后夹板固定 1~2 周
- 无相关韧带损伤的桡骨头置换,术后第 1 天若能耐受即可开始关节活动度练习
- 术后早期可使用吊带减轻不适
- 肘关节主动及主动辅助屈伸关节活动度练习
- 进行关节活动度练习时,手臂贴近身体,避免冠状面的内外翻应力
- 旋前位时避免屈曲肘关节
- 桡骨头置换术后,外科医生应逐渐增加夹板伸直角度
- 保持邻近关节的活动度

第 2 阶段(2~6 周)
- 术后 2 周拆除缝线或皮质螺钉
- 继续第 1 阶段的康复锻炼
- 开始主动及主动辅助旋前及旋后锻炼
- 恢复肘关节完全屈伸活动度不应晚于第 6 周末
- 保持邻近关节的功能锻炼
- 切开复位内固定术后,与外科医生确认骨折是否愈合,通常不应晚于术后 6 周
- 外科医生酌情逐渐减少患肢的持重限制

第 3 阶段(6 周及以后)
- 继续以往的康复锻炼
- 肘关节恢复术前正常活动度(包括旋前及旋后)不应晚于第 8 周

尺骨鹰嘴骨折

尺骨近端与肱骨远端形成一个屈戌关节。尺骨近端为半月形,与肱骨滑车构成关节。尺骨鹰嘴的最近端与肱骨远端背侧的鹰嘴窝构成关节,尺骨冠突则与肱骨前侧的冠状窝构成关节。尺骨鹰嘴骨折可单独发生,也可合并其他结构如肱骨头、尺骨冠突或肘关节侧副韧带的损伤。可参照 Mayo 分型对单纯性尺骨骨折进行分型(Morrey,1995)。

该分型是基于骨折移位量、粉碎骨块数量及肘关节稳定性,有助于指导治疗。

轻微移位且稳定的尺骨鹰嘴骨折可保守治疗。通常用夹板或石膏固定肘关节于屈曲 90°位 3~4 周,期间行轻柔的主动活动练习(Ring,2010)。

外科医生根据骨折愈合情况和骨折特点酌情确定屈伸角度及何时开始主动辅助活动度练习。

对于不宜修复的老年性尺骨鹰嘴骨折,可采用尺骨截骨及肱三头肌前移术治疗(Newman,2009)。术后康复方案与肱三头肌修复方案类似。术后 12 周内不宜进行抗阻锻炼(Newman,2009)。

鹰嘴的手术固定方式包括张力带钢丝固定、髓内固定和钢板螺钉固定。前两者常用于较为简单的非粉碎性骨折,后者则常用于更为复杂的粉碎性骨折。图 12.3 显示 1 例 57 岁女性患者因尺骨鹰嘴骨折行切开复位内固定。根据外科医生对软组织张力的判断,可在术后 1 周开始实施康复

(待续)

康复方案 12.1(续)

锻炼。鼓励轻柔的主动活动,通常在术后6~8周或骨折显著愈合后才开始主动抗阻锻炼(Newman,2009)。

尺骨鹰嘴骨折的术后康复(Newman,2009;Ring,2011)

第1阶段(0~2周)
- 后侧夹板固定1~2周
- 去除夹板后开始轻柔的被动及主动辅助关节活动度练习
- 对于无法直接加压的严重粉碎性骨折,夹板固

定2周以上,并推迟功能锻炼

第2阶段(2~6周)
- 术后2周拆除缝线或皮质螺钉
- 继续进行轻柔的肘关节无抗阻锻炼
- 保持手、腕、肩的关节活动度练习

第3阶段(6周及以后)
- 骨折愈合后开始轻柔的渐进性抗阻锻炼
- 骨折愈合后逐渐降低持重限制
- 关节活动度尽可能恢复至术前水平

http://www.eorif.com/Elbowforearm/Radial%20head%20Rehab.html,Singh et al. 2011, Rosenblatt 2011.

康复方案 12.2　单纯性和复杂性肘关节脱位的康复方案(Cohen,1998)

单纯性肘关节脱位

第1阶段(0~1周)
- 肘关节屈曲90°位悬吊固定5~10天

第2阶段(1~6周)
- 去除夹板,开始关节活动度练习
- 术后早期可使用吊带或夹板减轻不适
- 3~6周开始逐渐加大肘关节伸直角度
- 如果肘关节在特定活动下出现持续不稳定,可用铰链式支具适当限制伸直角度,并由主治医生酌情决定调整伸直角度限制
- 避免被动活动

复杂性肘关节脱位:轴向损伤合并尺骨鹰嘴骨折及桡骨头脱位(Wyrick,2015)

第1阶段(0~1周)
- 夹板固定肘关节1周

第2阶段(1~6周)
- 术后第2周拆除缝线或皮质螺钉
- 去除夹板
- 去除夹板后开始屈曲、伸展、旋前、旋后关节活动度练习
- 可使用铰链式支具帮助稳定肘关节

- 对于老年患者或严重粉碎性骨折患者,外科医生应酌情延迟至4周后进行无保护性关节完全活动度练习

第3阶段(6~8周及以后)
- 开始进行抗阻练习

复杂性肘关节脱位:外翻后外旋损伤合并外侧副韧带撕裂、桡骨头及尺骨冠突骨折(Wyrick,2015)

第1阶段(0~1周)
- 根据修复的韧带进行患肢夹板固定

第2阶段(1~4周)
- 术后第2周拆除缝线或皮质螺钉
- 1周后拆除夹板
- 使用铰链式支具将伸展角度限制在30°以内并持续4周
- 轻柔的主动活动
- 避免肘关节被动活动
- 前臂旋前和旋后训练,要求肘关节屈曲90°位并贴近身体,避免外翻或内翻应力

第3阶段(6~8周及以后)
- 骨折显著愈合后开始渐进性抗阻练习

(待续)

康复方案 12.2(续)

复杂性肘关节脱位：内翻后内旋损伤合并外侧副韧带撕裂及尺骨冠突骨折(Wyrick,2015)	• 轻柔的主动活动
第 1 阶段(0~1 周)	• 贴身进行肘关节功能练习,避免内翻应力
• 术后夹板固定肘关节	• 根据冠突固定的稳定性决定伸直角度
第 2 阶段(1~6 周)	• 限制伸直不超过 30°,持续 4 周
• 术后第 2 周拆除缝线或皮质螺钉	**第 3 阶段(6~8 周及以后)**
• 去除夹板,使用铰链式支具	• 骨折显著愈合后开始渐进性抗阻练习

(王德利　译)

相关资料

A complete reference list is available at https://expertconsult .inkling.com/.

延伸阅读

Cohen MS, Hastings II H. Acute elbow dislocation: evaluation and management. *J Am Acad Orthop Surg*. 1998;6:15–23.

Newman SDS, Mauffrey C, Krikler S. Olecranon fractures. *Injury*. 2009;40(6): 575–581.

Schutle LM, Meals CG, Neviaser RJ. Management of adult diaphyseal both-bone forearm fractures. *J Am Acad Orthop Surg*. 2014;22:437–446.

Tejwani NC, Mehta H. Fractures of the radial head and neck: current concepts in management. *J Am Acad Orthop Surg*. 2007;15:380–387.

Wyrick JD, Dailey SK, Gunzenhaeuser JM, et al. Management of complex elbow dislocations: a mechanistic approach. *J Am Acad Orthop Surg*. 2015;23: 297–306.

## 第 13 章

青少年投掷运动员肘关节损伤的预防

Robert C. Manske | Mark Stovak

引言

美国大约有 3000 万青少年和儿童参加有组织的体育活动（Adirim 和 Cheng 2003）。在美国，每年约有 1500 万名儿童和成人参加有组织的棒球比赛，其中包括 570 万名 8 年级或以下的儿童（Fleisig 和 Andrews，2012）。尽管运动是导致青少年运动员损伤的主要原因，但据估计，这些损伤中有一半以上是可以预防的（Emery，2003）。年轻的棒球运动员，尤其是投手，经常会出现肘部疼痛。表 13.1 列出了青少年肘部疼痛可能的鉴别诊断。研究发现，在一个赛季中，26%~35% 的青少年棒球运动员有肩部或肘部疼痛，超过 30% 的投手主诉肩部疼痛，超过 25% 的投手在比赛后立即出现肘部疼痛（Lyman 等，2001；Lyman 等，2002）。2010 年，投手发生肘部或肩部严重损伤的概率为 5%（严重损伤被定义为需要接受手术或退役）。与受伤高度相关的风险因素是投球动作。具体来说，每场比赛的投球次数、每赛季的投球局数和每年的投球月数都与肘部损伤的风险增加有关。其他的风险因素包括同时为多个球队效力、手臂疲劳时投球和投手同时担任捕手（Fleisig 和 Andrews，2012）。

青少年棒球肘

简单的投掷动作极具暴力性，会对肘关节产生较大的应力。如果次级骨化中心没有融合，肘关节在内侧附着韧带和肌肉的牵拉作用下，因生长板无法承受足够的应力而发生牵引性骨突炎。青少年棒球肘（Little Leaguer's elbow）包括青少年投掷运动员的多种肘部病变。表 13.2 列出了青少年棒球肘的不同损伤类型。

内侧牵拉性损伤

内侧牵拉性损伤以肱骨内上髁骨突炎最为常见。青少年投掷运动员的肘关节内侧反复受力时，对前臂的屈曲–旋前肌群和尺侧副韧带施加拉力，可导致内上髁骨突炎（Pappas，1982；Rudzki 和 Paletta，2004），而不会出现尺侧副韧带断裂（Joyce 等，1995）。在青少年投掷运动员中，尺侧副韧带慢性磨损性撕裂较为罕见（Joyce 等，1995；Ireland 和 Andrews，1988）。尽管如此，高中运动员尺侧副韧带损伤的发生率在逐年递增。Petty 等（2004）报道，在他们中心，高中运动员需要进行尺侧副韧带重建的比例从 1988—1994

表 13.1　青少年肘关节疼痛的鉴别诊断

疼痛部位	可能的诊断	年龄（岁）
外侧	肱骨小头缺血性坏死（Panner 病）	7~12
	剥脱性骨软骨炎	12~16
内侧	内侧骨突炎（青少年棒球肘）	9~12
	内侧副韧带拉伤/扭伤	全年龄段
	屈肌/旋前肌拉伤	全年龄段
	内上髁撕脱	<18
	尺神经炎	全年龄段
后方	鹰嘴骨突炎	9~14
	鹰嘴（后方）撞击	全年龄段
	鹰嘴骨软骨炎	9~14
	肱三头肌/鹰嘴尖撕脱	9~14
其他	应力骨折	全年龄段
	游离体	>18
	滑膜炎	全年龄段

表 13.2　青少年棒球肘类型

内上髁分裂

内上髁撕脱

内上髁骨突生长迟缓

内上髁骨突生长加速

内上髁骨突闭合延迟

鹰嘴骨突闭合延迟

肱骨小头骨软骨病

肱骨小头骨软骨炎

桡骨头骨软骨病

桡骨头骨软骨炎

尺骨肥大

鹰嘴骨突炎

年的 8% 跃升至 1995—2003 年的 13%。尺侧副韧带损伤在青少年运动员中一般是急性的，而在年龄较大、骨骼更成熟的运动员中则是慢性磨损性的。

外侧挤压性损伤

在青少年投掷运动员中，有几种由肘部外侧受到挤压而引起的疾病。其中比较常见的是剥脱性骨软骨炎（OCD）和 Panner 病。虽然以往有人认为这两者是同一种疾病，但它们是不同的。剥脱性骨软骨炎是一种由重复性外伤导致的局部病变，表现为关节软骨从底层的软骨下骨表面剥离（Yadao 等，2004）。Panner 病是一种局灶性的全肱骨小头骨坏死，主要见于 7~12 岁男孩，与外伤无关（Yadao 等，2004）。

后方挤压性损伤

肘关节内侧和外侧疼痛发生于投掷的挥臂晚期和加速早期，因为肘关节承受了过度的外翻伸直负荷；肘关节后方疼痛则发生在投掷的末期，因为肘部被锁定在完全伸直位。当肘部处于完全伸直状态时，滑膜可被鹰嘴嵌压导致后方撞击综合征，或因肱三头肌牵拉导致后方骨骺端受压，引起鹰嘴骨突炎（Crowther，2009）。

预防

家长和教练需要更加积极主动地保护青少年运动员，尤其是那些有风险的球员。然而，这些人通常是"更优秀的球员"，这是他们会更早出现这些问题的原因。Fleisig 和 Andrews（2012）建议可通过遵循以下指南来降低青少年运动员出现肘关节问题的风险（青少年棒球肘–学习曲线）：

1. 关注并处理疲劳现象，例如，球速下降、准确度下降、投掷力学改变（姿势或肘部位置）或投球间隔时间增加。如果投手看起来很疲惫或抱怨疲劳，建议休息。

2. 每年至少有 2~3 个月（最好是 4 个月）不做任何形式的过顶投掷，至少有 4 个月不在竞赛中投球。

3. 在任何一年内的比赛中投球不超过 100 局。

4. 遵守投球次数和休息天数限制。

5. 避免在多支球队投球，且赛季重叠。

6. 尽快学习科学的投掷生物力学。首先掌握快速球和变速球的基本投掷技术。

7. 避免使用雷达枪。

8. 投手不应该同时担任球队的捕手。投手–捕手重叠会导致投掷次数增加，可能会增加受伤的风险。

9. 如果投手抱怨肘部或肩部疼痛，应停止投掷并由运动医学医生进行评估。

10.激励青少年投掷运动员在棒球和其他运动中获得乐趣。参加并享受各种体育活动，可以提高运动能力和运动兴趣。

一些协会就预防青少年运动员肩肘问题提出了建议。美国儿科学会（美国儿科协会政策声明：棒球和垒球 2012）和美国棒球协会均就投球数制定了指南。美国儿科学会建议每周 200 次投球或每次出场 90 次，而美国棒球医疗和安全咨询委员会建议更严格的每周 75~125 次投球或每次出场 50~75 次，具体要求与年龄有关（运动医学和健康委员会，美国棒球医疗和安全咨询委员会，2001）。

美国棒球指南

美国棒球协会已经制定了指南以降低青少年运动员肘部或肩部损伤的风险。

投球数

对青少年的投球数应仔细监测和调整。根据投手的年龄建议限制相应的投球数量（表 13.3）。

投掷类型

既往对某些类型投掷动作的年龄要求有不同的建议。虽然不再按照年龄建议投球数，但强烈建议年龄较小的投手（9~12 岁）避免投除快速直球和变速球以外的其他球。14 岁之后，如果球员能投出稳定的快速直球和变速球，可以开始练习曲线变化球。

Lyman 等（2002）评估了青少年投球手的投球次数、投球类型和投球生物力学与肩肘部疼痛之间的关联。他们发现，在 476 名 9~14 岁的投手中，超过一半的投手在一个赛季中出现肩肘部疼痛。投掷曲线球会导致肩部疼痛风险增加 52%，投掷滑球会使肘部疼痛风险增加 86%。他们还发现，在一场比赛中和一个赛季中投球的次数与肩肘部疼痛的发生率有显著的关联。

尽管不正确的投掷生物力学仍然是肘关节损伤的风险因素，但 Fleisig 和 Andrews 在 2012 年报道了几项比较曲线球和快速直球对肘部内翻应力影响的研究，大多数研究显示曲线球产生的应力小于快球的应力。因此，他们得出结论，临床、流行病学和生物力学数据并不支持低龄运动员投掷曲线球是肘部损伤的风险因素的说法。尽管如此，但许多权威组织和医生仍认为这是一个风险因素，因此不鼓励运动员在骨骼成熟前投掷曲线球（Fleisig 和 Andrews，2012）。

多次出场

青少年运动员不再担任投手后，通常会在另一个位置上继续比赛，但如果没有进行适当的热身，可能会对肩肘部造成伤害。必须慢慢、逐步地对肩肘部周围的软组织进行热身，尤其是在高强度运动后已经出现疲劳的情况下。一旦青少年运动员在比赛中被从投手位置撤下后，应劝阻他们不要再回到投手位。

展示赛

展示赛让年轻球员有更多的机会向更高层次的球探展示他们的棒球技术。这对于野手来说可能没有问题，但会对投手的投球健康产生巨大的负面影响。这些展示赛一般都是在临近赛季结束时进行的，这时投手可能已经很疲劳，急需休息和恢复。如果赛季突然结束，这名年轻球员可能已经失去了投手的最佳状态，他会尝试通过使用情况不佳的手臂用力投掷来弥补状态。为了给更高级别的教练留下深刻的印象而过度投掷，这无疑会容易导致肩肘部受伤。因此，建议投手们不要参加展示赛，以免造成损伤。

表 13.3　投球次数限制和休息时间建议

年龄	每日最多投球数	需要休息时间（投球数）				
		0 天	1 天	2 天	3 天	4 天
7~8	50	1~20	21~35	36~50	-	-
9~10	75	1~20	21~35	36~50	51~65	66+
11~12	85	1~20	21~35	36~50	51~65	66+
13~14	95	1~20	21~35	36~50	51~65	66+
15~16	95	1~30	31~45	46~60	61~75	76+
17~18	105	1~30	31~45	46~60	61~75	76+
19~22	120	1~30	31~45	46~60	61~75	76+

每个联盟都应为自己的投手设定运动量限制，以免运动员疲劳投球。研究表明，投球数是限制投手运动量最准确、最有效的指标。

From Pitch Smart USA Baseball. http://m.mlb.com/pitchsmart/pitchingguidelines/.

同时,不应强调展示赛的重要性,而应让投手有足够的时间休息和恢复,以便为下一场常规比赛做好准备。

全年棒球

为了保持较高的竞技水平,一些年轻运动员常年打棒球。目前看来,运动员参与多项运动的可能正成为过去式,尤其是在全年天气相对温暖的情况下更是如此。常年投掷棒球显著增加了肩肘部损伤的风险。应鼓励青少年投手一年中最多投球 9 个月,此后至少 3 个月内不应参加棒球或其他涉及过顶动作的体育活动,如足球、田径和游泳等。

(王德利 译)

相关资料

A complete reference list is available at https://expertconsult. inkling.com/.

延伸阅读

Cassas KJ, Cassettari-Wayhs A. Childhood and adolescent sports-related overuse injuries. *Am Fam Physician*. 2006;73:1014–1033.

Cox K, Manske RC, Stovak M. Unpublished research. *Do high school coaches follow the recommendations of USA Baseball Medical and Safety Advisory Committee?* 2009.

Dun S, et al. A biomechanical comparison of youth baseball pitches: is the curveball potentially harmful? *Am J Sports Med*. 2009;36:686–692.

Jones G. Pitch counts, pitch types, and prevention ptrategies in the adolescent/ Little League baseball player. *Sports Medicine Update*. July/August 2011:2–6.

Nissen CW, et al. A biomechanical comparison of the fastball and curveball in adolescent baseball pitchers. *Am J Sports Med*. 2009;37:1492–1498.

第 **14** 章

内侧副韧带损伤及肘部尺神经损伤

Michael Levinson | David W. Altchek

在职业及高中运动员群体中,内侧副韧带(MCL)重建越来越普遍。媒体在报道职业运动新闻时普遍存在对内侧副韧带重建的误解。他们通常会高估职业投球手重返赛场的能力,人多相信投球手可在术后1年内重返赛场(Conte 等,2015)。投掷类运动员经常发生肘内侧副韧带和尺神经损伤,此类损伤最常见于棒球运动员,尤其是投手。此外,也有文献报道其他投掷类运动员(如四分卫运动员及标枪投掷运动员)发生此类损伤。在投掷时,肘部产生巨大的外翻扭转力,肘关节由屈曲到伸直产生的角速度可高达 3000°/s。鲜有文献报道采用保守方式治疗此类损伤,并且保守治疗的效果也并不令人满意。近年来,手术技术的改进和对康复原则的不断理解已使外科治疗成为帮助运动员重返赛场的更优方式。

解剖和生物力学

内侧副韧带主要分为两束。前束起自尺骨冠突,止于内上髁底面,伸肘时紧张,屈肘时松弛。后束起自内上髁后方,止于尺骨近端及冠突后方(图 14.1),屈肘时紧张,伸肘时松弛。前束是内侧副韧带重建的首要关注点。尺神经在肘管内走行,肘管位于内上髁后方的间隙。在肘管顶部可显露尺神经,此处结构被称为肘管支持带。

损伤机制

内侧副韧带损伤是由于投掷时韧带反复承受巨大的外翻负荷。内侧副韧带是肘关节对抗外翻应力的首要结构。Dillman 等(1995)研究发现,精英棒球投手投出一个快球时产生的负荷与内侧副韧带的实际抗拉强度相近。内侧副韧带则在挥臂晚期及加速期抵抗这股力量。反复的超负荷可使韧带产生炎症及微撕裂,最终导致韧带断裂。在此基础上,继续以不稳定的患肢投掷将导致肘关节发生退行性变。

反复的外翻应力刺激同样可引起尺神经损伤,

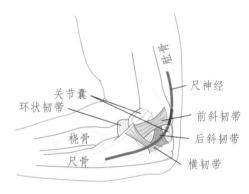

图 14.1 肘内侧副韧带复合体,包括前斜韧带、后斜韧带及横韧带。

韧带功能不全可进一步加重神经损伤。这些应力刺激将尺神经向内牵拉，造成尺神经慢性半脱位或脱出尺神经沟外。此外，投手常伴有屈曲-旋前肌过度肥大，肌肉收缩时可压迫尺神经。尺神经损伤可为单发，也可伴发内侧副韧带损伤。

评估

　　内侧副韧带功能不全应根据病史、体格检查、MRI 及关节镜检查结果进行诊断。病史通常为长期投掷时出现肘内侧疼痛，以挥臂晚期和加速早期最明显，常导致患者不能完成投掷动作。体格检查主要是外翻应力试验，可再现外翻松弛度增加的症状。MRI 表现与内侧副韧带损伤一致，有助于临床诊断。最后，关节镜检查阳性可协助诊断，即关节镜下测量尺骨冠突与肱骨内侧之间的开口距离超过 1mm。

外科治疗

内侧副韧带重建

　　目前已证实，内侧副韧带重建是使运动员恢复伤前竞技水平、重返赛场的一种非常有效的方法。Cain 等（2010）发现，83% 的运动员恢复或超越了伤前的竞技水平，其中就包括 83% 进行内侧副韧带重建术的运动员。Altchek 等（2000）提出的"对接技术"被用于内侧副韧带重建手术。前束是重建的首要部位。可选同侧掌长肌腱作为移植物。若此肌肉缺失，则选用股薄肌肌腱。康复原则不受移植物来源的影响。但选用股薄肌时，需要考虑取腱侧下肢能否承受对应的康复训练强度。

　　手术步骤包括：通过经肌间隙入路进行常规关节镜探查，该入路可保留屈肌-旋前肌的起点（图 14.2）。在肱骨和尺骨内制造骨隧道，用缝线使移植物在骨道中稳固"对接"（图 14.3）。该技术可减少骨隧道的数量，减小钻孔的孔径，同时还能避免尺神经移位。

尺神经转位术

　　治疗尺神经卡压最常用的手术方式是尺神经前置术，该方法有效延长了神经，减少了屈肘过程中的牵张。具体方法是：从肘管游离尺神经，将尺神经移

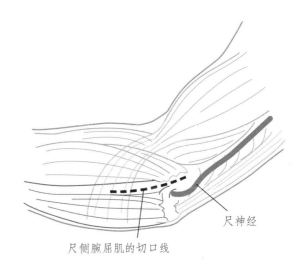

图 14.2　通过分离尺侧腕屈肌显露术野。（Redrawn from Levinson M: Ulnar Collateral Reconstruction in Postsurgical Rehabilitation Guidelines for the Orthopedic Clinician. 1st edition, St. Louis, Elsevier, 2006.）

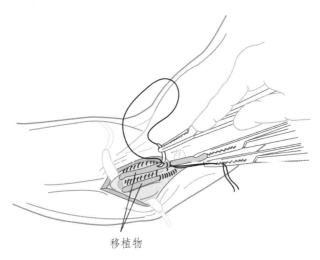

图 14.3　对接技术：用缝线使移植物在骨道中稳固"对接"。（Redrawn from Levinson M: Ulnar Collateral Reconstruction in Postsurgical Rehabilitation Guidelines for the Orthopedic Clinician. 1st edition, St. Louis, Elsevier, 2006.）

至肱骨内上髁前方，然后用筋膜条加固，以免尺神经从肱骨内上髁脱出导致半脱位。

康复锻炼概述及原则

　　内侧副韧带重建术后的康复方案取决于移植物所能达到的最大愈合程度和功能需求（康复方案 14.1）。恢复特定功能活动的时间则取决于移植物何时能获得充足的力量和恢复足够的活动性。康复方案以早期、安全的关节活动度练习为主，从而使组织

达到最佳愈合并降低制动带来的不良影响。术后1周开始在铰链式支具的保护下进行肘关节活动度练习,以防止关节挛缩,缓解疼痛,促进胶原生成及营养关节软骨。术后6周内,逐渐增加关节活动度。康复锻炼全程应避免剧烈地被动牵拉患肢。采用低负荷、长时间拉伸的方法来伸展肘关节可有效恢复关节活动度。需要进行软组织松解术以减少肌肉僵直、疼痛和水肿,并帮助患者更快地恢复完全的关节活动度。

术后第6周开始进行肌力锻炼。根据动力链原理,该阶段的康复重点是肩胛骨和肩关节。术后避免肩袖肌力锻炼直至8~9周,以防止早期对肘关节过度施加外翻应力。随着康复的推进,可进行全上肢的肌力锻炼。此外,应增加特定锻炼以恢复投掷运动员的功能需求,包括离心训练、推举训练、耐力训练和速度训练。肌力恢复正常后,在投掷和击球训练前先进行强化训练。

康复方案 14.1 内侧副韧带重建术后康复指南

第1阶段(1~4周)

目标
- 加速愈合
- 减轻炎症和疼痛
- 开始恢复关节活动度至30°~105°

治疗
- 夹板固定于50°~60°位,持续1周
- 佩戴肘部支具进行主动关节活动度练习(第1~3周:45°~90°;第4周:30°~105°)
- 肩胛部等长肌力训练
- 抓握训练

第2阶段(4~6周)

目标
- 主动关节活动度:15°~115°
- 轻度肿胀和疼痛

治疗
- 支具保护下继续关节主动活动度练习
- 无痛等长肌力训练(前屈、伸展肩关节、肘关节屈伸)
- 肩胛部手动稳定性训练
- 按需进行物理治疗

第3阶段(6~12周)

目标
- 恢复完全关节活动度
- 恢复上肢肌力至5级
- 开始恢复上肢耐力

治疗
- 继续主动关节活动度练习
- 低强度长时间拉伸

- 开始肩胛部、肩部及肘部的等张肌力训练
- 第8周开始内旋和外旋训练
- 上肢肌力训练器
- 开始神经肌肉训练
- 肌力恢复足够后开始进行本体感觉神经肌肉促进训练
- 按需进行物理治疗

第4阶段(12~16周)

目标
- 完全恢复肌力及肢体柔韧性
- 恢复正常的神经肌肉功能
- 为重返运动做好准备

治疗
- 加大内旋和外旋角度至90°位
- 开始轻度强化前臂/腕部肌力(在临床医生的指导下进行)
- 继续耐力训练
- 开始强化训练
- 开始全上肢柔韧性训练
- 同时锻炼躯干及下肢

第5阶段(4~9个月)

目标
- 重返运动
- 预防再损伤

治疗
- 第4个月开始进行间歇投掷训练
- 第5个月开始进行间歇击球训练
- 继续肌力和柔韧性训练

最新的康复方案纳入了前臂肌肉。高强度的屈曲–旋前肌群强化锻炼可引起肌腱炎,甚至更严重的损伤。大多数运动员因从事投掷或其他上肢运动,其屈曲–旋前肌群具有足够的肌力。因此,应尽量避免屈曲–旋前肌群的单独训练。

康复过程中应确保整个上肢的柔韧性恢复至正常。特别强调恢复肩关节内旋功能。肩关节内旋可对抗投掷时挥臂晚期产生的外翻扭转应力。此外,内旋与肘关节外翻不稳定有关。

神经肌肉动态稳定功能训练包括躯干及下肢。Hannon 及其同事(2014)评估了内侧副韧带损伤的棒球运动员术前及术后 3 个月的下肢平衡力。他们发现,与术后 3 个月相比,患者术前的主力腿存在平衡力缺陷。单腿平衡站立、波速球深蹲、斜板深蹲或星状平衡训练均有助于提高躯干及髋部的稳定性。核心稳定性可通过手臂侧的平板支撑和躯干节律稳定进行锻炼。

间歇训练计划对于帮助运动员重返赛场至关重要。固定且有序地热身和拉伸及循序渐进地运动可以帮助运动员更好地恢复运动功能。当上肢肌力及柔韧性恢复至正常,通常在术后第 4 个月开始间歇投掷训练。术后第 5 个月则开始间断的击球训练。可以从纯挥杆开始,逐渐进展到击球,然后再进行现场投球。已完成长期投掷训练的投手可在术后第 9 个月开始投球,但不要期望能在 1 年内参加比赛。

尺神经转位术的康复进程与内侧副韧带重建术类似,但康复时间较短(康复方案 14.2)。术后第 3 周可以去除支具,同时开始正式的肌力训练。术后第 10~12 周可开始正常的投掷训练。

内侧副韧带损伤的保守治疗

目前几乎没有研究支持保守治疗,尤其是对于需要恢复至伤前运动水平的竞技性投掷运动员。但是,有时保守治疗也不失为一种选择(康复方案 14.3)。

保守治疗的早期治疗目标是减轻炎症反应与疼痛,促进软组织愈合,避免关节活动度丢失。急性创伤性损伤有时可使用支具保护,慢性投掷性损伤则不然。内侧副韧带损伤后,肘关节易发生僵硬的主要原因包括:肱尺关节的外形高度匹配、前关节囊对创伤后的炎症反应、屈曲–旋前肌纤维化及肘关节表面覆有多条肌肉。在康复早期,应尽量避免对肘关节施加外翻应力。

在康复中期和进展期,目标是恢复整个上肢的完全活动度、肌力及柔韧性。功能进展性训练与其他康复方案类似,即在康复后期进行内旋和外旋锻炼,避免对肘关节施加过度的外翻应力。康复阶段的起止时间因人而异,与患者的症状和运动需求有关。例如,投掷运动员必须在开始投掷训练前完成推举训练和肌肉强化训练。

康复方案 14.2　尺神经转位术后康复指南

第 1 阶段(1~4 周)
目标
- 促进愈合
- 减轻炎症反应和疼痛
- 恢复关节活动度至 15°~100°

治疗
- 夹板固定于 60° 位,持续 1 周
- 佩戴肘部支具进行主动关节活动度练习(第 1~3 周:15°~100°)
- 腕部主动活动度练习

- 抓握训练
- 肩胛骨等长肌力训练
- 肩胛骨手动稳定性训练

第 2 阶段(4~6 周)
目标
- 轻度肿胀和疼痛
- 恢复全关节活动度
- 开始恢复上肢肌力

治疗
- 去除支具

(待续)

康复方案 14.2（续）

- 继续主动关节活动度练习（避免被动活动度练习）
- 开始肩胛骨、肩部及肘部的等张肌力训练
- 第 6 周开始内旋/外旋肌力训练
- 上肢肌力测试（在恢复足够的关节活动度后进行）

第 3 阶段（6~8 周）

目标

- 恢复上肢肌力至 5 级
- 恢复上肢耐力
- 恢复上肢柔韧性

治疗

- 肩胛部、肩部及肘部的等张肌力进阶训练
- 推举训练（本体感觉神经肌肉促进，90/90）
- 恢复上肢柔韧性

- 开始轻度强化前臂/腕部肌力（在临床医生的指导下进行）
- 开始进行神经肌肉训练

第 4 阶段（8~12 周）

目标

- 重返运动
- 预防再损伤

治疗

- 继续全上肢肌力训练
- 继续全上肢柔韧性训练
- 开始强化训练
- 进阶至间歇投掷训练（若能良好耐受强化训练的强度）

康复方案 14.3　内侧副韧带损伤保守治疗康复指南

急性期

目标

- 促进愈合
- 减轻炎症反应和疼痛
- 开始恢复关节活动度

治疗

- 佩戴支具（由临床医生决定）
- 主动关节活动度（AROM）练习
- 等长肌力训练（肩胛骨、三角肌）
- 抓握训练

中期

目标

- 恢复全关节活动度
- 轻度肿胀和疼痛
- 开始恢复肌力

治疗

- 去除支具
- 继续 AROM 练习
- 开始肩胛骨、肩部及肘部的等张肌力训练（避免内旋与外旋动作）

强化肌力期

目标

- 恢复上肢肌力至 5 级
- 开始恢复上肢耐力
- 开始恢复上肢柔韧性

治疗

- 强化肩胛骨、肩、肘的肌力训练
- 开始内旋/外旋肌力训练
- 开始轻度强化前臂/腕部肌力（在临床医生的指导下进行）
- 神经肌肉训练
- 上肢柔韧性训练（重点训练后肩部）

重返运动期

目标

- 重返运动
- 预防再损伤

治疗

- 继续积极的上肢肌力和柔韧性训练
- 进阶至推举训练
- 开始强化训练
- 开始间歇专项运动训练

（王德利　译）

相关资料

A complete reference list is available at https://expertconsult
.inkling.com/.

延伸阅读

Altchek DW, Andrews JR. *The Athlete's Elbow*. 1st ed. Philadelphia: Lippincott
Williams & Wilkins; 2001.

Altchek DW, Levinson M. Rehab after MCL reconstruction. *Biomech*.
2001;5:22–28.

Dines JS, Frank JB, Akerman M, et al. Glenohumeral internal rotation deficits
in baseball players with ulnar collateral ligament insufficiency. *Am J Sports
Med*. 2009;37:566–570.

Dodson CC, Thomas A, Dines JS, et al. Medial ulnar collateral reconstruction of
the elbow in throwing athletes. *Am J Sports Med*. 2006;34:1926–1933.

Keefe DT, Lintner DM. Nerve injuries in the throwing elbow. *Clin Sports Med*.
2004;23:723–742.

Levinson M. Ulnar collateral ligament reconstruction. In: Cioppa-Mosca J,
Cahill J, Young Tucker C, eds. *Postsurgical Rehabilitation Guidelines for the
Orthopedic Clinician*. 1st ed. St. Louis: Elsevier; 2006.

Rettig AC, Sherill C, Dale S, et al. Nonoperative treatment of ulnar collateral
ligament injuries in throwing athletes. *Am J Sports Med*. 2001;29:15–17.

Rouhrbough JT, Altchek DW, Hyman J, et al. Medial collateral ligament re-
construction of the elbow using the docking technique. *Am J Sports Med*.
2002;30:541–548.

Wilk KE, Levinson M. Rehabilitation of the athlete's elbow. In: Altchek DA,
Andrews JR, eds. *The Athlete's Elbow*. 1st ed. Philadelphia: Lippincott Wil-
liams & Wilkins; 2001.

第 15 章

投掷运动员肘关节屈曲挛缩（伸直障碍）的治疗

Tigran Garabekyan | Charles E. Giangarra

- 投掷运动员肘关节屈曲挛缩通常是由外翻伸展过载综合征引起的。在前臂投掷运动启动晚期及加速的早期，持续、重复的极限拉伸载荷使尺侧副韧带前束松弛或断裂，继而导致肘关节外翻不稳定。肘关节外翻不稳定不仅会造成桡骨小头与肱骨小头关节面的应力增加，还会造成内侧鹰嘴窝和鹰嘴的应力增加。在超过生理负荷作用下，鹰嘴近端及鹰嘴窝形成反应性骨赘（接吻骨赘），从而逐步影响肘关节撞击及伸展受限。偶然情况下，增生肥大的骨赘断裂形成游离体，进一步影响肘关节伸展功能（O' Holleran 等，2006）。

- 肘关节屈曲挛缩可影响肘关节和前臂的所有运动，包括屈曲、伸展、旋后、旋前。

- Gelinas 等（2000）研究表明，接受测试的职业棒球投手中有 50% 存在肘关节屈曲挛缩。通常情况下，10°以内的肘关节屈曲挛缩不会被运动员发现，同时也不会影响肘关节"功能性"的活动度（ROM）。

- 非手术治疗仍是治疗和预防肘关节挛缩的首要方法。提倡早期肘关节活动度训练和监督治疗以防止运动损失。

- 肘关节伸展功能的恢复常采用低负荷、长时间的拉伸治疗（LLLDS）（图 15.1）。高强度、短时间的拉伸可能会形成异位骨化，被认为是屈曲挛缩肘关节保守治疗的禁忌。

- 初期治疗包括热疗和超声治疗、夜间动态夹

板固定（LLLD）、关节手法松解，以及每天进行多次肘关节活动度练习。

- 可以通过手法松解肱尺关节、肱桡关节和尺桡关节来增加肘关节各个方向的关节活动度。为了改善肘关节伸展功能，康复师可以实施肱尺分离（图 15.2），或进行桡尺关节（图 15.3）和肱桡关节（图 15.4）的桡骨背侧滑移训练。

- 如果非手术措施失败的运动员希望能恢复到伤前的竞技水平，或者某些患者因肘关节屈曲挛缩导致肘关节功能丢失严重，可以进行关节镜手术，以清除游离体和骨赘，并治疗关节软骨损伤。

- 关节镜手术后需要快速康复，但要避免过度的

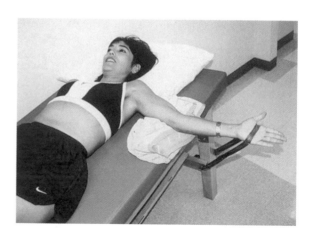

图 15.1 低负荷、长时间牵伸肘部以恢复肘关节完全伸展功能。

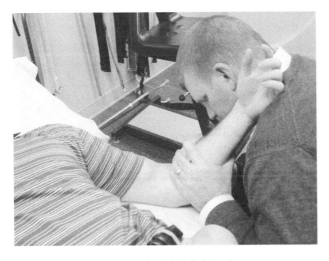

图 15.2　肱尺关节分离松动。

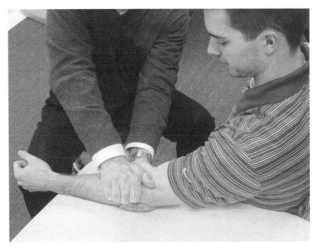

图 15.4　桡肱关节的桡骨背侧滑动训练。

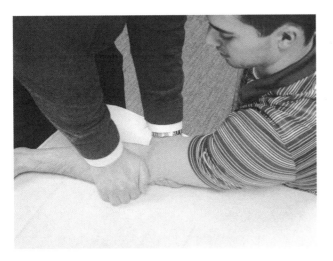

图 15.3　桡尺关节的桡骨背侧滑动训练。

康复治疗,以预防肘关节炎症,从而避免术后夹板固定及关节僵硬。

• Timmerman 和 Andrews(1994)对 19 例创伤后肘关节纤维化患者进行了关节镜清创治疗。随访 29 个月,患者肘关节伸直功能从 -29°恢复到 -11°,肘关节屈曲功能从 123°提高到 134°

• Bionna 等(2010)对 26 名主诉肘关节伸展受限的运动员进行了肘关节镜下挛缩松解。随访发现,所有 26 个肘关节均得到了主观和客观改善,其中 22 名运动员恢复到伤前的运动水平。

• Araghi 等(2010)随访了 20 例因肘部僵硬而接受松解手术治疗的患者。51 例需要在麻醉下进行检查,平均时间为术后 40 天。44 例患者在 1 年内肘关节活动度增加了 40°。

• 关节镜术后物理治疗的基本目标是在所涉及结构的愈合参数范围内恢复关节的活动度和柔韧性。

安全重返运动的推荐标准包括:

• 无痛和全角度活动。

• 无压痛。

• 等长肌力测试满意。

• 肘关节临床检测满意。

肘关节镜检查后的治疗方案见康复方案 15.1。

康复方案 15.1　肘关节镜检查后

第 1 阶段(即时运动阶段)	• 延缓肌肉萎缩
目标	• 进展到第 2 阶段的标准:
• 恢复运动(重点放在恢复关节活动度上)	- 全角度,无疼痛或者无压痛,手法肌力测试
• 减轻疼痛和炎症	至少 4/5 级

(待续)

康复方案 15.1（续）

1~3 天	• 恢复肘部神经肌肉控制
• 可耐受活动度练习（肘部被动、主动屈曲和伸展）（10 次/时，1 小时/次，2 次/天）	• 进展到第 3 阶段的标准：
• 超压伸展训练（至少大于现伸展情况 10°）	－ 全角度且无痛，肘关节无压痛，力量恢复至健侧的 70%
• 手腕和肘部肌肉等长训练（屈曲/伸展/旋前/旋后）	**2~4 周**
• 每小时加压冷疗	• 利用等张收缩强化上肢肌肉力量（包括肩袖和肩胛周围肌肉）
• 可以使用水疗、脉冲电刺激、超声和经皮神经肌肉刺激	• 哑铃渐进式阻力训练和弹力带训练
4~9 天	• 活动度练习（解决关节内旋转缺陷）
• 屈伸活动范围（5°~120°）	• 超压伸展训练：伸展 2 分钟（3~4 次/天）
• 超压伸展训练：5 磅重量，肘部完全伸展（4~5 次/天）	• 运动后继续冷疗
• 继续肌肉等长训练和握力练习	**第 3 阶段（高级强化阶段）**
• 继续冷疗	**目标**
10~14 天	• 增加整个手臂的力量、耐力及神经肌肉控制
• 全角度被动活动	• 允许重返竞技运动的标准：
• 活动度训练（两组，10 次/小时）	－ 全角度且无痛，肘关节无压痛，符合标准的等速力量测试，以及良好的临床检查结果
• 最大程度的伸展训练	
• 继续肌肉等长训练	**4~8 周**
第 2 阶段（中间阶段）	• 高级力量训练
目标	• 强化训练
• 保持全角度活动	• 运动相关活动
• 逐步提高肌肉力量和耐力	• 间歇投掷训练（通常在 4~6 周开始）

（王德利　译）

相关资料

A complete reference list is available at https://expertconsult.inkling.com/.

延伸阅读

Bennett JB, Mehlhoff TL. Total elbow arthroplasty: surgical technique. *J Hand Surg Am.* 2009;34(5):933–939.

Bruno RJ, Lee ML, Strauch RJ, et al. Posttraumatic elbow stiffness: evaluation and management. *J Am Acad Orthop Surg.* 2002;10(2):106–116.

Cain Jr EL, Dugas JR, Wolf RS, et al. Elbow injuries in throwing athletes: a current concepts review. *Am J Sports Med.* 2003;31(4):621–635.

Chen FS, Rokito AS, Jobe FW. Medial elbow problems in the overhead-throwing athlete. *J Am Acad Orthop Surg.* 2001;9(2):99–113.

Cheung EV, Adams R, Morrey BF. Primary osteoarthritis of the elbow: current treatment options. *J Am Acad Orthop Surg.* 2008;16(2):77–87.

Evans PJ, Nandi S, Maschke S, et al. Prevention and treatment of elbow stiffness. *J Hand Surg Am.* 2009;34(4):769–778.

Gramstad GD, Galatz LM. Management of elbow osteoarthritis. *J Bone Joint Surg Am.* 2006;88(2):421–430.

Kauffman JI, Chen AL, Stuchin S, et al. Surgical management of the rheumatoid elbow. *J Am Acad Orthop Surg.* 2003;11(2):100–108.

Kokkalis ZT, Schmidt CC, Sotereanos DG. Elbow arthritis: current concepts. *J Hand Surg Am.* 2009;34(4):761–768.

Lindenhovius AL, Jupiter JB. The posttraumatic stiff elbow: a review of the literature. *J Hand Surg Am.* 2007;32(10):1605–1623.

Morrey BF. Post-traumatic contracture of the elbow. Operative treatment, including distraction arthroplasty. *J Bone Joint Surg Am.* 1990;72(4):601–618.

O'Holleran JD, Altchek DW. The thrower's elbow: arthroscopic treatment of valgus extension overload syndrome. *HSS J.* 2006;2(1):83–93.

van der Lugt JC, Rozing PM. Systematic review of primary total elbow prostheses used for the rheumatoid elbow. *Clin Rheumatol.* 2004;23(4):291–298.

第 **16** 章

创伤后肘关节僵硬

Daniel Woods | Charles E. Giangarra

定义

肘关节存在 3 个关节面。肘关节的屈伸主要依靠肱尺关节。肱桡关节不仅支持肘关节的屈伸活动，还支持前臂的旋前和旋后。近端尺桡关节支持前臂的旋前和旋后活动。

美国骨科医师学会将肘关节的生理活动范围定义为伸屈 0~146°，前臂旋前 71°、前臂旋后 84°。此外，Morrey 等（1981）将肘关节的功能活动范围定义为伸直 30°到屈曲 130°，前臂旋转范围为 100°，包含旋后 50°和旋前 50°。肘关节僵硬引起的功能障碍是根据患者的个人需求来定义的。

分类

不同学者对肘关节僵硬的病因进行了分类。Kay（1998）基于解剖学将肘关节僵硬分为 5 类。① I 型：软组织挛缩；② II 型：软组织挛缩伴骨赘；③ III 型：无移位关节骨折伴软组织挛缩；④ IV 型：有移位的关节内骨折伴软组织挛缩；⑤ V 型：创伤后骨桥阻碍肘部活动。

Morrey（1990）根据发病原因将肘关节僵硬分为内源性、外源性和混合性（表 16.1）。内源性因素主要包括关节面畸形及错位、关节内粘连、游离体、撞击性骨赘、鹰嘴或冠突窝内纤维化等引起的关节内病变。外源性因素则是指关节面病变以外的因素，如瘢痕或烧伤引起的皮肤挛缩、关节囊和副韧带挛缩及

异位骨化（HO）。另一个重要的外源性因素是肱肌或三头肌损伤后形成关节积血，进而导致局部瘢痕、纤维化和活动受限，从而引起肘关节僵硬。此外，尺神经卡压可引起疼痛，影响关节活动并最终导致关节囊挛缩。混合性因素是指关节内病变引起的外在挛缩。

异位骨化

异位骨化是肘部创伤后僵硬的重要原因。直接创伤、脑脊髓损伤、手术和应力被动活动均可导致异

表 16.1　Morrey 肘关节僵硬病因分类（按病变位置）

外源性
皮肤，皮下组织
关节囊（前/后）
副韧带挛缩
肌静压挛缩（后/前）
异位骨化
内源性
关节畸形
关节粘连
撞击性骨赘
● 冠状
● 鹰嘴
撞击性纤维化
● 冠状窝
● 鹰嘴窝
游离体

位骨化,异位骨化的严重程度与初始损伤直接相关。初始损伤后 4~6 周,异位骨化影像学上表现为关节肿胀、充血和活动受限。Hastings 和 Graham(1994)将上肢的异位骨化分为 3 类。①Ⅰ型:无功能受限;②Ⅱ型:不完全受限;③Ⅲ型:完全性骨性强直(表 16.2)。伤后早期可采用物理治疗或吲哚美辛或双磷酸盐治疗。如果异位骨化继续进展,应在充血和肿胀开始减轻时,通过手术切除异位骨。当异位骨化明显时,应及时手术治疗,避免因长时间关节活动障碍造成软组织挛缩。

肘关节僵硬的评估

肘关节僵硬患者的病史包括发病时间、持续时间、临床特征和症状的发展等。创伤后肘关节僵硬的患者较少出现疼痛,疼痛通常提示肘关节病、神经病变、感染或关节失稳等。肘关节僵硬患者常存在外伤史、手术史和化脓性关节炎等病史。此外,血友病和痉挛性神经病也可以导致肘关节僵硬,前者可导致关节出血,后者可导致神经性关节变性。最后,在治疗过程中,患者的职业及休闲活动的功能需求对肘关节僵硬的治疗具有重要意义。

体格检查

肘关节僵硬患者的体格检查应包括详细的神经血管检查,尤其是尺神经和正中神经,其可能受肘部创伤影响,或被肘关节周围的异位骨化包绕。注意肘关节周围皮肤上是否有烧伤、瘢痕或纤维化。记录屈曲、伸展、旋前和旋后的主动和被动活动度。同时,应注意到肘关节内外翻与肱尺骨关节病变有关,而前臂旋前和旋后受限则提示桡骨环状韧带或上尺桡关

表 16.2　异位骨化分类:上肢

分类	描述
Ⅰ	无功能受限
Ⅱ	轻微受限
ⅡA	屈曲/伸直受限
ⅡB	旋前/旋后受限
ⅡC	各方向的活动范围受限
Ⅲ	关节完全强直

节病变。对于肘关节屈伸受限,触感的软硬可提示导致活动受限的是软组织还是骨性结构。肘关节活动时产生的骨擦音可鉴别肘关节游离体、骨折和退行性变。

影像学评估

影像学评估包括肘部的前后位、侧位和斜位。早期可在 X 线片上观察到骨折、游离骨折块、关节游离体、退行性变和异位骨化。CT 三维重建有助于明确存在异位骨化时的关节解剖和手术计划。MRI 不常用于肘关节僵硬的评估。

非手术治疗

非手术治疗的目的是获得功能性的、无痛的和稳定的关节活动度。创伤后肘关节僵硬的早期治疗包括渐进的被动活动,逐渐由患者或理疗师辅助进行主动伸展肘部。非手术治疗的辅助疗法还包括非甾体抗炎药(NSAID)、热疗、冷疗,以及按摩、离子电渗、超声和电刺激等。

夹板是治疗肘关节僵硬的另一种方法。动态夹板通过弹簧或橡皮筋张力提供恒定的拉力,可用于屈伸障碍的患者。虽然 Søjbjerg 等(1996)已经报道了积极的治疗结果,但由于对抗肌群的持续紧张和由此导致的疼痛的肌肉痉挛,使得患者依从性较差。

肘关节僵硬可采用渐进式静态可调节夹板治疗,如用于屈伸障碍的旋扣式夹板、旋前旋后夹板,甚至是连续塑形夹板。随着软组织条件的改善,可逐渐增加牵伸角度。螺扣铸件可使屈曲度增加 25°~43°,连续铸造夹板亦有类似的结果。渐进式静态夹板和动态夹板均适用于症状小于 6 个月 (最长至 1 年)且肘关节活动度受限较少的患者。

每隔 20 分钟使用定制的具有 0~140°活动度的矫形器来帮助屈曲和伸展。将其与静态间隔夹板相结合,可以加强改善活动度的作用,但效果甚微。也可应用连续被动活动辅助器,但其在关节极限活动时缺乏压力,因此效果不明确,而在预防术后肘关节僵硬方面有不错的效果。

麻醉下肘关节手法松解可治疗肘关节僵硬。该方法的并发症包括医源性骨折、关节软骨和软组织损伤导致的关节出血和纤维化。手法松解后的肿胀

和疼痛会限制肘关节活动。过度的手法松解可能会导致肘关节异位骨化。

手术治疗

非手术治疗后仍有疼痛和关节活动度受限的患者，可进行手术治疗。手术治疗重要的是要选择有现实期望的患者，他们有动力经受住严格的术后康复治疗。手术方式的选择取决于关节软骨损伤的程度、是否在屈伸过程中发生运动障碍，以及是否因游离骨块或异位骨化导致肘关节僵硬。

无关节软骨缺损或轻微关节软骨缺损的患者应进行软组织松解并清除游离骨块。软组织松解包括肱肌松解、前后关节囊切除术、切除影响尺骨鹰嘴窝活动的软组织及术中去除游离骨块。对于保守治疗失败的中度关节软骨病变的患者，采用关节清理成形术或 Outerbridge-Kashiwagi 肱尺关节成形术对鹰嘴、尺骨鹰嘴窝、冠状突、冠状突窝和桡骨头进行清理成形。对于严重的退行性关节炎改变，手术方案的选择取决于患者的年龄和功能需求。60 岁以上或功能要求低的 60 岁以下的患者可进行全肘关节置换术；而功能要求高的 60 岁以下的患者更适合筋膜移植关节成形术，可使用自体阔筋膜、自体皮肤或同种异体跟腱重建关节功能。

术后康复

术后康复方案各不相同，但遵循三个基本原则：恢复功能活动度、加强关节周围肌肉力量、恢复肘关节功能活动所需的运动。应在术后 2 天开始充分的镇痛，以促进肘关节活动，可通过理疗师轻柔的手法或连续的被动运动机来完成。为避免导致异位骨化，应禁止早期过度肘关节活动。与术前康复运动类似，应继续使用动态或静态夹板和渐进式手动牵伸，直至肘关节活动度稳定在一定的水平。一些作者主张围术期放疗来降低术后异位骨化的风险。目前的放疗方案包括 5 次剂量为 1000cGy 的治疗，或者在术后 2 天内进行单次剂量为 700~800cGy 的治疗。

（王德利　译）

相关资料

A complete reference list is available at https://expertconsult.inkling.com/.

延伸阅读

Bennett JB, Mehlhoff TL. Total elbow arthroplasty: surgical technique. *J Hand Surg Am.* 2009;34(5):933–939.

Bruno RJ, Lee ML, Strauch RJ, et al. Posttraumatic elbow stiffness: evaluation and management. *J Am Acad Orthop Surg.* 2002;10(2):106–116.

Cain Jr EL, Dugas JR, Wolf RS, et al. Elbow injuries in throwing athletes: a current concepts review. *Am J Sports Med.* 2003;31(4):621–635.

Chen FS, Rokito AS, Jobe FW. Medial elbow problems in the overhead-throwing athlete. *J Am Acad Orthop Surg.* 2001;9(2):99–113.

Cheung EV, Adams R, Morrey BF. Primary osteoarthritis of the elbow: current treatment options. *J Am Acad Orthop Surg.* 2008;16(2):77–87.

Evans PJ, Nandi S, Maschke S, et al. Prevention and treatment of elbow stiffness. *J Hand Surg Am.* 2009;34(4):769–778.

Gramstad GD, Galatz LM. Management of elbow osteoarthritis. *J Bone Joint Surg Am.* 2006;88(2):421–430.

Kauffman JI, Chen AL, Stuchin S, et al. Surgical management of the rheumatoid elbow. *J Am Acad Orthop Surg.* 2003;11(2):100–108.

Kokkalis ZT, Schmidt CC, Sotereanos DG. Elbow arthritis: current concepts. *J Hand Surg Am.* 2009;34(4):761–768.

Lindenhovius AL, Jupiter JB. The posttraumatic stiff elbow: a review of the literature. *J Hand Surg Am.* 2007;32(10):1605–1623.

Morrey BF. Post-traumatic contracture of the elbow. Operative treatment, including distraction arthroplasty. *J Bone Joint Surg Am.* 1990;72(4):601–618.

Morrey BF. 2009 Total elbow arthroplasty did not differ from open reduction and internal fixation with regard to reoperation rates. *J Bone Joint Surg Am.* 2010;91(8).

O'Holleran JD, Altchek DW. The thrower's elbow: arthroscopic treatment of valgus extension overload syndrome. *HSS J.* 2006;2(1):83–93.

van der Lugt JC, Rozing PM. Systematic review of primary total elbow prostheses used for the rheumatoid elbow. *Clin Rheumatol.* 2004;23(4):291–298.

第 **17** 章
肘关节脱位的治疗和康复

Michael J. O'Brien | Felix H. Savoie III

康复注意事项

• 肘关节脱位的发生率占所有肘关节损伤的 11%~28%（Mehloff 等，1988）。

• 肘关节脱位是 10 岁以下儿童最常见的关节脱位，也是成年人中发生率仅次于肩关节脱位的类型（Morrey 等，1993）。

• 急性脱位的年发病率为 6/10 万（Linscheid 和 Wheeler，1965）。

• 90% 的肘关节脱位为后脱位或后外侧脱位。

• 最常见的并发症是轻度屈曲挛缩，据报道，存在屈曲挛缩的病例达 60%（Mehloff 等，1988）。

• 超过 3 周的固定将增加关节僵硬和关节挛缩的概率（Mehloff 等，1988；Broberg 和 Rlorrey，1987）。

• 这些并发症说明了早期肘关节主动活动的必要性。

解剖和生物力学

肘关节由两种类型的关节组成，因此可做两种运动。肱尺关节属于屈戌关节，可做屈伸运动；而肱桡关节和桡尺近端关节可做轴向旋转运动（Morrey，1986）。肘关节的稳定性由骨性关节结构、内侧和外侧副韧带及横过关节的肌肉维持。

• 内侧副韧带（见图 14.1），又称为尺侧副韧带，由前、后、横三束组成。前束是最强壮和最明显的部分，后束增厚了关节囊后部，并在肘关节屈曲 90°时提供稳定性。

• 外侧韧带复合体（图 17.1）包括桡侧副韧带、环状韧带和外侧尺骨副韧带。外侧尺骨副韧带对肘关节外侧稳定性的贡献最大。该结构损伤可导致后外侧旋转不稳定。

• 维持肘关节稳定性的主要结构包括肱尺关节、内侧副韧带前束和外侧尺骨副韧带。

• 维持肘关节稳定性的次要结构包括桡骨头、尺骨冠突和关节囊前部（图 17.2）。运动稳定性是由常见伸肌的起点、屈肌–前旋肌的起点及横过关节的肌肉（肱肌和肱三头肌）提供的。

损伤机制

• 肘关节脱位常因跌倒时手臂外展、手完全伸

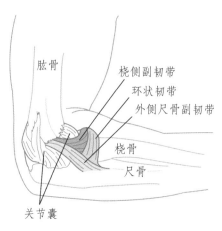

图 17.1 外侧韧带复合体包括桡侧副韧带、环状韧带和外侧尺骨副韧带。外侧尺骨副韧带对肘关节外侧稳定性的贡献最大。该结构的损伤可导致后外侧旋转不稳定。

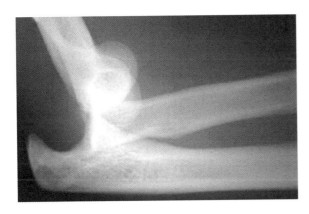

图 17.2　单纯性脱位分为前脱位和后脱位。后脱位最常见,根据尺骨脱位的具体方向可进一步分为后脱位、后内侧脱位、后外侧脱位、直接外侧脱位。

展着地所致。

• 在青少年中,机动车事故、直接创伤、运动损伤和其他较大的应力损伤造成的脱位较为少见。

• 肘关节脱位患者的年龄中位数是 30 岁。

评估和 X 线片

• 急性肘关节脱位的诊断相对简单。

• 体格检查时可发现软组织肿胀和明显畸形。

• 复位前后必须对上肢进行全面的神经血管检查。

• 腕关节和肩关节必须进行触诊和检查以排除伴随的损伤,10%~15% 的病例会出现这种损伤(Morrey,1995)。

• 前臂复位后应检查桡尺远侧关节和前臂骨间膜的压痛,以鉴别 Essex-Lopresti 损伤。

• 在复位操作前必须获得适当的 X 线片(前后位、侧位和斜位),以确定脱位的方向和相关的关节周围骨折。斜位 X 线片对识别桡骨头或冠突骨折可能有帮助。

• 如果存在粉碎性骨折,CT 可能有助于识别骨折类型。

• 复位后必须进行 X 线检查,以确保同轴复位并检查是否存在关节内骨折。真实准确的肘关节侧位片对于评估尺肱骨关节是否复位到合适的位置至关重要。

分类

• 在解剖学上,脱位可分为单纯性脱位(无骨折)和复杂性脱位(合并骨折)。

• 单纯性脱位分为前脱位和后脱位。后脱位最常见,根据尺骨脱位的具体方向可一步分为后脱位、后内侧脱位、后外侧脱位、直接外侧脱位。

• 复杂性脱位最常涉及桡骨头骨折、尺骨冠突骨折和鹰嘴骨折。肘关节脱位中,桡骨头骨折的发生率约为 10%,冠突骨折的发生率为 2%~18%(Morrey,1995)。

• 复杂性脱位患者发生创伤后关节病的风险显著增加(Broberg 和 Morrey,1987)。

• 肘关节脱位合并桡骨头和冠突骨折被称为"恐怖三联征",其治疗结果常常不理想。

• 复发性脱位不常见,通常是关节囊和韧带约束作用未能充分愈合导致的。

• 手术时可能会发现未识别的骨折或软骨损伤。Durig 等(1979)报道,在急性肘关节脱位手术探查时,几乎 100% 存在未识别的骨软骨损伤。

治疗

肘关节脱位的初步治疗是复位。复位时需要充分镇痛和放松肌肉,通常可在急诊科进行。

后脱位的复位采用肘关节伸展状态下的前臂纵向牵引。术者一只手握住前臂进行纵向牵引,同时另一只手放在肘关节周围。施加牵引的同时,矫正内翻或外翻移位,肘关节会被轻轻地带到一个弯曲的状态。放在肘关节这只手的手指向前推压鹰嘴,拇指放在肘窝处施加向后的反推力,在肱骨远端滑车周围轻轻地向前和向远端撬动鹰嘴。可以感觉到明显的复位弹跳感,这是改善关节稳定性的有利迹象。

一旦复位完成,应通过轻柔的手法使肘关节屈曲、伸展和旋转。尤其要注意肘关节的伸展程度,避免出现复发性后路失稳和鹰嘴半脱位。

复位后应进行 X 线检查以确认同轴复位,并再次寻找相关的关节周围骨折。

如果复位是同轴的，并且肘关节稳定，则将肘关节屈曲 90° 并用后夹板固定 5~7 天。

手术治疗

- 急性肘关节脱位较少采用手术治疗，手术治疗仅适用于少数情况：
  - 非同轴复位，提示关节内有骨或软组织嵌入。
  - 肘关节不稳定，夹板固定时肘关节屈曲超过 50°。
  - 合并关节周围不稳定骨折。
- 后外侧脱位不需要手术治疗，因为闭合复位后通常能保持稳定（Hobgood 等，2008；O'Driscoll 等，2001；Sheps 等，2004）。
- 肘关节完全脱位可导致内侧和外侧韧带结构断裂。Josefsson 等（1987）手术探查了 31 例肘关节完全脱位患者，所有患者的内侧和外侧韧带都完全断裂，并且这些韧带常于肱骨附着点断裂。
- 可通过两个独立的内侧和外侧切口，也可以通过带有全层大皮瓣的后方切口来显露肘关节。建议先修复深部结构，再进行浅层修复（Pugh 等，2004）。
- 恢复关节稳定性的最后方法是外固定。
- 前瞻性研究表明，对于单纯性肘关节脱位，早期活动度康复训练比早期副韧带修复更有优势（Josefesson 等，1987）。
- 如果 6 个月后治疗仍无效，肘关节挛缩仍在 30°以上，可以考虑关节囊松解术（Husband 和 Hastings，1990）。

并发症

- 到目前为止，创伤后关节僵硬最常见，而且相比脱位后的关节不稳定更为常见。
- 许多患者有 10°~15° 的轻度屈曲挛缩（Morrey，1993）。
- 在复杂脱位和需要手术干预的脱位中，并发症的发生率显著增加。
- 肘关节脱位后外侧副韧带复合体损伤可导致轻微的关节不稳定。这种情况被定义为后外侧旋转不稳定（PLRI），肱尺关节没有脱位，而是发生后外侧

旋转（O'Driscoll 等，1991）（图 17.3）。

- 肱动脉破裂非常少见，文献报道过的病例不足 30 例。当肘关节脱位时，脉搏可能会减弱，而一旦肘关节复位，脉搏强度就会迅速恢复。
- 神经损伤也不常见，其中牵拉性尺神经传导功能障碍最常见。
- 肘关节脱位后软组织钙化相对常见。据报道，高达 75% 的病例出现了这种情况（Joseffesson 等，1984），但软组织钙化很少限制关节活动。
- 限制关节活动的真正的异位骨化（在非骨性软组织中出现成熟的骨组织）罕见，在肘关节脱位中的发生率<5%。高危患者，如闭合性髋部损伤患者，应考虑使用非甾体抗炎药或低剂量照射进行预防。如果需要切除异位骨，最好在平片上显示骨成熟时切除。异位骨化通常发生在创伤后至少 6 个月（Hasting 和 Graham，1994）。

康复注意事项（康复方案 7.1）

- 大多数人认为长时间塑形和固定会导致肘关节创伤后僵硬，因此应避免这种情况的发生（O'Driscoll，1999；Penning 等，2000；Stavlas 等，2004）。
- 对于单纯性肘关节脱位，早期主动关节活动度练习是预防创伤后僵硬、取得良好疗效的关键。
- 肘关节夹板固定 5~7 天，以放松关节周围软组织。
- 可用加压敷料和冷疗的方法处理软组织肿胀。
- 5~7 天后开始应用 30°~90° 的铰链式肘关节

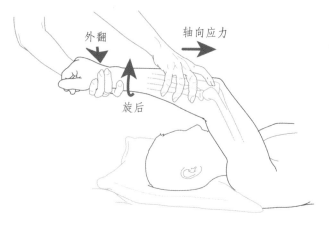

图 17.3　肘关节后外侧旋转不稳定（PLRI）是通过施加轴向应力、外翻应力和旋后应力来评估的。

康复方案 17.1　肘关节脱位康复方案

第 1 阶段（1~5 天）
- 将肘关节屈曲 90°并处于旋转中立位,然后固定在填充好垫料的长臂后夹板上
- 避免肘关节被动活动
- 避免对肘关节施加外翻应力,如肩部外展和外旋
- 用康复训练泥或挤压球开始手和手指的主动关节活动度练习
- 足量地使用冰块或冷冻压缩袖套

第 2 阶段（6~14 天）
- 取下长臂后夹板,开始使用铰链式肘关节支具,并锁定在屈曲 30°~90°
- 复查 X 线片以确认关节复位准确
- 开始主动关节活动度练习（肘关节屈曲 30°~90°）,并完全旋前和旋后
- 避免肘关节被动活动
- 避免对肘关节施加外翻应力

- 开始腕部和手全角度康复锻炼
- 开始屈曲和伸展的等长训练
- 开始肩部全角度康复锻炼,但要避免外展和外旋

第 3 阶段（2~6 周）
- 继续使用铰链式肘关节支具。每周增加 5°的肘关节伸展活动度和 10°的屈曲活动度
- 目标是伤后 6 周肘关节能完全伸展和屈曲
- 如果 5~6 周后仍有关节僵硬，则进行轻柔的牵伸运动
- 开始肘部和腕部的渐进式阻力训练
- 第 6 周时开始进行肩关节内旋和外旋练习
- 当肘关节的活动完全恢复后,就可以开始专项运动训练
- 当力量达到对侧手臂的 90%时,可允许运动员重返赛场

支具,并开始主动关节活动度练习。主动关节活动度练习可激活关节周围肌肉，对整个关节进行加压并维持肘关节稳定性。

- 铰链式肘关节支具的关节活动度每周增加 10°~15°。

- 避免被动关节活动,防止肿胀和炎症加重。

- 避免对肘部施加外翻应力，以免影响内侧副韧带的愈合,并导致肘关节不稳定或反复脱位。

- 在此期间,应避免进行力量或阻力训练,以免对愈合中的韧带结构施加过大的压力。

- 如果在 6 周内关节活动度没有稳定改善,可使用动态夹板或渐进式静态夹板。

- 肘关节的屈曲功能会先恢复,并在 6~12 周后达到完全屈曲。伸肘功能的恢复较慢,可能会在 3~5 个月内持续恢复。

- 避免暴力地将肘关节完全伸展。

- 6~8 周后,可以开始尝试力量训练。

预后

- 据报道,75%~100%的单纯性脱位预后良好。
- 合并骨折和需要手术治疗可能会带来不良影响(Broberg 和 Worrey,1987;Lansinger 等,1984)。
- 可遗留 10°~15°的轻度屈曲挛缩（Josefsson等,1984）。
- 长期随访发现，多达 50%的患者主诉肘关节脱位后疼痛或不适(Mehloff 等,1988)。
- 约 60%的患者认为肘关节损伤后功能不如对侧(Josefsson 等,1987)。
- 力量测试证实，伤愈后的肘关节存在平均 15%的力量损失(Broberg 和 Worrey,1987)。

（王德利　译）

相关资料

A complete reference list is available at https://expertconsult .inkling.com/.

延伸阅读

Cohen MS, Hastings HH. Rotatory instability of the elbow: the role of the lateral stabilizers. *J Bone Joint Surg Am*. 1997;79:225–233.

Josefsson PO, Gentz CF, Johnell O, et al. Surgical versus non-surgical treatment of ligamentous injuries following dislocation of the elbow joint: a prospective randomized study. *J Bone Joint Surg Am*. 1987;69:605–608.

Josefsson PO, Gentz CF, Johnell O, et al. Surgical versus non-surgical treatment of ligamentous injuries following dislocation of the elbow joint. *Clin Orthop*. 1987;214:165–169.

Osborne G, Cotterill P. Recurrent dislocation of the elbow. *J Bone Joint Surg Br*. 1966;48B:340–346.

第 **18** 章

肱骨上髁炎

Todd S. Ellenbecker | George J. Davies

引言

肘部损伤,特别是肱骨上髁炎,通常是由运动员投掷、击打、发球和扣球等长期、反复强有力的肌肉活动刺激造成的。这类疾病的处理包括早期诊断及辅以上肢强化训练、上肢动力链为重点的康复训练。

流行病学和病因学

肱骨上髁炎是肘关节最常见的过度劳损性疾病。成人网球运动员的发病率为 35%~50%,远高于年轻的精英运动员(11%~12%)。

网球肘最初是由 Runge 在 1873 年提出的。Cyriax(1983)列举了网球肘的 26 个病因。Goldie(1964)发现,网球肘患者伸肌腱腱膜的血管过度增生、腱膜下游离神经末梢数量增加。Leadbetter(1992)将肱骨上髁炎描述为一种退行性疾病,包括血管、化学和细胞事件的时间相关性,可导致肌腱细胞基质愈合失败。这种对肌腱损伤的描述与早期炎症反应理论不同,因此,"肌腱炎"一词被用来反对 Leadbetter(1992)和 Nirschl(1992)对肱骨上髁炎的描述。

Nirschl 和 Ashman(2003)将肱骨上髁炎定义为关节外肌腱损伤,其特征是血管肉芽组织过度增生和肌腱愈合反应受损,称为"血管成纤维细胞增生障碍"。Kraushaar 和 Nirschl(1999)对从慢性过度使用区域获得的损伤肌腱标本进行了研究,局部未见大

量的淋巴细胞、巨噬细胞和中性粒细胞浸润。相反,肌腱病是一种退行性疾病,以大量的成纤维细胞、胶原组织紊乱和血管增生为特征。目前还不清楚为什么肌腱病缺乏炎症相关细胞却能引起局部疼痛和胶原蛋白成熟障碍。

Nirschl(1992)将肱骨外上髁炎描述为主要存在于桡侧腕短伸肌腱的病变,其中 1/3 的病例累及肘关节伸肌总腱。此外,还可累及桡侧腕长伸肌和尺侧腕伸肌。肱骨内上髁炎主要发生在桡侧腕屈肌、旋前圆肌和尺侧腕屈肌肌腱。最后,Nirschl(1992)发现,在业余网球运动员和右利手的高尔夫球手中,肱骨外上髁炎的发病率远高于肱骨内上髁炎的发病率;而在精英网球运动员和投掷运动员中,肱骨内上髁炎更为常见,因为网球运动员和投掷运动员击打网球或投球时,肘关节在运动发力阶段处于伸直外翻位,屈肌和旋前肌腱承受巨大的牵张负荷。此外,据报道,高尔夫球手的后臂(如右利手高尔夫球手的右臂)更有可能出现肱骨内上髁疼痛的症状。

体格检查

肘关节的体格检查必须包括整个上肢和躯干的全面检查。在运动和日常活动中,肘关节活动作为上肢运动的重要组成部分高度依赖于整个身体的运动,因此,要对整个上肢和躯干进行检查。由于运动员经常发生肘关节劳损,因此双侧上肢不对称可使肘关节检查更加复杂。临床检查中,运动员经常出现

肘关节代偿性改变，特别是以单侧上肢运动为主的运动员。在这些运动员中，使用对侧上肢作为参照来评估上肢的代偿程度尤其重要，这可能是造成损伤的一个因素。对于肘关节代偿性变化的简要评估能为肘关节疼痛运动员的临床评估提供有价值的信息。

运动员肘关节解剖的代偿性改变

多项经典的研究报道了肘关节活动度（ROM）存在代偿性改变。

- King 等（1969）首次报道了职业棒球投手的肘关节活动度变化。其中50%的投手有肘关节屈曲挛缩，30%的投手表现为肘关节外翻畸形。

- Chinn 等（1974）检查了世界级的成年职业网球运动员的肘关节活动度，并发现这类运动员存在明显的肘关节屈曲挛缩。

- 最近，Ellenbecker 等（2002）检查发现，40名健康的职业棒球投手存在平均5°的肘关节屈曲挛缩。而且，肘关节屈曲挛缩与腕关节的柔韧性密切相关，手腕部屈肌组织的紧张会明显影响肘关节伸展活动度，而双腕的屈曲活动度并无明显差异。

- Wright 等（2006）研究了33名休赛期投掷运动员，发现投掷侧肘关节伸直平均丢失7°，屈伸平均丢失5.5°。

- Ellenbecker 和 Roetert（1994）观察55岁及以上的资深网球运动员，发现优势侧肘关节存在平均10°的屈曲挛缩，同时腕关节屈曲活动度明显降低。这些网球运动员会高频率使用腕关节的伸肌群，这很可能是腕关节屈曲活动度受限的原因。相反，在棒球投手中，手腕部屈肌的高频率使用将导致腕关节背伸功能障碍。

虽然超出本章所述范畴，但还需要检查盂肱关节的旋转活动度，这是因为在投掷运动时，盂肱关节内旋不足会导致肘关节外翻应力增加（Dines 等，2009）。需要注意肩关节内旋活动度的丢失，特别是肩关节总的旋转活动度丢失合并内旋活动度丢失，这些均提示临床医生除维持胸肩胛关节和肩关节近端稳定外，还应纠正肩关节近端旋转活动度丢失的问题。

多项研究也报道了运动员肘关节骨性代偿性变化。

- Priest 等（1974 和 1977）使用 X 线对84名世界级网球运动员进行了研究。每名运动员的优势侧肘关节平均发现6.5处骨质变化。此外，肘关节内侧骨组织的代偿性变化（骨赘）是肘关节外侧的2倍。骨赘最常发生在尺骨冠状突。优势侧上肢 X 线片发现，肱骨前方皮质骨厚度平均增加了44%，而桡骨皮质厚度增加了11%。

- Waslewski 等（2002）在一项 MRI 研究中发现，20名无症状的职业棒球投手中有5人的尺侧副韧带近端或远端止点存在骨赘增生，2人的尺侧副韧带后方发现骨赘。

- 运动员的肘关节除了出现活动度和骨性代偿性变化外，还发生周围肌肉组织的代偿性变化。等距握力测试发现，青少年、成人和资深网球选手的优势侧手部握力增加了10%~30%。

- Ellenbecker（1991）及 Ellenbecker 和 Roetert（2003）测量了高水平成年网球运动员和精英青少年网球运动员的手腕和前臂肌肉的等张收缩力，发现优势手相比非优势手的腕部屈伸和前臂内旋力量增加了10%~25%。两组运动员在双臂旋后和屈肘肌力上没有差别，但优势手上肢伸肘肌力明显强于非优势手。

- 对职业投掷运动员的研究发现，与非优势手相比，优势手的腕关节屈曲和前臂旋前肌力强15%~35%，而腕关节伸展及前臂外旋肌力两者没有差别。

- Wilk、Arrigo 和 Andrews（1993）报道，职业棒球手优势手的肘关节屈肘肌力比非优势手强10%~20%，肘关节伸肘肌力比非优势手强5%~15%。

这些研究结果有助于我们评估投掷运动员及运动活跃的个体肘关节受伤时肌肉的代偿变化。这些发现有助于确定在康复训练后哪些力量级别是实际可行和准确的。如果优势侧肢体的肌力不能恢复到以前的水平（为原来的10%~35%），可能提示康复不完全，将影响运动员重返运动。

肘关节特殊检查

除了准确测量上肢肩关节和腕关节活动度、影像学检查和肌肉力量评估外，全面的肘关节检查还应包括其他几项内容。根据不同检查的重要性,我们重点描述几个常见的检查。读者可参考 Morrey(1993)、Ellenbecker 和 Mattalino(1997)及 Magee(2013)的研究以了解更完整的肘部检查信息。

对肩关节和腕关节进行检查可以排除一些肘关节的牵涉症状,并明确疼痛是否来源于肘关节局部肌肉或骨骼。采用在颈椎屈伸、侧屈旋转运动施加应力,以及同侧侧屈、旋转加压等检查或椎间孔压缩试验(Spurling 检查)来排除颈椎和神经根性症状。Tong 等(2002)发现,椎间孔压缩试验(Spurling 检查)的敏感性为 30%,特异性为 93%。由于该试验对神经根型颈椎病不敏感,但特异性良好,因此在临床检查时应谨慎使用。

除了排除颈椎疾病,排除盂肱关节的影响也非常重要。建议重点检查肩关节是否存在撞击或失稳。利用 Sulcus 征检查肩关节多向不稳定,同时脱位再复位试验和负载轴移试验可以为肩关节失稳提供重要信息。Neer(1983)、Hawkins 和 Kennedy(1980)等发现,撞击试验有助于排除肱骨近端肌腱病变。

对肩胛胸关节进行检查也非常重要,我们的临床经验表明,肩胛骨和肩袖病变与肘关节过度使用密切相关。因此,对肩关节进行全面的检查有助于诊断肘关节疾病。

因此,在对肘关节损伤患者进行全面检查时,建议脱掉衬衫或穿无袖长袍以使完全显露背部。Kibler 等(2002)提出了肩胛病理学的分类系统。在患者休息时、双手置于臀部时及过顶等运动中,检查肩胛骨边缘是否突起或者是否无法紧贴胸壁。双侧对比是鉴别肩胛骨病理改变的主要依据。在许多运动员中,可以观察到双侧肩胛骨的病理改变。

肘部的一些特殊检查有助于诊断肱骨上髁炎,更重要的是可以排除其他类型的肘部功能障碍。这些测试包括 Tinel 征、内外翻应力试验、挤奶试验、外翻加压试验、激发试验和移动外翻测试。

• Tinel 征检查是在肘部内侧区域轻敲肘管里的尺神经。尺神经远端感觉异常或有针刺感表明尺神经受刺激。

• 外翻应力试验可用于评估尺侧副韧带的完整性。可在前臂中立位屈肘 15°~25° 以检查尺侧副韧带前束的完整性。肘关节轻微屈曲使鹰嘴脱离鹰嘴窝,

可降低肘关节骨性结构所提供的稳定性。此时尺侧副韧带承受较大的应力。阳性体征为肘关节内侧疼痛同时伴有肘关节外翻增加。美国骨科医师学会将肘关节外翻应力试验分为 3 级:外翻 0~5mm 为 Ⅰ级;外翻 5~10mm 为 Ⅱ级,>10mm 为 Ⅲ级。肘关节屈曲角度>25°时进行外翻应力测试,肱骨旋转增大,导致检测结果不准确。Safran 等(2005)研究了前臂旋转对肘关节外翻应力测试的影响,发现与前臂完全内旋或旋后相比,前臂中立位时肱尺关节的松弛度最大。

• 挤奶试验是患者在屈肘 90° 时进行的一项检查。患者另一侧肢体通过患侧肘部下方,抓住患侧的拇指并向外侧拉动,使屈曲的肘部承受外翻应力。有些患者可能无法完成这个动作,检查人员可以施加外翻压力来模拟这个动作,从而对尺侧副韧带的后束施加应力。

• 内翻应力试验采用与外翻应力试验类似的肘关节屈曲度和体位。该试验用于评估尺侧副韧带的完整性,应与外翻应力试验同时进行,以全面评估肱尺关节内外侧的稳定性。

• Andrews 等(1993)采用外翻加压试验来确定肘关节后方疼痛是否由滑车内侧边缘和鹰嘴窝的后内侧边缘骨赘引起的。该试验是在肘部持续外翻应力作用下被动伸直肘部。这项试验是模拟在投掷或发球的加速阶段肘部后内侧所承受的负荷,阳性表现为肘部后内侧疼痛。

鉴别肱骨上髁炎一些最有价值的试验包括对肘部肌肉-肌腱单元的激发试验。激发试验包括手法刺激肌肉来诱发疼痛点。常用的测试方法是通过腕和手指的拉伸及前臂的旋前和旋后活动来诱发疼痛(图 18.1)。这些试验可用来刺激肱骨内外上髁的肌肉-肌腱单元。肘关节在完全伸展或接近完全伸展时会因为肌腱退变而出现肘关节外侧或内侧疼痛。抗阻肌肉测试(激发试验)诱发肘关节内侧或外侧疼痛,可提示肘关节肌腱损伤,并指导临床医生进行更全面的肘关节检查。仔细触诊肱骨外上髁和内上髁伸肌起点也是必要的。仔细观察肱骨外上髁肌腱的走行方向,可以发现桡侧腕长伸肌的起点实际上位于肱骨外上髁近侧的髁上脊。此外,桡侧腕短伸肌(ECRB)起点偏内侧,位于指总伸肌(EDC)的近端,

而尺侧腕屈肌起点位于 EDC 的远端。

肘关节动态外翻试验是在患者上肢外展大约 90°体位下进行的(图 18.2)。肘部最大限度地弯曲并施加适当的外翻应力，以模拟投掷动作末期的肘关节受力情况，在肘关节屈曲向伸直运动过程中保持肘关节适当的外翻应力。尺侧副韧带损伤的阳性体征是肘关节外翻应力作用下关节活动在 120°~70°时尺侧副韧带部位出现疼痛，这就是我们所说的"剪切角"或疼痛区。O'Driscoll 等通过动态外翻试验通过检查了 21 名主诉疼痛的运动员，疼痛可能是由于肘关节内侧副韧带功能不全或其他外翻负荷异常。与关节镜下尺侧副韧带探查相比，肘关节动态外翻试验对尺侧副韧带损伤的敏感性为 100%，特异性为 75%。该试验可为肘关节内侧疼痛患者的评估提供有价值的临床信息。

这些肘关节特有的检查结合上肢和颈椎全面的检查，有助于对肘关节病变进行客观的评估，并为临床医生制订治疗方案提供依据。

治疗

肱骨上髁炎初期的治疗是减轻疼痛，改善肘关节活动度、肌肉力量和患侧上肢的整体功能。治疗过程中需要对整个上肢的动力链进行评估。了解肌腱炎和肌腱病治疗方式的区别对治疗肱骨上髁炎非常重要。此外,肩袖和肩胛骨稳定性锻炼不仅适用于肩关节功能障碍的治疗,也是上肢远端其他关节疾病

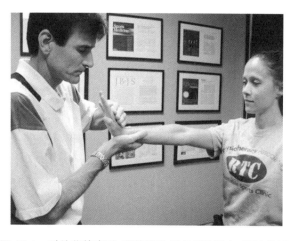

图 18.1　肘关节伸直时,背伸腕关节来刺激肌肉-肌腱单元。

治疗的基础。最后,介绍阶段性训练和重返运动的指导原则。

肌腱炎和肌腱病

Wilson 和 Best 等(2005)发现有症状的肌腱损伤被误认为是炎症;因此,这些肌腱损伤常被错误地定义为"肌腱炎"。急性炎性肌腱病变是存在的,但许多患者表现为慢性症状,提示这是一种退行性疾病,因此应被认为是"肌腱变性"或"肌腱病"。许多术语被用来描述肱骨外上髁炎,包括网球肘、上髁痛、肌腱炎、肌腱变性和肌腱病(Stasinopoulos 和 Johnson,2006)。肘关节外侧肌腱病似乎是最适合在临床实践中使用的术语,因为其他术语对病因学、解剖学和病理生理学表述不当。

Zeisig(2006)和 Riley 等(2008)指出,网球肘或 ECRB 肌腱病是一种病因和发病机制不明的难治性疾病。Croisier 等(2007)报道,这种疾病虽然有许多保守的治疗方案,但肘关节仍存在慢性疼痛及复发性疼痛。大多数治疗方案已在临床试验中进行了评估,手术治疗或保守治疗均取得良好的效果。Wilson、Best(2005)和 Gabel 等(1999)指出,大约 80% 的劳损所致的肌腱病变可在 3~6 个月内完全恢复。

定义:肌腱炎和肌腱病

有几项研究将网球肘的组织病理学表现描述为肌腱组织的慢性退化、再生和微撕裂(称为肌腱病)。在慢性网球肘患者和肌腱病动物模型中发现了谷氨酸、P 物质和降钙素基因相关肽在内的神经化学物质。最近的研究表明,网球肘患者肌腱病变表现为肌腱退化,同时缺乏炎症细胞(Ashe 等,2004)。因此,肌腱变性是由衰老、微创伤或血管损伤导致的胶原组织变性。Riley(2005)报道,肌腱基质由常驻的肌腱细胞维持,尽管在不同部位的肌腱细胞更替率不同,但有证据表明,肌腱基质重塑是一个持续的过程。肌腱基质重塑活动的变化与肌腱病变的发生有关,同时肌腱重塑伴随着修复过程,这可能是肌腱对机械负荷变化的适应性反应。此外,反复的低能量应力被认为是导致肌腱病变的主要因素。金属蛋白酶在肌腱基质中起重要作用;然而,这些酶在肌腱病变过程中

的作用尚不清楚,需要进一步的研究来确定新的、具体的分子靶点进行治疗。Riley(2008)报道,神经肽和其他由受刺激的细胞或肌腱内、周围的神经末梢释放因子可能影响肌腱基质的更新,并为治疗干预提供了新的靶点。

Alfredson 和 Ohberg 等(2005)利用彩色多普勒观察肌腱结构改变,发现肌腱疼痛区与超声下肌腱的低回声区和局部新生血管部位重叠。针对新生血管区域的硬化注射疗法可消除肌腱疼痛,并使患者恢复到完全的负荷活动。Ohberg 和 Alfredson(2004)对离心肌肉训练前后跟腱新生血管生成的研究显示,经过 12 周痛性腓肠肌离心训练后,肌腱结构恢复正常,大部分肌腱没有残留新生血管。

此外,Ohberg 等(2004)报道,经过 12 周的离心腓肠肌训练后,大多数慢性跟腱病患者局部肌腱厚度减少和肌腱结构正常化。残留的肌腱结构异常似乎与残留疼痛有关。Fredberg 和 Stengaard-Pedersen(2008)等通过免疫组织化学和流式细胞分析检测到病变跟腱局部炎症细胞浸润。因此,"肌腱炎的谜团"需要继续研究。现有资料表明,许多促炎因子参与肌腱变性过程。由于经典的促炎介质和神经肽之间的复杂相互作用,区分化学性和神经性炎症似乎是不可能的,而且两者在某种程度上也不相关。此外,糖皮质激素能有效减轻肌腱病变部位的疼痛、肌腱厚度和新生血管形成。炎症过程可能不仅与肌腱变性的发生发展有关,还与慢性肌腱病有关。

Wilson 和 Best(2005)等描述了许多肌腱病的临床表现。自然病程表现为随着活动增加,逐渐出现与负荷相关的局部疼痛。肌腱病应检查炎症相关症状(红、肿、热、痛)、疼痛不对称、关节活动度,痛点触诊和模拟肌腱负荷诱发肌腱疼痛可能是肌腱炎的表现。尽管肱骨外上髁没有炎症,但网球肘患者仍出现疼痛。Zeisig 等(2006)认为,网球肘的疼痛与神经肽 P 物质介导的神经性炎症有关。此外,在伸肌起点处发现血管增生似乎与疼痛有关。以上发现很可能与血管-神经生长相关,这已经在其他部位的肌腱病变中得到了证实。

对于肌腱炎或肌腱病的最佳治疗方法尚未达成共识。Paoloni 等(2003)指出,没有一种治疗是普遍有效的。Nirschl(1992)及 Nirschl 和 Ashman(2004)认为非手术治疗的主要目的是恢复痛性病变健康肌腱组织的活力。病变组织的血运重建和胶原修复是康复治疗成功的关键。成功的非手术治疗包括逐渐增加的阻力练习。文献报道了各种治疗方法,包括无针注射、局部一氧化氮、氧自由基、冷疗、超声药物透入疗法、低强度激光、体外冲击波治疗、深层横向按摩、推拿按摩、针灸、支撑保护、支具固定、联合低强度激光的肌肉增强训练、离心训练、离心等速运动和联合训练等。

Manias 和 Stasinopoulos(2006)在康复方案中加入冰敷,随访 3 个月后发现各组的疼痛评分没有差异。由于治疗方式不同且存在混杂变量,因此无法确定冰敷的效果。Klaiman 等(1998)研究发现,超声可降低某些软组织损伤的疼痛,提高其耐压能力。

Bjordal 等(2008)对低水平激光治疗(LLLT)肱骨上髁炎的研究进行了系统性回顾和荟萃分析,共 12 项随机对照试验符合标准纳入研究,LLLT 的最佳剂量为 904nm,配合 632nm 波长照射肘关节外侧肌腱起点可短暂缓解局部疼痛,LLLT 与运动相结合可以明显减少肘关节功能障碍。Stasinopoulos 和 Johnson 等(2005)在对 9 项研究的定性分析中发现 LLLT 效果欠佳,因为它是一种剂量依赖模式,而最佳治疗剂量尚未确定。

Rompe 和 Maffulli(2007)通过定性的系统前期

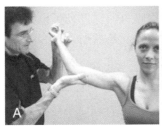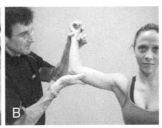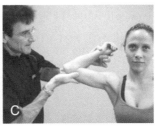

图 18.2　尺侧副韧带动态外翻试验。

研究纳入了 10 项随机对照试验(948 名受试者),并归纳了其中的相同点和不同点,发现只有在特定条件下对网球肘进行冲击波治疗是有效的。

Brosseau 等(2002)在 Cochrane 综述中发现,深层横向按摩(DTFM)联合其他物理疗法对桡侧腕伸肌肌腱炎患者的疼痛缓解、握力及功能状态改善的效果并不一致。低水平激光治疗联合强化训练在多结果测量方式上呈现出较强化训练更好的效果。

离心训练项目

肌腱病研究的一个重点是离心超负训练(EOT)。EOT 对肱骨上髁炎和其他肌腱过劳损伤疗效的研究尚有限。Kingma 等(2007)对慢性跟腱附着点病变患者的 EOT 进行了系统性回顾,其中 9 项试验显示 EOT 后跟腱疼痛改善;然而,由于方法学上的不足,EOT 的疗效还有待进一步研究。虽然 EOT 在肌腱病中具有一定的疼痛缓解作用,但其作用的程度还不能确定。Knobloch 等(2007)在为期 12 周的基于家庭的离心训练方案(每天每个肌腱重复 3×15 次)中使用激光多普勒系统测量毛细血管血流量、组织氧饱和度和毛细血管后静脉充盈压力,以评估肌腱微循环。结果发现,EOT 是治疗跟腱病的一种简单、可靠的方法,对跟腱微循环有利,同时对跟腱中部和跟腱止点病变无副作用。Malliaras 等(2008)在一篇关于肱骨上髁炎离心训练方案的综述中证实,EOT 对肱骨上髁炎具有良好的效果。

联合训练项目

Stasinopoulos 等(2005)对强化伸展运动方案治疗肱骨上髁炎进行了研究。他们推荐循序渐进地进行 EOT,包括肘部伸展、前臂内旋、手腕伸展训练等,但对 EOT 的负荷速度和细节(频率、剂量、总量)没有进行描述。他们推荐在 EOT 前后进行 30~45 秒的外侧肌腱静态牵伸运动,并在运动之间休息 30 秒。目前还没有高质量的临床试验来明确肱骨上髁炎的最佳治疗方案。

肩袖和肩胛稳定性

除了使用治疗模式和 EOT 来治疗肘部肌腱损伤外,上肢近端关节稳定性训练也是必要的。推荐进行肩胛力量训练,以增强斜方肌和前锯肌的肌力为主。肩胛稳定性训练包括外旋后引训练,该运动借助肩胛后引位来调动 3 倍于上斜方肌的下斜方肌力量。推荐多种坐姿划船变化,包括割草机和低位变化(Kibler 等,2008)。

Moesley(1992)和 Decker(1999)等推荐在"加号"位置(肩胛骨最大程度前伸)进行闭链训练,该训练可以最大限度地调动前锯肌力量。闭链蹬阶、四足跪姿规律性稳定运动、指针位变化(单侧手臂和同侧腿伸展负重)都可辅以耐力为导向的训练(以上动作持续 30 秒以上)来增强肩胛骨的稳定性。Uhl 等(2003)报道,增加肢体负重及负重连续性同时减少负重肢体的数量可有效锻炼肩袖及肩胛骨周围的肌肉组织。

治疗时,加强运动员肩袖后束力量的训练是非常重要的,其可以增强肩关节力量、抗疲劳强度和提供良好的肌肉平衡。图 18.3 是我们推荐的肩袖强化运动方法,肌电图研究证实该方法可以获得高水平的肩袖后束肌肉力量。需要强调的是,在俯卧位肩水平外展时进行肩袖强化训练,冈上肌可以得到最大程度的训练。该方法可以替代倒罐训练,后者同时涉及内旋和抬臂,在肩袖可导致肩关节撞击。肩袖强化训练建议每次重复 3 组,每组 15~20 次,以诱发肌肉疲劳反应,从而提高局部肌肉耐力。对于肘关节功能障碍的患者,可以在关节近端增加负重,从而避免肘关节远端负重导致的肘关节疼痛或愈合结构受压。这些等张运动与弹性抗阻外旋训练相结合,可在肩胛骨平面中立位和 90°外展位增强肩袖后束的力量。

Carter 等(2007)对为期 8 周的上肢增强训练和弹性阻力外旋肌力训练进行了研究,发现该方法可以提高大学棒球运动员的离心外旋肌力、向心内旋肌力和投掷速度。图 18.4 所示为俯卧位 90/90 增强训练,运动员维持在肩胛骨后引位。运动员释放 Poly 球,在下落 3~6cm 后接住 Poly 球,每组坚持 30~40

秒,以增加肩胛骨局部肌肉耐力。运动员迅速抓住和释放手中的 Poly 球,同时对腕屈肌和腕伸肌耐力进行训练。另一种练习是反抓式增强训练,肩关节处于 90/90 位置。患者维持肩关节外展 90°、肘关节屈曲 90°,将球从身后抛出,对肩袖后束(外旋肌群)产生离心负荷;将球抛回时,对肩袖产生快速的向心外旋

负荷。在进行这些单臂肌肉增强训练前,可以先通过双臂抓持训练来确定单臂训练的承受能力。初始阶段可以用轻的(0.5kg)的健身球或软砝码(Theraband,Hygenic Corporation,Akron,OH)进行训练,随着患者训练技能的成熟和肩关节力量的增强,球体的质量可以逐渐增加到 1~1.5kg。

1.侧卧外旋训练:健侧卧位,患侧手臂置于上方,手臂和身体之间放一个小枕头。保持患侧肘部弯曲并固定在体侧,将手臂抬起进行肩关节外旋运动。慢慢降低到起始位置,重复以上动作。

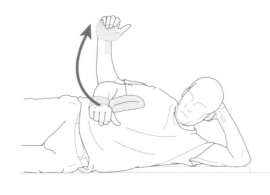

2.肩关节伸展训练:俯卧在桌子上,患侧手臂垂向地面。拇指向外,手臂向后伸直,朝向髋部。慢慢放下手臂,重复以上动作。

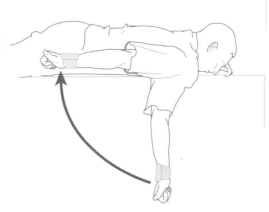

3.俯卧位水平外展训练:俯卧在桌子上,患侧手臂垂向地面。拇指向外,手臂向身体侧抬起,与地面平行。慢慢放下手臂,重复以上动作。

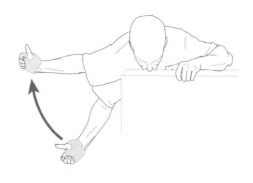

4. 90/90 上肢外旋训练:俯卧在桌子上,肩关节外展 90°,手臂支撑在桌子上,肘关节屈曲 90°。维持肩部和肘部固定,手臂外旋,慢慢降低至起始位置,重复以上动作。

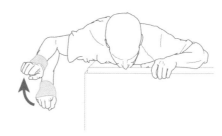

图 18.3　肌电图(EMG)研究验证的肩袖强化训练模式,在盂肱关节外展 90°范围内激活肩袖后束。

肱骨上髁炎肢体远端高级康复训练

前臂和腕关节肌肉力量和耐力训练包括利用轻等张哑铃或弹性管、弹力带进行屈肌和伸肌的传统举重训练，以及在平衡下进行前臂旋前-旋后、尺桡偏训练。这些训练可以为肢体远端提供额外的肌肉支持，并且有助于对抗投掷和过顶发球动作时前臂和腕关节产生的巨大应力。

只要腕关节和前臂能承受更多的基础等张训练，患者就可以逐渐进行腕关节屈伸、前臂旋前-旋后的等速训练。中等和快速收缩速度（每秒180°~300°）训练可用于模拟肘关节功能活动的速度。前臂和腕关节肌肉耐力训练建议每天15~20组，每组3~5次。

对于要重返高竞技性运动或需要更高强度肌肉力量及耐受力的患者，可在增强训练末期进行更高级的弹道式训练。推荐使用1个篮球或小的理疗球，将其举离地面并抵住墙壁，以进行快速的运球训练（图18.5）。此外，前臂肌肉的特殊增强训练包括腕关节伸直翻转和屈曲下扣等。

重返运动／间歇性恢复运动

在肘关节损伤康复过程中，重返运动经常被忽视或中断，因此导致肘关节再次损伤。进入该阶段的客观标准是可以耐受系列抗阻训练，并且患侧上肢的肌力恢复到对侧肢体水平。通过手法测定或者最好采用测力计进行肌力检测，包括等速和等长肌力、远端握力，关节活动度要求恢复到功能水平。需要注意的是，精英运动员通常表现出前面所描述的肌肉骨骼适应性。

间歇性恢复运动项目的特点包括隔天训练、逐渐增加训练强度和重复次数。例如，在间歇性网球训练中，儿童可使用 Pro-Penn Star 训练球（Penn Racquet Sports，Phoenix，AZ）等低压缩网球或泡沫球。推荐在重返网球运动的初始阶段使用这类网球，以减少网球对肘关节的冲击力、增加患者对运动的耐受性。此外，康复医生还应密切监测，或在经验丰富的专业老师/教练的指导下进行监测，从而评估患者的生物力学并防止运动过量，因为积极康复的患者容易出现过度运动的情况。隔天训练可使肘关节得到一定的休息，这有利于肘关节完全恢复，并降低肘关节再次损伤的风险。

读者可以参考相关资料进一步讨论间歇性重返网球运动的这一重要过程（Ellenbecker 等，2006）。之前已有研究报道间歇性投掷运动中也涉及类似的概念（Reinhold 等，2002）。由有资历的教练或生物力学专家进行投掷力学评估是患者重返运动的一个重要部分。重返运动训练的另外两个重要方面是持续抗阻训练及训练设备的评估和维护。持续进行整个上肢的力量康复训练，包括弹性阻力、健身球、等张或等速训练，不仅可以持续增加肘关节肌肉的力量，还能增加肘关节肌肉的耐力。对患者的网球拍和高尔夫球杆等运动设备进行检查和维护也很重要。对有上肢损伤的网球运动员，推荐将网球拍的穿线磅数减少几磅，并选择更具弹性或更柔软的网线，如无芯多丝合成线或肠线。研究表明，随着网球拍握柄大小

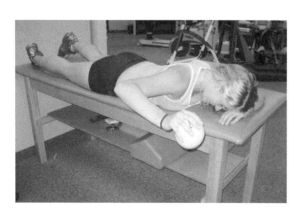

图 18.4　俯卧 90/90 位外旋增强式肌力训练。

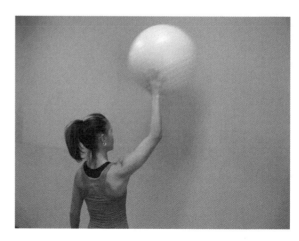

图 18.5　墙面带球加强上肢远端肌肉力量训练。

的改变,上肢肌肉活动状况也会发生变化。Nirschl 和 Sobel(1981)将网球拍握柄的尺寸设定为自无名指远端沿手指桡侧至近端掌横纹的距离。反作用力支具也可以减少工作或运动中屈肌腱和伸肌腱止点的压力。

（王德利　译）

相关资料

A complete reference list is available at https://expertconsult.inkling.com/.

延伸阅读

Adelsberg S. An EMG analysis of selected muscles with rackets of increasing grip size. *Am J Sports Med.* 1986;14:139–142.

Bagg SD, Forrest WJ. A biomechanical analysis of scapular rotation during arm abduction in the scapular plane. *Arch Phys Med Rehabil.* 1988:238–245.

Blackburn TA, McLeod WD, White B, et al. EMG analysis of posterior rotator cuff exercises. *Athletic Training.* 1990;25:40.

Borsa PA, Dover GC, Wilk KE, et al. Glenohumeral range of motion and stiffness in professional baseball pitchers. *Med Sci Sports Exerc.* 2006;38(1):21–26.

Boyer MI, Hastings H. Lateral tennis elbow: is there any science out there? *J Shoulder Elbow Surg.* 1999;8:481–491.

Carroll R. Tennis elbow: incidence in local league players. *Br J Sports Med.* 1981;15:250–255.

Coonrad RW, Hooper WR. Tennis elbow: its course, natural history, conservative and surgical management. *J Bone Joint Surg.* 1973;55-A:1177–1182.

Cyriax JH, Cyriax PJ. *Illustrated Manual of Orthopaedic Medicine.* London: Butterworth; 1983.

Dunn JH, Kim JJ, Davis L, et al. Ten- to 14-year follow-up on the Nirschl surgical procedure for lateral epicondylitis. *Am J Sports Med.* 2008;36(2):261–266.

Ellenbecker TS. Rehabilitation of shoulder and elbow injuries in tennis players. *Clin Sports Med.* 1995;14(1):87–110.

Ellenbecker TS, Mattalino AJ, Elam EA, et al. Medial elbow laxity in professional baseball pitchers: a bilateral comparison using stress radiography. *Am J Sports Med.* 1998;26(3):420–424.

Eygendaal D, Rahussen FT, Diercks RL. Biomechanics of the elbow joint in tennis players and relation to pathology. *Br J Sports Med.* 2007;41:820–823.

Fedorczyk JM. Tennis elbow: blending basic science with clinical practice. *J Hand Ther.* 2006;19:146–153.

Fleck SJ, Kraemer WJ. *Designing Resistance Training Programs.* Champaign, IL: Human Kinetics Publishers; 1987.

Fleisig GS, Andrews JR, Dillman CJ, et al. Kinetics of baseball pitching with implications about injury mechanisms. *Am J Sports Med.* 1995;23:233.

Glousman RE, Barron J, Jobe FW, et al. An electromyographic analysis of the elbow in normal and injured pitchers with medial collateral ligament insufficiency. *Am J Sports Med.* 1992;20:311–317.

Greenbaum B, Itamura J, Vangsness CT, et al. Extensor carpi radialis brevis. *J Bone Joint Surgery Br.* 1999;81(5):926–929.

Groppel JL, Nirschl RP. A biomechanical and electromyographical analysis of the effects of counter force braces on the tennis player. *Am J Sports Med.* 1986;14:195–200.

Hang YS, Peng SM. An epidemiological study of upper extremity injury in tennis players with particular reference to tennis elbow. *J Formos Med Assoc.* 1984;83:307–316.

Hughes GR, Currey HL. Hypospray treatment of tennis elbow. *Ann Rheum Dis.* 1969;28:58–62.

Ilfeld FW, Field SM. Treatment of tennis elbow. Use of a special brace. *JAMA.* 1966;195:67–70.

Jobe FW, Kivitne RS. Shoulder pain in the overhand or throwing athlete. *Orthop Rev.* 1989;18:963–975.

Kamien M. A rational management of tennis elbow. *Sports Med.* 1990;9:173–191.

Kibler WB. Clinical biomechanics of the elbow in tennis. Implications for evaluation and diagnosis. *Med Sci Sports Exerc.* 1994;26:1203–1206.

Kibler WB. Role of the scapula in the overhead throwing motion. *Contemp Orthop.* 1991;22(5):525–532.

Kibler WB. The role of the scapula in athletic shoulder function. *Am J Sports Med.* 1998;26(2):325–337.

Kibler WB, Chandler TJ, Livingston BP, et al. Shoulder range of motion in elite tennis players. *Am J Sports Med.* 1996;24(3):279–285.

Kulund DN, Rockwell DA, Brubaker CE. The long term effects of playing tennis. *Phys Sportsmed.* 1979;7:87–92.

Maffulli N, Wong J, Almekinders LC. Types and epidemiology of tendinopathy. *Clin Sports Med.* 2003;22:675–692.

Malanga GA, Jenp YN, Growney ES, et al. EMG analysis of shoulder positioning in testing and strengthening the supraspinatus. *Med Sci Sports Exercise.* 1996;28(6):661–664.

McCabe RA, Tyler TF, Nicholas SJ, et al. Selective activation of the lower trapezius muscle in patients with shoulder impingement. *J Orthop Sports Phys Ther.* 2001;31(1). A–45. (Abstract).

McFarland EG, Torpey BM, Carl LA. Evaluation of shoulder laxity. *Sports Med.* 1996;22:264–272.

Morrey B, An KN. Articular and ligamentous contributions to the stability of the elbow joint. *Am J Sports Med.* 1983;11:315–319.

Murrell GA. Oxygen free radicals and tendon healing. *J Shoulder Elbow Surg.* 2007;16:S208–S214.

Ollivierre CO, Nirschl RP. Tennis elbow: current concepts of treatment and rehabilitation. *Sports Med.* 1996;22(2):133–139.

Pfefer MT, Cooper SR, Uhl NL. Chiropractic management of tendinopathy: a literature synthesis. *J Manipulative Physiol Ther.* 2009;32:41–52.

Reinhold MM, Wilk KE, Fleisig GS, et al. Electromyographic analysis of the rotator cuff and deltoid musculature during common shoulder external rotation exercises. *J Orthop Sports Phys Ther.* 2004;34(7):385–394.

Roetert EP, Ellenbecker TS, Brown SW. Shoulder internal and external rotation range of motion in nationally ranked junior tennis players: a longitudinal analysis. *J Strength Cond Res.* 2000;14(2):140–143.

Rompe JD, Furia J, Maffulli N. Eccentric loading compared with shock wave treatment for chronic insertional Achilles tendinopathy. A randomized controlled trial. *J Bone Joint Surg.* 2008;90-A:52–61.

Ryu KN, McCormick J, Jobe FW, et al. An electromyographic analysis of shoulder function in tennis players. *Am J Sports Med.* 1988;16:481–485.

Seil R, Wilmes P, Nuhrenborger C. Extracorporal shock wave therapy for tendinopathies. *Expert Rev Med Devices.* 2006;3:463–470.

Sems R, Dimeff JP, Iannotti. Extracorporeal shock wave therapy in the treatment of chronic tendinopathies. *J Am Acad Orthop Surg.* 2006;14:195–204.

Stasinopoulos D, Stasinopoulos I. Comparison of effects of exercise programme, pulsed ultrasound, and transverse friction in the treatment of chronic patellar tendinopathy. *Clin Rehabil.* 2004;18:347–352.

Stergioulas A. Effects of low-level laser and plyometric exercises in the treatment of lateral epicondylitis. *Photomed Laser Surg.* 2007;25:205–213.

Stergioulas A, Stergioula M, Aarskog R, et al. Effects of low-level laser therapy and eccentric exercises in the treatment of recreational athletes with chronic Achilles tendinopathy. *Am J Sports med.* 2008;36:881–887.

Stoddard A. Manipulation of the elbow joint. *Physiother.* 1971;57:259–260.

Townsend H, Jobe FW, Pink M, et al. Electromyographic analysis of the glenohumeral muscles during a baseball rehabilitation program. *Am J Sports Med.* 1991;19:264.

United States Tennis Association: unpublished Data.

Wainstein JL, Nailor TE. Tendinitis and tendinosis of the elbow, wrist and hands. *Clin Occup Environ Med.* 2006;5:299–322.

Winge S, Jorgensen U, Nielsen AL. Epidemiology of injuries in Danish championship tennis. *Int J Sports Med.* 1989;10:368–371.

第19章
前臂上肢神经卡压性损伤

Steven R. Novotny

旋前圆肌综合征

旋前圆肌综合征是指正中神经在穿过旋前圆肌及其周围时受到卡压产生的症状。Beaton、Anson等（1939）和Jamieson、Anson等（1952）的研究显示，在83%的尸体标本中正中神经穿行于旋前圆肌的两个头之间，9%的正中神经走行于旋前圆肌肱骨头的深部，伴有旋前圆肌尺侧骨的缺少。6%的正中神经穿行于旋前圆肌肱骨头和尺骨头的深部，最少见的情况（2%）是神经穿经旋前圆肌的肱骨头，然后走行于尺骨头的浅层。Johnson等（1979）进行了一项包括71例患者的研究，Hartz等（1981）进行了一项包括39例患者的研究，两组研究的结果均显示手术治疗的总体效果良好。患者临床表现为神经源性症状，通常不被定义为腕管综合征，体格检查显示旋前圆肌区压痛，触诊不同部位（旋前圆肌、肱二头肌腱膜和指浅屈肌腱弓）可出现不同程度的症状。旋前圆肌解剖位置的异常常发生在肱骨头近端起始处，因此，在考虑减压之前必须将正中神经与旋前圆肌近端边缘分离。肱骨髁上突是一种相对罕见的解剖变异，是正中神经近端或肱动脉受压非常罕见的原因。肱骨髁上突或Struther韧带也可能会卡压这些结构。在内上髁近端可触诊该突起，触诊时症状通常加重。肘关节伸展会加重症状，而屈肘往往会改善症状。

急性骨间前神经（AIN）麻痹是不同于旋前圆肌综合征的一种疾病。Miller-Breslow及其同事（1990）报道了10例完全或部分急性AIN麻痹中的9例患

者。其中保守治疗的8例患者在6个月内开始自愈，1年内痊愈。手术治疗的2例患者在1年内痊愈。所有非创伤性神经麻痹患者在神经麻痹前均有一次突发性疼痛发作。通过电生理检查证实这些病例与骨间前神经有关。这可能表明该疾病属于神经炎，而非压迫性神经疾病，因此建议保守治疗。

标准的开放性旋前圆肌减压术首先沿旋前圆肌前缘做一个6cm的斜切口。保护好皮神经，必要时可结扎大静脉。用Army-Navy拉钩将软组织层向近端和远端牵开，尽可能地显露视野。Nested Scofields具有更长的臂，可提供更好的视野。全长切开腱膜和筋膜。在切口远端保护桡动脉，必要时可将桡动脉向桡侧移动。轻轻地将旋前圆肌向内侧拉，通常会在一定程度上显露正中神经，从而提供了解剖组织、充分显露和松解神经所需要的手术视野深度。切开神经前面的组织以充分显露正中神经，同时保护其运动分支。在远端，分开指浅屈肌腱弓，用拉钩牵引肌肉，以尽可能地显露远端。在远端视野中，通常会有一条动脉及两条伴行的静脉穿过；神经的颜色在这一层看起来更正常。在切口近端，如果发现神经穿入肌内，则将切口向Struther韧带区域的近端延伸，以便在神经离开旋前圆肌时进行减压。如果正中神经伴行有一条大的侧支动脉，通常会发现动脉的近端是神经压迫的原因。如果神经位于旋前圆肌近端的桡侧和肱动脉近端的周围，就目前常规处理来看，仅需要在手术视野内的神经前方进行神经膜松解术即可。在神经顶端用手指探查，并将Debakey钳的钝端用作探针来探查神经近端。如果存在任何疑虑，可向近端

延伸切口。

桡神经卡压综合征

桡神经感觉支神经炎

本章不包括肘部近端的桡神经病理。桡神经远端感觉神经痛被称为 Wartenberg 综合征。在桡神经浅支由深到浅穿透肱桡肌（BR）肌腱和前臂筋膜处刺激桡神经感觉支，从而产生感觉异常和疼痛。Tinel 征可以对神经损伤进行定位，但也可能存在其他的复合因素。有手术瘢痕的患者可能存在神经瘤或多处神经粘连。神经纤维的再生可以使 Tinel 征出现在神经损伤位置及其远端。除非随着时间的推移进行 Tinel 征检查，否则神经再生的进展可被误认为是静态的。合并有肌腱疾病（如 de Quervain 综合征或交叉综合征）的患者会出现临床表现。Wartenberg（1932）虽不是第一个报道桡神经感觉神经痛的人，但他在 1932 年确实报道了 5 个病例。常见病史包括挤压伤、反复用力旋前和伸展，以及代谢障碍（如糖尿病和透析）。Braidwood（1975）报道了少量的桡神经感觉支神经炎病例。其中 2/3 的病例经保守治疗效果良好，4 例接受神经切除，将神经回缩到肱桡肌肌腹下进行保护，也取得了良好的效果。Dellon 和 Mackinnon（1986）报道了 51 例患者，其中 37% 的患者采用保守治疗。在接受手术治疗的患者中，86% 的患者疗效评价为良好到优秀。仅 43% 的患者重返工作岗位；22% 的患者接受了系统性康复训练。一些患者因受伤或其他情况导致无法重返之前的岗位。Lanzetta 和 Fucher（1993）报道了 52 例病例，其中 71% 非手术治疗效果良好或优秀。在手术治疗的 15 例患者中，74% 的患者在随访时为良好或优秀。需要注意的是，在他们报道的病例中，合并 de Quervain 综合征的发病率较高（50%）。

Mackinnon 和 Dellon 的手术方法是以 Tinel 区为中心做一个 6~8cm 的纵向切口，将瘢痕放置在远离神经的位置。打开背侧筋膜，将肱桡肌拉向掌侧，并继续松解肱桡肌与桡侧腕长伸肌（ECRL）之间近端 6cm 处的筋膜。松解此处的神经使之能活动，并继续向远端进行松解，直至皮下组织中的神经松动。对于慢性感觉障碍的患者，可考虑进行神经内松解术。神经内松解术可松解内部神经纤维，使之呈现正常的束状结构。在这种情况下，应考虑使用神经包裹技术来防止粘连。严重的神经损伤需要考虑切除和埋藏桡神经感觉支残端。

Zoch 和 Aigner（1997）报道了 10 例手术治疗超过 2 年的患者（其中 9 例为女性），通过松解神经、纵向离断并修复 BR 肌腱将神经向背侧转位。手术治疗 6 周后，10 例患者症状消失

桡管综合征和骨间后神经卡压综合征

桡神经行走至靠近肱桡关节处，其内侧的结构分别是肱肌、肱二头肌肌腱及其相关的纤维结构。桡侧腕长伸肌（ECRL）和桡侧腕短伸肌（ECRB）覆在神经表面。桡神经深支最远的标志是旋后肌远端。桡神经深支穿出 Froshe 弓后发出骨间后神经（PIN）。造成压迫的解剖因素包括肱桡关节浅层筋膜组织、桡侧腕短伸肌纤维带（常与 Froshe 弓相连）、"Henry 血管条带"（桡侧返动脉）、Froshe 弓和旋后肌远端纤维缘。Fuss 和 Wurzl（1991）、Prasartritha 等（1993）和 Hazani 等（2008）分别对该区域进行了人体解剖学研究。总的来说，他们的结果相互证实，并描绘了这个区域统一的结构。

Prasartritha 等在 31 个尸体标本中没有发现压迫性损伤。其中有 Froshe 腱弓的标本占 57%，呈膜状者占 43%。旋后肌远端呈腱性者占 65%，呈膜性者占 35%。只有 2% 的标本骨间后神经发出运动支支配桡侧腕短伸肌。Fuss 和 Wurzl 在 50 个解剖标本中发现，支配肱桡肌和桡侧腕长伸肌的神经位于 Hueter 线（髁间轴）的近侧。在 Hueter 线远端 4cm 处发出一个分支支配桡侧腕短伸肌。桡侧腕短伸肌纤维带位于 Froshe 弓近侧 0.5~1cm 处，其加强了 Frohe 弓。Hazani 等在 18 个解剖标本发现，在桡骨头远端 3.5cm 处有一个稳定的骨间后神经路线，在旋后肌内的路线为 7.4cm。从桡骨头到腕背中部的走行方向始终一致。这些信息有助于提高手术的简便性和安全性。

Roles 和 Maudsley 研究了高年资医生在 1956 年通过治疗神经卡压的方式治疗复发性外上髁炎，Roles 和 Maudsley（1972）进行了随访，38 例患者中有

35 例疗效为良好或优秀。他们使用一个穿过肱桡肌切口,通过 Froshe 弓近端可以看到神经顶部的筋膜,对神经顶部的所有筋膜进行松解减压,并松解旋后肌的主体部分。Lister 等(1979)报道了类似的研究,手术入路与 Role 和 Maudsley 相同,他们显露了"Henry 管条带",20 例患者中有 19 例完全缓解。Sponsell 和 Engber(1983)报道 1 例患者同时有 Frohe 弓压迫和远端旋后肌压迫。解剖上存在多个潜在的压迫部位,因此同时出现两个部位压迫并不意外。

Sotereanos 等(1999)报道他们治疗桡神经压迫患者的总体效果欠佳。35 例患者中有 28 例工伤患者,其中 7 例同时有一处以上的神经卡压,7 例失访。对 28 例患者进行医生疗效评价,11 例(39%)为良好或优秀,而患者自我疗效评价中有 18 例(64%)为良好或极优秀。12 例患者伴有外上髁松解或翻修后的外上髁松解。有趣的是,在 17 例疗效评价为差到一般的患者中,15 例获得了工伤赔偿。在这项研究中,只有 12 例患者最后重返工作岗位。Atroshi 等(1995)的研究也报道了相对较差的结果,37 例患者中有 13 例表示疼痛明显缓解,15 例对治疗效果感到满意,16 例恢复到以前的工作水平。因此 Atroshi 对这种诊断标准的有效性提出质疑。由于许多研究仅报道了骨间后神经远端卡压,在处理双部位卡压患者时缺乏完整的旋后肌减压方法。此外,一些研究没有提供术前症状持续时间和保守治疗时间。通过神经生理学、生物化学和显微解剖学等基础科学方法发现,长时间受压的神经在减压后可能不会恢复正常功能,而且在不同类型的患者中获得统一的手术结果是不可能的。

作者采用的手术入路是背侧切口,然后打开"活动肌"和伸指总肌(EDC)之间的间隙。间隙远端最容易找到,但近端容易打开。前臂外侧皮神经的一个分支有时会出现在这个位置。桡侧腕短伸肌和伸指总肌的近端筋膜会融合,桡侧腕短伸肌腱的纤维会从筋膜中一直延伸到外上髁区域,如果还需要进行侧向松解,则可能会遇到交叉的筋膜。交叉筋膜的深处有一层薄薄的筋膜将桡侧腕短伸肌连接到 Froshe 弓和关节囊附近。继续松解该筋膜,将伸指总肌与旋后肌之间的筋膜打开,这样就可以显露出整个旋后肌。通过弯曲肘部、伸展手腕并向掌侧牵开"活动肌",视

野范围可以向 Froshe 弓附近延伸几厘米。首先,在 PIN 的顶部打开 Froshe 弓,然后向远端延伸。可以触诊到旋后肌中的骨间后神经,并从神经顶部开始由近端向远端逐渐分离神经。旋后肌远端边缘通常是一个厚厚的肌腱结构,必须进行松解。骨间后神经运动支会在此由深到浅直至穿出,应小心处理。将拉钩在直视下放置在该区域,以免损伤该运动支。此时助手不能松手,一旦松手骨间后神经被释放,就需要进行纵向神经周围松解术。PIN 在腱弓附近增厚的纤维脂肪组织中通常呈弯曲状。在腱弓区域对神经组织进行解剖分离,并对其近端进行追踪。关闭伸指总肌和桡侧腕短伸肌的间隔。

尺神经卡压综合征

尺神经近端卡压 / 肘管综合征

肘管综合征是指肘部的尺神经功能障碍引起的一系列症状,常累及肘管周围。其神经生理学已经在正中神经部分进行了讨论。恢复最好的患者是那些术前神经损伤最小的患者。体格检查是疾病诊断的金标准,而电生理检查通常作为辅助方法。出现局部神经传导速度减慢的多发代谢性周围神经病,可能提示术后恢复延迟,甚至会导致更糟糕的结果。在进行性肘管综合征的基础上,电生理检查发现慢性 C8 神经根功能障碍常提示预后较差。那些有慢性感觉障碍、内源性萎缩、爪形手、Froment 征或 Wartenberg 征的患者不是诊断的难题。主要问题仍然是可能存在神经双重卡压,这会对症状的严重程度和预后产生影响。神经电生理检查可以帮助区分 Guyon 管卡压征和颈椎疾病。

肘管综合征的经典体格检查包括屈肘试验和沿神经走行的 Tinel 征试验。由于受患者体质和神经再生的影响,Tinel 征可能并不可靠。对照组受试者对 Tinel 征的阳性反应率为 24%。肘关节屈曲试验应在最大曲肘状态下进行至少 1 分钟,快速出现症状提示存在肘管综合征。Ochi 等(2012 年)在对照组和肘管综合征疑似患者中评估了 5 秒肩外展内旋试验结合屈肘试验的敏感性和特异性。5 秒屈肘试验的敏感性和特异性分别为 25% 和 100%,肩内旋试验为

58%和 100%,肩内旋联合屈肘试验为 87%和 98%。

假性胸廓出口综合征(TOS)远比真正的胸廓出口综合征更常见;任何神经牵拉都可能导致真正的卡压症状。异常指标、症状位置、非特异性描述及不同的体质,可能会增加对这一神经张力问题的疑虑。Wright 手法、Adson 试验、肋锁手法、Roos 试验及锁骨上窝和锁骨下窝叩诊均有助于鉴别诊断。Nord 等(2008)的研究显示,正常受试者的假阳性率较高,而存在周围神经卡压的受试者假阳性率更高。

神经检查既不能告诉我们患者的感受,也不能告诉我们每名患者是否会对治疗有反应。但神经检查结果的变化确实与预后相关。Anderton 等(2011)报道了 75 例因出现症状而接受肘管手术的患者。神经传导试验阴性患者的症状缓解率为 100%,阳性患者的症状缓解率为 81%,未检查者的症状缓解率为89%。患者可以单独进行减压治疗,而不需要事先进行神经电生理检查。对那些存在疑似症状的患者进行诊断性检查是正确的,这些症状可能是上运动神经元病、脱髓鞘疾病或遗传性疾病。

使用高分辨率超声评估周围神经卡压的研究显示,肘管综合征患者的尺神经与对照组受试者相比明显增大(Weisler,2006)。在进一步的研究中,高分辨率超声和神经电生理检查一起被用于肘管综合征患者的临床诊断。Yoon 等(2010)的研究显示,临床诊断为肘管综合征的患者与神经电生理检查阳性的患者相比,有相同直径增粗的尺神经。考虑到转移的可能性,临床工作中仍需要进行上述检查。

保守治疗失败的有临床症状的肘管综合征患者是否应该手术治疗已经不是我们要讨论的问题了;需要讨论的问题是原位松解还是加神经松解前置术具有更好的治疗效果?两项荟萃分析(Zlowdowski等,2007;Wacadam 等,2008)结果显示,无论采用原位松解还是采用松解加神经前置术,预后均没有差异。这可能不能完全科学地回答这个问题,因为关节内镜辅助技术和内上髁切除术没有包括在内。因此,对于这些普通手术病例,选择哪种外科技术可能取决于医生的个人偏好。而对于那些肘部有创伤史、手术史或先天性解剖变异的患者,外科医生应改变其常规手术方式。

周围神经康复

神经松解术是实施保守治疗和术后康复训练的主要手段。在康复训练中,患者教育是提高患者依从性的关键。需要指导并告知简单的解剖学和生物治疗原理。多数患者乐意接受这种方式,而不是收到一本康复手册。

当腕管综合征患者弯曲手指时,神经能与肌腱一起活动。它也需要独立于腱鞘进行移动,以防止手握住时神经张力增加。正中神经位于手腕关节旋转轴线的前面,关节的任何背屈动作都会被动地活动或伸展神经,这是一种"神经固定效应"。同时,屈肌腱也会向近端移动。任何结缔组织、腱鞘和神经周围组织都必须确保屈肌腱和正中神经能独立活动且互不影响,从而降低正中神经的张力。

前臂近端和肘关节区域则是不同的。正中神经和桡神经在肘关节旋转轴的前方,腱鞘中的肌腱则不与神经一起活动,关节一般只进行不同程度的屈曲动作。当拉伸横跨神经的紧绷的软组织时,屈曲肘部是有意义的。屈肘时被动拉伸旋前圆肌和旋后肌以达到神经"减低张力"的作用,从而进一步降低神经损伤降的风险。

当活动该区域的正中神经时,旋前圆肌必须放松以最大限度地减少神经压迫。手指伸展状态下被动地将手腕背屈、前臂旋前和肘部屈曲,就能将神经向远端"拉"过这个区域。被动地弯曲手腕和手指,同时伸展肘部使其处于放松的旋前位置,则能让正中神经向近端移动。

肘管中的尺神经位于肘关节运动轴的后方,当肘关节屈曲时神经会受到牵拉。可以通过肘部伸展、肩部伸展和外展来完成尺神经的移动。肘关节屈曲同时肩部屈曲和内收,则可以完成尺神经的反方向移动。我们鼓励患者白天每隔 2 小时就缓慢重复 10次所有的神经滑动技术动作。

鼓励患者术后 2~3 天开始神经松解术、关节活动和肌腱主动辅助活动。

我会告知患者

　　上肢的三条主要神经走行于一个或多个狭窄的间隙或潜在的狭窄间隙内。随着年龄的增长,这些间隙可能会更加狭窄并造成神经卡压。肌肉增大、创伤性纤维化或姿势性挛缩可造成神经压力增加,从而改变神经微循环。目前尚不能明确这些变化是否会直接导致缺氧环境、轴突压迫或静脉充血性水肿,但毫无疑问它们是有害的。

　　还应告知患者神经不是静态结构,它们会随着关节和肌肉的移动而移动。如果神经不能进行适当的移动,活动四肢时固定区会牵拉神经导致张力增加,从而发生神经功能障碍。这些"间隙"可能有不同的名称,如隧道、综合征管道,但所有神经具有相同的神经卡压生理学机制。哪条神经受累和受累部位的相对发生频率主要受遗传因素影响,仅少部分受我们所处环境的影响。

　　需要评估患者的生活,包括家庭、爱好、家务、情感、工作环境,并且每隔 1~1.5 个小时更换一次体位,在白天进行 2~3 分钟的神经松解运动。避免肢体长时间保持同一个姿势,或将肢体放在会对神经直接施加压力的受力点上。

（王德利　译）

延伸阅读

Adelaar RS, Foster WC, McDowell C. The treatment of cubital tunnel. *J Hand Surg Am*. 1984;9:90–95.

Anderton M, Shah F, Webb M, et al. Nerve conduction studies and their significance in cubital tunnel syndrome. *JBJS Br*. 2011;93(Supp III):294.

Atroshi I, Johnsson R, Ornstein E. Radial tunnel release: a review of 37 consecutive cases with one to five year follow-up. *Acta Orthop Scand*. 1995;66:522–527.

Beaton LE, Anson BJ. The relation of the median nerve to the pronator teres muscle. *Anat Rec*. 1939;75:23–26.

Braidwood AS. Superficial radial neuropathy. *JBJS Br*. 1975;57:380–383.

Dellon AL, Mackinnon SE. Radial sensory entrapment in the forearm. *J Hand Surg Am*. 1986;11:199–205.

Fuss FK, Wurzl GH. Radial nerve entrapment at the elbow: surgical anatomy. *J Hand Surg Am*. 1991;16:742–747.

Hartz CR, Linscheid RL, Gramse RR, et al. The pronator teres syndrome: compression neuropathy of the median nerve. *J Hand Surg Am*. 1981;6:885–890.

Hazani R, Engineer NJ, Mowlavi A, et al. Anatomic landmarks for the radial tunnel. *Open Acc J Plast Surg*. 2008;8:377–382.

Jamieson RW, Anson BJ. The relation of the median nerve to the heads of the origin of the pronator teres muscle, a study of 300 specimens. *Q Bull Northwest Univ Med School*. 1952;26:34–35.

Johnson RK, Spinner M, Shrewsbury MM. Median nerve entrapment syndrome in the proximal forearm. *J Hand Surg Am*. 1979;4:48–51.

Lanzetta M, Foucher G. Entrapment of the superficial branch of the radial nerve (Wartenberg's syndrome). A report of 52 cases. *Int Orthop*. 1993;17:342–345.

Lister GD, Belsole RB, Kleinert HE. The radial tunnel syndrome. *J Hand Surg Am*. 1979;4:52–59.

Macadam SA, Gandhi R, Bezuhly M, et al. Simple decompression versus anterior subcutaneous and submuscular transposition of the ulnar nerve for cubital tunnel syndrome: a meta-analysis. *J Hand Surg Am*. 2008;33:1314–1324.

Miller-Breslow A, Terrono A, Millender LH. Nonoperative treatment of anterior interosseous nerve paralysis. *J Hand Surg Am*. 1990;15:493–496.

Nord KM, Kapoor P, Fisher J, et al. False positive rate of thoracic outlet syndrome diagnostic maneuvers. *Electromyogr Clin Neurophysiol*. 2008;48:67–74.

Ochi K, Horiuchi Y, Tanabe A, et al. Shoulder internal rotation elbow flexion test for diagnosing cubital tunnel syndrome. *J Shoulder Elbow Surg*. 2012;21:777–781.

Prasartritha T, Liupolvanish P, Rojanakit A. A study of the posterior interosseous nerve (PIN) and the radial tunnel in 30 thai cadavers. *J Hand Surg Am*. 1993;18:107–112.

Roles NC, Maudsley RH. Radial tunnel syndrome resistant tennis elbow as a nerve entrapment. *JBJS Br*. 1972;3:499–508.

Sotereanos DG, Varitimidis SE, Giannakopoulos PN, et al. Results of surgical treatment for radial tunnel syndrome. *J Hand Surg Am*. 1999;24:566–570.

Sponseller PD, Engber WD. Double-entrapment radial tunnel syndrome. *J Hand Surg Am*. 1983:8,420–423.

Wartenberg R. Cheiralgia paresthetica isolierte neuritis des ramus superficialis nervi radialis. *Z Ger Neurol Psychiatry*. 1932;141:145–155.

Wiesler ER, Chloros GD, Cartwright MS, et al. Ultrasound in the diagnosis of ulnar neuropathy at the cubital tunnel. *J Hand Surg Am*. 2006;31:1088–1092.

Yoon JS, Walker FO, Cartwright MS. Ulnar neuropathy with normal electrodiagnosis and abnormal nerve ultrasound. *Arch Phys Med Rehabil*. 2010;91:318–320.

Zlowodzki M, Chan S, Bhandari M, et al. Anterior transposition compared with simple decompression for treatment of cubital tunnel syndrome. A meta-analysis of randomized, controlled trials. *JBJS Am*. 2007;89:2591–2598.

Zoch G, Aigner N. Wartenberg syndrome: a rare or rarely diagnosed compression syndrome of the radial nerve? *Handchir Mikrochir Plast Chir*. 1997;29:139–143.

第 **3** 部分

肩关节损伤

第 **20** 章

肩关节常规康复理念

Robert C. Manske | Marisa Pontillo

背景

　　肩关节复合体的正常功能需要胸锁关节(SC)、肩锁关节(AC)和盂肱(GH)关节的协同作用,同时也需要肩袖和喙肩韧带构成合适的运动轨迹。上举手臂要求锁骨至少抬高30°,肩胛骨至少旋转45°,同时盂肱关节外展120°。这些关节活动大约需要30块肌肉的协同作用来完成。肩关节复合体任何部位的病理改变都可能破坏其正常的生物力学。

　　肩关节复合体的主要功能是维持手的正常活动。在投掷和发球等过顶运动中,肩部的次要功能是"漏斗",通过该漏斗将来自腿部和躯干的更强大的肌肉力量传递到上臂、前臂和手部,从而展现更好的运动技能(Burkhart等,2003)。这些动作的完成需要依靠盂肱关节内在的机动性和功能稳定性。

　　盂肱关节能"自由"活动主要依靠骨的形态(图20.1)。较大的肱骨头与较小的关节盂在维持盂肱关节关节稳定性的同时,还能进行更大范围的活动(表20.1)。同样,肩胛骨在胸壁上也表现得非常灵活,通过随肱骨运动来避免肩峰撞击。纤维软骨盂唇可增强盂肱关节的稳定性,在增加关节表面整合度的同时,还能扩大和加深关节窝。然而,肩关节的稳定性主要取决于其周围软组织结构。韧带和关节囊作为静态稳定结构,其作用是限制肱骨头在关节盂内平移和旋转。盂肱上韧带是一个重要的上方稳定结构;盂肱中韧带能够在手臂小于90°外展外旋时增强肱骨头前方稳定性;盂肱下韧带是肩关节90°外展外旋

时(肩关节最不稳状态)最重要的前方稳定结构(图20.2)。表20.2列出了限制肩关节活动的韧带和关节囊。肌肉作为动态稳定结构,通过各种方式来稳定盂肱关节。肌肉收缩时主要通过增强关节囊周围韧带的硬度来达到稳定的效果。最重要的是,它们作为双重加强的部分,能够控制肱骨与肩胛骨的位置,这有助于盂肱关节力量传递(Poppen和Walker,1978)(表20.3)。当几块肌肉通过施加不同的力以产生共同的运动来实现协调工作时,就会发生力偶。力偶包括不同肌肉在中心、等距或偏心处的收缩。当三角肌外展肩关节时,力偶就随之产生。与此同时,肩袖肌肉收缩将肱骨头限制在关节窝内,对力偶产生平衡作用(图20.3)。前锯肌之间产生的肩部力偶,由斜方肌、肩胛提肌和菱形肌抵消(图20.4)。肩胛骨适当活动及稳定性对正常的肩部功能具有重要作用。肩胛骨是肩部运动的基础,其正常解剖位置对强大而高效的盂肱关节至关重要。肩胛骨排列及运动紊乱或肩胛胸廓运动障碍容易产生不稳和(或)撞击综合征等临床表现。肩胛骨稳定结构的增强是肩关节损伤后康复方案中重要的内容,对恢复肩关节复合体功能也至关重要。

　　对大部分患者来说,肩关节损伤后的治疗首先是镇痛,以及恢复肩关节复合体各部分的协同作用。然后应重点增强和训练肩关节周围肌肉,以便肌肉能正常活动。为了恢复肩关节复合体的正常功能,肌肉需要通过"学习的运动模式"来达到效果。这些学习模式能使肩关节复合体处于预定位置,并且准确地同步刺激这些肌肉来实现功能恢复最大化。同时,

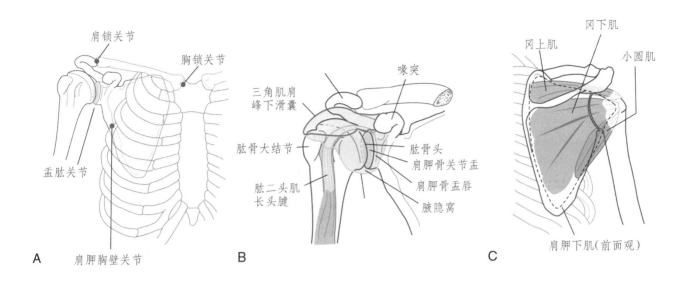

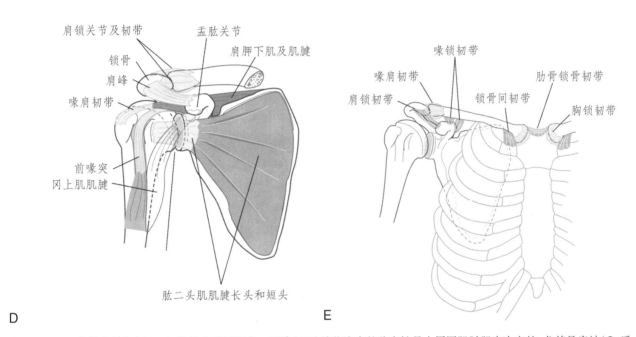

图 20.1　(A)肩关节骨解剖。(B)肩关节周围肌肉。盂肱(GH)关节浅表的稳定性是由周围肌腱肌肉决定的,尤其是肩袖(C,后面观),包括冈上肌、冈下肌、小圆肌及肩胛下肌肌腱。肩锁(AC)关节(D,前面观)周围由肩锁韧带和喙锁韧带(CC)包绕。(E)肩锁韧带对肩锁关节提供前后及内外稳定性,而喙锁韧带提供垂直稳定性。胸锁关节的稳定性是由肋骨锁骨韧带、胸锁韧带、锁骨间韧带等坚韧结构支持。

下肢与躯干肌肉联合训练也十分重要，因为在投掷和发球运动中,超过 50% 的能量来自腿和躯干肌肉。因此,重返对抗或激烈的过顶运动前,运动链各部分的康复非常重要。

肩关节康复

许多疾病可影响肩关节复合体。正如骨骼肌肉

表 20.1　肩关节正常活动范围及骨解剖位置

肩胛骨

肩关节外展时可产生 65°旋转相对胸壁位移可达到 15cm

盂肱关节

外展	140°
内旋/外旋	90°
平移	
向前	5~10cm
向后	4~5cm
最大旋转运动	
棒球	185°
网球	165°

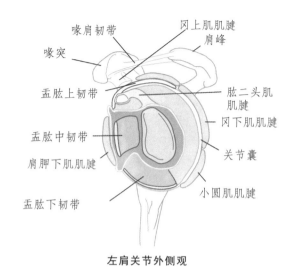

左肩关节外侧观

图 20.2　盂肱(GH)韧带和盂肱关节的肩袖稳定装置。

表 20.2　限制不同角度外展的相关结构

外展角度	外旋	中立	内旋
0°	盂肱上韧带 前关节囊	喙肱韧带、盂肱上韧带、前后关节囊、肩胛上肌	后关节囊
0°~45° (注:肩胛骨平面30°~45°外展时,肩关节处于最大松弛状态)	喙肱韧带、盂肱上韧带、前关节囊	盂肱中韧带、后关节囊、肩胛下肌、冈下肌、小圆肌	后关节囊
45°~60°	盂肱中韧带、喙肱韧带、盂肱上韧带(前束)、前关节囊	盂肱中韧带、盂肱上韧带(尤其是前部)、肩胛下肌、冈下肌、小圆肌、盂肱上韧带(尤其是后部)、盂肱中韧带	盂肱上韧带(后束)、后关节囊
60°~90°	盂肱上韧带(前部)、前关节囊	盂肱上韧带	盂肱上韧带(后束)、后关节囊
90°~120°	盂肱上韧带(前束)、前关节囊	盂肱上韧带	盂肱上韧带(后束)、后关节囊
120°~180°	盂肱上韧带(前束)、前关节囊		盂肱上韧带(后束)、后关节囊

Date from Curl LA, Warren RF: Glenohumeral joint stability—selective cutting studies on the static capsular restraints. Clin Orthop Relat Res 330:54‐65, 1996; and Peat M, Culham E: Functional anatomy of the shoulder complex. In Andrews JR, Wilks KE, editors: The athlete's shoulder, New York, 1994, Churchill Livingstone.

系统的其他部位一样,这些疾病是由急性创伤和反复轻伤所致的。急性或慢性损伤可影响肩关节运动、力量、运动觉或动态稳定性,康复治疗师应积极干预这些问题。

肩关节复合体通过四个关节协调活动,因此治疗师应充分评估其状态,一旦发现损伤,及时治疗。评估时,可能较容易发现机械性损伤,包括严重失稳、大量肌肉撕裂或运动力量明显丧失的严重损伤,这与诊断及治疗困难的微小病变差别较大。微小病变可能包括但不局限于因肱骨内旋转丧失而引起的肱骨移位增加,以及因肩袖无力、肩胛骨静态解剖位置异常或斜方肌及前锯肌无力继发运动模式改变而导致的肱骨头上移。为达到满意的康复效果,该病变的识别和治疗同对正常肩关节功能影响的理解一样

表 20.3　肩关节在常规体育运动中的力量与负荷

转速	
棒球	7000°/s
网球式发球	1500°/s
正手接球	245°/s
反手接球	870°/s
角速度	
棒球	1150°/s
加速所需力	
内旋	60Nm
水平内收	70Nm
向前剪切力	400Nm
减速所需力	
水平外展	80Nm
向后剪切力	500Nm
压力	70Nm

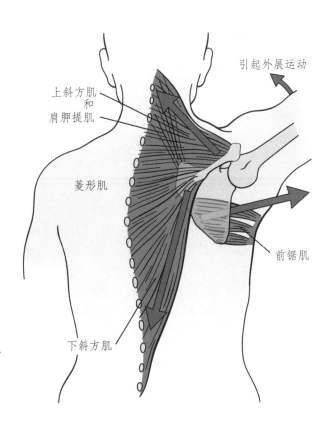

图 20.4　斜方肌三部分与前锯肌之间形成肩胛胸部力偶。

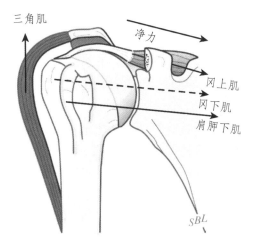

图 20.3　肩袖和三角肌力偶。

重要。无论潜在的病理学如何,康复的目标均是恢复功能和以前的活动水平。

一项特殊的肩关节特殊康复计划有效的关键是避免误诊。目前,初级保健医生需要对患者进行物理治疗并自行转诊。如果患者在治疗和评估后仍未好转,医生应借助适当的影像学方法(如 X 线片、CT 或 MRI)再次评估。例如,肱骨头后脱位锁定通过侧位 X 线检查容易确诊,但一开始就进行物理治疗将会浪费 80%的治疗时间。

评估时,医生应认识到某些"异常"实际上是一种适应状态,这对于运动员尤其是单方面占优势的

运动员来说至关重要。例如,投掷类运动员需要在 90°外展外旋时增加前关节囊和外旋的机动性(称为盂肱外旋增益–GERG)。GERG 适应性增加可能导致盂肱内旋缺乏症,即同时伴随着盂肱内旋丧失 (图 20.5)。然而,保持额外的外旋对于最佳投掷力来说是必要的。

制订康复计划时应考虑以下因素:
- 关节活动损失的角度及类型。
- 慢性疾病。
- 肩袖和肩胛肌肉组织力量和耐力。
- 肩关节周围软组织灵活性。
- 康复治疗后患者的运动水平。

康复治疗应着重通过肩袖与肩胛肌肉组织的动态稳定性来达到止痛和功能恢复的效果。治疗时,康复医生应避开可能加剧撞击或半脱位的疼痛弧和部位。

组织易激性能够确定预后、目标、初期干预措施及锻炼项目所占的比率。这将会影响患者的炎症水平,所以应进行初步评估并制订治疗方案来引导治

疗。具有高易激性的肩关节在治疗时应尤其小心,同时需要采取多种措施来达到早期止痛的效果。一旦疼痛在一定程度上得到缓解,就可以开始进行关节活动度(ROM)锻炼和强化锻炼。

肩关节损伤术后通常应进行早期活动以恢复正常的生理功能,包括主动和被动活动度锻炼或关节松动训练,但必须遵循组织愈合的规律。绝对固定可能会影响肩袖康复,导致肌肉萎缩和神经功能减退,从而造成进一步损伤。肩关节复合体缺乏主动活动会影响盂肱关节和肩胛胸壁关节的正常力学关联,还会导致肩袖结构及功能异常。但如果临床医生和康复医生认为手术修复效果可能受到活动的影响,则应禁止运动锻炼。低强度关节活动可通过激活 I 型机械感受器帮助实现疼痛管理,因为该感受器不会导致关节囊牵拉和变形。

增强训练应遵循组织愈合的规律以促进患者达到功能目标。该目标需要合适的运动模式来完成,包括等距、同心或偏心训练或开链或闭链活动;同时还应考虑每项运动涉及的肌肉激动总效应。这些因素决定了关节负荷对患者当前康复阶段的适应性。

肩胛胸壁肌肉组织状态是肩关节康复的重要组成部分。肩胛胸壁肌肉是肩关节的稳定基础,作为肩胛胸壁关节动态稳定结构,能维持肩关节正常功能。肩胛活动无力可通过影响周围肌肉运动规律和盂肱关节活动来导致肩峰下撞击。肩胛骨节律紊乱会引起肩胛骨活动紊乱,包括上旋、外旋和后倾。这些异常可能会使冈上肌、肱二头肌长头腱与肩峰下表面处于撞击状态,从而导致初次或二次撞击。

肩关节康复需要运动力学链的整合。上肢肌肉的激活是通过身体远端到近端来完成,这反映了先天的运动模式。因为躯体和大腿力量通过转移至上肢来引起上肢活动,所以运动力学链的整合应被纳入康复进程。

训练治疗不能只关注肩关节带状肌肉康复,还要进行神经-肌肉的反复训练。肩袖是盂肱关节动态稳定结构,并通过与肩胛稳定结构持续的协同作用来完成上肢活动。特殊的干预方法可提高肌肉运动效率和运动觉,如干扰训练、活动节律稳定和(或)本体感受训练对治疗可能有帮助。

肩关节本身比较复杂,因此训练部位由少到多对于康复十分重要。例如,手臂外旋相比外展 90° 可能更难,但对患者进行正常工作或过顶运动十分重要;因此,患者可能需要进一步增加该运动训练。但其他训练需要引起注意,例如,虽然在肩关节充分外旋时进行内收活动能激发冈上肌高肌电图(EMC)活动,但这可能会引发撞击综合征患者的症状,因为肩袖或肩胛还没有足够的力量和耐力。

在康复早期阶段,治疗师需要固定肩胛平面来进行相关训练。而且,大部分肩袖和肩胛肌只需要轻微的等张阻力。这些肌肉单独训练通常通过需要手握重物,通过整个上肢的杠杆作用来实现。最初,以 1~2lb 的力进行训练对大部分人来说应该是足够的。

重返运动的训练应纳入康复的最后阶段。一旦患者有充足的力量和神经肌肉控制感,就可以开始进行增强训练。增强训练可提高力量并促进肩袖和肩胛肌肉的力量最大化。增强训练通过训练肌肉来满足个人运动的特殊需求,是进入高速运动的一个过渡。

重返举重运动可能是大部分人的目标。在患者无疼痛或可耐受、具有全关节活动范围和力量足够的前提下,可以进行渐进性抗阻训练。同时还需要运动前宣教,如合适的装备、正确上肢体位和避免引发疼痛扳机点。后侧不稳定的患者应避免在卧推时"锁定"上肢,因为该位置的后侧剪切力会增加。同样,前侧不稳定的患者应避免伸展前方关节囊(肩关节内

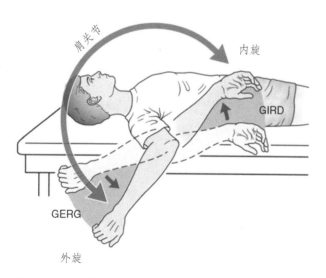

图 20.5　全肩旋转活动度包括盂肱内旋缺失(GIRD)和盂肱外旋增益(GERG)。

收外旋 90°)(Durall 等, 2001)。

此外, 二次临床评估、上肢或肩部相关评估量表将提供患者主诉疼痛、满意度及功能状态的主观信息。经验已经证明这些具有可靠性、有效性及能对康复效果作出反馈。Penn 肩关节评分、改良美国肩肘外科医生评分、西安大略省肩关节失稳指数、单肩测试和"手臂、肩部和手部残疾"评分已广泛应用, 其评分结果有助于了解治疗进展和疗效。

(蒋官玮　译)

相关资料

A complete reference list is available at https://expertconsult.inkling.com/.

延伸阅读

Clark MG, Dewing CB, Schroder DT, et al. Normal shoulder outcome score values in the young, active adult. *J Shoulder Elbow Surg.* 2009;18:424–428.

Davies GJ, Dickoff-Hoffman S. Neuromuscular testing and rehabilitation of the shoulder complex. *J Orthop Sports Phys Ther.* 1993;18:449–458.

Engle RP, Canner GC. Posterior shoulder instability: approach to rehabilitation. *J Orthop Sports Phys Ther.* 1989;10:488–494.

Hintermeister RA, Lange GW, Schultheis, et al. Electromyographic activity and applied load during shoulder rehabilitation exercises using elastic resistance. *Am J Sports Med.* 1998;26:210–220.

Leggin BG, Michener LA, Shaffer MA, et al. The Penn Shoulder Score: reliability and validity. *J Orthop Sports Phys Ther.* 2006;36:138–151.

McMullen J, Uhl TL. A kinetic chain approach for shoulder rehabilitation. *J Athl Train.* 2000;35:329–337.

Meister K, Andrews JR. Classification and treatment of rotator cuff injuries in the overhead athlete. *J Orthop Sports Phys Ther.* 1993;12:413–421.

Rubin BD, Kibler WB. Fundamental principles of shoulder rehabilitation: conservative to postoperative management. *Arthroscopy.* 2002;18:29–39.

Schmitt L, Snyder-Mackler L. Role of scapular stabilizers in etiology and treatment of impingement syndrome. *J Orthop Sports Phys Ther.* 1999;29:31–38.

## 第 21 章

病史在肩关节病理诊断中的重要性

Richard Romeyn | Robert C. Manske

询问病史或者损伤史是评估患者肩部症状的首要步骤，然后再结合体格检查和放射学检查可做出或排除诊断。不同的病理改变可能会表现为类似的症状，而且这些病变还会继发其他症状（尽管这些症状对患者来说很明显），所以肩关节的准确评估具有挑战性。由于患者通常难以主动提供有效信息，这就需要医生启发性地提出具体的问题。这些问题的基本架构应尽量保持一致，以便在每次询问时可以轻松套用。

询问病史时，应包括以下关键内容：

1.患者年龄：大多数肩部疾病具有好发的年龄范围。

2.现病史：常见的主诉包括疼痛、失稳、力弱、捻发音和僵硬，其特征和部位可作为基本的诊断依据。

3.症状发作的详细信息（损伤机制）：症状是否有外伤性或隐匿性因素；是否继发于某些文体活动或职业性动作？

4.症状持续时间：是急性、亚急性还是慢性？

5.既往治疗的效果：患者是否有药物治疗史；肩关节制动休息；药物注射、物理治疗或手术？注意谨慎评估之前诊断或治疗的正确性，应查看所有的检查报告和治疗单。

6.一般健康状况：糖尿病和甲状腺功能减退症与粘连性肩关节囊炎（冻结肩）有关；类风湿病可伴有肩痛；抑郁症、工伤和其他保险赔偿，以及其他生活压力可能会加剧肩部症状。

7.优势手：普通人或者单手优势明显的运动员，可能会出现局部肌肉质量增加或肩关节松弛。优势侧肩关节的活动范围可能与非优势侧不同。

评估肩关节症状时，必须注意病史可能会对应多种疾病。以下是最常见的肩关节疾病。

- 肩袖结构性损伤。
- 盂肱关节失稳。
- 上盂唇分离（即 SLAP 撕裂）。
- 肩胛-胸壁运动障碍，核心稳定性障碍，其他与健身或技术动作相关的激惹症状。
- 粘连性肩关节囊炎（冻结肩）。
- 钙化性肌腱炎。
- 肱二头肌肌腱病变。
- 肩锁关节退行性关节病。
- 盂肱关节退行性关节病。
- 颈椎疾病。
- 骨折。

肩袖结构性损伤

尽管也有儿童外伤后发生肩袖撕裂的报道，但典型的肩袖结构性损伤多见于 40 岁以上的人群。肩袖撕裂在老年人群中高发，因此任何年龄超过 60 岁的肩痛患者，除非有其他证据，均可以假设存在肩袖撕裂。年轻患者即使存在肩袖不适，一般多是肩袖腱鞘的刺激症状而不是结构性损伤，其症状和病理学改变通常是隐匿性病变的继发表现，如盂肱关节失稳、SLAP 撕裂、肩胛-胸壁运动障碍、核心稳定性障碍或生物力学性能下降。

肩袖病变的起病可能非常隐匿，但多数有外伤因素。例如，老年人群跌倒时经常会发生肩袖撕裂；或者存在过度使用因素，特别是过度外展/外旋动作。原发性肩袖病变的一个特征是夜间痛，如果向患侧侧卧、患肩受压，可能会影响患者入睡。患者通常将患侧手臂举过头顶、手掌置于脑后（又称为 Saha 姿势）来减轻疼痛。患肩活动时，手臂低于乳房水平时痛感最小，主动上举/外展 90°~120°时痛感最大，而且手臂下降比上举时疼痛更剧烈。患者可能会主诉有捻发音/捻发感，通常与肩袖慢性全层撕裂或慢性肌腱病时肩峰下瘢痕增生有关。

肩袖损伤的疼痛局限在肩峰下区域或肩峰的前/外侧角，并放射到三角肌的上臂止点。疼痛通常为钝痛，而举手过顶或上肢内旋时会出现尖锐的刺痛，疼痛通常不会超过肘关节。

药物（如 NASID）可缓解肩关节症状。肩峰下注射类固醇皮质激素可有效减轻疼痛，但使用次数越多，疗效会递减。

盂肱关节失稳

在 30 岁以下的患者中，盂肱关节失稳是引起肩部症状最常见的病理基础。实际上，在儿童和青少年中，这可能是唯一的病理基础。在老年人群中，盂肱关节失稳多由巨大肩袖撕裂引起。许多情况下，盂肱关节失稳患者往往能够回忆起损伤的来源。在特殊位置有不稳定感通常是一种主观现象，并非所有的患者都有这种感觉。

对于疑诊盂肱关节失稳的患者，询问病史时应重点关注：①不稳定的程度（半脱位与脱位）；②诱因（创伤、无创伤或过度使用）；③不稳定的方向（前、后或多向）；④是否存在主观因素。

无论是外伤性还是隐匿性，最常见的是前/下方失稳。获取病史时，可以通过询问产生症状时肩关节的位置来判断不稳定的方向。无论肩关节有无外展，只要在外旋时感到不适，均提示前/下方松弛（如投

掷运动的制动阶段出现疼痛）。如果在投掷的随挥阶段或肩关节处于前屈、内收、内旋时出现疼痛，提示后方失稳。如果疼痛主要与肩关节受到向下的牵拉力有关，如提重物（如手提箱或桶装水），则提示关节囊松弛和多向不稳定。

轻微的盂肱关节失稳往往表现为一种难以描述的不适感和肩胛带周围弥漫性疼痛。这种不适感的局限性较差，可能出现在肩胛骨和后关节线，也有可能像肩袖损伤一样出现在肩峰前外侧。通常患者在举手过顶时会产生麻木感，并且出现向肢体远端的放射性刺痛，但没有特定的皮肤感觉分布异常，称之为"死臂综合征"。无创伤性盂肱失稳的青少年运动员通常具有典型的、重复性微创伤的病史，如参加游泳或投掷运动前没有充分热身。尽管盂唇病变常与盂肱关节失稳有关，但一般不能通过询问病史来预判。

如果未发现隐匿性盂肱关节失稳，则可能是肩胛-胸壁功能或核心肌群的稳定性存在缺陷，或者前期治疗时未完全解决问题，如存在药物、康复或手术失败的病史。

上盂唇分离

上盂唇分离/撕裂，即 SLAP 撕裂（图 21.1），通常不会出现特异性症状。患者可能描述疼痛位于肩关节后方或关节深部；较大的撕裂可能会出现"弹响"或"交锁"。典型特征是 SLAP 撕裂继发肩袖症状或有类似盂肱关节失稳的病史。SLAP 撕裂患者可能有外伤史（如跌倒时患侧手撑地），或长期从事过顶投掷运动（与后关节囊紧张相关的"剥皮样"损伤）。

肩胛 - 胸壁运动障碍、核心稳定性障碍及其他与健身或技术动作相关的激惹症状

肩胛-胸壁运动障碍、核心稳定性障碍及其他健身问题通常是由于生物力学负荷过大，从而引起肩袖或其他肌肉-肌腱的继发性刺激症状。此类问题常见于参加娱乐活动或职业运动的新手，患者多有无创伤、隐匿性肩痛的病史。

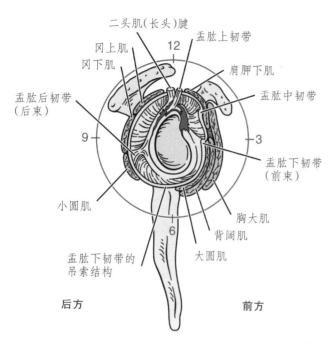

图 21.1 上盂唇撕裂(SLAP 撕裂)。

粘连性肩关节囊炎(冻结肩)

典型的"冻结肩"不是由外伤引起的,尽管患者可能将其归因于一些轻微的外伤事件。疾病的典型特征是患肩后伸困难(实际是因为进行性加重的体侧内旋受限),这通常是患者的首发症状。冻结肩的症状是渐进性的,自然病程可分为炎症期、冻结期和融化期。通常继发性肩袖疼痛占主观症状的比例较大。此外,患者可能还主诉斜方肌或肩胛骨周围存在不适,因为盂肱关节活动受限时,这些肌肉过度代偿引起疲劳。冻结肩与糖尿病和甲状腺功能减退显著相关,因此,应详细询问患者的一般健康状况。冻结肩通常双侧发病(时间可能有先后)。

钙化性肌腱炎

钙化性肌腱炎的特征包括:中年患者,起病隐匿但进展迅速,肩峰下或侧方疼痛严重,通常需要强效镇痛药甚至麻醉药来止痛。

肱二头肌肌腱病变

随着年龄的增长,肱二头肌长头腱病变成为肩痛的常见来源。肱二头肌肌腱炎通常与肩袖疾病有关;然而,与肩袖疾病的侧方疼痛不同,肱二头肌肌腱病变的疼痛部位在前方,也可能放射至肘关节,但通常不会超过肘部。由于肱二头肌是前臂的旋后肌,因此患者可能会主诉与前臂旋转有关的症状(如转动门把手时)。

肩锁关节退行性关节病

肩锁(AC)关节最典型的症状是肩关节上方疼痛,当患肢水平内收(肩锁关节受挤压)或举手过顶时疼痛加剧。跌倒时如肩外侧着地,可能会损伤肩锁关节。反复过度使用或陈旧性创伤可能会导致肩锁关节炎的发生,年轻的举重运动员可出现"锁骨远端骨溶解"。肩锁关节疾病可继发肩胛-胸壁运动障碍和肩袖损伤。

盂肱关节退行性关节病

盂肱(GH)关节炎可导致全肩关节疼痛和活动范围进行性丢失,但并不常见。盂肱关节炎可能与外科手术史(开放性韧带固定术、关节镜下巨大盂唇撕裂修复术和镇痛泵置入术),以及巨大的肩袖撕裂(肩袖撕裂关节病)有关,尤其多见于老年女性。症状通常在夜间最为严重,日常活动后可加重。全身性类风湿关节炎会影响盂肱关节,但在年轻患者中,其对肩锁关节和胸锁关节的影响更大。

颈椎疾病

颈椎疾病通常产生从颈部向后的放射痛或肩关节上部疼痛。症状通常在每天工作或劳动结束时加重,夜间通过加强头部的支撑可以缓解。患者通常在颈部运动时感到疼痛和僵硬。在老年人中,常与肩袖疾病同时发生。C5 和 C6 颈神经根最常受压,表现为肘部、前臂和手部皮肤的放射痛(尖锐刺痛或烧灼感)。

骨折

肩部骨折可发生在任何年龄段。患者通常有特定的外伤史,但在骨质疏松的老年人或其他特殊情况下,轻微外伤或没有外伤也可发生骨折。损伤机制包括直接暴力(跌倒或打击力作用于肩关节)和间接暴力(跌倒时手臂撑地)。典型疼痛可在外伤后即刻出现,常局限在特定的损伤位置,且疼痛程度剧烈,不易误诊,影像学检查可明确诊断。

肩关节康复的总体目标

恢复活动范围

当完成患者病史采集后,康复医生可以评估康复的效果。康复的关键是恢复肩关节的正常活动范围。早期康复可通过一系列的"快速"测试法来评估肩关节的活动,"快速"测试包括肩关节联合运动,如摸背/挠背试验(Apley's scratch test)(图 21.2)、对侧摸肩测试(图 21.3)、背手拇指触碰脊椎棘突测试(图 21.4)。这些测试可用于观察双肩的对称性,但不能获得客观的活动范围数据。

当然,更重要的是恢复肩关节正常运动的活动范围。依次检查肩关节的主动活动范围和被动活动范围(Manske 和 Stovak,2006)。正常肩关节的主动活动范围见表 21.1(Manske 和 Stovak 2006)和图 21.5。多数情况下,肩部的整体运动似乎只有轻度受限,但肩关节存在明显的运动障碍。例如,尽管盂肱关节活动不受限,但由于下方或后方关节囊的紧缩限制,导致肱骨头外移、肩胛肱骨对应关系改变,出现肩关节撞击的患者并不少见。

因此,必须对盂肱关节运动进行单独评估。多种

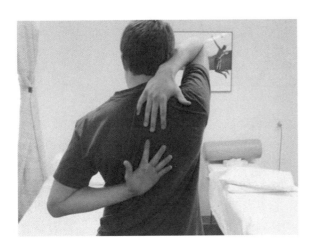

图 21.2　摸背/挠背试验。

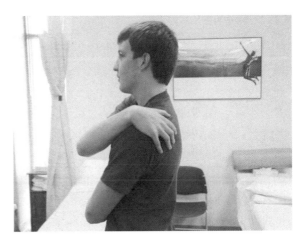

图 21.3　对侧摸肩测试:患侧用手触摸对侧肩膀。

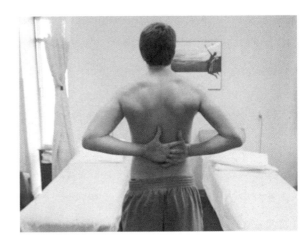

图 21.4　背手拇指触碰脊椎棘突测试:手掌背于身后,以拇指能触碰到的最高的棘突为准。

肩部疾病都有肩关节后下方结构问题导致的活动受限,具体是关节囊还是其他软组织的原因仍存在争议。但可以明确的是,无论何时抬高盂肱关节都会受到影响,因为这可能增加撞击的风险。后肩的评估可以通过单独的肱骨头内旋测试来完成,方法如下:检查者一只手握持喙突和肩峰以稳定肩胛骨,另一只手被动内旋肱骨(图 21.6)。如果没有稳定住肩胛骨,在肱骨内旋时可能会出现抵抗,导致肩胛骨前倾。只有稳定住肩胛骨,检查者才能准确评估肱骨头的内旋程度。Wilk 等(2009)认为该方法有中等可信度;而 Manske 等(2015)重复进行了两次测试,认为其可信度较高。此外,还应比较患侧和健侧之间的盂肱关节内旋丢失(GIRD),两侧差异>20°提示存在肩关节疾病征象。当然,盂肱关节内旋丢失并不总是病理性

表21.1　肩关节主动活动范围

	美国骨科医师学会[*]	Kendall、McCreary 和 Provance[†]	Hoppenfeld[‡]	美国医学会[§]
前屈	0~180	0~180	0~90	0~150
后伸	0~60	0~45	0~45	0~50
外展	0~180	0~180	0~180	0~180
内旋	0~70	0~70	0~55	0~90
外旋	0~90	0~90	0~45	0~90

[*]American Academy of Orthopedic Surgeons: Joint motions: method of measuring and recording. Chicago, 1965, American Academy of Orthopedic Surgeons.

[†]Kendall FP, McCreary EK, Provance PG: Muscle testing and function with posture and pain, ed 4, Baltimore, 1993, Williams & Wilkins.

[‡]Hoppenfeld S: Physical examination of the spine and extremities, New York, 1976, Appleton-Century-Crofts.

[§]American Medical Association: Guide to the evaluation of permanent impairment, ed 3, Chicago, 1988, American Medical Association.

Adapted from Norkin CC, White DJ: Measurement of joint motion: a guide to goniometry, ed 2, Philadelphia, 1995, FA Davis.

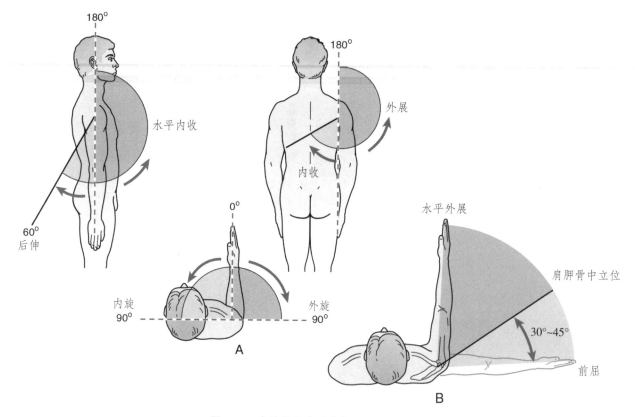

图21.5　肩关节主动活动范围的测量方法。

的,也可能是肱骨的骨性改变造成的。此外,还需要了解肩关节总旋转度的概念,包括盂肱关节的固有旋转度和外周其他结构的旋转度(图21.7)。Ellenbecker 等(2002)比较了职业棒球运动员和青少年精英网球运动员双肩关节的总旋转度,与普通人群相比,这些运动员优势侧肩关节的外旋活动度明显增加且内旋活动度明显减少,但这些运动员双侧肩关节没有明显差异。Wil 及其同事(2009)对职业棒球投

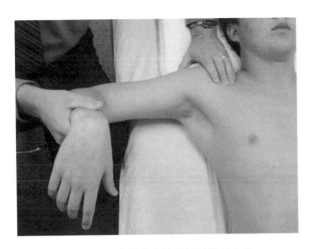

图 21.6　盂肱关节内旋范围的测量方法。

手的调查发现，肩关节总旋转度差异超过 5° 的运动员更容易受伤，导致上场时间减少。因此，评估时不仅要单独记录盂肱关节内旋丢失，还应确保总活动度不受限制。参照特定人群的规范性研究数据，有助于治疗师了解正常的活动度，并制订针对相关运动或更具临床意义的方案（Ellenbecker，2004）。Manske 等（2015）提出可以首先明确一个阈值来确定具有临床意义的内旋丢失，高于该阈值为病理性丢失，低于该阈值为生理性丢失。

在肩关节软组织修复后的康复初期，需要重点进行被动活动度练习，包括 Codman 环绕训练或在治疗师协助下进行锻炼。只要没有软组织修复术后的禁忌，就可以在肩关节全角度进行被动活动。最后，还可以进行关节松动术。

无论是被动还是主动辅助锻炼，均建议患者取仰卧位，上肢自然放于体侧，在肘下垫毛巾卷或软垫固定。这种姿势可以减小中立作用并缩短上肢的杠

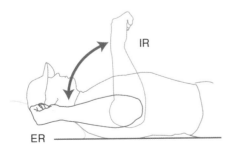

图 21.7　肩关节总旋转度的概念。（Redrawn from Ellenbecker TS：Clinical Examination of the Shoulder. St. Louis，Saunders，2004，p. 54.）

杆力臂，从而降低肩关节的负荷。当患者开始恢复无痛动作时，可改为坐姿或站姿。

当允许患者进行主动活动时，可鼓励患者尽早在 90° 以下的无痛范围内锻炼。对于大多数患者而言，早期康复目标是前屈 90°、体侧外旋 45°。对于手术患者，外科医生应保证患肩至少有 90° 的前屈上举，这样才能让治疗师在术后获得同样的活动度。康复方法包括：使用手杖或滑轮进行主动辅助活动度练习、被动关节松动治疗和被动牵伸治疗（图 21.8 和图 21.9）。

缓解疼痛

疼痛和肿胀可限制肩部的力量和运动，其中疼痛起主要作用。疼痛可能是损伤所致，也可由修复/重建性外科手术引起。缓解疼痛的方法包括休息、避免疼痛的动作（如适当的固定，图 21.10）、冰疗、超声波、电刺激及口服或注射药物（图 21.11）。文献报道，与安慰剂相比，开放性肩袖修补术、肩关节稳定术、肱二头肌长头腱固定术、全肩关节置换术和关节镜下肩峰下减压术（Singh 等，2001；Speer 等，1996）等手术后持续冷疗疗效良好。术后冷疗可以快速、持续地冷却肩峰下间隙和盂肱关节的温度（Osbahr 等，2002），并降低疼痛的频率和严重程度，从而改善睡眠质量，提高术后肩关节总体的舒适度和满意度（Singh 等，2001；Speer 等，1996）。最新的证据表明，无论是平均疼痛评分、最大疼痛评分还是止痛药剂量，术后采取加压冷疗的止痛效果并不比普通冰袋更好（Kraeutler 等，2015）。冷疗起效的作用机制包括调节局部血流量和氧气利用率（White 和 Wells，2013），以及脊髓中枢反射弧（Boyraz 等，2009；Lee 等，2002）。

增强肌力

在肩关节的康复过程中，何时开始肌肉强化锻炼取决于疾病的类型。肩峰撞击综合征可从术后第 1 天开始肌肉锻炼，而肩袖修复术后超过 10 周待修复的肌腱与骨性止点牢固愈合后才能开始锻炼。肩周不同的肌肉需要采用不同的锻炼方法。早期安全的锻炼包括等长收缩（图 21.12）和闭链运动（图 21.12和图 21.13）。闭链运动的优点是原动肌和拮抗肌协

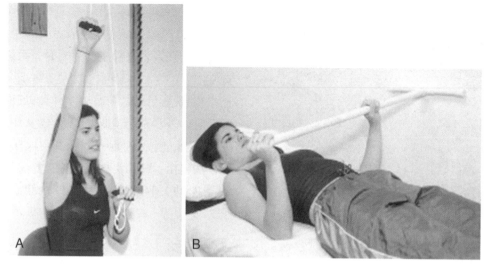

图 21.8　恢复主动活动范围的方法。使用滑轮系统(A)和手杖(B)进行主动辅助活动练习。

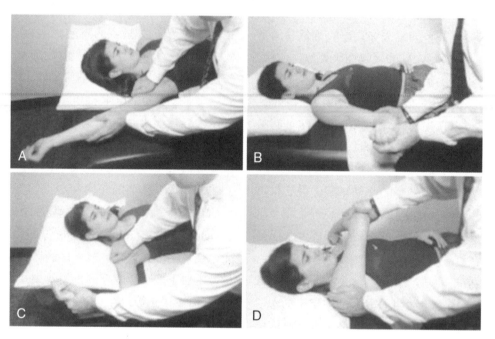

图 21.9　被动关节松动治疗。(A)前屈上举。(B)体侧外旋。(C)外展 90°下外旋练习。(D)水平内收。

同收缩,有助于增强盂肱关节的稳定性。这种协同收缩能最大限度地还原正常的生理运动模式和功能,帮助稳定肩部,限制跨越盂肱关节的异常和有害的剪切力。上肢闭链运动要求肢体远端抵靠在固定的物体上,如墙壁、门、桌子或地板。"钟表"运动是一种能改善上举功能的闭链运动,将手掌抵靠在墙壁或桌子上(取决于允许举高的程度),然后手掌划圆(图21.13)模拟表盘的数字方向做等长收缩运动。治疗师也可以握住患者的手臂,给予部分同方向的力,以

帮助患者运动(图 21.14)。这种运动可以有效刺激肩袖肌肉收缩。开始时可在盂肱关节外展或前屈 90°范围内锻炼,随着肩袖组织逐渐愈合和运动能力逐渐恢复,外展和前屈的角度可以逐渐增大。

等长收缩也可在其他体位完成,如仰卧位容易完成该动作。患者取仰卧位,肩关节前屈 90°~100°,也称为"平衡位置"(图 21.15)。该姿势几乎不需要三角肌的参与,因此可以单独训练肩袖而不会引起明显的肩关节疼痛。同时,由于三角肌受到压迫有助于

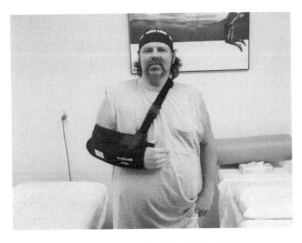

图 21.10　肩关节固定以缓解疼痛。

增强肩关节的稳定性，患者可以非常舒适地进行节律稳定性训练或交替等长收缩，从而锻炼肩袖和肩部其他肌肉。

在康复的早期，加强肩胛骨的稳定性非常重要。患者取侧卧位，开始进行等长收缩、等张收缩或闭链运动(图 21.16)，然后逐渐进行开链运动(图 21.17)。

还可采用本体感觉神经肌肉促进法(PNF)进行康复训练。治疗师给予特殊的感觉刺激以激发特定的主动活动或运动方式，如上肢 D2 屈伸训练。治疗师在患者按预定模式移动时施加阻力，在肩关节抬

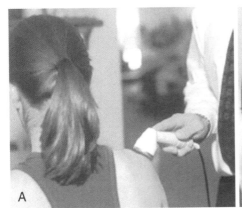
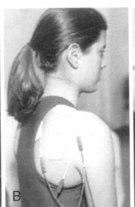
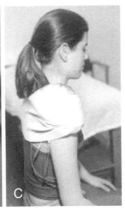

图 21.11　缓解疼痛的方法。(A)超声波。(B)电刺激。(C)冷疗。

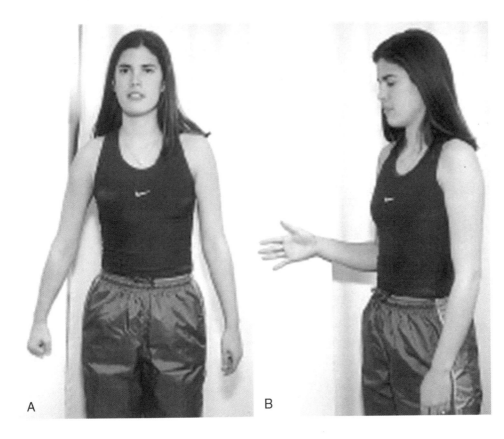

图 21.12　肩关节闭链运动。(A)肩关节外展做等长收缩练习(向外推墙)。(B)肩袖外旋做等长收缩练习。

高30°、60°、90°和120°时进行训练,目的是通过主动关节活动度训练来增强盂肱关节的稳定性。

在康复的中后期,患者可进行强化训练,由等长收缩和闭链运动进展为等张收缩和开链运动(图21.18)。开链运动是肢体远端在不依托固定物的条件下进行运动,这可能会增加跨越盂肱关节的剪切力。肩关节的内外旋练习起初可采取站姿或坐姿在肩胛骨平面完成。肩胛骨平面是指肩关节处于胸廓平面前30°~60°,或者在正前方(矢状面)和侧面(冠状面)之间的位置。在肩胛骨平面,患者可以舒适地进行锻炼,因为此时关节囊的压力较小,并且肩关节更接近于功能性运动模式。开始时将患者手臂置于体侧进行旋

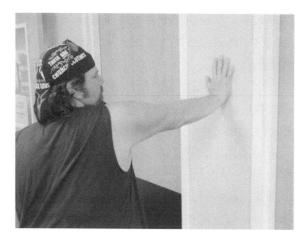

图21.13 钟表运动。

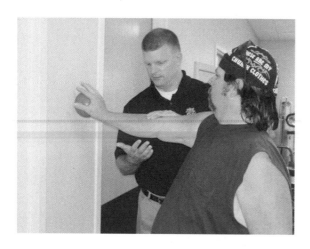

图21.14 治疗师辅助的钟表运动。

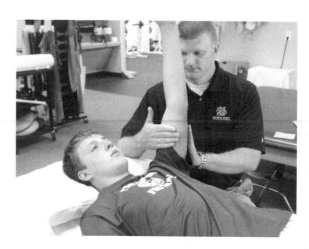

图21.15 "平衡位置"是指仰卧位肩关节前屈90°~100°。

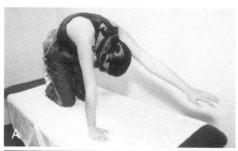
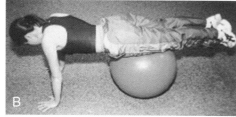
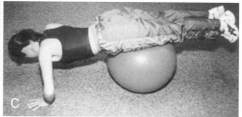

图21.16 增强肩胛骨稳定性的闭链运动。(A)肩胛骨拉伸。(B,C)肩胛骨的收缩。

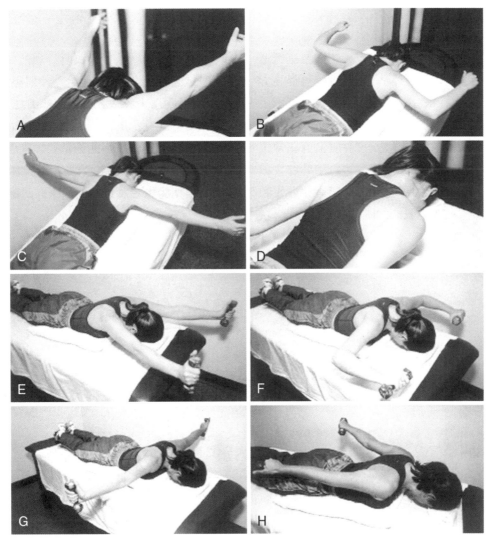

图 21.17　增强肩胛骨稳定性的开链运动。(A~D)无器械。(E~H)小哑铃训练。

转运动练习,然后根据损伤的情况、耐受程度和组织愈合情况,逐渐增加外展度数直至在 90°位置进行练习。通过位置的变化,可以将盂肱关节从起初的最大稳定位置逐渐过渡到外展 90°时的最小稳定位置,渐进性增加动态稳定结构的负荷。

对于参与竞技性或休闲性运动的患者来说,所有开链运动中效果最好的是增强训练。增强训练是指肌肉肌腱单元的伸展–收缩循环锻炼(Davies 等,2015),它几乎是所有体育运动的组成部分。首先,肌肉进行离心性拉伸和负荷预载;然后,肩关节/手臂

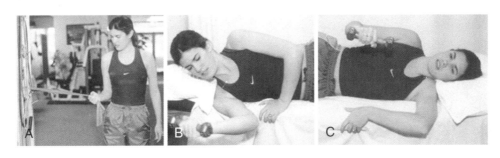

图 21.18　利用弹力管(A)、小哑铃(B)和强化肩袖内旋力量的开链运动(C)。

快速进行向心性收缩。这是较高级别的锻炼，只有当患者具有足够的力量并恢复全范围活动度后才能实施（Davies 等，2015）。并非所有的患者都需要进行增强训练，因此训练前应进行评估。增强训练可提高力量和爆发力，弹力管、医疗球或自由重量练习可用于锻炼肩部（图21.19）。

肩关节康复时，锻炼上肢及核心肌肉群非常重要。想要获得良好的康复效果，必须进行上肢综合训练，因为肩关节损伤限制了正常的功能运动方式和控制方法，导致上肢其他肌肉的肌力下降。因此，在肩部康复的同时，应注意对肩关节运动链的其他部分进行综合训练，包括拉伸、力量和耐力。

患者锻炼的积极性是康复计划的关键内容。如果患者缺乏自我激励，任何治疗计划都注定会失败。为了全面康复，大多数方案要求患者居家锻炼，患者应充分理解并自觉执行。针对目前成本控制的问题，患者的自我激励就显得尤为重要。许多保险公司限制康复治疗的覆盖范围，要求患者承担费用，因此应在康复早期为患者制订全面的家庭锻炼计划。

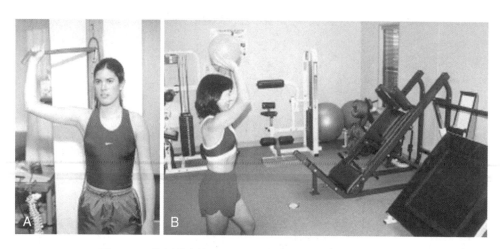

图21.19 使用弹力管(A)和健身球(B)进行肩关节增强训练。

（尤田 译）

相关资料

A complete reference list is available at https://expertconsult.inkling.com/.

第 **22** 章

过顶运动员的肩袖肌腱炎

Michael J. O'Brien | Felix H. Savoie III

过顶运动是一个复杂而精细的动作，对肩关节复合体提出了较高的要求，也造成了较大的负荷。能够将棒球以 90 英里/小时的速度投出，是运动链中肩关节高速过顶运动的最终结果。任何影响运动链的因素都会增加肩袖的负荷，无论是不恰当的核心训练、肩关节运动障碍、不当发力还是不良姿势。因此，需要特别关注过顶运动员的肩关节问题。过顶运动员肩袖肌腱炎和肩痛的诊断和治疗具有挑战性。治疗的关键在于综合评估、准确诊断及制订标准的多阶段康复方案。康复治疗后，多数过顶运动员无须手术就可以重返赛场。

过顶运动主要是指需要肩关节在至少 90°前屈和（或）外展情况下进行的重复性运动，常见于游泳、体操、排球或投掷等运动员中，并且容易对肩关节复合体造成损害。运动员一般会因为过顶运动对肩部组织施加压力而出现良好的适应性。这种适应性是由前关节囊松弛和后关节囊紧张造成的，可引发盂肱关节过度松弛。运动员可通过增强跨越盂肱关节的动态稳定结构（如肩袖、三角肌和肩胛骨稳定肌）来代偿这种松弛性。

解剖和生物力学

肩袖由冈上肌、冈下肌、小圆肌和肩胛下肌组成。这 4 块肌肉起源于肩胛骨的体部，止于肱骨近端的结节。肩袖在盂肱关节运动和稳定性方面起重要作用，如维持关节压力、抵抗盂肱关节外移并在各个运动平面上参与旋转运动。总之，肩袖对于肩关节的

运动具有重要作用。

- 肩袖的主要作用是在整个运动范围内通过将肱骨头压在关节盂上来实现动态稳定性。
- 通过上述机制，肩袖可提供直接的关节压力，并使肱骨头与关节盂保持相对恒定的位置。在运动过程中将肱骨头维持在关节盂的中央，从而允许三角肌发挥作用。
- 冈下肌、小圆肌和肩胛下肌压低肱骨头，抵消了三角肌向上的牵拉力（Inman 等，1944）。
- 肩袖中仅有冈下肌和小圆肌具有外旋功能。
- 肩胛下肌是强大的肩关节内旋肌，对内旋最大角度的影响最为明显，肩胛下肌也参与外展和下压肱骨头（Otis 等，1994）。

在进行过顶运动时，肩袖受到极大的应力。为了防止肩关节半脱位，肩袖需要将肱骨头维持在关节盂的中央。如果未恰当地调节和适度发力，肩袖和后关节囊容易出现炎症和刺痛。慢性炎症可能会进展为病理性疾病，并导致肩袖功能障碍。当 4 块肩袖肌肉未能协同作用使肱骨头维持在关节盂中央时，动态稳定性遭到破坏。后方的肩袖和关节囊在反复微创伤的情况下，诱发后关节囊的挛缩、紧张和动态稳定性丧失，导致肱骨头半脱位和相对于关节盂前后移位。这种情况又会进一步刺激肩袖，最终导致肩袖和上盂唇撕裂。

投掷周期

棒球投掷可作为许多过顶投掷动作的生物力学

模型。投掷周期是一条完整的运动链,从下肢发力开始,通过骨盆和躯干的旋转传递能量,最后经上肢释放。投掷周期的手臂姿势和动作可用于检查过顶运动员的肩袖功能。投掷周期按生物力学可分为 6 个阶段:挥臂阶段、制动早期、制动晚期、加速阶段、减速缓冲阶段和最后的随挥阶段(图 22.1)。

- 挥臂阶段:准备阶段,从身体开始旋转到球离开非惯用手时结束。身体重心上移,肩关节轻度外展和内旋。在该位置,肩关节受到的压力最小(Glousman 等,1992;Jobe 等,1984;Jobe 等,1983)。

- 制动早期:当球离开棒球手套时,肩关节开始外展和外旋。手臂沿身体轴向后旋转约 15°,身体逐渐向前移动并产生动能。当前侧的脚落地,手臂到达最高点且停止后移时,该阶段结束。

- 制动晚期:随着身体快速向前移动,肩关节极度外展和外旋。这时较大的扭矩和力量作用于肩关节,肩胛骨回缩,从而为肱骨头提供稳定的关节盂接触面。上臂保持 90°~100° 外展,肘关节在身体中轴线上移动。

- 加速阶段:身体进一步前移,肩关节内旋,导致投掷手臂内旋。此时肌肉异常活跃,早期是肱三头肌和胸大肌,后期是背阔肌。

- 减速缓冲阶段:棒球离手后开始,该阶段占投掷运动释放动能所需时间的 30%。手臂迅速减速至突然停止,会对肩袖肌肉造成巨大的应力和负荷。

- 随挥阶段:占投掷运动释放动能所需时间的 70%。所有的主要肌群都需要参与离心性收缩,所有动作完成后,该阶段结束。

发病机制

一般认为,肩关节在制动晚期处于极度外旋和水平外展状态,容易发生损伤。肱骨头相对于关节盂的异常运动会损伤后上盂唇、关节盂和肩袖下表面。Davidson 及其同事(1995)认为,在制动晚期,肩袖的关节面与后上关节盂之间反复接触是肩袖撕裂的原因。这种现象被称为肩关节内撞击或后上关节盂撞击(Burkhart 等,2003;Fleisig 等,1995;Jobe,1995;Kelley 和 Leggin,1999;Walch 等,1992)。肩关节内撞击的疾病进展涉及几个因素,包括对肱二头肌肌腱的牵拉、过度外旋引起的盂肱下韧带前束松弛、后关节囊紧缩和肩胛骨运动障碍。

- 制动晚期的疼痛通常局限在肩关节前部。疼痛可能是前方失稳的结果,因为肩袖试图抵消前方失稳和后关节囊紧张,从而导致肱骨头过度前移。

- 制动晚期和加速阶段的早期,可能出现肩关

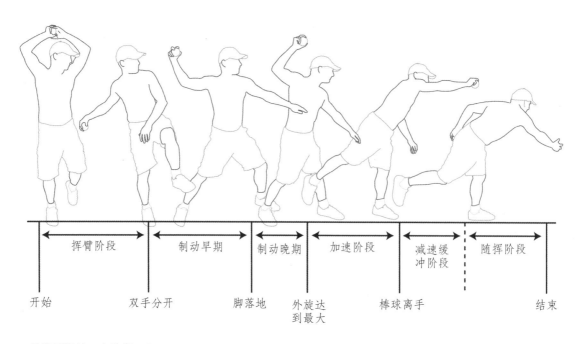

图 22.1　投掷周期的 6 个阶段。(Adapted with permission from DiGiovine NM, Jobe FW, Pink M, Perry J. An electromyographic analysis of the upper extremity in pitching. J Shoulder Elbow Surg 1:15–25, 1992.)

节后方不适，这是后关节囊和肩袖为了克服关节前方松弛而受刺激引起的。

　　• 另一个潜在原因是在这些极端位置上，传递到肩部的反复应力造成后上盂唇损伤。

　　肌力不平衡和关节囊紧缩可导致盂肱关节过度平移，从而引起肩袖病变。冈上肌和肩胛下肌的肌力减退会影响肩关节活动时盂肱关节的张力，从而增加盂肱关节的平移。

　　Grossman 等（2005）量化了外旋时关节囊拉伸和后关节囊移位后的盂肱关节运动，以模拟投掷者肩关节的后关节囊挛缩。在极度外旋运动中，肱骨头向后下方移位。将后关节囊重叠缝合，以模拟后关节囊挛缩。随着后关节囊的移位，肱骨头的位置较前上移。后关节囊挛缩可导致类似的结果，因为屈曲时肱骨头向前-上方被推入喙肩弓。这种上移使得肱骨头更接近肩峰，因为肱骨头和喙肩弓的压迫，传递到肩袖的应力增大。随着时间的推移，增加的应力会导致肩袖功能下降和肩袖损伤。

病史和体格检查

　　在过顶运动特别是高水平运动中，运动员应在赛季开始前进行评估，并在整个赛季中间歇性复评。运动能力下降通常早于肩部/肘部疼痛出现。患者常主诉投掷时失去控制、投球速度下降、投掷动作细微变化，甚至在远离投掷臂的其他部位感到不适。为了尽早发现这些问题，需要球员、教练、医生和运动训练员进行讨论。

　　• 运动员必须准确描述不适的位置、发作时间和持续时间。

　　• 投掷过程中出现不适的时间有助于确定发病机制。

　　• 应确定运动员训练方案和投掷方法的最新变化。

　　• 对于青少年运动员，应评估投球次数、两次比赛之间的休息时间及发出的投球类型，因为这些因素可能会造成伤害。

　　• 对体格检查进行综合评估。

　　• 评估核心/躯干和下肢肌肉力量，因为它们是投掷周期中从下肢到手臂的运动链的组成部分。

　　• 脊柱、躯干或下肢的病变或无力最终会影响上肢和投掷周期的力学机制，因此应及时进行诊断

和治疗。这些可能包括膝关节或踝关节损伤，腰部、髋关节和膝关节周围肌肉紧张，髋关节外展肌和躯干稳定肌群无力，以及影响脊柱活动性的疾病（如腰椎间盘退化性疾病）。

　　• 激发试验：如动态 Trendelenburg 测试，可能有助于识别躯干或下肢轻度无力。

　　体格检查应先从肩关节和上肢开始，包括以下要点：

　　• 检查冈上窝和冈下窝的肌肉萎缩情况，并与对侧进行比较。这些区域的萎缩可能提示神经功能损伤，如肩胛上神经卡压。

　　• 主动抬高上肢时应仔细检查肩关节后部，以评估肩胛骨的位置、运动和控制能力。肩胛骨运动障碍或翼状肩可提示存在原发性或继发性肩关节疾病。反复投球起初会引起肩胛骨周围肌肉疲劳，进而可能导致盂肱关节运动异常和肩痛。肩胛骨运动障碍也可由原发性盂肱关节内病变引起（Burkhart 等，2003；Cools 等，2007；Moseley 等，1992）。

　　应评估主动和被动活动度（PROM），并与对侧进行比较。美国肩肘外科医师协会推荐了 4 个必测的功能性运动度（Richards 等，1994）：前屈上举、体侧内旋、体侧外旋，以及外展 90°时的外旋。在盂肱关节损伤的检查中，通常会发现总旋转度丢失，尤其是内旋活动度（Burkhart 等，2003）。这种丢失可能是后肩软组织（肩袖后部和后关节囊）紧缩造成的。

　　肩部检查还应评估肩袖强度和盂肱关节松弛度，并进行激发试验以鉴别关节内、肩峰下和肩锁关节病变。

　　• 大结节压痛可能提示肩袖肌腱炎。

　　• 运动员可表现为肩胛骨平面抗阻外旋和外展时力弱。

　　• 局部注射麻药可能有助于诊断，如注射后症状缓解和力量恢复（所谓的"撞击试验"），则提示肩袖肌腱炎而非肩袖撕裂。

影像学检查

X 线片检查

　　• 肩部影像学检查应从 X 线片检查开始。

　　• 普通 X 线片可直观显示肩关节的骨质结构。

需要拍摄以下位置的 X 线片:

- 上肢旋转中立位,在肩胛骨平面拍摄的肩关节前后位片,可观察盂肱关节的垂直视图。

- 出口位片或"肩胛骨 Y 形"侧位片,可观察肩胛骨的侧视图,用于确定肩峰形态和肩峰下骨赘。

• 腋位片,可观察肩关节 90°外展时盂肱关节的侧视图,对于评估肱骨半脱位或脱位非常重要。

• 其他可能有用但并非在每种情况下都需要的 X 线片包括 Stryker Notch 和西点位片。Stryker Notch 片用于检查 Hill-Sachs 损伤,摄片时运动员手放在头上,肘尖指向前方。西点位片是腋窝侧位片的一种变体,摄片时运动员俯卧,手臂悬在桌旁,特别适用于检查 Bankart 损伤。

MRI 检查

• MRI 是评估肩关节周围软组织(肌腱、韧带和盂唇)完整性的一种方法。

• 它可以识别部分和全层肩袖撕裂、盂唇撕裂和肩峰下滑囊炎。

• 关节 MRI 造影有助于识别关节内病变(如肩袖关节侧部分撕裂),但运动员关节造影后可能感到不适,甚至影响立即重返比赛,因此应谨慎使用。

康复管理

投掷运动员的肩袖肌腱炎可通过合理且准确的非手术康复方案治疗(康复方案 22.1)。康复训练采用多阶段方法,重点是控制炎症、恢复肌力平衡、改善软组织柔韧性、增强本体感觉和神经肌肉控制,以及有效地恢复比赛性投掷(Wilk 等,2002)。治疗应侧重在投掷周期中恢复生物力学、加强躯干和下肢的核心肌肉及肩胛骨的稳定结构。

• 早期干预是投掷运动员肩部损伤后非手术治疗的关键因素。

• 康复的次量并不总是等同于康复的质量。不同的患者需要采取不同的干预措施,因此应制订个性化的康复计划。

• 并非所有的患者都需要每周进行 3 次指导。许多运动员只需要在家庭锻炼中给予指导,并定期评估和修订康复计划;只有少数患者可能会需要密集的指导、手法治疗和家庭计划。

• 肩部损伤发生后,治疗师、训练师、医生和教练员应与运动员进行适当的沟通和标准化的康复管理。

• 必须让运动员了解康复过程及训练和休息姿势的重要性,以避免炎症的发生。

• NSAID 有助于控制疼痛,但不会加快康复进度。

• 目前尚无有效治疗肩袖疾病的方法。

• 热疗和(或)冷疗均可用于辅助治疗。

• 经皮神经电刺激(TENS)可作为运动干预的辅助手段。

总结

过顶运动员的肩袖肌腱炎是一种影响运动能力的病变。在过顶运动中,施加在盂肱关节复合体上的极限力会导致前方韧带松弛和后关节囊挛缩,肱骨头在关节盂上过度前后位移引起的反复创伤会刺激肩关节的动态稳定结构。如果不加以纠正,最终会导致肩袖和后上盂唇撕裂。

治疗的关键在于早期发现和预防进一步损伤。标准化的多阶段康复方案重点是拉伸挛缩的后关节囊及强化肩袖和肩胛骨周围的肌肉。在纠正和改变投掷机制时,可充分利用身体调理和核心强化。治疗必须针对每名运动员进行个性化处理。医生、训练师、教练和运动员之间进行交流对于恢复和重返赛场至关重要。

康复方案 22.1　过顶运动员肩袖肌腱炎的康复方案

第 1 阶段

- 在无痛条件下开始进行被动或主动辅助活动度练习，以改善或维持运动能力，对愈合的胶原组织提供轻微的应力并改善肩袖在肩峰下的滑动机制
- 活动度练习的第一步包括前屈上举和体侧外旋（图 22.2）
  - 前屈上举应取仰卧位或坐位，肩关节位于肩胛骨平面稍前，相比而言，仰卧位更接近正常的生理且患者更加舒展
  - 体侧外旋通常取仰卧位，肩下垫枕，肩关节与肩胛骨成 45°。这个姿势可以最大限度地减少冈上肌和关节囊韧带复合体的张力，并能避免在外展 90°时发生撞击

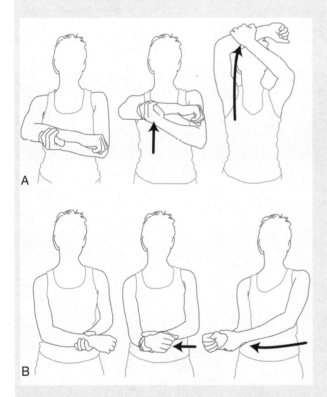

图 22.2　第 1 阶段的肩关节拉伸，每天 2 组，每组 10 次。(A)主动辅助前屈上举：患侧肘关节伸直或屈曲 90°；用健侧手掌托住患肢将其抬高至头顶并保持 10 秒，然后缓慢放下。(B)主动辅助体侧外旋：患肢肘关节屈曲 90°，前臂置于腹部；用健侧手握住患肢开始外旋。以上动作应在无痛条件下练习。

- 如果上肢在内收或 90°外展时外旋受限，可在这些位置进行拉伸（只要患者能耐受）
- 活动度练习的第二步包括后伸、内旋和体侧内收（图 22.3）
  - 指导运动员进行可耐受的拉伸运动，要求每天进行 2~4 组，每组 10 次，每次至少保持 10 秒
  - 内旋时应格外小心。在此位置，冈上肌处于最伸长的状态。尽管内旋通常是最受限制的运动，但对于旋转肌腱炎患者也最具挑战性
  - 可以进行盂肱关节松动和手法拉伸。关节松动训练是一个关节表面相对于另一个关节表面的平移，平移结束后再予手法振动

力量练习的第一步可以借助弹力带或 1~4 磅的自由重量开始。其中弹力带更容易掌握，并且便于患者居家使用。患者可在直立位练习，以便更好地整合肩胛骨肌肉。

- 这些练习包括外旋、内旋、前屈和后伸（图 22.4和图 22.5）
  - 在弹力带具有一定张力的情况下开始，要求患者"控制"肩胛骨以整合肩胛骨肌肉。然后，患者进行第一组练习，重复 10 次。一旦患者能够轻松完成 3 组运动，则可以进展到下一级的弹力带练习或增加 1 磅的重量
  - 单独的肩胛骨肌肉增强锻炼，可以对抗弹力

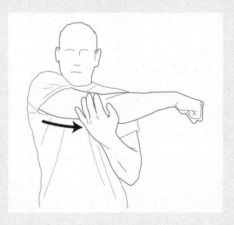

图 22.3　体侧交叉内收：患侧肘关节伸直，患肢抬高至肩关节高度；用健侧手掌将患肢向躯干牵拉，以拉伸后关节囊和肩袖后部。

（待续）

康复方案 22.1(续)

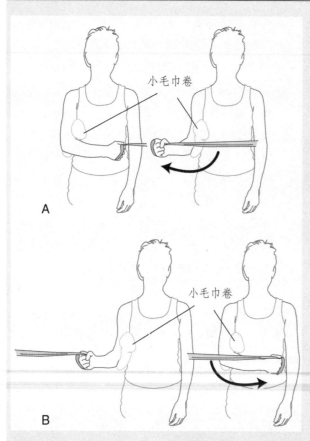

图 22.4　第 1 阶段的肩关节力量训练,每天 2 组,每组 10 次。(A)外旋:上臂置于体侧,屈肘 90°,腋下夹住一个小毛巾卷;手握一条齐腰水平的弹力带,从腹部慢慢旋转到身体侧面。(B)内旋:上臂置于体侧,屈肘 90°,腋下夹住一个小毛巾卷;手握一条齐腰水平的弹力带,从身体侧面慢慢旋转到腹部。

　　带的阻力做腰部划船

　　–如果康复师监督患者训练,在内、外旋时可以给予手动阻力。同时医生还可以通过交替的等长收缩来评估患者的力量和反应性

第 2 阶段

　　随着疼痛和炎症消退,活动度和力量改善,患者可进行第 2 阶段锻炼。

● 侧卧位拉伸有助于获得最大的内旋活动范围(图 22.6)

● 前屈上举可通过抵墙拉伸(图 22.7)或枕后拉伸(图 22.8)来获得最大活动范围。利用高架滑轮

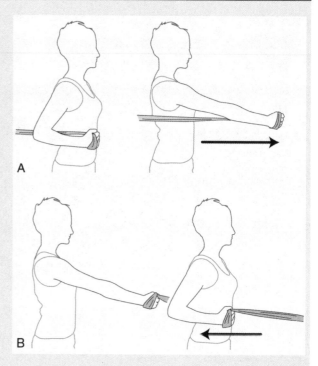

图 22.5　第 1 阶段的肩关节力量训练,每天 2 组,每组 10 次。(A)肩关节前屈:将弹力带绑在身后门上的齐腰水平,屈肘,前臂和手置于腰部;手握弹力带逐渐伸直肘关节,然后缓慢回到起始位置。(B)肩关节后伸:将弹力带绑在身前的门上的齐腰水平,肘关节完全伸直,手掌齐腰、握住弹力带逐渐向后拉,直到手部贴到身体,然后缓慢回到起始位置。

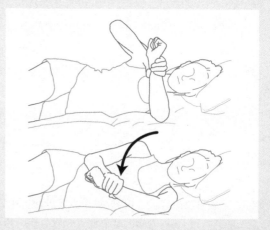

图 22.6　侧卧位拉伸可获得最大的内旋活动范围。患者向患侧卧,头部和躯干呈一直线。患肩前屈 90°、肘关节屈曲 90°,挤压双侧肩胛骨,使肩胛骨靠近脊柱。用健侧手握住患侧手腕,将患肢缓慢下压,重复 5 次,每次保持 10-20 秒。

(待续)

康复方案 22.1(续)

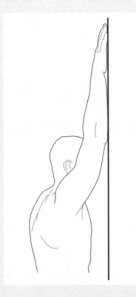

图 22.7 抵墙拉伸可获得最大范围的前屈上举。患者面向墙壁站立,患侧上肢前屈上举,手掌抵在墙壁上,向前俯身或躯干前压。这样可以拉伸下关节囊和下盂肱韧带。

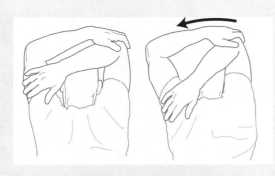

图 22.8 将患侧手臂置于枕后进行拉伸也可以获得最大范围的前屈上举。健侧手抓住患侧肘关节继续向后拉,可以拉伸下关节囊和下盂肱韧带。

也可以得到类似的效果

当患者完成第 1 阶段的所有练习并达到 3 级肌力时,就可以进行第 2 阶段的力量强化练习。

- 第 2 阶段包括外展和前屈上举到 45°,以及在支撑肘部的情况下外旋 45°
- 此时也可进行肱二头肌和肱三头肌训练以增加上肢的综合力量
- 第 2 阶段的肩胛骨力量训练包括强调拉伸的正手运动和收缩的反手运动,以及利用弹力带进行的强调肩胛骨收缩和外旋的水平外展运动

第 3 阶段

此时,运动员可在无痛范围内进行全角度运动,并接受更高级的训练,在更具挑战性的位置上完成功能性组合动作。对于必须在等于或高于肩部水平重复使用手臂的患者,应加强上述锻炼。

- 该阶段练习包括俯卧位水平外展外旋、俯卧位前屈位(100°~135°)外旋,以及站立位外旋。在肌电图(EMG)监测下,可以发现这些锻炼能有效刺激肩袖、三角肌和肩胛骨肌群的兴奋性
- 使用可变阻力装置开始进行举重练习。为了更好地锻炼屈肘和伸肘肌群及背阔肌下拉,可加用杠铃
- 随着力量和反应性的提高,可以借助可变阻力装置进行胸推和杠铃推举等锻炼
- 提供有关正确使用健身器材的建议和指导。避免将手臂放在身后或将双手放在脑后进行重量训练。背阔肌下拉动作应在胸部而不是脑后进行。进行任何类型的"推"的动作(如胸推或哑铃推举)时,都应小心。最好使用机器进行练习,以提高安全性
- 鼓励患者循序渐进由轻量到重量进行训练
- 在康复期间,必须重视身体调理和核心强化

第 4 阶段

该阶段运动员应继续进行肩袖、三角肌和肩胛骨肌肉的训练,并根据特定运动侧重练习某些姿势。

- 专项运动的弹性抗阻练习对于球拍类运动、游泳和投掷类运动员很有帮助
- 使用重力球进行超等长训练可以通过在肩部多个位置重现肌肉的生理性拉长-收缩周期来增强神经肌肉控制、力量和本体感觉
- 通过接住和(或)扔出重力球使内收肌或内旋肌离心收缩和拉伸,然后是向心性阶段。练习可以在医生指导下完成,或利用迷你蹦床或篮板完成
- 其他肌群(包括核心肌群)也可通过各种投掷动作来练习,包括胸前传球、双手过顶投掷和增加躯干旋转的过顶投掷
- 超等长训练可纳入运动员的间歇性运动计划,如投掷、网球击球、游泳等

(尤田 译)

相关资料

A complete reference list is available at https://expertconsult
.inkling.com/.

延伸阅读

Fleisig GS, Andrews JR, Dillman CJ, et al. Kinetics of baseball pitching with implications about injury mechanisms. *Am J Sports Med*. 1995;23:233–239.

Jobe FW, Giangarra CE, Kvitne RS, et al. Anterior capsulolabral reconstruction of the shoulder in athletes in overhand sports. *Am J Sports Med*. 1991;19:428–434.

Kelley MJ, Leggin BG. Shoulder rehabilitation. In: Iannotti JP, Williams GR, eds. *Disorders of the Shoulder: Diagnosis and Management*. Philadelphia: Lippincott Williams & Wilkins; 1999:979–1019.

Kuhn JE. Exercise in the treatment of rotator cuff impingement: a systematic review and a synthesized evidence-based rehabilitation protocol. *J Shoulder Elbow Surg*. 2009;18:138–160.

Maitland GD. *Peripheral Manipulation*. 3rd ed. London: Butterworth; 1991.

Reinold MM, Wilk KE, Fleisig GS, et al. Electromyographic analysis of the rotator cuff and deltoid musculature during common shoulder external rotation exercises. *J Orthop Sports Phys Ther*. 2004;34(7):385–394.

Reinold MM, Macrina LC, Wilk KE, et al. Electromyographic analysis of the supraspinatus and deltoid muscles during 3 common rehabilitation exercises. *J Athl Train*. 2007;42(4):464–469.

Townsend H, Jobe FW, Pink M, et al. Electromyographic analysis of the glenohumeral muscles during a baseball rehabilitation program. *Am J Sports Med*. 1991;19:264–272.

第 **23** 章

肩袖修复

Robert C. Manske

肩袖撕裂和肩峰下撞击是肩部疼痛和功能障碍最常见的原因。肩袖撕裂常影响肩关节的运动,在美国,每年有 450 万人就诊(Jain 等,2014),多达 50% 的人会出现至少一次肩部疼痛(Luime 等,2004)。Lewis 报道,普通人群长期肩袖撕裂的风险可达30%,每年至少发作一次的风险达 50%(Lewis,2009)。肩袖撕裂的发生率随着年龄的增长而增加。在 40 岁以下的患者中,全层撕裂并不常见。然而,在老年人群中,肩袖撕裂的发生率明显增加,一项尸体研究证实,50~60 岁的人群肩袖撕裂的发生率为 33%,而 70

岁以上的人群则为 100%(Lehman 等,1995)。Kibler 等(2009)表明,在 50 岁以上的人群中,超过 60%的肩袖至少存在部分撕裂。最近的研究表明,肩袖损伤也可能受遗传因素影响,与对照组相比,兄弟姐妹发生全层撕裂后 5 年内加重的可能性更大(Gwilym 等,2009)。

肩袖复合体由 4 块肌肉的肌腱组成,即肩胛下肌、冈上肌、冈下肌和小圆肌。这些肌肉均起源于肩胛骨,穿过盂肱关节,止于肱骨近端结节(图 23.1)。"旋转肩袖"可能用词不当,因为肩袖最重要的功能

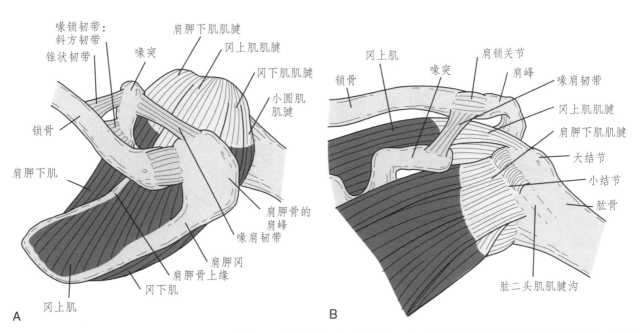

图 23.1 (A)肩袖肌肉组织的俯视图,它们在喙肩弓下向前走行,止于大结节。(B)肩关节前视图显示肩胛下肌,这是唯一止于小结节的肩袖前部的肌肉。(Magee DJ, Zachazewski JE, Quillen WS, Manske RC: Pathology and Intervention in Musculoskeletal Rehabilitation. Elsevier Saunders, 2016.)

可能是压缩功能(Chepeha,2009)。有证据表明,肩袖对肱骨压缩的作用比对肱骨下压的作用更重要(Soslowsky 等,1997;Labriola 等,2005)(图 23.2)。肩袖有 3 种功能:旋转肱骨头、通过将肱骨头压入关节盂来稳定盂肱关节,以及在其他大肌肉跨肩关节收缩时提供"肌肉平衡",从而稳定肱骨(GH)。

　　根据病程长短,肩袖撕裂可分为急性或慢性,也可按撕裂程度分为部分(滑囊侧或关节侧)撕裂或全层撕裂。撕裂多累及冈上肌肌腱,其次是冈下肌和肩胛下肌肌腱(Mehta 等,2003;Wolf 等,2006)。撕裂也可分为创伤性或退行性撕裂(框 23.1)。根据 Post 等(1983)的方法,将全层撕裂按大小分类(表 23.1)。以上分类方法及患者人口统计数据和治疗史,均有助

框 23.1	肩袖撕裂的分类
部分撕裂	
全层撕裂	
急性撕裂	
慢性撕裂	
创伤性撕裂	
退行性撕裂	

表 23.1　撕裂大小

类型	大小(cm^2)
小撕裂	0~1
中等撕裂	1~3
大型撕裂	3~5
巨大撕裂	>5

于制订治疗计划。

　　无论采用哪种外科手术技术,肩袖修复的治疗目标始终没有显著改变。肩袖修复的目标详见框 23.2,可采取循序渐进的方案实现这些目标。为了更好地理解,本章根据撕裂的大小(部分撕裂到小撕裂、中到大撕裂和巨大撕裂)将肩袖的康复方案分为 3 类。

　　术后治疗必须在组织愈合强度、恢复活动范围(ROM)并逐渐恢复肌肉功能和力量这三者之间找到平衡。如果不能正确进行行术后康复,即使手术修复取得成功,但残留术后僵硬和疼痛的情况并不少见。许多因素可影响肩袖修复的结果。

撕裂分类

　　肩袖撕裂的治疗具有挑战性。外科医生很少采

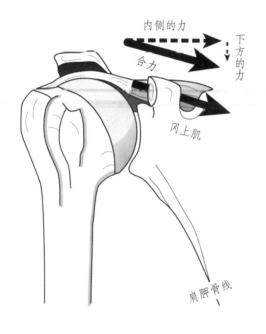
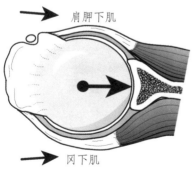

图 23.2　压缩至关节盂凹陷处。肩袖将肱骨头的凸面紧紧压到关节盂的凹面,使之匹配。(Modifed from Magee DJ, Zachazewski JE, Quillen WS, et al. Pathology and Intervention in Musculoskeletal Rehabilitation, 2nd edition, 2016, p. 244.)

框 23.2	肩袖撕裂修复的目标
缓解疼痛	
改善活动度	
提高力量	
改善功能	
恢复活动水平	

用开放式修复,特别是对于三角肌前群分离的患者,因为存在术后三角肌撕脱伤的风险(Gumina 等,2008;Hata 等,2004;Sher 等,1997)。三角肌分离或止点从肩峰或锁骨上剥离的患者（如传统的开放式肩袖修补术）术后 8 周内应避免三角肌主动收缩,以免出现三角肌撕脱。肩袖修补术通常包括 3 个阶段:有 100 多年历史的最古老的开放手术(Codman,1911)、小切口开放手术,以及最近流行的全关节镜微创手术。随着对相关科学知识的深入研究,外科手术技术和软组织愈合的生物力学研究不断发展,这 3 个过程应视为更新、更好的技术的奠基石。

与小切口开放手术或全关节镜微创手术相比,由于三角肌的分离,开放式肩袖修复术的手术指征非常严格,临床中较少采用,因此本章将不会详述开放手术的康复方法。简而言之,这类手术的康复取决于肩袖的质量和愈合能力,8~12 周后才允许主动活动,至少约 12 周后才能开始轻柔的力量练习。6 个月前,患肢通常无法舒适地抬高到肩部以上(Hawkins,1990;Hawkins 等,1999)。

小切口开放技术是沿着三角肌纤维的方向做一小切口(<3cm),从而允许早期轻柔的三角肌收缩。小切口开放技术之所以受到欢迎,是因为它一般不会发生开放手术的并发症,即三角肌不会从肩峰上撕脱下来,因此康复速度更快。此外,小切口开放技术可以通过穿骨隧道固定而获得更好的足迹愈合。与全关节镜手术相比,小切口开放技术的缺点主要是术后僵硬的风险增加（11%~20%）(Nottage,2001;Yamaguchi 等,2001)。

与开放手术相比,修复的牢固性较差,因此全关节镜下肩袖修复术后早期康复进展较慢,导致治疗可修复性肩袖撕裂的难度更高。全关节镜技术的优点包括保留三角肌止点、减轻术后疼痛、降低手术并发症发生率及修复后较早恢复功能。

无论采用何种手术方法,都必须重视肌腱愈合的基本生物学特性。

撕裂类型

Lo 和 Burkhart(2003)描述了 4 种主要的撕裂类型:新月形撕裂、U 形撕裂、L 形和反 L 形撕裂,以及巨大撕裂。了解和识别撕裂类型有助于确定适当的手术方法。

* 新月形撕裂(图 23.3):最容易修复的类型。这种撕裂很少有明显的肌腱回缩,因此容易复位并固定在大结节上,而不会产生过大的张力。
* U 形撕裂(图 23.4):这种撕裂看起来像是扩大的新月形撕裂,肌腱有一定程度的回缩,需要大范围的边缘覆盖来保证修复的质量。使用边缘覆盖技术将撕裂的前缘和后缘缝合在一起,可以更容易地将侧缘缝合在大结节上。
* L 形和反 L 形撕裂(图 23.5):这种撕裂涉及大结节肌腱撕裂和额外的纵行撕裂（前方或后方）,肌腱有一定程度的回缩。
* 巨大撕裂:常见于老年患者,可累及多根肌腱。由于发生了严重的肌腱回缩,撕裂的形状并不统一。

撕裂大小

肩袖修复后的功能结果与撕裂的大小直接相关,许多作者报道年龄和撕裂大小是影响肩袖修复

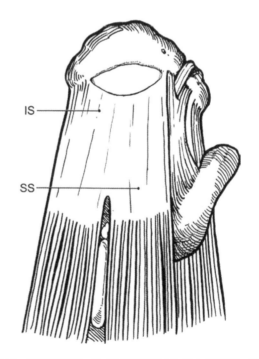

图 23.3 新月形撕裂。IS,冈下肌肌腱;SS,冈上肌肌腱。(From Miller MD, Sekiya JK: Sports Medicine. Core Knowledge in Orthopaedics. St. Louis, Mosby, 2006, p. 305, fig. 36-17A.)

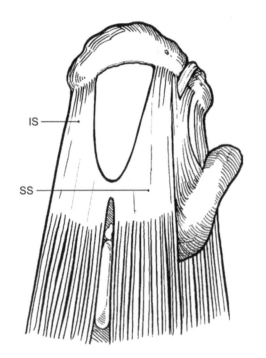

图 23.4 U 形撕裂。（From Miller MD, Sekiya JK: Sports Medicine. Core Knowledge in Or- thopaedics. St. Louis, Mosby, 2006, p. 306, fig.36-17B.）

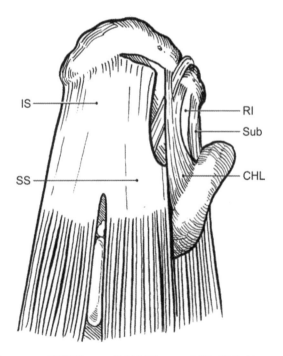

图 23.5 L 形撕裂。RI,旋转间隙;Sub,肩胛下肌肌腱;CHL, 喙肱韧带。（From Miller MD, Sekiya JK: Sports Medicine. Core Knowledge in Orthopaedics. St. Louis, Mosby, 2006, p. 307, fig.36-17C.）

结果的因素（Bigliani 等,1992;Boileau 等,2005;Cole 等,2007;Gazielly 等,1994;Harryman 等 1991;Nho等, 2009）。

肩袖组织质量

肌腱、肌肉和骨骼的质量有助于确定康复的速度。薄的、有脂肪浸润的或脆弱的组织比正常组织的愈合速度要慢。此外,还需考虑其他肩袖肌肉（即肩胛下肌、小圆肌和冈下肌）的质量,这些肌肉可以为健康的肩关节提供足够的力量,因此也十分重要。

撕裂部位

肩袖后部撕裂需要较长时间的康复才能增强外旋的力量,因此早期应限制内旋的活动范围。肩胛下肌修复（前部结构）后 6 周内应限制内旋,以促进肌腱充分愈合;同时也应限制被动外旋的活动范围,直至肌腱初步愈合。大多数撕裂发生并局限于冈上肌肌腱,这是撕裂的好发部位,通常与肩峰下撞击部位相对应。

肩袖撕裂的发生与修复时机

急性撕裂早期修复有可能发生术后僵硬,而早期、积极的主动活动度练习已被证明可以降低这种风险。Cofield 等（2001）指出,接受早期修复的患者比晚期修复的患者可以更快康复。研究表明,单根肌腱撕裂的早期干预有助于愈合,并且不易进展为多根肌腱撕裂（Nho 等,2009）。

患者因素

研究报道,老年患者肩袖修复的成功率低于年轻人。这可能是由于年龄较大的患者通常有较大且复杂的撕裂,从而影响预后。年龄和撕裂大小是影响肌腱愈合能力的重要因素（Bigliani 等,1992;Boileau 等,2005;Cole 等,2007;Constant 和 Murley,1987; Gazielly 等,1994）。

许多作者认为，需要工伤赔偿的患者其康复速度较慢或功能恢复欠佳（Abboud 等，2006；Bayne 和 Bateman，1984；McLaughlin 和 Asherman，1951；Hawkins 等，1999；Iannotti 等，1996；Misamore 等，1995；Paulos 和 Kody，1994；Shinners 等，2002；Smith 等，2000）。Kolgonen、Chong 和 Yip（Kolgonen 等，2009）发现多种肩部手术后，需要工伤赔偿的患者与预后不良显著相关。

研究人员还注意到术前肩关节功能与预后相关。通常，术前具有积极生活方式的患者术后恢复功能的可能性更高。此外，Henn 等（2007）通过结果问卷评估了患者的预期，发现术前抱有更高期望的患者术后几种主观结果评估表现良好。

康复情况和外科医生因素

建议由资深的肩关节外科医生而不是普通社区医生进行康复治疗。最后，一些医生倾向于采取更积极的康复计划，而另一些医生则采取保守治疗。

肩袖撕裂术后康复的重点是即时运动、早期恢复盂肱关节的动态稳定性并逐渐恢复肩袖力量。在整个康复过程中，应避免对愈合组织施加过度的应力，应在恢复肩关节活动能力和促进肌腱愈合之间取得平衡。

急性撕裂

肩袖急性撕裂患者通常在外伤后就诊。他们常主诉疼痛和突发无力，表现为无法抬高手臂。体格检查时，根据所累及的肩袖肌肉，可能出现前屈上举、外旋或内旋无力。被动活动通常正常，这主要取决于病程长短。如果是慢性损伤，患者因疼痛而避免使用患肩，则可能出现粘连性关节囊炎（肩关节被动活动受限）和主动活动无力（潜在的肩袖撕裂）。

影像学检查

影像学检查可能有助于诊断慢性肩袖撕裂和评估手术结果。应进行标准的 X 线片评估或"肩关节创伤摄片"，包括肩胛骨平面前后位片（真正的盂肱关节"前后位"）（图 23.6）、侧位片（图 23.7）和腋位片

（图 23.8）。X 线片可显示肱骨近端上移，提示慢性肩袖功能不全；还可显示与肩袖撕裂性关节炎相关的退行性变或骨塌陷，其中肩袖撕裂和关节炎均可导致症状。这些 X 线片有助于排除其他潜在的器质性病变，如骨折或脱位。

肩关节 MRI 检查有助于观察肩袖撕裂，了解其大小和回缩程度，从而确定临床诊断。无论是否进行增强对比，MRI 均有助于评估肩袖的肌肉组织。肩袖肌内脂肪或纤维浸润与肩袖撕裂的病程有关，并且是肩袖功能恢复的预后指标。

肩关节超声和双侧关节造影也可用于诊断肩袖撕裂，但对于确定撕裂的病程没有明显帮助。

随着年龄的增长，肩袖撕裂伴发肩关节脱位的可能性增加。在 40 岁以上的患者中，伴有肩关节脱位的肩袖撕裂超过 30%；而在 60 岁以上的患者中，这一比例超过 80%。因此，肩关节脱位后必须进行全面检查，以评估肩袖的完整性。如果疼痛明显且无力症状持续 3 周以上，则需要进行影像学检查。肩关节脱位继发的肩袖撕裂是外科手术的指征，确诊后需要进行手术修复。

体格检查

体格检查时可发现冈上窝或冈下窝肌肉萎缩。

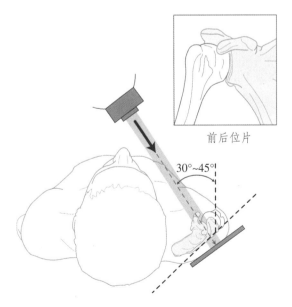

图 23.6　肩关节 X 线片评估：真正的前后位片。射线必须倾斜 30°~45°。（Redraw from Rockwood CA Jr, Matsen FA III: The Shoulder, 2nd ed. Philadelphia, WB Saunders, 1988.）

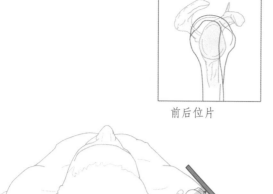

前后位片

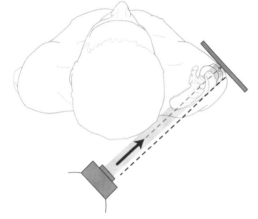

图 23.7 肩关节 X 线片评估:肩胛骨的侧位片。(Redraw from Rockwood CA Jr, Matsen FA III: The Shoulder, 2nd ed. Philadelphia, WB Saunders, 1988.)

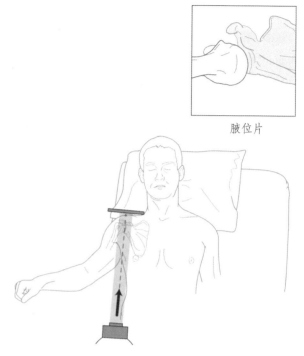

腋位片

图 23.8 肩关节 X 线片评估:腋位片,有助于避免遗漏急性或慢性肩关节脱位。(Redraw from Rockwood CA Jr, Matsen FA III: The Shoulder, 2nd ed. Philadelphia, WB Saunders, 1988.)

萎缩程度取决于撕裂的大小和病程的长短。急性撕裂很少会出现明显的肌肉萎缩迹象。对比检查双侧肩关节,优势手一侧的肩部高度较低属于正常现象,被称为"惯用性",这是肌肉体积增加和肩关节松弛导致的。肩袖撕裂后,由于保护性肌肉痉挛,患侧肩部较高。肩胛骨外翻或倾斜是另一种常见表现。外翻是指整个肩胛骨内缘高于后胸廓,而倾斜是指仅肩胛骨的内下缘高于后肩。

患者通常还能做被动活动,但往往合并肩峰下摩擦感。将手臂从过顶位放下时,主动活动的稳定性减弱,症状会重现。肌肉无力与撕裂大小和所累及的肌肉有关。抬高和外旋肩关节进行手动肌肉测试时,常出现无力和相关的疼痛。

肩峰下注射利多卡因可能有助于鉴别无力是由炎症性疼痛还是肩袖撕裂引起的。此外,包括 Neer 撞击征(图 23.9)和 Hawkins 撞击征(图 23.10)在内的激惹性试验在其他疾病(如肩袖肌腱炎、肩峰下滑囊炎或肩袖部分撕裂)中也可能出现阳性。

重要的是,还应检查其他潜在的病因以进行鉴别诊断。C5/C6 颈神经根疾病可导致肩痛、肩袖无力,以及冈上窝和冈下窝肌肉萎缩。肩胛上神经损伤也可导致上述区域出现肌肉萎缩。

治疗

急性撕裂

对于急性肩袖撕裂患者,推荐的治疗方法是手术修复。早期手术修复的优点包括:①肩袖弹性良好,手术修复更加容易;②肌腱组织质量良好,可以进行更稳定的修复;③对于肩袖撕裂合并脱位的患者,修复可以改善盂肱关节的稳定性。

慢性撕裂

慢性撕裂可能无症状,其与自然的衰老过程有关。各种因素包括血供不良、喙肩弓和肱骨近端挤压、慢性劳损和肌腱退化,均可导致肩袖特别是冈上肌退变。Lehman 等(1995)发现,在 60 岁以上的尸体标本中,肩袖撕裂的发生率为 30%,而 60 以下仅为

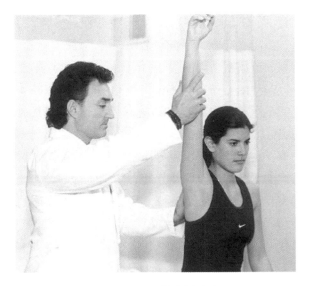

图 23.9　Neer 撞击征试验。

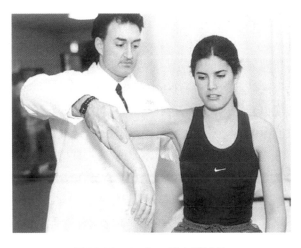

图 23.10　Hawkins 撞击征试验。

6%。许多慢性肩袖撕裂患者年龄超过 50 岁且没有肩部外伤史，主诉间歇性肩痛越来越严重。这些患者可能也有原发性肩峰下撞击的病史。

对于大多数慢性肩袖撕裂的患者，应遵循保守的康复计划。如果保守治疗无效或慢性撕裂进展为急性撕裂，则应手术干预。手术治疗的主要目的是缓解疼痛。急性肩袖撕裂比慢性撕裂更容易实现包括改善活动度、增强力量和恢复功能在内的康复目标。

随着对肌腱/肩袖愈合机制的不断探索，肩袖功能的康复方法也得以进步。在过去的几年中，由于采用了更强的外科固定方法且三角肌很少受累，医生倾向于采用更积极的干预措施。尽管如此，大多数共识仍基于医生的临床经验。由于肩袖修复失败后翻修的结果通常不如初次修复，因此避免过早进行主动活动和抗阻训练非常重要（Lo 和 Burkhart，2004）。这就造成了"肩袖困境"，一方面过于保守的方法会导致关节僵硬，而另一方面过于激进的方法会导致再次撕裂。因此，尽管尚无充分的证据明确最佳的治疗方法，但仍需要仔细评估康复进展情况，并为患者量身制订个性化方案，以达到运动和力量的微妙平衡。

康复方案

康复方案 23.1 至康复方案 23.3 列出了各种撕裂（部分/小；中/大；巨大）的处理方法。尽管已经有了开放手术的方案，但由于手术技术的进步，本章所述的方案将根据全关节镜修复技术进行制订。所有方案的大体框架类似，分为 4 个阶段，并根据撕裂的大小进行了细微调整。临床医生还应考虑与术后僵硬相关的所有其他并发症和危险因素。

表 23.2 列出了悬吊吊带和初始主动活动度练习的指导原则。

术后即刻阶段

术后即刻康复目标包括：①维持并保护修复的肩袖；②逐渐增加被动活动范围；③减轻疼痛和炎症；④提高日常生活能力。该阶段的时间取决于撕裂的大小。对于部分或小撕裂的修复，此阶段可能仅持续 3~4 周；对于中等或大型撕裂，则可能持续 6 周；而对于巨大撕裂，则可能长达 8 周。

该阶段疼痛通常较严重，可采用冷疗和电刺激来缓解。初始的制动位置通常是肩关节在肩胛骨平面上稍微外展并内旋，肘关节屈曲 90°，靠在外展枕上（见图 21.10）。轻度外展位固定，有助于增加冈上肌血供，以减少肩关节完全内收位置时发生的"拧死"或"分水岭"效应；其次，冈上肌在该位置还可降低因反射性肌肉收缩而引起的过度张力。

由于肩袖修复后最常见的一种并发症是肩关节活动受限，因此恢复被动活而不牺牲修复的成功率尤为重要。根据撕裂的大小，早期阶段应侧重于被动活动练习。对于大型/巨大撕裂的患者，应较慢进行康复。康复方案中列出了被动活的限制。被动钟摆运动安全有效，且几乎不会引起肩袖肌肉的主动收缩。Dockery 等（1998）和 Lastayo 等（1996）发现，钟摆运动期间肩袖肌肉的活跃度与持续被动运动（CPM）机或手法被动运动没有区别。最近，Ellsworth 等（2006）发现，肩部病变患者进行钟摆运动时，冈上肌/上斜肌的平均兴奋性为最大主动等长收缩（MVIC）的25%，而在负重的情况下，其为平均主动等长收缩的20%。这是一个 EMG 值，已接近最低值的上限。治疗师应确保患者在放松状态下进行钟摆运动，同时尽量减少肌肉收缩。如果患者很难完成钟摆运动，则可能无法达到预期的效果，因此不应过早实施，可通过肘、手、腕和颈椎主动辅助活动练习来锻炼上肢的其余关节。

由于肩胛骨的稳定性和肩袖功能相当重要，肩胛骨的等长运动和主动活动通常应尽早开始。在肩部受保护的情况下，在侧卧姿势下进行早期肩胛骨肌肉手法放松（图 23.11）。上提/下降和前伸/后缩是单独练习肩胛骨肌肉的有效方法。

最近讨论了是否应完全去除负荷以改善肌腱修复后的愈合。Galatz 等（2009）在动物模型中应用肉毒杆菌毒素使肩肌修复后的冈上肌麻痹。他们在试验一组中使用 A 型肉毒毒素+患肢制动，在试验二组中使用 A 型肉毒毒素+自由放养，在对照组中注射生理盐水+患肢制动。结果发现，完全麻痹对肌腱骨愈合有不良影响，并且证明完全去除负荷不利于肌腱

愈合，而较低水平的应力可能有助于肌腱愈合。

该阶段应侧重于被动活动练习，以减少粘连、挛缩和关节周围结构的限制（McCann 等，1993；Dockery 等，1998；Lastayo 等，1996）。被动锻炼还可以减少一些特定活动度的下降（Harryman 等，1990）。在长时间固定或失用的情况下，不对称的关节囊挛缩会导致关节发生与挛缩组织反方向的位移。肩袖修复后挛缩的主要结构是前后关节囊。此外，Hata 等（2001）通过关节造影比较了肩袖修复后有疼痛和无疼痛的患者，出现疼痛的患者其盂肱关节容量和活动度减少。术后早期治疗与术后挛缩程度直接相关，如果术后第 1 周未开始被动活动，可能导致活动度丢失。

早期康复应包括生理运动和辅助关节松动术。Manske 等（2010）证实，采用被动拉伸+后方滑动的辅助关节松动术比单纯采用被动拉伸的方法能更好地松解肩关节后方的紧张。最近，Surenkok 等（2009）发现，肩关节松动术后可立即缓解肩部疼痛并改善肩部运动。

容易忽视的一个问题是松动时肩关节的位置。Zuckerman 等（1991）、Muraki 等（2007）、Hatakeyama 等（2001）及 Hersche 和 Gerber（1998）在尸体研究中发现，将肱骨置于 30°~45° 仰角时，冈上肌的张力明显减少。这在修复后的 3 周内尤为重要，因为此时肌腱最弱（Ticker 和 Warner，1998）。

康复方案 23.1　部分/小肩袖撕裂的关节镜修复

制订该方案的目的是针对因部分/小肩袖撕裂接受关节镜修复的患者，为康复专业人员提供术后康复的指导性意见。需要强调的是，这只是一个指导性方案，不能替代有关患者病情的临床决策。实际执行时应根据患者的体格检查、个人康复进度及术后并发症进行修订。

关节镜下肩袖修复后限制其康复进程的是腱骨愈合的速度，至少需要 8~12 周。

对抗重力的主动活动的进展和持续使用吊带的时间取决于撕裂的大小和肩袖组织的质量，并应由手术医生指导。具体说明可参考初始的转诊

治疗方案。

第 1 阶段：术后即刻阶段（0~4 周）

目标

- 维持并保护修复的肩袖
- 逐渐增加被动活动度
- 减轻疼痛和炎症
- 预防肌肉抑制
- 提高日常生活的独立性

注意事项

- 肩关节在无痛状态下活动
- 禁止抬举重物、后伸摸背、过度拉伸或突然移动

（待续）

康复方案 23.1(续)

肩关节
- 患肢用支具或吊带保护,仅在康复运动时拆除
- 部分/小肩袖撕裂应用吊带保护 4~5 周
- 禁止用患肢支撑身体
- 保持手术切口干燥

1~6 天
- 患肢用支具和吊带维持在外展位(包括入睡时),仅在康复运动时拆除
- 被动钟摆运动(每天至少 3 次)
- 患侧手指、腕关节和肘关节的主动活动(每天至少 3 次)
- 抓握练习(水晶泥或手握球)
- 颈椎主动活动度练习
- 仰卧位完成肩关节被活动度练习,在该体位下患者更加放松
- 前屈到 110°
- 肩胛骨平面外旋/内旋(ER/IR)不超过 30°
- 告知患者正确姿势、关节保护和支具/吊带的重要性,及早使用止痛药,注意切口卫生
- 用冷疗减轻疼痛和炎症
  - 术后 1~3 天:多多益善(20 分钟/小时)
  - 术后 4~7 天:活动后或疼痛时

7~35 天
- 继续用支具维持在外展位,直至医生认为可以拆除
- 全天使用吊带至第 4 周结束
- 钟摆运动
- 在可耐受范围内进行肩关节被活动度练习,取仰卧位以缓解疼痛
- 训练前适当进行热疗
- 在可耐受范围内进行前屈练习
- 肩胛骨平面外旋≥30°
- 肩胛骨平面内旋至手能摸到躯干/胸部
- 患侧手指、手掌、腕关节、前臂和肘关节主动活动度练习
- 开始患侧手指、手掌、腕关节、前臂和肘关节的等长/等张收缩训练

- 开始肩胛骨肌肉或肌肉群的等长收缩训练,以及主动活动度练习
- 在仰卧位"平衡位置"(上举 90°~100°),开始进行盂肱关节近最大限度的节律稳定训练,以改善动态稳定性
- 开始轻柔的、近最大限度的肩袖等长收缩(4~5 周)
- 如有需要进行冷疗,以减轻疼痛和炎症
- 如果止痛药不是必需的,可谨慎开始轻柔的一般性运动(步行、骑自行车)
- 禁止跑步或快走
- 如果伤口愈合良好,术后约 3 周可以开始水疗

进展到第 2 阶段的标准
- 被动前屈上举≥125°
- 肩胛骨平面被动外旋≥60°(如果对侧肩关节被动外旋>80°)
- 肩胛骨平面被动内旋≥60°(如果对侧肩关节被动内旋>80°)
- 肩胛骨平面被动外展≥90°
- 禁止被动滑轮练习

第 2 阶段:保护和受保护的主动活动阶段(5~12 周)

目标
- 促进肩袖愈合
- 勿给予肩袖过大的应力
- 逐渐恢复全范围被动活动(术后约 5 周)
- 减轻疼痛和炎症

注意事项
- 禁止抬高
- 禁止用患肢支撑全部的体重
- 禁止突然移动患肢
- 不能过度后伸摸背
- 术后 6 周前禁止骑自行车或进行上肢肌力测试

5~6 周
- 全天使用吊带至第 4 周结束
- 继续肩周肌肉训练
- 在可耐受范围内,从每天几个小时开始逐渐放弃

康复方案 23.1（续）

支具
- 用支具/吊带保持患肢在一个舒适的位置，直至第 6 周末彻底拆除
- 从仰卧位开始肩关节主动辅助前屈活动练习
- 渐进式被动活动直至第 6 周时达到最大的活动范围（应保持无痛状态下）
- 活动度练习或关节松动前进行热疗
- 开始用被动滑轮辅助
- 可能需要轻柔地进行盂肱关节或肩胛骨松动术才能获得无限制的最大活动范围
- 在手臂中立位进行卧位划船练习
- 如有需要，在治疗后或运动后继续进行冷疗

7~9 周
- 继续主动活动、主动辅助活动，必要时给予拉伸
- 开始进行内旋拉伸，肩关节后伸及交叉内收、卧位拉伸以放松后关节囊（必要时）
- 继续进行肩胛带练习，在各个平面逐渐给予阻抗
- 坐姿俯卧撑
- 开始进行主动活动度练习（前屈、肩胛骨平面、外展、外旋、内旋）；应保持无痛状态下练习；轻重量练习，开始时患肢不负重
- 主动活动时不要耸肩
- 如果锻炼肩袖时不断耸肩，主动活动抬高为应<90°
- 开始有限的力量锻炼
- 由于肩袖和肩胛骨肌肉体积很小，应进行耐力而不是力量锻炼
- 利用弹力带/弹力管+腋下内收枕进行外旋和内旋运动
- 侧卧位外旋等张训练（少量多次）
- 肘关节屈伸等张训练

进展到第 3 阶段的标准
- 全范围主动活动

第 3 阶段：早期力量训练（10~16 周）
目标
- 全范围主动活动（术后 10~12 周）
- 维持全范围被动活动

- 肩关节（盂肱关节和肩胛胸壁关节）动态稳定性
- 逐渐恢复盂肱关节和肩胛骨肌肉的力量、爆发力和耐力
- 改善神经肌肉控制
- 逐渐重返功能性运动

注意事项
- 抬举的重物≤2.27kg，禁止突然抬高或前推
- 应保持无痛状态下练习

10 周
- 根据需要继续拉伸、关节松动和被动活动度练习
- 继续进行肩胛带练习
- 动态力量练习
- 在外展外旋 90°或更高的仰卧位开始轻重量的等长训练，在轻量的手法阻抗下用本体感觉神经肌肉促进法（D2）进行屈/伸练习
- 开始力量锻炼
- 继续进行术后 7~9 周时的训练
- 在肩胛骨平面抬高患肩至 90°（开始等张训练前，患者必须能够将手臂抬高，而无须肩关节或肩胛骨的代偿；如果不能，应继续进行肩袖/肩胛骨运动训练）
- 满罐练习（而不是空罐练习）
- 俯卧位划船
- 俯卧位后伸
- 俯卧位水平外展

12 周
- 继续上述所有训练
- 考虑在 45°以下开始振荡棒（BodyBlade）、赛乐棒/弹力棒（Flexbar）和波速球练习
- 在可耐受范围内开始轻度的功能性活动
- 开始低水平的增强训练（双手，低于胸部，逐渐进行过顶和单手训练）

14 周
- 继续上述所有训练
- 逐渐进行基础训练（卧推、肩部推举）

进展到第 4 阶段的标准
- 能够耐受低水平的功能性活动

（待续）

康复方案 23.1(续)

- 重建力量/肩关节动态稳定性
- 恢复建立肩关节动态稳定性
- 具有足够的力量和动态稳定性，以逐渐进行更高要求的工作和专项体育运动

第 4 阶段：高级力量训练(16~22 周)

目标

- 无痛状态下全范围主动活动
- 高级状态训练以增强功能性和专业性运动能力
- 改善肌肉力量、爆发力和耐力
- 逐渐重返所有的功能性运动

16 周

- 继续活动度练习并自行拉伸关节囊以维持活动度
- 继续进行肩胛带练习
- 继续渐进性力量训练
- 高级本体感受、神经肌肉兴奋性训练
- 在外展外旋 90°位进行轻量的等张收缩训练
- 如果临床检查合格，则进行轻对抗的运动(高尔夫球击球/推球、网球击球)

20 周

- 继续力量和拉伸训练
- 如果活动时有紧绷感，继续关节松动和拉伸训练
- 如果身体允许，开始间歇性运动(如高尔夫球、网球双打)

康复方案 23.2　中等和大型肩袖撕裂的关节镜修复

　　制订该方案的目的是针对因中等和大型肩袖撕裂接受关节镜修复的患者，为康复专业人员提供术后康复的指导性意见。需要强调的是，这只是一个指导性方案，不能替代有关患者病情的临床决策。实际执行时应根据患者的体格检查、个人康复进度及术后并发症而进行修订。

　　关节镜下肩袖修复后限制其康复进程的是腱骨愈合的速度，至少需要 8~12 周。

　　对抗重力的主动活动的进展和持续使用吊带的时间取决于撕裂的大小和肩袖组织的质量，并应由手术医生指导。具体说明可参考初始的转诊治疗方案。

第 1 阶段：术后即刻阶段(0~6 周)

目标

- 维持并保护修复的肩袖
- 逐渐增加被动活动度
- 减轻疼痛和炎症
- 预防肌肉抑制
- 提高日常生活的独立性

注意事项

- 禁止肩关节主动活动
- 禁止抬举重物、后伸摸背、过度拉伸或突然移动肩关节
- 患肢用支具或吊带保护，仅在康复运动时拆除
- 中等和大型肩袖撕裂应用吊带保护 6 周
- 禁止用患肢支撑身体
- 保持手术切口干燥

1~6 天

- 患肢用支具和吊带维持在外展位(包括入睡时)，仅在康复运动时拆除
- 被动钟摆运动(每天至少 3 次)
- 患侧手指、腕关节和肘关节主动活动(每天至少 3 次)
- 抓握练习(水晶泥或手握球)
- 颈椎主动活动度练习
- 仰卧位完成肩关节被动活动度练习，该体位下患者更加放松
- 前屈到 110°
- 肩胛骨平面外旋/内旋(ER/IR)不超过 30°
- 告知患者正确姿势、关节保护和支具/吊带的重要性，及早使用止痛药，注意切口卫生
- 用冷疗减轻疼痛和炎症

康复方案 23.2(续)

- 术后 1~3 天:多多益善(20 分钟/小时)
- 术后 4~7 天:活动后或疼痛时

7~42 天

- 继续用吊带/支具维持在外展位,直到术后 6 周
- 钟摆运动
- 在可耐受范围内进行肩关节被动活动度练习,取仰卧位以缓解疼痛
- 训练前适当进行热疗
- 在可耐受范围内进行前屈练习
- 肩胛骨平面外旋≥30°
- 肩胛骨平面内旋至手能摸到躯干/胸部
- 患侧手指、手掌、腕关节、前臂和肘关节主动活动度练习
- 开始患侧手指、手掌、腕关节、前臂和肘关节的等长/等张收缩训练
- 开始肩胛骨肌肉或肌肉群的等长收缩训练,以及主动活动度练习
- 如有需要进行冷疗,以减轻疼痛和炎症
- 如果止痛药不是必需的,可谨慎开始进行轻柔的一般性运动(步行、骑自行车)
- 禁止跑步或快走
- 如果伤口愈合良好,术后约 6 周可以开始水疗

进展到第 2 阶段的标准

- 被动前屈上举≥125°
- 肩胛骨平面被动外旋≥60°(如果对侧肩关节被动外旋>80°)
- 肩胛骨平面被动内旋≥60°(如果对侧肩关节被动内旋>80°)
- 肩胛骨平面被动外展≥90°
- 禁止被动滑轮练习

第 2 阶段:保护和受保护的主动活动阶段(7~12 周)

目标

- 促进肩袖愈合
- 勿给予肩袖过大的应力
- 逐渐恢复全范围被动活动(术后约 8 周)
- 减轻疼痛和炎症

注意事项

- 禁止抬高
- 禁止用患肢支撑全部的体重
- 禁止突然移动患肢
- 不能过度后伸摸背
- 术后 8 周前禁止骑自行车或进行上肢肌力测试

7~9 周

- 全天使用吊带至第 6 周结束
- 继续进行肩周肌肉训练
- 在可耐受范围内,从每天几个小时开始逐渐放弃支具
- 用支具/吊带保持患肢在一个舒适的位置,直至第 7 周末彻底拆除
- 从第 6~7 周,仰卧位开始肩关节主动辅助前屈活动度练习
- 渐进式被动活动直到第 8 周时达到最大的活动度(应保持无痛状态下)
- 在活动度练习或关节松动前进行热疗
- 开始用被动滑轮辅助
- 可能需要轻柔地进行盂肱关节或肩胛骨松动术才能获得无限制的最大活动范围
- 在手臂中立位进行卧位划船练习
- 如有需要,在治疗后或运动后继续进行冷疗

9~12 周

- 继续主动活动、主动辅助活动,必要时给予拉伸
- 开始进行内旋拉伸,肩关节后伸及交叉内收,卧位拉伸以放松后关节囊(必要时)
- 开始进行轻柔的、近最大限度的肩袖等长收缩(术后 7~8 周)
- 取"平衡姿势"(仰卧位,肩关节前屈 90°~100°),开始盂肱关节近最大的节律稳定性运动,以便达到动态稳定
- 继续进行肩胛带练习,在各个平面逐渐给予阻抗
- 坐姿俯卧撑
- 开始进行主动活动度练习(前屈、肩胛骨平面外展、外旋、内旋);应保持无痛状态下练习;轻重量练习,开始时患肢不负重

(待续)

康复方案 23.2(续)

- 主动活动时不要耸肩
- 如果锻炼肩袖时不断耸肩,主动活动抬高应<90°
- 开始有限的力量锻炼
- 由于肩袖和肩胛骨肌肉体积较小,应进行耐力而不是力量锻炼
- 利用弹力带/弹力管进行外旋和内旋运动
- 侧卧位外旋等张训练(少量多次),开始时患肢不负重
- 肘关节屈伸等张训练

进展到第 3 阶段的标准

- 全范围主动活动

第 3 阶段:早期力量训练(12~18 周)

目标

- 全范围主动活动(术后 12~14 周)
- 维持全范围被动活动
- 肩关节(盂肱关节和肩胛胸壁关节)动态稳定性
- 逐渐恢复盂肱关节和肩胛骨肌肉的力量、爆发力和耐力
- 改善神经肌肉控制
- 逐渐重返功能性运动

注意事项

- 抬举的重物≤2.27kg,禁止突然抬高或前推
- 应保持无痛状态下练习

12 周

- 根据需要继续拉伸、关节松动和被动活动度练习
- 继续进行肩胛带练习
- 动态力量练习
- 开始力量锻炼
- 继续进行术后 7~12 周时的训练
- 在肩胛骨平面抬高患肩至 90°(开始等张训练前,患者必须能够将手臂抬高,而无须肩关节或肩胛骨的代偿;如果不能,应继续进行肩袖/肩胛骨运动训练)
- 满罐练习(而不是空罐练习)
- 俯卧位划船
- 俯卧位后伸
- 俯卧位水平外展

14 周

- 继续上述所有训练

- 考虑在 45°以下开始振荡棒(BodyBlade)、赛乐棒/弹力棒(Flexbar)和波速球练习
- 在外展外旋 90°或更高的仰卧位开始轻重量的等长训练,在轻量的手法阻抗下用本体感觉神经肌肉促进法(D2)进行屈/伸练习
- 在可耐受范围内开始轻度的功能性活动

16 周

- 继续上述所有训练
- 逐渐进行基础训练(卧推、肩部推举)
- 开始低水平的增强训练(双手,低于胸部,逐渐进行过顶和单手训练)

进展到第 4 阶段的标准

- 能够耐受低水平的功能性活动
- 重建力量/肩关节的动态稳定性
- 恢复肩关节的动态稳定性
- 具有足够的力量和动态稳定性,以逐渐进行更高要求的工作和专项体育运动

第 4 阶段:高级力量训练(18~24 周)

目标

- 无痛状态下全范围主动活动
- 高级状态训练以增强功能性和专业性运动能力
- 改善肌肉力量、爆发力和耐力
- 逐渐重返所有的功能性运动

18 周

- 继续活动度练习并自行拉伸关节囊以维持活动度
- 继续进行肩胛带练习
- 继续渐进性力量训练
- 高级本体感受、神经肌肉兴奋性训练
- 在外展外旋 90°位进行轻量的等张收缩训练
- 如果临床检查合格,则进行轻对抗的运动(高尔夫球击球/推球、网球击球)

24 周

- 继续力量和拉伸训练
- 如果活动时有紧绷感,继续关节松动和拉伸训练
- 如果身体允许,开始间歇性运动(如高尔夫球、网球双打)

康复方案 23.3　巨大肩袖撕裂的关节镜修复

　　制订该方案的目的是针对因巨大肩袖接受关节镜修复的患者，为康复专业人员提供术后康复的指导性意见。需要强调的是，这只是一个指导性方案，不能替代有关患者病情的临床决策。实际执行时应根据患者的体格检查、个人康复进度及术后并发症而进行修订。

　　关节镜下肩袖修复后限制其康复进程的是腱骨愈合的速度，至少需要 8~12 周。

　　对抗重力的主动活动的进展和持续使用吊带的时间取决于撕裂的大小和肩袖组织的质量，并应由手术医生指导。具体说明可参考初始的转诊治疗方案。

第 1 阶段：术后即刻阶段（0~8 周）

目标

- 维持并保护修复的肩袖
- 逐渐增加被动活动范围
- 减轻疼痛和炎症
- 预防肌肉抑制
- 提高日常生活的独立性

注意事项

- 禁止肩关节主动活动
- 禁止抬举重物、后伸摸背、过度拉伸或突然移动肩关节
- 患肢用支具或吊带保护，仅在康复运动时拆除
- 巨大肩袖撕裂应用吊带保护 8 周
- 禁止用患肢支撑身体
- 保持手术切口干燥

1~14 天

- 患肢用支具和吊带维持在外展位（包括入睡时），仅在康复运动时拆除
- 被动钟摆运动（每天至少 3 次）
- 患侧手指、腕关节和肘关节主动活动（每天至少 3 次）
- 抓握练习（水晶泥或手握球）
- 颈椎主动活动度练习
- 仰卧完成肩关节被动活动度练习，该体位下患者更加放松

- 前屈到 100°
- 肩胛骨平面外旋/内旋（ER/IR）不超过 20°
- 告知患者正确姿势、关节保护和支具/吊带的重要性，及早使用止痛药，注意切口卫生
- 用冷疗减轻疼痛和炎症
  - 术后 1~3 天：多多益善（20 分钟/小时）
  - 术后 4~7 天：活动后或疼痛时

2~8 周

- 继续用吊带/支具维持在外展位，直到术后 8 周
- 钟摆运动
- 在可耐受范围内进行肩关节被动运动度练习，取仰卧位以缓解疼痛
- 训练前适当进行热疗
- 前屈至 130°
- 肩胛骨平面外旋 30°
- 肩胛骨平面前屈 0°、外展 40°，内旋至手能摸到躯干/胸部
- 肩胛骨平面轻度外展（≤30°），内旋至手能摸到躯干/胸部
- 患侧手指、手掌、腕关节、前臂和肘关节主动活动度练习
- 开始患侧手指、手掌、腕关节、前臂和肘关节的等长/等张抗阻收缩训练
- 开始肩胛骨肌肉或肌肉群的等长收缩训练，以及主动活动度练习
- 如有需要进行冷疗，以减轻疼痛和炎症
- 如果止痛药不是必需，可谨慎开始进行轻柔的一般性运动（步行、骑自行车）
- 禁止跑步或快走
- 如果伤口愈合良好，术后约 10 周可以开始水疗

进展到第 2 阶段的标准

- 被动前屈上举≥125°
- 肩胛骨平面被动外旋≥25°（如果对侧肩关节被动外旋>80°）
- 肩胛骨平面被动内旋≥30°（如果对侧肩关节被动内旋>80°）
- 肩胛骨平面被动外展≥60°

（待续）

康复方案 23.3(续)

- 禁止被动滑轮练习

第 2 阶段:保护和受保护的主动活动阶段(8~16周)

目标

- 促进肩袖愈合
- 勿给予肩袖过大的应力
- 逐渐恢复全范围被动活动(术后 12~16 周)
- 减轻疼痛和炎症

注意事项

- 禁止抬高
- 禁止用患肢支撑全部的体重
- 禁止突然移动患肢
- 不能过度后伸摸背
- 术后 10 周前禁止骑自行车或进行上肢肌力测试

8~10 周

- 全天使用吊带/支具至第 8 周结束
- 继续进行肩周肌肉训练
- 在可耐受范围内,从每天几个小时开始逐渐放弃支具
- 用支具/吊带保持患肢在一个舒适的位置,直至第 9 周末彻底拆除
- 从第 8~10 周,仰卧位开始肩关节主动辅助前屈活动度练习
- 渐进式被动活动直至第 12~16 周时达到最大的活动范围(应保持无痛状态下)。
- 在活动度练习或关节松动前进行热疗
- 开始用被动滑轮辅助
- 可能需要轻柔地进行盂肱关节或肩胛骨松动术才能获得无限制的最大活动范围
- 在手臂中立位进行卧位划船练习
- 如有需要,在治疗后或运动后继续进行冷疗

10~16 周

- 继续主动活动、主动辅助活动,必要时给予拉伸
- 开始进行内旋拉伸,肩关节后伸及交叉内收,卧位拉伸以放松后关节囊(必要时)
- 开始进行轻柔的、近最大限度的肩袖等长收缩(术后 10~12 周)

- 取"平衡姿势"(仰卧位,肩关节前屈 90°~100°),开始盂肱关节近最大的节律稳定性运动,以便达到动态稳定
- 继续进行肩胛带练习,在各个平面逐渐给予阻抗
- 坐姿俯卧撑
- 开始进行主动活动度练习(前屈、肩胛骨平面、外展、外旋、内旋);应保持无痛状态下练习;轻重量练习,开始时患肢不负重
- 主动活动时不要耸肩
- 如果锻炼肩袖时不断耸肩,主动活动抬高应<90°
- 开始有限的力量锻炼(术后 12~14 周)
- 由于肩袖和肩胛骨肌肉体积较小,应进行耐力而不是力量锻炼
- 利用弹力带/弹力管进行外旋和内旋运动
- 侧卧位外旋等张训练(少量多次),开始时患肢不负重
- 肘关节屈伸等张训练
- 无负重情况下,在肩胛骨平面进行全面锻炼
- 俯卧位系列锻炼(后伸、划船、水平外展)

进展到第 3 阶段的标准

- 全范围主动活动

第 3 阶段:早期力量训练(16~22 周)

目标

- 全范围主动活动(术后 12~16 周)
- 维持全范围被动活动
- 肩关节(盂肱关节和肩胛胸壁关节)动态稳定性
- 逐渐恢复盂肱关节和肩胛骨肌肉的力量、爆发力和耐力
- 改善神经肌肉控制
- 逐渐重返功能性运动

注意事项

- 抬举的重物≤2.27kg,禁止突然抬高或前推
- 应该保持无痛状态下练习

16 周

- 根据需要继续拉伸、关节松动和被动活动度练习
- 动态力量练习
- 开始力量锻炼

(待续)

康复方案23.3(续)

- 继续进行术后9~16周时的训练
- 继续进行肩胛带肌肉力量训练
- 在肩胛骨平面抬高患肩至90°(开始等张训练前,患者必须能够将手臂抬高,而无须肩关节或肩胛骨的代偿;如果不能,应继续进行肩袖/肩胛骨运动训练)
- 满罐练习(而不是无空罐练习)
- 俯卧位系列锻炼(后伸、划船、水平外展)

18周

- 继续上述所有训练
- 考虑在45°以下开始振荡棒(BodyBlade)、赛乐棒/弹力棒(Flexbar)和波速球练习
- 在外展外旋90°或更高的仰卧位开始轻重量的等长训练,在轻量的手法阻抗下用本体感觉神经肌肉促进法(D2)进行屈/伸练习
- 在可耐受范围内开始轻度的功能性活动

20周

- 继续上述所有训练
- 逐渐进行基础训练(卧推、肩部推举)
- 开始低水平的增强训练(双手,低于胸部,逐步进行过顶和单手训练)

进展到第4阶段的标准

- 能够耐受低水平的功能性活动
- 恢复力量/肩关节的动态稳定性

- 重建肩关节的动态稳定性
- 具有足够的力量和动态稳定性,以逐步进行更高要求的工作和专项体育运动

第4阶段:高级力量训练(20~26周)

目标

- 无痛状态下全范围主动活动
- 高级的状态训练以增强功能性和专业性运动能力
- 改善肌肉力量、爆发力和耐力
- 逐渐重返所有的功能性运动

20周

- 继续活动度练习并自行拉伸关节囊以维持活动度
- 继续渐进性力量训练
- 高级本体感受、神经肌肉兴奋性训练
- 在外展外旋90°位进行轻量的等张收缩训练
- 如果临床检查合格,则进行轻对抗的运动(高尔夫球击球/推球、网球击球)

26周

- 继续力量和拉伸训练
- 如果活动时有紧绷感,继续关节松动和拉伸训练
- 如果身体允许,开始间歇性运动(如高尔夫球、网球双打)

保护和受保护的主动活动阶段

根据撕裂的大小,可以在4~10周和8~10周之间去除固定。此时可以开始进行轻柔的主动辅助和主动活动。该阶段应侧重轻柔的等长训练,可从"平衡姿势"(仰卧位,肩关节前屈≤90°)开始。在平衡姿势下,三角肌不会上拉肱骨,而是产生更多的压缩力,这种压缩力在仰卧前屈90°时呈水平方向。这一阶段还可进行多个角度、近最大量的等长训练。等长训练最初可以间歇性、渐进完成,然后进行规律的节律练习。最初,这些操作应缓慢进行并加以限制,以便患者能主动观察运动模式;在之后的高级训练中,

不允许患者观察发力和阻力的方向,以增加等长训练的难度。在高级力量训练前,应避免进行重量级的力量练习。可以进行轻柔的闭链运动,从而最大限度地减少肱骨的剪切力(Ellenbecker等,2006;Kibler等,1995)。如果未达到全范围活动,可进行更积极的关节松动和被动活动。这一阶段的治疗重点是获得与健侧一致的全范围被动活动。一旦开始主动活动,则不允许患者以耸肩的方式抬高肩关节。通过肩胛骨运动而不是肱骨抬高来抬肩,可能会因关节内紧张或持续肩袖肌肉无力而引起代偿模式。如果存在耸肩,应继续进行锻炼以恢复正常的肩胛骨和盂肱关节运动学或渐进式肩袖肌肉力量训练。可进行肱

表 23.2 吊带使用和开始主动活动的时间

撕裂大小	吊带使用时间	开始主动活动的时间
部分/小撕裂(<1cm)	4 周	术后 4 周
中等/大型撕裂(2~4cm)	6 周	术后 6 周
巨大撕裂(>5cm)	8 周	术后 8 周

骨主动外展、内收及内外旋。

早期力量训练阶段

在早期力量训练阶段,患者可承受较低水平的功能活动。轻量的等长运动可在 12~16 周内进展为等张运动。肩袖修复后,所有的力量练习应在无痛状态下进行。允许存在疲劳的烧灼感而不是明显的疼痛。此时力量锻炼包括轻量的等张运动和弹力带锻炼。其他练习包括在肩胛骨平面进行抬高、划船、俯卧位划船、俯卧位水平外展,以及在阻抗下通过本体感觉神经肌肉促进法 D2 模式练习。

高级力量训练阶段

高级力量训练阶段的目的是通过改善肌肉力量、爆发力和耐力来增强体育运动或职业活动的能力。在这一阶段,应逐渐恢复以前的所有功能性活动。继续进行肩袖和肩胛骨肌肉的动态稳定训练时,可使用功能性运动模式,包括持续的哑铃锻炼及模拟受伤前运动的锻炼。如有需要,可在适当时开始进行间歇性运动锻炼。

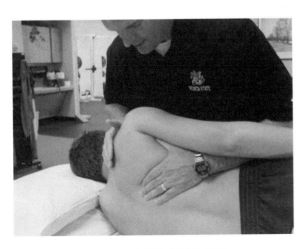

图 23.11 肩胛骨的等长收缩。

巨大肩袖撕裂的修复

巨大肩袖撕裂在所有撕裂中发生率为 10%~40%(Bedi 等,2010)。由于三角肌产生的偏心力,巨大肩袖撕裂将出现明显的肱骨上移(图 23.12)。这种慢性向上的剪切力最终导致盂肱关节破坏,进而发生肩袖关节病(Visotsky 等,2004)。应特别注意巨大肩袖撕裂的修复,因为修复后的组织弹性可能不如小的撕裂。由于巨大肩袖撕裂具有较高的再撕裂风险,因此其康复速度要慢。

吊带固定应持续 8 周或更长时间,具体取决于组织质量。康复速度比小的撕裂要慢,以免对愈合的组织施加过大的张力。8~10 周前不允许对组织施加主动的张力。因此,可从肩胛骨肌肉开始逐渐恢复力量,然后依次为肩袖肌和三角肌。获得前后肩袖肌肉的平衡是促进巨大撕裂愈合的关键。一旦肌肉恢复平衡或接近正常水平,就可以开始肩关节主动活动。肩袖后部肌肉的弱点使肩袖力偶(允许正常肩

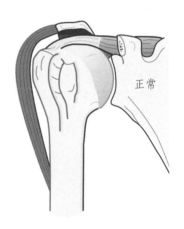

正常

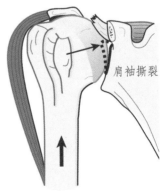

肩袖撕裂

图 23.12 在慢性肩袖缺损中,近端肱骨的磨损导致肩关节出现永久性半脱位,这是肩袖修复手术无法逆转的。

关节运动的人体运动学）"解耦"，导致肱骨向前上移位并伴有肩关节主动抬高。

结论

应始终向患者强调，尽管他或她可能没有疼痛，并且术后 6 个月内出现明显的改善，但直到 1 年左右才能恢复完全不受限的活动并获得全部运动能力（Matson 等, 2004；Rokito 等, 1996）。肩袖康复是一个漫长且缓慢的过程！

（尤田 译）

相关资料

A complete reference list is available at https://expertconsult.inkling.com/.

第 **24** 章

肩关节失稳的治疗和康复

Sameer Lodha | Sean Mazloom | Amy G. Resler | Rachel M. Frank | Neil S. Ghodadra | Anthony A. Romeo | Jonathan Yong Kim | R. Jason Jadgchew | Matthew T. Provencher

引言

盂肱关节失稳是一个相对常见的骨科问题,涵盖了肩关节从症状性松弛到直接脱位的多种病理性活动。盂肱关节具有比人体任何其他关节更大的活动度,但这是以牺牲稳定性为代价的。与其他关节相比,肩关节的稳定性主要取决于足够的软组织(肌肉和韧带)功能和完整性,而不是骨骼的一致性和力线。关节失稳可由肌肉功能损伤或障碍、韧带松弛和(或)骨骼异常引起。鉴于这种内在固有的松弛性,不稳定事件的发生率相对较高也就不足为奇了。丹麦的一项注册研究表明,整体人口中不稳定事件的总体发生率为 1.7%(Hovelius 等,1996)。一项对美国军事学院学员的研究表明,肩关节失稳的总体发生率为 2.8%,而年轻的运动人群会面临更高的风险。在这一人群中,创伤是最常见的病因,超过 85% 的患者有创伤史。关于首次肩关节脱位,最令人担忧的是高复发率,据报道,年轻患者的复发率为 20%~50%,甚至有报道高达 90%。这些流行病学发现显示了准确识别和适当治疗肩关节失稳的重要性。然而,关于肩关节失稳的治疗策略仍存在相当大的争议。在决定治疗方案前,必须考虑患者的年龄、活动/运动类型、活动/运动水平、目标和依从性等因素。此外,损伤的机制和类型(除骨撕脱外)可能还包括盂唇、关节囊、肱二头肌和(或)肩袖损伤,这些将会影响患者最佳的治疗过程。

了解这些因素有助于临床医生确定是否需要采用非手术治疗或手术治疗,以及手术治疗的方式。在本章中,我们将简要回顾盂肱关节的解剖和生物力学,描述不稳定事件的分类,讨论可用于治疗不稳定疾病的非手术和手术干预措施,并提供康复方案。

解剖因素

盂肱关节允许的活动范围是肱骨头和关节盂所提供的最小骨约束的结果。肩胛盂是一种浅层结构,仅覆盖肱骨头的 25%。因此,肩关节的稳定性主要是由其静态和动态稳定结构决定。静态稳定结构包括骨骼解剖、盂唇、关节囊和韧带复合体,通常在受伤后只有通过手术干预才能改善。值得注意的是,盂肱上韧带(SGHL)、盂肱中韧带(MGHL)、盂肱下韧带(IGHL)是维持肩关节稳定性的重要结构,因此对损伤和(或)手术后的康复治疗具有重要意义(图 24.1)。具体来说,盂肱下韧带连同喙肱韧带和盂肱中韧带一起限制手臂内收时的外旋活动。当肩关节处于外展外旋的刺激位置时,盂肱下韧带对于防止肩关节的前移尤其重要。包括肩袖肌肉和肱二头肌长头腱在内的动态稳定结构通常可以通过适当的非手术康复计划进行改善。事实上,适当加强肩袖肌肉和肩胛骨的稳定结构是所有肩关节失稳患者康复治疗的关键,包括非手术治疗和手术后的部分康复治疗。

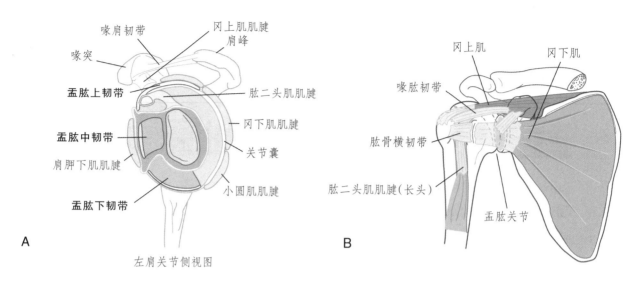

图 24.1　（A）盂肱关节韧带，包括盂肱上韧带（SGHL）、盂肱下韧带（IGHL）和盂肱中韧带（MGHL）。（B）肩袖和喙肱韧带（CHL）的前（冠状）视图。

肩关节术后康复时，尤其要注意肩胛下肌的完整性。在许多开放手术中，肩胛下肌被从肱骨小结节处分离，因此要求严格限制术后允许的外旋和内旋力量。然而，如果肩胛下肌完整（如通过肩胛下肌裂），则不需要特殊关注。应确保与手术团队和术后康复团队有良好的沟通，以准确了解手术操作，这对于术后康复至关重要。

术语

区分松弛和失稳是最重要的。失稳是症状性松弛，因为肩关节需要具有一定程度的松弛度才能通过功能性弧线移动。失稳是指患者肩关节在某些位置出现不稳定的症状，通常伴有相关方向的松弛。与其他关节类似，肩关节失稳的严重程度从微观不稳定到半脱位，最终到完全脱位。微观不稳定是指肱骨头的病理性运动，通常是多个方向的，继发于广泛的关节囊松弛。半脱位表现为肱骨头移动超过正常生理极限，但仍保持与关节盂的接触。脱位与半脱位的不同之处在于肱骨头明显移位，使得肱骨头的关节面与关节盂完全不接触。这种失稳状态通常需要手法复位。

肩关节失稳通常根据发生不稳定的方向来描述：前向、后向和多向不稳定。前向不稳定是最常见的单向不稳定，占肩关节脱位的 90% 以上。然而，最近的证据表明，在年轻、健康、活跃的患者中，后脱位和合并脱位可能占肩关节脱位的 43%，而前脱位可能仅占 57%（Song 等，2015）。无论如何，肩关节脱位最常发生在肩关节外展外旋位损伤后。这种损伤可导致前下盂唇撕裂，通常称为 Bankart 损伤。盂唇下方的关节盂有时也可能会出现断裂，这种病变称为骨性 Bankart 损伤。其他病变也可表现为前向不稳定症状，包括肩胛下肌撕裂、盂肱韧带（HAGL）肱骨撕脱骨折、SLAP 损伤及旋转肌间隙损伤。

一般来说，后向不稳定比前向不稳定少见，占肩关节脱位的 2%~10%。Song 等（2015）报道的最新证据反驳了这一观点，表明在活跃的年轻人群中后向不稳定的发病率更高。后脱位通常与施加在内收臂的轴向负荷有关，并且与电击和癫痫发作有关。与后向不稳定相关的结构改变包括后盂唇撕裂（反向 Bankart 损伤），这可能与后方关节盂边缘骨折有关。盂肱后上韧带、盂肱下韧带的后束、肩胛下肌和喙肱韧带的损伤可在后向不稳定中发现。后向不稳定最常见的形式是反复后方不稳定，通常会导致后盂唇撕裂和后下关节囊伸展，这是手臂在屈曲内旋时重复负荷所致（如卧推练习）。

最后，多向不稳定通常与创伤性发作无关。相反，主要的功能障碍包括先天性和后天性关节囊韧带松弛。因此，它可能是一种潜在的结缔组织疾病，或者是关节囊韧带复合体反复轻微拉伸损伤的结果。典型的病理表现包括有症状的、异常的肱骨头多向移位，这包括复发性半脱位和轻微创伤所致的脱位。通常多向不稳定可能与多发韧带松弛症有关，如拇指向腕部过伸和肘关节过伸。

诊断评估：病史、体格检查和影像学检查

病史

详尽的病史是准确诊断肩关节失稳的类型和程度的基础，对于选择合适的治疗方案至关重要。病史应明确损伤的机制、以往的肩部手术和（或）非手术治疗及患者的活动水平。应了解相关问题，包括患者是否有外伤、是否有脱位/半脱位、是否需要复位、肩关节损伤史，以及损伤时手臂的位置。虽然这些问题似乎是任何肩关节初始评估的标准，但这些问题可能有助于确定患者是否需要手术，并避免术中和术后并发症的发生。

体格检查

根据病史，从视诊开始进行详细的体格检查。

• 临床医生应从头到脚检查全身，以确定体位、肩胛骨位置和整体核心力量。

• 然后检查肩部，重点注意有无任何不对称、肌肉萎缩、异常运动、水肿或翼状肩胛骨。

• 将患侧肩关节的结构、功能、神经状态、力量与对侧进行比较。

• 触诊时需要注意特定区域的压痛，而主动和被动活动范围检查有助于发现僵硬。

• 如果存在明显的僵硬，在进行任何稳定操作前必须改善运动范围，以免造成活动度渐进性损失。

• 评估所有层面的力量和感觉，因为一个或多个层面的减弱可能对伴随的病理改变（包括肩袖撕裂）具有重要意义。

• 肩关节稳定性测试也应该被重视，可通过肩关节恐惧试验和动作来评估不稳定的程度和方向。

• 前后恐惧试验、脱位、负荷和移位（评估后向不稳定）、Sulcus 试验（图 24.3）被广泛用于评估肩关节前向和（或）下向不稳定。

影像学检查

X 线片在评估肩关节失稳方面非常有帮助。一般来说，正位片、肩胛骨 Y 位、腋位片可以提供重要的信息。此外，Stryker 切迹位片有助于评估 Hill-Sachs 损伤（肩关节前脱位导致的肱骨头骨损伤），而西点位片可用于确定关节盂骨丢失。先进的影像学检查可能有所帮助，尤其是在评估肩关节失稳时。CT

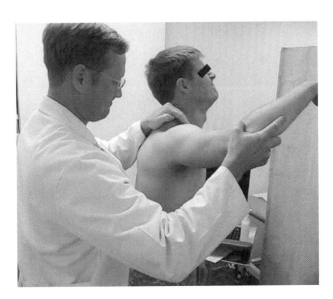

图 24.2　肩关节后向不稳定及负荷位移试验阳性患者。

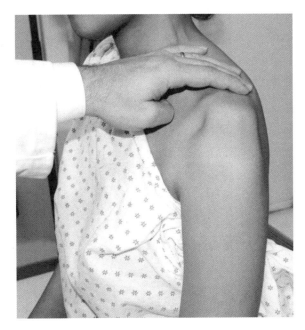

图 24.3　寻找 Sulcus 的示例：在体侧手臂上施加向下的牵引力，找到肩峰和肱骨头之间的间隙。这可能只是正常的关节松弛，而不是病理性的，常见于没有失稳病史的患者。

可用于评估关节盂发育不全、骨折、肩胛盂和肱骨骨丢失及后倾。MRI 有助于观察软组织结构的完整性,从而评估关节囊盂唇结构、肩袖、转子间隙、肱二头肌长头腱(图 24.4)。

治疗

肩关节失稳的治疗选择包括非手术和手术治疗。非手术治疗的目的是通过改变肩关节失稳的病理机制来解决不稳定。因此,这些治疗包括解决运动链缺陷、肩关节力量和灵活性、本体感觉、神经肌肉控制和肩胸力学。然而,外科手术旨在通过各种重建技术直接解决可能导致不稳定的结构缺陷。

目前有关肩关节失稳患者的初始治疗存在相当大的争议,但对于急性肩关节脱位的治疗已达成共识。对于任何未复位的脱位,必须进行闭合复位,并通过 X 线检查确认复位。尚不清楚患者是否需要立即复位(如运动员在赛场上脱位时),还是需要在急诊室就诊,并在止痛药和 X 线片的帮助下进行复位。无论如何,复位前后应进行全面的神经血管检查,尤其是肩关节前脱位造成腋前神经损伤时。总的来说,应尽快使用各种常见的复位技术复位肩关节。

非手术治疗和康复

非手术治疗方案通常包括制动固定,然后由有经验的物理治疗师进行康复治疗。前脱位后,手臂通常会被固定在内旋位,以免受到外旋外展的影响。然而,最新的研究表明,这种固定方式在提供舒适感、保护和稳定性方面几乎没有任何好处。事实上,Itoi 等(2007)认为,将患侧手臂固定在外旋位可能更有益。当手臂内旋时,Bankart 损伤部位被迫与肩胛盂分离,可能不利于愈合。相反,作者描述了如何将手臂置于外旋位,从而使损伤部位接近其正常的解剖位置,以实现更好的愈合。

前、后、多向盂肱关节不稳定的非手术治疗方案都围绕相同的核心问题。早期目标是减轻疼痛和水肿、保护静态稳定结构和增强动态稳定结构。最终目标是通过增强关节的本体感觉和解决运动链缺陷的练习来提高肩关节的整体稳定性。对于后脱位患者,建议将手臂固定在外旋并轻微伸展的位置。最近,Edwards 等(2002)提出内旋位固定可能更合适,尽管这种方法还有待进一步研究。

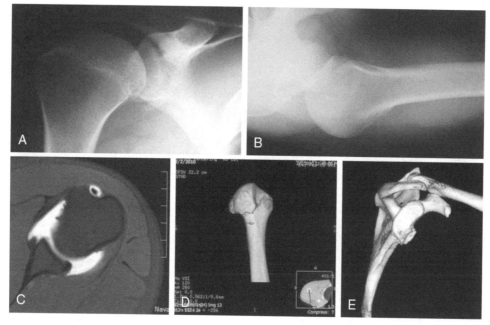

图 24.4　盂肱关节失稳的各种影像学示例。(A)前后位和(B)腋位 X 线片可见肩关节前脱位后出现的前方骨性 Bankart 损伤。磁共振关节造影显示前方盂唇撕裂(C)。三维重建 CT 扫描显示巨大的 Hill-Sachs 损伤(D)。矢状斜位 CT 图像显示关节盂骨丢失(约 25%)和骨性 Bankart 损伤,并伴有一定程度的磨损(E)。

特别注意事项

- 首次脱位：

  - 总体而言,对于首次肩关节脱位患者的非手术治疗方法存在争议,无论采用哪种治疗方法,均有较高的复发率,特别是对于年轻、活动频繁的患者。外旋位固定的初步结果很有趣,但任何一种固定技术在被广泛应用之前,均需要进行长期的临床研究。

- 慢性/复发性脱位：

  - 在慢性脱位患者尤其是年轻运动员中,非手术治疗的效果欠佳。据报道,在 20 岁以前发生一次性急性肩关节脱位并接受非手术治疗的患者,复发率高达 90%。

  - 需要考虑的因素包括：活动水平、患者症状严重程度(肩关节出现不稳定的频率)、引起不稳定的创伤程度(是否在用力很小的情况下发生,如睡眠或过顶运动或参加更高级别的体育活动)及患者的需求。

- 赛季中的运动员：

  - 需要特别考虑治疗方案的情况包括希望继续赛季比赛的运动员。Buss 等(2004)研究了 30 名在赛季中发生了肩关节前脱位或半脱位,然后进行康复治疗和固定限制外旋外展的运动员。其中 26 例患者能在缺勤约 10 天后重返赛场并完成整个赛季比赛,但 37% 的患者至少出现一次反复不稳定。此外,有 16 名运动员在赛季结束后需要手术治疗。因此,运动员发生脱位时通常可用外旋外展支具固定,并在赛季结束后考虑手术治疗。但对于赛季中首次脱位后出现复发的患者,需要讨论患者的期望和重返赛场的能力。

术后治疗和康复

前向不稳定

创伤性脱位通常伴有严重的结构损伤。但研究表明,对于年龄较大、活动较少的患者,非手术治疗可以获得良好的临床效果。而对于年轻、活跃的患者,尤其是参与接触性运动的患者,与非手术治疗相比,手术治疗后复发脱位的风险较低。对于有明显骨损伤,包括关节盂缺损 20% 以上、移位的结节骨折及无法复位的脱位患者,应进行稳定手术治疗。手术干预的其他适应证包括一年内发生 3 次或以上的复发性脱位,以及在休息或睡眠时发生脱位。

开放性 Bankart 修复曾被认为是治疗肩关节前向不稳定的金标准,但随着患者选择及关节镜技术和设备的改进,关节镜手术的效果可与开放性稳定手术相媲美。在开放性手术中,盂唇被解剖复位并修复。考虑到关节囊的损伤和张力,通常需要同时进行关节囊移位术。已描述了多种关节囊移位术,其目的是修复损伤的前下关节囊和盂唇。据报道,开放性修复的复发率约为 4%。如前所述,这两种手术目前多在关节镜下进行(图 24.5 和图 24.6),尽管最初报道关节镜手术修复后具有较高的复发率。但最近的研究显示其复发率与开放性修复相当,特别是对于那些没有明显关节盂骨丢失或其他结果异常的患者。

为了恢复并维持肩关节的稳定性,术后康复的目标重点是避免前向稳定术后常见的并发症,包括与残存僵硬有关的术后活动度受限、反复不稳定、无法恢复到之前的活动水平(特别是需要举手过顶的竞技运动员)及骨关节炎的长期发展。因此,康复的目标是使修复部位有充足的时间愈合、恢复全范围活动、通过加强动态稳定结构优化稳定性,并最终完全恢复损伤前的活动水平。

具体康复方案见康复方案 24.1 至康复方案 24.4。

后向不稳定

后向不稳定通常初始选择非手术治疗,尤其是在无创伤性病因的情况下,因为据报道非手术治疗可在无创伤性半脱位患者中取得成功。研究表明,强化计划可有效提高稳定性和减轻疼痛,特别是对于反复性微创伤后出现松弛的患者。但非手术治疗创伤性后脱位的效果欠佳,成功率约为 16%。因此,手术治疗的适应证包括创伤性脱位的常见后遗症,其中包括超过 25% 的肩胛盂后缘骨折、移位性小结节骨折、超过 40% 的肱骨头反向 Hill-Sachs 损伤、反复不稳定发作和不可复位的脱位。有机械症状的患者保守治疗效果欠佳,可能需要手术治疗。保守治疗 3~6 个月失败也是手术修复的指征。肩关节后向不稳定的患者最常见的主诉是疼痛和手臂屈曲内旋运

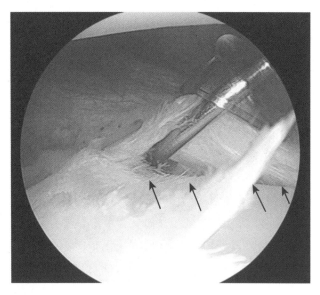

图 24.5 前盂唇撕裂（软组织 Bankart 损伤）（箭头所示）的关节镜下图像。

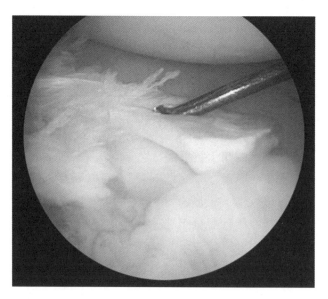

图 24.7 复发性后向不稳定所致的后方盂唇撕裂和相关唇瓣的关节镜下图像。

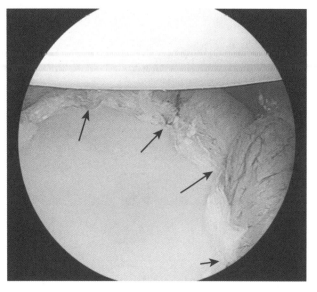

图 24.6 如图 24.5 所示使用 4 个锚钉和缝线进行关节囊盂唇修复。箭头所示锚钉固定位置。

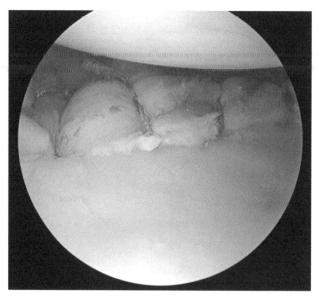

图 24.8 如图 24.7 所示后向不稳定患者在关节镜下使用缝合锚钉修复后。

动（如卧推、俯卧撑和推举）时出现刺激性疼痛。

　　理论上，后向不稳定的具体手术治疗技术与前向不稳定类似，包括开放性和关节镜下反向 Bankart 修复、关节囊移位和折叠，以及大量的骨解剖修复方法。总的来说，开放性手术治疗后向不稳定的效果不如前向不稳定。这可能是因为后向不稳定很难获得足够的手术视野，并且与后方关节囊和盂唇的不同生物力学特性有关（图 24.7 和图 24.8）。尽管如此，肩关节后向不稳定的康复目标与前向不稳定一致，包括减轻疼痛和水肿、保护手术修复部位以促进愈合、恢复完全活动度和重返运动。

　　具体康复方案见康复方案 24.5 至康复方案 24.7。

多向不稳定

　　与前后向不稳定类似，多向不稳定的患者首选非手术治疗。在具有多向不稳定特点的多向松弛的患者中，非手术治疗取得了良好的效果。只有在非手术治疗完全失败后才考虑进行手术治疗。通常应尝试至少 6 个月的非手术治疗。

　　非手术治疗失败后，适当选择的患者可从手术干预中受益。Neer 和 Foster（1980）报道采用一种开放性手术治疗多向不稳定，即利用关节囊下移来收紧前后关节囊。其他研究也报道使用该技术获得良好的结果。关节镜技术具有极高的成功率（图 24.9 和图 24.10）。这些手术通过多种策略来减少关节囊的冗余，包括关节囊折叠、闭合旋转肌间隙和修复所有的盂唇损伤。热性关节囊缝合技术因具有较高的失败率，并且可能发生盂肱关节软骨溶解，目前已不再广泛使用。

　　肩关节多向不稳定手术（关节囊下移）的康复参见康复方案 24.8。

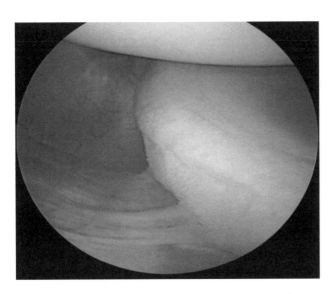

图 24.9　多向不稳定患者增大扩张的关节囊（左侧）附着在关节盂上。

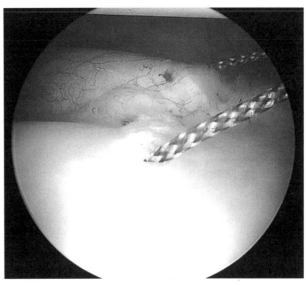

图 24.10　关节镜下收紧关节囊治疗多向不稳定（将关节囊缝到盂唇上，不使用缝合锚钉）。

康复方案 24.1　肩关节前向不稳定的非手术治疗

第 1 阶段：0~2 周

目标
- 减轻疼痛和水肿

限制条件
- 避免诱发复发性不稳定的激惹姿势：
  - 外旋
  - 外展
  - 牵伸

固定
- 吊带固定在中立位或外旋位
- 根据促进关节囊盂唇复合体愈合的理论优势，固定的时间取决于年龄：
  - <20 岁：3~4 周
  - 20~30 岁：2~3 周
  - >30 岁：10 天至 2 周
  - >40 岁：3~5 天

疼痛控制
- 药物：
  - 麻醉药：创伤性脱位后 5~7 天内
  - NSAID：减轻炎症反应
- 治疗方式：
  - 冷疗（图 24.11）、超声波、高压电刺激（HVGS）（图 24.11），图 24.12 所示的电刺激
  - 治疗前热敷，疗程结束时冷疗（图 24.11）

锻炼
1. 肩关节活动
- 30 岁及以上的患者从第 1 阶段开始
- 按照第 2 阶段概述的活动范围指南规定的被动

（待续）

康复方案 24.1(续)

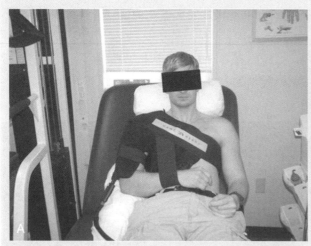
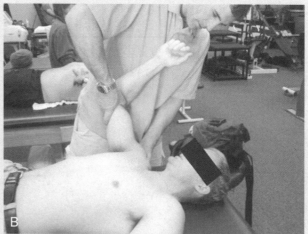

图 24.11 (A)使用肩袖套进行冷冻疗法以减轻疼痛和水肿。用枕头、枕垫或吊带固定上肢以获得舒适体位。(B)80°第 4 天的图片:治疗师或教练在肩胛骨平面上方进行盂肱关节被动活动。

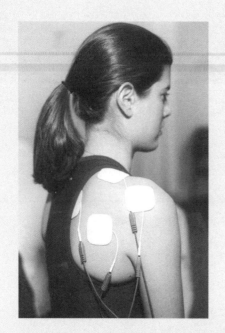

图 24.12 对肩袖和肩胛肌进行电刺激以控制疼痛。

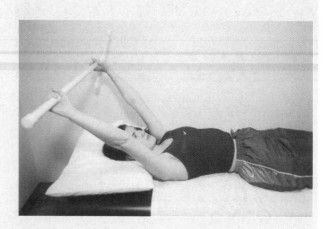

图 24.13 早期主动和被动杠铃练习都是安全的,尤其在仰卧位。

3.肌肉强化
- 30 岁及以上的患者从第 1 阶段开始加强肩胛骨稳定结构的力量
- 开始肩胛骨稳定锻炼
  - 坐位(消除重力)的肩胛骨回缩或姿势矫正(中斜方肌和菱形肌),上肢处于中立位
  - 肩胛骨前伸(前锯肌)
  - 加强控制力

进展到第 2 阶段的标准
- 减轻疼痛和压痛

活动度(PROM)(见图 31.6)进行锻炼
- 主动辅助活动度(AAROM)练习(图 24.13)

2.肘关节活动
- 被动活动过渡到主动活动
- 屈曲 0°~130°
- 可耐受范围内旋前和旋后

(待续)

康复方案 24.1(续)

- 充分固定

第 2 阶段:3~4 周

目标

- 前屈 90°
- 外展 90°
- 手臂体侧外旋 30°

限制条件

- 避免诱发复发性不稳定的激惹姿势:
  - 前屈>140°
  - 手臂体侧外旋>40°
  - 避免伸展,以免给前方结构带来额外的压力

固定

- 按照第 1 阶段概述的标准悬吊

锻炼

- 本体感觉神经肌肉促进技术(PNF)(图 24.14 和图 24.15):
  - 开始早期的节律稳定
  - 手臂从体侧进展到可屈曲、外旋的位置
- 稳定:
  - 通过增加轻微抵抗力或在俯卧/重力位置进行肩胛骨稳定性锻炼(图 24.16 至图 24.18)
  - 肩胛骨回缩(菱形肌、中斜方肌)
  - 肩胛骨前伸(前锯肌)
- 肩关节活动度:
  - PROM 练习
  - 内旋、外旋(仅限 40°内)、前屈
  - AAROM 练习
  - AROM 练习
- 强化:
  - 进行肩袖力量锻炼时上肢保持在中立位
  - 从闭链等长开始力量锻炼,屈肘 90°,手臂自然放在体侧。起始姿势是将肩关节置于前屈、外展和外旋 0°的中立位。手臂自然放在体侧
  - 下压肩胛骨(背阔肌、下斜方肌、前锯肌)

进展到第 3 阶段的标准

- 前屈 140°,体侧外旋 40°时无疼痛
- 强化锻炼时轻微疼痛或压痛

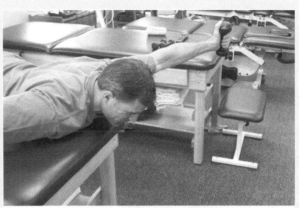

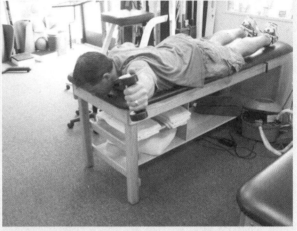

图 24.14 和图 24.15　肩胛骨稳定,单侧俯卧负重:开始俯卧,肩部外展 105°外旋,肘部伸展。下压肩胛骨以收缩下斜方肌,并跟随冈上肌收缩时上肢运动的整个活动范围。按指示重复操作,但不允许代偿发力并避免抗阻重量增加。

- 增强肩袖和肩胛骨稳定结构的力量

第 3 阶段:4~8 周

目标

- 前屈 160°
- 手臂外展 30°~45°时外旋 40°

限制条件

- 避免加剧不稳定的姿势(如外展外旋):
  - 前屈>160°
  - 手臂外展 30°~45°时外旋>40°

锻炼

- 继续对肩胛骨稳定构、盂肱关节稳定结构和肩袖进行 PNF。节律性稳定,反复收缩和缓慢逆转,

康复方案 24.1(续)

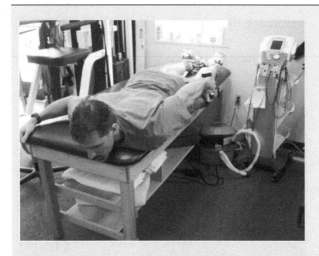

图 24.16　肩胛骨稳定,单侧俯卧负重:重点锻炼下斜方肌和菱形肌。开始俯卧,肩部中立位,肘部伸展。肩胛骨回缩以收缩肩胛骨稳定结构,并跟随上肢运动。按指示重复操作,但不允许代偿发力并避免抗阻重量增加。

以及逐渐改变速度和阻力(图 24.19 和图 24.20)
- 肩关节活动度:
  - PROM 练习
  - AAROM 练习
  - AROM 练习
- 肌肉强化:
  - 强化肩胛骨稳定结构(如前所述)
- 肩袖强化:
  - 手臂外展 30°~45°时进行闭链等长内外旋
  - 通过弹力带进行强化(图 24.21 至图 24.24)。弹力带锻炼可向心和偏心地强化肩部肌肉,这是等张运动的一种形式(以变速和固定阻力为特征)。锻炼是通过 45°弧线在 5 个运动平面中进行
- 有 6 种不同颜色的弹力带可供选择;可以提供 1~6 磅的阻力,以 1 磅为增量
- 进展到下一个弹力带通常需要 2~3 周。如果当前水平有任何不适,或者如果无法通过代偿运动或控制肩胛骨进行锻炼,则告知患者不要进展到下一个阶段
- 逐渐进行等张哑铃锻炼
- 提前进行开链等张强化锻炼

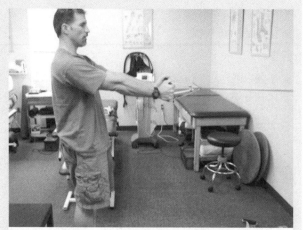

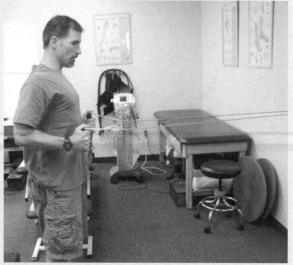

图 24.17 和图 24.18　肩胛骨划船:使用阻力带进行肩胛稳定锻炼。内收下压肩胛骨,然后进行上肢运动。避免盂肱关节外展,并保持上肢垂直于胸部。强调肩胛骨稳定结构锻炼。

- 在肩胛骨平面内开始三角肌强化至 90°仰角

进展到第 4 阶段的标准
- 前屈 160°或手臂外展 30°~45°时外旋 40°无疼痛
- 强化锻炼时轻微疼痛或压痛
- 增强肩袖和肩胛骨稳定结构的力量
- 体格检查结果满意

第 4 阶段:8~12 周
目标
- 提高肩关节的强度、力量和耐力
- 改善神经肌肉控制和肩关节本体感受
- 恢复肩关节完全活动度

(待续)

康复方案 24.1（续）

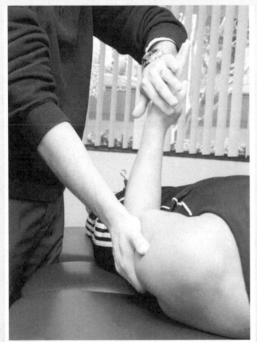

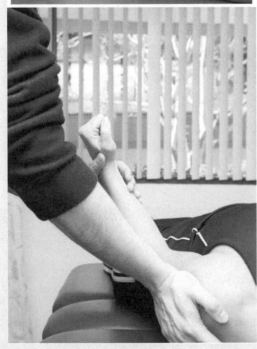

图 24.19 和图 24.20　本体感觉神经肌肉促进技术：患者或运动员仰卧,同时应用肩胛骨稳定器。治疗师在可达到和允许的活动范围内对外旋提供手动阻力。也可以这种方式开始等长运动。

限制条件

- 避免可加剧不稳定的姿势（如外展外旋）

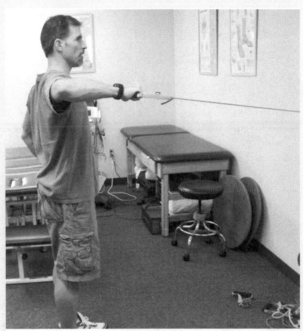

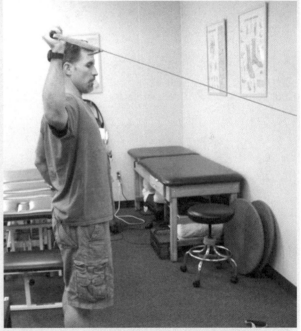

图 24.21 和图 24.22　使用阻力带在外展 90°时外旋以强化肩袖力量。稳定肩胛骨,并保持外展 90°和适当推进阻力带至盂肱关节外旋 90°。

锻炼

- 本体感觉训练：
  - PNF 模式（康复方案 24.2）
- 肩关节活动度：

（待续）

康复方案 24.1(续)

– 利用被动、主动辅助和主动活动练习来实现活动目标

• 关节囊拉伸(康复方案 24.1)

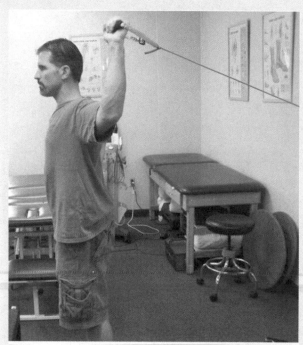

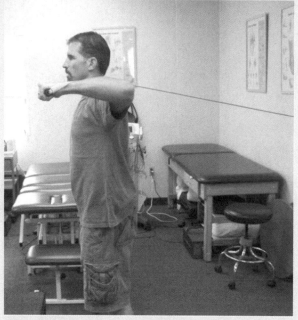

图 24.23 和图 24.24　使用阻力带在外展 90°时内旋以强化肩袖力量。从外展外旋位开始,稳定肩胛骨,保持外展 90°,内旋至 90°。重复并适当推进阻力带。

– 特别是后方关节囊

• 肌肉强化:

– 继续进行肩袖、肩胛骨稳定结构和三角肌强化(图 24.14 至图 24.16、图 24.21 和图 24.22、图 24.25)。进行肩关节动态稳定性训练(图 24.26 至图 24.30)

– 3 组,重复 8~12 次

• 上肢耐力训练:

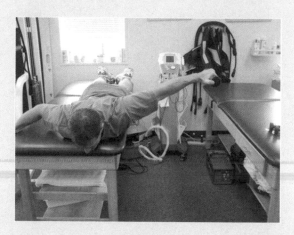

图 24.25　肩胛骨稳定,单侧俯卧负重。重点锻炼中斜方肌和菱形肌。开始俯卧,肩部外展 90°外旋,肘部伸展。肩胛骨回缩以收缩肩胛骨稳定结构,并跟随上肢运动。按指示重复操作,但不允许代偿发力并避免抗阻重量增加。

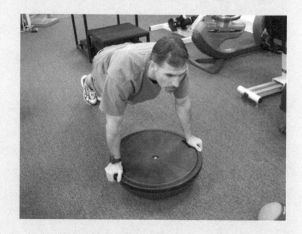

图 24.26　肩关节稳定:等长闭链收缩。从 15 秒开始到 60 秒。在适当的条件下,通过在不稳定的表面(如图所示倒置的波速球上)做俯卧撑来实现动态稳定。

(待续)

康复方案 24.1(续)

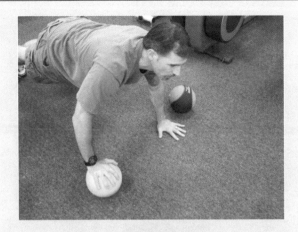

图 24.27　肩关节稳定:等长闭链收缩。从 15 秒开始到 60 秒。在适当的条件下,通过在不稳定的表面(如图所示波速球或配重球上)做俯卧撑来实现动态稳定。

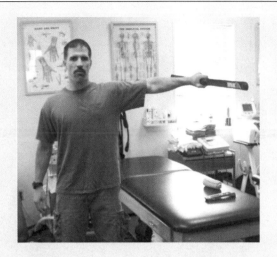

图 24.29　外展 90°时的振荡棒敏捷训练。

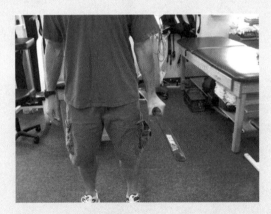

图 24.28　使用振荡棒稳定肩关节。肩胛骨稳定,并在中立位摆动振荡棒。从 30 秒开始到 60 秒。在盂肱关节外展 90°、屈曲 90°及横向倾斜 145°时进行摆动锻炼。

- 结合上肢的耐力训练
- 上肢功率仪(UBE)

进展到第 5 阶段的标准

- 活动时无疼痛
- 没有反复发作的迹象
- 恢复肩部力量的 70%~80%
- 体格检查结果满意(图 24.31)

第 5 阶段:12~16 周

目标

- 为逐渐恢复功能和体育活动做准备
- 建立一项家庭锻炼维护计划,每周至少进行 3

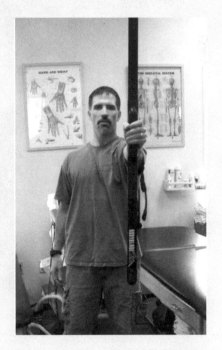

图 24.30　屈曲 90°时的振荡棒敏捷训练。

次,以拉伸和强化肌肉力量

锻炼

- 功能性和专项运动强化:
  - 节律稳定训练(图 21.6)。使动态稳定性达到最终范围(图 24.34)

重返运动的渐进式系统性间歇锻炼方案

- 高尔夫球手(表 24.1)
- 过顶运动员在 6 个月前禁止

康复方案 24.1(续)

- 投掷运动员(表 24.2 至表 24.4)

警告标志

- 持续不稳定
- 活动度丢失
- 缺乏力量进展,尤其是外展力量
- 持续疼痛

并发症的治疗

- 这些患者可能需要恢复早期的活动

- 可能需要增加上述疼痛控制方法
- 可能需要手术干预。复发性不稳定是指一年内发生 2~3 次以上不稳定事件,或者在休息或睡眠期间发生不稳定,这是进行外科手术治疗的重要指征

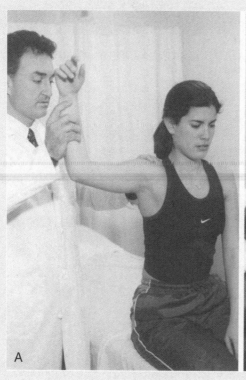
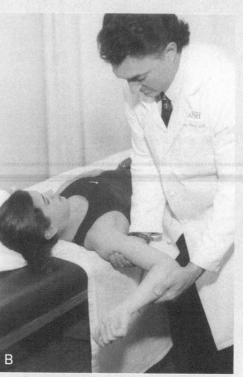

图 24.31　4~6 个月后,一旦患者达到术后目标,可以开始进行恐惧试验以确保没有复发性不稳定的表现。

表 24.1　间歇高尔夫计划

	周一	周三	周五		周一	周三	周五
第 1 周	推杆 10 次	推杆 15 次	推杆 20 次				短铁杆 10 次
	近穴球 10 次	近穴球 15 次	近穴球 20 次	第 2 周	近穴球 20 次	近穴球 20 次	短铁杆 15 次
	休息 5 分钟	休息 5 分钟	休息 5 分钟		短铁杆 10 次	短铁杆 15 次	中铁杆 10 次
	近穴球 15 次	近穴球 25 次	推杆 20 次		休息 5 分钟	休息 10 分钟	休息 10 分钟
			近穴球 20 次		短铁杆 10 次	短铁杆 15 次	短铁杆 20 次
			休息 5 分钟				近穴球 15 次	推杆 15 次
			近穴球 10 次	第 3 周	短铁杆 15 次	短铁杆 15 次	短铁杆 15 次

（待续）

表 24.1(续)

周一	周三	周五		周一	周三	周五
中铁杆 15 次	中铁杆 10 次	中铁杆 10 次	第 4 周	短铁杆 15 次	半场(9 洞)	半场(9 洞)
休息 10 分钟	长铁杆 10 次	长铁杆 10 次		中铁杆 10 次		
长铁杆 5 次	休息 10 分钟	休息 10 分钟		长铁杆 10 次		
短铁杆 15 次	短铁杆 10 次	短铁杆 10 次		发球 10 次		
中铁杆 15 次	中铁杆 10 次	中铁杆 10 次		休息 15 分钟		
休息 10 分钟	长铁杆 5 次	长铁杆 10 次		重复		
近穴球 20 次	木杆 5 次	木杆 10 次	第 5 周	半场(9 洞)	半场(9 洞)	全场(18 洞)

表 24.2　高中、大学和职业棒球投手的间歇投球计划

第 1 阶段	投掷(付出 50%的努力)	第 2 阶段	回归投球(付出的努力水平)
第 1 步	试掷至 60 英尺	第 7 步	60 英尺 6 英寸投球 15 次(75%)*
	30 英尺投球 15 次 *		60 英尺 6 英寸投球 20 次(75%)*
	30 英尺投球 15 次 *		60 英尺 6 英寸投球 20 次(75%)*
	30 英尺投球 15 次 *		60 英尺 6 英寸投球 15 次(75%)*
	长投 60 英尺 20 次		60 英尺 6 英寸投球 20 次(75%)*
第 2 步	试掷至 75 英尺	第 8 步	60 英尺 6 英寸投球 20 次(75%)*
	60 英尺投球 15 次 *		60 英尺 6 英寸投球 20 次(75%)*
	60 英尺投球 15 次 *		60 英尺 6 英寸投球 20 次(75%)*
	60 英尺投球 15 次 *	第 9 步	快速球 20 次(50%)*
	长投 90 英尺 20 次		快速球 20 次(50%)*
第 3 步	试掷至 105 英尺		快速球 20 次(50%)*
	75 英尺投球 15 次 *		快速球 20 次(50%)*
	75 英尺投球 15 次 *		60 英尺 6 英寸投球 25 次(75%)*
	75 英尺投球 15 次 *	第 10 步	快速球 20 次(50%)*
	长投 105 英尺 20 次		快速球 20 次(50%)*
第 4 步	试掷至 120 英尺		快速球 20 次(50%)*
	90 英尺投球 15 次 *		快速球 15 次(50%)*
	90 英尺投球 20 次 *		60 英尺 6 英寸投球 25 次(75%)*
	90 英尺投球 15 次 *	第 11 步	快速球 25 次(50%)*
	长投 120 英尺 20 次		快速球 20 次(75%)*
第 5 步	试掷至 120 英尺		快速球 20 次(75%)*
	105 英尺投球 20 次 *		快速球 20 次(75%)*
	105 英尺投球 20 次 *		快速球 20 次(75%)
	105 英尺投球 15 次 *		
	长投 120 英尺 20 次	第 3 阶段	强化投球
第 6 步	试掷至 120 英尺	第 12 步	快速球 25 次(75%)*
	120 英尺投球 20 次 *		快速球 20 次(100%)*
	120 英尺投球 20 次 *		快速球 10 次(75%)*
	120 英尺投球 20 次 *		快速球 15 次(100%)*
	长投 120 英尺 20 次		快速球 25 次(75%)*

(待续)

表 24.2(续)

第 3 阶段	强化投球		
第 13 步	（积极休息）		快速球 15 次（100%）
	80 英尺投球 20 次 *		接发球 3 次 *
	80 英尺投球 20 次 *		快速球 20 次（100%）
	80 英尺投球 20 次 *		低速投球 5 次 *
	80 英尺投球 20 次 *		快速球 15 次（100%）
第 14 步	快速球 20 次（75%）*		接发球 3 次 *
	快速球 20 次（75%）		快速球 15 次（100%）
	低速投球 5 次 *	第 17 步	低速投球 5 次 *
	快速球 15 次（100%）		（积极休息）
	低速投球 5 次 *	第 18 步	重复第 14 步
	野外短打和复出（中继投手和救援		快速球 20 次（100%）
	投手在完成此步骤后可以在下一		低速投球 5 次 *
	个投掷日进入第 21 步）		快速球 20 次（100%）
第 15 步	快速球 20 次（100%）*		接发球 3 次 *
	快速球 15 次（100%）		快速球 20 次（100%）
	低速投球 5 次		接发球 3 次 *
	接发球 5 次 *		快速球 15 次（100%）
	快速球 20 次（100%）		低速投球 5 次 *
	低速投球 5 次 *		快速球 15 次（100%）
	快速球 20 次（100%）	第 19 步	低速投球 5 次 *
	低速投球 5 次 *		击球练习
第 16 步	快速球 15 次（100%）		110~120 英尺投球
	低速投球 5 次 *		野外短打和复出
		第 20 步	模拟训练

* 这一节训练结束后休息 6 分钟。

表 24.3 垒球投球计划

第 1 阶段		第 3 步	试掷至 60 英尺
所有投掷最多使用 50% 的力量			60 英尺投球 10 次
所有长投都从鸦式跳投开始			休息 8 分钟
第 1 步	试掷至 30 英尺		60 英尺投球 10 次
	30 英尺投球 10 次		75 英尺长投 10 次
	休息 8 分钟	第 4 步	试掷至 75 英尺
	30 英尺投球 10 次		75 英尺投球 10 次
	40 英尺长投 10 次		休息 8 分钟
第 2 步	试掷至 45 英尺		75 英尺投球 10 次
	45 英尺投球 10 次		90 英尺长投 10 次
	休息 8 分钟	第 5 步	试掷至 90 英尺
	45 英尺投球 10 次		90 英尺投球 10 次
	60 英尺长投 10 次		休息 8 分钟

（待续）

表 24.3(续)

	90 英尺投球 10 次	**第 3 阶段:投球强化**	
	105 英尺长投 10 次	第 11~15 步包括在特定努力水平的 1 次快速投球和 1 次低速投球	
第 6 步	试掷至 105 英尺	第 16~21 步包括在特定努力水平的与球员受伤前投球组合匹配的部分投球	
	105 英尺投球 10 次	以试掷 120 英尺开始,以 120 英尺长投 20 次结束	
	休息 8 分钟	第 11 步	向每个垒位投球 2 次(75%)
	105 英尺投球 10 次		投球 15 次(50%)*
	120 英尺长投 10 次		投球 15 次(50%)*
第 2 阶段:开始投球			向每个垒位投球 1 次(75%)
所有投球均为快速球(无低速投球)			投球 15 次(50%)*
所有投球尽全力或达耐受限度		第 12 步	向每个垒位投球 2 次(75%)
所有长投均从鸦式跳投开始			投球 15 次(50%)*
第 7 步	试掷至 120 英尺		投球 15 次(50%)*
	60 英尺投球 10 次(75%)		投球 15 次(50%)*
	20 英尺投球 10 次(50%)		向每个垒位投球 1 次(75%)
	休息 8 分钟		投球 15 次(50%)*
	60 英尺投球 10 次(75%)	第 13 步	向每个垒位投球 2 次(75%)
	20 英尺投球 5 次(50%)		投球 15 次(50%)*
	120 英尺长投 10 次		投球 15 次(75%)*
第 8 步	试掷至 120 英尺		投球 15 次(75%)*
	60 英尺投球 10 次(75%)		向每个垒位投球 1 次(75%)
	35 英尺投球 10 次(50%)		投球 15 次(50%)*
	休息 8 分钟	第 14 步	向每个垒位投球 2 次(75%)
	60 英尺投球 10 次(75%)		投球 15 次(50%)*
	35 英尺投球 10 次(50%)		投球 15 次(75%)*
	120 英尺长投 10 次		投球 15 次(75%)*
第 9 步	试掷至 120 英尺		投球 20 次(50%)*
	60 英尺投球 10 次(75%)		向每个垒位投球 1 次(75%)
	46 英尺投球 10 次(50%)		投球 15 次(50%)*
	休息 8 分钟	第 15 步	向每个垒位投球 2 次(100%)
	60 英尺投球 10 次(75%)		投球 15 次(75%)*
	46 英尺投球 10 次(50%)		投球 15 次(75%)*
	120 英尺长投 15 次		投球 15 次(75%)*
第 10 步	试掷至 120 英尺		向每个垒位投球 1 次(75%)
	60 英尺投球 10 次(75%)		投球 15 次(75%)*
	46 英尺投球 10 次(50%)	第 16 步	向每个垒位投球 1 次(100%)
	休息 8 分钟		投球 15 次(100%)*
	46 英尺投球 10 次(50%)		投球 20 次(75%)*
	休息 8 分钟		投球 15 次(100%)*
	60 英尺投球 10 次(75%)		
	46 英尺投球 10 次(50%)		
	120 英尺长投 15 次		

(待续)

表 24.3(续)

第 17 步	投球 20 次(75%)*	第 19 步	投球 15 次(100%)*
	向每个垒位投球 1 次(75%)		向每个垒位投球 1 次(100%)
	投球 20 次(75%)*		投球 20 次(100%)*
	向每个垒位投球 1 次(100%)		投球 15 次(100%)*
	投球 15 次(100%)*		投球 20 次(100%)*
	投球 20 次(75%)*		投球 15 次(100%)*
	投球 15 次(100%)*		投球 20 次(100%)*
	投球 15 次(100%)*		投球 15 次(100%)*
	投球 20 次(75%)*		投球 15 次(100%)*
第 18 步	向每个垒位投球 1 次(75%)	第 20 步	击球练习
	投球 15 次(75%)*		100~120 英尺投球
	向每个垒位投球 1 次(100%)		每 25 次投球向每个垒位投球 1 次
	投球 20 次(100%)*	第 21 步	模拟比赛
	投球 15 次(100%)*		7 局
	投球 20 次(100%)*		18~20 个投球/局
	投球 15 次(100%)*		两局之间休息 8 分钟
	投球 20 次(100%)*		受伤前投球组合
	向每个垒位投球 1 次(100%)		

表 24.4　赛季结束后的计划

积极休息和恢复

维持或建立活动度及后向关节囊灵活性	身体交叉伸展	拇指向上,内旋伸展	仰卧位伸展 仰卧位悬吊 仰卧伴躯干旋转拉伸后方关节囊	盂肱关节固定时,仰卧被动外旋
肩袖和肩胛肌强化和耐力提升项目	外展 90°外旋 横向倾斜	最大外旋 俯卧撑+对角线锻炼 侧卧外旋 俯卧肩关节伸展外旋	加快拉伸弹力带速度	减速 俯卧肩关节水平外展及外旋 100° 外展 135°

生物力学分析

间歇投掷项目	长投项目		特定姿势项目

康复方案 24.2　关节镜下前向稳定术后

第 1 阶段:0~4 周	• 强调 AROM 和等长练习
目标	• 逐渐前屈至 140°
• 保护愈合结构	• 手臂体侧外旋 40°
疼痛控制	**限制条件**
• 了解肩胛下肌手术治疗后的处理	• 避免早期积极的关节活动和任何形式的活动度

(待续)

康复方案 24.2(续)

练习

- 开放稳定手术切除并随后修复肩胛下肌入口的患者,6 周内无主动内旋锻炼

固定

- 固定吊带:持续 2~4 周,全天尤其是晚上。如可耐受,2 周后拆除

肩部运动

- 恢复活动度是术后康复的首要目标
- 前屈 140°
- 从手臂体侧外旋 40°开始
- 10 天后,随着手臂外展角度的增加,最高可达 45°,外旋可达 40°
- 如果切除了肩胛下肌的入口,则应限制主动内旋 4~6 周
- 避免诱发复发性不稳定的激惹姿势(如外展外旋)

疼痛控制

- 参见康复方案 24.1 第 1 阶段的概述

锻炼

- 肩关节活动度:
  - 10 天后,可进展到手臂外展到 45°时外旋
  - 开放稳定手术切除并随后修复肩胛下肌入口的患者,4~6 周内无主动内旋锻炼
  - PROM 练习
  - 对于那些限制主动内旋的患者,被动向腹部内旋
- 肘部运动:
  - 被动活动过渡到主动活动
  - 屈曲 0°~130°
  - 可耐受范围内旋前、旋后
- 肌肉强化:
  - 促进肩肱节律(图 24.33)
  - 增强肩袖力量(图 24.21 至图 24.24)
  - 内旋(开放稳定手术切除并随后修复肩胛下肌入口的患者,6 周前无主动内旋锻炼)

进展到第 2 阶段的标准

- 主动活动和闭链强化运动轻微疼痛或不适感
- 进行上述锻炼时没有感觉或发现不稳定

第 2 阶段:4~8 周

目标

- 继续保护愈合的结构
- 第 8 周时可获得外展外旋 90°以外完全活动度

限制条件

- 肩部活动:早期主动活动
- 前屈 160°
- 外旋 60°
- 外展 70°
- 避免诱发复发性不稳定的激惹姿势
- 外展外旋
- 注意:对于从事过顶投掷运动的运动员,限制较少。尽管复发不稳定的风险较高,但进行过顶运动时需要完全活动度,这就要求大多数运动员在术后 6~8 周恢复患侧肩部活动度至正常水平 10°以内

固定

- 停止使用吊带

疼痛控制

- 参见康复方案 24.1 第 1 阶段的概述

肩部运动

- 前屈 160°
- 外旋 60°
- 外展 70°

锻炼

- 锻炼时肘关节屈曲 90°
- 起始位置是肩关节处于前屈、外展、外旋 0°的中立位
- 在允许的活动范围内,在 5 个运动平面中的每个运动平面,通过至少 45°的弧线进行锻炼
  - 有 6 种不同颜色的弹力带可供选择;可以提供 1~6 磅的阻力,以 1 磅为增量
  - 进展到下一个弹力带通常需要 2~3 周。如果当前水平有任何不适,则告知患者不要进展到下一个阶段
  - 注意:对于从事过顶运动的运动员,运动目标

(待续)

康复方案 24.2(续)

应在患侧肩关节正常水平的 10° 以内
- 肩袖(图 24.21 至图 24.24)和肩胛骨稳定结构强化(图 24.14 至图 24.16 和图 24.25)和弹力带锻炼

进展到第 3 阶段的标准
- 主动活动和肌肉强化锻炼轻微疼痛或不适
- 提高肩袖和肩胛骨稳定结构的强度
- 进行上述锻炼时没有感觉或发现不稳定

第 3 阶段:8~12 周
目标
- 提高肩关节的强度、力量和耐力
- 改善神经肌肉控制和肩关节本体感受
- 恢复肩关节完全动度
- 在第 12 周前完全外展外旋 90°
- 恢复正常的肩肱节律并消除错误的关节运动节律
- 建立一项家庭锻炼维护计划,每周至少进行 3 次,以拉伸和强化肌肉力量

疼痛控制
参见康复方案 24.1 第 1 阶段的概述
锻炼
- 本体感觉训练:PNF 模式
- 肩关节活动度
- 主动辅助活动度练习
- 主动活动度练习

- 被动活动度练习
- 关节囊拉伸(尤其是后方关节囊)
- 促进肩肱节律
- 肌肉强化:
  - 肩胛骨稳定结构的强化(图 24.14 至图 24.16,图 24.25)。
  - 肩袖强化:每周 3 次,三组重复 8~12 次。
  - 继续进行闭链强化(图 24.17 和图 24.27)。
  - 继续加强弹力带强化锻炼(图 24.21 至图 24.24)
  - 逐渐进行等张哑铃锻炼
  - 逐渐进行开链锻炼
- 上肢耐力训练
  - 结合上肢的耐力训练
  - 上肢功率仪(UBE)

功能强化
- 节律稳定训练(图 24.36)
- 重返运动的渐进式系统间歇性锻炼与康复方案 24.1 相同。
- 预计最大改善时间为 12 个月;大多数患者可以在 6 个月内恢复运动和全职工作状态
- 终端测试显示恐惧测试的解决方案(图 24.31)

警告标志
- 参见康复方案 24.1 第 5 阶段的概述
并发症的治疗
- 参见康复方案 24.1 第 5 阶段的概述

康复方案 24.3　开放(Bankart)前关节囊盂唇重建术后康复

第 1 阶段:0~4 周
目标
- 保护愈合结构
- 减轻疼痛和水肿
- 避免早期进行"过于激进"的 PROM、AROM 和关节松动术
- 了解修复过程中如何处理肩胛下肌
- 降低固定的影响

限制条件
- 前屈 140°
- 中立位外旋 45°
固定
- 吊带固定:持续 0~4 周,全天,尤其是晚上。如可耐受,在第 2 周中止,但在睡眠期间至少佩戴 2 周

康复方案 24.3(续)

疼痛控制

- 参见康复方案 24.1 第 1 阶段的概述

锻炼

- 肘部、手部、腕部和握持活动度锻炼(从 PROM 到 AAROM 到 AROM)
- 肘部活动:
  - 0°~130°
  - 旋前–旋后
- 肩部活动:
  - 仅被动向腹部内旋(开放稳定手术切除并随后修复肩胛下肌入口的患者,患者 4~6 周内无主动内旋锻炼)
  - 从 PROM 到 AAROM 弯曲
  - 第 1 周到 90°
  - 第 2 周到 100°
  - 第 3 周到 120°
  - 第 4 周达到 140°
- 肩胛骨平面外展 45°时外旋:
  - 第 1~2 周 15°
  - 第 3 周 30°~45°
  - 第 4 周 45°~60°
- 本体感受神经肌肉促进法(图 24.19 和图 24.20)
  - 开始早期的节律稳定
  - 逐渐开始体侧屈曲外旋
  - 促进肩胛骨稳定结构

强度

- 中立位的亚极量等长锻炼
- 开始轻度弹力带抵抗性外旋(中立位允许的活动度),第 3 周下降肩胛骨
- PROM 前屈,横向倾斜(拇指朝上)最小阻力下达 90°
- 开始闭链拉伸
- 肩胛骨稳定器俯卧强化(图 24.16)
- 体侧外旋不超过 45°

第 2 阶段:4~8 周

进展到第 2 阶段的标准

- 主动关节活动和闭链强化锻炼时轻微疼痛或不

适感

- 上述锻炼没有感觉或发现不稳定

目标

- 继续保护愈合结构
- 停止固定
- 促进所有平面上的完全 PROM(第 8 周时完全外旋)
- 规范关节运动节律和肩肱节律

疼痛控制

- 参见康复方案 24.1 第 1 阶段的概述

限制条件

- 避免诱发复发性不稳的激惹姿势
- 没有强行外展外旋
- 开放稳定手术切除并随后修复肩胛下肌入口的患者,4~6 周内无主动内旋锻炼
- 固定
- 停止使用吊带

锻炼

- 关节活动:
  - 弯曲至 160°
  - 外展外旋或外展内旋 90°;内旋到 75°;第 6 周时外旋到 75°,第 8 周时外旋到 90°
  - PROM 进入复合运动,进展到外展平面
  - 肩袖和肩胛骨稳定结构强化,并进行弹力带锻炼(6 周内内旋无拮抗)(图 24.21 至图 24.24、图 24.17 和图 24.18)
- 强度:
  - 在第 6 周开始内旋强化(PNF,轻量弹力带)
  - 增强肩袖、三角肌、二头肌和肩带肌的力量(弹力)(图 24.14 至图 24.18、图 24.21、图 24.24 和 24.25)
  - 闭链(墙壁负重俯卧撑)
  - 动态稳定锻炼
  - 开始三角肌、二头肌和体侧外旋的轻量开链锻炼
  - 进行闭链负重(等张和上推位置)(图 24.26)
  - PNF 对角线模式

(待续)

康复方案 24.3(续)

第 3 阶段:8~12 周

进展到第 3 阶段的标准

- 通过完全的活动度进行强化时轻微疼痛或不适

目标

- 改善神经肌肉控制和肩膀本体感受
- 恢复完全的外展外旋
- 进行专项运动功能训练

限制条件

- 禁止投掷动作

锻炼

- 关节活动:
  - 被动"开门式"外展外旋伸展
  - 被动"开门式"外展内旋伸展
- 强度:
  - 后下盂肱关节活动
  - 第 10 周后根据需要进行前方盂肱关节锻炼
  - 关节囊拉伸(尤其是后方关节囊)
  - 肩胛骨活动
  - 促进肩肱节律(图 24.33)

肌肉强化

- 轻等张哑铃练习。
- 肩袖强化:选用不同重量的弹力带
- 投掷运动员的"Thrower 10"锻炼
- 从第 10 周开始俯卧撑锻炼
- 前拉锻炼
- 中立位振荡棒锻炼
- 开始敏捷训练

耐力训练

- 上身功率仪和心脏耐力

第 4 阶段:12~16 周

目标

- 优化投掷机制和举手过顶功能

限制条件

- 禁止完全的投掷动作

锻炼

- 关节活动度锻炼
- 如果内旋受限或后方关节囊限制,则进行"Sleeper 伸展"
- 功能强化:节律锻炼
- 将振荡棒外展至 45°~90°(图 24.28 至图 24.30)
- 双手式胸前传球
- 单手运球式锻炼
- 开始单手抛掷(禁止投掷)

第 5 阶段:16~20 周

目标

- 在第 20 周之前恢复举手过头/发球/挥杆/投掷

锻炼

- 关节活动:
  - 继续灵活性和完全关节活动度锻炼
- 强度:
  - 开始投掷训练
  - 超等长锻炼
  - 游泳
  - 完整的俯卧撑
  - 专项运动训练
  - 在第 20 周时开始过顶/发球/挥杆/投掷

康复方案 24.4　肩关节前向不稳定关节镜术后康复

第 1 阶段:0~2 周

目标

- 无痛的被动运动范围达到以下各节所述的极限

限制条件

- 吊带持续固定 4~6 周

- 2 周内肱二头肌无主动活动
- 限制外旋至 30°,被动屈曲 90°~120°,外展至 45°

锻炼

- 有氧运动
- 骑固定自行车 30 分钟

(待续)

康复方案 24.4(续)

- 在平地上行走 30 分钟
- 强度锻炼
- 手腕和抓握锻炼

活动范围

- 被动前屈至 120°
- 肩胛骨平面的被动活动至 120°
- 被动体侧旋转至 30°
- 被动外展至 90°
- 手腕和肘部主动活动
- PROM 持续 4 周

仪器治疗

- 中频电疗和冷疗 20 分钟

第 2 阶段:2~4 周

目标

- PROM 达到上述限制和 AAROM

限制条件

- 限制外旋 45°~100°,屈曲至 150°
- 避免肩胛骨前向应力

锻炼

- 有氧运动
- 被动外旋进展至 45°
- 强度
- 开始进行轻度的伸展、外旋、内旋和外展等长锻炼
- 开始肩胛骨本体感受神经肌肉促进
- 上述有氧运动增加到 45~60 分钟

活动度

- 被动前屈 150°,肩胛骨 150°,外展 100°

第 3 阶段:4~6 周

目标

- 所有平面的活动度

限制条件

- 限制外旋至 45°,外展至 160°,屈曲 160°

锻炼

- 有氧运动
- 开始跑步机锻炼
- 强度

- 在肩胛骨平面开始肩袖活动,以小角度进行内外旋转
- 三角肌等长收缩锻炼
- 收肩/耸肩
- PNF(图 24.19 和图 24.20)

活动度

- 被动前屈至 160°,肩胛骨平面至 160°,外展至 140°,体侧外旋至 45°

第 4 阶段:6~12 周

目标

- 开始 AROM
- 正常肩胛骨胸壁活动
- 停用吊带

锻炼

- 有氧运动
- 椭圆机
- 斜坡跑步机
- PNF(图 24.19 和图 24.20)
- 上肢功率仪
- 力量和耐力
- 在各个平面上进行渐进式拮抗弹力带锻炼
- 开始中立位振荡棒锻炼(图 24.28)

活动度

- 开始 AAROM 到 AROM
- 更多地外展外旋和外展内旋

第 5 阶段:12~16 周

目标

- 恢复力量

锻炼

- 有氧运动:使用攀登器械(如攀爬机、健身器械)
- 强度
- 对角线肩袖锻炼
- 用绳索进行内、外旋 90°锻炼
- 俯卧撑
- 节律稳定锻炼
- 开始振荡棒锻炼(前屈 90°,外展至对角线 90°)(图 24.28 至图 24.30、图 24.32)

(待续)

康复方案 24.4(续)

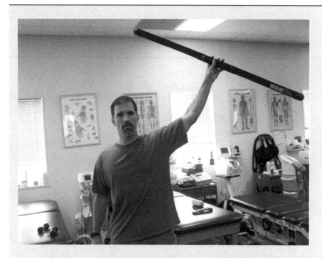

图 24.32 横向倾斜 145°时的振荡棒敏捷训练。

活动度
- 3 或 4 级关节活动度

第 6 阶段:超过 16 周

目标
- 可进行俯卧撑、引体向上和游泳

锻炼
- 有氧运动
- 划船
- 开始游泳
- 强度
- 开始投掷(从短到长)
- 肩部推举
- 高位下拉

康复方案 24.5 后向不稳定的非手术治疗方案

第 1 阶段:0~2 周

目标
- 控制疼痛并减轻水肿
- 肩部 PROM

预防措施/限制条件
- 屈曲 90°
- 外展 60°
- 内/外旋 0°
- 6 周内无内旋
- 持续吊带中立位固定(包括睡眠)

疼痛控制
- 参见康复方案 24.1 第 1 阶段的概述

锻炼
- 健身自行车
- 在平地上行走
- 手抓握锻炼,主动屈伸腕 ROM
- Codman/钟摆式锻炼
- 肘部和手 PROM
- 保护措施下的肩部 PROM
- 肩胛骨 PROM

仪器治疗
- 必要时中频电疗刺激治疗疼痛
- 根据需要减轻疼痛和水肿的冷冻疗法
- 高压刺激控制水肿

第 2 阶段:3~4 周

目标
- 增加以下的每个 ROM,避免不稳定的位置
- 继续控制疼痛

预防措施
- 屈曲 90°
- 外展 60°
- 外旋 30°
- 6 周内无内旋
- 持续吊带中立位固定(包括睡眠)
- 避免主动外旋或被动内旋以免增加后方关节囊应力

锻炼
- 禁止滑轮锻炼
- 桌面滑动外展/屈曲
- 肩带肌锻炼

康复方案 24.5(续)

- 手腕屈伸
- 肘部屈曲/伸展/旋后/内旋 PROM
- 保护措施下的肩部 PROM
- 肩胛骨 PROM

仪器治疗
- 必要时中频电疗刺激治疗疼痛
- 根据需要减轻疼痛和浮肿的冷冻疗法
- 高压刺激控制浮肿

第 3 阶段:5~6 周

目标
- 开始 AAROM
- 等长收缩锻炼

预防措施
- 屈曲 90°
- 外展 60°
- 内旋中立位
- 除非医生建议,否则吊带使用 5 周

锻炼
- 桌面滑动
- 外展<30°时的屈曲/外展/伸展等长收缩锻炼
- 屈曲外展 AAROM 进展到 AROM,通过爬墙和站立两种方式
- 肩胛骨挤压,泡沫轴无阻力挤压
- 保护措施下的 PROM
- 肩胛骨 PROM/活动
- PNF(图 24.19 和图 24.20)

仪器治疗
- 物理疗法或运动训练后进行冷冻疗法
- PT 训练和 REP 后冷疗

第 4a 期:第 7~9 周

目标
- 在疼痛可耐受范围内进行完全的 PROM

预防措施
- 避免终端阻力

锻炼
- 上肢测功仪
- 滑轮锻炼(仅当未获得完全活动度时)
- 墙上治疗球闭链锻炼

- 双向俯卧撑
- 双向站立
- 俯卧划船
- 可耐受下的侧卧位抗阻外旋
- 肩胛骨抗阻挤压
- 双侧弹力带外旋锻炼。盂肱关节 PNF 对角线 1/对角线 2 模式
- 开始 Thrower 10 项目:最小阻力,中立位外旋/内旋,并在第 10 周进展到外展 45°
- 在外展外旋 30°内, 肘关节/肱二头肌屈曲肱三头肌伸展时,外展/横向倾斜
- 坐姿划船
- 手动 PROM 进行完全屈曲/外展及外展 45°时外旋/内旋,肩肱 mobs 下方和后方关节囊
- 胸肌拉伸/背阔肌拉伸

仪器治疗
- 物理疗法或运动训练后进行冷冻疗法

第 4b 阶段:10~12 周

目标
- 增加肩关节稳定结构和肩袖强度
- 恢复完全的 AROM

限制条件
- 避免激进的外旋强化
- 观察关节活动不全和终末屈曲度丢失、外旋

锻炼
- 根据第 4 阶段第 7~9 周,但可能使外旋/内旋抗阻进展至外展 90°
- 有氧运动:可以开始在跑步机和椭圆机上运动
- 开始做俯卧撑
- 体前高位下拉
- 在无痛下恢复完全活动度必要时, 可进行关节活动和低负荷持续关节囊拉伸

仪器治疗
- PT 训练后冷疗

第 5 阶段:13~16 周

目标与注意事项
- 开展专项运动锻炼

(待续)

康复方案 24.5(续)

锻炼

- Thrower 10:可耐受范围内增加阻力
- 开始增强训练:抛球,然后进展到抛球和头顶抛球
- 动态墙式俯卧撑
- 在可耐受范围内开始平地俯卧撑
- 四点支撑节奏稳定
- 在可耐受范围内进行专项运动锻炼(第16周前

禁止全力投掷)

第6阶段:第16~20周

- 锻炼
- 专项运动锻炼
- 轻柔的过顶动作,可以在20周后逐渐进展至完全过顶发球/挥杆/投掷

康复方案 24.6 肩关节后向不稳定关节镜术后康复方案

第1阶段:0~2周

目标

- 控制疼痛
- 肩、肘和腕关节 PROM

限制条件

- 屈曲 90°
- 外展 60°
- 内/外旋 0°
- 6周内禁止内旋
- 持续吊带中立位固定(包括睡眠)

疼痛控制

- 参见康复方案 24.1 第1阶段的概述

锻炼

- 健身自行车
- 在平地上行走
- 手抓握锻炼,主动屈伸腕 ROM
- 肘部和手 PROM
- 保护措施下的肩部 PROM
- 肩胛骨 PROM

仪器治疗

- 必要时中频电疗刺激治疗疼痛
- 必要时每小时冷疗 10 分钟
- 高压刺激控制浮肿

第2阶段:3~4周

目标

- ROM 锻炼

- PNF
- 稳定肩胛骨

限制条件

- 屈曲 90°
- 外展 60°
- 外旋 30°
- 禁止内旋
- 持续吊带中立位固定(包括睡眠)
- 避免主动外旋或被动内旋以增加后方关节囊应力

锻炼

- 禁止滑轮锻炼
- 桌面滑动外展/屈曲
- 稳定肩胛骨(图 24.14 至图 24.16,24.25)
- 手腕屈伸
- 肘部屈曲/伸展/旋后/内旋 PROM
- 保护措施下的肩部 PROM
- 肩胛骨 PROM

仪器治疗

- 必要时中频电疗刺激治疗疼痛
- 必要时每小时冷疗 10 分钟
- 高压刺激控制水肿

第3阶段:5~6周

目标

- 开始 AROM

限制条件

- 屈曲 90°

(待续)

康复方案 24.6(续)

- 外展 60°
- 内旋中立位
- 除非医生建议,否则吊带固定 5 周

锻炼

- 禁止滑轮锻炼
- 桌面滑动
- 外展<30°时屈曲/外展/伸展等长收缩锻炼
- 屈曲外展 AAROM 进展到 AROM,通过爬墙和站立两种方式
- 肩胛骨挤压,泡沫轴无阻力挤压
- 保护措施下的 PROM
- 肩胛骨 PROM/活动
- PNF(图 24.19 和图 24.20)

仪器治疗

- 必要时中频电疗刺激治疗疼痛
- PT 训练和 HEP 后冷疗

第 4a 阶段：第 7~9 周

目标

- 在疼痛可耐受范围内进行完全的 PROM

预防措施

- 避免终端阻力

锻炼

- 上肢测功仪
- 滑轮锻炼(仅当未获得完全活动度时)
- 闭链治疗球锻炼
- 双向俯卧撑
- 双向站立
- 俯卧划船
- 可耐受范围内侧卧位抗阻外旋
- 肩胛骨抗阻挤压
- 开始 Thrower 10 项目:PNF 对角线 1/对角线 2 模式,外旋/内旋中立位,并进展到外展 45°或在外展 30°内外旋/肩胛骨,坐位俯卧撑,肘关节/肱二头肌屈曲,肱三头肌伸展
- 坐姿划船
- 手动 PROM 进行完全屈曲/外展及外展 45°时外

旋/内旋,肩肱 mobs 下方和后方关节囊
- 胸肌拉伸/背阔肌拉伸

仪器治疗

- 使用上肢测功仪热身
- PT 治疗后冷疗

第 4b 阶段：10~12 周

预防措施

- 恢复完全的 AROM/PROM/RROM

锻炼

- 根据第 4 阶段第 7~9 周,但可能使外旋/内旋抗阻进展至外展 90°
- 有氧运动:开始在跑步机和椭圆机上运动
- 开始做俯卧撑
- 体前高位下拉
- PNF

仪器治疗

- 使用上肢测功仪热身
- PT 训练后冷疗

第 5 阶段：13~16 周

预防措施

- 无

锻炼

- Thrower 10:可耐受范围内增加阻力
- 开始增强训练:抛球,然后进展到抛球和头顶抛球
- 动态墙式俯卧撑
- 在可耐受范围内开始平地俯卧撑
- 四点支撑节奏稳定
- 可耐受范围内进行专项运动锻炼(第 16 周前禁止全力投掷)
- 关节囊手法松动以实现全面机动性

第 6 阶段：16~20 周

锻炼

- 专项运动训练
- 轻柔的过顶动作,可在 20 周后逐渐进展至完全过顶发球/挥杆/投掷

康复方案 24.7　肩关节后向稳定术后康复方案

第 1 阶段:0~4 周

目标

- 控制疼痛和固定

限制条件

- 无肩部活动
- 6 周内禁止内旋
- 固定
- 佩戴 Gunslinger 矫形器 4 周

疼痛控制

- 参见康复方案 24.1 第 1 阶段的概述

锻炼

- 活动度
- 肩关节:无
- 肘部:
  - 被动过渡到主动
  - 屈曲 0°~130°
  - 可耐受情况下旋前旋后
- 肌肉强化
  - 仅加强抓持力

第 2 阶段:第 4~8 周

进入第 2 阶段的标准

- 足够的固定

限制条件

- 肩膀运动:AROM
- 前屈 120°
- 外展 45°
- 可耐受情况下外旋
- 向腹部内收内旋
- 避免采取会造成不稳定的激惹姿势
- 避免过度内旋

固定

- 停用 Gunslinger 矫形器

疼痛控制

- 参见复方案 24.1 第 1 阶段的概述

锻炼

- ROM
- 肩关节:仅 PROM 和 AAROM

- 前屈 120°
- 外展 45°
- 在可耐受范围内外旋
- 向腹部内收内旋
- 康复方案 24.1 第 2 阶段的肩袖锻炼
- PNF(图 24.19 和图 24.20)
- 肌肉强化:
  - 闭链强化锻炼(图 24.27 和图 24.17)

第 3 阶段:8~12 周

进展到第 3 阶段的标准

- AAROM 和闭链强化锻炼时轻微疼痛或不适感
- 进行上述锻炼时没有感觉或发现不稳定

目标

- 前屈 160°
- 完全外旋
- 外展 70°
- 向腹部内旋内收

限制条件

- 肩部运动:AROM 和 AAROM 锻炼
- 前屈 160°
- 完全外旋
- 外展 70°
- 向腹部内旋内收

疼痛控制

- 参见阅康复方案 24.1 第 1 阶段的概述

锻炼

- 开始进行 ROM 锻炼

肌肉强化

- 参见康复方案 24.1 的第 2 阶段,每周 3 次强化肩袖,三组重复 8~12 次(图 24.21 至图 24.24)
- 逐步进行等张哑铃锻炼
- 内旋
- 外旋
- 外展
- 前屈
- 强化肩胛骨稳定结构(图 24.14 至图 24.16,图 24.25)

(待续)

康复方案 24.7(续)

- 继续闭链强化锻炼(图 24.17 和图 24.27)
- 进行开链等张强化练习
- 关节运动以促进:
  - 到第 12 周时,完全活动范围和无痛完全范围内旋
  - 恢复肩肱关节运动学
  - 肩肱节律(图 24.33)

第 4 阶段:3~6 个月

进展到第 4 阶段的标准

- AROM 和肌肉强化锻炼时轻微疼痛或不适感
- 肩袖和肩胛骨稳定结构强化提升
- 体格检查满意

目标

- 提高肩关节的强度、力量和耐力
- 改善神经肌肉控制和肩关节本体感受(PNF)
- 恢复肩关节完全活动
- 建立一项家庭锻炼维护计划,每周至少进行 3 次,以拉伸和强化

疼痛控制

- 参见康复方案 24.1 第 1 阶段的概述
- 肩峰下注射:皮质类固醇/局麻药联合用于发现继发性撞击的患者
- 肩盂关节:皮质类固醇/局麻药联合治疗适用于临床发现与肩盂关节病理一致的患者

锻炼

- 活动度

目标

- 获得与对侧一致的活动度
- AROM 锻炼
- AAROM 锻炼
- PROM 锻炼
- 关节囊拉伸(尤其是后方关节囊)(图 24.34)
- 肌肉强化
- 如前所述强化肩袖和肩胛骨稳定结构(图 24.21 至图 24.24)
- 每周 3 次,三组重复 8~12 次

上肢耐力训练

- 结合上肢耐力训练

- 上肢测功仪

本体感受训练

- PNF 模式(图 24.19、图 24.33 和图 24.35)

功能强化

- 增强锻炼(图 24.36)

重返运动的渐进式系统间隔程序

- 预计最长改善时间为 12 个月

警告标志

- 参见康复方案 24.1 第 5 阶段的概述

并发症的治疗

- 参见康复方案 24.1 第 5 阶段的概述

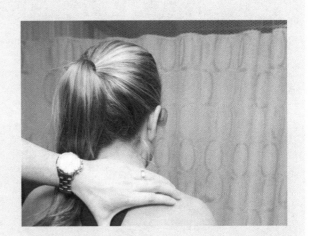

图 24.33　促进肩肱节律。治疗师或运动培训师将手动促进适当的盂肱至肩胛骨运动比。

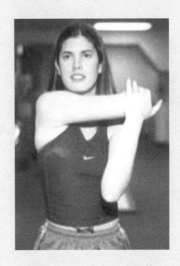

图 24.34　后方关节囊拉伸。

康复方案24.7(续)

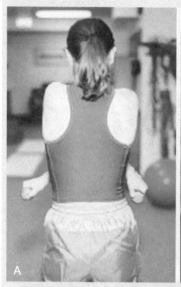

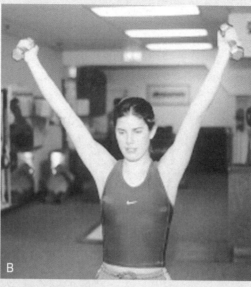

图24.35　PNF模式示例。(A)开始。(B)完成。

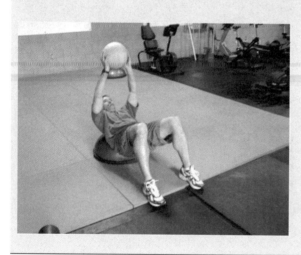

图24.36　增强训练抛球：仰卧位,双手胸部抛掷波速球或配重球。为增加难度,可在不稳定的表面进行,如上述躺在波速球上。

康复方案24.8　开放式前方关节囊移位治疗多向不稳术后

第1阶段:0~6周

目标

- 控制疼痛
- PROM

限制条件

- 6周内禁止肩关节运动

固定

- 吊带或Gunslinger矫形器
- 吊带持续固定6周,包括白天和晚上

疼痛控制

- 参见康复方案24.1第1阶段的概述

运动:肩关节

- 无

活动度:肘关节

- 被动活动过渡到主动活动
- 屈曲0°~130°
- 可耐受的情况下旋前旋后

(待续)

康复方案 24.8(续)

肌肉强化
- 肩袖和肩胛骨稳定锻炼(图 24.15 和图 24.16,图 24.21 至图 24.25)

第 2 阶段:第 7~12 周
进展到第 2 阶段的标准
- ROM 和闭链锻炼时轻微疼痛或不适感
- 做上述动作时没有感觉或发现不稳定
- 体格检查满意

目标
- 肩袖强化

限制条件
- 肩部运动:仅 AROM
- 前屈 140°
- 外旋 40°
- 外展 70°
- 向腹部内旋
- 避免重现不稳定的姿势。

疼痛控制
- 参见阅康复方案 24.1 第 1 阶段的概述
- 运动:肩关节

目标
- 前屈 140°
- 外旋 40°
- 外展 70°
- 向腹部内旋

锻炼
- AROM 锻炼

肌肉强化
- 参见康复方案 24.1 第 2~3 阶段,每周 3 次强化肩袖,三组重复 8~12 次(图 24.21 至图 24.24)
- 逐步进行等张哑铃锻炼
- 内旋
- 外旋
- 外展
- 前屈
- 参见康复方案 24.1 的第 2 阶段,强化肩胛骨稳定器(图 24.14 至图 24.16 和图 24.25)

- 开链等张强化练习

第 3 阶段:第 3~6 个月
进展到第 3 阶段的标准
- AROM 和肌肉强化锻炼时轻微疼痛或不适感
- 提高肩袖和肩胛骨稳定结构强化
- 体格检查满意

目标
- 提高肩关节的强度、力量和耐力
- 改善神经肌肉控制和肩关节本体感受(PNF)
- 恢复肩关节完全活动度
- 建立一项家庭锻炼维护计划,每周至少进行 3 次,以拉伸和强化

疼痛控制
- 参见阅康复方案 24.1 第 1 阶段的概述
- 肩峰下注射:皮质类固醇/局麻药联合用于发现继发性撞击的患者
- 肩盂关节:皮质类固醇/局麻药联合治疗适用于临床发现与肩盂关节病理一致的患者

肩关节运动
目标
- 获得与对侧一致的活动度
- AROM 练习
- AAROM 练习
- PROM 练习
- 特定区域的关节囊拉伸"平衡"松弛(不追求完全活动度)

肌肉强化
- 肌肉强化
- 如上所述强化肩袖和肩胛骨稳定结构(图 24.21 至图 24.24)
- 每周 3 次,三组重复 8~12 次
- 三角肌强化

上肢耐力训练
- 结合上肢耐力训练
- 上肢测功仪

本体感受训练
- PNF 模式

(待续)

康复方案 24.8（续）

功能强化	警告标志
• 增强锻炼（图 24.36）	• 参见阅康复方案 24.1 第 5 阶段的概述
重返运动的渐进式系统间隔程序	**并发症的治疗**
• 预计最长改善时间为 12 个月	• 参见阅康复方案 24.1 第 5 阶段的概述

（梁祖儒 译）

相关资料

A complete reference list is available at https://expertconsult.inkling.com/.

延伸阅读

Abrams JS, Savoie 3rd FH, Tauro JC, et al. Recent advances in the evaluation and treatment of shoulder instability: anterior, posterior, and multidirectional. *Arthroscopy*. 2002;18(9 Suppl 2):1–13.

Antoniou J, Harryman 2nd DT. Posterior instability. *Orthop Clin North Am*. 2001;32(3):463–473. ix.

Arciero RA, St Pierre P. Acute shoulder dislocation. Indications and techniques for operative management. *Clin Sports Med*. 1995;14(4):937–953.

Arciero RA, Spang JT. Complications in arthroscopic anterior shoulder stabilization: pearls and pitfalls. *Instr Course Lect*. 2008;57:113–124.

Arciero RA, Wheeler JH, Ryan JB, et al. Arthroscopic Bankart repair versus nonoperative treatment for acute, initial anterior shoulder dislocations. *Am J Sports Med*. 1994;22(5):589–594.

Aronen JG, Regan K. Decreasing the incidence of recurrence of first time anterior shoulder dislocations with rehabilitation. *Am J Sports Med*. 1984;12(4):283–291.

Bahu MJ, Trentacosta N, Vorys GC, et al. Multidirectional instability: evaluation and treatment options. *Clin Sports Med*. 2008;27(4):671–689.

Bedi A, Ryu RK. The treatment of primary anterior shoulder dislocations. *Instr Course Lect*. 2009;58:293–304.

Bey MJ, Hunter SA, Kilambi N, et al. Structural and mechanical properties of the glenohumeral joint posterior capsule. *J Shoulder Elbow Surg*. 2005;14(2):201–206.

Boileau P, Villalba M, Hery JY, et al. Risk factors for recurrence of shoulder instability after arthroscopic Bankart repair. *J Bone Joint Surg Am*. 2006;88(8):1755–1763.

Bottoni CR, Wilckens JH, DeBerardino TM, et al. A prospective, randomized evaluation of arthroscopic stabilization versus nonoperative treatment in patients with acute, traumatic, first-time shoulder dislocations. *Am J Sports Med*. 2002;30(4):576–580.

Bottoni CR. Anterior instability. In: Johnson DLMS, ed. *Clinical Sports Medicine*. Philadelphia: Elsevier; 2006:189–200.

Burkhead Jr WZ, Rockwood Jr CA. Treatment of instability of the shoulder with an exercise program. *J Bone Joint Surg Am*. 1992;74(6):890–896.

Cohen B, Romeo A, Bach B. Shoulder injuries. In: Bozeman S, Wilk K, eds. *Clinical Orthopaedic Rehabilitation*. Philadelphia: Mosby; 2003.

Cooper RA, Brems JJ. The inferior capsular-shift procedure for multidirectional instability of the shoulder. *J Bone Joint Surg Am*. 1992;74(10):1516–1521.

Finnoff JT, Doucette S, Hicken G. Glenohumeral instability and dislocation. *Phys Med Rehabil Clin N Am*. 2004;15(3):575–605.

Gibson K, Growse A, Korda L, et al. The effectiveness of rehabilitation for nonoperative management of shoulder instability: a systematic review. *J Hand Ther*. 2004;17(2):229–242.

Gill TJ, Zarins B. Open repairs for the treatment of anterior shoulder instability. *Am J Sports Med*. 2003;31(1):142–153.

Hovelius L, Eriksson K, Fredin H, et al. Recurrences after initial dislocation of the shoulder. Results of a prospective study of treatment. *J Bone Joint Surg Am*. 1983;65(3):343–349.

Hurley JA, Anderson TE, Dear W, et al. Posterior shoulder instability. Surgical versus conservative results with evaluation of glenoid version. *Am J Sports Med*. 1992;20(4):396–400.

Itoi E, Hatakeyama Y, Kido T, et al. A new method of immobilization after traumatic anterior dislocation of the shoulder: a preliminary study. *J Shoulder Elbow Surg*. 2003;12(5):413–415.

Itoi E, Hatakeyama Y, Urayama M, et al. Position of immobilization after dislocation of the shoulder. A cadaveric study. *J Bone Joint Surg Am*. 1999;81(3):385–390.

Itoi E, Sashi R, Minagawa H, et al. Position of immobilization after dislocation of the glenohumeral joint. A study with use of magnetic resonance imaging. *J Bone Joint Surg Am*. 2001;83-A(5):661–667.

Kim SH, Ha KI, Cho YB, et al. Arthroscopic anterior stabilization of the shoulder: two to six-year follow-up. *J Bone Joint Surg Am*. 2003;85-A(8):1511–1518.

Kirkley A, Werstine R, Ratjek A, et al. Prospective randomized clinical trial comparing the effectiveness of immediate arthroscopic stabilization versus immobilization and rehabilitation in first traumatic anterior dislocations of the shoulder: long-term evaluation. *Arthroscopy*. 2005;21(1):55–63.

Kralinger FS, Golser K, Wischatta R, et al. Predicting recurrence after primary anterior shoulder dislocation. *Am J Sports Med*. 2002;30(1):116–120.

Kroner K, Lind T, Jensen J. The epidemiology of shoulder dislocations. *Arch Orthop Trauma Surg*. 1989;108(5):288–290.

Kvitne RS, Jobe FW. The diagnosis and treatment of anterior instability in the throwing athlete. *Clin Orthop Relat Res*. 1993;(291):107–123.

Larrain MV, Botto GJ, Montenegro HJ, et al. Arthroscopic repair of acute traumatic anterior shoulder dislocation in young athletes. *Arthroscopy*. 2001;17(4):373–377.

Levine WN, Flatow EL. The pathophysiology of shoulder instability. *Am J Sports Med*. 2000;28(6):910–917.

Millett PJ, Clavert P, Hatch 3rd GF, et al. Recurrent posterior shoulder instability. *J Am Acad Orthop Surg*. 2006;14(8):464–476.

Owens BD, Duffey ML, Nelson BJ, et al. The incidence and characteristics of shoulder instability at the United States Military Academy. *Am J Sports Med*. 2007;35(7):1168–1173.

Provencher MT, Romeo AA. Posterior and multidirectional instability of the shoulder: challenges associated with diagnosis and management. *Instr Course Lect*. 2008;57:133–152.

Rowe CR, Sakellarides HT. Factors related to recurrences of anterior dislocations of the shoulder. *Clin Orthop*. 1961;20:40–48.

Simonet WT, Cofield RH. Prognosis in anterior shoulder dislocation. *Am J Sports Med*. 1984;12(1):19–24.

Stein DA, Jazrawi L, Bartolozzi AR. Arthroscopic stabilization of anterior shoulder instability: a review of the literature. *Arthroscopy*. 2002;18(8):912–924.

Tauber M, Resch H, Forstner R, et al. Reasons for failure after surgical repair of anterior shoulder instability. *J Shoulder Elbow Surg*. 2004;13(3):279–285.

Taylor DC, Arciero RA. Pathologic changes associated with shoulder dislocations. Arthroscopic and physical examination findings in first-time, traumatic anterior dislocations. *Am J Sports Med*. 1997;25(3):306–311.

Vermeiren J, Handelberg F, Casteleyn PP, et al. The rate of recurrence of traumatic anterior dislocation of the shoulder. A study of 154 cases and a review of the literature. *Int Orthop*. 1993;17(6):337–341.

Visser CP, Coene LN, Brand R, et al. The incidence of nerve injury in anterior dislocation of the shoulder and its influence on functional recovery. A prospective clinical and EMG study. *J Bone Joint Surg Br*. 1999;81(4):679–685.

Wang RY, Arciero RA, Mazzocca AD. The recognition and treatment of first-time shoulder dislocation in active individuals. *J Orthop Sports Phys Ther*. 2009;39(2):118–123.

Wolf EM, Cheng JC, Dickson K. Humeral avulsion of glenohumeral ligaments as a cause of anterior shoulder instability. *Arthroscopy*. 1995;11(5):600–607.

Wolf EM, Eakin CL. Arthroscopic capsular plication for posterior shoulder instability. *Arthroscopy*. 1998;14(2):153–163.

Yamaguchi K, Flatow EL. Management of multidirectional instability. *Clin Sports Med*. 1995;14(4):885–902.

Yiannakopoulos CK, Mataragas E, Antonogiannakis E. A comparison of the spectrum of intra-articular lesions in acute and chronic anterior shoulder instability. *Arthroscopy*. 2007;23(9):985–990.

第 **25** 章

粘连性关节囊炎("冻结肩")

Christopher J. Durall

引言

粘连性关节囊炎是一种以疼痛、盂肱关节在多个平面上主动和被动活动范围进行性丧失和致残为特点的病因不明的疾病,在40~70岁的成年人中,2%~5%会发展成粘连性关节囊炎,在患有甲状腺疾病或糖尿病的女性人群中发病率更高。粘连性关节囊炎(也称为"冻结肩")通常可分为"原发性"和"继发性",前者的发生没有涉及其他病理性变化;后者与创伤或与其他病理情况有关。继发性粘连性关节囊炎可进一步分为系统性(如与糖尿病有关)、肩关节外部(如与肱骨中骨折有关)和肩关节内部(如与肩袖肌群撕裂有关)亚类。

粘连性关节囊炎通常会有一系列典型的符合关节镜和组织学发现的病理发展阶段。表25.1总结了原发性冻结肩的不同发展阶段。在"疼痛"或"粘连开始前"的阶段,患者往往有轻微的肩痛和盂肱关节活动度减少;但麻醉下仍能进行全范围的活动。在这一阶段,通过组织学分析能够观察到滑膜的病理性改变,但目前尚不清楚这是否代表滑膜炎、非炎症性滑膜增生或血管增生。关节镜研究表明,通常位于关节囊前上方的滑膜病理性改变最为严重。组织样本中发现的多种神经细胞也许是粘连性关节囊炎如此严重的原因。

在"冻结"阶段,伴随着成纤维细胞的增殖,盂肱关节囊内的滑膜持续增生。由于致密的纤维瘢痕形成,无论是否在麻醉状态下,关节活动的程度均会越

来越大。研究发现,这一过程与调节成纤维细胞增殖和胶原蛋白合成的细胞因子水平升高有关。在组织样本中发现的T细胞和B细胞,表明纤维增生是由免疫系统调节的。组织样本中肥大细胞的存在说明关节囊纤维化是最初炎症反应的结果。在粘连性关节囊炎患者中也发现了高水平的金属蛋白酶组织抑制剂(TIMP)。这些酶抑制可重塑细胞外胶原基质的酶(基质金属-蛋白酶)。有趣的是,治疗一些癌症和艾滋病毒病例时,使用组织抑制剂会导致粘连性关节囊炎。因此,粘连性关节囊炎似乎与过度的胶原合

表 25.1　原发性(特发性)"冻结肩"的 3 个发展阶段

阶段	临床表现
形成冻结期 (疼痛期)	病程:10~36周 肩关节周围疼痛和僵硬 无外伤史 持续不断的疼痛,晚上更严重 对NASID几乎没有反应
粘连/活动受 限期	病程:4~12周 疼痛逐渐减轻,但僵硬仍然存在 只有在剧烈运动时才会感到疼痛 肩关节活动大幅度减少,外旋几乎完全丧失
解冻期	病程:12~42周 肩关节活动自发改善 从肩周炎发病到最大程度缓解的平均持续 时间超过30周

From Dias R, Cutts S, Massoud S: Frozen shoulder, Br Med J 2005; 2005; 331:1453–1456.

成和胶原基质重塑的抑制不足有关。值得注意的是，一些作者将这个阶段和"疼痛"合并为"疼痛/冻结"阶段。

在"僵硬"或"冻结"的第 3 阶段，滑膜的病变开始减弱，但关节囊内的粘连会减少关节腔的体积和关节囊的顺应性。尽管在这一阶段的疼痛倾向于稳定或缓解，但仍存在明显的肩关节活动度丧失。肩关节前方的关节囊粘连最为严重，特别是在肩袖间隙和喙肱韧带周围。挛缩的肩关节囊的组织学外观与 Dupuytren 病类似，提示这些疾病的分子生物学是相似的。

在"解冻"或"恢复"阶段，盂肱关节的活动度和肩关节功能开始改善。无痛性僵硬和逐渐改善的活动度是这个阶段的特点。虽然每个阶段的时间不同，但 Hannafin 和 Chiaia（2000）报道，典型的疼痛阶段通常为 0~3 个月，冻结的过程从第 3 个月持续至第 9 个月，冻结期从第 9 个月持续至第 15 个月，解冻阶段为第 15~24 个月。

粘连性关节囊炎的发病机制尚未明确，但有许多易感因素，包括免疫系统疾病、高血压（Austin 等，2014）、自主神经病变、肩部制动、创伤、肩胛上神经压迫性神经病变、精神性疾病和染色体 7 和（或）8 的三体综合征。已报道的诱发或同时发生的疾病包括 Dupuytren 病、帕金森病、骨质疏松症和骨质减少、心肺疾病、卒中、高脂血症、促肾上腺皮质激素缺乏、心脏手术和神经外科手术。

值得注意的是，有些观点认为，"冻结肩"并不总是像最初描述的那样为肱骨头前方囊状粘连（也可能在肱骨头上方、后方和下方凹槽）。因此，用"粘连性关节囊炎"来描述这种情况是不合适的，可以用肩关节挛缩症代替（Bunker，2009）。

典型临床表现

尽管需要考虑之前的损伤或其他同时存在的疾病，但粘连性关节囊炎的起病往往是隐匿的。症状严重程度和阳性体征检查时所处的不同疾病阶段表现不同。与许多其他肩关节疾病一样，比较典型的症状是三角肌附着处局部压痛和疼痛偶尔放射到肘部。这种症状通常在肩部运动时加重，休息后缓解。疼痛可能在夜间加剧并影响睡眠。日常生活活动受影响比较常见，特别是那些需要伸到背后、举过头顶或环绕全身的活动。随着症状的进展，患者越来越难以找到舒适摆放手臂的位置。

盂肱关节在多个平面上主动和被动关节活动的受限程度超过正常活动范围的 50% 是常见的。肩胛胸壁关节的代偿性增加，可能是为了弥补盂肱关节活动度的减少。可能存在异常的肩胛运动，如"耸肩"征。粘连性关节囊炎患者肩关节周围肌力可能会下降，特别是肩关节内旋和前屈肌群。

在粘连性关节囊炎患者中，中立位的外旋活动度明显减少，这是肩关节囊受限模式的特征，也是滑膜关节囊受累的特征性运动障碍。关节囊受限模式最易受影响的是外旋，其次是外展，然后是内旋。其他限制中立位外旋的肩关节疾病（如严重的骨关节炎、肱骨近端骨折、锁定性后脱位、急性钙化性滑囊炎/肌腱炎）具有特定的影像学特征。因此，粘连性关节囊炎往往是基于正常 X 线片表现和肩关节中立位被动外旋活动度丧失来进行诊断的。

一些人认为粘连性关节囊炎的典型特征是肩袖间隙和喙肱韧带挛缩导致的。Yang 等（2009）研究了尸体标本的喙肱韧带，发现其嵌入了肩袖肌群间隙和冈上肌肌腱。在 14 具尸体中，有 4 具尸体的喙肱韧带也嵌入肩胛下肌肌腱。不同的附着点可能会导致不同的关节受限模式。

先进的影像学研究通常只用于复杂的病例或排除其他诊断。与粘连性关节囊炎相关的 MRI 表现包括盂肱关节囊增生和新生血管增加。与粘连性关节囊炎有关的超声影像表现包括喙肱韧带增厚、肩袖间隙存在低回声血管组织及冈上肌肌腱与肩峰之间的滑动受限。超声诊断因其成本低、便携性好、无电离辐射等优点而在诊断粘连性关节囊炎方面越来越有价值。

治疗

在开始治疗之前，应对粘连性关节囊炎自然病史和长期进展进行患者宣教（康复方案 25.1）。这可以帮助患者对疾病缓慢的进展做好心理准备，并减轻他们的一些担忧。患者也应意识到在存在症状的基础上保持或改善动作的重要性。一般情况下,拉伸或关节活动度练习或关节松动术能够避免症状恶化。患者对剧烈、痛苦的拉伸往往难以耐受,并可能加重滑膜病变和随之而来的纤维化。但低强度的自我拉伸可以帮助减轻疼痛,促进肌肉放松,并维持或改善大多数患者的关节活动范围。对大多数患者来说,疼痛是比肩关节功能更需要解决的问题。

由于粘连性关节囊炎的病因存在诸多争议,因此对其治疗效果的解释也不尽相同。目前没有一种通用的方法可以用来治疗这种疾病。基于中低质量证据的系统性综述报道了可以有限地利用运动、手法治疗和低强度激光等手段。大多数患者(Jain,2014;Maund 等,2012;Page 等,2014)通过采用综合的保守治疗策略来减少疼痛、延长挛缩的盂肱关节和(或)改善肩部功能,这些方法包括口服或注射止痛药、神经阻滞、钟摆练习、物理因子疗法(TENS、超声波、冷敷、热疗、湿热、高压直流电刺激)、拉伸练习、关节松动、强化练习、静态夹板制动、可的松或钙素注射等。手术干预对那些保守治疗无效的患者也有益处,包括关节囊扩张(也称为关节造影、扩张术或水扩张术)、麻醉下关节松动和手术松解挛缩的组织。关于粘连性关节囊炎治疗结果的随机临床试验很少,而且通常涉及的患者样本量也很少。由于治疗方法缺乏标准化,因此难以确定哪些干预措施或干预措施的组合是有效的。在大多数研究中,多种干预措施是结合在一起的。本章末尾介绍了一个粘连性关节囊炎的康复方案。

不同干预措施报道的成功率差异可能是由于治疗时机的不同。对于晚期粘连性关节囊炎患者,无论是否对其进行干预,都可能因疾病的自然进展而得到改善。相比之下,早期粘连性关节囊炎患者使用肩关节内皮质类固醇注射比中晚期患者更容易取得良好的效果。这表明皮质类固醇可能是通过抑制滑膜炎或抑制滑膜血管生成,从而对滑膜病理产生治疗作用。肩关节的运动在注射药物后能够得到即时改善,但这种改善可能是由于麻醉药和皮质类固醇的作用。对粘连性关节囊炎患者而言,发病3~4周注射皮质类固醇的效果最为显著,特别是在改善运动和减少疼痛方面。注射可能会增强物理治疗的效果,但这种效果似乎是短暂的。口服类固醇也可能有益处,

但数据表明这种益处可能是短暂的。尽管如此,在最早期的治疗中应考虑口服或注射甾体/非甾体药物,同时结合拉伸和关节松动术,以增加肩关节囊的延展性。

拉伸和松动的力度应根据患者的耐受程度而定。运动时疼痛加重的高激惹性患者,可能只能忍受短时间、低强度的自我拉伸或有限的关节活动度练习。Diercks 和 Stevens(2004)报道,对于粘连性关节囊炎患者,在疼痛阈值下拉伸会比超过疼痛阈值的拉伸效果更好。为了方便患者和控制成本,强调自我关节活动度练习是可取的。在松动或拉伸运动之前或期间可以使用湿热敷或温水浸泡,以促进肌肉放松和软组织伸展。

尽管没有以证据为基础的指南来帮助临床医生,但各种镇痛物理因子治疗(电刺激、冷冻疗法)对高激惹性患者有一定益处。Dogru 等(2008)发现,在粘连性关节囊炎患者中使用超声波治疗可以改善关节活动范围,但疼痛和功能障碍没有明显治疗效果。Jewell 等(2009)报道,使用电离子导入、超声药物透入疗法、超声波或按摩可使粘连性关节囊炎患者疼痛或功能改善的可能性降低 19%~32%,因此建议尽量减少使用这些干预措施。最近,Russell 等(2014)的一项研究结果表明,在医院开展的运动类课程,只需要很少的就诊次数就能使冻结肩迅速恢复,而且可能比个体化治疗成本更低。

在"冻结肩"的早期康复阶段,患者可能由于疼痛无法耐受关节活动度练习或关节松动术。此时更有用的治疗形式可能是对患者进行教育和安慰。在使用更积极的治疗方法之前,可以先使用低强度的治疗策略,如保持正确的工作姿势和通过等长收缩强化肩胛骨附近的肌肉。此时的运动应在疼痛可耐受范围内进行,以避免对发炎的组织进行过度治疗。

中度激惹性患者经历的疼痛和僵硬大致相同。这些患者能够忍受较长时间的拉伸和(或)关节松动。Griggs 等(2002)报道,90%的"冻结"阶段的患者在可耐受范围内屈曲、外旋、内旋和水平内收方向上拉伸,均获得满意的结果。在这项研究中,患者被要求每天锻炼 5 次,但平均依从性是每天 2 次。其他研究也表明,日常锻炼有助于缓解粘连性关节囊炎的症状。值得注意的是,在 Griggs 的研究中,91%的患者

接受了每周 2 次的物理治疗。目前尚不清楚监督下治疗会产生多少益处,甚至哪些干预措施在起作用。尽管如此,许多其他的研究表明,接受关节松动术治疗的患者,无论是否同时进行其他干预,往往都会有较好的结果。

另一方面,激惹程度较低的患者,当其僵硬程度大于疼痛程度时,应采取更积极的关节松动和拉伸、麻醉下关节松动或手术治疗以加速康复。粘连性关节囊炎症状至少 3 个月的患者,在末端的关节松动和动态关节松动比在关节活动范围的中段进行松动,在改善活动度和功能方面更有成效。对于那些因激惹性高而无法在关节末端进行关节松动的患者,仍可以通过在关节活动范围的中段进行松动而受益。

如果我们尝试去恢复肩关节外旋功能,应针对肩袖间隙和喙肱韧带进行拉伸和关节松动术。这些结构会限制肱骨头下移和中立位时外旋。对粘连性关节囊炎患者来说,肱骨近端向下和向后的关节松动比外旋拉伸或向前的关节松动产生的刺激更少且更有效。Johnson 等(2007)发现,肱骨向后滑动比肱骨向前滑动能更有效地改善肱骨外旋(向后滑动改善 31.3°,向前滑动改善 3.0°)。图 25.1 和图 25.2 展示了最大限度增加肩袖间隙和喙肱韧带的手法和自拉伸技术。据报道,非手术治疗的成功率高达 89.5%。但在开始治疗时疼痛和功能严重受限的患者,保守治疗的效果往往较差。

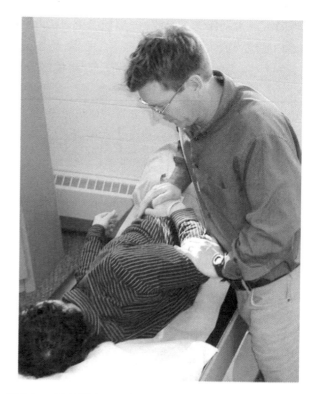

图 25.1 最大限度地延长肩袖间隙和肩肱韧带的手法技术。患者的手保持固定,肘部向桌子方向移动。

保守治疗无效的患者可采用麻醉下松解、关节镜下扩张和(或)关节镜下松解关节囊。利用生理盐水扩张关节囊和注射类固醇已被证明能够在短期内疼痛缓解和改善关节活动范围和功能,但目前尚不清楚这是否优于其他治疗。相反,一些研究表明,麻

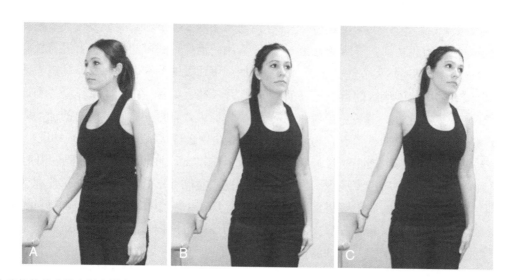

图 25.2 自我拉伸技术旨在最大限度地延长肩袖间隙和肩肱韧带。患者前臂旋后,握住沉桌子或台面(A)。躯干旋转,远离桌子,向外旋转手臂(B)。当达到可耐受的外旋角度后,患者将躯干倾斜远离桌子,促进肱骨向尾部滑动(C)。

醉下松解术有短期或长期的效果。麻醉下松解的成功率为 75%~100%。麻醉下松解通常在关节活动范围的末端进行外展、外旋和内旋。Loew 等(2005)报道,良好的治疗效果与在操作过程中听诊和触诊的组织松解情况有关。关节囊松解术可以在手法松解之前或者之后实施,并且效果良好。粘连性关节囊炎患者的关节囊松解通常是在关节镜下可控地、选择性地松解粘连部分。严重粘连的患者可能需要在手术松解前先进行麻醉下松解,以方便关节镜的使用。松解肩袖间隙和喙肱韧带的方法已被广泛接受,因为这些结构的松解已被证明可以显著增加肩关节外旋的活动范围。

传统观点认为,无论采用何种治疗方法,粘连性关节囊炎都会在 1~3 年内自行恢复。然而,一些研究报道,20%~50%的粘连性关节囊炎患者会出现长期的关节活动受限,这种功能障碍可能会持续 10 年以上。Clarke 等(1975)报道,42%的患者在随访 6 年后仍有运动功能障碍。Schaffer 等(1992)报道,50%的非手术治疗的患者在其长期随访期间(2~11 年,平均 7 年)仍有症状。在这些患者中,60%有明显的肩关节活动受限。外旋是受限时间最长的动作,这进一步证明粘连性关节囊炎患者的肩袖间隙和喙肱韧带受影响最大。Hand 等(2008)对 269 例原发性粘连性关节囊炎患者进行了随访,包括未接受治疗(95 例)、物理治疗(55 例)、类固醇注射(139 例)、麻醉下松解(5 例)、麻醉下松解和关节镜下松解(5 例)、麻醉下松解和关节镜下生理盐水扩张(20 例)的患者。在长期随访(平均 52.3 个月)中,59%的患者肩关节功能正常或接近正常,35%的患者持续存在轻度/中度症状,6%的患者症状严重。94%的患者仍有轻度的持续症状,疼痛是最常见的症状。仅 6%的患者主诉仍有严重的症状,包括剧烈疼痛和(或)功能丧失。病情开始时症状最严重的患者,其长期预后最差。一般来说,有合并因素的患者,特别是糖尿病、甲状腺功能亢进、甲状腺功能减退、肾上腺功能减退、帕金森病、心脏病、肺部疾病或脑血管意外的患者,往往有更严重和更持久的症状,并且难以治疗。

康复方案 25.1 "冻结肩"(粘连性囊炎)康复方案(Bernard R. Bach, Mark S. Cohen, Anthony A, Romeo)

第 1 阶段:0~8 周

目标

- 减轻疼痛
- 恢复运动

限制条件

- 无

制动

- 无

疼痛控制

- 减轻疼痛和不适对于康复至关重要

药品

- NSAID:一线止痛药物
- 盂肱关节注射:皮质类固醇/联合局部麻醉
- 口服类固醇(逐渐减量):用于难治性或有症状的冻结肩患者(Pearsall 和 Speer,1998)
- 由于口服类固醇的潜在副作用,必须详细询问患者的既往史

- 冰敷,超声波,高压直流电刺激(HVGS)
- 治疗前用温热疗法,疗程结束时用冰敷

肩部运动

目标

- 有控制的、积极的活动度练习
- 在受限关节活动范围的末端集中拉伸
- 对活动范围没有限制,但治疗师必须和患者沟通以避免损伤

锻炼

- 早期集中在中立位上的前屈和屈肘 90°的内旋、外旋
- 主动活动度练习
- 主动辅助活动度练习(见图 21.8)
- 被动活动度练习(见图 21.9)
- 从一开始就制订家庭锻炼计划
- 患者每天进行 3~5 次关节活动度练习
- 把在关节活动范围末端进行 15~30 秒牵伸当

(待续)

(待续)

康复方案 25.1(续)

作所有方向活动度练习的一部分

进展到第 2 阶段的标准

- 改善肩部不适
- 改善肩部运动
- 物理治疗评估结果符合预期

第 2 阶段:8~16 周

目标

- 改善所有平面的肩部运动
- 提高肩袖和肩胛骨稳定肌群的力量和耐力

疼痛控制

- 减轻疼痛和不适对康复至关重要

药品

- NSAID:一线止痛药物
- 盂肱关节注射:皮质类固醇/联合局部麻醉
- 口服类固醇(逐渐减量):用于难治性或有症状的冻结肩患者(Pearsall 和 Speer,1998)
- 由于口服类固醇的潜在副作用,必须详细询问患者的既往史

物理因子治疗痛

- 冰敷,超声波,高压直流电刺激(HVGS)
- 治疗前用温热疗法,疗程结束时用冰敷

肩部运动

目标

- 屈曲达 140°
- 外旋达 45°
- 内旋转至第 12 胸棘突

锻炼

- 主动活动度练习
- 主动辅助活动度练习(见图 21.8)
- 被动活动度练习(见图 21.9)

肌肉力量锻炼

- 加强肩袖肌群训练,每周 3 次,每次三组,每组 8~12 个
- 肘部屈曲至 90°,手臂在体侧,闭链等长力量训练(见图 21.12 至图 21.14)
- 内旋训练
- 外旋训练
- 外展训练
- 屈曲训练
- 逐渐进阶,使用赛乐弹力带进行开链运动(见图 21.18A)
- 肘部屈曲至 90°
- 起始位置是肩部在中立位 0°的屈曲、外展、外旋
- 在 5 个运动平面上进行练习,每个运动平面上的运动幅度大概为 45°
- 有 6 种不同颜色的弹力带可供选择,每种可以提供 1~6 磅的阻力,以 1 磅为增量
- 进展到下一个弹力带通常需要 2~3 周。如果当前水平有任何不适,则告知患者不要进展到下一个阶段
- 弹力带训练可通过离心和向心训练来强化肩部肌肉(其特点是能提供可变的速度和恒定的阻力)
- 内旋训练
- 外旋训练
- 外展训练
- 屈曲训练
- 逐渐进展到使用轻负荷的哑铃进行等张训练
- 内旋训练(见图 21.18B)
- 外旋训练(见图 21.18C)
- 外展训练
- 屈曲训练
- 加强肩胛的稳定性
- 闭链强化练习(见图 21.16)
- 肩胛骨后缩(菱形肌、中间斜方肌)
- 肩胛骨前伸(前锯肌)
- 下沉肩胛骨(背阔肌、斜方肌、前锯肌)
- 耸肩(斜方肌、肩胛提肌)
- 进展到开链训练(见图 21.17)
- 三角肌强化

进展到第 4 阶段的标准

- 肩部运动功能显著恢复
- 正常参与日常生活活动

(待续)

康复方案 25.1（续）

- 肩部疼痛缓解
- 物理治疗评估结果达到预期

第 3 阶段：第 4 个月及其后

目标

- 继续进行家庭训练方案
- 每天进行两次关节活动度练习
- 每周进行 3 次肩袖肌群强化练习
- 每周进行 3 次肩胛骨稳定训练
- 开始治疗计划后 6~9 个月，肩关节功能得到最大改善

注意事项

- 关节活动度再次受限

- 出现持续的疼痛

并发症的治疗

- 这些患者可能需要恢复早期的常规治疗
- 可能需要更多地使用上述物理因子治疗来控制疼痛
- 如果关节持续受限且疼痛，患者可能需要手术干预
- 麻醉下松解
- 关节镜下松解
- 关节镜下松解

（钟非 何树堂 译）

相关资料

A complete reference list is available at https://expertconsult.inkling.com/.

延伸阅读

Aydeniz A, Gursoy S, Guney E. Which musculoskeletal complications are most frequently seen in type 2 diabetes mellitus? *J Int Med Res.* 2008;36:505–511.

Bal A, Eksioglu E, Gulec B, et al. Effectiveness of corticosteroid injection in adhesive capsulitis. *Clin Rehabil.* 2008;22:503–512.

Baslund B, Thomsen BS, Jensen EM. Frozen shoulder: current concepts. *Scand J Rheumatol.* 1990;19:321–325.

Berghs BM, Sole-Molins X, Bunker TD. Arthroscopic release of adhesive capsulitis. *J Shoulder Elbow Surg.* 2004;13:180–185.

Boyle-Walker K. A profile of patients with adhesive capsulitis. *J Hand Ther.* 1997;10:222–228.

Boyles RE, Flynn TW, Whitman JM. Manipulation following regional interscalene anesthetic block for shoulder adhesive capsulitis: a case series. *Man Ther.* 2005;10:80–87.

Bruchner F. Frozen shoulder (adhesive capsulitis). *J Royal Soc Med.* 1982;75:688–689.

Buchbinder R, Green S, Youd JM, et al. Oral steroids for adhesive capsulitis. *Cochrane Database Syst Rev.* 2006:CD006189.

Bunker T, Anthony P. The pathology of frozen shoulder. *J Bone Joint Surg Br.* 1995;77-B:677–683.

Bunker TD, Esler CN. Frozen shoulder and lipids. *J Bone Joint Surg Br.* 1995;77:684–686.

Bunker TD, Reilly J, Baird KS, et al. Expression of growth factors, cytokines and matrix metalloproteinases in frozen shoulder. *J Bone Joint Surg Br.* 2000;82:768–773.

Carette S, Moffet H, Tardif J, et al. Intraarticular corticosteroids, supervised physiotherapy, or a combination of the two in the treatment of adhesive capsulitis of the shoulder: a placebo-controlled trial. *Arthritis Rheum.* 2003;48:829–838.

Choy E, Corkill M, Gibson T, et al. Isolated ACTH deficiency presenting with bilateral frozen shoulder. *Br J Rheum.* 1991;30:226–227.

Connolly JF. Unfreezing the frozen shoulder. *J Musculoskeletal Med.* 1998;15:47–57.

Dodenhoff RM, Levy O, Wilson A, et al. Manipulation under anesthesia for primary frozen shoulder: effect on early recovery and return to activity. *J Shoulder Elbow Surg.* 2000;9:23–26.

Green S, Buchbinder R, Glazier R, et al. Systematic review of randomized controlled trials of interventions for painful shoulder: selection criteria, outcome assessment, and efficacy. *BMJ.* 1998;31:354–359.

Greenberg JA, Fernandez JJ, Wang T, et al. EndoButton-assisted repair of distal biceps tendon ruptures. *J Shoulder Elbow Surg.* 2003;12:484–490.

Grubbs N. Frozen shoulder syndrome: a review of literature. *J Orthop Sports Phys Ther.* 1993;18:479–487.

Hand GC, Athanasou NA, Matthews T, et al. The pathology of frozen shoulder. *J Bone Joint Surg Br.* 2007;89:928–932.

Hannafin JA, Chiaia TA. Adhesive capsulitis: a treatment approach. *Clin Orthop Related Res.* 2000;372:95–109.

Harryman DT, Lazurus MD, Rozencwaig R. The stiff shoulder. In: Rockwood Cam Matsen FA, Wirth MA, Lippitt SB, eds. *The Shoulder.* 3rd ed. Philadephia: Saunders; 2004.

Homsi C, Bordalo-Rodrigues M, da Silva JJ, et al. Ultrasound in adhesive capsulitis of the shoulder: is assessment of the coracohumeral ligament a valuable diagnostic tool? *Skeletal Radiol.* 2006;35:673–678.

Hutchinson JW, Tierney GM, Parsons SL, et al. Dupuytren's disease and frozen shoulder induced by treatment with a matrix metalloproteinase inhibitor. *J Bone Joint Surg Br.* 1998;80:907–908.

Ide J, Takagi K. Early and long-term results of arthroscopic treatment for shoulder stiffness. *J Shoulder Elbow Surg.* 2004;13:174–179.

Jarvinen MJ, Lehto MU. The effects of early mobilisation and immobilization on the healing process following muscle injuries. *Sports Med.* 1993;15:78–89.

Jayson M. Frozen shoulder: adhesive capsulitis. *Br Med J.* 1981;283:1005–1006.

Jost B, Koch PP, Gerber C. Anatomy and functional aspects of the rotator interval. *J Shoulder Elbow Surg.* 2000;9:336–341.

Jurgel J, Rannama L, Gapeyeva H, et al. Shoulder function in patients with frozen shoulder before and after 4-week rehabilitation. *Medicina (Kaunas).* 2005;41:30–38.

Kelley MJ, McClure PW, Leggin BG. Frozen shoulder: evidence and a proposed model guiding rehabilitation. *J Orthop Sports Phys Ther.* 2009;39(2):135–148.

Kim K, Rhee K, Shin H. Adhesive capsulitis of the shoulder: dimensions of the rotator interval measured with magnetic resonance arthrography. *J Shoulder Elbow Surg.* 2009;18(3):437–442.

Lee JC, Sykes C, Saifuddin A, et al. Adhesive capsulitis: sonographic changes in the rotator cuff interval with arthroscopic correlation. *Skeletal Radiol.* 2005;34:522–527.

Levine WN, Kashyap CP, Bak SF, et al. Nonoperative management of idiopathic adhesive capsulitis. *J Shoulder Elbow Surg.* 2007;16(5):569–573.

Lundberg J. The frozen shoulder. Clinical and radiographical observations. The effect of manipulation under general anesthesia. Structure and glycosaminoglycan content of the joint capsule. Local bone metabolism. *Acta Orthop Scand.* 1969;(suppl 119):111–159.

Marx RG, Malizia RW, Kenter K, et al. Intra-articular corticosteroid injection for the treatment of idiopathic adhesive capsulitis of the shoulder. *HSS J.* 2007;3:202–207.

McClure PW, Flowers KR. Treatment of limited shoulder motion: a case study based on biomechanical considerations. *Phys Ther.* 1992;72:97–104.

Milgrom C, Novack V, Weil Y, et al. Risk factors for idiopathic frozen shoulder. *Isr Med Assoc J.* 2008;10:361–364.

Nauck M, Karakiulakis G, Perruchoud AP, et al. Corticosteroids inhibit the expression of the vascular endothelial growth factor gene in human vascular smooth muscle cells. *Eur J Pharmacol.* 1998;341:309–315.

Neer II CS, Satterlee CC, Dalsey RM, et al. The anatomy and potential effects of contracture of the coracohumeral ligament. *Clin Orthop.* 1992;280:182–185.

Neviaser RJ, Neviaser TJ. The frozen shoulder diagnosis and management. *Clin Orthop.* 1987;223:59–64.

Nicholson G. Arthroscopic capsular release for stiff shoulders. Effect of etiology on outcomes. *Arthroscopy.* 2003;19:40–49.

Okamura K, Ozaki J. Bone mineral density of the shoulder joint in frozen shoulder. *Arch Orthop Trauma Surg.* 1999;119:363–367.

Omari A, Bunker TD. Open surgical release for frozen shoulder: surgical findings and results of the release. *J Shoulder Elbow Surg.* 2001;10(4):353–357.

Ozaki J, Nakagawa Y, Sakurai G, et al. Recalcitrant chronic adhesive capsulitis of the shoulder. Role of contracture of the coracohumeral ligament and rotator interval in pathogenesis and treatment. *J Bone Joint Surg Am.* 1989;71(10):1511–1515.

Pearsall AW, Speer KP. Frozen shoulder syndrome: diagnostic and treatment strategies in the primary care setting. *Med Sci Sports Exerc.* 1998;30:s33–s39.

Reeves B. The natural history of the frozen shoulder syndrome. *Scand J Rheumatol.* 1975;14:193–196.

Riley D, Lang A, Blair R, et al. Frozen shoulder and other shoulder disturbances in Parkinson's disease. *J Neurol Neurosurg Psychiatr.* 1989;52:63–66.

Rizk TE, Pinals RS. Frozen shoulder. *Semin Arthritis Rheum.* 1982;11:440–452.

Rodeo SA, Hannafin JA, Tom J, et al. Immunolocalization of cytokines and their receptors in adhesive capsulitis of the shoulder. *J Orthop Res.* 1997;15:427–436.

Roubal PJ, Dobritt D, Placzek JD. Glenohumeral gliding manipulation following interscalene brachial plexus block in patients with adhesive capsulitis. *J Orthop Sports Phys.* 1996;24:66–77.

Ryu KN, Lee SW, Rhee YG, et al. Adhesive capsulitis of the shoulder joint: usefulness of dynamic sonography. *J Ultrasound Med.* 1993;12:445–449.

Seigel LB, Cohen NJ, Gall EP. Adhesive capsulitis: a sticky issue. *Am Fam Physician.* 1999;59:1843–1850.

Sharma R, Bajekal R, Bhan S. Frozen shoulder syndrome: a comparison of hydraulic distension and manipulation. *Int Orthop.* 1993;17:275–278.

Smith S, Devaraj V, Bunker T. The association between frozen shoulder and Dupuytren's disease. *J Shoulder Elbow Surg.* 2001;10:149–151.

Sokk J, Gapeyeva H, Ereline J, et al. Shoulder muscle strength and fatigability in patients with frozen shoulder syndrome: the effect of 4-week individualized rehabilitation. *Electromyogr Clin Neurophysiol.* 2007;47:205–213.

Stam H. Frozen shoulder: a review of current concepts. *Physiotherapy.* 1994;80:588–599.

Tuten H, Young D, Douoguih W, et al. Adhesive capsulitis of the shoulder in male cardiac surgery patients. *Orthopaedics.* 2000;23:693–696.

Uhthoff HK, Boileau P. Primary frozen shoulder: global capsular stiffness versus localized contracture. *Clin Orthop Relat Res.* 2007;456:79–84.

Van der Windt DAWM, Koes BW, Deville W, et al. Effectiveness of corticosteroid injections versus physiotherapy for treatment of painful stiff shoulder in primary care: randomized trial. *BMJ.* 1998;317:1292–1296.

Vermeulen HM, Obermann WR, Burger BJ, et al. End-range mobilization techniques in adhesive capsulitis of the shoulder joint: a multiple-subject case report. *Phys Ther.* 2000;80:1204–1213.

Winters JC, Sobel JS, Groenier KH, et al. Comparison of physiotherapy, manipulation, and corticosteroid injection for treating shoulder complaints in general practice: randomized, single blind study. *BMJ.* 1997;314:1320–1324.

Wyke B. Neurological mechanisms in spasticity: a brief review of some current concepts. *Physiotherapy.* 1976;62(10):316–319.

Yang JL, Chang CW, Chen SY, et al. Mobilization techniques in subjects with frozen shoulder syndrome: randomized multiple-treatment trial. *Phys Ther.* 2007;87:1307–1315.

Zuckerman JD. Definition and classification of frozen shoulder. *J Shoulder Elbow Surg.* 1994;3:S72.

第 26 章

肱二头肌肌腱病和 SLAP 损伤的康复

Geoffrey S. Van Thiel | Sanjeev Bhatia | Neil S. Ghodadra | Jonathan Yong Kim | Matthew T. Provencher

长期以来，人们一直认为处理不当导致的肱二头肌近端肌腱、肱二头肌远端肌腱和肩关节上盂唇前后部位(SLAP)肌腱复合体损伤是造成疼痛和残疾的潜在原因。投手或长期做过顶投掷运动的人群尤其容易发生肱二头肌肌腱疾病。因此，肱二头肌问题可能会导致运动过程和工作中出现严重的功能障碍。随着对解剖学和肩部生物力学理解的提高，手术技术的进步使得肱二头肌肌腱疾病和相关 SLAP 病变的治疗侵入性更小且更有效。最近，SLAP 病变的手术治疗呈急剧上升趋势，在美国某些地区，这种治疗已增加了 400% 以上(Onyekwelu，2012)。

康复计划必须与时俱进，及时更新治疗方案，以便在非手术和手术治疗中优化患者的恢复。本章将描述肱二头肌近端和远端肌腱及其相关结构的解剖、检查、损伤机制、治疗和康复。

康复原理

正常解剖

肱二头肌肌腱是人体中少数跨越两个关节(肩关节和肘关节)的肌腱之一。因此，肌腱的张力在很大程度上取决于肌肉收缩过程中肘部、腕部和肩部的位置。在肱二头肌的近端有两个头，其中一个起源于喙突(短头)，另一个起源于肱骨上结节和上盂唇(长

头)。当肌腱沿盂肱关节向远端走行时，它被包裹在滑膜鞘中，被认为是关节内但滑膜外的。然后斜行穿过关节，并以 30°~45° 角在肱骨头上方成拱形。当长头离开关节时，穿过喙肱韧带下方，并通过肩袖间隙进入大结节和小结节之间的凹陷(结节间沟)。在肱骨结节间沟中，肱骨横韧带覆盖着肩胛下肌腱(图 26.1)。肱二头肌长头和短头在肱骨中部汇合，并下行至肱骨下端，止于桡骨粗隆。在肘前窝，远端肌腱与肱二头肌腱膜融合，这有助于保护肘窝结构，并为肘部提供一个均匀分布的力。最近的尸检证据表明，肱二头肌远端外肌腱的平均长度、宽度和厚度分别为

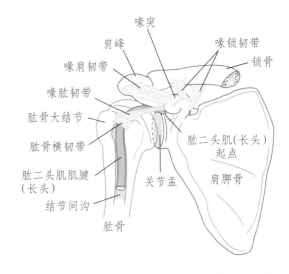

图 26.1　右肩前视图显示肱二头肌长头腱及其相互关系。

63mm、6mm 和 3mm(Walton 等,2015)。

肱二头肌由肌皮神经分支(C5)支配。血液供应主要由旋肱动脉的升支提供,但在近端由肩胛上动脉和远端肱深动脉提供。

在功能上,肱二头肌作为一个强有力的前臂旋肌和一个较弱的肘关节屈肌。然而,它在前臂后旋动作中比前臂内旋更活跃。虽然有争议,但也有人假设,肱二头肌长头通过抵抗肩部扭转力和防止肱骨移位来帮助稳定肱骨头前上部;这常见于使用外展外旋等易受伤动作的投手。此外,肌电图(EMG)分析显示肱二头肌收缩在投掷、扣杀动作的开始和减速阶段起重要作用。

病史和体格检查

肱二头肌近端和上盂唇

肱二头肌近端肌腱和相连接的肩关节上盂唇组成的盂唇-肌腱复合体必须独立于肱二头肌远端进行评估,因为它们在损伤机制、评估和治疗方面存在显著差异。事实上,盂唇-肌腱复合体的病理病变是很难诊断的,前肩疼痛的多种潜在来源会混淆临床表现,导致与临床检查的结果不一致。对此提出和设计了大量试验方法,但大多数都难以实现。

肩部肱二头肌疾病最常见的症状是疼痛,通常是前肩和肱骨结节间沟的局部病理病变。然而,如果病变累及上盂唇,临床影像就不会十分清晰。在这种情况下,疼痛可发生在肩关节前方或后方,患者经常描述为"深度"疼痛。如果同时存在其他情况,也可能发生肩袖疾病、肩峰撞击综合征、肩锁关节病或肩关节失稳、弥漫性不适等。因此,需要获取准确的病史,包括症状开始的时间、疼痛持续的时间和进展、外伤史、疼痛加重的诱因、既往史。SLAP 撕裂还与失稳、爆裂感和其他机械症状有关,特别是过顶投掷运动。投掷运动速度或上举能力下降也可能是肱二头肌或SLAP 撕裂的原因。

在大量试图评估盂唇-肌腱复合体的临床试验中,没有一项试验具备可接受的敏感性和特异性。由于体格检查难以诊断 SLAP 病变,Kim 和 McFarland (2002)认为,"我们的发现对 SLAP 病变的临床评估的诊断价值提出了质疑"。对于肱二头肌肌腱,外旋

和内旋可以随着肌腱的运动改变疼痛的位置,这有助于区分疼痛的浅表结构(如前三角肌),后者不会随手臂旋转而移动。Yergason 试验包括了引起前肩疼痛的抵抗性后仰,这在肱二头肌病理学上具备相对特异性,但往往缺乏敏感性。如果疼痛局限于肱二头肌近端肌腱,肩前屈受阻,前臂后移,则速度测试为阳性。如果在前臂内旋时进行相同的操作,这种疼痛可能会减轻。

SLAP 损伤可能更难以识别。首先必须完成完整的肩袖病理和不稳定性检查。通常 Neer 征和 Hawkins-Kennedy 撞击试验均为阳性,这可能是肩关节病变的非特异性指标。O'Brien 主动压迫试验常作为上盂唇病变的相对特异性试验,具体方法是:患者取坐位,肩关节前屈 90°,内收 10°~15°,前臂旋前/后并对抗阻力尽量上举患肢,如前臂旋前时引发肩关节疼痛症状,而旋后时这种疼痛症状明显减轻,则试验为阳性。总的来说,体格检查的结果往往不能明确特定的疼痛来源,必须采用其他技术进行检查。用于检测 SLAP 撕裂的测试必须考虑到临床病史和适当的患者人口统计学背景。

诊断性注射药物可以帮助鉴别肱二头肌肌腱病变。肩峰下注射利多卡因可缓解肩袖病变的症状,但无法缓解肱二头肌病变的疼痛。肩关节内注射可以缓解盂唇复合体的疼痛,但如果有明显的炎症或瘢痕阻止麻醉药物渗透,肱骨结节间沟的不适通常会持续存在。在这种情况下,直接注射到肱骨结节间沟与腱鞘可以鉴别诊断。肱二头肌近端病理的评估较为复杂,所以必须结合患者的病史、体格检查和诊断性注射,以进一步明确疼痛的原因。

肱二头肌远端

最近的证据表明,肱二头肌远端断裂可能比以往认为的更常见。全国肱二头肌远端断裂的发生率估计每年为 2.55/10 万。地方发病率每年为 5.35/10万。患者的平均年龄和中位年龄分别为 46.3 岁和 46 岁。男性占总人数的 95%~96%(Kelly 等,2015)。完全性肱二头肌远端断裂的患者在屈肘 90°时突然遭受伸肘方向的应力,肘前窝突然出现伴随尖锐疼痛的撕裂感。剧烈的疼痛在几个小时后就会消失,随之是隐痛。在急性断裂中,最明显的症状通常是屈肘无力,但这种情况会随着时间而消失。旋后无力不太明显,

可能取决于对肢体的功能需求。

在急性断裂中，检查可发现肘前窝有明显的肿胀和瘀伤，触诊时伴有触痛。事实上，如果肱二头肌腱膜发生撕裂，常可触及凹陷。如果肌腱看起来是完整的但触诊有疼痛，应考虑肱二头肌部分断裂。患侧体格检查结果应与健侧进行对比。

一些特殊的试验也可用于诊断肱二头肌远端断裂。钩子试验可评估肱二头肌的完整性。检查时，屈肘 90°、前臂充分旋后，检查者用手指钩住肱二头肌肌腱外侧缘。如果肌腱完整，可将手指向肌腱下插入 1cm。如果桡骨结节肌腱断裂或撕脱，手指周围没有包裹结构，导致钩子试验异常或阳性。据报道，该试验具有 100% 的敏感性和特异性（O'Driscoll 等，2007）。肱二头肌腱膜弯曲测试时，需要让患者握拳，并主动弯曲手腕与旋后前臂，从而收缩前臂的屈肌/旋前肌，并对肱二头肌腱膜远端附着处施加张力。保持该姿势，患者弯曲肘部并保持在大约 75° 位置，该动作可使组织收缩。如果肱二头肌肌腱和腱膜完好，检查者可触诊肘前窝的内侧、外侧和中央部分。如果腱膜完好，可以感觉到腱膜的尖锐边缘（ElMaraghy、Devereaux，2013）。

影像学评估

肱二头肌近端 /SLAP 损伤

肱二头肌近端病变患者的影像学检查从标准平片开始，包括真实的前后位（AP）、腋位和出口位片。一旦排除了其他骨组织病变，就需要进行额外的影像学检查。MRI 可以全面评估肱二头肌近端、盂唇复合体和其他混杂的肩部病变。其潜在的缺点是缺乏可靠的 MRI 分析。Kauffman 研究发现，多达 35% 的社区 MRI 结果分析被误认为是盂唇撕裂或"可能的盂唇撕裂"（Weber 和 Kauffiman，2007），但盂唇撕裂的真实发生率可能仅为 3%~5%（Snyder 等，1995）。超声成像是一种廉价、无创的评估肱二头肌肌腱病变和断裂的方法，但 SLAP 病变很难通过超声诊断。超声可以辨别位于肱骨结节间沟的肱二头肌长头（LHB）是否半脱位或脱位。关节镜诊断仍是诊断肩关节损伤的唯一金标准（Mileski 和 Snyder，1998）。

肱二头肌远端完全断裂的诊断通常应基于体格检查（远端肱二头肌束缺失、前臂仰卧力量下降、肘前窝有瘀伤）；然而，肱二头肌远端部分撕裂可能缺乏病理表现，因此需要再次使用超声诊断。但由于超声诊断的不可靠性且评价存在困难，MRI 成为大多数临床医生的研究选择。

分类

肱二头肌近端 /SLAP 损伤

盂唇-肌腱复合体损伤可分为 4 类，并有几个较小的变异（图 26.2 和表 26.1）。

- I 型病变为上盂唇磨损变性，但没有撕脱，盂唇与肱二头肌长头腱的连接处未见断裂。
- II 型损伤最为常见，盂唇-肌腱复合体从肩胛盂撕脱。
- III 型为桶柄状撕裂，盂唇-肌腱复合体仍附着在肩胛盂上。
- IV 型病变与 III 型病变类似，为桶柄状撕裂，但撕裂延伸至肱二头肌长头腱（图 26.2）。

偶尔会出现肱二头肌长头腱断裂的情况，导致肱二头肌肌腹部分向远端移位形成"大力水手征"畸形（图 26.3）。图 26.4 显示了各种 SLAP 损伤和变异。

肱二头肌远端

Ramsey（1999）提出了肱二头肌远端断裂的分类系统（表 26.2）。部分断裂是由撕裂的位置决定的，而完全断裂的特征与其诊断时间及肱二头肌腱膜的完整性相关。其他变量包括腱膜鞘的位置、病程和完整性。这种分类有助于确定修复方法。

损伤机制

肱二头肌近端肌腱和上盂唇

肱二头肌近端肌腱有多个潜在的损伤部位，包括肱二头肌肌腱止点、上盂唇、关节内肌腱和肱骨结节间沟。每个部位的损伤都有其独特的形态、不同的损伤机制和特征。这些疾病可分为 3 类：

- 退行性变/炎症。
- 肌腱失稳。
- SLAP 损伤。

退行性变/炎症　肱二头肌肌腱从肱骨结节间沟穿行，因长期的肩关节反复上举、外展等运动，肱二

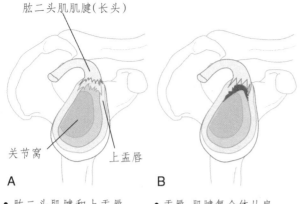

- 肱二头肌腱和上盂唇的磨损
- 盂唇-肌腱复合体从肩胛盂撕脱

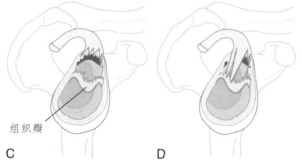

- 组织皮瓣桶柄状撕裂
- 肩胛盂上稳定的盂唇-肌腱复合体

- 组织皮瓣桶柄状撕裂
- 撕裂延伸至肱二头肌肌腱
- 肩胛盂上稳定/不稳定的盂唇-肌腱复合体

图 26.2　肩关节上盂唇前后部位(SLAP)病变。(A)1 型。(B) 2 型。(C)3 型。(D)4 型。

表 26.1　SLAP 病变分类

类型	特征
1 型	上唇的退化磨损，但肌腱-盂唇复合体是完整的,肱二头肌附着点完好(见图 36.2A)
2 型	肱二头肌附着点已脱离肩胛关节盂(见图 36.2B)
3 型	涉及上盂唇和肱二头肌附着点的桶柄状撕裂(见图 36.2C)
4 型	与类型 3 类似,但撕裂延伸至肱二头肌肌腱(见图 36.2D),撕裂的肱二头肌肌腱和盂唇移位到关节内
混合型	两个或多个 SLAP 类型的组合,通常是 2 型和 3 型或 2 型和 4 型

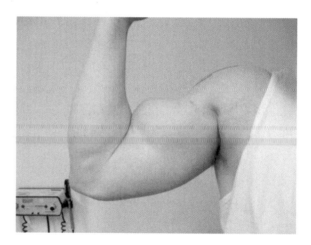

图 26.3　肱二头肌近端断裂后，形成的肱二头肌长头(LHB)"大力水手"畸形,这是 LHB 肌腹向远端迁移所导致的。

头肌肌腱可能产生磨损，最终导致肱二头肌发生退行性变和炎症。虽然肌腱会受到这种变性的影响,但组织学分析表明腱鞘才是炎症好发的部位。随着持续的变性和炎症,肌腱增厚、不规则、并且可能因出血粘连而在周围形成瘢痕。这些退行性变主要是由于前肩峰或喙肩弓的骨刺对肌腱的机械刺激。近年来,人们开始关注投掷运动员的重复动作,以帮助了解肱二头肌的病理变化。手臂交叉运动、内旋和前屈已被证明能导致肱骨头前移和上移,因此当手臂在投掷和扣杀的后续动作中处于该位置时,肩前结构(如肱二头肌)更容易撞击喙肩弓。肱二头肌肌腱退行性变和炎症往往具有起病隐匿和慢性特征。

肱二头肌肌腱失稳　可表现为轻度半脱位至完全脱位。重复磨损或创伤引起的肱二头肌肌腱失稳可导致约束结构和韧带松弛或不连续。在几乎所有

的病例中,肌腱的半脱位或脱位都发生在内侧。根据 Busconi 等(2008)的研究,投手在手臂外旋外展时,肱二头肌肌腱上的力矢量都指向内侧。而在(投掷动作)后续阶段,力矢量则指向外侧。这种(因力矢量改变导致的) 肱二头肌肌腱移位不仅会导致肱二头肌失稳引起肌肉疼痛,还会导致进一步磨损和退变,从而引起肩前区疼痛。最后,肩胛下肌撕裂可导致肱二头肌失稳,肱骨结节间沟上的软组织约束被破坏。肩胛下肌撕裂可能是急、慢性的大规模肩袖撕裂和(肱二头肌长头腱)孤立性损伤的适应性结果。孤立性断裂的机制取决于患者的年龄。年龄<40 岁的运动员通常进行过剧烈的过度伸展或外旋运动;而年龄超过 40 岁的患者通常会出现低能量损伤症状。如果检

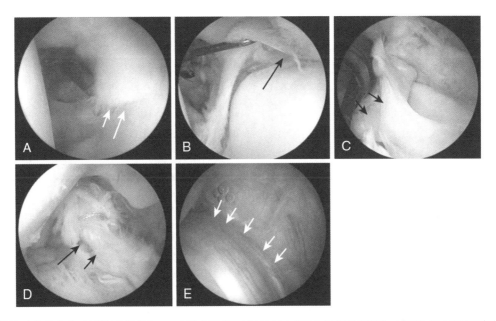

图 26.4 关节镜下肩关节上盂唇前后部位(SLAP)病变图像。(A)SLAP1 型(白色箭头所示)。(B)SLAP 2 型(黑色箭头示脱离位置)。(C)SLAP 3 型(黑色箭头示桶柄状撕裂)。(D)SLAP 4 型(黑色箭头示桶柄状撕裂并延伸至长头腱)。(E)口红状肱二头肌(白色箭头所示肌腱边缘),提示 LHB 移位退出盂肱关节后产生的炎症。

表 26.2　肱二头肌远端损伤的分类

部分断裂	止点性腱内损伤	
完全断裂	急性期(<4 周)	完整的腱膜
	慢性期(>4 周)	断裂的腱膜

查发现肱二头肌失稳,则必须排除肩胛下肌撕裂的可能,因为两者通常同时存在(图 26.5);反之亦然。

　　SLAP 损伤　随着 SLAP 损伤诊断和处理技术的不断进展,提出了 3 种不同的损伤机制。

- 牵拉损伤。
- 直接挤压。
- 过顶运动或上盂唇撕脱损伤。

　　牵拉损伤机制是指肱二头肌长头腱突然的应力牵拉导致肌腱-盂唇复合体损伤。直接挤压的损伤机制是出现一个突发的剪切力导致肱骨头向上方半脱位,对上盂唇造成直接冲击和挤压。Snyder 等(1995)指出,这可能发生在肩外展及轻度前屈位摔倒、肘关节屈曲位着地或伸直位手掌着地的情况下。最后一种损伤机制则是反复的过顶投掷运动(投掷、扣杀等急剧动作)引起肱二头肌长头腱的剧烈牵拉,导致 SLAP 撕脱损伤(Burkhart 和 Morgan,1998)。患者被

迫增加肩部外旋、减少内旋动作来适应前关节囊韧带受限和后囊挛缩,并减少肱骨对盂唇处的压迫。这些被迫适应同时解释了运动员出现前囊寡韧带约束延长、后囊挛缩及肱骨近端后倾角度增大的情况。

　　生物力学测试已经验证了所有损伤机制。Bey 等(1998)发现,肱二头肌牵拉和肱骨头下半脱位可造成 SLAP 损伤。有关尸体肩部压缩负荷的研究也

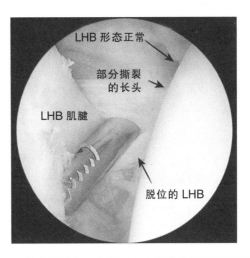

图 26.5 关节镜下肱二头肌长头内侧脱位伴肩胛下肌撕裂(上缘)。患者接受了 LHB 肌腱固定术(胸下肌腱固定术)、部分撕裂肩胛下肌腱上缘的清创术。

表明,与保持伸展姿势相比,肩部前屈更容易造成 SLAP 损伤。最后,肱二头肌肌腱-盂唇复合体的强度已经在多项研究中得到验证,这些研究模拟了运动员仰头投掷的阶段,可见在投掷动作最后投出时应力增加,因此得出结论,手臂的位置确实影响上盂唇处的张力。

肱二头肌远端肌腱

肱二头肌远端肌腱断裂多发生在 40~60 岁的中老年男性的优势手。断裂时的平均年龄约为 50 岁(范围:18~72 岁)。常见的损伤机制是屈肘 90°时突然受到伸肘的应力。断裂部位多发生在肌腹内和肌腱交界处,但最常出现在桡骨粗隆。

治疗

肱二头肌近端

肱二头肌近端病变初期可选择非手术治疗。大多数患可通过休息、避免恶化的活动、冷疗、抗感染治疗和康复锻炼来减轻不适和恢复功能。药物注射也是一种有效的诊断和治疗方法,通常用于有严重的夜间疼痛或 6~8 周的保守治疗后仍不能缓解的患者。可将药物注射至盂肱关节或肱二头肌肌腱鞘,但临床研究表明,肱二头肌肌腱失稳采用非手术治疗往往是失败的。在某些情况下,这提示严重的肩袖疾病进展,治疗也应集中在肩袖撕裂的处理上。

手术治疗

肱二头肌近端病变没有明确和严格的手术指征,是否手术通常取决于非手术治疗的结果。过顶投掷运动员应休息一段时间后再逐渐康复。手术需要解决的病理问题也尚未清楚。在制订手术计划时,应重点考虑疾病的主要原因、病变部位、肌腱的完整性、肌腱受累程度、相关的病理和患者的活动水平。

如前所述,肱二头肌近端肌腱病理可分为退行性变/炎症、失稳或 SLAP 病变。每个亚型都有不同的治疗方式和相应的手术技术。退行性变/炎症通常被称为肱二头肌"肌腱炎"或"腱鞘炎",需要直接治疗相关的肌腱。目前,肩部手术主要包括肱二头肌肌腱

切开术或肌腱固定术。但哪种技术最适合或可以提供最佳结果仍存在争议。

肌腱切开术包括在肱二头肌肌腱的上盂唇止点前进行关节内切开。肱二头肌肌腱固定术也需要先进行肌腱切开术,随后使用各种固定技术将肱二头肌长头安全地固定在其静止位置。每种手术均能有效减轻疼痛;肌腱固定术的优点是可以保持肱二头肌的形态和功能,防止肌腱断裂收缩导致的肱二头肌突出(即"大力水手征")。Kelly 等(2005)的研究表明,70%出现"大力水手征"(图 26.3))的患者有肌腱切开手术史,发生率高于文献报道。但并不是所有的肌腱切开术都会出现这种情况,Gill 等(2001)报道了采用关节内肌腱切开术治疗 30 例肱二头肌退变、失稳和顽固性肌腱病变患者的结果,术后仅有 2 例患者主诉与运动相关的中度疼痛,90%的患者恢复以前的运动水平,97%的患者重返以前的职业。

肌腱固定术的手术方式包括开放手术和关节镜手术。开放技术包括胸下入路到肱二头肌肌腱,用缝合锚钉或界面螺钉将肌腱固定到肱骨近端。已报道了各种关节镜技术,包括将肱二头肌肌腱缝合到联合肌腱上并用界面螺钉固定和缝合锚钉固定。开放技术和关节镜技术的显著区别在于,由于肱二头肌固定在肱骨近端,关节镜技术不能解决结节间沟上存在的病变;而在开放技术中,肱二头肌长头腱可从结节间沟中完全移除并固定在远端。选择肌腱固定术还是肌腱切开术取决于不同患者和术者的情况。虽然肌腱切开术后可较快恢复活动,但注重运动功能的年轻患者更关心手术后的美观和肢体动作力量恢复问题,因此这类患者往往更倾向选择肌腱固定术。

慢性半脱位或全脱位的肱二头肌肌腱也常出现晚期炎症或退行性变的迹象。病变通常可追溯到肩袖间隙与肩袖撕裂之间,主要累及肩胛下肌。肌腱切开术或肌腱固定术的适应证与前面讨论的肱二头肌肌腱病变相同。此外,必须解决同时存在的病变。肩胛下肌断裂和肱二头肌肌腱失稳的患者,可以根据肌腱的情况采用肱二头肌肌腱切开术/肌腱固定术来修复肩胛下肌。如果半脱位的肌腱仍可活动且未发生明显变性,则可尝试复位半脱位或脱位肌腱。在这种情况下,为了保持肌腱在结节间沟内的位置,修

复和收紧肩袖间隙非常重要。肌腱失稳易复发,可导致肌腱狭窄、疼痛,是修复韧带和稳定肌腱的常见并发症。

盂唇部分撕裂(包括剥脱和磨损)可累及不足 25% 的年轻、活跃的患者或 50% 的久坐的老年患者,目前推荐采用肩肱关节内清创术进行处理。通常情况下,年轻患者可仅行肩峰下软组织减压术,而老年患者则行滑囊切除术和肩峰成形术。许多作者认为,单纯清创并不能有效消除症状或预防肱二头肌断裂;因此,对于这种情况可进行肌腱切开术或肌腱固定术。

SLAP 撕裂是肩关节病变的一个重要原因,现有的关节镜治疗是基于病变的类型和分类进行的。保守治疗 SLAP 撕裂的效果有限,不超过 71% 的运动员重返运动,仅 66% 的运动员可重返过顶运动(Edwards 等,2010 年)。尽管最初报道清创术是有效的,但其在运动人群中具有较高的失败率,除非是 Ⅰ 型病变(Andrews 等,1985;Tomlinson 和 Glousman,1995)和一些 Ⅲ 型病变。有实质性的退行性变的 Ⅰ 型病变可受益于关节镜清创,有症状的 Ⅱ 型病变(图 26.6)应通过各种方法将肌腱–盂唇复合体固定在肩胛骨关节盂上进行修复。然而,在活动度较低的患者中,与其他病变相关的退行性 Ⅱ 型撕裂通常不需要修复。Ⅲ 型病变的治疗方法是切除失稳的盂唇碎片,如果韧带与撕裂的部分相连,则需要修复盂肱韧带。Ⅳ 型撕裂的治疗取决于肱二头肌肌腱受累的程度和患者的年龄。Ⅳ 型病变为桶柄状撕裂延伸至肱二头肌长头腱。如果肌腱退行性变程度较小,撕裂程度小于肌腱附着点的 30%,只要皮瓣足够大,就可以简单地将肌腱和上盂唇进行重组或重新附着。如果超过 40% 的肌腱受累,通常会在允许的情况下进行侧方修复,同时进行上盂唇的治疗。然而,二次 SLAP 修复的结果比初次修复更糟糕(Park 和 Glousman,2011)。

肱二头肌远端

建议对部分断裂和功能受限的老年患者或久坐的患者进行非手术治疗。应告知患者其屈曲强度将降低 30%,旋后强度降低 40%,耐力降低 86%。患者

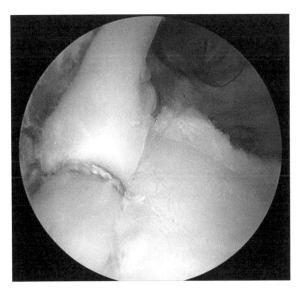

图 26.6　关节镜下显示肩关节上盂唇前后部位(SLAP)2 型病变最终修复的图像;用锚钉将撕裂的盂唇–肌腱复合体修复到上盂唇处。

可在受伤后第 1 周开始早期主动辅助活动度练习。当运动恢复正常时,在允许范围内进行渐进性强化运动。

手术治疗

目前人们普遍意识到肱二头肌远端断裂在病变中的重要性,肱二头肌远端断裂的修复技术种类随之增加。所选择的修复技术取决于术者的偏好和撕裂的特点。急性撕裂通常可以直接进行修复,但慢性撕裂需要填充修复软组织。Boyd 和 Anderson(1961)首次报道了急性肌腱损伤采用双切口修复技术,此后双切口修复技术进行了几项改进,并发展了单切口前路技术。在单切口技术中,损伤的肌腱被识别出来,然后用缝合锚钉、界面螺钉或微孔钢板修复至桡骨结节。慢性断裂患者可采用自体半腱肌、桡侧腕屈肌或跟腱移植。此外,保守治疗无效的部分断裂患者也可采用手术剥离和再次修复结节。每种方法都有其潜在的并发症。双切口技术存在异位骨化的风险;然而,许多报道指出,这些并发症可通过细致的解剖来避免。前路手术会增加桡神经损伤的风险。总之,这两种技术均能成功恢复肌腱功能,并且患者满意度较高。

康复注意事项

肱二头肌近端

肱二头肌近端/SLAP 损伤的非手术治疗

肱二头肌近端病变的非手术治疗是一种有效的治疗方式。然而,有必要将报道的身体损伤与肱二头肌病变相关联,以确保治疗是针对真正的潜在问题。然后,针对缺损问题制订治疗计划。通常情况下,患者会经历不同的康复阶段,应根据疼痛、肿胀或运动情况进行调整。

- 第 1 阶段:包括疼痛管理、被动关节活动度(PROM)和正常被动运动的恢复。
- 第 2 阶段:包括主动关节活动度(AROM)练习和早期强化。
- 第 3 阶段:包括肩袖和肩胛周围力量训练,重点强调增强动态稳定性。
- 重返运动阶段:重点与专项运动类似,侧重加强力量和速度锻炼。

然而,这些阶段和个体的进展因患者而异。若第一次治疗时患者已经有完全的主动/被动肩关节活动度,则能够负担阻力训练。相反,急性损伤或疼痛发作的患者可能需要缓慢进展。治疗师在制订治疗计划方面发挥着重要作用,使患者能够在康复的不同阶段均得到有效的恢复,并减少损伤后愈合组织的刺激。。

肱二头肌近端或 SLAP 损伤的康复计划也应注重恢复所有肌肉的力量,以提供肩部动态稳定性。肱二头肌手术后,可通过肩袖强化锻炼来改善肩部功能。此外,节律稳定练习也可用于反复训练肩部的动态稳定性。节律稳定练习应在肩部和肘部不同的位置进行,因为肘部功能被认为会影响肩部肱二头肌的功能。

最后,考虑到损伤机制,治疗师应避免将患者手臂摆放成容易造成损伤的体位。例如,如果是压力造成的损伤,治疗初期患者应避免负重,以免进一步压迫和冲击盂唇。疑似有"后仰"损伤的过顶投掷运动员不应将手臂过度外旋,而有牵引损伤的运动员治疗初期应避免牵引或阻抗肱二头肌收缩。

肱二头肌肌腱固定术/肌腱切开术

肱二头肌肌腱切开术与肌腱固定术的处理方法不同。因为几乎没有组织愈合发生,肌腱切开术的康复与肌腱固定术相同,但可以更积极迅速。肌腱切开术的主要风险是"大力水手"畸形(图 26.3),这种畸形是肱二头肌肌腱断裂、肌肉收缩上移导致前臂突出造成的。然而,这种畸形仅是外观上的,并且没有显示不良的功能结果。

对于肱二头肌肌腱固定术,外科医生应与治疗师讨论术后方案。如前所述,肌腱固定术包括多种技术,每种技术都有不同的康复要求。在肌腱固定术中,康复初期需要根据患者情况调整计划以保护手术修复的部位,包括避免导致肱二头肌收缩的活动,如肘部屈曲和前臂外展外旋。这些动作常见于日常生活活动中,包括高举患侧肢体、打开门把手或使用螺丝刀。

肌腱固定术后的康复将根据不同的手术介入时间经历不同的阶段,并结合肢体活动进行调整。康复方案 26.1 列出了肱二头肌肌腱固定术后的康复计划。在这些阶段,肱二头肌的成功恢复需要治疗师监测和控制相关的疼痛、肿胀和刺激。如果施加的负荷适合患者的愈合阶段,可逐渐促进软组织愈合。Sharma 和 Maffulli(2006)指出,肌腱愈合发生在 3 个广泛重叠的阶段,不同患者经历愈合阶段的速度各不相同,所以个性化治疗必须基于软组织愈合和患者的临床表现。

SLAP 损伤术后康复

以下因素可影响 SLAP 损伤修复后的康复效果:

- 撕裂的类型。
- 手术方式。
- 外科医生的偏好。

一般来说,康复治疗前期有一段统一的固定方案,随后进行渐进性活动度练习和强化训练。康复的进展取决于患者的反馈及患者能够完成的康复项目类型。清创术相较修复术更有效。如前所述,康复必须在患者病变完全修复后进行。例如,SLAP 损伤修复后的康复治疗不能以严重的肩袖疾病为代价。

清创是最常见的外科手术操作，可用于处理SLAP病变。康复一般可分为4个阶段：①第1阶段的目标是获得有限的无痛被动关节活动度。②在第2阶段，患者可进展到全范围关节活动。③第3阶段可以开始举重训练。④第4阶段可以恢复到完全活动状态。具体见康复方案26.2。

当确定选择手术治疗后，术后康复将取决于手术的结果，包括SLAP损伤的范围和位置，以及手术过程中其他伴随的症状。如前所述，患者接受类似的一般康复治疗，但速度较慢（康复方案26.3）。资深外科医生采用一个5阶段的方案，第1阶段和第2阶段的重点是被动关节活动度练习，第3和第4阶段经历了主动辅助关节活动度和全范围主动关节活动度练习阶段，然后在第5阶段恢复完全活动状态。具体内容可见康复方案26.3。Manske和Prohaska（2010）详细描述了SLAP损伤的康复方案。总的来说，不同的外科医生和不同的创伤可能都决定了个体化治疗方案，所以外科医生和治疗师之间的沟通是必要的。

肱二头肌远端修复

与SLAP损伤的修复手术类似，手术技术和损伤类型可显著影响肱二头肌远端修复术后的康复效果。同样，康复方案需要考虑以下因素：

- 损伤类型（慢性、急性完全撕裂或部分撕裂）。
- 修复方式（如微孔钢板、缝合锚钉、骨隧道）。
- 外科医生的偏好。

然而，即使时间进程不同，所有患者都将经历类似的阶段，因为所有的手术修复都需要在肱二头肌肌腱对保护肱二头肌肌腱软组织的愈合与防止肘部僵硬的肘部运动之间取得平衡。因此，与部分撕裂（采用微孔钢板固定片修复）相比，采用同种异体骨补片修复长期撕裂的肌腱可能需要更长的时间才能恢复到完全伸展状态。Huber（2009）在《DeLee和Drez骨科运动医学》中提出了双切口骨隧道修复的康复方案：

- 初始：夹板固定在90°。
- 第1~8周：使用带伸缩限位的铰链肘撑进行主动辅助伸展和被动屈曲，每周增加10°伸展。
- 第8~12周：停止夹板固定，全范围关节活动度练习和渐进式阻力训练。
- 12~6个月：强化锻炼。
- 6个月：运动员可重返赛场。

该方案比Greenberg等（2003）描述的单切口技术和微孔钢板固定修复肱二头肌远端肌腱的方法更为保守。具体内容见康复方案26.4。第6周开始强化锻炼，第12周完全恢复。这两项治疗方案均说明了外科医生和治疗师保持沟通的重要性。

康复方案26.1　开放性/胸下肱二头肌肌腱固定术的康复治疗

第1阶段（0~2周）
- 轻柔的钟摆运动（Codman），每天至少3次
- 被动肘关节屈曲，激活手腕活动度及握力训练
- PROM屈曲到150°，外展至150°，ER至30°
- 关键：避免僵硬和对肩部PROM的负重工作
4~6周内无主动屈肘或主动仰卧

第2阶段（2~4周）
- 完整的肩部PROM训练，开始AAROM和AROM
- 持续吊带固定3周
- 肘关节被动活动度练习为6周
- 轻柔的等距外旋/内旋/外展
4~6周内无主动屈肘或主动仰卧

第3阶段（4~6周）
- 渐进式AAROM和AROM，重点屈曲至160°。外展至160°，内旋增加到45°（所有手臂内收）
- 开始进行肩胛和肩袖强化训练（此时要适当地强化）——继续避免积极的肱二头肌锻炼
6周内无主动屈肘或主动后旋

第4阶段（6~12周）
- 强调全范围活动度练习
- 继续强化锻炼
- 开始专注于运动相关的强化运动
- 10周后开始俯卧撑训练（墙壁-倾斜-膝关节标准）

（待续）

康复方案 26.1(续)

- 游泳:3 个月后可使用浮板入池

第 5 阶段(12~16 周)

- 继续进行专项强化运动
- 开始对投掷者进行增强训练
- 高级本体感受训练项目
- 12~16 周时运动

- −3 个月时轻柔投掷
- −4 个月全速投掷
- −4 个月(轻柔)和 6 个月的高空发球(排球、网球)

- 全负荷活动
- 游泳:4 个月时自由泳,3 个月时蛙泳

康复方案 26.2　SLAP 清创术物理治疗方案

手臂吊带放松 1~2 周

第 1 阶段(0~2 周)

有氧运动

- 固定自行车 30 分钟
- 在平整的地面上轻松行走 30 分钟

活动范围

- 被动前屈至 120°
- 肩胛半面被动运动至 120°
- 被动外旋至 20°,外展至 90°
- 主动手腕活动度练习
- 每天至少 3 次钟摆运动(Codman),每次 5~10 分钟

力量

- 只针对手腕和握力
- 开始等距运动(外旋/内旋/外展)

形式

- 中频电疗结合冷疗 20 分钟

进展目标

- 在无痛的 PROM 下进行上述动作

第 2 阶段(2~4 周)

有氧运动

- 交叉训练机和固定自行车

活动范围

- 进展到主动辅助和主动前屈至 140°,肩胛平面至 140°,外展至 140°,外旋至 45°~60°

力量

- 开始低强度的弹力带、振荡棒和墙壁俯卧撑

进展目标

- AROM 160°前屈,负重和外展,外旋 45°~60°

第 3 阶段(4~6 周)

有氧运动

- 开始健步走

活动范围

- 进展到全关节活动度练习

力量

- 开始举重训练
- 进展到俯卧撑,引体向上(引体向上)
- 专项运动训练

第 4 阶段(6~12 周)

有氧运动

- 进展至跑步机上跑步

活动范围

- 继续全关节活动度练习

力量

- 开始投掷/健身计划
- 姿势控制

目标

- 全范围运动
- 充分的力量(肩袖和肩胛骨稳定)
- 能够做俯卧撑、引体向上和跑步
- 能够重返体育运动

康复方案 26.3　SLAP 修复物理治疗方案

保持手臂吊带 3 周

第 1 阶段（0~2 周）

有氧运动

- 固定自行车 30 分钟
- 在平整的地面上轻松行走 30 分钟

活动范围

- 被动前屈至 150°
- 肩胛平面被动运动至 120°
- 被动从外展位旋转至中立位
- 手腕关节度锻炼
- 每天至少 3 次钟摆运动（Codman），每次 5~10 分钟

力量

- 只针对手腕和握力
- 6 周内不能主动屈肘或外展

进展目标

- 无痛的被动关节活动度

第 2 阶段（2~4 周）

有氧运动

- 与以前的相同；进展到 60 分钟

活动范围

- 被动前屈 120°~150°，肩胛平面 140°，外展 90°
- 被动外旋，从中立位到 20°

力量

- 开始轻柔的等距运动，如伸展、外旋、内旋、外展

进展目标

- PROM 前屈至 150°，外旋至 45°
- 停止手臂吊带约 4 周

第 3 阶段（4~6 周）

有氧运动

- 和之前一样，包括 60 分钟的跑步机

活动范围

- 进展到主动辅助前屈 160°，肩胛平面 160°，外展 120°，外旋 45°
- 进展到主动活动

- 在第 4 周时停止手臂吊带

力量

- 开始低强度地加强肩胛力量
- 肩部的侧线牵伸和收缩
- 揉捏肩膀

第 4 阶段（6~12 周）

有氧运动

- 可以开始椭圆机、倾斜跑步机运动，并进展到健步走 30 分钟

活动范围

- 进展到全关节活动度练习

力量

- 开始肩袖强化训练
- 开始使用轻便的弹力带
- 适度使用振荡棒
- 姿势控制
- 开始俯卧撑

目标

- 全范围运动
- 充分的力量（肩袖和肩胛骨稳定）

第 5 阶段（12 周以上）

有氧运动

- 继续在跑步机上跑步
- 划船机
- 攀爬机

活动范围

- 继续全关节活动度练习

力量

- 开始投掷/健身计划
- 专项运动训练

第 4~6 个月的目标

- 全范围运动
- 充分的力量
- 能够做俯卧撑、引体向上和跑步
- 能够重返体育运动

康复方案 26.4　肱二头肌远端修复康复治疗

术后即刻
- 患者肢体角度维持在 45°

术后第 1 周
- 矫形夹板 45°或 20°视疼痛耐受性而定
- 睡觉和日常生活都应使用夹板,淋浴时可取下
- 对侧手协助用夹板的患侧开始活动度练习以对抗重力

术后 1~4 周
- 如患者未达到 20°,则继续延长至每周 10°
- 继续活动度练习以对抗重力

术后第 4 周
- 夹板继续维持在 20°,现在可以在吃饭/打字/开

车时移除
- 如果关节僵硬,治疗可以被动牵伸到 0°
- 开始时负荷力为 5 磅,在疼痛耐受的情况下继续增加负荷

6 周
- 完全摆脱夹板
- 现在工作强度应在对侧肢体"最大值"的 50%~75%之间

12 周
- 能够重返体育运动

（林润 译　崔韶阳 校）

相关资料

A complete reference list is available at https://expertconsult.inkling.com/.

延伸阅读

Bain GI, Johnson LJ, Turner PC. Treatment of partial distal biceps tendon tears. *Sports Med Arthrosc*. 2008;16:154–161.

Burkhart SS, Morgan CD, Kibler WB. The disabled throwing shoulder: spectrum of pathology: part I: pathoanatomy and biomechanics. *Arthroscopy*. 2003;19:404–420.

Clavert P, Bonnomet F, Kempf JF, et al. Contribution to the study of the pathogenesis of type II superior labrum anterior-posterior lesions: a cadaveric model of a fall on the outstretched hand. *J Shoulder Elbow Surg*. 2004;13:45–50.

Fogg QA, Hess BR, Rodgers KG, et al. Distal biceps brachii tendon anatomy revisited from a surgical perspective. *Clin Anat*. 2009;22:346–351.

Forthman CL, Zimmerman RM, Sullivan MJ, et al. Cross-sectional anatomy of the bicipital tuberosity and biceps brachii tendon insertion: relevance to anatomic tendon repair. *J Shoulder Elbow Surg*. 2008;17:522–526.

Greenberg JA, Fernandez JJ, Wang T, et al. EndoButton-assisted repair of distal biceps tendon ruptures. *J Shoulder Elbow Surg*. 2003;12:484–490.

Keener JD, Brophy RH. Superior labral tears of the shoulder: pathogenesis, evaluation, and treatment. *J Am Acad Orthop Surg*. 2009;17:627–637.

Krupp RJ, Kevern MA, Gaines MD, et al. Long head of the biceps tendon pain: differential diagnosis and treatment. *J Orthop Sports Phys Ther*. 2009;39:55–70.

Kuhn JE, Lindholm SR, Huston LJ, et al. Failure of the biceps superior labral complex: a cadaveric biomechanical investigation comparing the late cocking and early deceleration positions of throwing. *Arthroscopy*. 2003;19:373–379.

Rodosky MW, Harner CD, Fu FH. The role of the long head of the biceps muscle and superior glenoid labrum in anterior stability of the shoulder. *Am J Sports Med*. 1994;22:121–130.

Rojas IL, Provencher MT, Bhatia S, et al. Biceps activity during windmill softball pitching: injury implications and comparison with overhand throwing. *Am J Sports Med*. 2009;37:558–565.

Sethi N, Wright R, Yamaguchi K. Disorders of the long head of the biceps tendon. *J Shoulder Elbow Surg*. 1999;8:644–654.

Shepard MF, Dugas JR, Zeng N, et al. Differences in the ultimate strength of the biceps anchor and the generation of type II superior labral anterior posterior lesions in a cadaveric model. *Am J Sports Med*. 2004;32:1197–1201.

Snyder SJ, Karzel RP, Del Pizzo W, et al. SLAP lesions of the shoulder. *Arthroscopy*. 1990;6:274–279.

Verma NN, Drakos M, O'Brien SJ. Arthroscopic transfer of the long head biceps to the conjoint tendon. *Arthroscopy*. 2005;21:764.

第 **27** 章

肩胛骨运动障碍

W. Ben Kibler | Aaron Sciascia | John McMullen

背景

肩肱节律(SHR)是指肩胛骨和肱骨协调运动完成肩关节的动作,它是维持肩关节正常功能的关键。肩胛骨的位置和活动与手臂的运动紧密结合,从而实现了肩关节的大部分功能。肩胛骨的运动包括:围绕垂直于肩胛骨平面的水平轴上旋或下旋;围绕平行于肩胛骨平面的垂直轴内旋或外旋;围绕肩胛骨所在平面的水平轴前伸或后缩。锁骨连接肩胛骨和躯干,充当肩关节的支柱,使得肩关节可以进行两种平移:沿胸壁上下运动,或围绕胸壁进行前伸和后缩运动。

肩胛骨控制着肩关节的位置和运动。在前屈和外展时,除了上旋,肩胛骨必须同时后倾和外旋,以避免肩峰撞击。为了适应盂肱关节的动力学特性,手臂运动时肩胛骨还必须同时内、外旋和后倾,以使肩关节盂成为运动手臂的合适承托,以适应肱骨头的最大压力。当手臂运动时,肩胛骨必须在一个相对回缩的位置保持动态稳定,从而最大限度地激活肩胛骨周围肌群。因此,肩胛骨将从下肢到手部整条运动链上各个环节的动作联系了起来。锁骨是微细但重要的骨性稳定结构,因此肌肉收缩是控制肩胛骨稳定性的主要方式。通过这种方式,一方面使肩胛骨稳定,另一方面有目的地运动以实现功能。需要完成的动作不同,相应产生收缩的肌肉也不同,共 17 块肌肉参与其中(Moore,2010),从而保证位置的稳定和对动态耦合运动的控制。

目前 67%~100%的肩关节损伤会引起肩胛骨位置和运动特性改变,从而导致肩胛骨运动障碍,可用"SICK 肩胛骨"(Burkhart 等,2003)来概括其特征,即肩胛骨位置异常(S)、肩胛下缘/内缘突出(I)、喙骨疼痛和错位(C)、肩胛骨活动异常(K)。这种常见的运动障碍是对肩关节损伤和疼痛的非特异性反应,而非对肩关节某一种特定病变的特异性反应。肩胛骨运动障碍有多种诱因,问题可能出在近端(如肌力减弱或肌力不协调、神经损伤),也可能出在远端(如肩锁关节损伤、上盂唇撕裂、肩袖损伤)。出现运动障碍后,肩胛骨和肱骨的协同运动将被破坏,可能与骨稳定结构改变、肌肉收缩模式和动态肌肉稳定性发生改变有关。

治疗

肩胛骨的康复治疗是肩部康复的关键部分,应在肩部康复的早期开始实施,通常是在肩部损伤愈合时。具体见康复方案 27.1。

肩胛骨运动障碍患者应早期评估局部问题,如神经损伤或肩胛肌剥离,只有在最佳的解剖基础上,肩胛骨运动障碍的治疗才能取得成功。与此类似,骨和(或)组织紊乱问题,如肩锁关节分离、锁骨骨折、上盂唇撕裂、肩袖疾病或肩胛盂失稳,可能需要手术修复才能解决。然而,大多数运动障碍是由肌肉无力、抑制或僵硬引起的,可以通过康复治疗来改善。

灵活性降低

　　肌肉或关节僵硬可引起肩胛骨运动障碍。胸小肌若过度紧张,可限制肩胛骨的后倾、上旋和外旋。肩后群肌肉僵硬或关节囊紧缩可引起盂肱关节内旋受限,因此在过顶运动的投球后期,肩胛骨前伸产生翼状肩胛,从而导致运动障碍。网球发球或击打棒球等手臂上举运动可引起翼状肩胛,并诱发撞击症状。侧卧睡眠牵拉和体前内收牵拉可以对抗肩后部软组织的紧张,如改良的侧卧睡眠牵拉(图27.1)、改良的对角线水平牵拉(图27.2)、水平牵拉伴内收(图27.3),以提高肩后部的灵活性(Wilk,2013,2016)。而角落牵拉运动和书式牵拉可以缓解肩前部组织结构的紧张。如果关节囊存在僵硬,可通过关节松动术来帮助恢复盂肱关节的运动功能。Manske等(2010)已经证明,后盂肱关节活动联合交叉手臂伸展比单独的交叉手臂伸展更有效。

肌力减弱

　　临床上,肩胛骨的康复治疗应遵循由近端至远端的原则。初期治疗的主要目的是使肩胛骨达到理想的功能位——后倾、外旋和上举。Beckett等(2014)发现,肩胛骨运动障碍与髋关节外展无力有关,并强调了近端核心肌群的重要性。在肩胛位置和

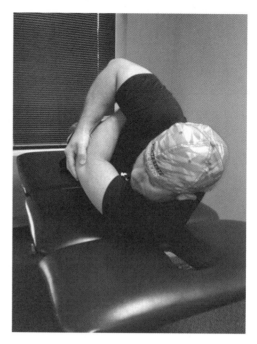

图27.2　改良的对角线水平牵拉。

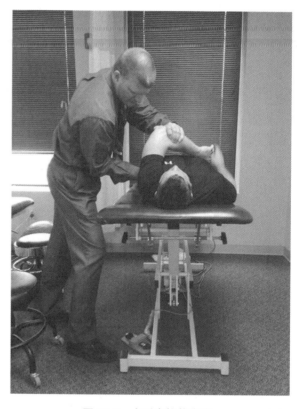

图27.3　水平牵拉伴内收。

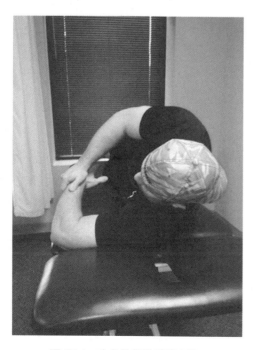

图27.1　改良的侧卧睡眠牵拉。

髋部力量检查中,青少年运动员组与青春期前组相比,肩胛骨运动障碍的发生率更高,同时单腿深蹲测试表现更差。躯干外侧过度移位、外翻膝塌陷、髋部

过度屈曲、躯干屈曲、骨盆外侧下降和下肢疼痛是肌力减弱或功能障碍的迹象。Bechett 等发现，近端核心肌群控制着肩胛骨在三个维度的运动，其稳定性的提高要依靠一套综合的康复治疗方案，以使下肢的大肌群和躯干在肩胛骨和肩关节的治疗过程中被动员起来。髋部和躯干前屈可帮助肩胛骨前伸，而髋部和躯干的伸展和旋转则有助于肩胛骨回缩。需要注意的是，如果近端部位（核心肌群、骨盆、髋部等）出现肌力减弱或灵活性降低，那么必须先解决这一问题，再治疗肩胛骨和（或）肩关节。

动力链运动模式是通过康复训练加强肩胛骨肌力的基础。前锯肌是肩胛骨外旋最重要的肌肉，而下斜肌的功能则是保持肩胛骨的位置相对固定。肩胛骨稳定性康复的重点是恢复相关肌群的肌力，以保持肩胛骨的稳定性。初期可进行由动力链辅助的短力矩运动，然后逐渐过渡到长力矩运动。闭链运动可在早期进行，以促进肩袖与肩胛骨肌群的共同收缩，并提高盂肱关节的控制能力和促进肩关节的稳定。早期的轴向负荷训练包括重心转移、重心转移球、墙壁俯卧撑和四足练习。轴向负荷闭链运动用于刺激关节机械感受器和帮助训练本体感觉（Wilk，2016）。肩袖力量最大化是通过稳定的、可缩回的肩胛骨来实现的。肩袖康复的重点应在肩胛骨控制完成后，并强调闭链运动、肱骨头联合收缩。肩袖闭链运动时，如撞击痛增加则提示康复方案不当。

文献中已经描述了一种合理的锻炼过程（从等长运动到动态运动），其重点是加强下斜方肌和前锯肌，同时尽量减少上斜方肌的活动。所有的练习都可以在术前治疗中进行，以纠正缺陷并为术后康复做准备。但在解剖结构需要保护的情况下，如盂唇或肩袖修复后，动态练习可以延缓开始，并在康复允许的情况下进行。

一旦肩胛控制完成，就可以增加完整的肩胛骨/肩袖锻炼，以刺激稳定的肩胛骨上的肩袖活动。此时可进行长力矩运动，如举重训练、外旋位被动水平外展和肩关节 90°外展。根据运动的具体情况，调整在不同平面和阻力下的练习。

康复方案 27.1　肩胛骨运动障碍（Kibler, Sciascia, McMullen）

急性期（0~3 周）

● 开始时，避免引起疼痛的手臂运动，并建立肩胛运动

● 如果因损伤肌肉过度紧张（胸小肌、肩胛提肌、上斜方肌、背阔肌、冈下肌和小腹圆肌）限制了运动，可予软组织松解术、电刺激、超声和辅助拉伸

● 有意识的肩胛带控制练习有助于提高肌肉的本体感觉并维持肩胛骨正确的位置。通过被动、抗阻和主动的方式进行肩胛骨控制训练，利用 PNF 技术提高神经肌肉控制能力

● 开始上肢重心转移训练，如摆动板练习、有节律的稳定球练习（利用篮球等大型球放置于台面上，指导患者将患侧上肢置放于球上，控制球有节律来回滚动）和低行练习（图 27.4 和图 27.5），以促进肌肉的共同收缩，加强对肩胛带肌群的控制能力

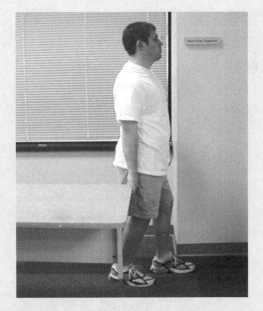

图 27.4　低位划船。轴向负荷与伸展肌肉的激活通过胸部伸展来辅助下斜方肌和前锯肌的激活。

（待续）

康复方案27.1(续)

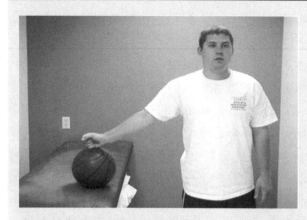

图27.5 节律稳定球。等距的"共同收缩",通过肩胛骨和肱骨头的凹陷来增加肩峰下间隙的宽度。

- 在不同的平面和高度进行闭链运动（CKC），但要配合适当的肩胛位置
- 在不抬高手臂的情况下进行肩胛运动
- 通过躯干屈曲和旋前来促进肩胛骨前伸、躯干伸展、旋后和髋部伸展来促进肩胛骨后缩。这些体位变化要求患者采取对侧足内侧朝前姿势,主动将身体重心前倾/后仰进行牵张(图27.6)。不能以这种姿势带动躯干运动的患者,可以在每一个交互运动中积极地向前和向后迈步

　　训练包括手臂的运动和肩胛的运动,正确的肩胛运动在于重建肩胛–肱骨的耦合模式。一开始要让手臂贴近身体,以减少内在负荷。
- 强调从站立姿势开始的下腹部和髋部伸肌练

习。这有助于稳定核心肌群并建立正确的胸廓位置

　　肌肉僵硬和肌筋膜损伤限制了肩胛的完全活动,阻碍了康复的进展,并导致肌肉补偿模式、肩关节撞击和可能的盂肱关节损伤。为了肩部康复成功,必须减少这些软组织的限制。

恢复期(3~8周)

　　近端稳定和肌肉激活对于适当的肩胛运动和强化是必要的。力量的增强依赖于运动,而运动依赖于姿势。
- 继续强调下腹部和髋部伸肌练习的灵活性训练以增加盂肱关节的稳定性
- 增加闭链运动的负荷,如墙壁俯卧撑、桌面俯卧撑和改良俯卧撑
- 此外,随着肩胛控制的改善,在闭链运动中增加手臂抬高的水平

　　通过将患者的手放在桌子、墙壁或其他物体上,然后相对于固定的手移动身体,以确定平面和仰角的程度来进行闭链运动。这种方法可以保证肩胛的位置相对于手臂的位置是合适的。如果不能以这种方式达到正常的肩胛位,则需要调整手臂的位置。
- 加入对角位、肩胛平面和适当屈曲的姿势来帮助提升手臂上抬高度,并逐步进展至主动肩外展训练。如果采用主动仰卧起坐的内在负荷过

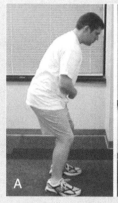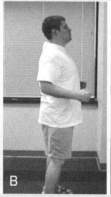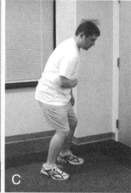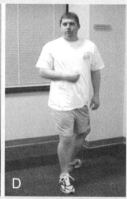

图27.6 胸骨抬高和跨步运动。两种胸骨抬高(A)开始位置和(B)结束位置。跨步运动(C)开始位置和(D)结束位置。患者在多个平面上用下肢来帮助肩胛骨的收缩和下沉。

(待续)

康复方案 27.1(续)

大，可使用轴向负荷练习作为向闭链运动
(OKC)的过渡。患者通过上肢施加中等负荷，与
开链运动一样将手臂位置逐渐抬高。如图 27.7
所示的墙上滑行运动和桌面滑动为例。将躯干
和髋部的运动与这些运动结合起来

- "闭链运动"是短力矩、横向平面运动，如割草机
  运动(图 27.8)。旋转训练有助于肩胛骨回缩，减
  少肩部肌肉对其的影响
- 开始管状训练(髋部和躯干的伸展与收缩，髋部

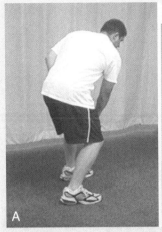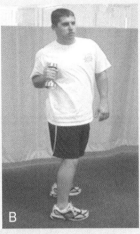

图 27.8　割草机。在横向平面由等距运动(未显示)进展至
动态训练。(A)开始位置。(B)结束位置。

外展和躯干屈曲与收缩)(图 27.9 和图 27.10)。
采用多个角度和平面，而不再单纯强调提升位
置，直到消除上斜方肌的影响

- 实现肩肱联合和肩胛控制后，可以引入哑铃拳
  (利用互补的步幅来整合动力链的贡献和相互
  作用的运动)(图 27.11)。改变拳头的高度，同时
  保持对肩胛的控制

功能期(6~10 周)

- 当一定范围内的提肩运动使肩胛骨具有良好

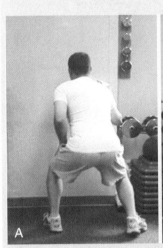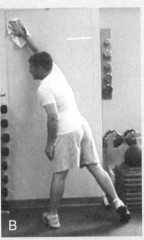

图 27.7　墙上滑行运动。在保持轴向负荷(A)的同时，患者
按规定的模式滑动手(B)。

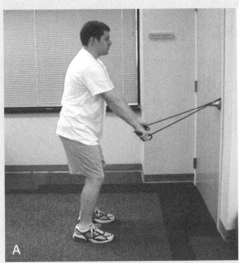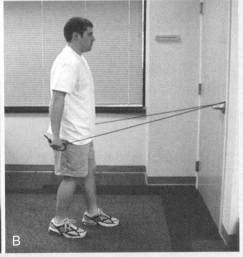

图 27.9　管状拉伸结合躯干和髋部伸展。(A)开始位置。(B)结束位置。

(待续)

康复方案 27.1(续)

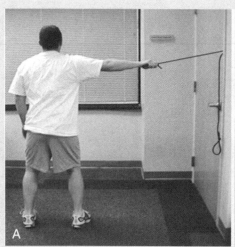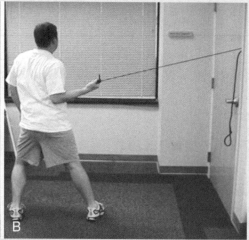

图 27.10　击剑步:(A)开始位置。(B)结束位置。

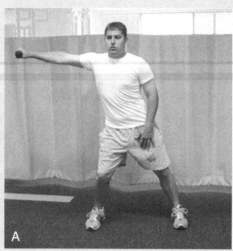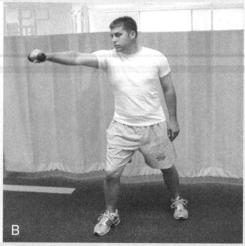

图 27.11　多向拳:(A)开始位置。(B)结束位置。

控制力和动作后,可以开始增强训练,如抛球、抓球和管式增强训练

- 继续进行包括动力链的激活训练。随着肩胛控制的改善,逐步增加不同的运动平面
- 缓慢的、无技巧性的运动(如投掷运动),可以促进动力链的稳定,同时动态负荷肩胛肌肉
- 多平面的上举过顶运动是一种高阶运动, 需要

通过一个完整且负载的盂肱关节活动度练习来进行良好的肩胛控制(图 27.12 和图 27.13)

- 如前所述,增加外部阻力训练的训练量、难度和阻力的大小是一个渐进的过程
- 可以使用摆动板、蹦床、滑板来增加下肢稳定性,或者进行类似的增加肩胛肌肉组织负荷同时也注重功能的运动

(待续)

康复方案 27.1(续)

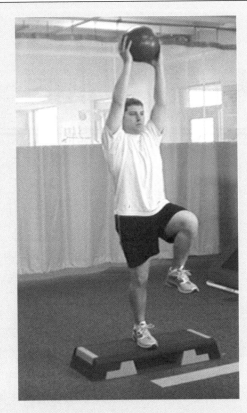

图 27.12　上举过顶的动力链练习。

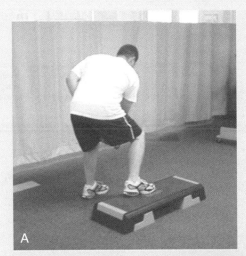

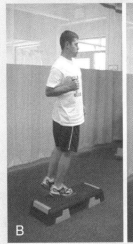

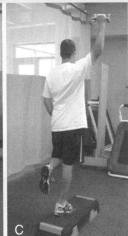

图 27.13　割草机结合跨步动作。(A)开始位置。(B)中间位置。(C)结束位置。

(许明珠　译)

相关资料

A complete reference list is available at https://expertconsult.inkling.com/.

延伸阅读

Borstad JD, Ludewig PM. The effect of long versus short pectoralis minor resting length on scapular kinematics in healthy individuals. *J Orthop Sports Ther*. 2005;35:227–238.

Burkhart SS, Morgan CD, Kibler WB. The disabled throwing shoulder: spectrum of pathology. Part I: pathoanatomy and biomechanics. *Arthroscopy*. 2003;19(4):404–420.

Burkhart SS, Morgan CD, Kibler WB. The disabled throwing shoulder: spectrum of pathology. Part III: the SICK scapula, scapular dyskinesis, the kinetic chain, and rehabilitation. *Arthroscopy*. 2003;19(6):641–661.

Kibler WB. The role of the scapula in shoulder function. *Am J Sports Med*. 1998;26(2):325–337.

Kibler WB, McMullen J, Uhl TL. Shoulder rehabilitation strategies, guidelines, and practice. *Operative Techniques in Sports Medicine*. 2000;8(4):258–267.

Kibler WB, Sciascia A, Dome D. Evaluation of apparent and absolute supraspinatus strength in patients with shoulder injury using the scapular retraction test. *Am J Sports Med*. 2006;34(10):1643–1647.

Kibler WB, Sciascia AD, Uhl TL, et al. Electromyographic analysis of specific exercises for scapular control in early phases of shoulder rehabilitation. *Am J Sports Med*. 2008;36(9):1789–1798.

Kibler WB, Sciascia AD, Wolf BR, et al. Nonacute shoulder injuries. In: Kibler WB, ed. *Orthopaedic Knowledge Update: Sports Medicine*. 4th ed. Rosemont: American Academy of Orthopaedic Surgeons; 2009:19–39.

McClure PM, Michener LA, Sennett BJ, et al. Direct 3-dimensional measurement of scapular kinematics during dynamic movements in vivo. *J Shoulder Elbow Surg*. 2001;10(3):269–277.

Moore KL. *Clinically Oriented Anatomy*. 6th ed. Lippincott Williams & Wilkins Baltimore; 2010.

Smith J, Dietrich CT, Kotajarvi BR, et al. The effect of scapular protraction on isometric shoulder rotation strength in normal subjects. *J Shoulder Elbow Surg*. 2006;15:339–343.

第 28 章

全肩和反式全肩关节置换术后康复

Todd S. Ellenbecker | Reg B. Wilcox III

引言

肩关节置换术适用于肩关节退行性关节炎、类风湿关节炎、骨折、肱骨头缺血性坏死、肩袖关节病、盂肱关节软骨损伤等疾病。盂肱关节炎是由先天性、代谢性、创伤性、退行性、血管性、感染性或非感染性炎症等因素造成的关节表面损伤(Matsen 等,1998)。退行性关节炎是肩关节置换术最常见的一种适应证。盂肱关节退行性关节炎较下肢负重关节(如髋、膝关节)少见,仅占所有骨关节炎病变的 3%(Badet 和 Boileau,1995)。盂肱关节炎可分为原发性或继发性,原发性关节炎通常没有明显的诱因,而继发性关节炎是由骨折、缺血性坏死、类风湿关节炎或晶体性关节炎等引起。

由于潜在关节炎的类型和病因不同,肩关节损伤也有所不同。退行性肩关节炎患者以关节盂后下方的软骨、软骨下骨损伤为主,而前方软骨保留完整(Matsen 等,1998)。肱骨头的软骨损伤常表现为中央脱落,即"塔克修士(Friar Tuck)"模式,这与肩袖撕裂性关节病中的肱骨头损伤方式不同。在肩袖撕裂性关节病中,慢性巨大肩袖缺损导致裸露的肱骨头对肩峰和喙肩弓产生撞击,从而造成更严重的损伤。

关节囊紧缩缝合术后的盂肱骨关节炎也是肩关节置换术的一种主要适应证(Parsons 等,2005)。这类关节炎在经常运动的年轻人群中更常见,通常需要进行早期的肩关节置换术(Bailie 等,2008)。Neer等(1982)首次报道了前肩不稳定导致的盂肱关节炎,并指出 26 例患者在肩关节置换术前发生了前肩或者后肩失稳,大多数患者都曾接受过稳定手术。在观察了 74 例伴有前、后肩失稳的盂肱关节炎患者后,Samilson 和 Prieto(1995)提出了"脱位性关节病"这一术语。

Neer 等(1983)进一步研究了盂肱关节炎和盂肱关节失稳之间的关系,肩关节稳定手术中过度紧缩修补将导致肱骨半脱位的方向与最初不稳定方向相反。Matsen 等(1998)指出,"关节囊紧缩缝合术后的盂肱骨关节炎"是治疗盂肱关节失稳时过度紧缩软组织而导致的骨关节炎。Buscayret 等(2004)提出,盂肱关节失稳手术治疗后,盂肱关节骨关节炎的发病率为 12%~62%。稳定手术导致盂肱关节骨关节炎的进展可能与 Bristow 或 Latarjet 截骨矫形术及 Putti-Platt 术后关节软骨损伤、软组织张力过大有关(Matsoukis 等,2003)。

全肩关节置换术的外科特点

一般来说,全肩关节置换术(TSA)首先应考虑使用固定良好、稳定的假体进行解剖性关节重建。目前主要通过非骨水泥型肱骨头表面置换(图 28.1)或三、四代假体植入(图 28.2)达到这一手术目的。术中要精准摆放假体肱骨头位置,并调整后倾角、偏心距及

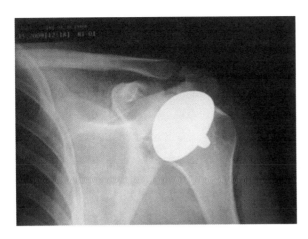

图 28.1 肱骨头表面置换。

高度（Matsen 等,1998）。关节盂可以用假体进行置换,也可以采用关节盂生物表面成形术（Ellenbecker 等,2008）。最后,还要松解、平衡和修复软组织以充分恢复长期功能。因为全肩关节置换术最常见的术后并发症是关节盂松动和翻修,所以是否置换关节盂仍存在争议。特别是有早期骨关节炎或软骨损伤或进行过不稳定手术的爱好运动的年轻患者（Bohsali 等,2006）。因此,对于需要进行全肩关节置换术的年轻患者而言,可先采用微骨折、关节盂修补、自体移植物或异体移植物固定于关节盂等其他替代方法（Bohsali 等,2006;Matsen 等,1998）。

关节置换术的关键在于恢复软组织张力,尤其是对于有较高运动水平需求的患者。具体而言,需要全方位松解肩胛下肌来增加外展外旋。但不需要进行肩胛下肌延长术,因为其最终会削弱这种力学结构。肩胛下肌松解将使肱骨头回到关节盂的中心,并恢复正常的旋转运动（Matsen 等,1998）,从而有助于恢复正常的盂肱力量,减少疼痛,并提高肌力和功能。

肩关节置换术后康复必须考虑到在麻醉下肩胛下肌可获得的伸缩长度,并将其告知患者和治疗师,多数情况下都能恢复正常的运动。修复的肩胛下肌须在术后 6 周内得到完整保护（外旋限制在 30°~45°）（Bailie 等,2008;Ellenbecker 等,2008）。如果进行较大的肩袖修复,应根据手术医生对修复手术的信心来制订保护措施。除了旋外（肩胛下肌保护原则）,患者术后可在耐受范围内立即进行完全被动活动,并在术后 6 周内快速进展为主动辅助活动和主动活动。

肩关节置换术的手术入路对术后早期康复有重要影响。常采用的手术入路有两种:胸三角肌入路和肩前上方入路/Mackenzie 入路（Levy 等,2004）。肩前上方入路是沿肩锁关节向外做一个约 9cm 长的皮肤切口,分离三角肌前束纤维不超过 6cm,注意保护腋神经,然后分离三角肌肩峰附着处以显露肩峰的前部。完全切断肩胛下肌,并用缝线固定牵开,肱二头肌长头向后位移以使肱骨头呈前脱位状（Levy 等,2004）。在这种情况下,完全切断和牵开肩胛下肌是为了在半肩或全肩关节置换术中充分显露肱骨头做准备。

肩胛下肌保护原则

术后 6 周内应遵循肩胛下肌保护原则,包括限制被动或主动外旋活动,以及禁止主动内旋抗阻训练。可以尝试在 30°~45° 中立位轻度被动外旋,但应尽量避免对关节囊前侧和肩胛下肌造成过度的牵拉。根据手术时肩袖肌腱的修复情况,以及是否进行了肱二头肌长头肌腱松解术、肌腱固定术或肌腱切断术,可能会采取额外的保护措施。需要注意的是,为了避免发生肌腱再断裂和"大力水手"畸形,可进行肱二头肌长头肌腱松解或固定术,并且术后 6 周内不能进行肱二头肌抗阻训练。全肩关节置换术后康复流程详见康复方案 28.1。

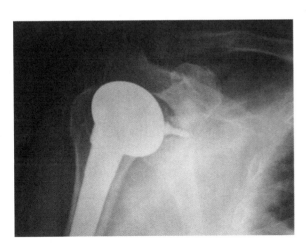

图 28.2 人工肱骨头置换。

全肩关节置换术后的主要康复概念

自 Harryman 等(1990)提出非正常移位的概念以来,其在骨科和运动医学中得到了广泛的应用。尸体研究发现,后关节囊挛缩增加了肱骨头向前移位的剪切力。非正常移位被定义为:肱骨头向挛缩的关节囊和软组织结构相反的方向移位。这是需要进行过顶投掷的运动员因适应性出现后侧肩袖和后关节囊挛缩引起前盂肱关节轻微失稳的重要原因(Grossman 等,2005)。Harryman 等(1990)还报道了在肩关节置换术中植入过大的肱骨头假体后,肱骨头假体替代了退化和塌陷的肱骨头,术后引起整个关节囊紧缩,肩关节屈曲、内外旋和最大程度上举均会出现非正常移位。除非采用适当的关节囊松解术和术后早期物理治疗来解决关节囊紧缩的问题,否则这种过度填塞会影响肩关节活动度的恢复(Wirth 和 Rockwood,1996)。图 28.3 显示了非正常移位的概念。

在所有肩关节损伤的康复过程中,恢复最佳的肌肉平衡是必不可少的。这一点在肩关节置换术后尤为重要。图 28.4 显示了在随意性运动时,肩部肌肉收缩和肌肉力量不平衡对关节位置的影响。内旋肌力或前侧肌力不平衡可导致肱骨头相对于关节盂

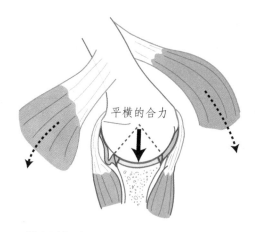

图 28.4　肌肉平衡。(Redrawn with permission from Rockwood C, Matsen F, Wirth M, Harryman D: The Shoulder, 2nd ed. Philadelphia, WB Saunders, 1998.)

的前向移位(Levy 等,2004)。同样,后侧肌力过度不平衡可能会加重后关节盂的磨损和前关节囊过度紧缩(非正常移位)导致的肩关节后半脱位,并引起后肩失稳。

外旋(ER)肌和内旋(IR)肌之间的最佳肌肉平衡建议在 66% 和 75% 的 ER/IR 范围内(Ivey 等,1984)。可通过手持式测力计或等速肌力测试系统的等距功能进行评估,以确保适当恢复肌肉平衡。患者经常出现前侧肌力过强,这可能会损害盂肱关节的生物力学结构,并导致并发症和功能损害。图 28.5 显示了"摇摆木马"现象,这是全肩关节置换术后一种常见的并发症,可导致植入物松动(Bohsali 等,2006;Matsen 等,1998)。通过监测和调整 ER/IR 强度比来恢复适当的肌肉平衡,并在术后康复中进行活动度练习和盂肱关节松动术,从而确保关节囊适度偏移,最大限度地减少非正常移位的影响,这成为肩关节置换术后患者管理的基本原则。

传统肩关节置换术的疗效

肩关节置换术是治疗盂肱关节炎的最终选择。肱骨头置换术(HHR)/半肩关节置换和全肩关节置换术是治疗终末期关节炎的常规方法。对于选择肱骨头置换术或全肩关节置换术尚未达成全面共识。两种手术方式均能显著缓解疼痛(Edwards 等,2003;Neer,1990)。研究表明,全肩关节置换术在缓

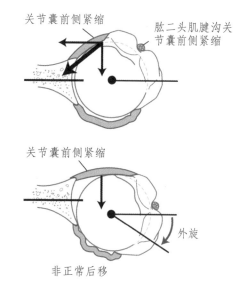

图 28.3　非正常后移位。(Redrawn with permission from Rockwood C, Matsen F, Wirth M, Harryman D: The Shoulder, 2nd ed. Philadelphia, WB Saunders, 1998.)

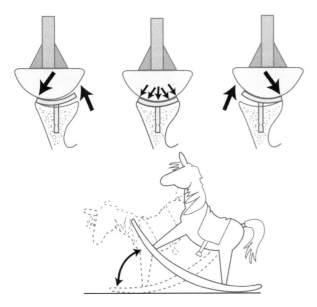

图 28.5　"摇摆木马"现象。（Redrawn with permission from Rockwood C, Matsen F, Wirth M, Harryman D: The Shoulder, 2nd ed. Philadelphia, WB Saunders, 1998.）

反式全肩关节置换术

肩袖撕裂关节病（CTA）是由 Neer（1983,1990）首次提出的，它是指巨大肩袖撕裂后导致的严重的肱骨头塌陷,同时伴有肱骨头失稳和滑膜液渗出。肩袖撕裂关节病可导致盂肱关节软骨损伤、骨质疏松症,最终形成肱骨头塌陷。因此,造成肱骨的中心力消失,盂肱关节的生物力学结构改变,肱骨头上移,并逐渐损伤喙肩韧带和肩锁关节(图 28.6)。

全肩关节置换术治疗肩袖撕裂关节病的疗效不一（Arntz 等,1991;Field 等,1997;Levy 和 Copel,2001;Sanchez-Sotelo 等,2001;Sarris 等,2003;Williams 和 Rockwood,1996;Zuckerman 等,2000)。由于肩关节生物力学结构被破坏,全肩关节置换术假体的使用往往不是最佳选择。肩关节上举时,肱骨头持续上

解疼痛的同时，可恢复肩关节的稳定性并改善肩关节功能（Bishop 和 Flatow,2005;Bohsali 等,2006;Edwards 等,2003;Gartsman 等,2000）。然而,由于全肩关节置换术可能并发肩胛盂松动,从而导致术后长期随访时需要进行翻修手术（Antuna 等,2001;Bohsali 等,2006;Sperling 等,2002;Torchia 等,1997）,因此许多外科医生建议对于有较高运动水平需求、肩袖完整及肩胛盂骨量充足的年轻患者进行半肩关节置换术（Bailie 等,2008;Burkhead 和 Hutton,1995）。

Sperling 等（2002）采用肱骨头置换术和 Neer 全肩关节置换术治疗 50 岁以下的盂肱关节炎患者。在 15 年的长期随访,两种手术均可缓解疼痛和改善功能。肱骨头置换术后 10 年和 20 年的生存率分别为 82% 和 75%，而全肩关节置换术后 10 年和 20 年的生存率分别为 97% 和 84%。然而,使用改良的 Neer 结果评分系统评估患者的日常生活能力时,60% 的肱骨头置换术患者和 48% 的全肩关节置换术患者的结果并不令人满意。Bohsali 等（2006）在综述中描述了更多关于肱骨头置换术和全肩关节置换术后并发症和疗效的报道。

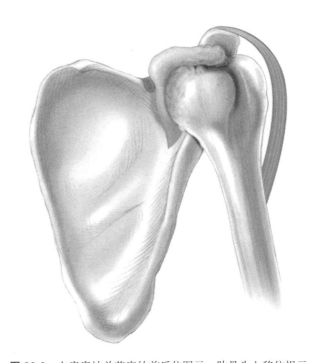

图 28.6　左肩肩袖关节病的前后位图示。肱骨头上移位提示肩袖缺失。[Reprinted with permission of the Orthopaedic and Sports Physical Therapy Sections of the American Physical Therapy Association. Boudreau S, Boudreau E, Higgins LD, Wilcox RB: Rehabilitation following reverse total shoulder arthroplasty. J Orthop Sports PhysTher. 2007;37(12):735–744. DOI: 10.2519/jospt.2007.2562.]

移使关节盂负荷增加，产生过度的剪切力，从而导致关节盂松动（Franklin 等，1988）。因此，半肩关节成形术（HA）已成为肩袖撕裂关节病的标准手术干预方式。但半肩关节成形术缓解疼痛及改善关节活动度的效果欠佳（Arntz 等，1993；Field 等，1997；Williams 和 Rockwood，1996；Zuckerman 等，2000）。Gramont 等（1993）首次提出了反式全肩关节置换术（rTSA），rTSA 现已成为肩关节置换、肩袖撕裂关节病、复杂性骨折及全肩关节置换术后肩袖修复失败的主要手术方式（康复方案 28.2）。rTSA 假体通过将肩关节盂窝替换为球形关节面、肱骨头替换为盂杯而改变肩关节的方向（图 28.7）。rTSA 假体的设计通过上下移动来改变肩关节的旋转中心，随之增加了三角肌的力臂和张力，以及三角肌产生的力矩和三角肌的拉力/作用线。三角肌成为肩关节上举的主要驱动力，这一增强的三角肌力学优势弥补了肩袖结构的缺损（Kontaxis 和 Johnson，2009；Terrier 等，2008）。此外，

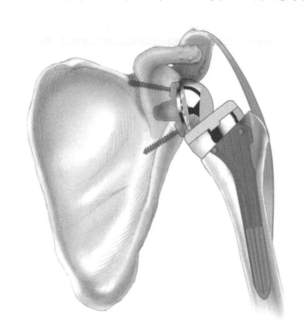

图 28.7 左肩反式全肩关节置换术后的前后位图示。假体通过将肩关节盂窝替换为球形关节面、肱骨头替换为盂杯而改变肩关节的方向。这一增强的三角肌力学优势弥补了肩袖结构的缺损。[Reprinted with permission of the Orthopaedic and Sports Physical Therapy Sections of the American Physical Therapy Association. Boudreau S, Boudreau E, Higgins LD, Wilcox RB: Rehabilitation following reverse total shoulder arthroplasty. J Orthop Sports PhysTher. 2007;37(12):735 - 744. DOI: 10.2519/ jospt.2007.2562.]

研究还表明，置换的肩关节的稳定性主要由肌肉收缩的力量来维持（Gutierrez 等，2008）。

rTSA 在治疗肩袖撕裂关节病方面效果良好，可有效缓解肩部疼痛和改善运动功能（Boileau 等，2009；Boulahia 等，2002；Grammont 和 Baulot，1993；Rittmeister 和 Kerschbaumer，2001；Weissinger 等，2008）。肩关节上举活动通常可以恢复 105° 以上（Boileau 等，2006；Boileau 等，2005；Boulahia 等，2002；DeButtet 等，1997；Frankle 等，2005；Sirveaux 等，2004），优于半肩关节成形术治疗肩袖撕裂关节病的效果（Arntz 等，1993；Field 等，1997；Sanchez-Sotelo 等，2001；Williams 和 Rockwood，1996；Zuckerman 等，2000）。但没有相关文献报道 rTSA 可以改善肩关节主动旋转功能，尤其是小圆肌轻度缺损的患者 rTSA 后主动外旋明显受限（Boileau 等，2005）。需要注意的是，rTSA 的并发症发生率为 10%~47%，脱位率为 0~9%（Boileau 等，2006；Cuff 等，2008；Deshmukh 等，2005；Edwards 等，2009；Frankle 等，2005；Guery 等，2006；Levy 等，2007；Sirveaux 等，2004；Werner 等，2005）。常见的并发症包括但不限于关节失稳或脱位、神经损伤、术中骨折、感染、血肿和假体损坏。

外科医生和物理治疗师之间的协作对于 rTSA 患者的康复治疗是至关重要的。治疗师需要了解患者术前的肩关节情况、使用的假体类型、肩胛盂和肱骨的骨质、剩余或修复的肩袖完整性及手术重建时肩关节的整体稳定性，以此来优化康复治疗。总之，对于 rTSA 患者，术后应考虑 3 个关键的康复概念：关节保护、三角肌功能及建立适当的功能和肩关节活动度的预期值。

在关节保护方面，rTSA 术后肩关节脱位的风险高于全肩关节置换术，术后体位和早期活动应基于 rTSA 术后肩关节脱位的风险。rTSA 术后内旋、内收及后伸肩关节容易导致关节脱位，这是因为上述体位会引起假体向前、向下脱位。穿衣、手触及臀部及下背部等日常活动是禁止的，尤其是在术后初期阶段。

增强三角肌功能是 rTSA 术后肌力恢复阶段最重要的康复目标。肩关节的稳定性和灵活性很大程度上依赖于三角肌和肩胛周围肌群，许多患者很难充分收缩三角肌，常规使用生物反馈疗法（言语和触觉提示、表面肌电图和康复超声成像）来帮助患者学

习肌肉收缩是有益的。成功完成康复训练后,临床医生可能会发现,与对侧肩相比,患侧三角肌表现出更强的收缩力。

肩关节功能及其活动度的预期值应根据潜在的病理结构、外旋状态及三角肌和肩胛周围肌群恢复程度而有所区别。rTSA 术后患者肩关节功能及活动度恢复差异较大,因此必须告知患者,与健侧相比,患侧肩关节肌力及功能会有所限制。活跃的患者尤其要注意肩关节的限制要求,以确保假体的使用年限并尽量降低脱位的风险。在康复初期肌力训练阶段,延迟外旋肩关节的患者进展更快,并且可表现出更好的肩关节上举活动度。术前仔细评估后侧肩袖功能和肱骨主动外旋功能对 rTSA 术后康复具有重要的影响。无论患者术后的训练强度和努力程度如何,不伴有外旋的主动前举活动不足可能会成为上肢功能的主要障碍,并导致患者的满意度较差。肩关节外旋活动明显不足时,外科医生应着重考虑同时进行背阔肌肌腱转位。

由于肩袖缺损及 rTSA 术后并发症发生率较高,所以 rTSA 术后康复过程应不同于 TSA(Boudreau 等,2007)。每个康复阶段的目标应基于切口愈合情况、软组织参数、术中/术后发现、临床表现、临床目标/重要阶段的实际情况。

第 1 阶段:术后即刻/关节保护阶段

第 1 阶段的目标是在恢复被动肩关节活动度的同时保持置换关节的完整性。建议频繁进行冷敷以缓解疼痛、减轻肿胀及肌肉痉挛,并抑制炎症反应的发生(Singh 等,2001)。对于采用传统胸三角肌入路的首次 rTSA 患者,在斜角肌神经阻滞作用消退后可开始被动关节活动度(PROM)练习,以确保适当的三角肌功能恢复及感觉反馈机制完好。肩胛平面的肩关节上举活动可在耐受范围内逐步升至90°。应避免单纯地外展肩关节,因其对肩峰施加了过度的应力。被动外旋应在肩胛平面20°~30°范围内进行。对于肩胛下肌修复的患者,可能需要调整外旋角度以避免对修复的肩胛下肌造成过度牵拉。肩袖缺损导致肩关节稳定性受损,可能会发生肩关节脱位,因此建议术后6周内不要进行内旋活动。术后第4天可以开

始在肩胛平面保护肱骨无移动的情况下进行无痛范围内的次最大强度的三角肌等长收缩和肩胛周围肌群等长收缩训练。rTSA 术后几乎没有完整的肩袖,三角肌和肩胛周围肌群成为盂肱关节的主要驱动、稳定和活动结构。三角肌和肩胛周围肌群等长收缩将有助于恢复三角肌的正常功能,并维持盂肱关节的稳定性。在进行三角肌后束等长收缩时,避免肩关节过度后伸是降低肩关节脱位风险的关键。

术后3~6周,根据患者的临床表现和进展可以开始早期活动。随着早期软组织的愈合及患者感觉反馈机制的改善,在肩胛平面被动上举肩关节至120°是较为安全的,通常在术后6周可达到140°。根据对 rTSA 术后患者的研究结果,主动上举预计可达138°(Boileau 等,2005;Boulahia 等,2002;Frankle 等,2005;Werner 等,2005)。被动外旋角度可逐渐进展至30°~45°,但要注意修复的肩胛下肌软组织的限制。术后6周可以开始被动内旋肩关节,但应在肩胛平面内至少有60°外展的保护体位下完成,以免肩关节产生内收内旋。

术后3~4周,除治疗、洗澡和家庭锻炼外,推荐使用外展式吊带固定肩关节,以保持肱骨在肩胛平面位置(30°上举外展角)(Grammont 和 Baulot,1993)。关于 rTSA 术后的体位,需要遵循的重要理念是:"无论患者在做什么,都应该始终能够看到他们的肘部",这种体位将有助于避免肩关节后伸和内收。此外,当患者去除外固定时,建议不要使用患肢触及腹部/胸壁,因为这涉及肩关节内收内旋,会再次增加脱位的风险。手术修复后侧肩袖的肌腱质量较差,当术中检查发现后关节囊完整性受损时,最好使用外旋固定装置,如 Donjoy Ultrasling 15°外旋吊带(dj Orthopedics,Vista,CA)或刚性 Gunslinger 支具(Patterson Medical/Sammons Preston,Bolingbrook,IL)。在术后早期组织愈合的关键阶段,上肢在肩胛平面15°外旋可为后侧肩袖的愈合提供一个相对缩短的体位。

对于需要进行 rTSA 的传统 TSA 翻修失败的患者,术后通常需要延长固定时间(3~6周)。制订术后康复方案时需要考虑手术入路方式,传统 rTSA 手术是通过胸三角肌入路(Seebauer 等,2005),这样可以最大限度地减少对三角肌前束的手术创伤;然而,一

些外科医生会采用更佳的手术入路方式，从锁骨前外侧1/3处切开三角肌前束。在这种情况下,应禁止早期活动三角肌，并通过延迟康复训练来确保三角肌有足够的愈合时间。

第2阶段:主动关节活动度练习/早期强化阶段(6~12周)

第2阶段从被动关节活动度(PROM)向主动辅助/主动关节活动度(AAROM/AROM)练习过渡,初始阶段目标是强化肌力以恢复肩关节的动态稳定性。继续实施之前的脱位保护措施。在肩胛骨稳定的情况下,可在仰卧位下开始主动和被动肩关节上举。随着功能的提高,可逐渐增加体位难度,如倾斜30°、45°和60°,直至可在坐位和站立位完成上述活动。

密切观察患者的活动耐受性和主动关节活动进展是至关重要的。部分患者在从康复固定阶段向主动功能活动进展时，会出现肩峰应力性骨折(Walch等,2009)。在rTSA手术中,三角肌被拉紧,由于三角肌成为肩关节上举的主要驱动力，所以在肩峰和三角肌的骨骼肌界面会产生较大的应力，再加上传统的骨折风险(因素如骨质疏松、类固醇使用史和长时间固定),导致2例患者发生肩峰应力性骨折。在早期主动活动和独立功能性活动过程中，一旦出现AROM耐受性急剧下降、肩峰触诊疼痛、PROM尚可、三角肌主动抗阻疼痛、影像学检查阴性等情况,通常提示存在隐匿性骨折。建议对rTSA术后无移位的肩峰应力性骨折进行保守治疗。主动肩关节上举和三角肌活动应禁止4~6周或直到疼痛消退，改进的康复方案应着重维持被动关节活动度和恢复内外旋肌力。无移位的肩峰应力性骨折需要3个月才能愈合。建议密切监测患者的状态,以确保不会发生肩峰移位。如果发生移位,可能需要手术治疗。

AAROM/AROM内旋和外旋肩关节活动从开始到进展的过程中，旋转运动仍应在肩胛平面完成。内旋和外旋次最大等长收缩训练通常推迟到术后8周才开始，以确保修复后的小圆肌和肩胛下肌软组织的完整性。通常冈下肌是不可修复的,而小圆肌可保持完整。

只有在盂肱关节和肩胛胸壁关节有足够的肌力

和主动关节活动度的情况下,才开始等张收缩强化训练。如果未形成较强的肌力就开始等张收缩强化训练,可能会加重肌力不足，并导致软组织过度受力。开始等张收缩强化训练时,建议采用低重量、高重复的方法。患者从仰卧位开始,并逐渐增加倾斜角度。"草坪椅"式三角肌强化练习直至最终完成坐位训练是一种有用的渐进技术，患者可以通过倾斜分级进行肩关节上举和前屈活动。

第3阶段:中度强化(第12周以上)

在第3阶段,患者可出现适当的PROM/AAROM/AROM，并且能够等张活动三角肌和肩胛周围各肌群,同时具有适当的肩部肌力。患者可耐受患侧上肢肘部、腕部和手部的抗阻强化训练。第3阶段的主要目标是进一步强化肌力训练和增加功能独立性,同时保持无痛状态下的力学稳定。对于所有静态和动态活动,应继续遵循脱位保护原则。所有的强化训练都应以少次多量的原则为基础,以增强肩部的耐力,并降低损伤/脱位的风险。基于DeLorme渐进式超负荷原则,大多数rTSA术后患者通过进行1.36kg的渐进式超负荷运动获得了功能性力量增加(Bayley和Kessel,1982)。应尽量避免突然的提、推、拉动作,以降低损伤或脱位的风险。

第4阶段:持续家庭计划(4个月以上)

第4阶段开始时,患者已经熟练进行物理治疗,出院后继续予以家庭训练计划。进阶到第4阶段时,患者可进行无疼痛的肩关节主动活动和适当的强化训练。最终,患肩的功能达到外科医生和物理治疗师推荐的、可恢复家庭生活、工作和休闲活动所需的肩关节活动度,即上举80°~120°、外旋30°、双侧上肢举重4.5~6.8kg。术后随访,以确保患肩不会过度牵拉超出其结构的完整性。

总结

临床上使用rTSA治疗肩袖撕裂关节病是较为合理的,因为其改变了肩部的力学结构,在肩袖缺损的情况下增强了三角肌的功能。因此,rTSA 患者与传统 TSA 患者的术后康复方案不同。物理治疗师、外科医生和患者应共同制订术后康复方案,重点关注

关节保护、三角肌功能,并明确肩关节功能及其活动度的预期。

康复方案 28.1　全肩关节置换术后康复

一般准则

- 外科医生指导患者术后肩吊带的使用方法和持续时间
- 术后即刻指导患者被动和主动辅助肩关节活动度练习,出院后指导患者腹部按摩、上肢摆动运动和肘关节活动

1~4 周

- 减轻疼痛和肿胀
- 开始全范围被动前屈、外展或内旋肩关节。在该阶段,禁止外旋拉伸抗阻或关节囊前侧活动,以确保肩胛下肌的修复。在不抗阻的前提下,肩关节被动外展 30°~45°,同时外旋 30°~45°
- 肘部、前臂和手腕的关节活动/牵伸
- 徒手进行肩胛骨伸缩抗阻训练,在仰卧肩关节支撑位进行次最大肱二头肌/肱三头肌徒手抗阻训练
- 在桌面使用瑞士球运动(Codman 闭链运动)

2~4 周

- 开始使用滑轮在矢状面上进行肩关节屈伸及肩胛骨平面的主动辅助上举活动

4~6 周

- 继续上述所有练习
- 开始进行肩关节不同角度位下外旋、外展/内收、前屈/后伸的次最大等长收缩徒手抗阻练习
- 上肢抗阻训练(UBE)
- 仰卧位,盂肱关节位于肩胛平面、肩关节外展

10°~20°(腋下垫毛巾卷或枕头)和肘关节屈肘支撑位,使用滑轮或哑铃、弹力管进行肩外旋等张训练

6~8 周

- 开始被动拉伸外旋肩关节过中立位
- 开始次最大内旋抗阻训练
- 经典的肩袖等张训练
  - 侧卧外旋
  - 俯卧后伸
  - 俯卧水平外展,随着关节活动度的改善,肩关节活动从中立位到肩胛平面位,并逐渐进展到冠状位
- 肱二头肌/肱三头肌在站立时弯曲,而盂肱关节在中立休息位
- 使用阻力杆或振荡棒进行振荡训练
- 进行开链和闭链运动状态下的稳定性训练

8~12 周

- 继续进行抗阻训练和增加关节活动度练习
- 使用小瑞士球进行运球训练和上半身肌肉增强训练

12~24 周

- 继续上述所有练习
- 肩胛平面中立位测试/评估等长内/外旋肌力
- 完成主观评定量表
- 关节活动度评估

（待续）

康复方案 28.2 反式全肩关节置换术后康复

脱位保护措施
- 禁止肩关节内收、内旋、后伸

第 1 阶段：术后即刻/关节保护阶段（1~6 周）

目标
- 患者和家属单独进行：
  - 关节保护
  - 被动关节活动度练习
  - 协助穿脱肩吊带和衣物
- 促进软组织愈合/保持置换关节的完整性
  - 增强被动关节活动
  - 恢复肘关节/手腕/手的主动活动度
  - 独立完成日常生活活动

第 1 阶段的保护措施
- 吊带固定 3~4 周，可能需要延长翻修手术时间
- 仰卧时，肱骨由毛巾卷支撑，以避免肩关节后伸
- 禁止肩关节主动活动。禁止患肢搬动物体；禁止患肢支撑身体重量

急性护理治疗（1~4 天）
- 在斜角肌麻醉完全消退后，在仰卧位开始被动肩关节活动度练习
  - 肩胛平面仰卧位被动上举至 90°
  - 手术发现肩胛平面外旋通常可达 20°~30°
  - 禁止内旋活动
- 颈椎、肘关节、手腕和手的主动/主动辅助关节活动度练习
- 在肩胛平面开始肩胛周围肌群次最大等级无痛等长收缩
- 频繁冷敷

5~21 天
- 如前所述，继续所有的运动和冷敷治疗
- 在肩胛平面开始次最大无痛三角肌等长收缩（分离三角肌后束时避免肩关节后伸）

3~6 周
- 继续之前的训练，并予冷敷
  - 肩胛平面仰卧位上举至 120°
  - 在肩胛平面可耐受范围内外旋肩关节，并考虑软组织的限制

- 术后 6 周，开始在肩胛平面可耐受范围内被动内旋肩关节（不超过 50°）
- 肘关节、手腕和手的抗阻训练

进展到第 2 阶段的标准
- 在可耐受范围内进行肩关节被动关节活动，以及肘部、手腕和手部主动关节活动
- 患者能够等长收缩三角肌和肩胛周围肌群

第 2 阶段：主动活动度练习/早期强化阶段（6~12 周）

目标
- 持续的被动关节活动度进展（不要求全范围被动关节活动度）
- 逐渐恢复主动关节活动度
- 控制疼痛和炎症
- 允许软组织持续愈合/不要过度拉伸愈合组织

保护措施
- 继续避免肩关节过度后伸
- 在肩关节力学结构弱的情况下，避免重复的肩关节主动活动
- 禁止举起比咖啡杯重的物体或用上肢支撑体重

6~8 周
- 继续进行被动关节活动
- 开始适当的肩关节辅助/主动关节活动度练习
  - 在肩胛平面上举，视情况采取合适的仰角（如从仰卧位开始，逐渐过渡到坐位/站位）
  - 在肩胛平面内外旋，从仰卧位开始，逐渐过渡到坐位/站位
- 开始盂肱关节内外旋次最大等级无痛等长收缩
- 在适当的情况下，开始肩交替进行胛胸壁节律性稳定训练和仰卧位的等长收缩训练。开始肩胛周围肌群和三角肌次最大无痛等张收缩训练
- 加强肘关节、腕和手部的肌力
- 盂肱关节和肩胛胸壁关节活动（I 级和 II 级）
- 如有需要，继续使用冷敷治疗
- 患者可开始使用患肢进食和轻度日常生活活动

9~12 周
- 继续之前的进展训练和功能活动
- 在肩胛平面开始等张轻微负重上举（0.5~1.4kg），

康复方案 28.2(续)

躯干的仰角可适当改变(即从仰卧位开始,逐步过渡到坐位/站位)
- 进展到盂肱关节内外旋等张强化训练

进展到第 3 阶段的标准
- 改善肩关节功能
- 患者可以等张收缩三角肌

第 3 阶段:适度强化(12 周以上)
目标
- 加强患肢的功能使用,增加功能活动
- 增强肩部肌张力、肌力和耐力

保护措施
- 禁止患肢举起超过 2.7kg 的物体
- 禁止突然的提、推活动

12~16 周
- 继续进行上述所有锻炼
- 在适当的情况下,进行站立位的上举抗阻训练

第 4 阶段:持续家庭计划(术后 4 个月以上)
- 一般来说,患者在该阶段可以采用家庭康复计划,每周 3~4 次,重点是:
  - 持续肌力训练
  - 外科医生和物理治疗师根据患者康复的进展制订康复计划,继续进行功能和娱乐活动训练
- 治愈标准:
  - 患者能够恢复适当的肩部肌力,并维持无痛肩关节主动活动(通常上举 80°~120°,外旋约 30°)
  - 能够完成简单的家务活动和工作

(李克军 艾怡然 译　蒋拥军 校)

相关资料

A complete reference list is available at https://expertconsult.inkling.com/.

延伸阅读

DeLorme T, Wilkins AL. *Progressive Resistance Exercise*. New York: Appleton-Century-Crofts; 1951.
Ellenbecker TS, Davies GJ. The application of isokinetics in testing and rehabilitation of the shoulder complex. *J Athl Train*. 2000;35(3):338–350.
Lee SB, An KN. Dynamic glenohumeral stability provided by three heads of the deltoid muscle. *Clin Orth Rel Res*. 2002;400:40–47.
Nwakama AC, Cofield RH, Kavanagh BF, et al. Semiconstrained total shoulder arthroplasty for GH arthritis and massive rotator cuff tearing. *J Shoulder Elbow Surg*. 2000;9(1):302 307.
Rockwood CA. The technique of total shoulder arthroplasty. *Instr Course Lect*. 1990;39:437–447.
Singh H, Osbahr DC, Holovacs TF, et al. The efficacy of continuous cryotherapy on the postoperative shoulder: a prospective, randomized investigation. *J Shoulder Elbow Surg*. 2001;10(6):522–525.

第 **29** 章

间歇式上肢投掷训练

Timothy F. Tyler | Drew Jenk

棒球和垒球运动员中肩肘部损伤一直呈不断增加的趋势。引起运动员此类损伤的原因包括：越来越多的青少年参与到这类运动中、越来越多的人在幼年时期进行这类运动的专业化训练、投掷次数越来越多，以及投掷技术不当。

以前的观点认为像曲线球和滑球的投掷动作训练会让年轻棒球运动员面临更大的损伤风险。然而，Dun 等（2008）及 Nissen 等（2009）的研究显示，过多的投掷次数比投掷类型可能更容易引起肩肘部损伤。Dun 等发现，肩肘部的负荷在投快速球时最大，在投变速球时最小。Nissen 等研究表明，投曲线球时的肩肘部力矩比投快速球时更小。Fleisig 等（2006）也证明：事实上，投变速球可能是肩肘部负荷最小的投球类型，而投曲线球和快速球时肩肘部的负荷相当。因此，投掷的类型很可能不是导致青少年棒球运动员肩肘部损伤的最主要原因，而过多的投掷次数可能才是关键。

由于这种观点的转变，肩肘部损伤的研究越来越多地转移到投掷次数，而不是之前认为的投掷类型上。Lyman 等（2002）认为，9~14 岁的年轻棒球运动员在一个赛季中投掷次数超过 600 次更易引起肩部疼痛，而投掷次数超过 800 次更易引起肘部疼痛。

这些关于投掷次数增加导致肩肘损伤不断增加的研究，使得少年棒球联盟制定了更加严格的投球数指南来保护此项运动的参与者。2007 年该联盟根据类似的建议制定了一项投掷次数的指南。2008 年该指南又进一步完善，将 7 岁以上的球员包括在内，并根据球员的年龄和休息时间的长短来限制其投球数量（表 29.1）。

Davis 等（2009）的研究显示，提高投掷技术能够降低年轻棒球投手上肢损伤的风险。投球技术好的年轻投手肱骨内旋力矩和肘外翻负荷更小，其投掷效率也更高。此外，Fleiseg 等（1999）的研究表明，成绩斐然的投手其发展历程是尽快掌握正确的投球技术，并且随着身体发育的成熟进一步增加力量训练。

棒球投掷的研究重点是动力学和运动学，以及投球和棒球相关的上肢损伤的生物力学原理。通常来说，棒球是一项男性运动。然而，根据美国运动医学研究提供的数据，2008 年全世界大约有 230 万人参加了少年棒球联盟，另有 40 万女性垒球运动员。因此，研究垒球投掷对损伤的发生和预防的影响就显得尤为重要。

Werner 等（2006）发现，风车式投球的女性垒球投手和相应的男性棒球投手一样存在过度使用导致损伤的风险。与棒球投手一样，垒球投手投球侧的肩部因受到了极大的离心力而导致损伤。低手投球运动员的肘部侧面承受着巨大的压力，而垒球投手通常是运动场上仅有的低手投球者。因此，研究垒球和

表 29.1　少年棒球联盟投掷指南

年龄	每天投掷次数
17~18	105
13~16	95
11~12	85
9~10	75
7~8	50

棒球运动员肩上投球方面的共性和差异是非常重要的。Chuet 等认为，尽管在垒球和棒球投球方面存在很多共同点，但也有一些具体的不同。垒球运动员跨步更快、更大，骨盆与上躯干的扭转更小，在引球伸展和跨步膝伸展时最大角速度和球速更低，肩肘部近端的力量更小，以及从脚触地到球出手需要较长的投球时间。现有的主要研究显示，尽管女性垒球运动员和男性棒球运动员投球时有类似的运动学和动力学原理，但也存在明显的区别。无论是肩上投球还是低手投球，男女运动员上肢损伤的风险都会增加。

对于肩上投球的运动员来说，力量和牵伸训练之类的基础训练的确很重要，但针对其各自的运动项目进行的专项训练也非常重要。对于垒球和棒球投手来说，基于数据库的间歇式投掷训练计划就属于这类训练。Axe 等（1996，2001）研究了少年棒球联盟（表 29.2）、高中、大学和职业棒球运动员（表 29.3）及大学垒球运动员（表 29.4），并对整场比赛中每个位置上的球员的投掷次数、投掷距离进行了数据收集。他们在此基础上计算了每局比赛、每场比赛和每个赛季相应的各项数据的平均值。在获得这些数据后，就可以针对少年棒球联盟、大学、职业棒球运动员和大学垒球运动员制订间歇式投掷训练计划。

间歇式投掷训练计划是基于投掷距离和投掷次数而设计的（表 29.2 至表 29.4）。这种训练计划非常重要，因为它能以一种客观的方式帮助从伤病或者赛季前回归的运动员增强上肢力量。当健康的大学棒球运动员按照发力百分比的要求进行投掷训练时，他们并不能精确地估计出所需的力量。当他们被要求使用 50% 的力量投球时，实际上使用了 85% 的力量。当他们被要求使用 75% 的力量投球时，实际上使用了 90% 的力量。因此，相比那种要求运动员在各自位置上以不同标准发力的训练方法来说，基于投掷距离和次数的训练计划能够更客观地增强上肢的功能性力量。

投手在间歇式投掷训练中取得进步的同时，能够分辨出常见的错误投掷动作是非常重要的，这些动作可能会导致损伤，也可能提示某些损伤早已存在。需要注意的是，目前尚不清楚哪些机械投掷动作会导致损伤。然而，在棒球领域，经常导致损伤或掩盖当前伤害的原因是众所周知的。这些错误的投掷动作很容易被肉眼观察或者二维视频分析发现。三维录像分析固然是很有效的工具，但对于多数医生来说还是过于昂贵了。

错误的投掷动作可分解为以下 8 个常见的可识别的技术动作：

1.挥臂时对骨盆控制力差（图 29.1）。
2.脚着地时骨盆过于紧张（图 29.2）。
3.发力脚远离本垒或目标（图 29.3）。
4.投掷侧肘部在肩部以下（图 29.4）。
5.躯干过度侧倾（图 29.5）。
6.脚着地时前臂旋后（图 29.6）。
7.脚着地时肩关节过度内旋（图 29.7）。
8.结束或收尾动作差（图 29.8）。

如果临床医生或教练能够发现这 8 个常见的错误技术动作，那么就有可能纠正投手的错误以避免他们受伤。同时，如果投手在受伤的情况下进行投掷训练，临床医生或者教练应该合理诊断这些损伤，并使投手恢复到以前那种不受限且无痛的运动状态。

综上所述，棒球和垒球运动员容易发生上肢损伤，这在很大程度上是由于他们所从事的运动具有重复性。如果运动员通过使用基于数据的间歇式训练计划来建立适当的训练强度、纠正错误的技术动作、限制每个赛季的投掷次数，将更有可能避免上肢损伤。

高尔夫球手的肩关节损伤

肩关节损伤高居职业高尔夫球手常见损伤的第 3 位，也是业余高尔夫球手的第 4 大损伤。为了更好地理解和处理高尔夫球手的肩关节损伤，应分辨和理解正确击球的 5 个步骤：起杆、后挥杆、下挥杆、加速和收杆。一旦伤者做好了重返赛场的准备，就可以开始间歇式高尔夫球训练计划（表 29.5）。间歇式训练的目的是重建挥杆幅度、重心转移和合理的技术动作。这需要从简单的放球入洞开始，逐渐进展到用短铁杆击球和中铁杆击球。当挥杆不再引起疼痛时，就可以同时使用长铁杆和木杆进行击球练习。在恢复性训练阶段，我们鼓励高尔球手从 1 周 2 次 9 洞练习开始，然后进展到 1 周 4~5 次 9 洞练习，最后达到 1 周多次 18 洞练习。

表 29.2　13~14 岁棒球投手间歇式投掷训练计划

第 1 阶段：恢复投掷步骤			21 个快球（50%）*
所有的投掷均以 50% 的发力			20 个快球（75%）*
第 1 步	60 英尺热身投掷		21 个快球（50%）*
	30 英尺 15 次投掷 *		25 次长投球至 160 英尺
	30 英尺 15 次投掷 *	第 9 步	120 英尺热身投球
	30 英尺 15 次投掷		25 个快球（50%）*
	20 次长投球至 60 英尺		24 个快球（75%）*
第 2 步	75 英尺热身投球		24 个快球（75%）*
	45 英尺 15 次投掷 *		25 个快球（50%）*
	45 英尺 15 次投掷 *		25 次长投球至 160 英尺
	20 次长投球至 75 英尺	第 10 步	120 英尺热身投球
第 3 步	90 英尺热身投球		25 个快球（75%）*
	60 英尺 15 次投掷 *		25 个快球（75%）*
	60 英尺 15 次投掷 *		25 个快球（75%）*
	20 次长投球至 90 英尺		20 个快球（75%）*
第 2 阶段：恢复到投球步骤			25 次长投球至 160 英尺
双足跳投后从水平面上进行快速球系列		第 11 步	积极的休息
第 4 步	105 英尺热身投球		120 英尺热身投球
	20 个快球（50%）*		60 英尺 20 次投球（75%）*
	16 个快球（50%）*		80 英尺 15 次投球（75%）*
	16 个快球（50%）*	第 12 步	60 英尺 20 次投球（75%）*
	25 次长投球至 105 英尺		80 英尺 15 次投球（75%）*
第 5 步	120 英尺热身投球		20 次长投球至 160 英尺
	20 个快球（50%）*		120 英尺热身投球
	20 个快球（50%）*		20 个快球（75%）
	20 个快球（50%）*		6 个变速投球（75%）
	25 次长投球至 150 英尺		20 个快球（100%）
第 6 步	120 英尺热身投球	第 13 步	20 个快球（75%）
	16 个快球（50%）*		6 个变速投球（75%）
	20 个快球（50%）*		25 次长投球至 160 英尺
	20 个快球（50%）*		120 英尺热身投球
	16 个快球（50%）*		20 个快球（75%）
	25 次长投球至 160 英尺		第 1 场 4 次投球（75%）
第 3 阶段：强化式投球从投球区上以正常跨步姿态投球			15 个快球（100%）
第 7 步	120 英尺热身投球		10 个变速投球（100%）
	20 个快球（50%）*		20 个快球（100%）
	20 个快球（75%）*		5 个快速投球（100%）
	20 个快球（75%）*		20 个快球（75%）
	20 个快球（50%）*		第一场 4 次投球（75%）
	25 次长投球至 90 英尺		25 次长投球至 160 英尺
第 8 步	120 英尺热身投球	第 14 步	120 英尺热身投球
	20 个快球（75%）*		20 个快球（100%）

（待续）

表 29.2(续)

	第一场投球(100%)	第 15 步	25 次长投球至 160 英尺
	15 个快球(100%)		击球练习
	10 个变速投球(100%)		100~110 投球
	20 个快球(100%)		第一场 10 次投球
	5 个变速投球(100%)		触击球和回击球
	20 个快球(75%)	第 16 步	模拟对抗练习
	第一场 5 次投球(75%)		

模拟对抗练习:

1:10 分钟 50~80 次热身投球、逐渐增加速度

2:5 局

3:每局有 22~27 个投球,包括 15~20 个快球

4:两局之间休息 6 分钟

*:每组休息 6 分钟

表 29.3　高中、大学和职业棒球投手的间歇投掷方案

第 1 阶段	恢复投掷步骤		105 英尺 15 次投掷 *
	所有的投掷均以 50% 的发力		20 次长投球至 120 英尺
第 1 步	60 英尺热身投掷	第 6 步	120 英尺热身投球
	30 英尺 15 次投掷 *		120 英尺 20 次投掷 *
	30 英尺 15 次投掷 *		120 英尺 20 次投掷 *
	30 英尺 15 次投掷		120 英尺 15 次投掷 *
	20 次长投球至 60 英尺		20 次长投球至 120 英尺
第 2 步	75 英尺热身投掷	第 2 阶段	恢复到投球步骤
	60 英尺 15 次投掷 *		投球按要求的程度发力
	60 英尺 15 次投掷 *	第 7 步	60 英尺 6 英寸 15 次投掷(75%)
	60 英尺 15 次投掷 *		60 英尺 6 英寸 20 次投掷(75%)
	20 次长投球至 90 英尺		60 英尺 6 英寸 20 次投掷(75%)
第 3 步	105 英尺热身投球		60 英尺 6 英寸 15 次投掷(75%)
	75 英尺 15 次投掷 *		60 英尺 6 英寸 20 次投掷(75%)
	75 英尺 15 次投掷 *	第 8 步	60 英尺 6 英寸 15 次投掷(75%)
	75 英尺 15 次投掷 *		60 英尺 6 英寸 20 次投掷(75%)
	20 次长投球至 105 英尺		60 英尺 6 英寸 20 次投掷(75%)
第 4 步	120 英尺热身投掷	第 9 步	20 个快球(50%)*
	90 英尺 15 次投掷 *		20 个快球(50%)*
	90 英尺 20 次投掷 *		20 个快球(50%)*
	90 英尺 15 次投掷 *		20 个快球(50%)*
	20 次长投球至 120 英尺		60 英尺 6 英寸 25 次投掷(75%)
第 5 步	120 英尺热身投掷	第 10 步	20 个快球(50%)*
	105 英尺 20 次投掷 *		20 个快球(75%)*
	105 英尺 20 次投掷 *		20 个快球(50%)*

表 29.3(续)

	15 个快球(75%)*		5 个牵制球至第一垒
	60 英尺 6 英寸 25 次投掷(75%)		20 个快球(100%)
第 11 步	25 个快球(50%)*	第 16 步	5 个变速投掷*
	20 个快球(75%)*		15 个快球(100%)
	20 个快球(75%)*		5 个变速投掷*
	20 个快球(75%)*		15 个快球(100%)
	20 个快球(75%)*		3 个牵制球至第一垒
第 3 阶段	强化式投球		20 个快球(100%)
第 12 步	25 个快球(75%)*		5 个变速投掷*
	20 个快球(100%)*		15 个快球(100%)
	10 个快球(75%)*		3 个牵制球至第二垒
	15 个快球(75%)*		5 个变速投掷*
	25 个快球(75%)*	第 17 步	积极休息
	25 次长投球至 90 英尺		重复第 14 步
第 13 步	积极休息	第 18 步	20 个快球(100%)
	80 英尺 20 次投掷*		5 个变速投掷*
	80 英尺 20 次投掷*		20 个快球(100%)
	80 英尺 20 次投掷*		3 个牵制球至第一垒
	80 英尺 20 次投掷*		20 个快球(100%)
第 14 步	20 个快球(75%)*		3 个牵制球至第二垒
	20 个快球(100%)5 个变速投掷*		15 个快球(100%)
	15 个快球(100%)5 个变速投掷*		5 个变速投掷*
	场地触击球和回击球(候补投手完成这一步后可在下一个投掷训练日进行第 21 步训练)		15 个快球(100%)
			5 个变速投掷*
		第 19 步	击球练习
第 15 步	20 个快球(100%)*		100~110 投球
	15 个快球(100%)		场地触击球和回击球
	5 个变速投掷*	第 16 步	模拟对抗练习

*:每组休息 6 分钟

表 29.4 垒球手的间歇投掷训练

第 1 阶段:早期投球步骤			休息 8 分钟
所有的投球均 50% 发力			45 英尺 10 次投球
所有的投球均由鸭式跳投开始			10 次长投球至 60 英尺
第 1 步	30 英尺热身投球	第 3 步	60 英尺热身投球
	30 英尺 10 次投球		60 英尺 10 次投球
	休息 8 分钟		休息 8 分钟
	30 英尺 10 次投球		60 英尺 10 次投球
	10 次长投球至 40 英尺		10 次长投球至 75 英尺
第 2 步	45 英尺热身投球	第 4 步	75 英尺热身投球
	45 英尺 10 次投球		75 英尺 10 次投球

(待续)

表 29.4（续）

	休息 8 分钟
	75 英尺 10 次投球
	10 次长投球至 90 英尺
第 5 步	90 英尺热身投球
	90 英尺 10 次投球
	休息 8 分钟
	90 英尺 10 次投球
	10 次长投球至 105 英尺
第 6 步	105 英尺热身投球
	105 英尺 10 次投球
	休息 8 分钟
	105 英尺 10 次投球
	10 次长投球至 120 英尺

第 2 阶段：开始快速投球

所有投球都是快球（没有变速球）

所有投球均是可耐受的或最大指定水平的投球

所有投球由鸭步跳投开始

第 7 步	120 英尺热身投球
	60 英尺 10 次投球（75%）
	20 英尺 10 次投球（50%）
	休息 8 分钟
	60 英尺 10 次投球（75%）
	20 英尺 10 次投球（50%）
	10 次长投球至 120 英尺
第 8 步	120 英尺热身投球
	60 英尺 10 次投球（75%）
	35 英尺 10 次投球（50%）
	休息 8 分钟
	60 英尺 10 次投球（75%）
	35 英尺 10 次投球（50%）
	10 次长投球至 120 英尺
第 9 步	120 英尺热身投球
	60 英尺 10 次投球（75%）
	46 英尺 10 次投球（50%）
	休息 8 分钟
	60 英尺 10 次投球（75%）
	46 英尺 10 次投球（50%）
	15 次长投球至 120 英尺
第 10 步	120 英尺热身投球
	60 英尺 10 次投球（75%）
	46 英尺 10 次投球（50%）
	休息 8 分钟

	46 英尺 10 次投球（50%）
	休息 8 分钟
	60 英尺 10 次投球（75%）
	46 英尺 10 次投球（50%）
	15 次长投球至 120 英尺

第 3 阶段：强化式投球

投球组 11~15 包括指定发力水平的 1 次快球到 1 次变速球

投球组 16~21 包括投掷的百分比，相当于在指定发力水平且
　　适合具体运动员的受伤前投掷组合的百分比。

每一步由热身投球 120 英尺开始

最后由 20 个长投球至 120 英尺结束

第 11 步	2 次投球至各垒（75%）
	15 次投球（50%）*
	15 次投球（50%）*
	1 次投球至各垒（75%）
	15 次投球（50%）*
第 12 步	2 次投球至各垒（75%）
	15 次投球（50%）*
	15 次投球（50%）*
	15 次投球（50%）*
	1 次投球至各垒（75%）
	15 次投球（50%）*
第 13 步	2 次投球至各垒（75%）
	15 次投球（50%）*
	15 次投球（50%）*
	15 次投球（75%）*
	15 次投球（75%）*
	1 次投球至各垒（75%）
	15 次投球（50%）*
第 14 步	2 次投球至各垒（75%）
	15 次投球（50%）*
	15 次投球（75%）*
	15 次投球（75%）*
	20 次投球（50%）*
	1 次投球至各垒（75%）
	15 次投球（50%）*
第 15 步	2 次投球至各垒（100%）
	15 次投球（75%）*
	15 次投球（75%）*
	15 次投球（75%）*
	20 次投球（75%）*
	1 次投球至各垒（75%）
	15 次投球（75%）*

（待续）

表 29.4(续)

第 16 步	1 次投球至各垒(100%)		20 次投球(100%)*
	15 次投球(100%)*		1 次投球至各垒(100%)
	20 次投球(75%)*		15 次投球(100%)*
	15 次投球(100%)*	第 19 步	1 次投球至各垒(100%)
	20 次投球(75%)*		20 次投球(100%)*
	1 次投球至各垒(75%)		15 次投球(100%)*
	20 次投球(75%)*		20 次投球(100%)*
第 17 步	1 次投球至各垒(100%)		15 次投球(100%)*
	15 次投球(100%)*		20 次投球(100%)
	20 次投球(75%)*		15 次投球(100%)*
	15 次投球(100%)*		1 次投球至各垒(100%)
	15 次投球(100%)*		15 次投球(100%)*
	20 次投球(75%)*	第 20 步	击球练习
	1 次投球至各垒(75%)		100~110 次投球
	15 次投球(75%)*		每 25 次投球中需要投至各垒 1 次
第 18 步	1 次投球至各垒(100%)	第 21 步	模拟对抗练习
	20 次投球(100%)*		7 局
	15 次投球(100%)*		18~20 次投球/局
	20 次投球(100%)*		休息 8 分钟
	15 次投球(100%)*		受伤之前投掷组合

*:每组休息 6 分钟

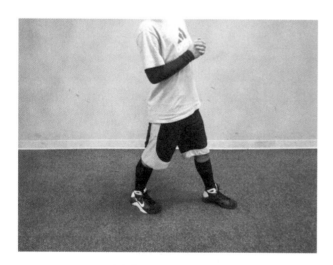

图 29.1   在投掷开始时缺少对骨盆的控制。

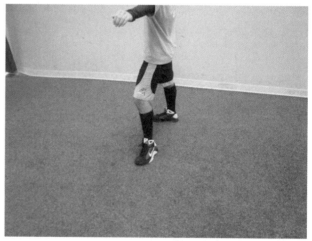

图 29.2   脚着地时骨盆紧张。

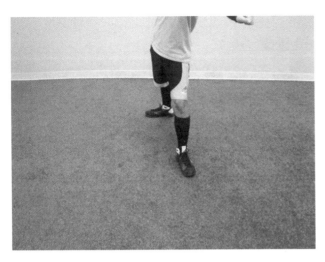

图 29.3　发力脚远离本垒目标。

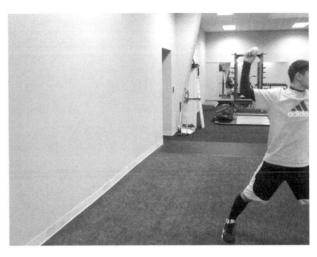

图 29.6　脚着地时前臂旋后。

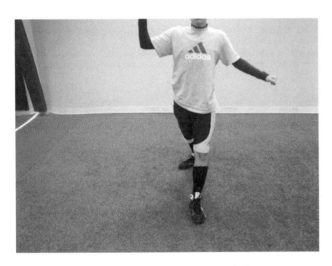

图 29.4　肘关节低于肩关节的高度。

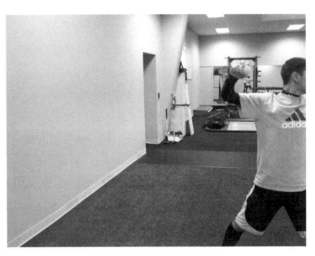

图 29.7　脚着地时肩关节过度内旋。

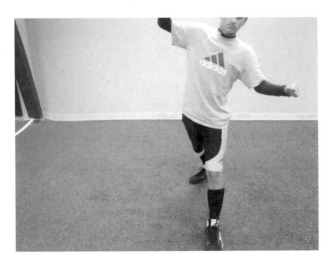

图 29.5　躯干侧倾过大。

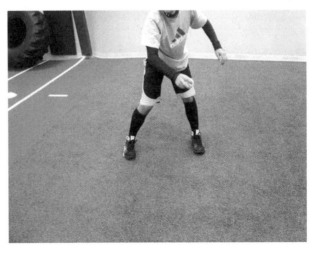

图 29.8　结束动作较差。

表 29.5　间歇式高尔夫球训练计划

	星期一	星期三	星期五
第 1 周	10 次短打	15 次短打	20 次短打
	10 次切削击球	15 次切削击球	20 次切削击球
	休息 5 分钟	休息 5 分钟	休息 5 分钟
	15 次切削击球	25 次切削击球	20 次短打
			20 次切削击球
			休息 5 分钟
			10 次切削击球
			10 次短铁杆练习
第 2 周	20 次切削击球	20 次切削击球	15 次短铁杆练习
	10 次短铁杆练习	15 次短铁杆练习	10 次中铁杆练习
	休息 5 分钟	休息 10 分钟	休息 10 分钟
	10 次短铁杆练习	15 次短铁杆练习	20 次短铁杆练习
	15 次切削短打	15 次切削击球	
第 3 周	15 次短铁杆练习	15 次短铁杆练习	15 次短铁杆练习
	15 次中铁杆练习	10 次中铁杆练习	10 次中铁杆练习
	休息 10 分钟	10 次长铁杆练习	10 次长铁杆练习
	5 次长铁杆练习	休息 10 分钟	休息 10 分钟
	15 次短铁杆练习	10 次短铁杆练习	10 次短铁杆练习
	15 次中铁杆练习	10 次中铁杆练习	10 次中铁杆练习
	休息 10 分钟	5 次长铁杆练习	10 次长铁杆练习
	20 次切削击球	5 次木杆练习	10 次木杆练习
第 4 周	15 次短铁杆练习	9 洞练习	9 洞练习
			10 次中铁杆练习
			10 次长铁杆练习
			10 次发球练习
			休息 15 分钟
			重复以上练习
第 5 周	9 洞练习	9 洞练习	18 洞练习

相关资料

A complete reference list is available at https://expertconsult.inkling.com/.

延伸阅读

Aguinaldo AL, Chambers H. Correlation of throwing mechanics with elbow valgus load in adult baseball pitchers. *Am J Sports Med.* 2009. Epub ahead of print 24 July.

Andrews JR, Wilk KE. *The Athlete's Shoulder.* New York: Churchill Livingstone; 1994.

Axe MJ, Windley TC, Snyder-Mackeler L. Data-based interval throwing program for collegiate softball players. *J Athl Train.* 2002;37:194–203.

Fleisig GS, Kingsley DS, Loftice JW, et al. Kinetic comparison among the fastball, curveball, change-up and slider in collegiate baseball players. *Am J Sports Med.* 2006;34:423–430.

Fleisig GS, Barrentine SW. Biomechanical aspects of the elbow in sports. *Sports Med Arthrosc.* 1995;3:149–159.

Fuss FK. The ulnar collateral ligament of the human elbow joint, anatomy function and biomechanics. *J Anat.* 1991;175:203–212.

Kim DK, Millett PJ, Warner JJ, et al. Shoulder injuries in golf. *Am J Sports Med.* 2004;32:1324–1330.

Meister K, Day T, Horodyski M, et al. Rotational motion changes in the glenohumeral joint of the adolescent/Little League baseball player. *Am J Sports Med.* 2005;33:693–698.

（刘传耀　译）

第 **30** 章

投掷运动员防止受伤的肩部训练

John A. Guido | Keith Meister

投掷运动员在休赛期的康复目标是提高运动能力、预防损伤，并为即将到来的赛季做准备。物理治疗师可通过对投掷运动员的肩关节活动度、肩部肌力、肌耐力等骨骼肌肉系统动力学参数并结合肌电图（EMG）的肌电信号数据研究结果进行系统分析，制订休赛期预防损伤的康复方案。

本章的重点是针对投掷运动员制订安全、可行的康复方案。投掷者预防肩部损伤的方法是综合性的。运动员在休赛期进行休息和恢复性训练，可改善下肢和躯干肌肉力量和爆发力，在此阶段同时保持适当的盂肱关节活动度，提高肩袖和肩胛骨肌肉力量和耐力，确保运动员可以准确实施投掷力学。尽可能使投掷运动员在执行"全面计划"过程中达到最佳表现的同时降低损伤风险。

休息和恢复

休息和恢复是休赛期预防肩部损伤康复计划中最重要的方面之一。在美国南部，许多运动员每年有 12 个月在打棒球和垒球，其中许多运动员在同一个赛季中为多个球队效力，也有一些运动员虽然从事不同的运动项目，但需要使用的肩部运动姿势相似。例如，一名垒球运动员同时也是游泳队的成员。当垒球投手在一场比赛中进行多个风车式投球时，他们受伤的风险会更大，短时间内大量投掷会增加过度使用伤害和过度训练的风险。Yukutake 等（2015）制订了一份预测增加青年棒球运动员损伤风险因素的 6 项问题清单。清单的问题包括：在过去的 12 个月

里，你是否在投掷过程中经历过肩部或肘部疼痛？你是否经历过需要医疗干预的肩部或肘部损伤？你是否每周参加 4 天的团队训练？你是否每周进行 7 天自我训练？你是否在首发阵容中？在打棒球时，你的投球手臂会经常感到疲倦吗？如果运动员对以上的问题回答"是"，就得 1 分。在此项测试中，如果运动员损伤风险的评分>3 分，那么其损伤的风险就会增加 33%。

很少有运动员和教练能认识到充分休息和恢复的价值和重要性。运动员遵循间歇性康复训练计划，如参加有组织的比赛、力量和体适能训练等，可以最大限度地获得最佳表现。Kibler 和 Chandler（2003）建议，重视体能训练可预防或减少伤害，尤其是在重复性微创伤或超负荷损伤领域。其次，运动员每年参加专项运动的时间最多不超过 9 个月，并且在竞技运动高峰期结束后，应该立即安排 2 周或更长的休息和恢复时间，并在休赛期和赛前进行 6~8 周的调节训练和预防损伤的训练。这一阶段的康复目标是创建"全面计划"，为即将到来的赛季做准备。

投掷肩的康复训练

关节活动度（ROM）

肩关节活动度的评估对于确定投掷运动员是否具有投掷所需的活动弧至关重要。Meister 等（2005）测量了 294 名 8~16 岁青少年/少年棒球联盟运动员的盂肱关节的旋转变化。研究结果显示，在肩关节保

持 90°外展位置时，优势臂的外旋平均活动度为 142.9°±13.1°，内旋为 35.9°±9.8°。Reagan 等（2002）对 54 名无症状的大学棒球运动员（25 名投手和 29 名位置球员）的肩关节活动度进行了测量。这些运动员的优势臂盂肱关节平均外旋 116.3°±11.4°，内旋 43.0°±7.4°。Crockett 等（2002）对 25 名职业棒球投手的盂肱关节活动度进行了评估。这些运动员的优势臂平均外旋 128°±9.2°，内旋 62°±7.4°。Werner 等（2006）证明，平均年龄为 14±3 岁的女子垒球投手，其优势臂外旋 128°±16°，内旋 54°±13°。

投掷运动员在职业生涯的不同阶段，肩关节的活动度存在较大差异。表 30.1 通过列举不同研究的结果，分析了不同投掷运动员的优势肩和非优势肩的关节活动度。然而，不同测试者可能会采用不同的体位进行测量。Wilk 等（1997）建议采用肩关节外展 90°，肘关节屈曲 90°，轴心鹰嘴测量内外旋。在投掷过程中，肩关节需要保持一定的内外旋角度，以避免肩关节损伤。目前这个投掷运动弧尚未量化。因此，临床医生需参考既往对投掷者肩关节活动度的研究结果。对于具有适当投掷活动范围的运动员，其肩关节内外旋活动度应在这些参考的肩关节活动度内。全弧运动概念描述如下：外旋+内旋=优势肩和非优势肩肩关节的全弧。主肩的总运动弧度应在非优势肩总运动弧度的 5°~10°范围内。

运动员没有达到相应的投掷活动度的原因有很多。其中有两项研究显示，投掷者肩部的骨适应与肱骨后倾有关。投掷运动员的外旋增加，内旋减少，这是重复投掷引起的正常骨骼适应性变化。其他研究也证实了后肩僵硬，考虑与后下关节囊挛缩和肩后方的旋转肌群肌肉紧张短缩相关。

如果运动员没有合适的投掷活动度，根据年龄和关节盂的位置，活动度可能会增加。关节盂周围软组织的紧绷必须得到解决。肩关节内旋的降低得到了更多的关注，因为内旋与投掷者肩部的损伤相关性

表 30.1　肩部外、内和全弧范围的运动数据

	优势肩			非优势肩		
	外旋	内旋	运动总弧度	外旋	内旋	运动总弧度
青年棒球（Meister 等）	142.9°±13.1°	35.9°±9.8°	178.7°±16.5°	136.6°±12.7°	41.8°±8.6°	178.3°±16.5°
青年棒球（Werner）	131°（范围 116~146°）45°（范围 36~55°）					
大学生棒球（Reagan 等）	116.3°±11.4°	43°±7.4°	159.5°±12.4°	106.6°±11.2°	51.2°±7.3°	157.8°±11.5°
大学生棒球（Werner 等）	126°±1°	48°±10°				
职业棒球（Crockett 等）	128°±9.2°	62°±7.4°	189°±12.6°	119°±7.2°	71°±9.3°	189°±12.7°
职业棒球（Reinhold 等）	136.5°±9.8°	54.1°±11.4°	190.6°±14.6°	124.2°±9.1°	63.1°±14.3°	187.3°±16.9°
3 年以上职业棒球投手（Lintner 等）	142.7°	74.3°	216.98°			
未满 3 年职业棒球投手（Lintner 等）	139.9°	55.2°	194.2°			
职业棒球投手（Lintner 等）	134.8°±10.2°	68.6°±9.2°	203.4°±9.7°	125.8°±8.7°	78.3°±10.6°	204.1°±9.7°
职业棒球投手（Borsa 等）	118.0°	用拇指向上测量功能性 IR		102.8°		
职业棒球运动员（Bigliani 等）	109.3°	用拇指向上测量功能性 IR		97.1°		
职业棒球投手（Brown 等）	141°±14.7°	83°±13.9°		132°±14.6°	98°±13.2°	
职业棒球运动员（Brown 等）	132°±9.8°	85°±11.9°		124°±12.7°	91°±13.0°	
青年垒球投手（Werner 等）	128°±16°	54°±13°				

较大。在肩关节外展 90°位时，度数不足或下降的投掷运动员应进行后方旋转肌群和后方关节囊的牵伸训练，包括交叉拉伸(图 30.1)、拇指向上背部毛巾伸(图 30.2)和卧式拉伸(图 30.3)，上述动作需重复 3~5 次重复，每次保持 15 秒。这些动作可以起到牵伸后肩的作用。一些大学棒球运动员可以通过牵伸训练增加肩关节内旋。可以通过悬挂 2~3 磅重物进行卧式牵伸，每次保持 1~2 分钟，重复两次来实现后方关节囊的低负荷、长时间牵伸。也可以让运动员仰卧，将一侧手臂拇指朝上置于背部，同时双下肢屈曲，双腿向该手臂侧旋转，再次拉伸后肩(图 30.4)，以上动作至少维持 30 秒，重复 3 次。

如果运动员在肩关节外展 90°时不能达到满意的外旋度数，此时应牵伸旋前肌和胸肌。为了增加肩部的外旋度数，可使肩关节被动保持在 90°外展位，通过被动牵伸来达到最大限度的外旋(晚期后拉)位，临床医生可使用非伸展手对肱骨头施加压力，使其保持在肩胛盂中心位置(图 30.5)，重复 3~5 次，每次 15 秒。

即使运动员没有进行投掷运动，每天也要进行牵伸训练。柔韧性训练的目的是恢复肩关节活动度和肩部肌群的平衡。只有达到足够的肩关节活动度，运动员才能在投掷时不会失去完整的运动弧线。

肩袖和肩胛肌群的肌力和耐力

使用手持式测力器进行手动肌力测试或通过等速测试仪对肩袖和肩胛肌群的肌力和耐力进行评估。等速测量测试仪显示，肩部外旋/内旋力量在

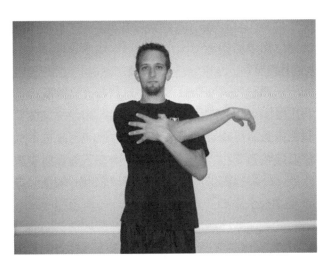

图 30.1　交叉牵伸。

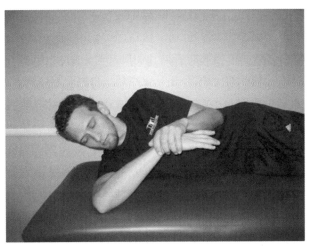

图 30.3　卧式牵伸。

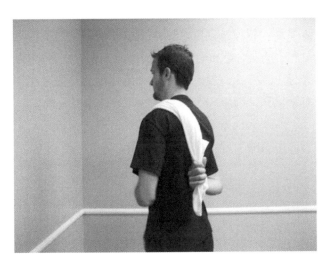

图 30.2　拇指向上背后毛巾牵伸。

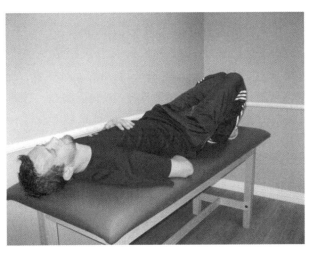

图 30.4　仰卧后关节囊牵伸伴躯干旋转。

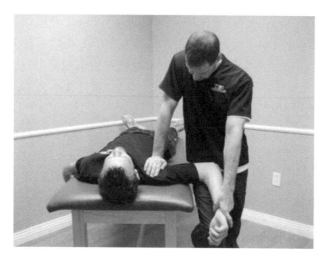

图 30.5　仰卧位被动外旋,保持盂肱关节稳定。

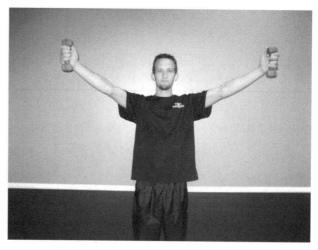

图 30.6　哑铃单腿下蹲。

180°/s 时为 65%,300°/s 时为 61%。表面肌电图也可在投掷运动员常见的练习过程中及棒球投掷的过程中进行肌电信号评估。临床医生可以基于这些评估数据制订个性化的运动、休赛期的肩部预防训练方案。选择模拟投掷时肩袖和肩胛部力量曲线、肌电分布的运动归类为中度[21%~50%最大自愿收缩(MVC)]或显著水平(>50% MVC)的训练方式。在投掷运动的早期后拉阶段,三角肌、冈上肌、斜方肌和前锯肌这 4 块肌肉达到 >40%最大自愿等长收缩阈值。Werner 等(2006)的研究表明,那些在棒球投球过程中表现出色的运动员,在投掷动作早期后拉阶段肩关节可达到水平内收 20°的点,而哑铃上举下蹲这个动作,可使肩胛上提,肩袖肌群肌肉被激活(图 30.6),已被证明是一种适合上斜方肌、中斜方肌、下斜方肌、冈上肌、三角肌的训练方式。

投掷动作的下一个阶段是晚期后拉阶段。在此阶段,几乎所有肩胛带肌群都处于中度至高度激活状态。表面肌电图显示肩胛下肌和冈上肌接近或大于 100%最大自愿等长收缩(MVIC)。当冈下肌和肩胛提肌分别与这些肌肉一起工作时,力偶很明显。根据 Decker 等(2003)采用俯卧撑和对角线练习(图 30.7)持续地激活上、下肩胛下肌,其他几项研究也选择了俯卧撑以便产生较大的振幅(图 30.8)。Reinold 等(2006)通过侧卧位肩外旋,引发冈下肌和小圆肌产生联合肌电信号(冈下肌为 62% MVIC,小圆肌为 67% MVIC)(图 30.9)。也可通过俯卧位肩伸展和肩关节外旋运动来训练肩胛提肌(图 30.10)。投掷动作的下一个阶段是加速训练。除了三角肌和肱二头肌

外,所有肩胛带肌肉均超过 40% MVIC。冈上肌加速肩胛骨,背阔肌加速肱骨,三头肌加速肘关节。从晚期后拉到投球释放, 运动员只有不到 1/4 秒的时间来完成这个动作。测压管练习可以用来模拟这种运动(图 30.11)。

减速和后续动作显示小圆肌和斜方肌表现出的高肌电活动的同时可激活其他几块肌肉。下斜方肌和肱二头肌可减缓上肢肩袖抵抗盂肱关节发生的高拉力。肩关节外展 100°和外展 135°时进行俯卧水平外展与外旋训练是下斜方肌和肩袖肌群的最佳训练方式(图 30.12 和图 30.13)。

以上训练计划可适用于任何投掷运动员, 其运动细节可有略有变化。表 30.2 总结了在休赛期预防肩袖和肩胛骨损伤的力量和耐力训练。

投掷运动员在各自的运动项目中需要进行大量的重复动作。其运动方案应包括低重量、高重复的训练强度。每项运动都能增强肩袖和肩胛骨肌肉的力量和耐力。力量和耐力训练最好以 50%~70%的强度进行 12~25 次重复动作。此训练强度也是改善组织血管化和结缔组织结构完整性的最佳重复范围。

专项运动方案和周期化训练是预防投掷运动员肩部损伤的关键。康复训练应注重肩关节活动度、肩袖和肩胛肌群的力量和耐力。运动员必须拥有强壮而且具有爆发力的肌肉。训练前应评估投掷计划,并在休赛期结束前完成间歇式投掷训练。实现"全面计划"使运动员在达到最佳表现的同时也能最大限度地降低损伤风险。

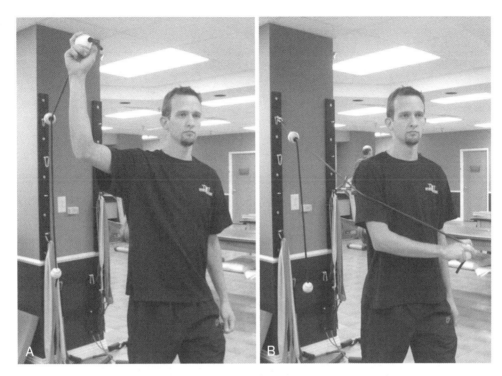

图 30.7　(A)拉力管对角起始位置。(B)拉力管对角结束位置。

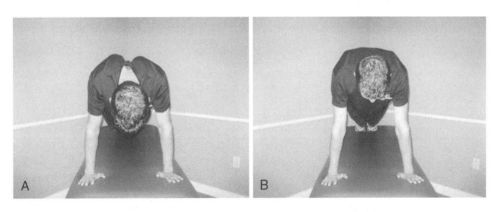

图 30.8　(A)俯卧撑+起始位置。(B)俯卧撑+结束位置。

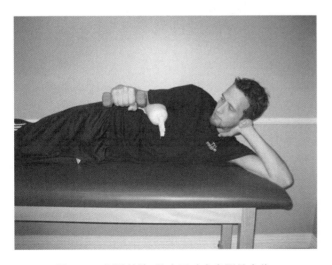

图 30.9　侧卧外旋,整个运动中肩胛骨内收。

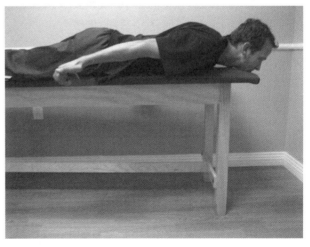

图 30.10　俯卧位肩关节后伸并外旋,整个运动中肩胛骨内收。

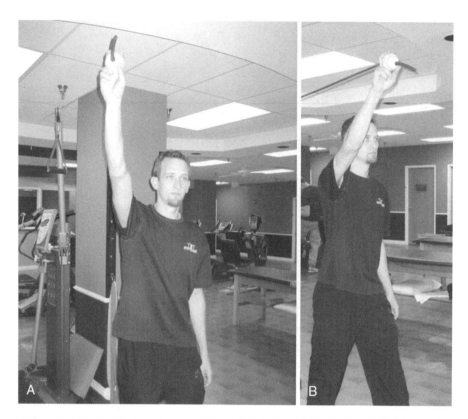

图 30.11　(A)拉力管加速起动点。(B)拉力管加速结束点。 鼓励运动员通过投掷动作的加速度部分移动手臂。

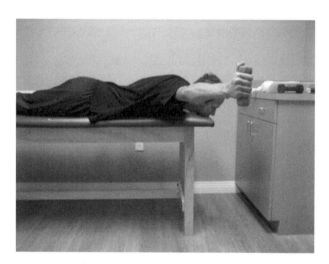

图 30.12　俯卧位肩关节水平外展并在 100°外展时外旋(ER)。鼓励运动员在整个过程中肩胛骨内收。

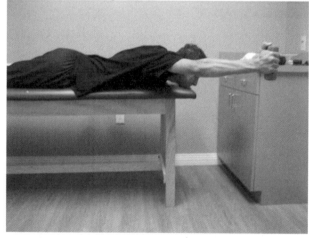

图 30.13　俯卧位肩关节水平外展并在 135°外展时外旋(ER)。鼓励运动员在整个过程中肩胛骨内收。

表 30.2 休赛期计划

积极休息和恢复				
维持或增加活动范围和后关节囊的灵活性	交叉拉伸	拇指向上在背后内旋拉伸	卧式拉伸 卧式悬挂 仰卧位躯干旋转拉伸后囊	仰卧位被动外旋,保持盂肱关节固定
肩袖和肩胛骨力量和耐力计划	投球起势 哑铃单腿下蹲	发力投球 俯卧撑+ 拉力管对角练习 侧卧位外旋 俯卧位肩关节外展并外旋	加速训练 拉力管加速练习	减速训练 俯卧位肩关节水平外展并在100°和135°外展时外旋
生物力学分析				
间歇性投掷计划	距离投掷计划		定位投掷计划	

（郗莉 译）

相关资料

A complete reference list is available at https://expertconsult
.inkling.com/.

第**31**章

盂肱内旋不足的评价与治疗

Todd S. Ellenbecker | W. Ben Kibler | George J. Davies

引言

盂肱内旋不足(GIRD)是肩关节过度使用损伤的一个重要因素，这一概念已经在过顶运动员中得到了广泛的研究。本章概述了 GIRD 的概念和 GIRD 对运动肩的影响，并介绍了预防和恢复 GIRD 的非手术治疗策略。

GIRD 的概念

已有几篇经典论文概述了 GIRD 的意义和定义。Burkhart 等(2003)把 GIRD 定义为与对侧肩关节相比,失去了 20°或更多的内旋活动度,这种 20°的内旋活动度损失是相对于对侧肢体的内旋度数测量而言的,与外旋度数或总旋弧无关。GIRD 还包括相对于对侧肢体 25°内旋损失 (Shanleyet 等,2011)或 18°内旋损失(Wilk 等,2011),以及内旋损失≥对侧肢体总旋弧的 10%(Tokish 等,2008) 等其他几个定义。Wilk 等(2011)检查了棒球运动员的总活动度,发现那些表现出 GIRD 并同时丢失 5°以上总旋转活动度的人群患肩关节疾病的风险是正常人的 2.5 倍。尽管有许多关于 GIRD 的定义,但所有的定义都反映了肩关节内旋的损失。在检查过顶运动员时,一个常见的发现是优势臂外旋增加 [定义或称为外旋增益(ERG)]和优势臂肩关节内旋减少(GIRD)(Matsen 和 Arntz,1990;Ellenbecker 等,1996,2002)。

理解总活动度的概念是很重要的。肱骨扭转增加使总活动度曲线变为内旋活动度减少和外旋活动度增加。只要内旋的损失被外旋的增加所补偿,运动员就不会发生危险,这种正常的内旋损失可被称为解剖或无症状的 GIRD,即内旋损失<18°和总旋转活动度损失在未累及侧的 5°内,而病理性 GIRD 是指一侧肩关节存在>18°的内旋损失和>5°的总旋转活动度损失(Manske 等,2013)。

GIRD 形成的原因

已讨论了多种形成机制以试图解释这种盂肱关节活动度的 ERG 和 GIRD 之间的关系(Crockett 等,2002;Ellenbecker 等,2002;Tokish 等,2008)。这些机制包括后关节囊紧张、后方肩袖的肌腱紧张（触变性）(Reisman 等,2005)和肱骨后旋的改变(Chant 等,2007;Crockett 等,2002;Osbahr 等,2002;Reagan 等,2002)。Pappas 等(1985)最早提出了过顶运动员优势肩内旋活动度受限的一些机制,他描述了增厚或关节囊纤维化,以及随后的缩短在限制内旋活动度方面所起的作用。尸体标本研究表明,后关节囊折叠术确实减小了内旋活动度 (Gerber 等,2003;Harryman 等,1990)。

Resiman 等(2005)已经证明了偏心负重后肌肉肌腱单位的缩短,这是投掷动作和过顶发球的一个公认的特点(Jobe 等,1983;Ryu 等,1988)。Reinold 等(2006)报道的另一项研究支持累及后肩袖肌腱单位缩短的观点,该研究显示,在精英投掷运动员完成 60 次投球后,其内旋活动度和总活动度出现短期减少。

最后,Crockett 等(2002)和其他学者(Osbahr 等,2002;Reagan 等,2002) 对肱骨后倾的概念进行了研究。这些研究表明,投掷运动员一侧肱骨后倾增加,这可以解释外旋增加伴随内旋丢失(GIRD)的原因。

GIRD 对人体肩部生物力学的影响

内旋活动度的减少或 GIRD 具有重要的生物力学意义,其结果能影响正常的盂肱关节生物力学。内旋活动度的减少(肩后关节囊过紧)与肱骨头前向移位增加之间的关系已被科学证实(Gerber 等,2003;Tyler 等,2000)。Harryman 等(1990)所报道的肱骨前向剪切力的增加表现为水平内收跨体动作,类似于投掷动作或网球发球的后续动作。后关节囊的紧张度也与肩关节提升时肱骨头向上移位的增加有关(Matsen 和 Arntz,1990)。其他作者(Grossman 等,2005;Koffler 等, 2001) 研究了尸体标本在 90°外展和 90°或以上外旋的功能位置对后关节囊紧张度的影响。他们发现,无论是后关节囊下侧的覆盖还是整个后关节囊的覆盖,肱骨头的运动学都发生了改变。与正常的肩关节相比, 当后关节囊过紧时, 肱骨头会向前上方移动,随着后关节囊紧张程度增加,肱骨头向后上方移位。后关节囊张力改变的这些影响强调了在肩部检查中使用可靠和有效的测量方法来评估内旋活动度的临床重要性,这可能导致临床医生选择性地应用治疗干预措施来解决这一缺陷。

GIRD 的鉴别

为了提高肩关节旋转测量的质量和解释,需要考虑几个关键因素。几位作者建议测量肩胛盂内旋、外旋与关节在冠状面外展 90°时的情况(Awan 等,2002;Boon 和 Smith,2000;Ellenbecker 等,1996)。必须采取措施稳定肩胛骨且测量时患者取仰卧位,使体重可以尽量减少肩胛骨的运动。此外,建议在测量内旋活动度时, 通过检查者对喙突和肩前部的后向力来提供额外的稳定性(图 31.1),这将有助于进一步稳定和限制肩胛的补偿,并提供一个更独立的内旋测量。Reinold 等(2008)发现,不同的稳定方法与肉眼观察的盂肱内旋测量存在显著差异,建议在仔

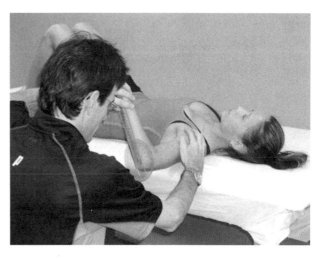

图 31.1 肩胛骨稳定时测量肩关节内旋范围的方法。

细解释孤立的盂肱关节内旋、外旋和总旋转活动度(内转和外转之和)的测量结果后,对内旋活动度进行双侧比较。

GIRD 的预防和治疗

临床上除了通过生理和辅助活动增加内旋的方法来处理后关节囊和后肩袖肌腱单位外, 还提倡患者和运动员在家中通过一些牵伸运动来预防和治疗 GIRD。有多种临床方法可供利用,包括在冠状面和肩胛平面不同外展位置进行内旋牵伸。形式包括延长静态牵伸和 PNF 收缩松弛,试图为关节囊和肌肉肌腱组织的延长提供最佳负荷。Izumi 等(2008)在尸体标本上测试了多个肩关节位置, 以确定后关节囊的负荷。他们发现,后关节囊最理想的延长位置是肩胛平面内旋 30°外展位。该研究为临床应用内旋牵伸治疗围术期患者提供了客观依据。

图 31.2 和图 31.3 显示了可用于临床的牵伸技术。在进行内旋运动时,临床医生通过稳定向前的手法,从而提供肩胛骨稳定和肱骨头包覆。需要注意的是,使用后滑移辅助活动(图 31.4)也可以改善内旋活动度,但由于肩胛前倾的方向,使用时要小心,只有在评估盂肱关节在肩胛平面进行后向滑动后才能使用(Saha,1983)。如果评估得当,肩关节周围炎患者通常会增加肱骨头的后移;在这些患者中,应禁止使用后滑移。当有效地确定低活动度时,患者这种动作的应用是明确的。

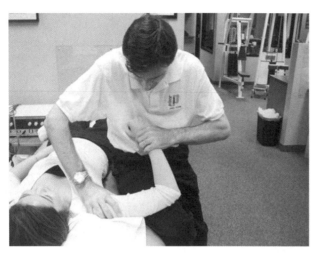

图 31.2　临床医生在肩胛平面内旋转牵伸后肩并前稳定肱骨近端的临床方法。

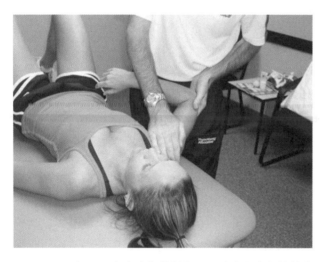

图 31.3　"图 31.4"允许内部旋转超压且稳定的内部旋转牵伸方法。

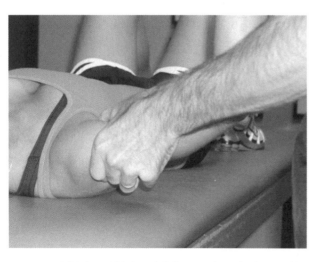

图 31.4　肩胛平面后滑移运动的位置。注意:施加力的后外侧方向需要允许肱骨沿着关节表面移动。

有几项研究测试了以家庭为基础的肩部牵伸对改善内旋活动度的有效性。Kibler 和 Chandler(2003)使用网球拍对青少年网球运动员进行了内旋牵伸项目的研究,持握网球拍的优势臂放在腰椎部并向上拉。这种牵伸被称为"背部向上"牵伸。球员们使用网球拍来提供超压,从而完成了一种保持-放松型技术。结果显示,在为期 1 年的训练期间,显性和非显性肢体的内旋活动度均显著增加。

最近的研究比较了在业余运动员群体中,横臂牵伸(cross-armstreach)和卧位牵伸(sleeper streach)的效果,其中一些人的 GIRD 活动度明显不足(McClure 等,2007)。卧位牵伸(图 31.5)包括在侧卧或平卧位置内旋肩部,肩胛骨由个人体重稳定,肩部在 90°内旋转。横臂牵伸包括手臂在胸部水平向身体内收,最好通过将肩胛骨的外缘稳定靠在墙壁或支撑面来进行,以限制横臂运动期间肩胛骨的偏移(图 31.6)。在 Mccluer 等(2007)的研究中,4 周的跨体牵伸产生的内旋增益与卧位牵伸相比明显更大,卧位牵伸组在内旋方面表现出与对照组类似的增益,后者在训练期间没有牵伸。显然需要进一步的研究来更好地确定这些牵伸的最佳应用;然而,这项研究确实表明,使用卧位和跨体牵伸技术进行居家牵伸运动可以改善运动的内旋活动度(McClure 等,2007)。

Manske 等(2010)研究了 39 名无症状的大学生,同时进行了 4 周的跨体牵伸或后滑移运动的跨体牵伸干预。所有受试者四肢的内旋活动度至少有 10°的差异。使用标准测斜仪进行的前测和后测显示,这两

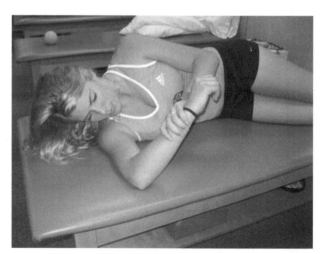

图 31.5　卧位牵伸位置。

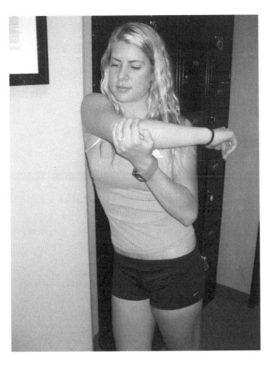

图 31.6　横臂牵伸位置。

种情况下的内旋活动度都得到了改善，无论有无后滑移运动，跨体都得到了牵伸。作者的结论是，在为期 4 周的牵伸运动中，这两种方法都能使肢体内旋活动度增加，但两种方法的内旋活动度相差至少10°。尽管不显著，但后关节活动度的增加比单独牵伸的增加更大程度上增加了内旋增益。

Laudner 等（2008）还研究了卧位牵伸对内旋活动度的急性影响。大学生棒球运动员进行三组 30 秒的卧位牵伸运动后，即刻进行前向和后向内旋测量。研究表明，这些棒球运动员在三次剧烈地卧位牵伸后，内旋活动度立即增加了 3.1°。根据这项研究的结果，在优秀的过顶运动员中，随着卧位牵伸运动的进行，肩关节内旋活动度会急剧增加。需要进一步的研究来了解这种牵伸和其他影响肩关节内旋活动度的长期影响。

Maenhout 等已经证明，一项为期 6 周的卧位牵伸计划能够增加患有 GRID 的健康过顶运动员的肩肱距离。优势臂显示明显的内旋丢失（−24.7°±6.3°）

和水平内收丢失（−11.8°±7.4°），优势侧肩肱距离在中立位（−0.4mm±0.6mm）和 45°（−0.5mm±0.8mm）及60°（−0.6mm±0.7mm）主动外展时显著减小。牵伸后，与预牵伸相比，牵伸组优势侧内旋（+13.5°±0.8°）、水平内收（+10.6°±0.9°）活动度和肩肱距离（+0.5mm至+0.6mm）显著增加，牵伸组非优势侧和对照组两侧AHD 无明显变化。

最近的证据表明，后肩袖僵硬而非肩关节活动度或肱骨扭转与关节活动度丢失的迅速缓解有关（Bailey 等，2015）。在检查局部机制（如骨结构、肩关节活动度和肌肉腱硬度）时发现，后肩袖僵硬是唯一与肩关节活动度增加相关的组织。

总结

GRID 的概念对于任何治疗肩功能障碍的临床医生，尤其是那些与过顶运动员一起工作的人来说都是一个重要的概念。需要使用分离肩关节旋转的测量方法对肩关节内旋活动度进行早期识别和持续监测。理解解剖或无症状 GIRD 和病理性 GIRD 之间的区别是非常必要的。治疗病理性 GIRD 以获得关节活动度是至关重要的。指出使用和应用循证方法来解决内旋的局限性，明确需要进一步的研究来确定具有严重损伤后果的 GIRD 临界值，并需要大量学者投身研究预防、治疗和管理内旋丢失的方法。

（李伟　译）

相关资料

A complete reference list is available at https://expertconsult .inkling.com/.

延伸阅读

Brown LP, Neihues SL, Harrah A, et al. Upper extremity range of motion and isokinetic strength of the internal and external shoulder rotators in major league baseball players. *Am J Sports Med.* 1988;16:577–585.
Ellenbecker TS. Shoulder internal and external rotation strength and range of motion in highly skilled tennis players. *Isok Exerc Sci.* 1992;2:1–8.

第 **32** 章

女性运动员的肩部姿势

Janice K. Loudon

良好的肩部姿势对运动员的日常生活和运动技能非常重要。诊治女性棒球运动员时，临床医生应特别注意她们的姿势，因为姿势不良可能会导致肩关节功能障碍。本章主要介绍理想姿势、不良姿势障碍和治疗建议。

理想姿势

理想的直立姿势要求关节和肌肉在三个平面上达到平衡。头在颈上方应该是平衡的，不能倾斜或旋转，并且只需要很微小的肌肉力量即可维持。胸椎轻度向后凸是肩胛骨活动的基础。此外，脊柱的这一部分需要有足够的活动性，使肩部可以被充分抬升。肩胛骨在肩关节休息位时其内侧角位于或接近第 2 肋的水平，其下角位于第 7~8 肋水平，双侧下角位于冠状面向前倾斜 30°位，即距离脊柱 2~3 英寸的位置。肱骨（头）位于肩胛盂的中心，只有不到 1/3 的部分突出于肩峰之前。理想情况下，肱骨在旋转中立位时手掌面对着身体。从后方看，尺骨鹰嘴应正对着后方。表 32.1 中列出了理想的上肢姿势。

表 32.1　理想的上肢力线

头部	保持直立，无倾斜或旋转
肩膀	双侧肩峰对称；位于肩峰前方的肱骨头部分少于 1/3；手掌面向身体
肩胛骨	位于第 2~7 胸椎之间；距离脊柱 2~3 英寸；位于冠状面向前倾斜 30°位
胸椎	轻度后凸

不良姿势

长期坐在电脑前或上课学习的女性运动员更容易出现肩关节姿势性功能障碍。其中常见的头部前倾及胸部驼背姿势将引发一系列的问题，这些问题会导致整个上身肌肉不平衡，也会给肩部的结缔组织结构带来过度的压力。表 32.2 列出了相关问题。

一些研究文章已经得出结论，错误的姿势与肩部功能障碍高度相关。通常肩胛骨位置不当可造成肩部盂肱关节力学环境不佳。表 32.3 列出了一些姿势错误及其相关的肌肉不平衡问题。

表 32.2　头部前倾姿势及相关问题

颅颈连接部分发生过度牵拉
上颈椎代偿性伸展以保持视野的水平
枕下肌肉短缩
舌骨上肌短缩而舌骨下肌拉长
嘴部保持张开状态，需咬肌和颞肌收缩才能闭合
上斜方肌和肩胛提肌短缩（这些肌肉与上 4 个颈椎的横突相连）
上斜方肌短缩引起肩胛骨抬高
胸后凸导致肩胛骨外展（向下旋转，向前倾）
肩胛骨外展导致胸小肌短缩
菱形肌和下斜方肌拉长
前锯肌、背阔肌、肩胛下肌和大圆肌短缩，导致肱骨内旋
肱骨内旋导致肩关节过顶最大外展能力降低

表 32.3　姿势性异常与肌肉不平衡

力线异常	短缩的肌肉（紧张）	拉长的肌肉（力量减弱）
胸部驼背	胸大肌	胸椎伸展肌群
	胸小肌	中斜方肌
	内斜肌	下斜方肌
	肩内收肌群	
胸椎平直	胸椎伸展肌群	
肩胛骨前倾	胸小肌	下斜方肌
	肱二头肌	中斜方肌
		前锯肌
肩胛骨向下旋转	长斜方肌	上斜方肌
	肩胛提肌	前锯肌
	背阔肌	下斜方肌
	胸小肌	
	冈上肌	
肩胛骨外展	前锯肌	中斜方肌
	胸大肌	下斜方肌
	胸小肌	长斜方肌
	肩外旋肌群	
肱骨内旋	胸大肌	肩外旋肌群
	背阔肌	
	肩内旋肌群	
肱骨前侧滑脱	肩外旋肌群	肩内旋肌群
	胸大肌	

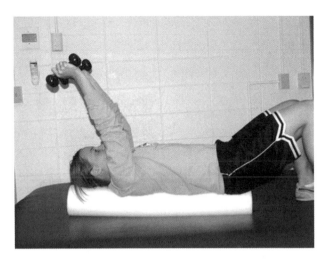

图 32.1　胸椎松动。运动员使用泡沫滚轮进行上肢抬臂训练。

姿势中。

表 32.4 列出了胸–肩胛肌群和对应的合适的锻炼选择。拇指朝上的哑铃侧举（图 32.2）是锻炼冈上肌强度的重要方法，也可以锻炼前锯肌和长斜方肌。下斜方肌通常较弱，可以使用划船动作（图 32.3）和俯身双手过顶臂抬升（图 32.4）来锻炼。Pink 和 Perry（1996）通过肌电图检查发现主要锻炼胸–肩胛肌的方法包括划船、重量硬拉、俯卧撑及锯齿拳。一些临床医生主张首先进行闭链运动，以激活肩部周围的肌肉促进稳定性。康复早期可进行的闭链运动包括推举、俯卧撑及维持肘部稳定的肩关节内外旋转。所有的肌肉锻炼都应从低重量或部分负重开始，并多次重复（25~30 次）。

当运动员开始锻炼时，有以下几点建议。拉力训练应多于推举训练，比例为 2:1。应避免一些会造成肩关节囊前部过度紧张的举重锻炼（如展翼、推举和卧推），尤其是有肩关节撞击症史的运动员。其他的举重运动需要进行改良，如下拉的方向应在头前而不是头后。同样，限制双臂打开的宽度在推举和俯卧撑时能减少对肩关节的压力。女性运动员还应进行全身调理，包括下肢和核心肌群。增加棒球投手的肌肉力量可减少肩部损伤的风险并提高运动表现。

肩胛带可用来辅助进行前述锻炼。Selkowit 等（2007）研究了 21 例存在肩关节撞击症的病例，结果发现肩胛带可减少上斜方肌的活动，但会增加下斜方肌的活动。Host（1995）使用肩胛带来提高 1 例有 8 个月肩关节撞击症的患者的肩关节稳定性。

治疗

对女性过顶运动员的治疗主要是健康教育、胸椎活动锻炼、增强胸–肩胛骨相关肌肉的力量及全身调理。与运动员讨论站立、坐、卧和运动相关的姿势教育。对僵硬的胸椎进行关节松动有助于改善正常的肩部末端运动顺序。胸椎松动技术可以参考其他资料。可指导运动员使用泡沫滚筒进行胸椎松动训练。图 32.1 显示运动员在泡沫滚筒上进行双手过顶的屈肩运动。

在康复计划中，胸–肩胛骨相关肌肉的增强锻炼应较早进行，并优先于旋转肌群的功能锻炼。肩胛肌无力会导致肩胛骨–肱骨协调性变差。此外，肩胛骨可连接近端、远端结构。对于投掷运动员来说，肩胛骨是将腿部、骨盆及躯干的巨大力量传导到前臂和手的重要结构。康复锻炼应延续到日常生活和运动

表 32.4　胸-肩胛肌锻炼方式选择

肌肉	锻炼方式
前锯肌	动态抱胸
	硬拉
	肩外展(外展肩胛平面 120° 以上)
	屈曲
	锯齿拳
	哑铃侧举
	膝俯卧撑
	斜向屈肩、水平屈肩、肩关节外旋
	靠墙划臂
上斜方肌	划船
	耸肩
	推举
	肩水平外展(肩关节外旋)
中斜方肌	肩水平外展(肩关节旋转中立位)
	肩水平外展
	无负重直线过头臂抬升
	肩水平外展(肩关节外旋)
	俯身伸肩
	宽卧划船
下斜方肌	肩外展
	划船
	无负重直线过头臂抬升
	肩水平外展(肩关节外旋)
	俯身肩外旋
长斜方肌	肩水平外展(肩关节旋转中立位)
	哑铃侧举
	肩外展
肩胛提肌	划船
	肩水平外展(肩关节旋转中立位
	耸肩
胸小肌	俯卧撑
	硬拉
	前拳

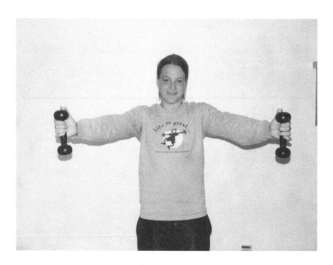

图 32.2　拇指朝上哑铃侧举。

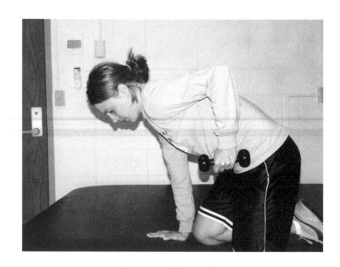

图 32.3　划船运动。

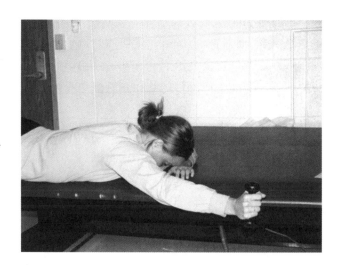

图 32.4　下斜方肌锻炼:俯身极限臂抬升。

(游超　译)

相关资料

A complete reference list is available at https://expertconsult
.inkling.com/.

延伸阅读

Burkhart SS, Morgan CD, Kibler WB. The disabled throwing shoulder: spectrum of pathology. Part III: the SICK scapula, scapular dyskinesis, the kinetic chain and rehabilitation. *Arthroscopy*. 2003;19(6):641–661.

Cools AM, et al. Scapular muscle recruitment patterns: trapezius muscle latency with and without impingement symptoms. *Am J Sports Med*. 2003;31(4):542–549.

Davies GJ, Ellenbecker TS. Total arm strength for shoulder and elbow overuse injuries. In: Timm K, ed. *Upper Extremity. Orthopedic Section Home Study Course*; 1993. La Crosse, WI.

Ekstrom RA, Donatelli RA, Soderberg GL. Surface electromyographic analysis of exercises for the trapezius and serratus anterior muscles. *J Orthop Sports Phys Ther*. 2003;33(5):247–358.

Gray H. *Anatomy of the Human Body*. 28th ed. Philadelphia, PA: Lea & Febiger; 1966.

Hoppenfeld S. *Physical Examination of the Spine and Extremities*. New York: Appleton-Century-Crofts; 1976:276.

Kendall FP, McCreary EK, Provance PG, et al. *Muscles Testing and Function with Posture and Pain*. 5th ed. Baltimore: Williams and Wilkins; 2005.

Kibler WB. The role of the scapula in athletic shoulder function. *Am J Sports Med*. 1998;26(2):325–337.

Ludewig PM, Cook TM. Alterations in shoulder kinematics and associated muscle activity in people with symptoms of shoulder impingement. *Phys Ther*. 2000;80(3):276–291.

Ludewig PM, Cook TM, Nawoczenski DA. Three-dimensional scapular orientation and muscle activity at selected positions of humeral elevation. *J Orthop Sports Phys Ther*. 1996;24(2):57–65.

Lukasiewicz AC, et al. Comparison of 3-dimensional scapular position and orientation between subjects with and without shoulder impingement. *J Orthop Sports Phys Ther*. 1999;29(10):574–586.

McClure PW, Michener LA, Sennett BJ, et al. Direct 3-dimensional measurement of scapular kinematics during dynamic movements in vivo. *J Shoulder Elbow Surg*. 2001;11110:269–277.

McQuade KJ, Dawson J, Smidt GL. Scapulothoracic muscle fatigue associated with alterations in scapulohumeral rhythm kinematics during maximum resistive shoulder elevation. *J Orthop Sports Phys Ther*. 1998;28:74–80.

Moseley JB, Jobe FW, Pink M, et al. EMG analysis of the scapular muscles during a shoulder rehabilitation program. *Am J Sports Med*. 1992;20(2):128–134.

Sahrmann SA. *Diagnosis and Treatment of Movement Impairment Syndromes*. St. Louis, MO: Mosby; 2002.

Stone JA, Lueken JS, Partin NB, et al. Closed kinetic chain rehabilitation for the glenohumeral joint. *J Athl Train*. 1993;28:34–37.

Voight ML, Thomson BC. The role of the scapula in the rehabilitation of shoulder injuries. *J Athl Train*. 2000;35(3):364–372.

Warner JJ, Micheli LJ, Arslanian LE, et al. Scapulothoracic motion in normal shoulders and shoulders with glenohumeral instability and impingement syndrome. Clin Orthop. *Rel Res*. 1992;285:191–199.

第 **33** 章

撞击综合征

Michael D. Rosenthal | Joseph R. Lynch

撞击综合征

撞击综合征是由 Charles Neer Ⅱ 于 1972 年提出的,它是一个从慢性滑囊炎到冈上肌腱部分至完全撕裂的疾病系谱。它假设肩袖由于喙肩弓(由肩峰前1/3、喙肩韧带和肩锁关节组成)(图 33.1)粗糙底面的撞击发生了渐进性病理性改变。自 Neer 最初报道以来,人们对肩部结构有了更详细的了解,这促进了对该临床疾病的诊断和治疗的长足发展,我们现在尝试完整呈现肩袖的病理性改变(Neer,1983)。

撞击综合征,更精确的说法是肩袖病理性改变,

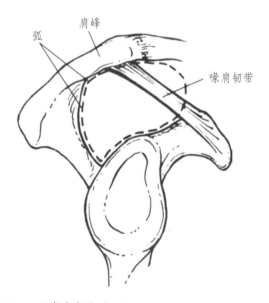

图 33.1 正常喙肩弓(CA)。(From F.W. Jobe,Ed:Operative Techniques in Upper Extremity Sports Injuries. St. Louis,Mosby,1996.)

会导致肩部疼痛、无力、三角肌止点区域和上臂外侧的牵涉痛和感觉异常。必须对上肢和脊柱进行全面的检查,以排除其他可能产生类似症状的疾病或与撞击综合征相关的疾病。撞击综合征患者还应全面评估近端躯体(如躯干和髋部)。当怀疑撞击综合征时,鉴别不同类型的肩袖病变非常重要,如原发性撞击、继发性撞击和内在性撞击(Hayworth,2009)。大部分撞击综合征均为原发性或继发性(Biglianli,1997)。准确诊断有助于帮助制订合适的治疗方案。

任何类型的肩袖撞击问题均可以改变肩袖肌肉的功能,导致盂肱关节的动力控制作用减弱(Wichener,2003)。在建立合适的力量和神经肌肉控制之前,继续在肩关节平面及以上使用这只手臂会增加肩袖撞击的可能(Wanske,2013)。如果肩袖撞击没有被早期发现和纠正,会进展为组织退化和肩袖撕裂。Neer 分类法至今仍被广泛使用(框 33.1)

原发性撞击

原发性肩峰下撞击是由肩袖和喙肩弓[肩峰、喙肩韧带和(或)喙突]之间不正常的机械动力学关系导致的(Biglinia,1997;Cavallo,1998)。它也包含其他导致肩峰下出口变窄的“原发性”因素(表 33.1)。原发性撞击患者的年龄一般超过 35 岁,症状包括:肩部前外侧和上臂上外侧疼痛,因此不能以患肢侧卧入睡;疼痛抑制或肩部病变导致肩部无力;以及难以在肩部平面以上活动。体格检查应包括胸部区域及肩胛骨和盂肱关节的姿势评估,因为错误的姿势会导致肩峰下出口狭窄(Kibler,1998;Lewis,2005)。活动

框 33.1　肩部（原发性）撞击的进展阶段（Neer 分类）

第1阶段：水肿和炎症

典型年龄：<25 岁，但可发生于任何年龄

临床病程：可逆性损伤

体格检查征象：

- 肱骨大结节上触诊紧张
- 肩峰前缘紧张
- 外展 60°~120°时出现疼痛弧，在 90°时随着阻力而增加
- 撞击征阳性
- 肩关节活动度可能因明显的肩峰下炎症而受限

第2阶段：纤维化和肌腱炎

典型年龄：25~40 岁

临床病程：不能通过日常活动改善逆转

体格检查征象：第 1 阶段征象和以下表现

- 由于肩峰下隙瘢痕出现更大程度的软组织捻发音
- 放低手臂，在大约 100°时出现卡压感
- 主动及被动活动度受限

第3阶段：骨刺及肌腱断裂

典型年龄：>40 岁

临床病程：不可逆

体格检查征象：第 1 阶段和第 2 阶段征象及表现

- 活动度受限，主动活动更加明显
- 冈下肌萎缩
- 肩部外展和外旋无力
- 肱二头肌肌腱压痛
- 肩锁关节紧张

表 33.1　可能增加肩峰下关节撞击的结构因素

结构	异常特性
肩锁关节	先天性异常
肩峰	退化性骨刺形成
喙突	肩峰不融合
肩袖	下表面的退化性骨刺
先天性	先天性异常
	术后或创伤后的畸形
	肌腱钙化沉积性增厚
	术后或创伤后的肌腱增厚
	部分或全层撕裂导致上表面不平
	畸形所致大结节突出

Modifed from Matsen FA III, Arntz CT: Subacromial Impingement. In Rockwood CA Jr, Matsen FA III (eds): The Shoulder. Philadelphia, WB Saunders, 1990.

度测评有助于发现手臂抬举（前举或外展）和水平内收过程中的受限和疼痛。尽管在肩部抬举的测试过程中会持续出现疼痛和无力的情况，但评估肩袖力量仍是常用方法。Hawkin 征、Neer 撞击征、空罐试验（Jobe 测试）、疼痛弧现象、外侧或内侧的旋转对抗力量测试多为阳性，检查者应评估局部症状的产生，以区别这些测试可能诱发的其他肩部病变导致的症状（Cavallo，1998；Diercks，2011；Michener，2009；Tennent，2003；Zaslav，2001）。Neer 撞击测试有助于诊断撞击综合征，方法是将 10mL 1%的利多卡因注入肩峰下隙。对盂肱关节、肩锁关节和喙突区域进行详细的触诊也有助于发现症状的来源。原发性撞击综合征患者可能有肩锁关节炎或肩锁关节损伤史，最终导致肩袖的病理性撞击。患者通常主诉肩峰下前侧区域和肩锁关节区域内旋时不适（如挠后背），或者肩部外展时感觉上侧疼痛。肩锁关节病变的表现包括：触诊肩锁关节时存在局部紧张感，做跨体中线的内收动作时肩锁关节出现症状，O'Brien 测试时出现疼痛（手臂内旋、水平外展、前举 90°做对抗性抬升）。解决疼痛的方法是在肩锁关节注射利多卡因。影像学评估包括正位、腋窝位、冈上肌出口位，可通过肩峰形态、骨赘、肩锁关节肿大（图 33.2）等骨性异常导致的肩峰下隙狭窄表现来诊断原发性或"出口"撞击（Balker，2013；Cavallo，1998）。

继发性撞击

继发性撞击是一种肩峰下隙相对性狭窄导致的临床现象，通常是盂肱关节过度的活动性和肩胛骨异常运动造成的（Kibler，1998，2013）（图 33.3）。对于盂肱关节高活动性（有或无不稳定性）的患者，肩袖因动态稳定肩部的过度需求而出现继发性肩袖撞击的症状。肩袖能有效稳定过度活动的盂肱关节，但当该需求伴随着重复性过顶运动（如游泳或投掷）时，

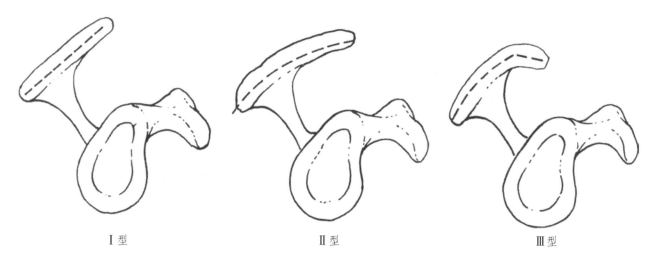

Ⅰ型　　　　　　　　　Ⅱ型　　　　　　　　　Ⅲ型

图 33.2 不同的肩峰形态。(From F.W. Jobe, Ed: Operative Techniques in Upper Extremity Sports Injuries. St. Louis, Mosby, 1996.)

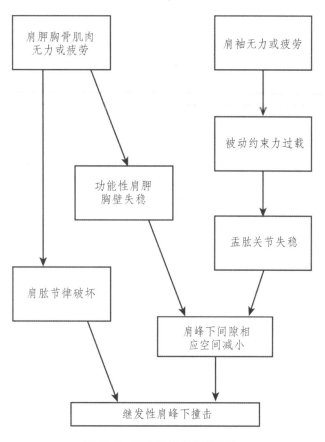

图 33.3 继发性撞击进展过程。

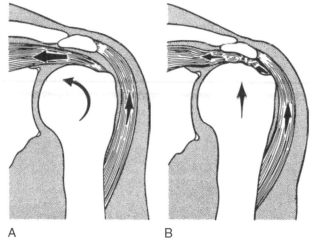

图 33.4 冈上肌腱(肩袖)有助于稳定肱骨头和对抗三角肌的向上拉力。(A)正常肩袖的功能可以阻止肩峰下撞击发生。(B)冈上肌腱深层表面撕裂弱化了肩袖保持肱骨头向下的力量(即压低肱骨头以允许肩峰下方有间隙),导致过顶运动时肌腱在肩峰处撞击发生。(A and B, Redrawn from Matsen FA III, Arntz CT: Subacromial impingement. In Rockwood CA Jr, Matsen FA III, Eds.: The Shoulder. Philadelphia, WB Saunders, 1990, p. 624.)

2009)造成机械性挤压(图 33.4)。

在肩胛骨运动异常(活动受限或过度活动)的患者中,撞击来源于肩胛骨相对于肱骨的不当位置。肩胛骨神经肌肉控制能力的下降导致肩胛骨不能充分上旋和后倾以完全回缩,从而出现肩峰和喙肩弓上的肩袖过早挤压在一起(Kibler,1998,2013;Ludewig,

则经常会出现肌肉疲劳。肩袖疲劳会导致稳定功能丧失,使得肱骨头可能发生向上移位(在投掷动作中对于肱骨头的压力下降,间隙减小),这被认为会对喙肩弓上的肩袖(Chen,1999;Michener,2003;Royer,

2009；Michener，2003）。

患有继发性撞击的患者通常更年轻，且多参加含有过顶动作的运动项目，如棒球、游泳、排球、网球或举重。他们共同的主诉多是在做过顶动作时疼痛和无力，甚至描述为手臂"死亡"的感觉。体格检查应该包括观察姿势和肩带周围软组织不对称性、活动度的对称性、肩袖和肩胛骨稳定肌群的力量测试，以及特殊的激发试验（如 Hawkin 试验和 Neer 征）。此外，由于脊柱稳定性的评估主要是颈段和（或）胸段，对于肩胛骨和胸骨及盂肱关节稳定性有潜在影响，因此也应被纳入检查（Kabaetse，1999；Ludewig，1996）。局部解剖结构间的相关依赖关系已经表现出了对于肩部症状的影响（Bergman，2004）。检查者应尽力寻找可能的相关病理性改变，例如，积极应用复位试验发现盂肱关节失稳，或者翼状肩胛和肩胛骨不对称运动。盂肱关节过度松弛而没有失稳现象，可以进一步通过陷凹征或 Gagey 过度外展试验评估。肩胛后缩和肩胛骨对抗试验可以有效地说明肩胛骨神经肌肉控制异常作为病因对于患者症状的影响，并表明通过矫正这一缺陷从而改善肩部功能的潜能（Burkhart，2003；Tate，2008）。肩后部紧张的患者多有内旋功能受损，后关节囊紧张迫使肱骨头向前上方移位，导致肩峰下空隙减小，这被认为是导致撞击问题的原因（Burkhart，2003；Tyler，2000）。

对于继发性撞击患者，潜在问题的治疗应该会解决"继发性撞击"症状。医生应意识到近端动力链缺陷（如腰椎-骨盆-髋复合体）在继发性撞击中的潜在作用（Kibler，1998；Mcwullen，2000）。潜在的盂肱关节松弛或者肩胛骨失稳通常会被漏诊，使得"继发性撞击"被错误地当作"原发性撞击"治疗。肩峰下减压有可能恶化症状，原因在于肩部会因此更加不稳定，而并没有解决原发的动力学问题。

内在性撞击

肩关节后方疼痛的产生是肩部外展至约 90°并完全外旋时，肱骨大结节和关节盂后上方接触所致，可导致肩袖后部、关节囊和盂唇受到撞击（Gold，2007；Walch，1992）。虽然这种内在性撞击在正常的生理性运动时也会存在，但在重复性过顶运动中可能会发生病理性改变。病理性改变包括冈上肌后部和（或）冈下肌腱前部下底面撕裂（Heyworth，2009），

也经常包括上盂唇前部到后部的撕裂。关于这种症状的病因存在争议（Heyworth，2009；Manske，2013）。前方失稳和神经肌肉控制不足导致肱骨头过度前移，使得肩袖肌腱与关节盂矢压，这是一种可能的机制（Cavallo，1998）。另一种报道的机制是盂肱关节后方紧张，限制了正常的盂肱关节旋转，使盂肱关节内部接触点向后上位移，从而发生病理性的"剥离"（Burkhart，2003）。

患有内在性撞击的患者通常在 35 岁以下，从事需要重复性过顶外展和外旋的活动。患者主诉通常包括肩关节后方疼痛（尤其是后击发位置）、僵硬和运动表现下降（如投掷速度和控制能力丧失）（Wanske，2013）。体格检查应该聚焦在使用特殊检查诱发局部症状、盂肱关节后部触诊和活动度检查。推荐使用后方撞击征和 Jobe 的复位试验针对性地解决盂肱关节后方疼痛（Meister，2004）。外旋活动度增加和内旋活动度降低在内在性撞击患者中很常见（Worrison，2000；Wyer，2006；Tyler，2000，2010）。患有内在性撞击的病例经常并发其他肩部疾病，因此全面检查肩部对于确定其他可能存在的问题十分重要。

治疗

成功治疗肩峰下撞击综合征的关键在于确定潜在病因，确定喙肩弓和肩袖之间的病理关系是原发性还是继发性，抑或是内在性。在保守治疗失败或者将要进行手术介入时，确定真实病因十分关键，因为不同临床分类的手术操作是不同的。对于原发性撞击，手术治疗直接针对原发性肩袖病理原因，如滑囊炎、部分或全层肩袖撕裂，粗糙或凸起的肩峰表面或肩锁关节。继发性撞击和内在性撞击的手术治疗则必须纠正基本的异常机械动力学因素，通常它并不是肩袖或肩峰下表面而是肩部过度活动性的问题。例如，如果撞击综合征继发于多向不稳定，手术治疗应该着眼于重建稳定性，而不是肩峰塑性。在盂肱关节失稳的前提下，重建肩袖和肩峰的塑性并不能解决肩部问题，甚至会使潜在的问题变得更糟。

非手术治疗

非手术治疗通常是有效的，它综合了一系列治疗方式包括抗炎药物和精心规划的康复方案（框 33.2）。

框 33.2　肩部撞击征保守(非手术)治疗

运动改善基于功能提高和疼痛减轻,并不是一个特定的时间段。为了确保重获良好的肩带神经肌肉控制和表现,患者教育在全程都很重要。

形式

- 在训练前热疗有助于提高活动度
- 在抗组训练后使用冷疗

活动度练习(每天1~2次)

- 在肩胛平面进行主动及辅助下主动活动度练习
- 关节囊后部拉伸(图 33.10)
- 拉伸进展至末端。末端拉伸在达到完全范围拉伸后应该继续进行(如贯穿康复后期)

手法治疗

- 医生应用的技术尤其旨在处理盂肱关节囊、肩胛胸骨关节或脊柱活动限制。手法治疗技术应该始于治疗初期并且可能在康复全程都有必要

力量训练(隔日进行,如每周3~4天)

- 初期阶段:肩胛神经肌肉控制,闭链运动,肩袖等长收缩及有限范围内的等张收缩(1~3组,每组重复10~15次)
- 肩胛骨后缩,下沉,本体感觉神经肌肉促进技术(PNF),肩部倾倒动作,肩胛骨画圆,俯卧划船及低位划船
- 肩袖等长收缩从手臂下垂到肩部抬举的各个角度逐渐增加
- 开始等张收缩训练要在肩袖可以无痛地进行等长收缩后,并在0~90°范围内进行肩部抬举
- 当建立正常的肩胛胸骨和盂肱关节运动,达到0~150°的肩部抬举运动(向心及离心后,可进展到中期阶段
- 中期阶段:增强力量及获得全角度活动度

- 在水平外展姿势下("T")(图 33.11),肩胛"Y"姿势下(图 33.12)及"I"姿势下肩胛回缩,靠墙做钟形抬举
- PNF 及节律稳定训练
- 坐姿推举及俯卧撑进阶(墙推到倾斜姿势到传统姿势)
- 等张运动:屈曲,伸展,内收,外展,在45°~90°外展下内/外旋,站姿划船
- 增强锻炼(图 33.13)
- 当患者无痛且能在完全活动度下(向心及离心控制)表现正常的肩胛胸骨及盂肱关节活动机制,且到达5级肌力,可进展到末期阶段
- 末期阶段:聚焦在重获肩带力量、神经肌肉控制及维持正常活动度
- 个体化康复进展计划以帮助患者达到特定的职业或运动需求
- 等速训练和测试
- 闭链运动:弱支撑俯卧撑(如单腿或在健身球上),8 字训练。闭链运动测试
- 力量训练可能包括改变支撑稳定性的运动(例如,双腿到单腿的站姿、站立在摇晃板或泡沫垫上锻炼)。改善下肢和核心支持,在分腿站姿,运动员站姿(图 33.14)、深蹲或单腿前弓步(图 33.15)的情况下,进行多种肩部运动、全身倾斜运动(下劈与上提运动)(图 33.16)及单侧举重(哑铃)
- 逐渐恢复传统的举重训练。当重返杠铃推举训练(平卧、倾斜及肩推)及臂屈伸运动时一定小心,因为这些动作可能导致症状复发。避免颈后下拉和颈后推举

尽管原发性和继发性撞击的详细康复方案类似,但是理想的结果并不是采用统一的方案,更可能是通过应用解决患者特异性损伤的个体化方案来获得最佳结果(Bang,2000)。康复过程的初始目标是缓解疼痛,重获活动能力及增强肩胛胸壁关节和肩袖的神经肌肉控制能力(Manski。2013)。除了口服药物,肩峰下注射糖皮质激素可能有助于控制炎症反应急性期的不适感(Diercks,2014;Krabak,2003)。热疗、冷疗等方式虽然缺乏实验证据支持,但也经常用于疼痛管理。尽管超声疗法和电疗现在也在广泛应用,但缺乏实验支持其疗效。减轻不适感有助于增强活动能力和力量。

由于肩袖肌腱是完好的,活动度练习可以是被动、主动辅助及主动的。最初应在患者无痛范围内进

行,通常外展<90°,避免再次出现撞击症状。当症状
有所改善时,可以增加活动度。在进行活动度练习时,
确保肩带的活动质量及避免代偿性耸肩十分重要。
活动度和拉伸训练应确保每天进行(Kuhn,2009)。拉
伸训练的选择应基于姿势性损伤和活动受限情况。
对于原发性和继发性撞击,胸小肌的拉伸十分关键,
它能使肩胛骨后倾,并扩大肩峰下出口间隙(Borstad,
2005;Burkhart,2003)。继发性撞击患者不应做盂肱
关节前部的拉伸。如果能够确定盂肱关节内旋不足,
应开始关节囊后部的拉伸。胸前交叉(水平内收)及
"睡眠者"拉伸已被证明有助于重建盂肱关节后部的
活动度。在进行这些锻炼时,肩胛骨的稳定性是选择
性地拉伸后部盂肱关节和最小化拉伸肩胛骨内部稳
定肌群的关键。纠正盂肱关节内旋不足是原发性和
内在性撞击治疗的关键(Burkhart,2003)。

　　针对盂肱关节、肩胛胸壁关节和(或)脊柱活动
受限的局部手法治疗技术对于获得最佳的肩带复合
体活动性可能也是必要的。多项研究表明,纠正脊柱
损伤 (区域相互依赖) 可改善肩部撞击症状
(Bang,2000;Bergman,2004;Boyles,2009;Rhon,2014)。
软组织动员技术也可以成为解决撞击症状的有效辅
助手段(Haahr,2005;Senbursa,2007)。

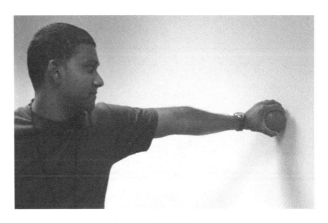

图 33.6　肩胛钟摆运动。

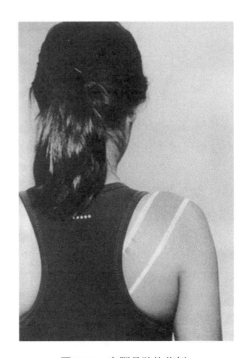

图 33.7　肩胛骨贴扎范例。

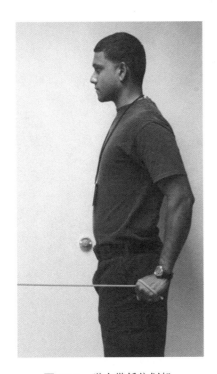

图 33.5　弹力带低位划船。

　　初级力量训练包括肩胛骨控制、闭链运动、多向
等长和等张收缩(Escamilla,2014;Kibler,2001;Kibler,
1998;Mcwuller,2000)。肩胛稳定训练对于所有类型
的撞击症状患者均十分重要(图 33.5 和图 33.6)。肩
胛骨提供了一个稳定的基础,肩袖和肩胛稳定肌群
起源于此。对于正常的肩袖功能和喙肩弓位置的矫
正,需要盂肱关节和肩胛胸壁关节间的往复运动。通
过手法治疗(医生协助肩胛骨后缩和上旋)或将肩胛
骨贴扎(图 33.7)纳入训练疗法,肩胛骨运动异常可
以被矫正,撞击症状可以有所改善(Burkhart,2003;
Kibler,1998)。虽然肩胛骨贴扎现在很流行,但仍需

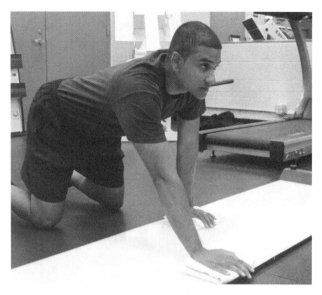

图 33.8   闭链屈曲–伸展。

要进行更多的研究以证明这种被广泛应用的治疗技术的有效性(Hus,2009;Thelen,2008)。可通过渐进性动态力量增强锻炼来重建肩胛骨的正常神经肌肉控制,包括肩胛胸壁关节和盂肱关节的躯体协同运动(Ki- bler,2001;Kibler,2013;Wcwullen,2000)。

闭链运动可协助发展近端稳定性,增强肩胛骨的神经肌肉控制,同时有效增强肩袖力量(图 33.8)

(Burkhart,2003;Wcwullen,2000;Uhl,2003)。闭链运动从屈膝位和立位有限的轴向负荷发展为更强的轴向负荷会增加肌肉募集,为恢复伤前运动水平做好准备。

等长运动从患侧手臂开始,可进展为不同角度的无痛肩部抬举(Escalnilla,2004)。等张运动可以使用弹力带、拉力器或轻哑铃,最初侧重增加患侧手臂肩袖力量上。这些锻炼可以帮助重建肩袖的力量和功能,动态抑制和稳定肱骨头,从而相对增加肩峰下隙(Reinold,2009;Sharkey,1995)。进阶锻炼包括在无痛和耐受范围内增加肩部的功能运动模式,同时确保运动模式的质量(图 33.9)。通常来说,在康复初

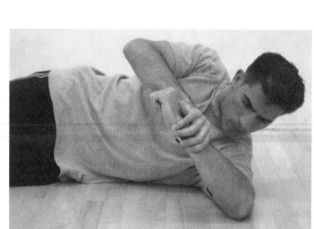

图 33.10   关节囊后部拉伸。

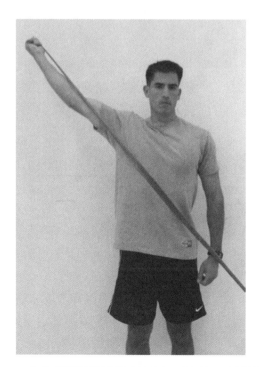

图 33.9   本体感觉神经肌肉促进技术(PNF)上肢 D2 屈曲模式。

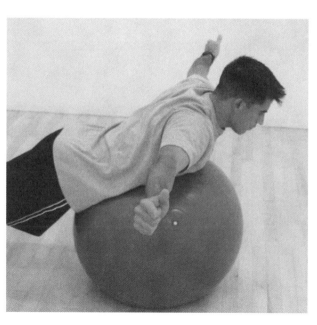

图 33.11   "T 字"锻炼,水平外展,同时肩胛后缩。

期应尽量限制孤立性的屈曲和外展运动，以避免发生撞击（WcClure，2004）。一旦肩袖力量和肩胛骨稳定性达到良好水平，可进行等速训练。等速训练是在恒定的预先确定的速度下对抗变化的阻力运动，对于最大限度地增强肩带力量和肌肉耐力有所帮助（Ellenbecker，2000）。对于非手术治疗的患者，综合肩袖和三角肌的偏心负荷训练也能增强功能，减轻疼痛（Jonson，2006）。

对于继发性撞击患者，力量训练应从患侧手臂

开始,应避免诱发撞击或失稳的位置(如混合外展和外旋),同时逐渐增加活动度。在肩胛骨和盂肱关节动态稳定性(神经肌肉控制能力)提高的前提下,可以纳入更大范围的肩部抬举、外展和外旋训练(Escamilla,2014;Wanske,2013)。

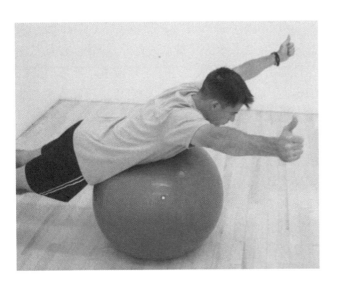

图 33.12　"Y字"锻炼,肩胛下沉回缩,同时肩部屈曲。

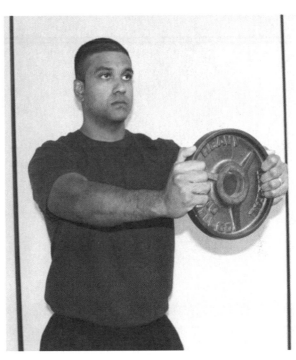

图 33.14　运动员姿势杠铃片胸推。

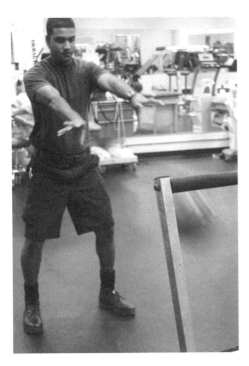

图 33.13　增强式胸前传球。

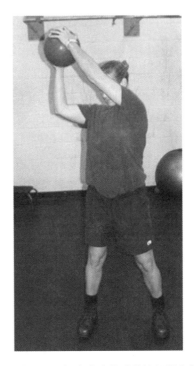

图 33.15　上提和下劈,全身本体感觉神经肌肉促进技术。

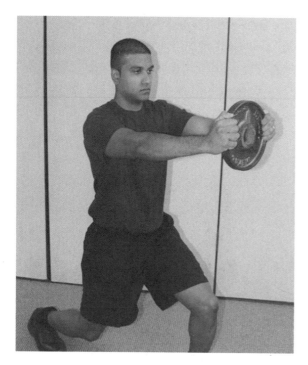

图33.16　前弓步并抬举。

肩胛骨肌群和肩袖二者的力量增强应该包括提高阻力水平和运动的容量，以提高肌肉耐力。是否恢复运动（运动或职业需求）应取决于特定需求的最优恢复力量和活动性分析（Kibler，2001）。恢复高水平活动的判断如果仅基于是否无痛，而没有考虑恢复需要的力量和整个动力链的活动性，那么患者可能会发生撞击症状。

从既往的经验来看，如果适当的保守治疗1年仍没有进展，那么非手术治疗就会被视为失败。如今，患者在接受全面、协调的医疗康复治疗3~6个月后仍没有改善，则应认为非手术治疗不成功。经过6个月的适当的保守治疗后，大部分患者都能从非手术治疗中获得最大程度的改善（Bigliani，1997；Cavallo，1998）。坚持非手术治疗十分重要，因为肩峰下减压并没有表现出比非手术治疗更好的效果（Gebrerrariam，2011；Haahr，2005；Ketola，2013；Kuhn，2009）。确诊的患者保守治疗失败或者在康复过程中维持在一个不理想的功能水平上，都应被视为手术介入的指征。

手术治疗

成功的手术治疗依赖于准确的诊断、全面了解潜在的动力学异常、外科医生执行手术步骤及纠正动力学问题的手术技巧。对于原发性撞击，肩袖病变被认为是问题的根源，因此手术治疗的目的在于处理肩袖及周围解剖结构，这是当前的手术选择（Bigliani，1997）。术后康复的重点是疼痛管理、提高活动度及力量训练，并且还要参照术中发现的病变严重程度（滑囊炎对比肩袖全层撕裂）（框33.3）。重返高水平运动应该被限制，必须强调全面的术后康复计划。值得注意的是，关节镜下和开放肩峰减压两组间的疗效类似（Davis，2010；Gebremariam，2011；Hubby，2003）。

对于继发性撞击，手术治疗必须解决原发问题。例如，如果盂肱关节失稳被认为是原发问题，并且与继发性撞击的进展有关，手术治疗应重点处理肩部的稳定性。根据潜在的主要病因，可以进行开放或关节镜下稳定手术、修复撕裂或撕脱的盂唇和关节囊移位（关节囊紧缩成形术）。关节镜下手术的潜在优势包括缩短手术时间和卧床时间、降低术后并发症及更快恢复（Davis，2010）。关节镜下稳定手术包括盂唇缝合和关节囊成形术的术后康复原则与对应的开放稳定手术类似。无论是开放性还是关节镜下手术，组织愈合的生理学特点是一致的。开放性或关节镜下Bankart修复关节前向失稳后的康复原则基本上是相同的（唯一明显的区别是保护传统的开放性Bankart手术中被切断的肩胛下肌腱）。

如果怀疑存在内在性撞击，需要在麻醉下进行全面的双侧检查及诊断性关节镜检查（Heyworth，2009）。内在性撞击的手术治疗可能包括关节囊前部紧缩、后部松解、肩袖撕裂清创缝合及后部盂唇损伤的修补和清创（Heyworth，2009）。实施的康复方案是依据病理学（如前侧关节囊紧缩缝合术后康复原则）决定的，需要特别关注后关节囊活动性的维持。内在性撞击患者尤其是过顶运动员，手术治疗的临床结果是有保留的，特别是与恢复到术前水平运动能力相关的部分。正因为如此，非手术治疗的目的是矫正这些患者的病理原因。

框 33.3　关节镜下肩峰下减压术[远端锁骨改良切除和(或)肩袖清创术]后的旨在恢复运动的系统性渐进式间歇训练项目

第1阶段：0~4周

限制条件

- 活动度
- 140°前屈
- 40°外旋
- 60°外展
- 活动度练习从患者手臂舒适地放置于体侧开始，进展至外展至45°，最终到90°，外展过程根据患者舒适度缓慢进行
- 术后6周内避免混合外展和旋转的动作
- 术后4周避免抗阻运动
- 远端锁骨切除术8周内避免内收至越过身体中线的运动

制动

- 早期活动非常重要
- 仅在术后2周内使用吊带固定以保持舒适
- 术后2周后去除吊带
- 患者可在夜间使用吊带保持舒适

疼痛管理

- 减轻疼痛和不适对于康复非常必要
- 药物
- 镇静剂：术后10天到2周
- 对于术后持续不适的患者使用非甾体抗炎药（NSAID）
- 其他方式(冷疗、高频电刺激)
- 运动前微热肩部，运动末段冷敷

肩部活动

目标
- 140°前屈
- 40°外旋
- 60°外展

运动锻炼
- 从 Godman 钟摆运动开始促进早期活动
- 被动活动度练习(图 33.17)
- 手法治疗(关节囊拉伸)针对关节囊前侧、后侧及下方(图 33.18)
- 主动辅助活动度练习(图 33.19)

- 肩部屈曲、伸展及内外旋
- 在保证舒适的前提下，逐渐过渡到主动活动度练习
- 处理近端动力链运动受限的问题(如有限的胸部伸展)

肘部活动

- 主动活动
- 0~130°
- 在可耐受范围旋前及旋后

肌肉力量增强

- 握力训练
- 肩胛控制训练(后缩、下沉及低位划船)
- 轻度抗阻等长内/外旋(行肩袖清创术后延迟至术后3~4周)

进展到第2阶段的标准

- 疼痛和紧张最小化
- 几乎恢复完全活动度
- 肩胛肌肉控制

第2阶段：4~8周

限制条件

- 进阶的活动度目标为：
  - 160°前屈
  - 45°内旋(第一脊椎水平)
  - 60°外旋
  - 140°外展

制动

- 无

疼痛管理

- NSAID 用于持续不适的患者
- 其他方式(冷疗、高频刺激)
- 运动前微热肩部，运动结束时冷敷
- 肩峰下注射：利多卡因/糖皮质激素用于存在急性炎症且 NSAID 无效的患者

锻炼

活动度
- 在全角度上从主动辅助活动进展为主动活动
- 在末端范围关注持续、轻柔地被动拉伸，以增加

(待续)

框 33.3(续)

肩部灵活性

- 胸骨伸展以促进近端动力链功能和姿势意识
- 关节活动(手法治疗)应用于关节囊紧张,尤其是后部的患者

肌肉力量增强(隔天进行)

- 肩胛稳定增强训练:后缩、前旋、下沉
- 肩胛 PNF
- 逐渐尝试开链肩胛稳定增强训练
- 对于肩袖清创术后患者,闭链增强训练应延迟至术后 6 周
- 多向等长肩部增强训练:内旋、外旋、伸展、内收、屈曲(屈肘 90°)
- 使用弹力带或哑铃进行开链力量增强训练,对于肩袖清创术后患者应延迟至术后 6~8 周
- 初始位置手臂在患者身侧开始,从短力矩位置(肘弯曲 90°)运动至长力矩位置(肘伸展)
- 锻炼应在无痛弧范围内并确保盂肱关节和肩胛胸骨关节运动模式正常的条件下进行
- 如果有任何不适或者在当前水平运动模式不理想,则不应进展至更高等级的抗阻运动
- 进展至弹力带或轻哑铃的运动,允许进行向心或离心的肩部肌肉运动,并且是一种等速运动的形式(以不同速度和不变阻力为特点)
- 内旋、外旋、外展、内收、屈曲、伸展
- 备注:每组不超过 15 次,不超过 3 组。如果该方案对于患者过于简单,可以增加阻力而不是次数。上肢力量训练如果次数过多可能会在恢复的亚急性期带来相反的作用

进展到第 3 阶段的标准

- 活动度完全且无痛
- 极小疼痛或无痛
- 至少到达肌力 4 级
- 不存在肩胛异常运动

第 3 阶段:8~12 周

目标

- 改善肩部复合强度、力量以及耐力
- 改善神经肌肉控制和肩部本体感觉
- 为重返功能性活动做好准备

活动度

- 达到健侧相同的活动度
- 通过活动度练习和手法治疗维持活动度

肌肉力量增强

- 增强肩部复合体(肩袖和肩胛稳定肌群)的力量
- 进阶包括逐渐增加的阻力和(或)训练容量
- 继续隔天进行力量训练以促进神经肌肉控制恢复

功能性训练

- PNF 和节律稳定训练
- 进阶俯卧撑(墙推到倾斜姿势到传统姿势)
- 增强训练
- 用于远端锁骨切除术或肩袖清创术的患者
- 现在开始进行交叉内收训练
- 当肩锁关节疼痛极小时,从被动活动开始进展到主动活动

进展到第 4 阶段的标准

- 活动度完全且无痛
- 无疼痛和紧张
- 4+或 5 级肌力
- 临床检查满意

第 4 阶段:12~16 周

目标

- 逐渐恢复到活动不受限
- 维持全角度活动度
- 进阶力量训练包括等速训练及逐渐恢复传统举重训练。进行杠铃卧推(卧推凳、倾斜及肩推)及臂屈伸时应小心,因为这些运动可能导致症状复发。避免颈后下拉和颈后肩推

旨在重返运动的系统性渐进式间歇训练项目

- 投掷运动员
- 网球选手
- 高尔夫球手
- 过顶投掷运动员推荐"投手十项"运动或进阶版
- 预期肩峰成形术后 4~6 个月,肩峰成形术结合锁骨远端切除术 6~12 个月后,康复效果达到最佳

警示体征

- 活动度丢失,尤其是内旋活动度
- 缺乏力量进展,尤其是外展

(待续)

框 33.3(续)

- 持续性疼痛,尤其是夜间痛

上述问题的治疗

- 这些患者需要恢复更早的阶段
- 恢复到监视下的康复以处理不易察觉的活动丢失、异常的运动模式及不充分的力量

- 可能需要增加上述的疼痛管理措施
- 如果毫无进展,患者可能需要再次手术
- 确定初次手术流程合适十分重要
- 评估再次发病的可能性

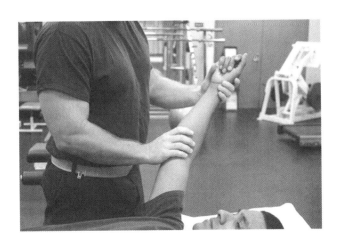

图 33.17　肩胛平面被动活动。

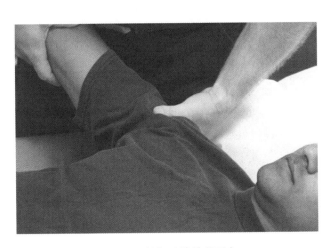

图 33.18　松解盂肱关节下方。

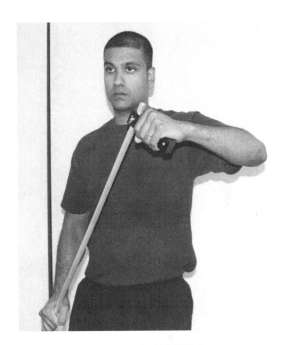

图 33.19　主动辅助活动。

(朱伟民　译)

相关资料

A complete reference list is available at https://expertconsult .inkling.com/.

第 **34** 章
胸大肌撕裂修复

Robert C. Manske | Daniel Prohaska

引言

　　胸大肌是大而有力的肩关节屈曲、内收、内旋肌，胸大肌断裂对运动员来说是毁灭性损伤，尤其是从事要求肩关节或手臂强力运动的运动员（如举重和足球运动员）；胸大肌断裂在一些情况下可以保守治疗，尤其是老年患者或者不活跃的患者、部分撕裂或少见的肌肉挤压伤（McEntire 等，1972）；然而，保守治疗可能会导致明显的力量损失，因此对于希望维持高水平运动的患者，建议手术治疗（Berson，1979；Park 和 Espiniella，1972；Zeman 等，1979）。

　　胸大肌损伤最早由 Patissier 在 1822 年报道，接着 Lettenneur 在 1861 年也进行了描述；2004 年，文献报道了接近 200 例患者。一直以来，胸大肌损伤都是一种少见的损伤类型（Aarimaa 等，2004）。近年来，由于专业及业余运动人员增多，胸大肌损伤更为普遍（Guity 等，2014；Quinlan 等，2002）。胸大肌损伤发病率增加的另一个常见原因是人们对于健康、瘦身更为关注，在力量训练时会使用合成代谢类固醇类药物（ElMaraghy 和 Devereaux，2012；Petilon 等，2005）。

解剖

　　胸大肌是三角形的肌肉，起于锁骨、胸骨、肋骨及腹外斜肌，主要功能是使肱骨内收、内旋，其锁骨头同时也辅助肩关节屈曲（Provencher 等，2010）。胸大肌呈薄片状，起源于两个头：锁骨上头和胸肋下头。锁骨头起源于锁骨的内半部分，而较大的胸骨头起源于第 2~6 肋骨、胸骨肋缘和外斜腱膜。胸骨头明显大于锁骨，占肌肉总量的 80% 以上（Fung 等，2009）。两部分肌肉在外侧会聚，止于肱二头肌沟的侧唇上，区域范围超过 5cm。胸肋头的肌纤维从锁骨头肌纤维的下方穿过，形成较深的肌腱后板，旋转 180°，使最下面的纤维止于肱骨的最高点或最近端；锁骨头肌纤维形成肌腱前板，止于更远端（Kakwani 等，2006）。在结节间沟外侧沿止点附近，两个腱板融合在一起（Fung 等，2009）。由于锁骨头的旋转，胸大肌的下部分纤维往往更易衰竭（Travis 等，2000）。

　　胸大肌的神经支配来自胸内侧神经（C8~T1）和胸外侧神经（C5~7）。胸内侧神经穿过胸小肌，沿着胸大肌下缘走行，支配胸大肌的下半部分（Prakash 和 Saniya，2014）。胸内侧神经起源于臂丛内侧索。胸外侧神经沿着胸小肌的上缘走行，然后经过胸大肌的下表面，支配胸大肌的上 2/3（Prakash 和 Saniya，2014）。胸外侧神经起源于臂丛外侧索。

损伤机制

　　胸大肌损伤大多发生在肌肉发达的 20~40 岁年轻男性做卧推时（Butt 等，2015）。与胸大肌最大收缩时过度紧张间接机制相关。通常发生于卧推时胸大肌收缩的起始阶段，此时肌纤维过度拉伸，在极高负荷下无法收缩。也可发生在卧推动作重物在低位，肩关节外展、后伸、外旋位极度紧张，举重者准备将肩关节恢复到内收、前曲、内旋位(将重物举起)时。文献报道的其他致病性损伤包括摔跤、滑水、橄榄球和拳击(Bak 等,2000;Ohashi 等,1996;Provencher 等,2010;Wolfe 等,1992;Zeman 等,1979)。损伤机制与撕裂部位有一定的相关性。肌腹撕裂多见于直接损伤,而间接损伤可导致肱骨止点撕脱或肌腱连接处损伤(Samitier 等,2015)。胸大肌撕裂时通常伴有"啪"或"砰"的一声(Alho,1994;Manjarris 等,1985;Pavlik 等,1998;Rijnberg 和 van Linge,1993;Roi 等,1990;Simonian 和 Morris,1996)。

体格检查

胸大肌撕裂时在前胸外侧壁或上臂可见瘀斑、轻度肿胀和瘀伤(Bak 等,2000;Butcher 等,1996;Kretzler 和 Richardson,1989)。在患侧腋窝皱襞处,可见轮廓不对称性丢失和三角肌沟的凹陷区。与图 34.2 显示的正常未损伤的胸大肌相比,图 34.1 显示胸大肌轮廓丢失。嘱患者进行胸大肌等长收缩时,会出现典型的胸部不对称(图 34.3),能明显看到胸壁上乳头向内侧移位。徒手肌力检查会发现患侧肩关节内收、内旋力弱。

X 线片通常对诊断没有帮助,除非是撕脱骨折的患者(Butcher 等,1996;Griffiths 和 Selesnick,1997;Kawashima 等,1975;Orava 等,1984;Verfaillie 和 Claes,1996)。胸骨阴影的消失被认为是符合临床诊断的发现(Quinlan 等,2002)。超声检查可以看到撕裂,但 MRI 是首选的影像学检查方法(Lee 等,2000;

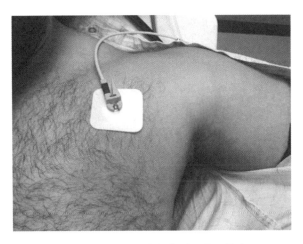

图 34.2　胸大肌腱未损伤时正常的轮廓。

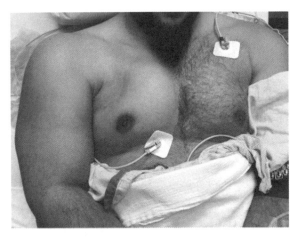

图 34.3　胸大肌等长收缩时显示肌腱断裂的肌肉单元回缩。

Miller 等,1993;Ohashi 等,1996;Shellock 等,1994)。

损伤分类

Tietjen 提出了胸大肌撕裂的功能分类(Tietjen,1980)。Ⅰ型为扭伤或挫伤。Ⅱ型为部分撕裂。Ⅲ型为完全撕裂。Ⅲ型可根据部位进一步分为:ⅢA 型累及胸锁关节;ⅢB 型累及肌腹;ⅢC 型累及肌腱连接;ⅢD 型累及肱骨止点。Tietjen 建议Ⅰ型和ⅢB 型损伤选择非手术治疗,ⅢC 型损伤因严重的外观畸形而应接受手术修复,ⅢD 型损伤是手术修复的最佳选择。

保守治疗和手术治疗

大多数外科医生认为,胸大肌肌腱撕裂的非手术治疗应仅限于年龄较大或不活跃的患者和不完全

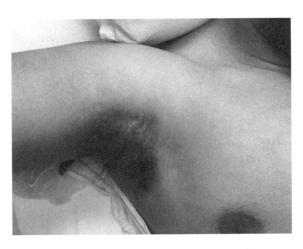

图 34.1　胸大肌腱撕裂后可见异常的轮廓。

撕裂的患者（Griffiths 和 Selesnick，1997）。许多研究已经表明，与非手术治疗相比，手术治疗完全性胸大肌肌腱撕裂具有明显的优势，可以提高肌腱强度（Alho，1994；Delport 和 Piper，1992；Bakalim，1965；Butters，1941；Berson，1979；Carek 和 Hawkins，1998；de Roguin，1992；Egan 和 Hall，1987；Gudmendsson，1973；Hanna 等，2001；Hayes，1950；Krishne 和 Jani，1976；Lindenbaum，1975；Miller 等，1993；Pavlik 等，1998；Liu 等，1992；McEntire 等，1972；Zeman 等，1979）。

胸大肌修复手术技术

胸大肌撕裂可能是胸骨头或者胸骨、锁骨头同时断裂，注意撕裂的类型有助于确定术前计划。

通常在全身麻醉、肌肉松解下手术；患者取仰卧位，患侧手臂包裹、自由放置；背部稍倾斜以使视野更加清晰。为了术后更美观，可采用远端三角肌入路或通过腋窝前皱襞切口。如果是慢性撕裂，修复撕裂后胸大肌紧绷使得手臂贴紧身体，有时很难闭合腋窝前皱襞，因此，如果不是急性伤，建议采用三角肌入路。

游离至切口外侧三角肌，识别胸大肌撕裂。如果只是探查到胸骨头破裂，必须在完整锁骨头的下方和远端进行探查，以确定肌腱是否撕裂，因为完整的锁骨头会掩盖撕裂。如果确定锁骨头撕裂，将锁骨头向上牵拉，观察止点。如果是慢性撕裂，则需要确定胸骨头是否撕裂，方法是从远端显露胸三角肌间隔，探查锁骨头上方的胸骨头。如果两个头均撕裂，则更容易显露及确定撕裂。未能正常分辨胸大肌在肱骨上的止点，则无法发现胸骨头撕裂，因此将撕裂的锁骨头误认为是完整的。

用手指从内侧剥离肌腱粘连，注意其深面，以免向内侧剥离过多。

胸大肌止点位于肱二头肌长头腱的外侧，用小骨刀在骨面上做小的凿痕或鱼鳞状痕来帮助肌腱愈合。

用 3 枚双线缝合锚钉修复从骨面撕脱的肌腱，采用抓握缝合，两条缝线分别从距离肌腱末端 5mm 处穿出，捆绑住肌腱，将肌腱压向骨面。有时肌腱不是从骨面撕脱，而是从腱部断裂，偶尔也会在肌肉-肌腱交界处断裂，此时可用缝线进行缝合。如果撕脱位于肌肉-肌腱交界处，应注意辨别进入肌肉的筋膜

层，在此处进行缝合，但由于缝线缝合不够牢固，术后需要更多保护。

收紧缝线，冲洗伤口，分层缝合至皮肤。

术后康复

目前尚不清楚胸大肌肌腱负荷后是否会失效。因此，术后康复、软组织愈合的时间尚不清楚。胸大肌肌腱修复后的康复进程取决于几种不同的手术方式。由于缝合位置缺乏牢固的锚定，直接的软组织和肌腱或肌腱间的缝合康复更加困难（Rijnberg 和 Linge，1993）。由于缺乏牢固的组织锚定，软组织愈合的时间更长，因此有学者建议肌-腱区域的撕裂可采用保守治疗（Gudmeundsson，1973；Hanna 等，2001）。肌腱-骨固定通常更牢固，可采取更积极的康复措施。康复要在限制活动以保证软组织愈合及充分活动以恢复活动度之间维持平衡（Manske 和 Prohaska，2007），因为胸大肌撕裂常发生在年轻、爱运动的人群，他们需要恢复高强度的运动。

术后康复的目标包括：①保持修复组织的结构完整性；②逐渐恢复活动度；③恢复和增强肌肉的完全动态控制和稳定性；④恢复全角度的上肢活动，包括日常生活、娱乐及体育活动。

术后即刻阶段（0~2 周）

术后即刻阶段的目标是：①保护愈合组织；②减轻术后疼痛和肿胀；③减少长期固定的影响。如前所述，肌腱之间的缝合比骨-肌腱间的修复更脆弱，需要更长的软组织愈合时间（表 34.1）。直接缝合还需要进行固定，以达到在对组织施加相当的应力之前，软组织愈合充分。术后即刻阶段持续时间为 0~2 周，第 2 周开始逐渐进行被动活动度（PROM）练习，患者保持悬吊固定 2~3 周，肢体从外旋中立位开始，每周增加 5°；被动前屈 45°，每周增加 5°~10°（表 34.2）。

被动活动度练习的目的是增加胶原合成，促进软组织纤维的排列，使其与恢复完全活动度所需的运动平行；在此期间，禁止肩关节主动活动度练习，因为正在愈合的软组织无法承受主动活动的应力；可进行肘关节、前臂、手及腕关节的主动活动。

被动活动度练习的目的是减少关节外手术后粘

表 34.1 胸大肌腱修复后固定及全角度活动时间表

修复类型	原则	完全 ROM/PROM
腱–腱缝合	悬吊 4 周	14~16 周
骨–腱缝合	悬吊 3 周	12~14 周

表 34.2 ROM 原则

周	内收 0°位外旋	前屈	外展
2	0°	45°	30°
3	5°	50°~55°	35°
4	10°	55°~65°	40°
5	15°	60°~75°	45°
6	20°	65°~85°	50°
7	25°	70°~95°	55°
8	30°	75°~105°	60°
9	35°	80°~115°	65°
10	40°	85°~125°	70°
11	45°	90°~135°	75°
12	50°	95°~145°	80°

连的风险;而关节内的粘连很少发生。一旦外部切口愈合,就可以进行轻微的瘢痕松动。瘢痕松动是平行于表面切口进行的,逐步到跨越实际的瘢痕;瘢痕松动可破坏胶原纤维,形成柔软、平坦、更浅的瘢痕,其外观更好(Edwards,2003)。

在术后即刻阶段,电疗和冷疗有助于控制肿胀和疼痛。Speer 等(1996)发现,冷疗是肩外科手术后的有效辅助手段,干扰性电刺激可用于减少术后疼痛、酸痛和肿胀(Cameron,1999;Prentice,2002)。

术后中期(3~6 周)

康复方案中最短的阶段是中间阶段,包括术后3~6 周。该阶段的目标包括:①继续增加活动度;②加强神经肌肉控制;③增加肌肉力量。活动度进展见表34.2。完全外展和外旋是最后实现的,取决于缝合的方式,预计要到 12~16 周(肌腱–肌腱,肌腱–骨)。在该阶段初期,不能进行主动活动度练习,但在术后中期的末期,患者可根据指南在安全范围内开始主动辅助活动度练习。活动度练习可在治疗师、手杖或滑轮的帮助下进行(图 34.4)。应告知患者限制活动度,

因为过度拉伸仍会损伤修复的组织。疼痛情况下,活动度练习或肩部活动可能不利于软组织愈合,应禁止。

力量练习可以从温和、节律稳定的等长收缩开始,可在肩关节和手臂处于不同位置时进行(图 34.5)。仰卧位时,患者手臂保持平衡位(90°屈曲),康复医生在不同角度轻微活动关节;可以从次最大收缩开始轻柔地进行。这种基础的等长练习可以通过提高速度和改变阻力到未知形式来增进。睁开眼睛做这些练习被认为是主动训练,闭着眼睛做这些练习被认为是反应性的(Davies 和 Ellenbecker,1993)。为了获得最佳的等长肌力,收缩训练应以 20°的间隔进行,因为 20°是等长力量训练的生理性过度拉伸(Davies,1992)。这将允许通过一个比单一应用练习更大的活动度来采用等长收缩练习力量。

侧卧位时,可以开始肩胛骨"调整"练习(图

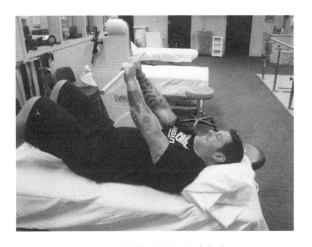

图 34.4 手杖辅助进行活动度练习。

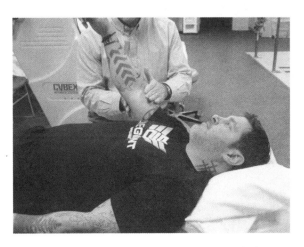

图 34.5 肩关节位于低位时轻柔、节律地抬高练习。

34.6),以帮助增加对肩胛骨的控制。肩胛骨的等长练习可在所有平面内安全进行。在该阶段的初期,禁止肩关节内旋等长练习,但在该阶段的末期(5~6周)可以在胸大肌缩短位置进行轻柔的次极量练习。所有这些早期的等长练习都应在低张力水平进行,最大张力为2~4磅。

后期强化阶段(6~12周)

后期强化阶段从第6周持续到第12周以上。后期强化阶段的目标包括:①通过主动活动度练习和被动活动度练习实现并保持肩部的完全活动;②通过肩关节内收练习使胸大肌和肌腱承受最小的压力,逐渐增加肌肉力量和耐力。这些活动不应完全水平内收,因为这会使胸肌处于活动不足的位置。

在后期强化阶段结束时,可以进行强化训练,使胸肌处于更加拉伸的位置(图34.7)。在完全水平外展的位置对胸肌施加张力是不安全的,因为这可能会对软组织造成过度的张力。

大约在12周时,患者通常可以开始轻柔的等张运动。在这个阶段接近结束时,可以开始本体感觉神经肌肉促进(PNF)技术。PNF对角线2(D2)屈曲和伸展模式有助于在过顶位置获得力量和控制力(图34.8)。初始应采用轻的手动阻力,逐渐进展到更大的手动或弹力带阻力。

到12周时,可以进行所有的主动活动度练习,注意保持正常的盂肱关节生物力学。由于术后长期

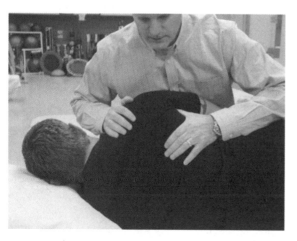

图34.6　侧卧位肩胛骨"调整"练习。

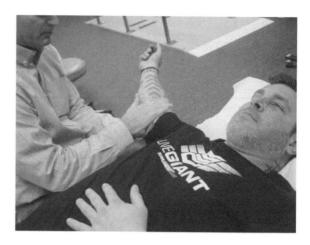

图34.7　胸肌在拉伸位置的等长练习。

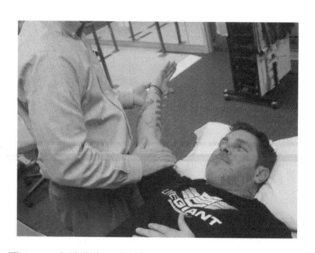

图34.8　肩关节位于过顶位置进行本体感觉神经肌肉训练。

制动,活动受限较常见;前、下、后活动受限应尽快解决。

高级强化阶段(12周以上)

胸大肌肌腱修复术后的最后一个阶段是高级强化期。恢复到完全活动状态的目标包括:①实现完全的主动活动度练习/被动活动度练习;②逐渐恢复到完全的力量状态。当活动度完全时,可进行轻柔的高水平运动,包括同心收缩和离心收缩。练习可以包括卧推(图34.9)和超等长运动(图34.10)。对举重运动员来说,可以逐渐开始加强训练;术后6个月内,不能进行超过运动员之前重复1次最大重量50%的举重。

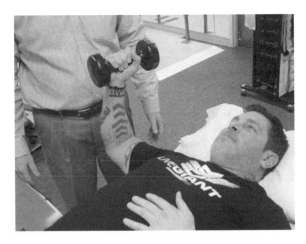

图 34.9 卧推运动。

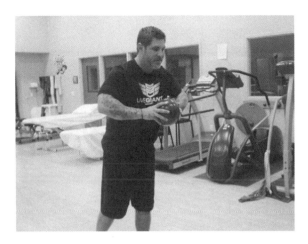

图 34.10 胸部超等长按压运动。

（欧阳侃 译）

相关资料

A complete reference list is available at https://expertconsult
.inkling.com/.

第 **35** 章

过顶运动员的胸廓出口综合征

Robert C. Manske

引言

虽然过顶运动员的大部分上肢损伤通常累及肌肉肌腱结构，但重复过顶运动（如进行投球、排球、网球和游泳等活动）时，神经源性和血管源性损伤也十分常见。此外，虽然神经血管结构损伤在过顶运动员中较少见，但其可以由外部创伤、压迫或干扰力导致。这些类型的病变可使患者出现反复的症状，这些症状往往是难以描述的，有时甚至是前后不一致的，而医生在试图治疗这些难以捉摸的疾病时会感到沮丧。麻烦的是，神经血管结构的损伤不仅会让治疗变得困难，而且有时会对肢体造成更严重的影响。过顶运动员上肢损伤通常由骨科和物理治疗师为其提供康复治疗，在康复评估时应高度注意神经血管损伤情况。在进入治疗阶段，这些物理治疗师作为最先的康复治疗者，可能需要向其他治疗者提供参考以进行下一步的诊断。本章的目的是描述常见的神经血管病变的体格检查和评估流程，并讨论这些情况下的保守治疗和手术治疗。

本章还将描述胸廓出口综合征（TOS）的临床病史、解剖关系、检查、评估和保守治疗。

TOS

TOS 是一种神经血管束受压的疾病，神经血管束从颈部向腋窝延伸，然后离开腋窝。虽然 Hunald 早在 200 多年前已描述了 TOS（Tyson 和 Kaplan，1975），

但目前提到这种情况时通常与过顶投掷运动员损伤有关（Baker 和 Liu，1993；Nuber 等，1990；Strukel 和 Garrick，1978；Rohrer JM 等，1990；Safran，2004）。一些作者描述了 2（静脉和动脉相结合）~3 种 TOS 类型，包括臂丛神经卡压综合征、锁骨下静脉血管卡压综合征（Toby 和 Korman，1989）和锁骨下动脉卡压综合征（Freischlag 和 Orion，2014）。90%~97% 的 TOS 患者可出现神经卡压症状（DiFelice GS 等，2002，Vogeland Jensen，1985），但只有不到 2%~5% 的患者被认为会出现动静脉卡压症状（Nemmers DW 等，1990；Schneid K 等，1999；Vogel 和 Jensen，1985）。总的来说，估计约 90% 为神经卡压，只有不到 1% 为动脉卡压，3%~5% 为静脉卡压（Sanders RJ 等，2007）。后两者往往会产生类似的症状，通常难以鉴别。由于这些症状往往是前后矛盾或者模糊不清的，TOS 有时不像一个明确的诊断（Dale，1982）。

准确追踪 TOS 的患病率非常困难。Campbell 和 Landau（2008）估计外科医生诊断 TOS 的频率是神经病学专家的 100 倍。Cherington（1992）报道外科医生可能根据不同损伤的潜在费用来诊断。

相关解剖

胸廓出口是由臂丛神经和锁骨下血管必须经过的三个通道组成，以便为整个上肢提供感觉和血供。通常认为上部胸廓出口后面被颈胸段脊椎、侧面被第 1 肋骨、前面被胸骨柄所束缚（Leffert，1991）。

臂丛神经由 C5~T1 神经组成。臂丛神经从颈部

的前斜角肌和中斜角肌之间穿出，这是受压的第一个位置。在该区域中，两个斜角肌和第 1 肋形成一个肌间隙，为通道提供了基石（图 35.1）。前斜角肌和中斜角肌均起于上颈椎横突，止于第 1 肋。与臂丛一致，锁骨下动脉横穿两块斜角肌。这些结构在锁骨下方位置一起通过第 1 肋。

这些结构继续侧向走行达到锁骨下通道，该通道由锁骨下肌肉、锁骨和第 1 肋组成，第 1 肋的内侧和后侧是肩胛下肌。通道的压迫可能是第 1 肋过度发达、出血、纤维化或先天性异常导致的（Brantigan 和 Roos，2004；Kaminsky 和 Baker，2000；Pollack，1990）。任何一种原因均可导致间隙被占用，因为锁骨下静脉和腋动脉在锁骨下方和第 1 肋上方穿出（图 35.2）。其继续向外侧走行可直接通过喙突下方或后面，其前方边界是胸小肌肌腱边缘（图 35.3）。

上述三个区域中的任何一个区域都会在神经血管交汇处产生压迫：①中、前斜角肌之间；②锁骨和第 1 肋之间；③胸小肌腱后面。

病理生理学

已提出了许多 TOS 的原因。此外，在确定 TOS 的

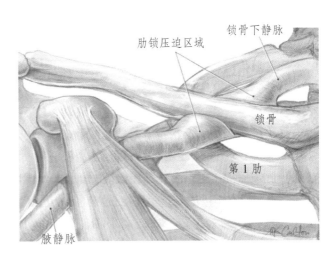

图 35.2　腋-锁骨下静脉解剖图。锁骨下静脉穿过锁骨下方和第 1 肋上方继续发展成为腋静脉。[Image from：Baker CL，Baker CL III. Neurovascular compression syndromes of the shoulder. Fig. 27-8 page 331. In：Wilk KE，Reinold MM，Andrews JR.（eds）The Athletes Shoulder，2nd ed. Philadelphia，PA，Churchill Livingstone，2009.]

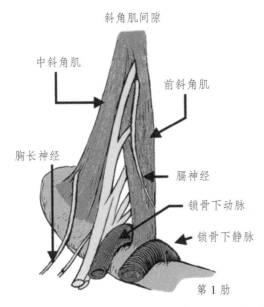

图 35.1　斜角肌间隙解剖图。由臂丛神经（C5~T1）组成的 5 个神经根穿过胸廓出口处的颈基底部，它是由前斜角肌和中斜角肌及第 1 条肋骨组成的斜角肌间隙。（From：Thompson RW，Driskill M. Neurovascular problems in the athletes shoulder. Clin Sports Med. 2008；27：789-802.）

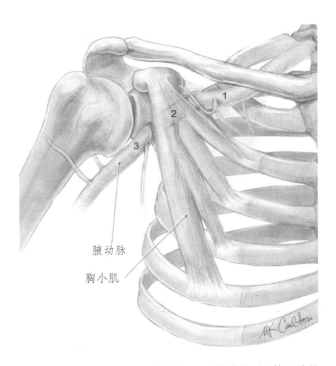

图 35.3　腋动脉解剖图。腋动脉可以夹在锁骨下和第 1 肋骨之间，或者更常见的是从胸小肌后穿过。[Image from：Baker CL，Baker CL III. Neurovascular compression syndromes of the shoulder. Fig. 27-8 page 331. In：Wilk KE，Reinold MM，Andrews JR.（eds）The Athletes Shoulder，2nd ed. Philadelphia，PA，Churchill Livingstone，2009.]

实际病理前,需要全面排除大量鉴别诊断(框 35.1)。以下将基于上述三个区域介绍 TOS 的病理生理学。第一个区域是斜角肌间隙,其前侧是前斜角肌,后侧是中斜角肌,下方是第 1 肋内表面。颈椎损伤或外伤可能会导致颈前侧或外侧肌肉的保护性痉挛。这种肌肉痉挛可能在前斜角肌和中斜角肌的近端部位产生直接或间接压迫(Sanders RJ 和 Pearce WH,1989)。需要背负重物(如背包)的患者在疲劳时可能会使用辅助肌肉,从而产生 TOS 型症状(Lain TM,1969)。尽管大多数过顶运动员在体育活动中不需要搬运重物,但许多学生需要携带书籍,因此也可能造成影响。

锁骨和第 1 肋骨之间的区域被称为肋锁间隙,其前侧是锁骨中 1/3,后内侧是第 1 肋骨,而后侧是肩胛骨上缘(Koknel TG,2005)。许多单侧占优势的运动员(如棒球投手和网球运动员),在优势肢体会有明显的肌肉肥大。这种肌肉量的增加与反复的过顶活动可能会导致关节囊约束减弱,从而导致肩胛骨外展和伸展增加。因为整个上肢在过顶运动中是一个运动链,所以肩胛骨下拉的增加可能导致锁骨下拉随之增加,从而造成神经血管结构受压。此外,任何引起斜角肌痉挛的活动(如颈部创伤)都可能导致锁骨被抬高,从而在跨过第 1 肋骨和穿过锁骨下方时产生神经血管压迫。许多作者认为第 1 肋骨某种形状或发育可导致 TOS(Durham 等,1995;Leffert,1991;Nehler 等,1997)。

框 35.1　胸腔出口综合征的鉴别诊断

- 肱骨肥大
- 胸小肌肥大
- 轻微的盂肱骨失稳
- 颈椎间盘突出
- 颈神经根撞击
- 臂丛神经炎
- 腕管综合征
- 肘管综合征
- 血管闭塞性疾病
- 头、颈和肺部恶性肿瘤
- 反射性交感神经营养不良
- 心绞痛

第三个区域位于胸小肌腱与喙突附着部的下方。该区域被称为胸-喙突-胸肌间隙,其上边界是喙突,前方为胸小肌,后方为第 2~4 肋骨(Richardson,1999;Remy-Jardin 等,1997)。肩部向前或向前圆肩的过顶运动员通常可出现这种情况。这是过顶运动员常见的姿势异常,其中肩胛骨在优势侧略微下压并过伸,这可能是由胸小肌长期紧张所致。

临床表现与检查

由于 TOS 临床症状广泛,其临床表现往往模糊不清。此外,并不是所有患者都表现出类似的症状,患者间个体差异较大。TOS 的体征和症状取决于累及的特定神经或血管结构和严重程度。

常见的 TOS 患者多为棒球投手,但其他运动员也可发生 TOS,包括高尔夫球、皮划艇、举重、网球、排球等项目的运动员(Nuber 等,1990;Kee 等,1995;Reekers 等,1993;Rohrer,1990;Todd 等,1998;Yao,1998)。

TOS 的诊断常需要排除其他疾病,如颈椎间盘突出、肩袖损伤、周围神经卡压、慢性疼痛综合征、心理问题、多发性硬化、高凝性疾病、伴有远端栓子的房颤和上肢深静脉血栓等也可出现 TOS 类似的症状(Brooke 和 Freischlag,2010)。

常见的主诉和症状包括感觉异常,通常累及整个上肢而不是一个特定的神经分布区域。这些感觉异常通常与过度的上举活动相关。上举运动结束后即刻或数小时后症状可缓解。这些神经症状也可表现为上肢上举后出现疲劳或沉重感(Baker 和 Baker,2009)。

血管性症状也可导致疲劳和沉重感,但也可出现远端缺血症状,如冷耐受不良、静脉充血、麻木、针刺感和手指发绀。如果发生动脉形式的 TOS,患侧手臂可能比健侧更苍白,而静脉形式的 TOS 将导致手臂发绀、斑点甚至变紫(Safran,2004)。

如果症状持续或恶化,甚至出现局灶性溃疡,则应排除一种称为"受挫性血栓"的极端情况。"受挫性血栓"类似于下肢深静脉血栓形成,应尽快治疗。受挫性血栓很难诊断,因为其症状可能会在致病活动结束后缓解。此外,血栓形成也发生在年轻和相对健康的人群（Di Felice 等，2002；Medler 和 McQueen，1993；Vogel 和 Jensen，1985）。

通过几种检查测试来诊断 TOS。经典的 Adson 手法（图 35.4）可提示斜角肌是否受压。运动员将头主动转向检查侧，深呼吸，保持这种姿势，然后临床医生牵伸和侧向旋转肩部，同时触诊发现脉搏减少，则提示斜角肌受压（Adson，1947；Adson 和 Coffey，1927）。因为头部转向一侧进行测试时，斜角肌被拉紧，从而导致神经血管束受到压迫。随着斜角肌的收缩，第 1 肋骨会抬高，也可能引起压迫。Magee（2014）描述了这种测试的另一种形式，即要求运动员将颈椎旋转到与测试肢体相反的方向。脉搏减弱或运动员症状再现均被认为是 TOS 阳性。

其他测试可提示锁骨和第 1 肋骨之间的压迫：肋锁征（图 35.5）或试图压迫锁骨和第 1 肋骨之间神经束（Magee，2014）；运动员收缩和下沉肩部（类似于军人的立正姿势）时脉搏减弱和症状再现被认为是阳性。

多种测试可用来诊断起源于后方胸小肌腱和喙突压迫的 TOS。Roos 测试（图 35.6）是上臂外展、外旋测试，还有增加上肢牵拉的测试，即要求运动员肩外展 90°，肘屈曲 90°。为了在这种姿势下造成血管压迫，要求运动员缓慢张开和合上手达 3 分钟（Liebenson，1988；Ribbe 等，1984；Roos，1976）。

Wright 试验、Wright 手法或过度外展试验（图 35.7）是通过使运动员的手臂完全被动上举和侧向旋转来进行的。触诊桡动脉时，要求运动员深呼吸、屏

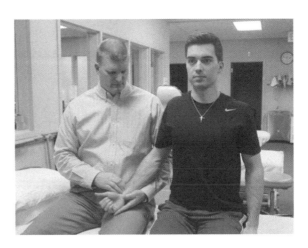

图 35.5　肋锁征。

住呼吸，同时旋转或伸展颈部以加强效果（Wright，1984）。与所有 TOS 检查一样，脉搏改变和症状再现被认为是阳性。

由于 TOS 的症状和体征并不总是一致的，所以没有一种单一的测试可以明确诊断。最好采用一组测试、体征和症状来明确 TOS 的病理学变化。此外，许多没有病理学基础或症状的人群进行测试时也可出现桡动脉脉搏减少。作者认为，阳性检测不能简单地通过脉搏消失来表示；相反，阳性测试还必须包括症状的复发（Manske 和 Stovak，2006）。虽然诊断测试或电生理研究通常为阴性，但它们有助于排除可能导致类似症状的其他更常见的情况（Thompson 和 Driskill，2008）。

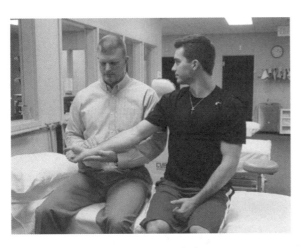

图 35.4　Adson 试验。

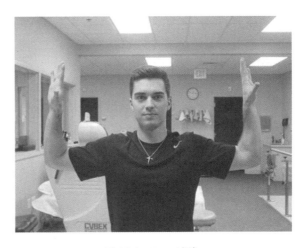

图 35.6　Roos 试验。

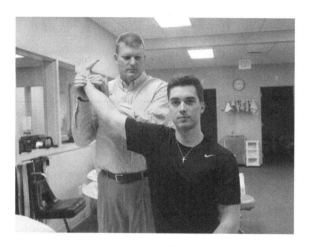

图 35.7　过度外展征。

保守治疗和手术治疗

与大多数骨科疾病一样，TOS 通常首选保守治疗。尽管最佳治疗方法存在争议，但神经源性 TOS 患者手术前应考虑尝试保守措施（Abe 等，1999；Huang 和 Zager 2004；Landry 和 Moneta，2001；Novak，2003；Parziale 等，2000，Urschel 和 Kourlis，2007）。在短期随访中，76%~100% 的患者出现了良好到极好的结果，1 年后该结果仅下降至 59%~88%（Vantiet 等，2007）。保守治疗预后不良的 TOS 患者已被证明与肥胖、工商赔偿和累及腕管或肘管的双重挤压有关（Novak 等，1995）。

在某些情况下，NASID、注射、超声药物导入或电离子药物透入均可能有效。向斜角肌注射肉毒杆菌毒素可暂时缓解胸廓出口神经血管压迫引起的疼痛和痉挛（Jordan 等，2000；Danielson 和 Odderson，2008）。如果患者运动时感觉疼痛，应保持相对休息。尽管我们常见继发性 TOS，但其他因素实际上是引发 TOS 的主要原因，包括撞击综合征、失稳、肩胛和肩袖疲劳及力量不足。在积极的康复治疗前，必须先解决这些问题。需要强调的是，相对休息是指通过休息来缓解症状。对于职业运动员来说，这可能意味着降低投掷练习次数，甚至完全停止投掷练习。这取决于运动员的运动水平和敏感性。

改善姿势是保守治疗的重要部分。Leffert 报道，肩下垂可减少神经血管结构的可用空间（Leffert，1994）。肩胛周围肌肉疲劳或无力导致的肩胛失稳也

可能导致肩下垂，肩胛肌无力和疲劳会导致后胸肩胛骨错位。Kibler 及其同事（1998，2002）报道了过顶运动员中常见的 3 种特殊肩胛运动障碍或模式。在 Ⅰ 型下角运动障碍中，肩胛骨的下内侧角突出，这有时被称为肩胛倾斜。在 Ⅱ 型运动障碍中，肩胛骨的整个内侧边界相对后胸壁抬高，通常称为翼状肩胛。在 Ⅲ 型运动障碍中，整个肩胛骨在肩部运动开始的早期被抬高，这是肩袖撕裂后常见的类型，也被称为耸肩症。

如果肩胛倾斜和（或）翼状肩胛与肩胛肌肉疲劳或无力有关，康复必须从肩胛稳定练习开始。正如 Moseley 等认为的，治疗性练习应包括加强肩胛稳定结构的练习。Moseley 等（1992）发现，可引出肩胛肌最大的肌电活动的运动包括肩关节屈曲（图 35.8）、肩关节外展（图 35.9）、肩胛骨平面内肩关节外展（图 35.10），以及坐位支撑向上（图 35.11）。

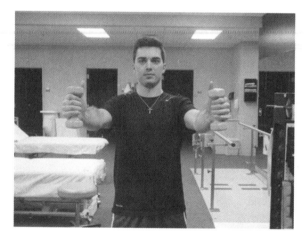

图 35.8　肩关节屈曲。

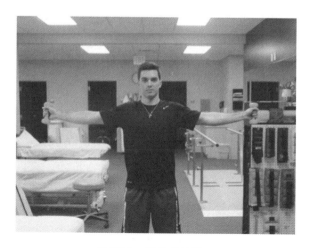

图 35.9　肩关节外展。

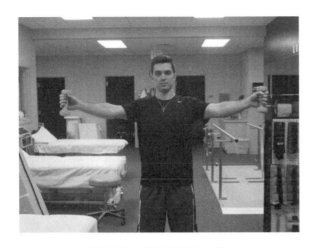

图 35.10　肩胛骨平面上举。

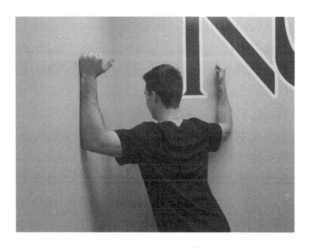

图 35.12　墙角牵伸。

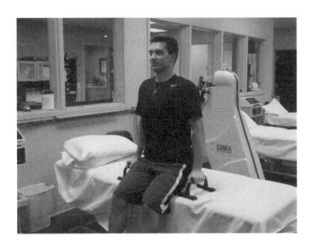

图 35.11　推举向上。

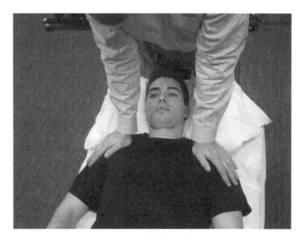

图 35.13　仰卧胸小肌牵伸。

　　当肩胛侧倾和翼状隆起是由软组织挛缩引起时,可采用软组织手法治疗或松动技术。缺乏灵活性的部位通常包括胸小肌、锁骨胸肌和斜角肌和斜方肌等颈肌。Borstad 和 Ludewig(2006)最近的研究指出,当试图获得胸小肌的柔韧性时,墙角牵伸(图 35.12)优于坐位或仰卧位手法牵伸。Borstad 的研究表明,仰卧牵伸也可增加灵活性(图 35.13)。Durall、Manske 及 Davies(Durall 等,2001)等报道了一种适用于盂肱关节前路松弛和失稳的过牵伸胸肌和胸小肌的方法。需要牵伸的肩部用毛巾垫在墙角上,牵伸时后缩肩胛骨, 也可用另一只手将胸肌拉向中线来进一步加强这种牵伸。其他需要关注的问题包括肩锁关节或胸锁关节活动下降或运动异常。有必要评估肩锁关节的前后滑动及胸锁关节的上、下伸/缩。

　　对肩前部肌肉(如胸小肌和锁骨下肌)较少采用软组织松解技术。此外,由于上肢的代偿模式,颈椎的肌肉也会受到影响,可采用直压、平行变形或垂直弹击技术进行处理(图 35.14)。通常, 局部应用湿热疗法来诱导放松肌肉,从而使伤害性疼痛纤维迟钝。

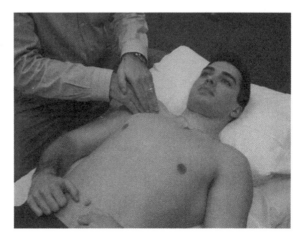

图 35.14　软组织挤压技术。

一旦软组织松解开始，需要小心地进一步延长受影响的软组织。可以使用多种方法来拉伸软组织。人工被动拉伸胸小肌（图35.15）、胸大肌（图35.16）、颈椎（图35.17）、斜方肌（图35.18）、肩胛提肌（图35.19）。如果标准的拉伸没有效果，可使用收缩放松或其他本体感觉神经肌肉促进技术。在泡沫轴上低负荷长时间拉伸有时也有效。正确的呼吸技巧有助于放松，从而更容易拉伸。

由于斜角肌附着在第1肋骨上，当肌肉痉挛时它们会使第1肋骨抬高，这样斜角肌才能接近锁骨下缘。肩胛无力及肩胛带损伤可导致神经血管束在经过锁骨与第1肋骨之间时受压（Leffert，1991）。恢复第1肋骨的活动度可以增加肋间锁骨间隙，减轻出口神经血管结构的负荷（Hooper等，2010）。可采用手法治疗技术来活动第1肋骨（图35.20）。

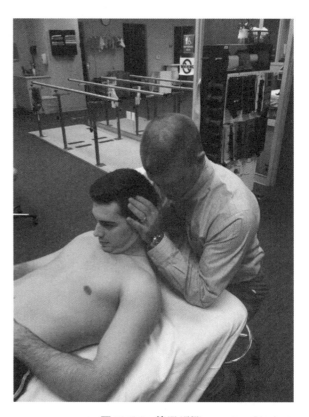

图35.17　伸展颈椎。

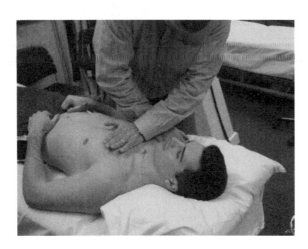

图35.15　拉伸胸小肌。

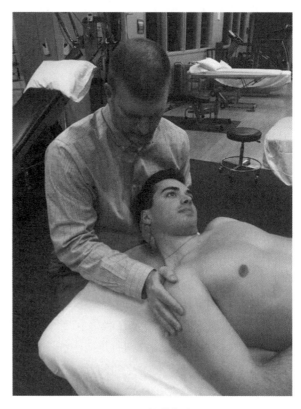

图35.18　拉伸斜方肌。

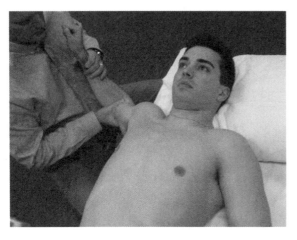

图35.16　拉伸胸大肌。

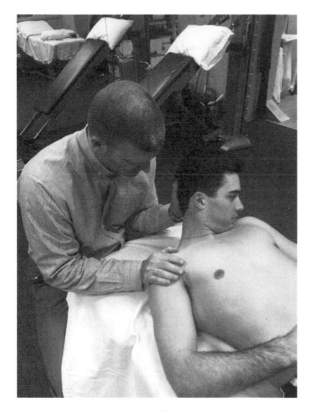

图 35.19　拉伸肩胛提肌。

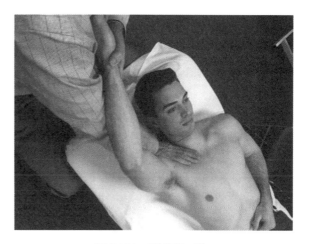

图 35.20　活动第 1 肋。

由于这些情况通常是慢性的，所以应通过长期的康复治疗来获得最大的益处。治疗周期通常为 4~6 周。当保守治疗无法解决上述问题时，手术是有症状 TOS 的最佳选择。已被提及的几种技术包括通过腋窝或锁骨进行 TOS 减压、第 1 肋骨切除、前斜角肌和中斜角肌切除、臂丛神经松解术和胸小肌腱切开术（Thompson 和 Petrinec 1997；Thompson 等，1997）。

（沈梅　译）

如果神经活动性降低，应采用神经松动技术来改善神经组织的滑动。可以通过改良技术来强化需要活动的特定区域。这些治疗方法应该以无痛方式进行。指导患者进行家庭锻炼，从重复约 20 次逐渐增加到重复 100 次，根据耐受程度每天 1~2 次（Totten 和 Hunter，1991）。

相关资料

A complete reference list is available at https://expertconsult.inkling.com/.

第 **36** 章

肱骨近端和肱骨干骨折

Charles E. Giangarra | Jace R. Smith

肱骨近端骨折

介绍

　　肱骨近端骨折好发于老年人群，常使人变得虚弱。许多骨科医生认为大多数肱骨近端骨折稳定性尚可，通常可采取保守治疗；然而关于少部分肱骨近端骨折的治疗仍存在争议，目前尚缺乏高水平的科学依据来制订适当的治疗方案。"四项最新的荟萃分析指出，目前缺乏关于肱骨近端骨折的 I 级或 II 级证据研究"(Bucholz, 2010)。

　　肱骨近端骨折有多种治疗手段，每种方法均有各自的优缺点。

背景

　　超过 3/4 的肱骨近端骨折属于低骨密度老年人群的低应力骨折(Court-Brown, 2001)，其余则是由年轻人群高应力损伤造成的。肱骨近端骨折占急诊科所有骨折的 4%~5%(Horak, 1975)，并且有 5% 的肱骨近端骨折累及附属骨(Court-Brown, 2006; Lind, 1989)，男女患者比例为 1:(2~3)(Court-Brown, 2006; Lind, 1989; Roux 等, 2012)。

解剖和分型

　　Neer 分型是骨科医生常用的肱骨近端骨折分类方法，这样分型的目的在于指导治疗方案的选择。该分类方法是基于 Charles Neer 对 1953—1967 年间纽

约骨科医院–哥伦比亚长老会医学中心 300 例肱骨近端骨折的分析与临床观察(Neer, 1970)。对于肱骨近端骨折，主要根据小结节、大结节、肱骨头和肱骨干四部分骨折块建立分型系统。Neer 将侧方成角 45° 和移位 1cm 作为判定骨折移位的阈值(图 36.1)。

　　Neer 分型包括肱骨近端一部分骨折、二部分骨折、三部分骨折及四部分骨折。一部分骨折是指无骨折块移位的骨折，而不考虑实际骨折线的数量(图 36.2)。在二部分骨折中，存在一个符合上述标准的移位骨折块，其有可能是大结节、小结节、解剖颈或外科颈中的任何一个(图 36.3)。在三部分骨折中，小结节或大结节骨折块移位，同时伴有外科颈骨折块移

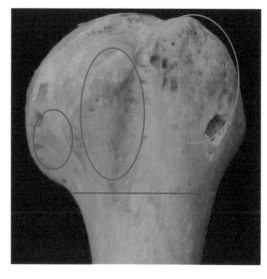

图 36.1　肱骨近端的四个骨块(紫色：解剖颈；红色：小结节；绿色：大结节；蓝色：外科颈)。

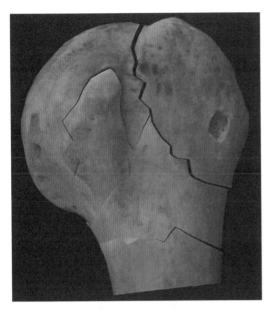

图 36.2　Neer 一部分骨折。

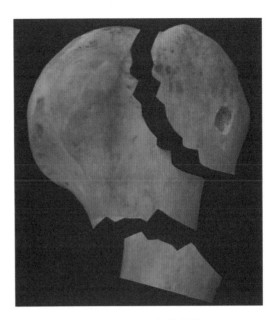

图 36.4　Neer 三部分骨折。

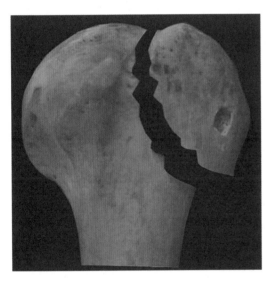

图 36.3　Neer 二部分骨折。

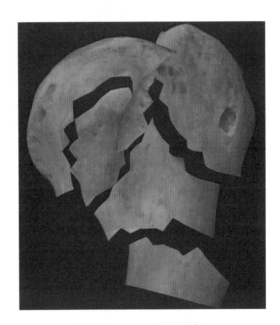

图 36.5　Neer 四部分骨折。

位,形成旋转畸形(图 36.4)。四部分骨折是指四个骨折块均发生移位,这种损伤十分严重,并且有很高的概率发生缺血性坏死(图 36.5)。

肱骨头的血供主要来源于旋肱前、后动脉。过去认为肱骨头的血供主要来自旋肱前动脉(Gerber,1990),但最近的研究表明旋肱后动脉提供了 64% 的血液供应(Hettrich,2010)。

腋神经同样需要进行评估,该神经从肩胛下肌前的臂丛后束发出,与旋肱后动、静脉伴行穿过四边孔。其分为前支和后支。前支绕肱骨外科颈走行于三角肌深面。对腋神经的评估可以通过对肩部前外侧三

角肌功能和感觉的检查来实现。

诊断和治疗

评估和诊断损伤的标准为平片,包括肩关节前后位、Grashey 位、腋窝或肩胛骨 Y 视图。额外的影像学检查(如 CT 扫描)可以确定复杂骨折的类型,并进行术前规划。当骨折类型确定及评估完成后,医生即可开始制订治疗方案。治疗方法包括保守治疗、经皮穿针内固定、切开复位内固定、髓内钉、人工半肩关节置换术、全肩关节置换术和反置式全肩关节置换术。

老年人肱骨近端骨折多为稳定性骨折，可采用保守治疗（Maier，2012）。首先采用悬吊固定，然后逐渐进行康复。保守治疗适用于细微移位的外科颈骨折（一部分、二部分、三部分骨折）、移位<5mm 的大结节骨折，以及不适合手术治疗的骨折。

对移位、失稳的骨折应当采取微创手术以复位和固定。迄今为止，切开复位内固定是年轻患者二、三、四部分骨折的标准手术方法（Maier，2014）。

半肩关节置换术的结果与肩袖正常功能肱骨结节止点的解剖位恢复密切相关（Maier，2014）。反置式全肩关节置换术作为一种可提供令人满意的肩关节功能的替代疗法，主要针对既往存在肩袖疾病或一线治疗失败的老年患者（Maier，2014）。

康复

肱骨近端骨折的康复是疾病管理中最重要的部分之一。康复的目标包括防止失用性萎缩，在不造成骨折移位的前提下维持关节活动度，运用重力协助活动关节，避免进行可能产生损伤的训练，早期干预以获得成功康复。患者遵循康复计划（通常分为 3 或 4 个阶段），会取得最佳的康复效果。康复计划多种多样，但大多遵循相似的模式，包括早期被动关节活动，之后采用主动关节活动和渐进抗阻训练，最后是牵伸和力量进阶训练。需要避免长期制动，因为其会导致关节僵硬及活动度下降。下面列出一个具体的康复计划（Rockwood，1990）。

第 1 阶段（0~6 周）

- 骨折术后第 7~10 天开始锻炼。
- 在进行物理治疗时不使用吊带。
- 最初进行钟摆（Codman）运动。
- 还应包括颈、肘、腕、手的关节活动度练习。
- 每天进行 3~5 次训练，每次 30 分钟。
- 1 周后，用木棍或手杖辅助完成仰卧位外旋伴轻微外展（15°~20°）。
- 骨折 3 周后，开始增加滑轮辅助的上举训练。
- 第 4 周开始等长训练。

第 2 阶段（6~12 周）

- 可以开始早期的主动、抗阻、牵伸训练。
- 做部分重力解除的仰卧位主动上举训练。

- 最终改为站立姿势，健侧上肢使用木棍辅助患肢完成上举训练。
- 随着力量训练的进展，可以在没有辅助的情况下主动完成上举训练。
- 使用弹力带进行内旋、外旋、屈曲、伸展、外展肌的渐进力量训练（3 组，每组 10~15 次）。
- 开始灵活性和牵伸训练，以逐渐增加各个方向的关节活动度。

第 3 阶段（＞12 周）

- 用弹力带进行等张训练，同时增加力量训练的强度。
- 注重肩袖肌群和肩胛带肌群的力量训练。
- 负重从 1 磅开始，在 5 磅范围内，每次递增 1 磅。如果在训练结束后仍有疼痛感，则暂停负重训练。
- 逐渐过渡到过顶投掷运动。
- 进阶到全角度关节活动度练习。

肱骨干骨折

介绍

肱骨干骨折占所有骨折的 3%~5%（Brinker，2004），患者的年龄呈双峰分布，由年轻人的高应力损伤和老年人骨质疏松的低应力损伤共同组成。大多数肱骨干骨折可以采用保守治疗，只有少部分需要手术介入以取得最佳疗效（Fears，1998）。肩和肘关节有较大的关节活动度，可以适应一定程度的畸形愈合及肢体轻微缩短，并且有证据表明不会造成明显的功能障碍（Sarmiento，2000）。

解剖和分型

肱骨大体呈圆柱形，远端为三角形（图 36.6）。骨折线通常位于外科颈的远端和髁上嵴的近端。施加在每个节段的应力取决于骨折线的位置。如果骨折发生于胸大肌止点的上方，骨折近端因肩袖的牵拉而外展并内旋，远端因胸肌的牵拉而向内侧和前方移位。如果骨折发生于三角肌止点的上方，骨折远端因三角肌的牵拉向外移位，而近端因胸大肌、背阔肌及大圆肌的牵拉向内移位。如果骨折发生于三角肌止点的下方，骨折近端因三角肌和喙肱肌的牵拉向

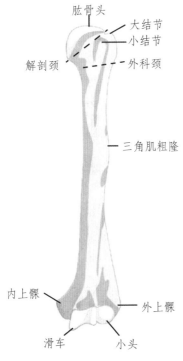

图 36.6　肱骨的骨骼学。

肱骨头
大结节
小结节
解剖颈
外科颈
三角肌粗隆
内上髁
外上髁
滑车
小头

外、向前移位,而远端向近端移位,导致缩短和重叠。肱骨被前、后间室包绕。正中神经、肱动脉、肌皮神经位于前间室,尺神经起自前间室,并抵达肘部的后间室,桡神经起自后间室,并进入前间室。肱骨干骨折中最常见桡神经麻痹;据推测,骨折时该神经在桡神经沟内被拉伤或挫伤。因此,必须对桡神经进行评估。Tingstad 等(2000)报道了在 111 例肱骨干骨折多发伤患者中,桡神经麻痹的发生率为 34%。

肱骨干骨折可以根据 OTA 分型或骨折特征的描述来分类。

诊断和治疗

最初肱骨采用标准的 X 线片进行诊断,包括前后位片和侧位片。如果骨折造成肢体明显短缩,直接对上肢进行轴位牵引的牵引位 X 线片有利于辨别骨折的类型。大多数肱骨干骨折可以采用辅具或夹板等保守方法进行治疗, 其余可能需要采用切开复位内固定或髓内钉等手术治疗。

保守治疗的指征包括满足力线良好的标准:向前成角<20°,向内/向外成角<30°,肢体短缩<3cm。保守治疗的绝对禁忌证包括严重的软组织损伤或骨质疏松、需要修复的血管损伤或臂丛神经损伤。最初的治疗通常在损伤后 10~12 天,可使用夹板和Sarmiento 功能性辅具。

肱骨干骨折的绝对手术指征包括开放性骨折、需要修复的血管损伤、臂丛神经损伤、同侧前臂骨折(漂浮肘)及筋膜间室综合征。

康复

肱骨干骨折的康复计划可以分为以下 3 个阶段。

第 1 阶段(0~6 周)

- 舒适的悬吊和组合夹板。
- 损伤 10~12 天后,使用 Sarmiento 功能性辅具。
- 2 周后停止悬吊。
- 鼓励进行颈、肩、肘、腕、手的关节活动度练习。
- 钟摆运动。
- 每天进行 3~5 次锻炼,每次 30 分钟。
- 开始被动辅助活动度练习。

第 2 阶段(6~12 周)

- 可以开始早期主动、抗阻、牵伸训练。
- 使用弹力带进行内旋、外旋、前屈、牵伸、外展肌的渐进力量训练(3 组,每组 10~15 次)。
- 开始灵活性和牵伸训练,以逐渐增加各个方向的关节活动度。

第 3 阶段(>12 周)

- 用弹力带进行等张训练,同时增加力量训练的强度。
- 注重肩袖肌群和肩胛带肌群的力量训练。
- 负重从 1 磅开始,在 5 磅范围内,每次递增 1 磅。如果在训练结束后仍有疼痛感,则暂停负重训练。
- 逐渐过渡到过顶投掷运动。
- 进阶到全角度关节活动度练习。

(董学平　译)

相关资料

A complete reference list is available at https://expertconsult.inkling.com/.

## 第 37 章

功能性测试法(FTA)在运动员肩部损伤后恢复运动的定性和定量决策

George J. Davies | Bryan Riemann

许多临床医生需要判断运动员肩部损伤后是否可以恢复运动,但很少有相关指南及客观测试指标支持临床决策,而且支持这一决策过程的证据也十分有限(PubMed Search,2015;Obremskey,2005;Bhandari,2009;Sackett,2000)。

那么,我们如何判断运动员是否可以恢复高风险活动(如竞技体育)?其中一项标准是在全面的赛前检查后,如果运动员能够恢复伤前的所有指标,则该运动员可以重返比赛。但是,除非运动员进行了全面的赛季前检查,否则这并非切实可行的解决方案。此外,达到重返运动的医学标准并不意味着患者的实际机体功能已经准备好重返运动。那么,当一名运动员被认为"达到重返比赛的标准"后又再次受伤时,该怎么处理呢?如果医生、物理治疗师或教练认为运动员达到重返赛场的医学标准,但运动员在重返赛场后再次受到严重伤害,这些负责人或将承担法律责任(Creighton,2010)。

本章举例说明了功能性测试法(FTA)(基于标准的方法)如何协助临床医生做出运动员在肩部损伤后是否可以重返运动的临床决策。我们建议使用一种测试法,该测试由多个步骤组成,每个步骤的实施都取决于上一个步骤的结果。在临床医学中,测试法是用于管理医疗问题的阶梯式方案(Taber 医学百科词典,1997)。

我们不知道除了这两篇文献(Davies,1998;Davies,1981)外,是否还有其他已发表的文献,阐述如何运用 FTA 作为参考标准来辅助外科医生做出肩部损伤患者是否可以重返赛场的临床决策。

从理论上看,FTA 作为一种基本测量方法,可用来评估损伤程度、提示功能活动受限的强度/力量测试,以及残障功能测试。此外,FTA 由一系列测试构成(框 37.1),其测试顺序取决于损伤或手术的时间和软组织恢复的程度。

下面我们将回顾过去 13 年里用于评估肩部损伤的 FTA 的发展历程。框 37.2(Davies,1998)显示了运动员术后重返竞技赛场的临床指标(Davies 和 Wilk,2013)。

在 FTA 测试过程中,下一阶段测试的难度一般基于上一阶段测试的难度。每个测试及其相关的训练方案都会增加患者的压力,同时减少临床干预。FTA 的流程如图 37.1 所示:根据多年的经验,我们可以比以往任何时候都更快地使患者康复,因为通过测试可以了解患者所处的康复阶段,并且可以针对患者的特定情况和身体状态进行干预。此外,患者只

专项运动测试

OKC 功能性投掷表现指数

闭链运动——上肢稳定性测试

OKC 等速等力运动测试

肌肉运动觉/本体感受性测试

基本量测量

视觉模拟量

From Davies, GJ, Zillmer, DA. Functional Progression of a Patient Through a Rehabilitation Program. Orthopaedic Physical Therapy Clinics of North America, 9:103–118, 2000.

专项运动测试

Underkoeffler 肩上垒球投掷远距离功能指数

单臂坐式投掷——重力球力量测试

闭链运动——上肢稳定性测试

OKC 3D 肌肉力量测试:BBI

OKC 等速等力测试

感觉运动系统测试:肌肉运动觉/本体感受性测试

基础测量

视觉模拟量

From Davies, GJ, Wilk, KE, Irrgang, JJ, Ellenbecker, TS. The Useof a Functional Testing Algorithm (FTA) to Make Qualitative and Quantitative Decisions to Return Athletes Back to Sports following Shoulder Injuries. Sports Physical Therapy Section–APTA, Home Study Course Chapter, Indianapolis, IN., 2013.

需要做相应的测试,并逐渐升级到适合其功能活动的水平,而不必要求患者进行所有的测试项目。例如,非过顶投掷运动员无须进行过顶掷球相关测试,如功能性投掷性能指数。本章其余部分将利用目前有限的研究成果及临床经验来描述 FTA 的各部分如何协助医生做出肩部损伤运动员重返赛场的临床决策,并说明我们为什么要使用其中的一些测试及其相关进展。

功能性测试法

基础测试

在考虑了损伤和软组织愈合的时间后,基础测试包括 VAS 疼痛评分(0~10 分)、人体测量、主动活动度(AROM)、被动活动度(PROM)、下肢力量和平衡测试、核心稳定性测试及定量和定性运动评估(Davies,1981,2013)。

通常情况下,如果患侧和健侧的差异<10%,则允许进入 FTA 的下一阶段。如果两侧差异>15%,则患者的康复计划应侧重于具体参数,如减少肿胀、增加活动度(ROM)等。

感觉运动测试

在近现代医学中,有多种方法可用于感觉运动系统测试,如对本体感受性测试模式的意识感知:被动关节复制测试、主动关节复制测试、运动感觉阈值(肌肉运动知觉)、ROM 末再完成(Myers,2006)和运动筛选测试。大部分对肩部感觉运动系统的研究都集中在主动角度复制测试上,因为人们认为主动活动是一种评估感觉运动系统功能更实用的方法(Davies,1993;Ellenbecker,2012;Voight,1996)。

适合于临床的测试一般不需要大量或高科技的设备,仅需要设定不同的测试角度。一些设计方案中仅使用几个角度(Voight,1996),而某些初期研究(Davies 1993)在测量 ROM 时使用了 7 个角度:屈曲<90°,屈曲>90°,外展<90°,外展>90°,外旋<45°,外旋>45°,以及一个内旋角度。患者取坐位或仰卧位,肩关节置于 ROM 的预定位置,之后要求患者保持该特定角度 10 秒。使用测角仪或测斜仪进行测量。患者返回起始角度,然后进行主动关节复制。计算被动位置与主动复制位置之间的角度差。角度差之和除以测得的角度数(Davies,1993),并记录差异。如果发现运动员在该区域有缺陷,则着重对该区域进行康复;如果所得差异值在正常范围(WNL)内,则运动员可进入 FTA 的下一个测试阶段。

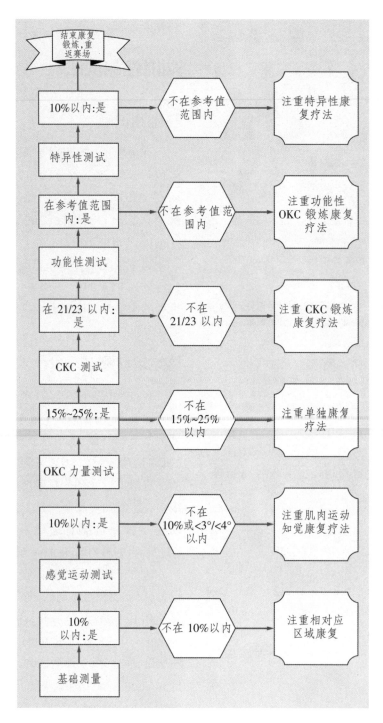

图 37.1 FTA 流程图。

开链运动测试

开链运动测试的目的是检查运动链中的每个环节,以免在功能性测试中漏诊可能存在的任何缺陷。进行单独测试的原因包括:①如果不对肌群进行测试,则很难发现是否存在缺陷;②如果不进行测试,则无法了解缺陷何时可以得到改善或解决;③针对正在测试的特定肌群采取措施;④检查肌群近端或远端代偿所掩盖的损伤情况;⑤单独测试与功能性活动之间存在相关性(Ellenbecker,1988;Mont,1994;Treiber 和 Lott,1998;Davies,2011;Birke,2012)。

单独的开链运动肌肉测试可通过手法肌肉测试

(MMT)、手持式肌力测定法(HHD)或动态等速肌肉测试法来完成。MMT 和 HHD 也可作为现场测试方法，而等速动力学测试则视为实验室测试法。尽管功能性测试法被视为主要的诊断方法，但功能是由运动链中的各个环节组成，因此执行独立测试也十分必要。

但静态 MMT 的局限性是过于主观，它仅仅测试 ROM 中的一点，并且与动态肌肉测试并无相关性(Birke，2012)。HHD 可以对等长肌测试进行客观记录，因此具有 MMT 的所有局限性，但 HHD 至少提供了客观数值。Turner 等(2009)对肩胛胸壁肌肉进行了 HHD 测试，并将肌肉力量按照从强到弱的顺序排列：上斜方肌(UT)、前锯肌(SA)、中斜方肌(MT)、菱形肌(R)和下斜方肌(LT)。此外，还生成了单侧比率：升高/降低(UT/LT)为 2.62；伸出/缩回(SA/R)为 1.45；向上旋转/向下旋转(SA/MT)为 1.23。Riemann 等(2010)根据三个选定的位置对内外肩旋转肌进行了 2000 多次 HHD 测试，以建立参考数据和位置位于零度中位、30°/30°/30°和 90°/90°的单边比率。最终的结果表明，零度中位和 30°/30°/30°位的肌肉力量和单侧比率类似。但 90°/90°位的结果则明显不同。

开链运动(关节分离测试)等速测试是测试分离动态肌肉性能的最佳方法之一，并被认为是动态肌肉性能测试的金标准。如果没有条件进行等速测试，则首选 HHD。其测试结果也与功能性测试性能相关(Wilk，1993，1995；Davies 和 Ellenbecker，2001；Ellenbecker，2000；Davies，1984，2009，2012)。

计算机化 Cybex 340 等速肌力测试仪和附属装置(CSMI，Stoughton，MA)已经使用了 40 多年，但目前更常用的是 Biodex 系统(Shirley，NY)。我们建议进行 4 个亚极限到极限下负荷的梯度热身(25%、50%、75%、100%)，然后在 60°/180°/300°/s 下重复进行 5 次极限下负荷测试。渐进式梯度热身法使得在活动测试中压力缓慢增加，以防止患者无法正确地进行测试，同时可以减少疼痛或抑制。此外，使用梯度热身方法还可以提高测试的可靠性。有关肩部等速运动测试的描述性规范在众多参考文献中均已列出(Wilk，1993，1995；Davies 和 Ellenbecker，2001；Ellenbecker，2000；Davies，1984，2009，2012)。

Codine 等(2005)回顾了关于等速运动的 87 篇文章，并确定了肩部的等速运动评估具有严格的测试方法、令人满意的信度和效度。该描述性标准数据(表 37.1)取决于一系列变量，包括年龄、性别、BMI，以及活动的类型和强度(Wilk，1993，1995；Davies 和 Ellenbecker，2001；Ellenbecker，2000；Davies，1984，2009，2012)。

此外，数据分析还可以包括：双侧对比、激动剂剂/拮抗剂的单侧比率、扭矩相对于体重(相对/标准化数据)、耐力数据和标准参考数据(Wilk，1993，1995；Davies 和 Ellenbecker，2001；Ellenbecker 2000；Davies，1984，2009，2012)。Hurd 等(2011)阐明了体重数据的规范化对解释测试结果的重要性。

闭链运动测试

为什么要对上肢(UE)进行闭链运动(CKC)测试(Ellenbecker，2000，2001)？因为有许多活动如体操、划船、综合格斗、空手道、巴西柔术、摔跤、足球比赛、军事训练演习和健美操练习，都需要闭链运动参与。Davies 开发了闭链运动上肢稳定性测试(CKCUEST)(Goldbeck 和 Davies，2000)，测试方法是在地板上放两条间隔 3 英尺的线(图 37.2)。参与者需进行 4 次亚极限到极限下负荷的梯度热身测试，其中男性应保持标准的俯卧撑姿势，女性则是保持膝关节着地的俯卧撑姿势。然后，受试者在 15 秒内尽可能多地用双手触摸两边的线，每组之间休息 45 秒，总共做三组。最后，将三组试验的触摸次数取平均值作为测试结果。男性的原始标准数据为 21 次，女性为 23 次(Sweeny 等，2012)。CKCUEST 的同类相关系数(ICC)为 0.922。Rousch 等(2007)根据对大学生棒球运动员

表 37.1　FTPI 测试数据

参考值范围	男性	女性
投掷	15	13
准确性	7	4
FTPI	47%	29%
范围	33%~60%	17%~41%
ICC	->	0.90

Davies GJ, Hoffman SD: 1993 Neuromuscular Testing and Rehabilitation of the Shoulder Complex. J Ortho Sports Phys Ther 18(2)449-458.

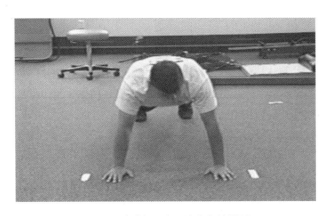

图 37.2　闭链运动上肢稳定性测试。

的测试结果得出 CKCUEST 对于上肢功能的临床测试十分有效。Pontillo 等（2014）还使用 CKCUEST 对世界 1 级赛区的足球运动员进行赛前筛查，并发现该测试是预测运动员本赛季受伤可能性的一个很好的指标。在触碰得分 21 次的基础上对 CKCUEST 结果进行分析，得出 CKCUEST 预测运动员是否会发生肩关节损伤的敏感性为 0.83，特异性为 0.79，优势比为 18.75。Pontillo 等（2014）通过以上实验得出结论：综合季前强度、疲劳度和功能测试结果能够识别出哪些足球运动员在本赛季中有潜在的肩关节损伤风险。此外，Sweeny 等（2012）在个案研究中将 CKCUEST 用于指导患者康复及评估。Tucci 等（2014）对 CKCUEST 进行了评估，CKCUEST 在所有样本中都显示出极好的评定者间信度和评定者内信度。除了力量得分外，经常活动者的其他得分均高于久坐者。同样患有肩峰下撞击综合征，经常活动者的所有得分相比久坐组相应性别的得分更高。在所有受试者中，测量标准差的范围是 1.45~2.76 次（基于 95% 可信区间），而最小可检测变化的范围是 2.05~3.91 次（基于 95% 可信区间）。至少需要增加 3 次以上触摸的次数才能看作 CKCUEST 分数有所提高。Tucci 等（2014）得出结论：CKCUEST 是评估 SIS 久坐、上肢特定专项运动和久坐男女上肢功能的可靠工具。Tucci 等（2014）还在 CKCUEST 研究期间对于手间到肩胛骨 3 种不同距离进行了动力学测量：在原始距离（36 英寸），肩峰间和手之间的肩峰间距离为 150%。根据以上在不同手间距离的测试，3 种情况下的 CKCUEST 运动学指标没有差异。但是，由于该测试的要求具有挑战性，因此可能不适合于初期或中期水平的康复。

功能性闭链运动测试

CKCUEST 被认为是最简单、快捷的现场测试方法。Riemann 和 Davies（2009）已经开始了一系列 CKC 实验室测试，以评估上肢的动力。他们的第一项研究评估了两个上肢功能性能测试与肩部和躯干肌肉力量之间的关系，结果显示二者的关联性很小。而长期目标是将一些金标准实验室测试（等速测试，俯卧撑地面反作用力测试等）与功能性现场测试（CKCUEST、坐位投掷试验等）相关联，从而能更准确地测量上肢力量。此外，模仿下肢深蹲跳箱测试，并将原始上肢测试模型进行改良，以评估更加激进和功能性的上肢测试。Koch 等（2012）的一项原始研究结果显示，在拍掌俯卧撑和深度俯卧撑中，每侧肢体的地面反作用力与体重比值为 0.69~0.78。结果表明，地面反作用力在四肢之间的变化更大（惯用侧肢体稍高于非惯用侧肢体），而与受试者接受俯卧撑测试的盒子高度关系不大。深度俯卧撑的测试高度分别为 3.8cm、7.6cm、11.4cm（由多个标准木架组成）。虽然在高度上有明显差异，但就地面反作用力峰值来看并没有明显差异，因为受试者在从较高的箱子中落下时，相对应的负荷率差异也会较大。为了确定落地方法的变化是否可以解释地面反作用力的微小峰值变化差异，Moore 等（2012）通过各种不同的俯卧撑变化实验评估了肘部的运动。结果并未显示肘部运动有较大的差异，这说明运动学改变可能发生在肩部。这两项研究对 FTA 的启示是：3.8~11.4cm 逐步递进阶梯式俯卧撑–拍手–落地测试可用来评估上肢承受较大力量和快速负重率的能力，以达到最终康复目的（图 37.3）。

功能性开链运动测试

然而，当我们开始对开链运动（OKC）上肢力量进行评估时，发现缺少用运动表现来评估上肢强度和力量的相关研究。Abernethy 等（1995）对有关力量评估存在的一些争议和挑战进行了一系列讨论。因此，现在需要一种在运动人群中区分上肢功能力量的设备或标准规范。Rex 等（2012）一直在寻找一种可靠、有效、快速响应、所需设备限度最低、易于管理的上肢力量测试，并将其用于现场测试。因此，在阿

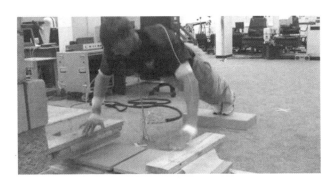

图 37.3　上肢增强式木箱跌落测试。

姆斯特朗大西洋州立大学、佛罗里达医院和中央佛罗里达大学对 180 名健康的成人受试者进行了一项多中心力量检测（18~45 岁，111 名女性，69 名男性）；83 名受试者为运动员，其余 97 名为非运动员（Ansley 等，2009）。所有受试者均进行了以下的上肢功能测试：

- 惯用臂–单臂坐位投掷（6 磅重力球）。
- 非惯用臂–单臂坐位投掷（6 磅重力球）。
- 三组 15 秒俯卧撑测试。
- 三组 15 秒改良上拉测试。
- Underkoeffler 肩上垒球一步法（鱼跃）远距离投掷。
- 三组 15 秒 Davies 闭链运动上肢稳定性测试。

根据这些测试的结果，Negrete 等（2011）进行了回归分析，通过预测垒球投掷的距离来确定最佳的"现场测试"。结果表明，改良的上拉测试是功能性投掷性能的最佳预测指标。内旋肌不仅是投掷动作中用到的最重要肌肉，也可能是改良的上拉动作中所涉及的主要肌肉。

Gillespie 等（1988）通过坐姿掷球对 57 名男子进行了上肢力量测试。他们将卧推力测试的距离（手臂伸展移动 50 磅重力球并记录距离和时间）与坐姿投掷 8 磅重力球的距离（固定或非固定释放角度）进行了比较。所有结果对于控制或非控制释放角度都是可靠且有效的。Negrete 等（2010）描述了参考值并对坐位投掷（SSP）的可靠性进行了测试（图 37.4）。将一个 6 磅的重力球放在手中，手掌向上，肩关节外展角度为零度。受试者进行了 4 次亚极限到极限下负荷的梯度热身投掷训练，随后进行了 3 次最大力度投掷，最终结果取平均值（保留到米）。其中 46 名受

试者重新进行了测试，并使用 ICC 进行了可靠度评估。惯用臂的坐位投掷测试（6 磅）的 ICC 指数为 0.988，非惯用臂的 ICC 指数为 0.971。此外，通过坐位投掷测试计算出最小可检测变化（MDC），优势臂为 17 英寸，非优势臂为 18 英寸。一些研究已经证实检测下肢肢体对称指数（LSI）的单腿跳试验具有良好的敏感性和特异性（Meyer 等，2011；Arden 等，2011；Grindem 等，2011），所以我们以类似的方法将 SSP 用于上肢 LSI 测试。此外，我们还将受试者的体重和身高作为测试结果进行标准化（表 37.2）。Hurd 等（2011）阐明了将体重相关数据标准化对于解释测试结果的重要性。

由于存在有限的上肢功能性能测试（FPT），并且涉及相关技能的 FPT 因上肢的惯用问题而变得复杂。Limbaugh 等（2010a）通过站立式重力球投掷对大学棒球运动员进行测试。结果表明，更大的惯用臂释放高度、向前位移、向前速度、垂直位移和垂直速度似乎可以解释 DOM/NDOM 水平范围的差异。NDOM 臂具有较大的横向位移和横向速度，这可能是一种代偿行为。Limbaugh 等（2010b）通过对参加活动的运动员进行评估，以确定 DOM/NDOM 差异是否与技能和（或）强度/力量有关。坐位投掷与其他上肢测量值（如投掷速度）相关，但对检测双侧或人群差异是否敏感?结果表明，两组中的 DOM 臂均明显优于 NDOM。66% 的受试者中不到 10% 出现双侧不对称。尽管我们的假设是棒球运动员由于单侧过顶投掷锻炼应表现更加良好，但实际上棒球运动员与非棒球运动员之间没有显著差异。也许棒球运动员的力量和体能训练计划减少了伴随棒球运动的单侧适应性，或者坐位投掷测试可能不够敏感，无法检测伴随棒球运动的适应性。

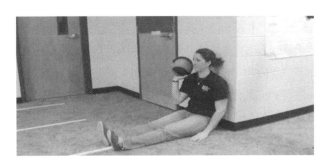

图 37.4　坐位单臂掷球测试。

表 37.2　单臂投掷(SSP)测试的参数和类比法

男性身高为 71 英寸(181cm)
体重为 180 磅(82kg)
惯用臂 SSP=118 英寸/46cm
非惯用臂 SSP=106/42cm
肢体对称指数在 10% 以内

投掷距离	受试者高度	得分=距离/高度
118in	181cm	65%±SD
118in	71cm	1.66%±SD
46cm	181cm	25%±SD
46cm	71in	65%±SD

投掷距离	受试者体重	得分=距离/体重
118in	82kg	1.44%±SD
118in	180kg	66%±SD
46cm	82kg	56%±SD
46cm	180lb	26%±SD

in,英寸(1 英寸=2.54cm);SD,标准偏差。

Davies GJ. Personal communications, 2016.

功能性投掷测试

如果运动员从事的运动与过肩投掷有关,则应进行投掷测试。第一次投掷测试是进行亚极限负荷投掷测试,称为功能性投掷表现指数(FTPI)(Davies,1993)。该测试用于评估投掷动作,可在空间有限的室内进行。同时,它也是用于筛选投掷性能特异性的定性和定量运动的变量。FTPI 测试包括在地板上画一条垂直于墙壁的直线,长度为 15 英尺,在垂直于地板 4 英尺高的墙面上画一个 1 英尺×1 英尺的正方形。然后,受试者将进行从亚极限到极限负荷的热身活动(25%/50%/75%/100%的力)。受试者将在 30 秒内尽可能多地瞄准墙面的正方形进行投掷。将受试者的三组投掷次数取平均值。准确的抛出次数除以总的抛出次数,然后除以 100,即可计算出表 37.3 所示的 FTPI 指数。Malone 等在 1 个月后对 FTPI 测试进行了重测信度检验,两次实验的间隔时间比一般的重测信度间隔时间要长,但 ICC 均高于 0.80。

如果患者是一名过肩投掷运动员,则应在 FTPI(一种可控制的亚极限测试)后进行 Underkoeffler 垒球远距离投掷,这是一种最大力量强度测试,受

试者需要运用身体多个关节做出功能性投掷动作。该测试通过一步助跑法肩上投掷来完成。进行 4 个亚极限到极限下负荷的梯度热身,然后重复三次最大力度的投掷测试,最终结果取平均值(保留到米)。Collins 等(1978)对此进行了信度测试,ICC>0.90。

专项运动训练

功能性测试的最后阶段是进行定量和定性分析的专项运动测试,这是针对患者及其特定休闲或竞技运动而设置的。

其他注意事项

其他考虑因素包括心理和情绪因素,如疼痛、忧虑、恐惧和运动恐惧症。症状持续时间超过 3 个月,平均疼痛强度、屈曲关节活动度指数和疼痛恐惧评分均会影响肩关节功能基线数据。Lentz 等(2009)评估了肩关节疼痛的患者,然而,这些发现与肩关节功能障碍患者康复的临床意义并没有直接相关性。最近,Baghwant 等(2012)将肩部功能障碍的患者分为 8 类,其中患有肩部常见的肌肉骨骼问题的患者确实更容易产生运动恐惧症。

对患者进行全面评估还应包括收集临床结局指标,以展现功能训练计划的效果。临床结果评估应包括各种可量化的临床结局指标,侧重于关节和肌肉功能受损及活动受限的测量,其中包括 FTA 中许多基础指标的测量。

患者报告临床结局

患者报告临床结局也很重要,应当纳入评估。患者自我报告的临床结局是患者对自身症状、活动和

表 37.3　功能性投掷表现指数(FTPI)

参考类别	男性	女性
投掷	15	13
准确性	7	4
FTPI	47%	29%
范围	33%~60%	17%~41%

From Davies GJ, Dickoff–Hoffman S. Neuromuscular testing and rehabilitation of the shoulder complex. J Orthop Sports Phys Ther. 1993;18(2):449–458.

参与的认知。患者症状报告的指标可以是一般健康状况指标,这些指标可以广泛衡量身体、情绪、社会功能或主要评估身体功能的特定衡量指标。最常用的患者自我报告结局工具是健康调查 36 项简表(SF-36)(Ware,1992;Brazier,1992)。其优势在于可以从多个维度评估患者的健康结局。因此,这些衡量指标可以检测受伤和康复对情绪和社交功能的影响;同时,还可以比较肌肉骨骼损伤和非肌肉骨骼损伤状态下对肩部损伤的影响。患者自我症状报告的缺点是,它们往往需要花费更多的时间来管理和评分;并且可能容易受到大花板效应的影响,尤其是当该表格是由高水平活动个体(如运动员)完成时;并且报告内容可能与运动员和运动医学临床医生无较大关联。

特殊患者自我报告的指标包括某部位的症状、活动度及影响上肢的活动、环境或疾病(如肩袖撕裂或肩关节失稳)。适用于运动员上肢损伤特定区域的患者自我报告结局指标衡量工具包括“肩臂手残障指数(DASH)”(Hudak,1996)、DASH 运动量表(Hudak,1996)、美国肩肘外科医师(ASES)评分(Michener,2002),以及过顶运动员 Kerlan-Jobe 骨科诊所(KJOC)评估(Domb,2010)。可能适合评估运动员结果的针对特定疾病的患者报告的指标包括西安大略肩袖(WORC)量表(Wessel 2005)和西安大略省肩关节失稳(WOSI)量表(Kirkley,1998)。

DASH(Hudak,1996)量表包含 30 项内容,用于测量肩/肘部/腕/手部疾病患者的上肢身体功能(212 项)、疼痛和症状(5 项)及社交和情感功能(4 项)。将所有项目得分相加并转换成为 100 分制,得分越高表示症状和残障越明显。有充分的证据证明 DASH 量表在不同群体中的应用具有良好的可靠性、有效性和响应性。DASH 运动量表包括 4 个补充项目,可用于测量手臂、肩关节和手部状况对运动的影响。具体问题包括使用常规技术的难度、由于疼痛而参加运动、按照个人意愿参加运动,以及花费平常的时间练习或参加运动。与 DASH 量表类似,将项目得分相加并转换为 100 分制,得分越高表示运动障碍程度越高。尽管这个量表对评估运动员的结局有潜在的用途,但几乎没有证据证明 DASH 运动量表的可靠性、有效性和响应性。

ASES 分数(Michener,2002)包含 10 项内容,可用于衡量肩部疼痛和功能。其中疼痛评估是用一个 10cm 长的视觉模拟评分(VAS)量表进行评估,其结果占总评分的 50%。其余 50%分数取决于一个 4 分制 Linkert 量表,该量表包括 10 个与身体功能相关的问题。疼痛和身体功能量表所得分数相加并转换为 100 分制,得分越高表示疼痛程度越低,身体功能水平越高。有充分的证据表明 ASES 评分具有良好的可靠性、有效性和响应性,可支持其对结论的诠释和应用(Michener,2002)。

KJOC 功能评估(Domb,2010)是一个针对患有肩/肘疾病的“过顶运动员”的评估量表,共包括 10 项内容,与疼痛有关的 4 项,与运动表现有关的人际关系 1 项,以及与功能和运动表现有关的 5 项。每个项目都在 10cm 的 VAS 上打分。将这些项目得分相加并转换为 100 分制,得分越高表示运动功能越好,症状越少。KJOC 过顶运动员评分功能评估的可靠性、有效性和响应性得到了 Alberta 等(2010)的验证,Cook 的研究中还提供了没有症状的过顶投掷运动员的参考数据(Cook 等,2008)。

从心理学测量上来看,似乎没有一例患者报告的结果优于其他患者(表 37.4)。因此,结果量度的选择应由所考虑的患者人群及管理和评分结果量度所需的时间确定。

对于运动人群,损伤和(或)手术后的最终结果是能够在强度、频率、持续时间和无症状方面恢复到先前的运动水平。Smith 等(2012)对不同肩关节量表

表 37.4　患者肩关节主观评分

	DASH[1]	ASES[2]	KJOC[3]
可靠度[4]	0.82~0.98	0.84~0.96	0.88
效应规模	>0.80	>0.80	未报告
MDC[5]	2.8~5.2	0.94	未报告
MCID[6]	10.2	6.4	未报告

[1] 肩臂手残疾指数
[2] 美国肩肘外科医师评分
[3] Kerlin Jobe 投掷运动员的骨科临床功能评估
[4] 组内相关系数
[5] 最小可检测值
[6] 最小临床显著差异值

进行了研究，包括"肩关节活动量表"（SAS），这对于测量过顶投掷运动员的活动恢复非常有用。SAS 包含 5 个问题：举重 8 磅，过顶物体，手臂举重，摆动动作和举重>25 磅。每个问题的评分标准是活动的频率，范围包括每月到每天从不/不超过 1 次。这些项目的总分为 0~20 分，得分越高表示活动水平越高。SAS 还包括两项与未参与评分的接触性运动和过顶运动有关的项目。重测信度在 1 周内为 0.92，而 MDC 为 3.8。SAS 与其他活动度测量有关，但与年龄无关。

大多数有关恢复活动的研究都是通过询问个体恢复活动的事实来回顾性地进行评估。事实上，随着时间的流逝，个人参加体育活动可能会因为肩关节状况以外的其他原因而发生变化，如生活方式、业余时间的变化及工作和家庭义务的变化。

为了提高重返运动测量的准确性，应在损伤后立即测量，并在康复过程中进行前瞻性测量。应记录康复过程中的里程碑性事件，如恢复投掷、练习和比赛，以及减少活动的原因。

通过上述测试，特别是专项运动测试，如果运动员不再有疼痛感、僵硬或积液、活动度减少，并且没有定量或定性的功能性运动缺陷，就可以进入到恢复活动阶段。运动员首先恢复专项运动训练项目，然后进行模拟、练习、比赛，最后重返各自的运动赛场。

总结

临床评估的目的是描述一种功能性测试的使用方法。通常，我们的临床决策（CDM）会基于既往史、主观检查、客观身体检查、影像学等，以确定运动员何时可以恢复运动。但是，如果我们能够将以上所有功能测试用于制订临床决策，则可用定量和定性的数据来增加临床决策的可靠性，从而使运动员安全地重返赛场。

（任玉香 译）

相关资料

A complete reference list is available at https://expertconsult .inkling.com/.

第 **4** 部分

足踝损伤

第 **38** 章

足踝部骨折

James T . Reagan | Charles E. Giangarra | John J. Jasko

足踝创伤概述

足与踝骨折是急诊科最常见的创伤之一。虽然很少单独危及生命,但这些损伤可能会导致严重的功能障碍和残疾。骨科医生的职责是配合康复治疗使患者获得最大程度的功能结果。本章的目标是为常见的足踝部骨折的治疗提供一个基本框架。关于骨折类型和外科治疗的详细分析超出了本书的范围。我们仅简要探讨骨折的病因、机制、特征和治疗目标,为更广泛地讨论与不同类型的足踝部骨折相关的康复指南和物理治疗目标提供背景知识。

踝关节骨折

背景

自 20 世纪中叶以来,踝关节骨折的发生率和严重程度显著增加,每年每 10 万人中约有 187 例骨折患者(Egol 等,2010C)。发病率最高的是老年女性和年轻成年男性。踝关节骨折的损伤机制通常是扭转或旋转损伤,因此大多数不是典型的高能量骨折(Davidovitch 和 Egol,2010)。约 2/3 的踝关节骨折为单纯的外踝骨折,1/4 为双踝骨折,其余 5%~10% 为三踝骨折(Egol 等,2010C)。体重指数(BMI)增加和吸烟被认为是导致足踝骨折的风险因素。

稳定性和不稳定性

踝关节是一个复杂的铰链结构,由胫骨远端、腓骨远端和距骨关节组成。胫骨远端关节面称为天花板,与内踝和外踝一起形成踝穴。除了骨性结构,韧带结构也有助于踝关节的稳定。三角韧带复合体为踝关节内侧提供稳定性。下胫腓联合韧带复合体维持胫腓骨远端关节的稳定,腓侧副韧带复合体(距腓前韧带、距腓后韧带和跟腓韧带)增加关节的横向稳定性。一般来说,踝穴的解剖复位和稳定性是踝关节骨折治疗的决定性因素(Davidovitch 和 Egol,2010)。

踝部骨折一般可分为撕脱骨折、单纯外踝骨折、双踝骨折、三踝骨折和下胫腓联合分离。单纯撕脱骨折是指韧带从内踝或外踝撕脱一个小的骨折片,因此,通常采用类似于治疗韧带损伤的方式进行非手术治疗。单踝骨折可以非手术治疗,也可以手术治疗,这取决于踝关节的稳定性和骨折的移位程度。大多数在踝关节面远端的单纯外踝骨折都是稳定的。在这类骨折中,下胫腓联合稳定,踝穴无移位,因此可以进行非手术治疗(Davidovitch 和 Egol,2010)。然而,骨折线高于踝关节面的外踝骨折大多合并踝穴失稳或者下胫腓联合分离,这类骨折应采用应力位 X 线片进一步检查以明确骨折的稳定性。

如果应力检查显示距骨明显倾斜或外移,或下胫腓联合明显增宽,则骨折是不稳定的,应考虑手术治疗,以恢复踝穴的解剖结构和稳定性(Davidovitch

和Egol,2010)。最近的一些文献表明,如果能够将踝穴维持在解剖复位的位置,那么可以考虑对其进行非手术治疗,但这并不是目前的金标准。我们还必须考虑非手术治疗不稳定骨折时石膏长时间固定带来的不利影响。

移位或不稳定的踝关节骨折的初步治疗应包括急诊科闭合复位和固定。大多数专家认为双踝和三踝骨折本质上是不稳定的,因此需要手术治疗。同样,韧带损伤应通过手术来治疗,以恢复踝穴的稳定性。图38.1A是三踝骨折合并明显的下胫腓联合分离的X线片,图38.1B显示切开复位内固定(ORIF)后的同一踝关节。

康复

骨折稳定性对于康复方案的制订至关重要。对于稳定的单踝骨折病例(包括撕脱性骨折),可使用支具固定,并在可耐受范围内负重(WBAT)(Egol等,2010C)。物理治疗最初的重点是控制肿胀和水肿,并将踝关节活动度(ROM)恢复到伤前的水平。4~6周后,患者可以逐渐从拄拐过渡到完全负重。这时治疗应侧重于加强足部和踝关节肌肉,特别是外侧

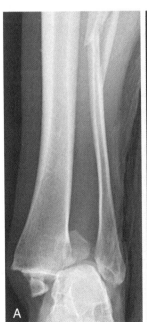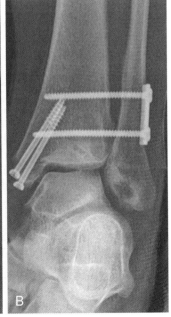

图38.1 (A)正位片显示三踝骨折伴有明显的下胫腓联合分离。腓骨骨折远高于下胫腓联合水平,内踝和后踝碎片清晰可见。(B)内踝和下胫腓联合固定后的踝关节Mortise位片。

外翻肌群的练习,并继续进行本体感觉训练,类似于严重踝关节扭伤的治疗方案(Chinn和Hertel,2010;Davidovitch和Egol,2010)。

最后,不稳定的踝关节骨折可采用手术治疗。患者术前可能需要一段时间才能使肿胀减轻,并提供有利于手术的软组织条件。术后通常需要制动或石膏固定10~14天,以促进切口愈合。对于骨质良好且解剖复位、坚强固定的患者,一旦切口愈合,可使用可拆卸的骨折靴并在疼痛可耐受范围内开始轻柔的踝关节主动和被动活动度练习(Davidovitch和Egol,2010;Egol,2011;Rudloff,2013)。研究表明,早期活动与功能改善有关(Davidovitch和Egol,2010)。对于固定不牢固、骨质量较差或有内科合并症的患者,外科医生应延长固定时间。

患者通常应在术后4~6周内非负重,直至放射学证据显示骨折愈合。合并神经源性疾病的患者不能采用这种康复方案(下文讨论)。此外,合并下胫腓联合分离的患者大约需要进行8周的非负重(Davidovitch和Egol,2010)。6周后,患者在可耐受范围内逐渐进行负重,并开始完全活动度和力量锻炼。当患肢可以完全负重后,康复进程与踝关节扭伤后的功能和本体感觉训练类似。研究表明,踝关节手术后约9周,患者可恢复基本的踝关节功能(Davidovitch和Egol,2010;Egol,2011)。

Pilon 骨折

Pilon骨折是足踝部骨折的一个亚型,主要累及胫骨远端的承重关节面。Pilon骨折占胫骨骨折的7%~10%,在30~40岁的成年男性中最为常见(Egol等,2010c)。Pilon骨折通常是由高能量应力导致,如从高处坠落、机动车事故(MVA)、摩托车事故或工业事故(Baret,2010)。"Pilon"是一个法语术语,指的是捣锤;"plafond"也是一个法语术语,指的是天花板。这两个术语强调了这种骨折类型的典型损伤机制。因为Pilon骨折通常是由踝关节受到高能量轴向应力引起的,距骨冲击胫骨天花板引起爆裂性骨折(Baret,2010),因此Pilon患者通常会有与骨折相关的严重软组织损伤。然而,低能量的旋转应力(如运动损伤)也可造成Pilon骨折(Egol等,2010c;Baret,

2010)。图 38.2A 是 Pilon 骨折的 X 线片,图 38.2B 为同一损伤的矢状位 CT 图像,可见累及关节面的骨折。

治疗

非手术治疗 Pilon 骨折的适应证非常有限。如果骨折确实没有发生移位,或者患者严重虚弱或无法行走,可考虑采用石膏固定进行非手术治疗(Baret,2010)。然而,在大多数情况下,Pilon 骨折需要进行手术治疗。

Pilon 骨折的手术固定需要分期进行。软组织条件是决定手术时机的主要因素。这类骨折可通过外固定进行初步稳定,特别是当骨折是开放的或伴有严重的软组织损伤时。损伤后 7~14 天,如果肿胀消退、软组织条件适合切开手术,可进行内固定。Pilon 骨折的手术目标包括关节面解剖复位、恢复肢体长度、对线和旋转,以及干骺端缺损植骨、坚强内固定和早期踝关节活动(Baret,2010;Collinger 和 Prayson,2011)。术后踝关节用夹板固定在中立位。

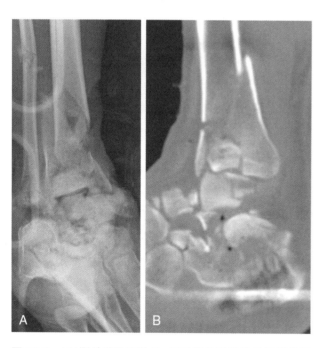

图 38.2 (A)踝关节的正位片,显示胫骨远端粉碎骨折并累及关节面,以及腓骨远端和距骨骨折。(B)同一踝关节的矢状位 CT 图像,更清楚地显示骨折累及胫骨关节面的移位,以及合并的距骨和跟骨骨折。

康复

对于非手术治疗的 Pilon 骨折患者,患肢非负重,长腿石膏固定 6~8 周,直至影像学证据显示骨折愈合。拆除石膏后可使用骨折靴,并根据医生的经验、骨折局部稳定情况和"愈合程度"进行部分负重(PWB)或完全负重(WBAT)。尽快建立踝关节和距下关节活动度;一些患者需要在 6 周时停止石膏固定,以利于骨折治疗过程中更早地恢复踝关节活动度(Egol 等,2010C;Baret,2010)。

对于手术治疗的 Pilon 骨折患者,保持患肢非负重状态 10~12 周,直至影像学证据显示骨折愈合(Baret,2010)。术后踝关节用夹板固定在中立位。2~3 周后拆除缝合线,并过渡到使用可拆卸的骨折靴。当切口完全愈合后,可开始进行踝关节和距下关节活动度练习,包括主动和被动关节活动度练习(Baret,2010;Collinger 和 Prayson,2011)。早期活动对于手术治疗关节骨折至关重要,因为关节软骨的运动负荷促进了营养物质的循环(Salter 等,1980;Stover 和 Kellam,2007)。也可在允许负重之前进行一些轻微的等张练习。骨折愈合后 10~12 周,患者可以穿骨折靴进行部分负重,此后逐渐在可耐受范围内负重。此时的治疗重点是恢复运动、加强踝部肌肉练习、步态训练、本体感觉和平衡训练,以及在可耐受的情况下逐渐脱拐。

距骨骨折

背景

距骨骨折在所有的跗骨骨折中发生率居第二位,仅次于跟骨骨折(Egol 等,2010),其占足部损伤的 5%~7%。撕脱骨折是距骨最常见的骨折,其次是距骨颈骨折(Sanders,2010)。距骨外侧突骨折在足踝部的滑雪板损伤中较为常见,约占所有滑雪板损伤的 15%(Egol 等,2010d)。距骨最严重的损伤是高能量损伤,以车祸伤多见,占所有骨折的 0.1%~0.85%(Egol 等,2010d;Sanders,2010)。距骨颈骨折最常见的机制是过度背伸损伤(Sanders,2010)。与距骨颈骨折同时发生的距骨体骨折,其损伤机制通常是足和踝关节的轴向负荷(Sanders,2010)。相反,外侧突骨折通常是由低能量的外翻扭伤导致(Egol,2010d;Sanders,2010)。

骨折分型

距骨骨折有几种不同的类型,包括撕脱骨折、距骨颈骨折、距骨头骨折、距骨体骨折和外侧突骨折。撕脱骨折大部分是与踝关节扭伤相关的非手术损伤。距骨颈骨折如果没有移位且关节面平整,可进行非手术治疗,但大多数骨折需要手术固定。图38.3显示了距骨颈骨折术前和术后的X线片。大部分距骨头、体和外侧突骨折移位>2mm需要手术治疗(Sanders,2010)。非移位骨折可通过非手术固定来处理。移位

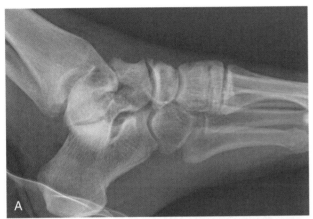
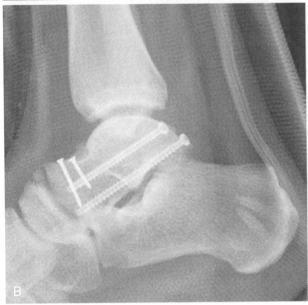

图38.3 (A)足侧位X线片显示距骨颈骨折移位。(B)同一损伤的侧位片显示骨折复位和螺钉固定。

的距骨骨折,尤其是与脱位相关的骨折,初期主要采用急诊闭合复位和固定。

距骨骨折,尤其是颈部和体部骨折,由于距骨血供较差,可能会有发生缺血性坏死的风险(Egol等,2010d;Sanders,2010)。因此,无论是采用手术还是非手术治疗,与大多数其他足踝部骨折相比,距骨骨折患者的患肢非负重周期更长。长时间固定有利于血供重建,并可以防止残留的血供区域受损(Sanders,2010)。

康复

从康复的角度来看,距骨撕脱骨折的治疗类似于严重的踝关节扭伤。外侧突骨折无论采用手术治疗还是非手术治疗,均可以使用短腿石膏固定,患肢非负重4~6周(Sanders,2010)。损伤的肢体逐渐活动,然后开始康复治疗,重点是恢复踝关节和距下关节活动度。

对于更严重的距骨骨折(如距骨颈、距骨体和距骨头骨折),骨折部位的血供情况将决定康复的时间。即使是少见的保守治疗的距骨颈骨折,也需要固定和非负重3个月,或者直至出现骨折愈合的影像学证据(Ishikawa,2013)。需要复位和固定的距骨骨折可使用石膏固定至少1个月。当切口愈合并拆除缝线后,可开始适当的关节活动度练习。如果内固定足够坚强,可进行早期踝关节和距下活动及适当的踝关节等长练习(Karges,2011)。术后维持约3个月的非负重,以在血管重建阶段保护距骨(Sanders,2010)。有学者建议,如果有影像学证据显示血运重建,可以在开始负重练习时使用髌腱支撑架来帮助行走(Sanders,2010;Karges,2011)。在骨折愈合、渐进性活动、完全活动度恢复、肌力训练、步态练习和本体感觉训练后,在可耐受范围内恢复负重行走。

跟骨骨折

背景

跟骨骨折会对患者的生活质量和肢体功能产生长期影响。总体而言,跟骨骨折约占所有骨折的2%,跟骨骨折是最常见的跗骨骨折(Egol等,2010A)。移位的关节内骨折占所有跟骨骨折的60%~75%(Egol

等,2010A;Sanders 和 Clare,2010)。其中 90%的骨折
发生在 21~45 岁的男性中,影响最为严重的是体力
劳动者(Sanders 和 Clare,2010)。跟骨骨折通常涉及
高能量机制,如从高处坠落或车祸伤。此外,这些骨
折最常见的原因是脚跟受到轴向应力,距骨向下推
入跟骨,导致骨折(Sanders 和 Clare,2010)。

骨折分型

跟骨骨折包括跟骨体骨折、跟骨前突骨折和跟
骨结节骨折。跟骨有一层较薄的皮质壳,包裹着血管
化良好的松质骨。因此,跟骨骨折的愈合良好;然而,
这些骨折的手术和非手术治疗仍存在争议(Sanders
和 Clare,2010;Carr,2011)。一般来说,累及距下关节
(特别是后关节面)的移位的关节内骨折、移位的跟
骨结节骨折,以及累及跟骨关节超过 25%的骨折,均
应采用手术治疗(Sanders 和 Clare,2010)。手术目标
包括恢复跟骨的正常高度和宽度、非内翻的关节对
线、距下关节和跟骨体的匹配关系(Sanders 和 Clare,
2010;Ishikawa,2013)。图 38.4 显示了移位的跟骨关
节内骨折的术前和术后 X 线片。图 38.5 显示手术治
疗后结节移位的跟骨骨折。早期治疗包括夹板固定
和控制水肿。肿胀消退将决定手术的时机,通常发生
在损伤后 10~21 天(Sanders 和 Clare,2010;Carr,2011)。

康复

如前所述,跟骨骨折的非手术治疗包括良好的
夹板固定,以及缓解早期的骨折肿胀。2 周后改为踝
关节中立位骨折靴或石膏。早期距下关节和踝关节
可进行适当的主动关节活动度练习(Sanders 和 Clare,
2010;Carr,2011)。患肢非负重通常持续 6~8 周,直
至出现骨折稳定的影像学证据(Carr,2011)。

对于手术治疗的跟骨前突骨折患者,术后早期
可穿硬底行走靴,但建议患者在 10~12 周内尽量少
穿鞋,以减少跟跟骰关节的应力(Sanders 和 Clare,
2010)。手术后,粗隆后部骨折最初应在稍微跖屈的
情况下夹板固定,以最大限度地减少腓肠肌-比目鱼
肌复合体对骨折的张力(Sanders 和 Clare,2010)。在
术后 2 周,如果切口已经充分愈合,患者可以改为骨
折靴,并开始早期主动关节活动度练习。

对于手术治疗的跟骨骨折患者,早期可能需要夹

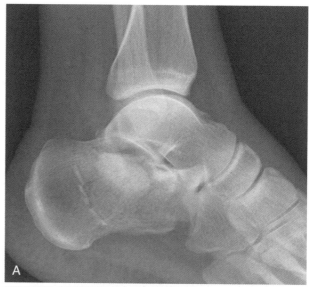

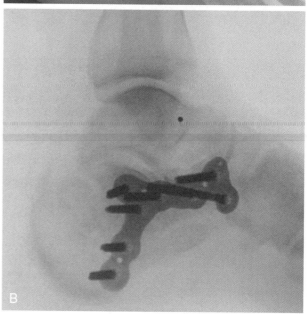

图 38.4 (A)侧位片显示关节内移位的跟骨骨折,累及距下
关节并变平。(B)同一患者骨折复位后采用钢板螺钉进行内
固定。注意距下关节的一致性已明显恢复。

板固定,或在术后用中立位石膏固定。由于担心术后
跟骨骨折的伤口问题,通常需要固定 2~3 周,直至伤
口完全愈合。然后改为骨折靴,并开始早期距下和踝
关节活动度练习(Sanders 和 Clare,2010;Ishikawa,
2013)。等长强化练习可在负重前开始,但患者应平
均保持非负重 8~10 周(Sanders 和 Clare,2010)。开始
负重时,治疗包括恢复完全活动度、强化锻炼、步态
训练和循序渐进的平衡训练。

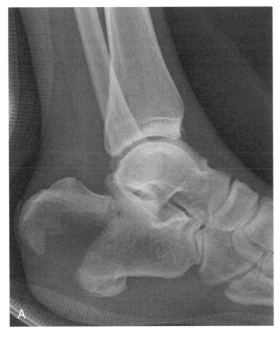
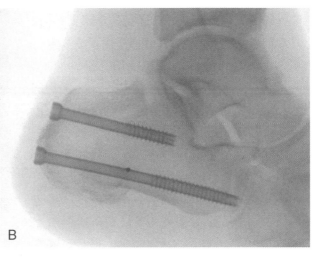

图 38.5　(A)侧位片显示移位的跟骨后结节骨折,称为舌型骨折。腓肠肌–比目鱼肌复合体附着于近端骨折片。(B)同一患者骨折螺钉固定后。这些骨折需要紧急治疗,因为近端骨折有可能造成后部软组织和皮肤压力性坏死。

Lisfrance 骨折 / 脱位

背景

　　跗跖(TMT)关节复合体通常被称为 Lisfranc 关节,它是中足向前足过渡的区域。Lisfranc 关节损伤较少见,但如果无法正确识别和治疗,可能会导致不良结果。据估计,约 20% 的 Lisfranc 损伤最初被漏诊,特别是在多发性创伤患者中 (Egol 等,2010b)。导致 Lisfranc 损伤的原因包括从高空坠落、车祸伤和运动损伤。经典的损伤机制包括沿着背部表面的力量直接加压关节,如挤压伤或重物跌在脚上,以及间接纵向加压跖屈的脚,这在运动和从高处坠落中更常见。Egol、Reid 和 Early 等(2010)还提出了一种前足强力外展的旋转机制可导致损伤。

解剖和治疗

　　Lisfranc 关节的解剖结构类似于罗马拱门,其中凹陷的第 2 跖骨底与中间楔骨连接成为关节,形成该弓的基石关节,为跗跖关节提供稳定性(Egol 等,2010b;Reid 和 Early,2010)。Lisfranc 韧带连接着第 2 跖骨底和内侧楔骨。该韧带将由第 1 跖骨和内侧楔骨组成的内柱分别连接到由第 2 和第 3 跖骨及中间和外侧楔骨的中柱,从而为 Lisfranc 关节提供稳定性(Egol 等,2010b;Reid 和 Early,2010)。其他跖骨(2~4)有坚固的跖间韧带,将它们连接在一起的底部提供了稳定性。然而,Lisfranc 韧带在第 1 和第 2 跖骨具有重要作用, 因此,Lisfranc 韧带复合体撕裂实际上破坏了跗跖关节的内侧部分 (Reid 和 Early,2010)。此外,Lisfranc 关节失稳也可能是由关节周围骨折导致的。

　　需要强调的是, 跗跖关节失稳无论是由骨折还是韧带损伤造成的, 如果没有应力或负重 X 线片则很难进行诊断(Reid 和 Early,2010;Clare 和 Sanders,2011)。如果在应力 X 线片上没有发现失稳,则表明损伤通常是稳定的,可归类为扭伤。但不稳定的损伤应采用手术治疗,以稳定跗跖关节复合体。因此,如果跗跖关节背侧失稳或移位>2mm, 应手术治疗(Reid 和 Early,2010)。图 38.6(A,B)为 Lisfrance 损伤的正位 X 线片, 清晰可见跗跖关节背部失稳。图 38.6C 显示同一损伤复位后和最初手术稳定后。

康复

Lisfranc 损伤患者术后使用短腿夹板或石膏固定。伤口愈合和 2~3 周内拆除缝合线后，患者可过渡到可拆卸的骨折靴，并开始适当的足踝部练习。负重通常推迟到术后 6~8 周，但一些作者更喜欢长时间非负重（Reid 和 Early，2010；Clare 和 Sanders，2011；Ishikawa，2013）。需要注意的是，一些损伤病例的治疗是对跖跗关节内侧复合体进行关节融合，尤其是单纯的韧带损伤，这类患者可能需要进行更长时间的固定和非负重（10~12 周），以利于融合（Clare 和 Sanders，2011）。X 线片显示愈合后，患者可由骨折靴过渡到在可耐受范围内负重，并循序渐进地恢复足踝部的完全活动度。恢复足跖屈强度是 Lisfranc 损伤患者最重要的康复目标，但步态和本体感受训练在这些损伤的康复中也起着重要作用（Lorenz 和 Beauchamp，2013）。

跖骨骨折

背景

由于跖骨在负重方面具有重要作用且跖骨骨折相对常见，因此，骨科医生和理疗师有必要对跖骨骨折的治疗进行大致了解。跖骨骨折可由不同的机制引起，包括间接旋转力或直接创伤，即物体落在前足背侧(Reid 和 Early，2010)。反复的微创伤和过度使用也可能导致应力骨折，特别是在第 2 和第 3 跖骨颈及第 5 跖骨基底(Egol 等，2010b)。

骨折位置

在大多数情况下，由于跖骨具有强大且稳定的跖间韧带，孤立的跖骨干骨折可采用非手术治疗。然而，如果存在多个跖骨骨折和移位，有时需要手术治

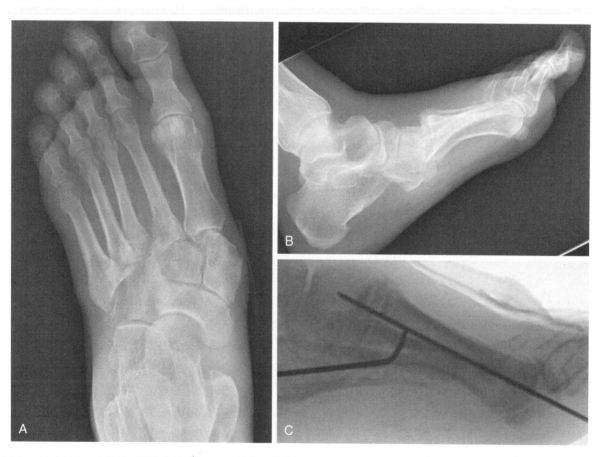

图 38.6　(A,B)同一只脚的正侧位片显示 Lisfranc 关节处的背侧和正位失稳，正位片上可见第 2 跖趾基底部的细微骨折。(C)术中侧位片显示初始复位并用克氏针固定。

疗(Reid 和 Early,2010)。图 38.7 是中央第 3 跖骨骨折的 X 线片。第 1 跖骨骨折缺乏上述强有力的稳定韧带支撑,因此更易发生移位和破坏足底承重复合体。第 1 跖骨骨折移位或失稳需要手术治疗(Egol 等,2010;Read 和 Egol,2010)。

第 5 跖骨骨折在运动人群中很常见,可根据骨折的解剖位置进行分类和治疗。远端骨干骨折的治疗方式与中央跖骨骨干骨折类似,而第 5 跖骨近端骨折的处理应更加谨慎。跖骨近端外侧结节撕脱骨折可对症治疗,而无须进行手术。发生在干骺端-干骺端交界处(称为 Jones 骨折)或骨干近端 1.5cm 处的第 5 跖骨近端骨折,由于血供稀少,骨不连的发生率较高(Reid 和 Early,2010)。如果非手术治疗,这些骨折患者需要严格的非负重 6 周,在此期间应进行主动和被动关节活动度练习。经皮髓内钉固定通常适用于运动员或体力工作者,以缩短恢复活动的时间并降低再骨折的发生率。图 38.8 显示了使用髓内螺钉进行手术治疗的第 5 跖骨近端骨折(Creevy,2011)。

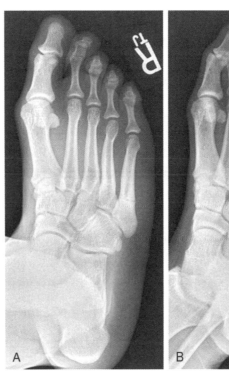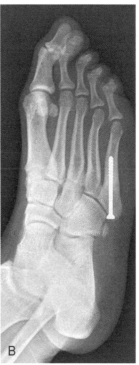

图 38.8　(A)运动员第 5 跖骨近端骨折的足部斜位片。(B)髓内螺钉固定术后。

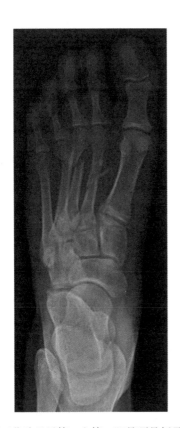

图 38.7　足正位片显示第 3 和第 4 跖骨颈骨折及第 2 跖骨干骨折。第 3 跖骨远端骨折明显移位。

康复

一般情况下,非手术治疗的中段和中下段骨折患者可使用硬底鞋或骨折靴早期负重。患者可在损伤后 4~6 周内进展为支撑性运动鞋(Reid 和 Early,2010;Thordarson,2013)。同样,非手术治疗的跖骨骨折患者可采用石膏固定或骨折靴负重治疗 4~6 周,随着活动度的提高,只有在石膏固定或穿骨折靴完全无痛时才能正常穿鞋(Egol,2010;Read,2010)。第 5 跖骨近端撕脱骨折患者可以早期负重,但可能需要早期配制硬底鞋或骨折靴,然后使用支撑性运动鞋(Thordarson,2013)。

手术治疗跖骨骨折术后,早期使用夹板或石膏固定,但不能负重。通常约 2 周后,可考虑使用支撑性运动鞋或硬底鞋来支撑前足(Egol 和 Early,2010;Thordarson,2010)。术后约 2 周切口愈合,可允许进行适当的活动。影像学证据显示骨折愈合后,患者可穿骨折靴或硬底鞋进行 4~6 周的负重(Thorvardson,2013)。除非负重时间延长至 8~10 周,第 1 跖骨骨折的处理方式通常与此类似,一旦切口愈合,应鼓励早期踇趾关节活动度练习。此外,全足的鞋内矫形器可以在术后第 1 年根据需要使用,以加强足弓内侧支撑(Reid 和 Early,2010)。

除了干骺端撕脱骨折,大部分第 5 跖骨近端骨折的非手术治疗至少应非负重 6 周(Reid 和 Early,2010)。经过这一阶段的非负重治疗后,患者可穿骨折靴进行可耐受范围内的负重,物理治疗可能会逐步解决活动度和肌力的问题。一旦达到无症状的完全负重,则不需要继续使用骨折靴。如果有愈合的影像学证据,并且该部位触诊没有疼痛,患者可恢复运动或正常活动(Reid,2010)。第 5 跖骨近端骨折的康复方案存在争议。一些作者主张早期负重和积极的重返运动方案,而另一些作者则主张类似于非手术治疗的 6 周非负重方案。我们采用了一个折中方法,包括术后 2 周的非负重,然后在石膏靴中进行可耐受的负重练习,直到第 6 周,在此期间开始完全负重并进行关节活动度康复治疗。患者可穿带有定制鞋垫的运动鞋开始适当的体育活动。如果患者没有疼痛并且影像学检查显示骨愈合,则恢复比赛/活动的目标是 9~10 周。然而,如果在此过程中出现或持续出现任何症状,康复过程将减慢,应在完全活动前进行 CT 检查以确定是否有骨性愈合。

合并神经疾病

对于患有足部或踝关节骨折的神经病变患者,必须考虑保护未愈合的足部。众所周知,糖尿病患者患有血管疾病,因此他们通常比非糖尿病患者的愈合速度更慢。这种情况加上足踝不愈合,会导致严重的并发症,有时甚至需要截肢。因此,建议对神经源性足踝损伤患者进行缓慢康复、长时间制动和非负重治疗,尤其是手术患者。一些作者建议将固定期和非负重时间加倍(Davidovitch 和 Egol,2010;Rudloff,2013)。无论选择何时进行康复治疗,都必须小心谨慎地处理这类患者,以防止并发症的发生。

一般考虑事项

关于足踝部康复有一些共同的主题,包括处理水肿和肿胀、指导患者非负重活动、预防马蹄挛缩,以及维持受累肢体近端肌肉的力量和耐力。关于肿胀和水肿,常见的抬高、冰敷和加压方式起至关重要的作用。肿胀可能会推迟必要的手术干预,导致术后伤口愈合问题,并延误康复进程。活动障碍可能会加重足踝部肿胀,这种情况并不少见,应告知患者肿胀的可能性,并对肿胀进行适当处理。

对于医务人员来说,非负重患者使用辅助设备进行活动可能更直观,但对患者来说并不总是如此。因此,指导足踝创伤患者安全活动和使用拐杖或助行器进行活动是康复的关键。这有助于最大限度地减少卧床时间,并让患者有更多的时间进行活动,以预防血栓和肺部并发症的发生。此外,减少跌倒的风险和发生率是重要的恢复目标。应尽早开始这类培训和教育,而不需要等到手术后。

预防跖屈肌群的挛缩也是足踝创伤治疗中的一个共同主题,特别是在非负重患者中。应每天进行腓肠肌-比目鱼肌复合体拉伸活动,使用足部防马蹄支架保持全天中立位 1 个月,甚至更长。对于足踝外伤患者来说,屈膝通常是一个更舒适的休息姿势,因此必须积极主动并保持警惕,以防止挛缩的发生。目标是允许通过可能受到挛缩不利影响的康复方案进行平稳过渡。

只关注足踝的特定损伤可能会忽略受累下肢更近端的肌肉结构,这反过来可能导致股四头肌、腘筋和髋部肌肉结构的失用萎缩和严重无力。可能的话,应避免这种情况,并及早保持膝关节活动度和下肢近端肌肉的力量。当康复进程接近于动员和加强损伤的足踝时,上述治疗会取得一定进展。

指导足踝部创伤患者制订康复方案可能也有助于损伤的康复。虽然在许多创伤的康复管理方面有一些个体化的细节,但也有许多重叠和相似的内容。此外,大多数足踝部骨折康复方案最终达到了一个共同的主线,其中的一些内容在本书的其他章节也有所介绍。因此,我们的观点是应制订一项详细说明某些关键问题的通用方法。事实证明,康复过程的各个阶段可能比针对每个损伤单独制订的方案更有效。毕竟,这些不同骨折的康复有一个共同的总体目标,那就是使患者在损伤后获得最佳的愈合并恢复最大程度的功能。因此,以下方案可作为足踝部骨折术后康复目标的指导意见。

第1阶段:保护(1~6周)

- 需要注意,固定的负重状态和时间将取决于骨折、固定强度和医生的偏好。
  - 如果未指定,则假定为非负重。
  - 关于非负重患者下地的安全指引。
  - 水肿处理。
  - 手术伤口的保护。
  - 在手术伤口愈合 2~4 周后,如果合适,过渡到可拆卸类型的固定。
  - 手术伤口愈合后,在疼痛耐受范围内进行适当的足踝主动活动度练习。
  - 手术伤口愈合后适当的踝关节等长强化锻炼。
  - 预防跖屈肌群挛缩,夜间可拆卸支具。

第2阶段:活动(6~8周)

- 持续水肿管理和一般治疗。
- 可耐受范围内逐渐增加主动和被动活动度练习。
  - 牵伸和固定以提高活动度。
  - 根据医生的指示,使用辅助设备逐渐进行负重。
  - 进行性踝关节等长和等张锻炼。
  - 足部固有肌肉强化。
  - 一旦恢复完全负重,开始本体感觉和平衡训练。

第3阶段:功能(8~12周)

- 在没有辅助设备的情况下向完全负重过渡。

- 恢复正常步态力学。
- 恢复全角度主动和被动活动度。
- 更加剧烈的伸展训练方案。
- 家庭锻炼方案对足踝肌肉的渐进性强化作用。
- 增加足踝部肌肉的耐力。
- 根据功能需求,在可耐受范围内进行本体感觉和平衡训练。
- 运动或职业技能培训。

(白露 刘三彪 译)

相关资料

A complete reference list is available at https://expertconsult.inkling.com/.

延伸阅读

Baret DP. Pilon fractures. In: Bucholz RW, Heckman JD, Court-Brown CM, et al., eds. *Rockwood and Green's Fractures in Adults*. Philadelphia: Lippincott Williams and Wilkins; 2010:1928–1974.

Chinn L, Hertel J. Rehabilitation of ankle and foot injuries in athletes. *Clinical Sports Medicine*. 2010;29(1):157–167.

Davidovitch RI, Egol KE. Ankle fractures. In: Bucholz RW, Heckman JD, Court-Brown CM, et al., eds. *Rockwood and Green's Fractures in Adults*. Philadelphia: Lippincott Williams and Wilkins; 2010:1975–2021.

Reid JJ, Early JS. Fractures and dislocations of the midfoot and forefoot. In: Bucholz RW, Heckman JD, Court-Brown CM, et al., eds. *Rockwood and Green's Fractures in Adults*. Philadelphia: Lippincott Williams and Wilkins; 2010:2110–2174.

Sanders DW. Talus fractures. In: Bucholz RW, Heckman JD, Court-Brown CM, et al., eds. *Rockwood and Green's Fractures in Adults*. Philadelphia: Lippincott Williams and Wilkins; 2010:2022–2063.

Sanders RW, Clare MP. Calcaneus fractures. In: Bucholz RW, Heckman JD, Court-Brown CM, et al., eds. *Rockwood and Green's Fractures in Adults*. Philadelphia: Lippincott Williams and Wilkins; 2010:2064–2109.

## 第 39 章

踝关节扭伤

Brian K. Farr | Donald Nguyen | Ken Stephenson | Toby Rogers | Faustin R. Stevens | John J. Jasko

踝关节扭伤是运动人群常见的损伤，估计每年每 10 万人中就有 61 个踝关节发生扭伤（Maffulli 和 Ferran，2008）。踝关节扭伤是高中和大学运动员最常见的损伤，占运动损伤的 30%（Haɑ₀ 等，2010）。踝关节扭伤好发于 10~19 岁，约一半的踝关节扭伤发生在体育活动中。尽管保守治疗可以处理大部分踝关节损伤，但仍有进展为慢性踝关节失稳和功能障碍的风险（Gerber 等，1998）。

Malliaropoulos 等（2009）研究了 202 名优秀田径运动员的踝关节外侧扭伤，18% 的运动员会在 24 个月内再次扭伤；而且低级别急性踝关节扭伤患者（Ⅰ级或Ⅱ级）比高级别扭伤患者（Ⅲ级）再次发生扭伤的风险更高。因为患者有再次扭伤和进展为慢性功能障碍的可能性，而且踝关节的正常功能对运动人群很重要，因此完善的康复和再训练计划对正确处理踝关节扭伤至关重要。

相关解剖

踝关节（或称为距小腿关节）由胫骨、腓骨和距骨组成（图 39.1）。骨的匹配性可使踝关节保持稳定，特别是在中立位静态负重时。运动时，距腓前韧带（ATFL）、跟腓韧带（CFL）、距腓后韧带（PTFL）提供外侧支撑（图 39.2A），而三角韧带（DLC）由前后胫距韧带、胫跟韧带和胫腓韧带组成，可提供内侧支撑（图 39.2B）。下胫腓前后韧带和骨间膜统称为联合复合体，

为胫腓关节提供稳定性以支撑踝关节（图 39.2C，D）。

ATFL 是最常损伤的韧带，其次为 CFL。CFL 损伤通常会联合 ATFL 损伤。踝关节跖屈内翻是导致这两个韧带同时损伤的机制（图 39.3A）。外翻是导致 DLC 损伤的机制，但较少见（图 39.3B）。联合复合体损伤将在本章的后面讨论。

穿过踝关节并附着在足部的肌肉/肌腱单元对足踝提供动态控制。由腓骨长、短肌和第三腓骨肌组成的腓骨肌群负责踝关节的外翻和抵抗过度内翻（图 39.3C）。因为没有肌肉直接附着在距骨上，所以距骨的运动取决于足踝的位置。踝关节最稳定的位置是背屈位。当踝关节背屈时，距骨向后滑动，距骨较宽

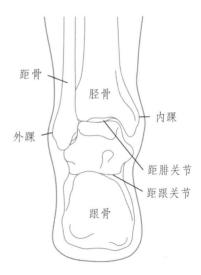

图 39.1 踝关节，由距骨、跟骨和腓骨组成。

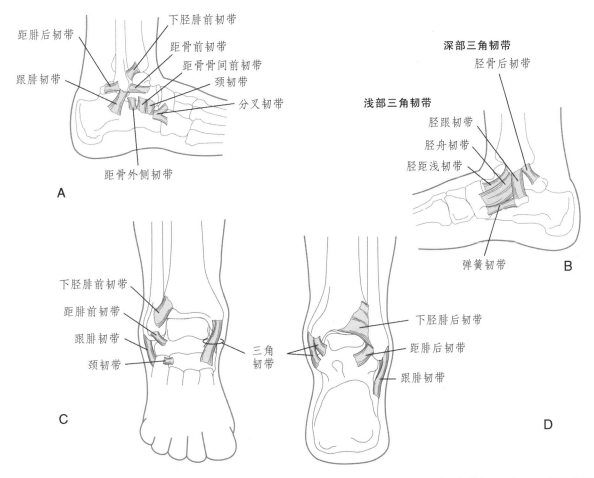

图 39.2　踝关节解剖。(A)踝关节外侧支持带包括距腓前韧带(ATFL)、跟腓韧带(CFL)和距腓后韧带(PTFL)。(B)踝关节外侧支持由三角韧带复合体提供(DLC)。(C,D)踝关节的前面观(C,左)和后面观(D,右)显示 ATFL、CFL、PTFL、DLC、下胫腓前韧带和下胫腓后韧带对踝关节提供额外的稳定支持。

的前部会卡在踝穴里。当踝关节跖屈时,距骨向前滑动,踝关节会失稳,这也是为什么大多数踝关节扭伤发生在跖屈位。跖屈时,ATFL 更平行于胫骨,因此更容易受到损伤。

踝关节扭伤的分类

无论内侧或外侧韧带是否损伤,踝关节扭伤可根据韧带破坏的数量分为 3 个级别。随着损伤级别的递增,软组织损伤程度、关节松弛范围和功能障碍的程度增加。

- Ⅰ级:踝关节扭伤导致韧带纤维拉长,属于轻微扭伤。
- Ⅱ级:踝关节扭伤导致韧带纤维部分撕裂,属于中度扭伤。

- Ⅲ级:踝关节扭伤导致韧带纤维大部分撕裂,属于重度扭伤。

诊断

只有通过全面的检查才能确定踝关节扭伤的严重程度(表 39.1)。关于足踝检查的详细内容不在文中阐述;但表 39.2 列出了每个级别踝关节扭伤的症状与体征。需要注意的是,踝关节扭伤常伴随的一系列损伤,包括肌肉和肌腱拉伤、关节软骨损伤、跗骨半脱位和脱位等。尽管部分损伤(如肌肉拉伤)可以通过标准处理方案得到充分解决,但其他问题(如关节软骨损伤)可能需要对踝关节扭伤标准化治疗方案进行修改。

踝关节扭伤标准化治疗方案的重点是处理踝关

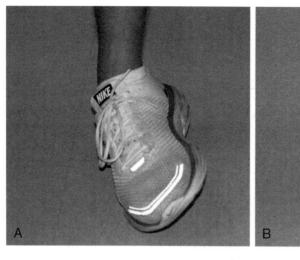
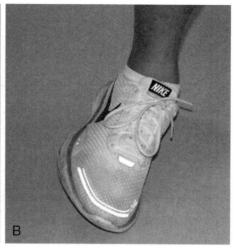
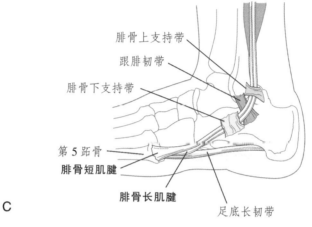

图 39.3 损伤机制。(A)跖屈内翻是踝关节扭伤最常见的机制,可能会导致距腓前韧带(ATFL)损伤和跟腓韧带(CFL)损伤。(B)尽管不如内翻扭伤常见,但外翻也导致三角韧带复合体(DLC)损伤。(C)腓骨肌腱是维持踝关节外侧动态稳定的结构。

表 39.1 内翻扭伤后踝关节检查

触诊外侧韧带(ATFL 和 CFL)

三角韧带的内侧触诊

触诊靠近膝关节近端的腓骨,排除 Maisonneuve 骨折(骨间膜撕裂和腓骨近端骨折)

挤压测试排除踝关节下胫腓联合撕裂导致的踝穴失稳

外旋测试(Cotton)检测下胫腓联合损伤

触诊第 5 跖骨近端(基底部),排除腓骨短肌拉扯导致的撕脱骨折

前抽屉测试和内翻应力测试(距骨倾斜测试)

胫后肌腱和腓骨肌腱的运动试验(外翻)

表 39.2 与踝关节有关的临床症状与体征

Ⅰ级	Ⅱ级	Ⅲ级
韧带拉长,通常是 ATFL	韧带部分撕裂,通常是 ATFL 和 CFL	韧带完全撕裂,可能累及 PTFL、ATFL 和 CFL
点状压痛 轻微功能障碍	点状和弥漫性压痛 中度功能障碍	点状和弥漫性压痛 中度到重度功能障碍
没有松弛 能完全负重	轻微到中度松弛 FWB 下疼痛和避痛步态,步行需支撑性装置	中度到重度松弛 没有步行装置支撑难以完全负重
少量或者无水肿	轻微到中度水肿	严重水肿

ATFL,距腓前韧带;CFL,跟腓韧带;FWB,完全负重;PTFL,距腓后韧带。

节扭伤时没有发生其他重大损伤。在康复训练过程中,患者出现的任何受限情况都应再次评估。例如,虽然踝关节扭伤康复方案包括牵伸跟腱,但一些患者可能没有跟腱紧张的情况,因此不需要单独牵伸。此外,还应注意症状加重或再次扭伤的情况,如疼痛增加、触痛增加、肿胀加剧、活动度减少、力量下降。少数情况下,即使获得了最佳的康复治疗,可能也会导致损伤加重。治疗师应了解何时需要减轻手法或改变治疗方案。有些患者可能认为"不痛不会好",越痛治疗效果就越好,因此不告知医生足踝疼痛和僵硬加剧的情况,但相反的情况可能才是正确的。

损伤和愈合过程

损伤的愈合过程可分为 3 个阶段:炎症或急性阶段;亚急性、修复或增殖阶段;重塑或成熟阶段。医生要理解每个阶段的具体情况,以维持身体的自然恢复进程,并减少额外损伤的可能性。临床相关事件总结如下:

- 急性阶段:炎症的主要症状和体征(疼痛、水肿、红斑、发热和功能减退)明显。这个阶段在损伤后立即开始,通常持续 3~5 天。
- 亚急性阶段:损伤后 3 天开始,可持续 6 天,其特征是炎性症状和体征减少,组织开始修复。正是在这个阶段,脆弱的胶原纤维开始在损伤部位形成瘢痕。约 7 天后,该区域有大量的胶原生成。随着亚急性期的进展,非常重要的是为新形成的瘢痕组织提供应力,以减少其与周围组织的粘连,并促进瘢痕组织的正确排列和进展;但在早期,胶原纤维较弱且排列无序,因此避免过多的应力影响组织愈合显得尤为重要。
- 成熟期:与成熟期相关的活动在 I 级扭伤后 1 周开始,在 III 级损伤后 3 周开始。在成熟阶段,胶原组织变得更加强大、有序。瘢痕组织的抗张强度虽远未达到正常水平,但通常在第 5 或 6 周就显著增加。需要注意的是,应对瘢痕组织施加足够的应力以减少其发生功能不良的可能性。随着瘢痕组织的成熟,适当的组织应力也将继续促进组织的正确排列和进展。成熟期可持续 1 年以上,尽管患者通常会更早恢复正常活动水平。

急性踝关节扭伤的处理与康复方案

需要注意的是,组织修复每个阶段的持续时间一定程度上取决于损伤的程度。由于 I 级扭伤的组织损伤较小,与 II 级损伤相比,其愈合时间较短,从组织愈合的一个阶段过渡到下一个阶段的速度更快。制订治疗和康复方案时,这点很重要,因为 I 级扭伤患者比 II 级扭伤患者进展较快, II 级和 III 级扭伤时也是如此。尽管很多因素会影响患者恢复正常体力活动的时间,但 I 级扭伤患者通常在 1~2 周内恢复正常活动水平, II 级扭伤患者则有望在 4~8 周内恢复正常活动水平, III 级扭伤患者可能需要 12~16 周才能恢复正常活动水平。

不能忽略损伤所处的愈合阶段,治疗师应逐步处理患者的症状和体征、功能障碍和损伤情况,而不能仅关注扭伤的天数。表 39.3 列出了组织愈合各阶段的常见症状和体征。除了受伤天数外,症状和体征的变化可以帮助治疗师确定何时开展康复计划。

踝关节扭伤处理与康复的步骤包括:
- 第 1 步:保护损伤区域,防止进一步损伤。
- 第 2 步:减少疼痛、肿胀和痉挛。
- 第 3 步:重建活动度(ROM)、柔韧性和组织活动性。
- 第 4 步:重建神经肌肉控制、肌肉力量、肌肉耐力和爆发力。

表 39.3　与组织愈合阶段有关的临床症状和体征

急性阶段	亚急性阶段	成熟阶段
休息时疼痛,活动后疼痛增加	疼痛、触痛、肿胀、发热减轻	没有炎性症状和体征
触痛	痉挛减弱和防御机制减轻	功能改善
水肿增加	功能改善	ROM 提高
发热	ROM 增加伴随疼痛减少	
保护性肌痉挛	应力测试下松弛减少 *	
功能丢失 *		
ROM 受限和疼痛		
应力测试下松弛 *		

* 存在和程度取决于扭伤的严重程度。

- 第 5 步:重建本体感觉、协调性和敏捷性。
- 第 6 步:重建功能性技能。

尽管康复方案的重点是踝关节按照这些步骤逐步进展,但维持整体力量和身体其他部位的训练也很重要。康复方案 39.1 概括了上述踝关节扭伤的具体康复过程。

急性阶段:目标和干预措施

在急性阶段,康复的主要目标包括:
- 防止进一步损伤。
- 促进组织愈合。
- 减少炎症相关的疼痛、肿胀和痉挛。
- 维持未受累组织的功能。
- 继续全身训练。

目标 A:防止组织进一步损伤。需要注意的是,尽管患者需要充分休息以减少额外的压力和潜在的伤害,但绝对的休息是不必要的。鼓励患者参加不会加重韧带损伤的无痛活动,在安全、可耐受范围活动踝关节。典型的 I 级踝关节扭伤患者,可以参与轻中度活动。II、III 级扭伤患者活动限制更多。大多数踝关节扭伤是由跖屈和内翻引起的,可累及外侧韧带,因此患者在伤后最初几天内应避免引起这些肢体运动的活动。

需要使用夹板、支具、肌贴(图 39.4A~M)或包裹受伤的踝关节,尤其是 II、III 级扭伤患者。Kerkhoffs 等(2001)的一项系统性综述报道,带绑带的支撑效果最好,而肌贴会刺激皮肤产生不良反应,其效果不如半刚性支撑;弹性绷带的效果最差。

II、III 级扭伤患者可能需要拐杖、手杖或步行靴等辅助设备。尽管关于踝关节扭伤是否需要固定或者不固定立即进行"功能性治疗"计划的争论由来已久,但目前实践经验支持功能性治疗,特别是对于 I 级和 II 级踝关节扭伤患者。功能性治疗限制制动并鼓励无痛活动,这样不会过度拉伸受伤的韧带。与制动相比,功能性康复的患者重返运动的概率更高,并且患者更加满意(Kerkhoffs 等,2001)。如果踝关节需要制动,应注意长时间制动可导致关节僵硬和挛缩、未受伤韧带变脆弱和肌肉萎缩。

目标 B:促进组织愈合。健康的患者只要没有额外的创伤,组织会正常愈合。在愈合过程中,休息和保护受伤组织非常重要。在急性期末,脉冲超声可促进组织愈合,同时降低由连续超声产生的热效应。

目标 C:减少疼痛、肿胀和痉挛。炎症是一种保护机制的反应过程,是机体愈合的必经阶段;应进行炎症控制以减少患者的痛苦,预防慢性炎症。休息、冰敷、加压和抬高(RICE)是最常用的控制急性炎症反应的方法。冰敷和其他形式的冷疗有助于防止肿胀、减少疼痛和限制痉挛。抬高和使用弹性绷带或加压弹性织物有助于防止肿胀。电刺激也可用来减少疼痛、肿胀和痉挛。冰敷、加压和抬高相结合的方法(如间歇性加压装置)也是有益处的。

距骨 I 级关节松动术可用来减轻踝关节疼痛。对下胫腓关节进行关节松动术也能减少"错位"导致的疼痛。踝关节外侧扭伤患者的腓骨远端前错位较常见。对腓骨远端施加向后的松动力量,有助于纠正这种前错位(图 39.5)。

目标 D:维持未损伤组织的功能。尽管受损的踝关节韧带、肌肉、肌腱和关节囊可能需要休息,但未损伤组织必须通过活动来维持其正常功能。鼓励患者进行对受伤韧带不施加应力的活动。大多数踝关节扭伤是由跖屈和内翻导致的,可累及外侧韧带,因此必须注意减少这些组织的活动,特别是 II 级和 III 级扭伤患者。对于累及三角肌韧带复合体(DLC)的损伤,应避免过度外翻。增加柔韧性的运动有助于防止未损伤组织的失用,同时减少对损伤韧带的应力。
- 踝泵。
- 在可耐受范围内,跖屈到背屈 ROM 从被动活动度(PROM)到主动辅助活动度(AAROM)再到主动活动度(AROM)练习(图 39.6)。
- 跟腱和小腿后方牵伸(图 39.7)。
- ABC 或字母表。
- 抓毛巾和(或)拾取物品(图 39.8)。

如果患者使用石膏、夹板、步行靴或者拐杖或手杖,进行这些活动尤为重要。长期使用这些辅助和保护装置会导致踝关节周围健康组织失用。如果患者需要制动、穿戴步行靴或完全负重(FWB)行走一段时间,有必要处理跖趾关节(关节松动、RROM、AAROM、AROM、牵伸)(图 39.9)。患者有时会对尝试进行部分负重(PWB)或完全负重、增加柔韧性的运动或牵伸活动犹豫不决,在这种情况下,可进行冷疗。将伤

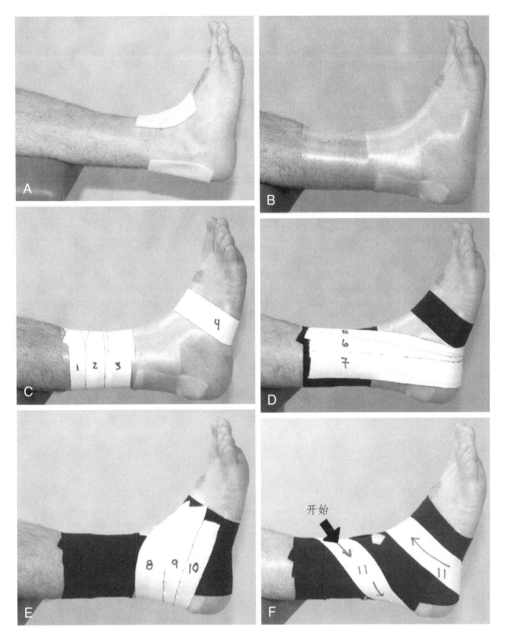

图 39.4　（A）患者取坐位，膝关节伸直，踝关节背屈 90°。将脚跟和鞋带部位的衬垫放在跟腱和脚背上。肌贴粘在足、踝和小腿远端。（B）从中足到小腿中部的踝关节周围绑上底层带。底层带应向上达小腿肌肉的基底部或在踝上 5~6 英寸。尽可能少铺几层底层带。虽然这种方法不种常见，可以不用底层带，而是直接把肌贴绑在患者皮肤上。（C）在小腿远端打 2~3 个圈带（1~3）。每条都应与前一条重叠约 1/2 的胶贴宽度。在中足上加一个圈带（4）。（D）用 3 条马镫形带（5~7）从小腿内侧开始沿着小腿向下，然后后足下方向外，最后在小腿外侧结束。每一条都应与前一条重叠一半的肌贴宽度。（E）用 3 条马蹄形带从脚的内侧开始绕行到外侧（8~10），在远端的圈带处（见 C 部分的 #4）开始和结束。注意，另一种替代方法是"封闭式编织网"，将一条马镫形带与另一条马蹄形带交替使用，直到每种使用 3 条为止。这样做时，第 5 条要跟着第 8 条，第 6 条要跟着第 9 条，第 7 条跟着第 10 条。（待续）

脚放在冷水漩涡浴中 15~20 分钟，直至踝关节麻木。然后开始增加踝关节的负重、牵伸或进行增加柔韧性的简单运动。允许患者在无痛范围内进行适当的活动。

目标 E：维持全身训练。虽然受伤韧带需要休息，但其他部位可进行训练。鼓励患者参与无痛的动来维持全身训练。在固定自行车上或上肢功率车上锻炼，在治疗池中无负重跑步，以帮助保持心血管耐

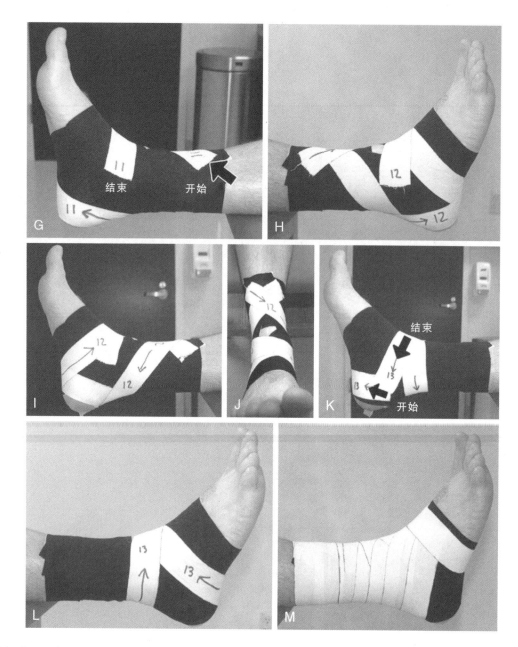

图 39.4(续) （F~J)应用两个后跟锁(11,12)。第一个后跟锁(11)从小腿前部的高处开始,向跟骨后部绕行,然后沿着跟骨内侧绕一圈,在中足的前内侧完成。第二个后跟锁(12)从小腿的前部高出开始,向跟骨后部绕行,沿着跟骨外侧绕一圈,最后在中足的前外侧面完成。(K~L)用 8 字形条带(13)在跟骨内侧面开始,向跟骨足底外侧绕行,然后向脚背内侧移动,绕小腿向后,最后在跟骨内侧结束。(M)用封口条完成贴扎工作。从小腿的上边开始,向下走行,将前面的条带重叠约一半的宽度,最后在中足做一个封闭带。

力和功能,而不会对受伤组织施加应力。进行下肢力量训练,如开链膝关节屈伸和开链髋关节屈伸、内收、外展运动,也有助于预防未受伤的组织失用,同时减少受伤组织的应力。患者还应继续进行正常的躯干和上肢力量训练。需要注意的是,很多活动将踝关节置于重力依赖性位置,在处理或预防肿胀时需要考虑到这一点。康复医生应权衡重力依赖性位置的风险和保持全身训练的益处。运动时,使用加压弹性织物或弹性绷带可以预防该区域发生水肿。

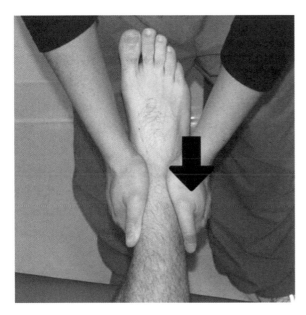

图 39.5 腓骨远端后向松动，处理踝关节扭伤后的腓骨前错位。患者在桌子上仰卧。治疗师把手掌放在外踝，虎口卡住踝关节给外踝一个向后的力。

亚急性阶段：目标和干预措施

在亚急性阶段，主要的目标如下：

- 预防进一步损伤。
- 最大限度地缓解疼痛和炎症。
- 促进组织愈合。
- 恢复活动度和柔韧性。
- 重建神经肌肉控制，恢复肌肉力量和耐力。
- 重建本体感觉、灵活性和协调性。
- 维持全身训练。

目标 F：预防进一步损伤。尽管最初的炎症反应已经结束，但早期瘢痕组织开始增生，需要注意此时的瘢痕组织仍然较弱，不适当的活动容易引起再次损伤。在这一阶段的初期，应尽量减少跖屈和内翻活动，以防止损伤形成新的瘢痕组织。尽管患者需要脱离急性期阶段使用的辅助设备（如手杖或拐杖）以实现完全负重，但仍可以使用其他保护装置（如支具或肌贴），尤其是Ⅱ级或Ⅲ级扭伤患者。

目标 G：减少疼痛和炎症。继续维持目前的治疗方案。随着急性炎症反应初期的症状和体征减轻，可以采用温水浴和热敷等热疗方法，以帮助缓解疼痛、痉挛和亚急性炎症反应。这一阶段也可使用治疗性超声波，治疗参数从脉冲进展至连续刺激周期。连续超声波治疗也有助于缓解疼痛、促进组织愈合和减轻亚急性水肿症状。继续使用电刺激可以减少疼痛和炎症反应。继续使用冷疗也是可行的，尤其是活动后用于缓解疼痛和限制炎症反应。尽管这一阶段的目标是缓解疼痛和炎症反应，但疼痛和（或）炎症反应加重通常提示损伤结构尚无法进行活动，尤其是在急性期后，需要重新进行评估，并延缓康复治疗直至疼痛和炎症得到控制。Ⅰ级和Ⅱ级关节松动术可以控制疼痛（图 39.10）。

目标 H：促进组织愈合。继续保护损伤的韧带，预防再次损伤，促进组织正常愈合。持续使用治疗性物理因子（如超声波和热疗等），以促进组织愈合。活动度练习和肌力训练可以促进瘢痕组织排列整齐和提高强度，前提是这些活动不能产生过大的应力。治疗性按摩技术可以促进血液流动和循环，最初可采用"推刷式"按摩技术（如 pétrissage），然后逐渐进展为激进的技术（如交叉-摩擦按摩）以促进组织排列。

目标 I：恢复活动度和柔韧性。继续维持急性期就开始的活动度练习。随着向亚急性期进展，需要考虑训练的组数与次数和频率、实施的活动角度及拉伸强度。鼓励患者每天进行多次活动度练习和拉伸训练。开始着重改善背屈和跖屈活动受限。骑固定自行车有助于改善跖屈和背屈活动度。如果急性期未采取上述措施，则应将 PROM 或 AAROM 改为 AROM。推荐使用 BAPS 或者摆动板，首先由非负重位逐渐转为部分负重位，最终转为完全负重位（图 39.11）。指导患者始终保持缓慢有控制的节律。首先应训练背屈、跖屈和外翻，然后训练内翻，最后进展至沿顺时针和逆时针方向在平衡板的所有边缘上画圈。

指导患者进行所有牵伸和活动度练习以逐渐改善关节活动范围，但需要注意，跖屈和内翻或其他动作也可以引起疼痛。患者应在可耐受范围内逐渐进行跖屈内翻训练。在亚急性早期，仍可继续进行冷疗，直到患者活动时没有任何不适。Ⅱ～Ⅲ级关节松动术可以改善由胫骨和腓骨错位及关节运动学改变引起的关节活动受限（图 39.12）。但是，对Ⅱ级或Ⅲ级外侧韧带损伤的患者实施距骨前向松动技术时要格外注意，因为距骨向前的动作对距腓前韧带施加了应力，同时模拟了在跖屈内翻机制损伤发生时的距骨动作。踝关节扭伤患者跖屈内翻可导致距骨向

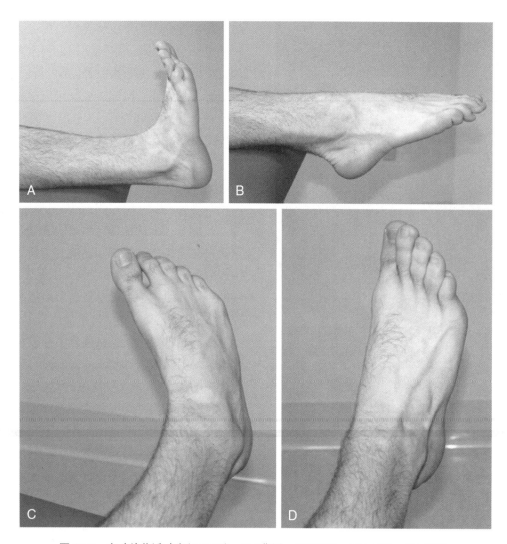

图 39.6　主动关节活动度（AROM）。(A)背屈。(B)跖屈。(C)内翻。(D)外翻。

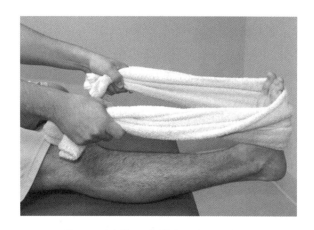

图 39.7　牵伸跟腱、腓肠肌和比目鱼肌。

前半脱位，距骨后向滑动更适合踝关节扭伤的患者（图 39.10）。按摩、肌筋膜松解和其他手法治疗技术可用于处理软组织受限，以帮助恢复组织活动度、柔

韧性和活动性。

目标 J：重建神经肌肉控制，恢复肌力和耐力。急性期练习抓毛巾和拾取物品，这些简单的训练可增加柔韧性并增强足内在肌力（图 39.8）。患者在踝关节中立位进行等长肌力训练，以避免跖屈、背屈、内翻和外翻。因为等长肌力训练仅增强肌肉在某一长度下的力量，所以在不同角度下进行等长肌力训练是必要的，但应注意避免疼痛。等长肌力训练从次最大收缩开始，并逐渐进展为最大收缩。等长肌力训练逐渐进展为等张肌力训练。阻力可通过徒手、负重沙袋、弹力带或绳等方式提供（图 39.13）。在患者可耐受范围内进行等张肌力训练，从部分活动度进展为全角度活动度，从亚极量阻力进展为最大阻力。当负重可以耐受时，进行提踵和跷脚训练，同时纳入脚后

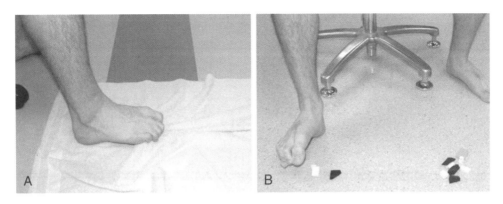

图 39.8　抓毛巾（A）和用脚趾拾取物品（B）来维持足踝的活动度并增强足内在肌力。

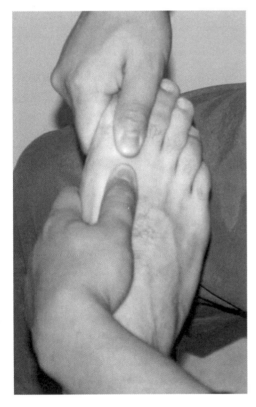

图 39.9　第 1 跖趾（MTP）关节松动术来维持活动度。若患者步行过程中无法完全负重（FWB），可能会导致 MTP 关节活动不足。

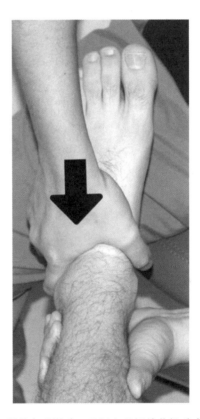

图 39.10　距骨向后滑动。Ⅰ级和Ⅱ级关节松动术可有效减轻疼痛。

跟或脚趾行走训练（图 39.14）。随着患者无痛 ROM 增加，可使用本体感觉神经肌肉促进（PNF）技术。

　　目标 K：重建本体感觉、敏捷性和协调性。如果本体感觉训练初期患者无法部分或完全负重，可进行无负荷训练，如关节位置重置练习。在患者可耐受范围内由部分负重训练进展为完全负重训练。早期鼓励进行踝关节承重练习，包括各个方向的"重心转移"。重心转移训练要求患者站立时将重心从健腿逐

渐转移到患腿上，然后再回到非负重体位。按照规定次数重复这一动作。患者应将重心逐渐转移到患腿，直到两条腿均衡负重，之后将更多的重量转移到患腿，直至患腿可以完全负重。重心转移训练要求患者采用站姿，双脚分开与肩同宽，然后进展为摇晃式站姿，要求患者向前后和左右方向转移重心。另一种训练方式要求患者用健腿上下台阶或箱子。一旦可以完成这些动作，则要求患者用患腿上下台阶。训练初

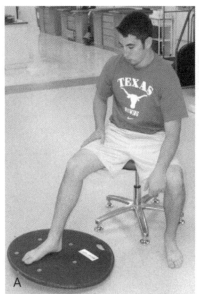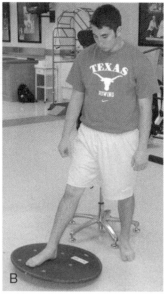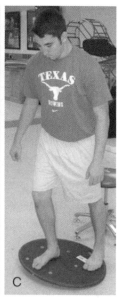

图 39.11 使用 BAPS 板以维持关节活动范围。(A)患者最初处于非负重(NWB)体位,并逐渐转至部分负重(PWB)体位(B),最终处于完全负重(FWB)体位(C)。患者可以完成单平面跖屈、背屈、内翻和外翻运动或通过"画圈"的方式完成多平面运动,这需要患者沿顺时针或逆时针方向接触平衡板的各个边缘。

期,患者可能需要使用辅助设备,如椅子或栏杆扶手。当患者可以自主完成任务时,可停止使用这些设备。同样,患者应在各个方向上完成上下台阶的任务(图 39.15)。

接下来患者训练时可以增加一些可控的干扰因素。患者双脚站立,体重均匀分布在双下肢,做一些上肢或躯干的动作,如向各个方向拉弹力带、移动重物或者弯腰捡物品。除了活动上肢,患者也可以活动健腿(图 39.16)。从单平面运动开始,逐渐进展为多平面运动。患者完成这些动作时还可采用前后站立(脚跟到脚趾)或单脚站立。

患者双脚分开站立、前后站立和单脚站立,并对治疗师提供的干扰做出反应。这些干扰性活动包括通过直接接触或用弹力管或弹力棒推拉患者身体、与患者玩接球游戏(图 39.17)。

随着患者本体感觉的改善,可引入敏捷性和协调性训练。在患者可耐受范围内进行向前走、向后走、前弓步、后弓步、侧弓步、上台阶和下台阶等训练。也可以在滑板或 Fitter 滑动机器上进行水平方向的活动训练(图 39.18)。

这些练习应从与肩同宽,双脚分开到双脚并拢,再到两脚分开前后站立,然后脚尖至脚跟前后站立,最后为单脚站立。如果需要增加训练的难度,可要求

患者闭上眼睛;摇头或站在不稳定的平面上(如泡沫垫、平衡软盘或蹦床)。

目标 L:维持全身训练。急性期进行的上肢和躯干训练也适用于亚急性期。随着患者可以更好地耐受负重,可开始进行下肢闭链肌力训练,如弓箭步、下蹲、腿部推蹬和提踵等(图 39.19)。也可增加有益于心血管的运动,如步行、慢跑、爬楼梯(如 Stairmaster 爬楼机)和游泳。

成熟阶段:目标和干预措施

成熟阶段的主要目标包括:
- 预防再次损伤。
- 恢复 ROM 和柔韧性。
- 提高肌肉力量、耐力和爆发力。
- 改善本体感觉、敏捷性和协调性。
- 提高功能性(专项运动)技能。
- 维持全身训练。

目标 M:预防再次损伤。尽管瘢痕组织强度在此阶段有所增加,但患者和治疗师仍需要认识到瘢痕达到高抗张强度至少需要 1 年的时间。在此阶段,运动员可以使用额外的辅助设备(如支具和肌贴)进行更多的功能性训练。

目标 N:恢复 ROM 和柔韧性。如果患者还没有

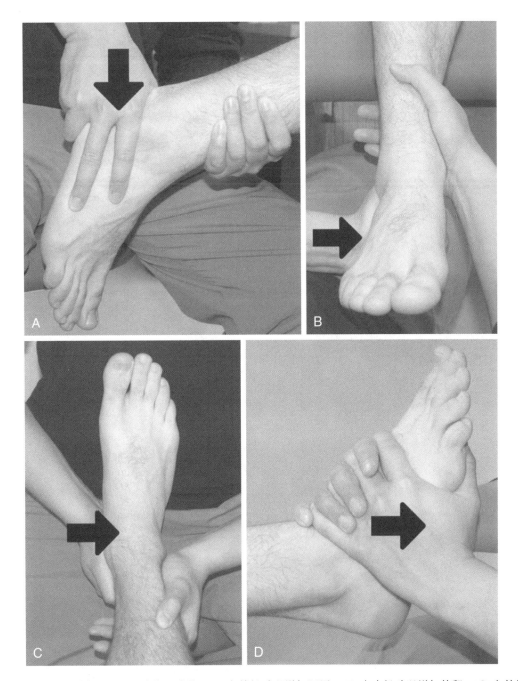

图 39.12 关节松动术以恢复 ROM 和关节运动学。(A)向前松动以增加跖屈。(B)向内松动以增加外翻。(C)向外松动以增加内翻。(D)距小腿关节分离以控制疼痛和增加整体活动度。

获得功能性、全范围 ROM,则需要采用低负荷、长时间牵伸和动态牵伸的激进拉伸技术。III级和IV级关节松动术也可以恢复踝关节的正常运动学。治疗师还应采用软组织技术（如交叉-纤维按摩和肌筋膜松解技术)来松解软组织粘连。

目标 O:提高肌肉力量、耐力和爆发力。亚急性期是提高肌肉力量和耐力的重要时期。成熟阶段着

重为功能性运动发展爆发性力量和爆发力。这一阶段还可以开始超等长运动。制订训练方案时,需要考虑患者的实际功能需求。例如,如果患者是一名篮球运动员,则需要纳入注重侧向移动、垂直跳跃和方向快速变化的训练。

目标 P:改善本体感受、敏捷性和协调性。非运动员强化活动和运动员专项训练应纳入这一阶段的

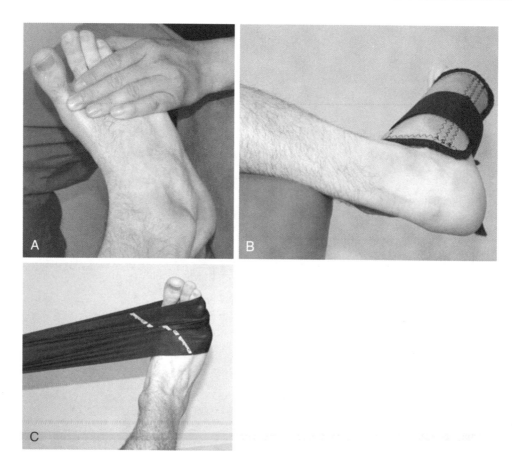

图 39.13 等张肌力练习。(A)手动施加阻力，抗阻外翻。(B)使用负重沙袋施加阻力，抗阻外翻。(C)使用弹力带施加阻力，抗阻外翻。在背屈、跖屈、内翻和外翻体位下增加力量训练。

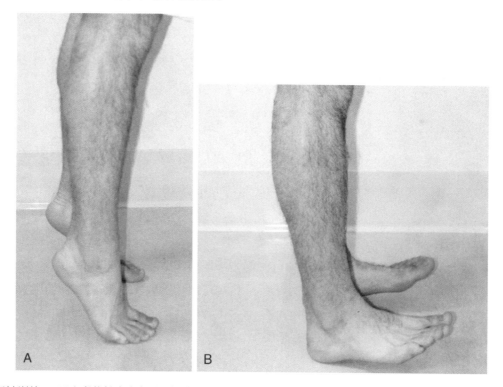

图 39.14 闭链训练。一旦患者能够完全负重，应同时纳入提踵(A)和跷脚(B)训练。患者还可以用脚趾或脚跟行走，以进行更多功能性力量训练。

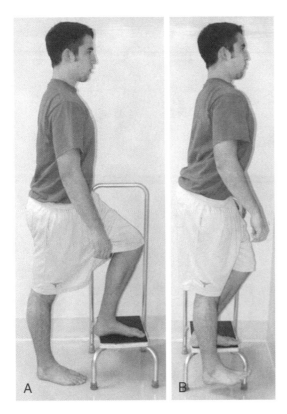

图 39.15　在没有干扰的条件下进行本体感觉锻炼。(A)患腿上下台阶促进本体感觉的恢复。(B)侧面上台阶增加训练难度。

康复方案中。提高本体感觉、灵敏性和协调性的训练与提高功能性技能运动相结合。如果亚急性阶段的后面几天没有纳入动态本体感觉训练，这一阶段应增加该训练方式，包括蹲在不稳定的表面上玩接球游戏、在不稳定的表面上做弓箭步、跳迷你蹦床。同样，治疗师应评估患者的活动需求，并根据患者的情况制订训练方案以模拟患者的日常活动水平。

灵敏性和协调性训练应从封闭环境中简单、低速的任务开始，逐渐进展为开放环境中复杂、快速的任务。封闭环境指的是患者能够自我控制活动。封闭环境训练包括田字格跳、往返跑、T 型滑步和 SEMO 折返跑。患者应提前了解在封闭环境中如何进行这些活动，例如，跑向一个圆锥体，后撤步至另一个圆锥体，再滑步至另一个。相反，开放环境要求患者对其他人做出反应。开放环境训练包括模仿另一个人的动作、实际训练中防守进攻队员或在反应球反弹两次之前试着抓住它。从封闭训练过渡到开放训练的方法是"空拳攻防练习"。空拳攻防练习类似于一个孩子和一个假装的对手比赛，可以训练患者在没

有规定运动的情况下自行改变方向的能力。例如，足球运动员在球场上运球，避开"假装"的对手并对一个"假装"的防守队员做动作。

目标 Q：提高功能性/专项运动技能。许多先前介绍的训练和运动均有助于改善功能性和专项运动技能。因为这是康复计划的最后阶段，患者需要获得功能性 ROM、力量、本体感觉、灵敏性和协调性，可通过进行活动相关的动态运动或训练来实现。

目标 R：维持全身训练。亚急性期练习应持续至成熟期。随着康复计划的进行，训练的强度和针对性应有所增加。重要的是，患者的身体条件应达到伤前水平。

急性踝关节扭伤后恢复活动的准则

康复治疗的目标是让患者恢复到完全活动状态。在判定患者的状态和恢复活动的能力时，应参考以下标准。

● 患者进行活动时应无痛，且活动后不能出现疼痛，偶尔出现酸痛是可以接受的。对于无法区分伴随大运动量的酸痛和疼痛的患者，可以使用疼痛量表评分系统。患者以 0~10 的等级来评估其不适程度。为使该等级标准化，没有疼痛评为 0 分，而 10 分是指预先设定的该患者踝关节损伤后所经历过的最大疼痛。治疗师和患者应共同确定与患者可耐受并仍能继续进行活动的最大不适水平相对应的数字。临床经验显示其最高级别为 7 级。

● 踝关节不应肿胀。肿胀表明有炎症反应。肿胀的踝关节进行持续活动会导致慢性炎症。

● 踝关节应具有完整的功能性活动范围。功能性是关键。虽然最终的康复目标是恢复全范围 ROM，但有时患者可能无法恢复踝关节的全范围 ROM。治疗师应考虑患者是否有足够的 ROM 以安全、有效地参与活动。如果满足条件，则符合这一标准，否则不应让患者进行全面活动。

● 踝关节周围肌群应具有完整的功能性肌力、耐力和爆发力。需要强调，功能性是关键。治疗师应考虑患者是否有足够的肌力、耐力和爆发力可以安全、有效地参与活动。如果满足条件，则符合这一标准，否则不应让患者进行全面活动。

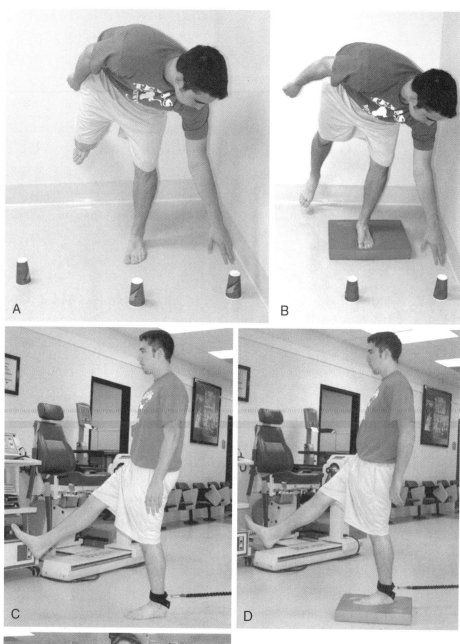

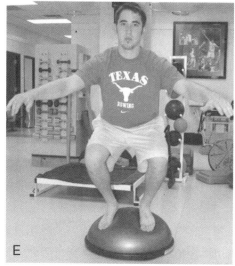

图 39.16   患者自发干扰下的本体感觉训练。(A)单脚站立下运动。(B)在不稳定的表面上。(C)单腿站立时下肢运动。(D)在不稳定的平台上。(E)在不稳定的底座上动态下蹲。

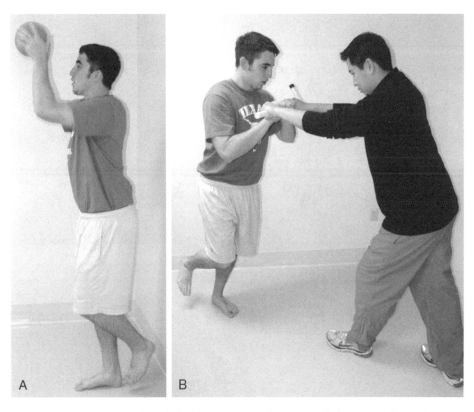

图 39.17   治疗师干扰的本体感觉练习。(A)单腿站立抛接球。(B)"斗棍"训练。

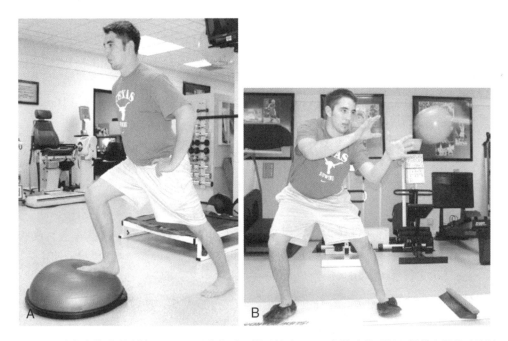

图 39.18   动态本体感觉训练。(A)在不稳定平面做弓箭步。(B)在滑动的平板上做横向抛接球训练。

• 患者应具备足够的本体感觉、平衡能力、敏捷性和协调性,以安全、有效地参与活动。如果满足条件,则符合这一标准,否则不应让患者进行全面活动。

• 患者应在心理上做好恢复活动的准备,这一点非常重要,因为许多患者会在损受伤后出现情绪和精神上的压力。患者必须有信心其脚踝能够承受体力活动的要求。除了让患者完成功能性、专项训练外,对患者进行有关损伤和愈合过程的教育也有助

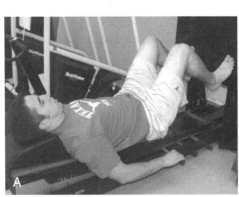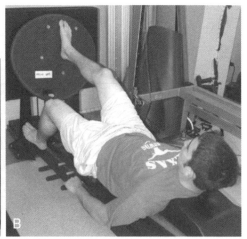

图 39.19　闭链运动。(A)腿部推蹬。(B)不稳定平面上的单腿推蹬。

于提升患者的信心。

预防踝关节扭伤

　　由于踝关节扭伤是运动人群最常见的损伤之一,因此应谨慎地预防其发生和复发,特别是在篮球和足球等高风险的活动中。在康复训练中,通过基础练习进行"预训练"可以起到预防作用。一些更常用的练习包括康复方案 39.1 中介绍的本体感觉和力量训练阶段中的练习。Hübscher 等(2010)的一项系统性回顾表明,单独进行平衡训练可以显著降低踝关节扭伤的风险,这证实了早期的系统回顾的结果。预防性使用支具也可以显著降低踝关节扭伤的风险,尤其是对那些有扭伤史的人群(McKeon 和 Hertel,2008)。预防踝关节扭伤需要加强足部外翻肌群的力量。

　　另一种常见的方法是使用预防性踝关节支具或肌贴技术。市面上有多种类型的踝关节支具,包括可滑动的氯丁橡胶袖套状支具、绑带支具、半刚性踝关

节支具等。尽管大多数支具都可以为踝关节提供某种形式的保护,但半刚性踝关节支具可提供更多的支撑。支具在预防踝关节扭伤中的作用仍不清楚。最近一项有关"预防性踝关节支具对高中排球运动员踝关节扭伤发生率的影响"的研究表明,使用踝关节支具并不能显著改变踝关节扭伤的发生率(Frey 等,2010)。相反,一项系统性回顾发现,在有损伤史的运动员中,使用踝关节支具可减少 69% 的踝关节扭伤,使用肌贴技术可减少 71% 的踝关节扭伤。一项对大学生女排球运动员的研究表明,双直立式支具可显著降低踝关节扭伤的发生率(Dizon 和 Reyes,2010;Pedowitz 等,2008)。

　　对于没有支具或支具不适用的患者(如舞蹈演员),可以使用踝关节贴扎技术。图 39.4(A~M)展示了一种踝关节贴扎技术。尽管特定条带的贴扎顺序可能有所不同,但大多数方法中的基本贴扎技术都是相同的。肌贴的主要缺点是会对皮肤产生刺激,并且最终会因松弛而丧失其支撑作用。

康复方案 39.1　踝关节扭伤康复(Brian K. Farr, Donald Nguyen,Ken Stephenson)

踝关节外侧扭伤	方法:
急性期	●休息
目标1:进行保护,防止进一步损伤	●胶贴(图 39.4)、支具、夹板或步行靴(步行靴主

(待续)

康复方案 39.1(续)

要用于Ⅱ~Ⅲ级)
- 根据需要使用拐杖或手杖(主要用于Ⅱ~Ⅲ级)

目标 2:促进组织愈合

方法:
- 休息
- 保护(胶贴、支具、步行靴等)
- 脉冲超声(3天后)

目标 3:缓解疼痛、肿胀、痉挛

方法:
- 休息
- 冰/冷冻疗法
- 加压(弹性材料包扎、有弹力的针织布料、间歇性加压装置)
- 电刺激
- 踝关节抬高的踝泵练习
- Ⅰ级关节松动术(3天后)(谨慎进行距骨前向松动)(图 39.10)
- 手法治疗,以解决距骨和(或)腓骨的错位(图 39.5)

目标 4:维持未损伤组织的功能

方法:无痛被动关节活动(PROM)、主动辅助关节活动(AAROM)、主动关节活动(AROM)
- 踝泵
- 跟腱拉伸
- ABC 或字母表(可在冷水浴中进行)
- 抓毛巾(图 39.8A),脚趾拾取(图 39.8B)
- 在可耐受范围内部分承重(PWB)或完全承重(FWB)

目标 5:维持全身训练

方法:
- 固定自行车
- 上身功率车
- 开链的膝关节屈曲和伸展练习
- 开链的髋关节屈曲、伸展、外展、内收练习
- 躯干练习
- 上肢锻炼[俯卧、仰卧、坐姿、非负重(NWB)、PWB]

亚急性期

目标 1:防止进一步损伤

方法:
- 继续使用贴扎技术或支具
- 逐步进行康复训练和恢复健身活动

目标 2:促进组织愈合

方法:
- 热疗(热敷、温水浴)
- 超声波(进展至连续周期)
- 按摩(早期采用推刷技术,后期采用交叉摩擦技术)

目标 3:减少疼痛和炎症

方法:
- 冷冻疗法(冰袋、冷水浴)
- 逐步引入热疗(热敷、温水浴)
- 连续超声
- 电刺激
- Ⅰ~Ⅱ级关节松动术
- 按摩(推刷技术)

目标 4:恢复关节活动范围和柔韧性

方法:
- 无痛 PROM、AAROM、AROM
- 跖屈、背屈、外翻、内翻(如可耐受)(图 39.6)
- 踝泵
- 跟腱拉伸
- ABC 或字母表(可在冷水浴中进行)
- 坐位使用 BAPS 板(图 39.11A)或可耐受下进展至踝关节在圆盘上画圈 [PWB(图 39.1B)和 FWB(图 39.11C)]
- 关节松动术(根据需要进展为Ⅱ~Ⅲ级)(图 39.12)
- 软组织技术(按摩、肌筋膜松解等)

目标 5:重建神经肌肉控制,恢复肌肉力量和耐力

方法:
- 抓毛巾
- 拾取物品
- 等长肌力训练
- 渐进等张肌力训练

(待续)

康复方案 39.1(续)

- 手动抗阻(图 39.13A)、负重沙袋(图 39.13B)、弹力带(图 39.13C)等
- PNF 模式
- PWB 和 FWB 的肌力训练[脚跟抬起(图 39.14A),脚趾抬起(图 39.14B)],下蹲,弓箭步)

目标 6:重建本体感觉、敏捷性和协调性

方法:

- 关节再定位(早期)
- 耐受条件下渐进 PWB 和 FWB 活动
- 重心转移(向前、向后、横向)
- 盒子上、下练习(图 39.15)
- 从双腿站立进展为前后站立再进展为单腿站立
- 从静态站立进展为动态活动(图 39.16 和图 39.17)
- 从睁眼进展为闭眼
- 进行有干扰的活动
- 从稳定平面进展为不稳定平面
- 步行、向后行走、前弓箭步、后弓箭步、侧弓箭步
- 滑板 (图 39.18B)、Fitter 滑动机器、BAPS 板、摆动平衡板、踝关节软圆盘等
- 接下来的几周逐渐引入功能性活动
- 步行、慢跑、跨跳、单腿跳

目标 7:维持全身训练

方法:

- 上身和躯干训练
- 固定自行车
- CKC 练习(下蹲、弓箭步、腿部推蹬、小腿推蹬)(图 39.19)
- 游泳
- 减重慢跑(水池跑、ZUNI 减重仪、抗重力跑步机)
- 进展至 FWB 活动(步行、爬楼梯、慢跑)

成熟期

目标 1:防止再次损伤

方法:

- 继续使用贴扎技术或支具

目标 2:恢复 ROM 和柔韧性

方法:

- 更积极的拉伸
- 低负荷、长时间的静态拉伸

- 动态拉伸
- 关节松动术(根据需要选择Ⅲ~Ⅳ级)
- 距骨
- 腓骨

目标 3:强化肌肉力量、耐力和爆发力

方法:

- 从亚急性期开始注重等速、本体感觉神经肌肉促进技术(PNF)、闭链(CKC)运动的持续练习
- 超等长训练
- 功能性训练(跳跃、跑步、变向)

目标 4:提升本体感觉、敏捷性和协调性

方法:

- 强调高级的、动态的练习
- 有干扰因素的姿势(如抛接球)
- 单腿站立
- 不稳定平面上的弓箭步、下蹲(图 39.18A)
- 闭眼练习
- 跳绳
- 田字格跳/一侧到另一侧的单腿跳(图 39.20)
- 往返跑
- SEMO 折返跑训练
- "空拳攻防练习"

目标 5:恢复功能性、专项运动技能

方法:

- 田字格跳
- 往返跑
- SEMO 折返跑训练
- "空拳攻防练习"
- 向前跑、向后跑、侧向滑步、carioca 舞蹈、"8"字跑、压步、单腿跳、跨跳
- 重返运动/活动训练

目标 6:维持全身训练

方法:

- 上身和躯干训练
- 固定自行车
- CKC 练习(下蹲、弓箭步、腿部推蹬、小腿推蹬)
- 步行、慢跑、跑步、爬楼梯、游泳

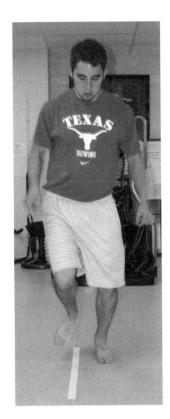

图 39.20　从一侧到另一侧的单腿跳强调功能性的力量和爆发力。

（蔡斌　译）

相关资料

A complete reference list is available at https://expertconsult.inkling.com/.

延伸阅读

Ferran NA, Olivia F, Maffulli N. Ankle instability. *Sports Med Arthrosc.* 2009;17(2):139–145.

Fong DTP, Hong Y, Chan LK. A systematic review on ankle injury and ankle sprain in sports. *Sports Med.* 2007;37(1):73–94.

Kerkhoffs GM, Rowe BH, Assendelft WJ. Immobilisation for acute ankle sprain: a systematic review. *Arch Orthop Trauma Surg.* 2001;121(8):462–471.

Osborne MD, Rizzo TD. Prevention and treatment of ankle sprain in athletes. *Sports Med.* 2003;33(15):1145–1150.

Peterson W, Rembitzki IV, Koppenburg AG, et al. Treatment of acute ankle ligament injuries: a systematic review. *Arch Orthop Trauma Surg.* 2013;133:1129–1141.

Wikstrom EA, Hubbard-Turner T, McKeon PO. Understanding and treating lateral ankle sprains and their consequences. *Sports Med.* 2013;43:385–393.

第 40 章

踝关节特异性扰动训练

Michael Duke | S. Brent Brotzman

目前扰动训练已成功用于治疗膝关节前交叉韧带（ACL）损伤。扰动训练是对受累膝关节施加不稳定力，通过增强其神经肌肉意识、神经肌肉反应和动态稳定性来稳定膝关节。扰动训练的目的是增加膝关节保护性神经肌肉反应，使膝关节周围肌肉对施加在平台上的力做出选择性的适应反应（见第 4 章）。

踝关节韧带损伤后本体感觉下降，因此特别为踝关节设计一套类似的扰动训练系统，以便于踝关节外侧扭伤尤其是慢性反复扭伤患者的康复。那些与 ACL 康复相关的扰动训练是可以改善整个下肢本体感觉的合理且有效的方法。以下练习将进一步改善踝关节的稳定性。

倾斜板坐位扰动训练（图 40.1）可在耐受性良好的患者康复早期实施。患者坐在椅子上，膝关节屈曲 90°，足部置于倾斜板上。治疗师在倾斜板上施加会引发板摇晃的力，同时告知患者不能让板子移动。治疗师可以施加有节奏的、交替的力；增加速度和强度；改变板子倾斜的角度。指示患者看着板子（更容易的）或看向别处（更加困难）。使用 BAPS 板或摆动平衡板可以进一步增加训练难度。一旦患者能够轻松地完成这些挑战，可让患者站立，将受累肢体放在倾斜板上，未受累肢体置于相同高度的平台上。

站立位波速球和平台扰动训练（图 40.2）是患者将其受累肢体置于波速球平台，平面朝上，未受累肢体置于类似高度的固定平台上进行训练。重要的是，应告知患者使用其未受累肢体承担超过全身 75%的重量，以允许波速球进行一些动作。当治疗师施加不同方向、强度、节奏和时长的力时，指示患者不要使波速球移动，

考验患者应对外力时保持踝关节稳定的能力。指导患者看向别处、抛球或抛接球来增加练习的难度。

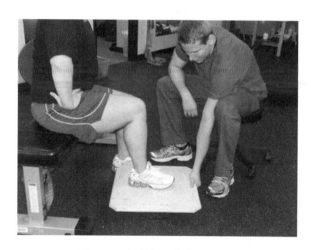

图 40.1 倾斜板坐位扰动训练。

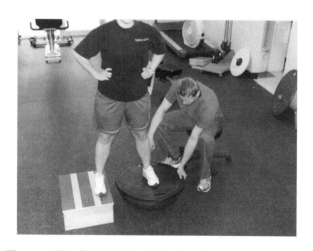

图 40.2 站立位波速球和平台扰动训练，患者将其受累肢体放于波速球平台，平面朝上，未受累肢体置于类似高度的固定平台上。

也可能存在其他类型的踝关节干扰练习。治疗师面临的挑战是创造能够增强患者神经肌肉控制能力和本体感觉的活动,从而改善患者的功能结局。

"简单"踝关节扭伤后的慢性症状

如果踝关节扭伤后慢性症状持续存在,则应进一步检查。大量的相关损伤都可能导致持续性症状(表 40.1)。值得注意的是,Gerber 等(1998)发现,踝关节外侧扭伤后最能预测残留症状的因素是出现了下胫腓联合扭伤。因此,对于踝关节外侧扭伤后出现踝关节持续疼痛的患者,应确保没有遗漏伴随的下胫腓联合损伤。

表 40.1　顽固性(慢性)踝关节疼痛的可能病因

慢性踝关节韧带失稳(轻微刺激即可引起不稳定,如下马路牙子)

反射性交感神经营养不良综合征(RSDS)

未发现的下胫腓联合损伤或分离

未发现的三角韧带撕裂(内侧)

应力性骨折

胫后肌腱(PTT)损伤(内侧)

骨软骨骨折(很常见)、距骨或胫骨平台的剥脱性骨软骨炎(OCD)

三角骨骨折(后侧疼痛、咔嗒声、X 线片阳性)

距下关节扭伤或失稳

胫距关节骨连接(下胫腓联合骨化损害正常的胫腓骨运动伴检查时踝背屈受限)

中足跗横(跗中)、跗间或跗跖关节扭伤

来自胫骨前方骨赘的骨性撞击,踝背屈时软组织夹在骨赘和距骨之间

踝关节炎

未发现的骨折

外踝、内踝或后踝
- 距骨后突或外侧突
- 跟骨前突
- 第 5 跖骨
- 舟骨或其他跗中骨

神经损伤
- 踝关节扭伤后腓浅神经拉伤
- 腓总神经卡压
- 跗管综合征(胫后神经卡压)

肿瘤

(蔡斌　译)

相关资料

A complete reference list is available at https://expertconsult .inkling.com/.

延伸阅读

Pfusterschmied J, Stöggl T, Buchecker M, et al. Effects of 4-week slackline training on lower limb joint motion and muscle activation. *J Sci Med Sport*. 2013;16(6):562–566.

Han K, Ricard MD, Fellingham GW. Effects of a 4-week exercise program on balance using elastic tubing as a perturbation force for individuals with a history of ankle sprains. *J Orthop Sports Phys Ther*. 2009;39(4):246–255.

Holmes A, Delahunt E. Treatment of common deficits associated with chronic ankle instability. *Sports Med*. 2009;39(3):207–224.

第 **41** 章

慢性踝关节失稳

S. Brent Brotzman | John J. Jasko

Peters 等(1991)发现,急性踝关节外侧扭伤后,10%~30%的患者会出现踝关节外侧的慢性失稳状态。

持续疼痛、反复发作的扭伤和反复的踝关节"打软腿"是慢性踝关节失稳的典型症状。慢性踝关节失稳不仅会限制活动,还可能增加关节软骨退行性变和继发踝关节骨关节炎的风险。

与初始损伤相关的机械性因素和功能性因素被认为是导致慢性踝关节失稳的原因(Maffulli 和 Ferran,2008)。

机械性因素包括:

- 病理性松弛。
- 关节动力学限制。
- 滑膜改变。
- 退行性变。

功能性因素包括:

- 本体感觉/关节位置觉受损。
- 神经肌肉控制能力受损。
- 姿势控制能力受损。
- 力量不足。

正确认识和恰当治疗慢性踝关节失稳对防止或减缓踝关节退行性骨关节炎进展具有重要意义。Sugimoto 等(2009)经踝关节镜检查发现,77%的慢性踝关节失稳患者会出现不同程度的软骨病变。失稳症状的持续时间并不是影响软骨病变严重程度的因素。导致软骨损伤加重的风险因素包括年龄增长、距骨倾斜角度较大及胫骨平台内翻。

诊断

需要对慢性踝关节失稳患者进行详细的病史检查,以评估患者的主诉、损伤机制、活动水平和损伤严重程度。临床检查可能仅发现极少的瘀斑和沿关节线的肿胀。慢性踝关节失稳患者相较于急性损伤患者更容易进行韧带松弛测试,因为其肢体的疼痛感较轻。平片和 MRI 有助于排除导致踝关节疼痛和失稳的其他原因,如骨折、撞击、骨软骨损伤或腓骨肌腱损伤。

应力 X 线片的有效性存在争议。最近,大多数研究显示其价值受到质疑。正常踝关节的松弛度具有高度特异性,通常需要与健侧进行对比观察。尽管临床医生使用的数值各不相同,但通常认为患侧比健侧松弛 3°~5°或绝对值为 10°是阳性结果。

慢性踝关节失稳患者应重点进行相关的病理学评估。研究表明,超过 50%的慢性踝关节失稳患者伴有关节外疾病或损伤,包括关节软骨破坏、腓骨肌腱损伤、撞击性损害和相关的跗骨伤病。

治疗

一般来说,首先应采用保守治疗来处理本体感觉缺陷和静态失衡。大多数慢性踝关节失稳患者都存在平衡缺陷(Wikstrom 等,2010)。

一项系统性分析发现,功能性康复措施与慢性踝关节失稳患者的姿势控制和自我报告的踝关节稳定性改善有关（Webster 和 Gribble，2010）。然而，一项随机对照试验表明，进行 4 周的平衡训练可显著改善自我报告功能、静态姿势控制和动态姿势控制（McKeon 等，2009）。

另一组有踝关节扭伤史的患者进行了 4 周的弹力带抗阻训练后，平衡功能得到了改善（Han 和 Ricard，2009）。

与主要由机械性因素引发的慢性踝关节失稳患者相比，功能性因素引发的慢性踝关节失稳患者更有可能从康复训练中获益（Ajis 和 Maffulli，2006）。

肌贴技术和辅具在慢性踝关节失稳中的应用

目前尚未清楚辅具和肌贴技术的有效性。一些研究表明其没有益处，但其他研究则报道了部分稳定作用（Gribble 等，2010；Delahunt 等，2009）。

慢性踝关节失稳的外科重建

如果非手术治疗无法缓解症状，则需要进行手术治疗。尽管已经描述了许多处理慢性踝关节失稳的方法，但它们均属于解剖修复（或重建）和腱固定术（非解剖重建）这两种类型。解剖修复旨在恢复正常的解剖结构和关节力学，并保持踝关节和距下关节的运动。Waldrop（2012）研究发现，骨隧道或缝线锚钉可获得类似的初始强度和功能。

如果外侧韧带损伤过于严重，通常采用肌腱固定术。局部肌腱移植物通常取自腓骨肌腱的一部分，用于重建没有修复的韧带损伤以限制其运动。然而，这些肌腱固定术是非解剖性的，对于残留韧带组织较差的患者会干扰踝关节和后足的生物力学（如限制后足的运动）。对于无法解剖修复的患者，可选择使用腓骨骨膜翻转瓣、自体跖肌腱、股薄肌、半腱肌移植物或同种异体移植物进行解剖重建。我们通常使用 Arthrex 的 Biotenodesis 系统（Naples，FL，2003），将同种异体或自体腘绳肌肌腱移植物穿过距腓前韧带（ATF）和跟腓韧带（CF）的解剖起点和止点，从而使解剖重建具有良好的等长和固定作用。这可以通过腓骨骨膜翻转瓣或伸肌支持带进行增强。

治疗慢性踝关节外侧失稳的常用手术技术

解剖修复可能包括以下内容：

• 踝关节外侧韧带叠瓦式缝合（Broström 术式）（图 41.1，康复方案 41.1）。

• 用伸肌支持带加强 Broström 修复（Gould 改良）（图 41.2）。

• 如果局部组织较弱，可使用同种异体胫骨前肌腱或腘绳肌肌腱移植物进行同种异体生物腱固定

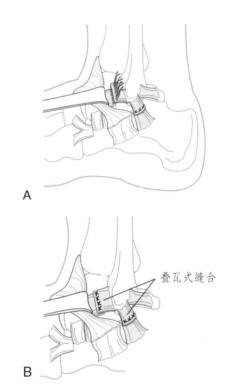

A

B

叠瓦式缝合

图 41.1　踝关节外侧韧带叠瓦式缝合（Broström 术式）。（A）重叠缝合技术加强韧带。（B）修复完成。

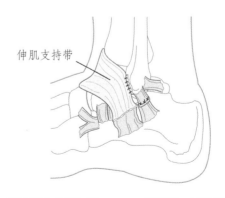

伸肌支持带

图 41.2　用伸肌支持带加强 Broström 修复（Gould 改良）。

术(Arthrex,Naples,FL)Broström 型术式(图 41.3)。

• 腓骨骨膜翻转瓣增强先前的 Broström 韧带重建。

一般来说,解剖修复技术比肌腱固定术(如 Watson-Jones 或 Chrisman Snook)效果更好。一项对比研究显示,解剖重建后 80% 的患者可获得良好到优秀的结果,而 Evans 术后仅 33% 的患者可获得良好到优秀的结果(Krips 等,2002)。

关节镜检查常用于鉴别和治疗关节内病变,如距骨骨软骨损伤、撞击、游离体、引发疼痛的小骨片、粘连和骨赘。目前,关节镜技术已被开发用于韧带修复和重建(Lui,2007)。

无论采用何种手术技术,早期活动和功能性康复已被证明比 4~6 周的制动效果更好(de Vries 等,2009)。

积极的治疗方案已被证明是安全的,并可显著缩短恢复运动的时间(Miyamoto 等,2104)。

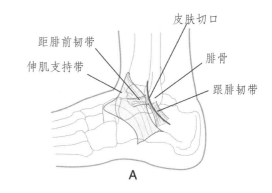

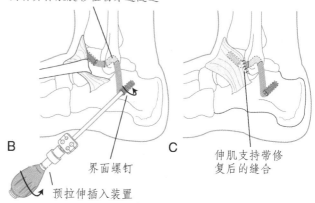

图 41.3　使用同种异体胫骨前肌腱或腘绳肌肌腱移植物的同种异体生物腱固定术 Broström 型术式。(A)皮肤切口。(B)使用肌腱移植物经腱界面螺钉固定重建。(C)伸肌支持带强化修复。

康复方案 41.1　改良 Brostrqöm 踝关节韧带重建术后康复方案

改良 Hamilton 方案

0~4 天
• 踝关节置于可拆卸的步行靴中,中立背屈位,指导患者穿戴步行靴并借用腋杖在可耐受范围内负重(WBAT)
• 最大限度地抬高和冷冻治疗
• 第 7~10 天脱离腋杖,仅穿戴步行靴的 WBAT

4~7 天
• WBAT 逐渐进展至第 7~10 天脱离腋杖仅穿戴可拆卸步行靴

4 周
• 第 4~6 周停用步行靴
• 术后 6~8 周佩戴气垫夹板进行保护

• 开始轻柔的踝关节活动度练习
• 开始腓侧等长力量训练
• 术后 6 周避免踝关节内收和内翻
• 开始骑固定自行车和低强度游泳

6 周
• 开始本体感觉/平衡活动
• 在限定时间间隔内单侧平衡
• 有视觉提示的单侧平衡
• 单腿平衡并接住 2 号 Polyball 球
• 滑板,增加距离
• Fitter 滑动机器活动,接球
• 左右两侧双足跳(进展至单侧)
• 前后两侧双足跳(进展至单侧)

(待续)

康复方案 41.1(续)

<table>
<tr>
<td>

- 对角线模式,单腿跳
- 迷你蹦床慢跑
- Shuttle 机器腿部推蹬和蹦跳,双侧和单侧
- 积极的减速,踝关节外翻训练,Kin-Com 设备
- 腓骨侧完全康复至关重要
- 舞者应在踝关节完全跖屈位即功能位进行腓侧锻炼

</td>
<td>

- 在康复早期,减重的泳池运动可能是有益的
- 舞者应使用弹力带(2~20 磅)进行踝跖屈、外翻练习

8~12 周

- 如果腓侧力量正常且与未受累肢体相对称,患者可以重返跳舞或运动

</td>
</tr>
</table>

(蔡斌 译)

相关资料

A complete reference list is available at https://expertconsult .inkling.com/.

延伸阅读

Hale SA, Hertel J, Olmsted-Kramer LC. The effect of a 4-week comprehensive rehabilitation program on postural control and lower extremity function in individuals with chronic ankle instability. *J Orthop Sports Phys Ther*. 2007;37:303–311.

Hamilton WG, Thompson FM, Snow SW. The modified Broström procedure for lateral instability. *Foot Ankle*. 1993;1:1.

McKeon PO, Paolini G, Ingersoll CD. Effects of balance training on gait parameters in patients with chronic ankle instability: a randomized controlled trial. *Clin Rehabil*. 2009;23:609–621.

Miyamoto W, Takao M, Yamada K, et al. Accelerated versus traditional rehabilitation after anterior talofibular ligament reconstruction for chronic lateral instability of the ankle in athletes. *Am J Sports Med*. 2014;42(6):1441–1447.

第 **42** 章
下胫腓联合损伤

S. Brent Brotzman | John J. Jasko

虽然下胫腓联合损伤比踝关节外侧扭伤更少见，但其通常会导致长期症状和康复时间延长。文献报道显示，所有踝关节扭伤中有 2%~20% 累及下胫腓联合。然而，在对抗性运动（如足球、橄榄球、摔跤和曲棍球）和需要穿戴固定靴的运动（如滑雪和曲棍球）中，下胫腓联合损伤比踝关节外侧扭伤更常见（Williams 等，2007）。有作者报道，下胫腓联合损伤所需的恢复时间几乎是Ⅲ级踝关节外侧扭伤的 2 倍（Hopkinson 等，1990；Taylor 等，2007）。

下胫腓联合损伤最常见的损伤机制是足相对于胫骨外旋（图 42.1）。其他机制包括踝穴内距骨外翻和过度背屈。下胫腓联合损伤可能是单纯的软组织损伤，也可能与踝关节骨折有关。尽管大部分下胫腓联合损伤与踝关节骨折有关，但本章仅讨论单纯的下胫腓损伤。

诊断

下胫腓联合损伤的患者通常主诉胫骨远端和腓骨远端之间存在疼痛，以及踝关节水平的后内侧疼痛。负重或行走推进相时疼痛更严重。体格检查时首先应进行触诊，以确定压痛点。压痛从腓骨远端延伸到近端的距离被称为压痛长度，研究显示其与损伤的严重程度和恢复运动的时间相关（Nussbaum 等，2001）。用于评估下胫腓联合损伤的试验包括挤压试验、外旋试验、腓骨平移试验、Cotton 试验和交叉腿试验。挤压试验和外旋试验是诊断单纯的韧带损伤的有效方法。

- 挤压试验（图 42.2）：在小腿中段将腓骨向胫骨挤压，导致两骨远端分离。如果在下胫腓联合区域引起疼痛，则试验为阳性。
- 外旋试验（图 42.3）：固定小腿，屈膝 90°时，足外旋。如果在下胫腓联合区域出现疼痛，则试验为阳性。
- 胶带稳定测试：用胶带紧贴踝关节上方缠绕，以稳定下胫腓联合。如果足趾抬起，则为阳性；跳跃

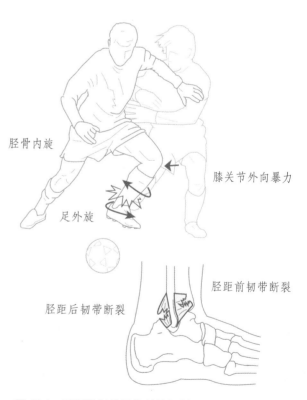

胫骨内旋

膝关节外向暴力

足外旋

胫距前韧带断裂

胫距后韧带断裂

图 42.1 下胫腓扭伤最常见的机制是足相对于胫骨外旋。

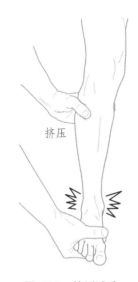

图 42.2　挤压试验。

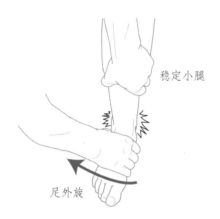

图 42.3　外旋试验。

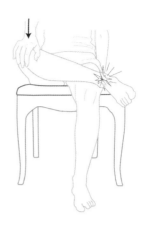

图 42.4　交叉腿试验。患者取坐,双腿交叉,胫骨中段放在对侧膝关节上,并在膝关节内侧施加轻柔的下拉力;如果在下胫腓区引起疼痛,则试验为阳性。

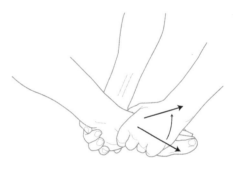

图 42.5　Cotton 实验。距骨在踝穴内从内侧向外侧平移;与对侧相比平移增加,手法时疼痛提示联合损伤和三角肌韧带损伤。

和行走时疼痛减轻(Hurt,2015)。

- 交叉腿试验(图 42.4):类似于挤压试验。患者取坐位,双腿交叉,胫骨中段放在对侧膝关节上,并在膝关节内侧施加轻柔的下拉力。如果在下胫腓联合区域出现疼痛,则试验为阳性(Kiter 和 Bozkurt,2005)。

- 腓骨平移(抽屉)试验:腓骨由前向后平移,与对侧相比平移增加,疼痛提示试验为阳性。

- Cotton 试验(图 42.5):距骨由内侧向外侧平移,与对侧相比平移增加,疼痛提示下胫腓损伤和三角肌韧带损伤。

常规 X 线片[前后位(AP)、踝穴位、侧位]可用于排除踝部或腓骨近端骨折,并确定胫骨远端和腓骨远端之间有无异常的解剖对位。以下 3 种 X 线表现可提示下胫腓联合损伤。

- 下胫腓腓间隙增加。胫腓骨间隙是指腓骨内侧缘和胫骨后外侧缘之间的距离;测量平面在胫骨远端关节面近端 1cm 处。正位片和踝穴位片上均<6mm(Zalavras 和 Thordarson,2007),被认为是下胫腓损伤最可靠的指标(Patiaticos 等,2002)。

- 胫腓骨重叠减少。胫腓骨重叠是指外踝和胫骨远端重叠,距胫骨远端关节面近端 1cm。正位片上的重叠应>6mm,踝穴位片上的重叠应>1mm(Zalavras 和 Thordarson,2007)。

- 内侧间隙增加。内侧间隙是指内踝外侧缘与距骨内侧缘之间的距离,在距骨穹隆水平上测量。在踝关节处于中立位的踝穴位片上,内侧间隙应等于或小于距骨穹隆和胫骨关节面的上位间隙(Beumer 等,2004)(见图 39.1)。

其他诊断下胫腓联合损伤的成像方法包括应力(外旋位)X 线片、CT 和 MRI。

下胫腓联合损伤的分类

下胫腓联合损伤通常根据韧带撕裂的程度进行分类。

治疗

Ⅰ级和Ⅱ级下胫腓扭伤通常首选非手术治疗,包括为患者制订个性化的康复方案(康复方案42.1)。

文献报道,在有限的固定和积极的康复之后,患者可在第14天重返赛场(Nussbaum等,2001)。伤后立即扶拐或使用助行器负重是必要的,可以防止距骨和腓骨进一步旋转,并破坏下胫腓的软组织。

早期非手术治疗失败的Ⅱ级扭伤是关节镜手术和下胫腓联合固定的适应证。患者可以加速康复,并在5~6周内恢复运动。Ⅲ级扭伤合并下胫腓分离需要切开复位固定下胫腓。通常需要10~12周才能恢复运动,类似于踝关节骨折下胫腓联合固定的切开复位内固定。

表42.1 下胫腓联合损伤的分类

等级	软组织损伤	病史	检查
Ⅰ	拉长	急诊损伤	轻度肿胀
		亚急性疼痛和肿胀	轻度 AITFL 压痛
		持续活动	稳定踝关节
			±挤压试验
			±急诊检查
Ⅱ	部分撕裂	急诊损伤	中度肿胀
		急性疼痛和肿胀	中度 AITFL 压痛
		无法继续运动	±挤压试验
		疼痛步态	±急诊检查
Ⅲ	完全断裂	急诊损伤	重度肿胀
		伴发"爆发性"	重度 AITFL 压痛
		急性剧烈疼痛和肿胀	±挤压试验
			±急诊检查
		无法行走	

康复方案 42.1 下胫腓联合损伤的保守治疗(Lin 等,2006)

第 1 阶段
- 疼痛和肿胀控制:休息、冰敷、加压、抬高(RICE)、电刺激、足趾活动、踝关节泵、冷冻疗法
- 暂时稳定(短腿石膏、夹板、支架、足跟抬起)
- 用拐杖非负重活动

进展到第 2 阶段的标准
- 疼痛和肿胀消退
- 可使用辅助装置进行部分负重

第 2 阶段
- 步行,部分负重,无痛
- 低级别的平衡训练:双足站立活动;站在平衡垫或几层毛巾上
- 低级别的肌力训练

进展到第 3 阶段的标准
- 完全负重,步行没有疼痛,可使用支具或行走靴

第 3 阶段
- 单侧平衡训练
- 双足提踵到单足提踵
- 跑步机步行进阶至地面步行
- 进入快走阶段

进展到第 4 阶段的标准
- 能够完成单足提踵

第 4 阶段
- 无痛快走
- 慢跑到快跑
- 往返跑练习
- 专项运动训练

相关资料

A complete reference list is available at https://expertconsult
.inkling.com/.

延伸阅读

Amendola A, Williams G, Foster D. Evidence-based approach to treatment
of acute traumatic syndesmosis (high ankle) sprains. *Sports Med Arthrosc.*
2006;14:232–236.

Beumer A. Chronic instability of the anterior syndesmosis of the ankle. *Acta
Orthop Suppl.* 2007;78(327):4–36.

Clanton TO, Paul P. Syndesmosis injuries in athletes. *Foot Ankle Clin.*
2002;7:529–549.

Dattani R, Patnaik S, Kantak A, et al. Injuries to the tibiofibular syndesmosis. *J
Bone Joint Surg Br.* 2008;90:405–410.

Espinosa N, Smerek JP, Myerson MS. Acute and chronic syndesmosis in-
juries: pathomechanisms, diagnosis and management. *Foot Ankle Clin.*
2006;11:639–657.

Hunt KJ, Phisitkul P, Pirolo J, et al. High ankle sprains and syndesmotic injuries
in athletes. *J Am Acad Orthop Surg.* 2015;23(11):661–673.

Norkus SA, Floyd RT. The anatomy and mechanisms of syndesmotic ankle
sprains. *J Athl Train.* 2001;36:68–73.

Rammelt S, Zwipp H, Grass R. Injuries to the distal tibiofibular syndesmosis:
an evidence-based approach to acute and chronic lesions. *Foot Ankle Clin.*
2008;13:611–633.

Sikka RS, Fetzer GB, Sugarman E. Correlating MRI findings with disability in
syndesmotic sprains of NFL players. *Foot Ankle Int.* 2012;33(5):371–378.

第 43 章

足跟下痛(跖筋膜炎)

S. Brent Brotzman | John J. Jasko

临床背景

　　跖筋膜炎是医务工作者临床上最常见的足部疾病之一。在一项对 500 名理疗师的调查(Reischl, 2001)中,117 名理疗师进行了回复,所有人都将跖筋膜炎列为临床上最常见的足部疾病。一项针对 2002 名跑步相关损伤患者的回顾性病例对照研究(Tauton 等,2002)发现,跖筋膜炎是最常见的足部疾病,占所有损伤的 8%。

　　人口调查表明,美国每年有 200 万跖筋膜炎患者接受治疗,占骨科门诊量的 1%,其好发年龄为 40~60 岁。

　　跟痛症最好按解剖位置分类(表 43.1)。本章主要讨论跖筋膜炎(足跟下痛),足跟后疼痛将在跟腱炎部分进行讨论。

解剖和病理学

　　足底筋膜是源自跟骨内侧结节的致密纤维结缔组织结构(图 43.1),包括内侧束、外侧束和中间束三个部分,其中最大的部分是中间束。筋膜的中间部分起源于跟骨结节的内侧突起,发于趾短屈肌、跖方肌和姆展肌止点的表面。筋膜穿过内侧纵弓并延伸成单独的束,然后插入每个近端趾骨。

　　足跟内侧感觉来源于跟内侧神经。小趾展肌的神经很少被足内在肌压迫。Baxter 和 Thigpen(1984)的研究表明,跟痛症来源于神经卡压(趾展肌)的情况很罕见(图 43.2)。

　　跖筋膜是纵向足弓的重要静态支撑结构。纵向足弓上的张力对足底筋膜施加了最大的拉力,尤其是跟骨结节内侧止点的拉力最为明显。跖筋膜随着负荷的增加而伸长,起到减震作用,但其伸长的能力是有限的(特别是随着午龄的增长,弹性会降低)。跖趾关节被动拉伸会向远端拉动跖筋膜,从而增加足弓的高度。

足跟骨刺的认识误区

　　足跟骨刺不会引起跖筋膜炎的疼痛,疼痛通常是由跖筋膜的炎症和微撕裂引起的。骨刺实际上在足趾短屈肌的止点处。尽管如此,这个用词不当的说法在大众认识和文章中依然存在。

　　50%的跖筋膜炎患者会出现骨刺,这超过了 Tanz(1963)报道的患病率,其研究显示无症状患者的影像学显示骨刺的发生率为 15%。骨刺的形成与年龄的增加有关。随着年龄的增加,跖筋膜弹性丧失,部分人群会出现临床症状,这部分患者被认为 X 线片显示骨刺的发病率较高。

病因学

　　足跟下痛(跟骨下方)可能包括一系列的病理表现,如跖筋膜炎、小趾外展神经卡压、骨膜炎和跟下滑囊炎(表 43.2)。

　　跖筋膜炎在涉及跑步和长距离步行的运动中更

表 43.1 跟痛症的鉴别诊断(以疼痛位置区分)

跖侧症状和体征(足跟下方)

跖筋膜炎/跖筋膜断裂/跖筋膜部分断裂

跟骨骨刺/后足跟骨刺(用词不当的说法)

脂肪垫综合征

跟骨骨膜炎

小趾外展肌神经卡压(罕见)

跟骨骨骺炎(Sever 病)

内侧

胫后肌腱疾病(失用、肌腱滑膜炎或断裂)

踝管综合征

Jogger 足(内侧跖侧神经失用症)

跟骨内侧神经炎(极为罕见)

外侧

腓骨肌腱疾病(肌腱炎、断裂)

跟骨外侧神经炎

后方

跟骨后滑囊炎

Haglund 畸形

跟骨骨赘

跟腱炎/腱病/部分断裂/完全断裂

弥漫性

跟骨应力性骨折

跟骨骨折

其他

系统性疾病(通常为双侧足跟疼痛)

Reiter 综合征

强直性脊柱炎

红斑狼疮

痛风性关节病

假性痛风(软骨钙质沉着病)

风湿性关节炎

全身性红斑狼疮

Modifed from Doxey GE. Calcaneal pain: a review of various disorders. J Orthop Sports Phys Ther 9:925,1987.

为常见,在舞蹈、网球、篮球和需要长时间负重的非运动员中也很常见。炎症来源于足跟撞击韧带和神经结构的直接重复性微创伤,中年、超重、缺乏运动的人群一旦需要站在坚硬的、无弹性的地面上,则容易诱发跖筋膜炎,长跑运动员也易出现跖筋膜炎。跟骨脂肪垫是包裹脂肪小球的纤维弹性隔膜的蜂窝状结构。足跟着地时,脂肪垫需要缓冲体重110%的力,

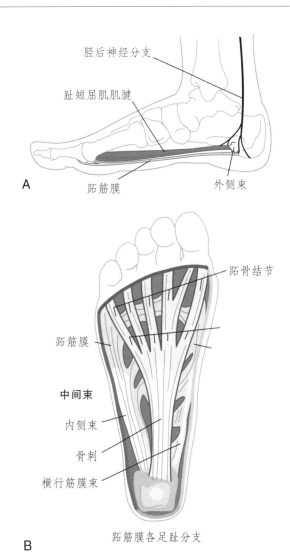

图 43.1 跖筋膜起自跟骨结节,向远端延伸并附着于跖趾关节和趾骨基底部。它在功能上分为连续的内侧束、中间束和外侧束。筋膜覆盖足底内在肌和神经血管等解剖结构。(A)跖筋膜从跖趾关节到跟骨结节的范围。(B)跖筋膜内侧束、中间束和外侧束。

跑步时则需要缓冲体重200%的力。40岁以后,脂肪开始萎缩,失去水、胶原蛋白和弹性组织,导致足跟失去了减震能力。这是足跟下痛的一个潜在因素。

Scher 等(2009)对军事人员的研究显示,女性、非裔美国人和年龄增加是跖筋膜炎的风险因素。其他跖筋膜炎的风险因素包括工作相关的长时间负重导致的过度使用、不规律的跑步或步行、穿不合适的鞋子,以及踝关节背伸受限。Riddle 等(2003)在一项病例对照研究中发现,踝关节背屈范围越小,患跖筋膜炎的可能性就越大;在已确定的独立风险因素中,踝关节背伸受限比肥胖和与工作相关的负重更具临

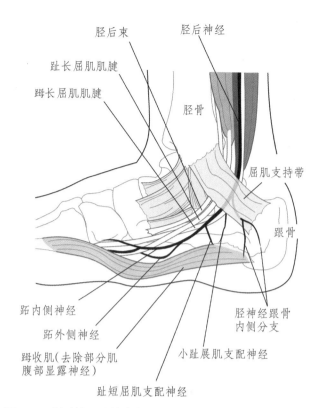

脛后束

脛后神经

趾长屈肌肌腱

蹞长屈肌肌腱

脛骨

屈肌支持带

跟骨

跖内侧神经

脛神经跟骨内侧分支

跖外侧神经

蹞收肌(去除部分肌腹部显露神经)

小趾展肌支配神经

趾短屈肌支配神经

图43.2 脛后神经及其分支的卡压部位。注意小趾展肌的神经,在极少数情况下可能会被卡压,导致神经源性足跟下灼痛。

床意义。Riddle 等(2004)研究了 50 例跖筋膜炎导致活动障碍的患者,体重指数(BMI)是唯一与活动障碍显著相关的变量,而疼痛强度、踝关节背伸、年龄、性别、慢性病程和负重时间与活动障碍无关。Irving 等(2006)在对文献的系统性回顾中发现,在非运动人群中,BMI 为 $25 \sim 30 kg/m^2$ 与跟骨骨刺的发生显著相关,但跖筋膜炎的发生与年龄增加、踝关节背伸受限和长时间站立几乎无关。

尽管骨刺可能与跖筋膜炎有关,但一般不被认为它是跖筋膜的病因。许多研究表明,骨刺与跖筋膜炎之间没有明确的相关性。对跖筋膜炎患者的研究显示,10%~70%的患者有同侧跟骨骨刺;然而,大多数对侧无症状足也有跟骨骨刺。解剖学研究表明,骨刺位于足短屈肌起始部,而不是跖筋膜起始部,这让人进一步怀疑它在足跟疼痛中的作用。

自然史

尽管跖筋膜炎在急性期可能导致不适,但很少引起终身问题。据估计,90%~95%的跖筋膜炎患者可以通过保守治疗康复。但是,这可能需要 6 个月到 1 年的时间,而且需要不断鼓励患者才能使其坚持治疗原则,如拉伸锻炼、穿合适的支撑靴,并避免高强度的活动或长时间站在坚硬的地面上。手术治疗可能会对某些"非手术治疗失败"的患者有帮助,但手术成功率仅为 50%~85%。

双侧足跟受累

双侧跖筋膜炎症状需要排除系统疾病,如 Reiter 综合征、强直性脊柱炎、痛风性关节病和系统性红斑狼疮。对于 15~35 岁的年轻男性来说,双侧足跟疼痛应高度怀疑系统性疾病。

症状和体征

跖筋膜炎的典型表现包括跖筋膜止点处渐进性足跟后内侧疼痛(图 43.5)。早晨起床或长时间步行后疼痛和僵硬更严重,爬楼梯或足趾背伸可能会加重疼痛和僵硬。对于跖筋膜炎患者来说,疼痛或僵硬多发生在早晨起床后的前几步或长时间休息后行走的前几步。

跖筋膜炎的诊断基于临床评估,但确诊率有待考证。患者的病史通常包括:

- 足跟区域疼痛通常早晨更严重,在醒来后或在一段时间不活动后行走的前几步更严重。
- 不负重一段时间后,负重时足跖侧隐约疼痛。
- 有些患者有异常的步态或者跛行以减轻疼痛。
- 足跟下疼痛会随着活动水平的增加(如步行)而减轻,但在一天结束时会恶化。
- 病史通常显示出现跖筋膜炎前近期的活动度增加。

足跟痛患者的临床评估

- 足部生物力学。
- 足旋前或扁平足。
- 高弓足。
- 脂肪垫(萎缩迹象)。
- 跟腱紧张。
- 跟骨结节(跟骨内侧和外侧)挤压试验以评估

表 43.2　后足跟疼痛病因评估的有效发现

病因	发现
跖筋膜炎	跖筋膜止点疼痛和压痛
	几乎所有患者主诉起床后前几步行走时足跟下疼痛或长期行走或站立后疼痛
跖筋膜断裂	典型的前期足底筋膜炎症状,推进或旋转时可听到响声,然后出现剧烈的疼痛及无法负重(或者困难)
	通常见于激素注射后的医源性跖筋膜变脆
跟骨应力性骨折	常见于高强度重复性运动且长期过度使用的运动员和跑步者,或骨质疏松且过度使用的老年女性(如 4 英里/天,7 天/周)。疼痛范围比跖筋膜炎广泛,挤压试验阳性
	骨扫描显示线性骨折,而跖筋膜炎显示为跖筋膜止点处示踪剂浓度较高。除非怀疑骨折,不然骨扫描不作为常规检查
Sever 病 (跟骨骨骺炎)	症状与跖筋膜炎类似
	仅发生于骨骼未成熟的患者,骺板有炎症
	治疗与跖筋膜炎相同,还需要一个 UCBL 支具
跟腱炎或跟腱断裂,Haglund 畸形	疼痛在后方而不是下方。Haglund 畸形是跟骨凸起性骨性畸形,经常被鞋子摩擦、刺激
	跟腱完全断裂的患者感觉在推进时跟腱被踢了一脚,Thompson 试验阳性,无法主动跖屈,趾长屈肌可能会有微小的跖屈动作
胫后肌腱功能失用	疼痛在内侧而不是后方和下方
	无法提踵
	胫后肌腱走行处有压痛
踝管综合征	踝关节内侧有疼痛、麻木或刺痛感,可放射至足的跖侧。足的背侧无麻木或刺痛(背侧有麻木感考虑腓肠神经损伤)
	踝管内侧 Tinel 征阳性,肌电图检查可提示 90% 的急性踝管综合征
	跖侧内侧或外侧或两侧出现感觉减退(仅有跖侧)
Reiter 综合征,血清阴性脊柱关节病	年轻男性患者双侧跖筋膜炎通常是炎症性关节炎的首发症状。如果发现其他关节症状,应检测 HLA-B27 和类风湿病因子
Jogger 足	Jogger 足是跖内侧神经被踇展肌与舟骨结节形成的纤维肌肉通道局部卡压引起的
	通常合并后足外翻
	多由长距离跑步引起神经性疼痛,可沿着跖内侧神经放射至内侧足趾,此神经分布于足的内侧和跖侧

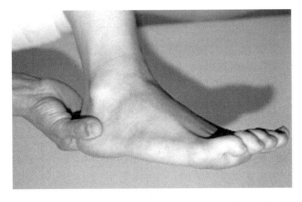

图 43.3　当患者有应力性骨折时,跟骨挤压试验呈阳性。在挤压试验中,触诊跟骨结节时患者疼痛。

跟骨应力性骨折的可能性。

• 评估跑步者可能出现的训练错误(例如,里程快速增加、在陡坡上跑步、跑鞋质量差、技术不当)。

• 关于影像学评估,Levy 等(2006)回顾了 157 例连续表现为非创伤性足跟痛的成人患者(215 个足跟)的 X 线片并得出结论,常规 X 线片在成人非创伤性足跟痛的初始评估中作用有限,因此,初始评估中无须进行 X 线片检查。

• 据报道,超声检查是诊断跖筋膜炎的有效方法。McMillan 等(2009)的一项荟萃分析显示,超声检查发现的足底筋膜厚度是最广泛报道的影像学特

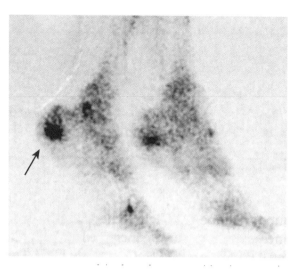

图 43.4 对一名 40 岁男性跑步者的足部进行骨扫描，显示右跟骨内侧结节（箭头所示）示踪剂浓度较高，这是急性跖筋膜炎的典型表现。

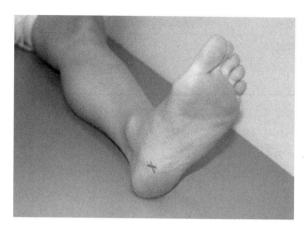

图 43.5 跖筋膜炎疼痛位于足跟下方，跖筋膜止点处。

表 43.3）。

跖筋膜炎的治疗

征。慢性足跟痛患者的足底筋膜厚度比对照组厚 2.16mm，超声检查厚度>4mm 可诊断为跖筋膜炎。

- 如果出现顽固性疼痛（治疗开始后>6 周）或由病史推断为疑似应力性骨折，应进行骨扫描。
- 疑似有潜在系统病变的患者（如双侧足跟痛、顽固性症状或相关的骶髂关节或多关节痛的年轻患者）应进行风湿学检查。
- 疑似神经卡压（如踝管）的患者应进行肌电图（EMG）检查。
- 明确诊断并排除其他可能的原因（表 43.2 和

跖筋膜炎可采取多种治疗方法，包括牵伸锻炼和手术治疗，但效果并不一致。早期开始保守治疗（在症状出现后 6 周内）已被证明能加速康复；一旦疾病变为慢性，任何形式的治疗效果都是不确切的。

跖筋膜炎的非手术治疗包括休息、按摩、NSAID、夜间夹板、足跟鞋垫、定制和现成的支具、激素注射、石膏，以及冲击波等物理治疗方法。McPoil 等（2008）对现有的文献进行了全面回顾，并在此基础上制订了跖筋膜炎诊断和治疗的一系列临床指南。根据证据的水平，他们推荐了几种常见的治疗方法。

表 43.3 跟痛症的触诊特征

诊断	疼痛的解剖学位置
跖筋膜炎	跖筋膜在跟骨内侧突的止点
脂肪垫综合征	跖侧的脂肪垫（足底和两侧）
跟骨骨膜炎	跟骨周边弥漫性，跖侧、内侧或外侧
胫后肌腱疾病	跗中关节内侧，可放射至内踝后方
腓骨肌腱疾病	跟骨外侧、腓骨肌腱结节
踝管综合征	足跖侧弥漫性，可向远端放射，足底可出现刺痛、灼痛和麻木
跟骨内侧神经炎	足跟跖内侧前半部分，足跟内侧，不会放射至远端
跟骨外侧神经炎	足跟痛放射至外侧，很难定位
跟骨应力性骨折	整个跟骨弥漫性疼痛，跟骨结节挤压试验阳性
跟骨骨骺炎	见于骨骼发育不成熟的患者，后方疼痛
广泛意义的关节炎	很难定位，整个后足跟疼痛

Modifed from Doxey GE. Calcaneal pain: a review of various disorders. J Orthop Sports Phys Ther 9:30, 1987.

A 级推荐(强有力的证据)

• 预制或定制的足部支具可以短期(3 个月)缓解疼痛和改善功能。

B 级建议(中等证据)

• 小腿肌肉和（或）跖筋膜特异性牵伸可短期(2~4 周)缓解疼痛和改善功能。小腿伸展的频率为每天 3 次,也可以每天 2 次,利用持续(3 分钟)或间歇(20 秒)的拉伸时间,因为这两种方法都没有在统计学上产生显著的效果。

• 对于症状持续超过 6 个月的患者,应考虑使用夜间夹板(1~3 个月)。佩戴夹板的时间为 1~3 个月。夜间夹板的类型(后夹板、前夹板或袜子类型)似乎不会影响结果。

• 0.4%的地塞米松或通过离子导入疗法注入醋酸可以短期(2~4 周)缓解疼痛和改善功能。

C 级建议(证据薄弱)

• 手法治疗和神经松动术短期(1~3 个月)缓解疼痛的有效性缺少大量的证据支持。

• 跟骨贴扎或低位贴扎技术可使疼痛缓解 7~10 天。

治疗

跖筋膜牵伸和(或)跟腱牵伸是跖筋膜炎的常规治疗方法。跖筋膜特异性牵伸锻炼的目的是通过控制跖筋膜的牵伸,利用绞盘机制来产生最大的组织张力。DiGiovanni 等(2006)在一项前瞻性随机对照研究中对这两种锻炼方法进行了比较,发现跖筋膜特异性牵伸 8 周可以消除或改善 52%的患者的疼痛,相比之下,跟腱牵伸后仅 22%的患者消除或改善了疼痛。然而,在 2 年后的随访中,两组之间没有差异。Cleland 等(2009)在一项多中心随机临床试验中,将电物理制剂结合锻炼与手法理疗结合锻炼进行了比较,发现在 4 周和 6 个月的随访评估中,手法理疗结合锻炼产生了更好的效果。

有人建议短时间使用步行石膏来减少足跟负重并限制跖筋膜的活动,从而尽量减少重复的微创伤;然而,石膏的疗效仅在回顾性研究中得到支持,但没有发表前瞻性的对照试验。在一项大型的随机对照试验中,夜间夹板治疗的结果存在矛盾,Powell 等(1998)发现夜间夹板治疗 1 个月后症状改善,而 Probe 等(1998)报道夜间夹板无效。

皮质类固醇、肉毒杆菌毒素 A(BTX-A)或自体血跖筋膜止点注射已有报道,多数样本量都较小,没有足够的证据来证实它们的有效性。皮质类固醇注射的效果似乎是短暂的,并且跖筋膜断裂和足底脂肪垫萎缩等并发症已被证实与这种治疗方式有关。

Acevedo 和 Beskin(1998)对 765 例类固醇注射治疗的跖筋膜炎患者进行了回顾性研究,36%的患者因注射类固醇导致跖筋膜断裂。需要注意的是,50%的断裂患者在 27 个月的随访中只报道了正常或较差的恢复。但最近的研究（Genc 等,2005;Tsai 等,2006)报道,断裂风险微乎其微或根本没有风险。一项双盲随机对照试验(Babcock 等,2005)发现,与生理盐水注射相比,注射 BTX-A 在统计学上有显著的改善且没有副作用;然而,这项研究的随访时间很短(8 周),且只纳入了 23 例患者(43 个足)。另一项包含 64 例患者的前瞻性随机对照试验对自体血和皮质类固醇注射进行了比较,尽管自体血在减轻慢性跖筋膜炎的疼痛和压痛方面有效,但皮质类固醇注射在缓解速度和改善程度方面效果更好（Lee 等,2007)；在这些患者中,皮质类固醇注射的效果维持了至少 12 个月。

富血小板血浆(PRP)注射在治疗跖筋膜炎方面显示出良好的前景。在一项 1 级研究中,Monto(2014)研究发现,与注射皮质类固醇的患者相比,注射 PRP 的患者有明显的改善。此外,PRP 组的主观评分在 2 年的随访期间一直保持改善,而皮质类固醇组在 1 年后恢复到基线水平。

体外冲击波治疗(ESWT)已被证明对 60%~80%的患者有效。ESWT 是基于碎石技术,将冲击波(声波脉冲)定位在跖筋膜止点处。目前,高能(电液)和低能(电磁)设备都被美国食品药品监督管理局(FDA)批准用于治疗慢性跟痛。在几项前瞻性随机试验中,单一的高能应用和多个低能应用已被证明是有效的(Rompe 等,2007;Ogden 等,2001;Theodore 等,2004;Kudo 等,2006;Wang 等,2006)。目前 ESWT 的适应证是跖筋膜炎疼痛持续 6 个月或更长时间,并且至少 3 个月的非手术治疗无效。ESWT 的禁忌证包括血友病、凝血性疾病、恶性肿瘤和开放性损伤。

跖筋膜炎的外科治疗

跖筋膜炎的手术治疗通常适用于疼痛严重影响工作或娱乐的患者,并且对长时间(12 个月或更长时间)的非手术治疗没有效果。跖筋膜部分切断术和跖筋膜完全切断术已有文献报道;研究显示,只有不到 50% 的患者对他们的结果感到满意,许多人仍存在疼痛和功能限制。因为生物力学研究表明,超过 40% 的跖筋膜切断会对足其他韧带和骨骼结构产生不利影响(Cheung 等,2006),跖筋膜手术松解应限制在筋膜总量的 40% 以下。

跖筋膜炎的治疗方案见康复方案 43.1,家庭康复方案见康复方案 43.2。

跖筋膜断裂

背景

虽然在文献中并不常见,但在跳跃或跑步运动中可能会发生部分或完全的跖筋膜断裂。通常被漏诊或误诊为急性发作的跖筋膜炎。跖筋膜完全断裂可导致足部内侧(纵向)足弓永久性丧失。这种跖筋膜断裂会终结运动员的运动生涯。

检查

患者通常会主诉足跟下方区域突然出现爆裂声或嘎吱声,然后立即出现疼痛,且无法继续比赛。这种情况通常发生在推动、跳跃或冲刺开始时。预防性注射可的松可降低创伤的发生率。

患者通常无法负重,足底迅速出现肿胀和瘀斑。沿着跖筋膜触诊可找到明显的压痛点。足趾和足的背伸会导致跖筋膜区疼痛。

影像学评估

跖筋膜断裂是一种临床诊断。应拍摄 X 线片(正位、侧位、斜位)以排除骨折。MRI 也可用于诊断,但往往不是必需的。MRI 可能会漏诊实际断裂的区域,但通常会发现断裂周围的相关出血和肿胀。

治疗

Saxena 和 Fullem(2004)报道 18 名有跖筋膜断裂的运动员取得了良好的效果,所有运动员都接受了 2~3 周的膝下或高帮靴的非负重治疗,然后在靴子保护下进行 2~3 周的负重治疗。所有患者同时参加了一项系统的物理治疗计划,恢复活动的平均时间为 9 周,没有出现需要手术的再损伤或后遗症(康复方案 43.3)。

康复方案 43.1 跖筋膜炎的治疗方案(Neufeld 和 Cerrato,2008)

A.基础治疗
- NSAID
- 足跟垫或支具
- 跖筋膜和跟腱家庭牵伸锻炼
- 夜间夹板

B.如果 4~6 周后无改善
- 石膏制动或 Cam Walker 支具
- 影像学检查以排除应力性骨折或其他病变
- 物理治疗,重点进行跖筋膜和跟腱牵伸
- 定制支具

- NSAID
- 跖筋膜止点处糖皮质激素注射

C.比 A 和 B 严重的持续性疼痛
- 如果症状有所改善,则继续原治疗方案
- 如果症状无改善,则进行 MRI 检查,以排除应力性骨折及其他疾病
- 考虑更换治疗方法,如体外冲击波治疗
- 如果其他治疗均无效,患者长期疼痛导致无法工作和娱乐,则进行手术治疗(<40% 的跖筋膜切断术)

Formulated from information in Neufeld SK, Cerrato R. Plantar Fasciitis: Evaluation and Treatment. J Am Acad Orthop Surg 16:338-346, 2008.

康复方案 43.2 跖筋膜炎家庭康复方案

内容	方法	频率和时间	示例
拉伸 1	站立位,患足远离墙壁,保持足跟着地,后腿膝盖弯曲,身体前倾至感到小腿、跟腱拉伸	2 组/次,3 次/天,拉伸坚持时间30 秒	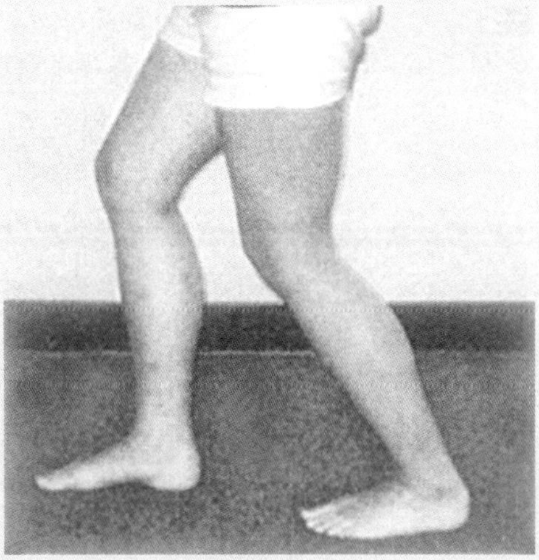
拉伸 2	站立位,患足远离墙壁,保持足跟着地,后腿伸直,身体前倾至感到小腿、跟腱拉伸	2 组/次,3 次/天,拉伸坚持时间30 秒	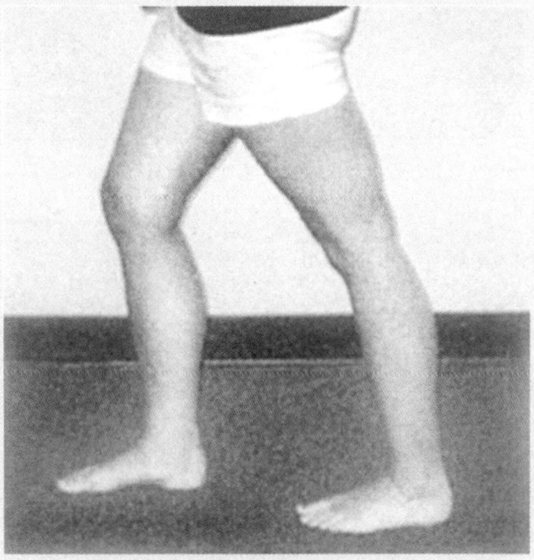
自行踝关节外翻活动	如图用前臂稳定小腿,手环握住踝关节上方,另一只手握紧足的后半部分向地板方向用力压	一上一下 30 次,重复 3 次	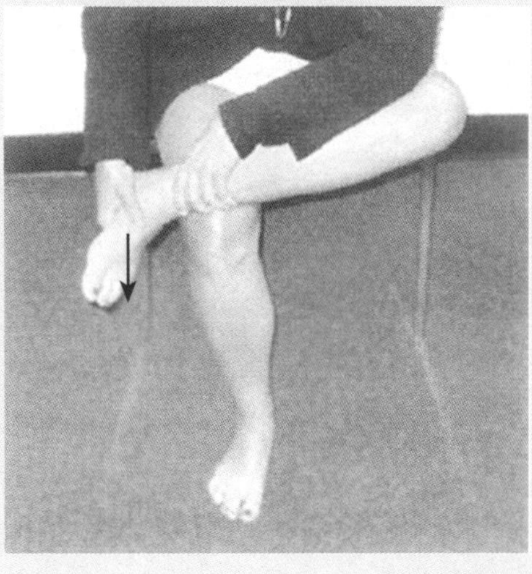

(待续)

康复方案 43.2(续)

内容	方法	频率和时间	示例
自行拉伸 和活动 跖筋膜 及姆长 屈肌肌 腱	患足搭在健侧膝盖上,手指放在足趾基底部,将足趾向胫骨方向掰直至感到跖筋膜被拉伸。用另一只手,由足跟向足趾按压跖筋膜和姆长屈肌肌腱,开始轻柔,逐渐加重,以可耐受为宜	3~5分钟	

From Cleland JA, Abbot JH, Kidd M, Stockwell S, Cheney S, Gerard DF, Flynn TW. Manual Physical Therapy and Exercise Versus Electrophysical Agents and Exercise in the Management of Plantar Heel Pain: A Multicenter Randomized Clinical Trial. J Orthop Sports Phys Ther 39(8):585, 2009.

康复方案 43.3 跖筋膜断裂后(S. Brent Brotzman)

第 1 阶段:0~14 天
- 用拐杖即刻免负重
- 绷带轻度加压,每天更换几次,持续 2~3 天
- 冷疗配合冰敷肿块/瘀血区,每天数次
- 下肢抬高 72 小时,最高高于心脏平面 4~5 个枕头高度,然后每天抬高 8~12 小时(脚下垫着枕头睡觉)
- 第 3 天使用免负重的轻质玻璃纤维石膏,根据疼痛缓解情况,可穿戴 1~2 周
- NASID(如果没有禁忌)2~3 周
- 在石膏模型中进行轻微的主动足趾屈伸练习

第 2 阶段:2~3 周
- 拆除玻璃纤维石膏
- 先用 1/8 英寸的毛毡垫子把足后跟到距骨头的部分包起来,再用绷带(Coban 绷带、Unna 靴子或 Ace 绷带)包裹。我们的做法是用棉袜或 Coban 绷带将毛毡固定在适当的位置
- 足和毛毡包裹放在一个可拆卸的行走石膏中,并且每天进行治疗和水疗锻炼
- 负重从用拐杖穿靴子可耐受疼痛的重量一直到只穿靴子完全负重。疼痛是负重进展的指导因素
- 只要疼痛可耐受,可开始锻炼
  - 游泳
  - 用浮选带(flotation belt)进行深水锻炼
  - 无阻力的固定自行车骑行练习
  - 足部缠绕毛巾,轻轻地拉伸跟腱

第 3 阶段:3~8 周
- 疼痛可耐受时用 BAPS 板进行本体感觉训练
- 可拆卸的石膏和毛毡通常使用 4~6 周
- 进行积极的踝关节强化训练

(待续)

康复方案 43.3(续)

- 在患者完全无症状(穿着网球鞋行走)2~3 周后才能进行高强度运动
- 使用覆盖有软物质(如塑化片)的定制矫形器通常对恢复最终的运动有帮助

- 高强度运动员一旦跖筋膜破裂超过 40%, 多为永久性损伤。因此, 很少使用皮质醇注射, 或者仅在高强度的运动员中使用

(朱永展　李雪　译)

相关资料

A complete reference list is available at https://expertconsult.inkling.com/.

延伸阅读

Chuckpaiwong B, Berkson EM, Theodore GH. Extracorporeal shock wave for chronic proximal plantar fasciitis: 225 patients with results and outcome predictors. *J Foot Ankle Surg*. 2009;48:148–155.

Donley BG, Moore T, Sferra J, et al. The efficacy of oral nonsteroidal anti-inflammatory medication (NSAID) in the treatment of plantar fasciitis: a randomized, prospective, placebo-controlled study. *Foot Ankle Int*. 2007;28:20–23.

Hyland MR, Webber-Gaffney A, Cohen L, et al. Randomized controlled trial of calcaneal taping, sham taping, and plantar fascia stretching for the short-term management of plantar heel pain. *J Orthop Sports Phys Ther*. 2006;36:364–371.

Lareau CR, Sawyer GA, Wang JH, et al. Plantar and medial heel pain: diagnosis and management. *J Am Acad Orthop Surg*. 2014;22(6):372–380.

Lee SY, McKeon P, Hertel J. Does the use of orthoses improve self-reported pain and function measures in patients with plantar fasciitis? A meta-analysis. *Phys Ther Sport*. 2009;10:12–81.

第**44**章

跟腱病

S. Brent Brotzman

跟腱是人体内最大、最强壮的肌腱。肌腱没有真正的滑膜鞘，而是包裹在腱周组织中，即脂肪结缔组织的单细胞层。肌腱的血管供应远端来自跟骨的骨内血管，近端来自肌内分支。在距跟骨附着点2~6cm处有一个相对的无血管区域，更易发生退变和损伤（图44.1）。跟腱有三个明显的供血区域：肌腱交界处、肌腱走行区域及肌腱的跟骨止点处。肌腱近端血管密度最大，中段血管密度最小。跟腱损伤通常与跑步和跳跃引起的重复冲击负荷有关。伸膝的情况下负重蹬地、踝关节突然背屈及跖屈的踝关节暴力背屈

是跟腱断裂的常见损伤机制。在收缩过程中，峰值应力可以达到2233N以上，或者是体重的6~12倍（Schepsis等，2002年；Alfredson和Lorentzon，2000；Maffulli和Ajis，2008）。

造成运动员（如中长跑运动员）跟腱损伤的主要因素是训练失误，如活动量突然增加、训练强度（距离、频率）突然增加、长时间不活动后重新开始训练，以及在不平坦或松散的场地上跑步。跟腱功能障碍也可能与姿势问题（如旋前）、鞋子不合适（通常后足承托不足）和腓肠肌复合体紧张有关。

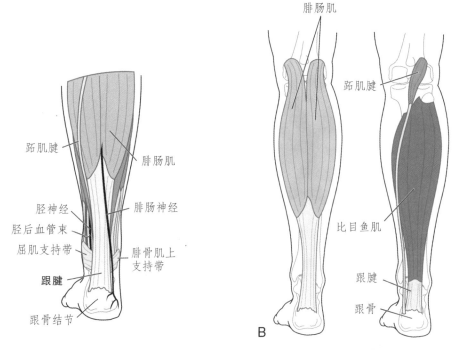

图44.1　(A)跟腱解剖图。(B)小腿浅后间隔的肌肉。腓肠肌、比目鱼肌和跖肌。

靶器官微血管疾病和随之而来的肌腱退变似乎是第二类有症状的跟腱患者（即患有退行性跟腱病的老年人)的病理生理过程。

跟腱损伤涵盖了一系列疾病(表 44.1)，文献中对这些损伤的命名和分类杂乱无章。尽管"肌腱炎"一词常用于描述肌腱疼痛和肿胀,但除非肌腱断裂,否则在增厚和发炎的肌腱活检标本中很少见到炎细胞。各种组织病例变化似乎是造成跟腱疼痛的原因,Maffulli 和 Kader(2002)建议,将跟腱疼痛、肿胀和功能减退的综合征称为"跟腱病"。炎症在肌腱病中的作用仍存在争议。炎症理论的主要论据是,注射皮质类固醇已被证明可以缓解肌腱病的症状、肿胀,甚至超声表现(Fredberg 等,2008;TorpPedersen 等,2008)。然而,其他研究人员依据胶原基质结构退化、腱内新生血管化(Ohberg 等,2001)、神经肽局部浓度(Alfredson 等,2001)增加及细胞凋亡(Pearce 等,2009)增加等发现指出炎症的作用似乎是次要的。

跟腱疾病根据位置不同可分为非跟腱止点型和跟腱止点型。Puddu 等(1976)将非跟腱止点型跟腱病变描述为单纯的肌腱周围炎(1 期)、肌腱周围炎合并肌腱变性(2 期)及肌腱变性(3 期)(表 44.2 和表 44.3)。由于这些不同的病理经常并存,可将其视为疾病的连续状态(表 44.4)。

Reddy 等(2009)指出,任何推荐的针对各种跟腱病理的治疗方案都将会更加复杂,因为它们包含了两个截然不同的患病群体:有某些劳损的年轻运动员和有退行性病因的老年人。

表 44.1 跟腱病的鉴别诊断

跟腱部分断裂
跟后滑囊炎
Haglund 畸形
跟骨骨骺炎(青少年 Sever 病)
跟骨骨赘
跟骨应力性骨折(挤压征阳性)
跟骨骨折(坠落伤或车祸伤)
胫后肌腱炎(足跟内侧疼痛)
跖筋膜炎(足跟下方痛)

表 44.2 Puddu 的跟腱止点炎分期

跟腱周围炎:炎症仅累及周建周围组织
- 跟腱周围组织增厚
- 腱周组织水肿
- 局部粘连

跟腱周围炎及肌腱病:跟腱周围炎症表现+肌腱退变
- 跟腱增粗,局部结节样增生
- 局部软化
- 肌腱黄色样变
- 肌腱纤维增生
- 肌腱局部退变

肌腱病:肌腱退变,无炎症改变及肌腱的微小撕裂
- 肌腱退变,无跟腱周围炎表现
- 跟腱结构变化
- 跟腱无光泽
- 跟腱色泽变黄
- 跟腱软化

表 44.3 非止点性跟腱病

症状	跟腱周围炎	跟腱周围炎+腱病(部分撕裂)	腱病+畸形跟腱断裂
疼痛	急性疼痛	亚急性或慢性疼痛	急性疼痛
可闻及弹响	无	有可能	+
肌肉无力	+	+	+
避痛步态	+	+	+
肿胀	+	+	+
局部触痛	+	+	+
跟腱间隙	-	±	+
肌腱捻发感	±	±	±
踝背伸受限	减低	减低	增加
Thompson 试验	-	-	+
小腿三头肌萎缩	-	+	±
单足提踵	+	+	不能完成
跖屈肌力	减低	减低	明显减低

Modified from Coughlin MJ, Schon LC: Disorders of tendons. In Coughlin MJ, Mann RA, Saltzman CL (eds.): Surgery of the foot and ankle, 8th ed. Philadelphia: Mosby/Elsevier, 2007, p. 1224.

表 44.4 跟腱病连续状态及病理变化

疾病	病理
跟腱周围炎	跟腱周围组织炎症:包括腱周膜与软组织间隔
肌腱病	非对称性跟腱内退变,无炎症浸润,部分肌腱组织缺失
跟腱周围炎+肌腱病	跟腱周围组织炎症+肌腱内退行性变
跟后滑囊炎	跟骨后滑囊机械性激惹
止点性跟腱病	跟腱止点局部炎症改变

Kvist 等(1988)发现,跑步者中常见腱旁组织炎,尤其是长跑和中长跑者,但在年龄较大且久坐不动的患者中并不常见。

检查

检查时患者取俯卧位,患足悬在诊床边缘。在踝关节接受主动和被动活动度检查时,触诊腓肠肌-比目鱼肌肌腱复合体。检查腿部是否有压痛、发热、肿胀或饱满、结节或缺损。

踝关节背屈角度减小(由于腓肠肌-比目鱼肌肌腱复合体的紧张)和腘绳肌紧张在跟腱病患者中很常见(Reddy 等,2009)。检查者坐在检查台上,在膝关节屈曲和完全伸直的情况下,被动背屈患足,以发现跟腱紧张。Silverskiöld 测试可用来检查腓肠肌-比目鱼肌复合体的紧张程度,同样通过背屈足踝,交替进行腓肠肌-比目鱼肌放松和紧张动作(分别屈曲和伸直踝关节)来完成。许多长期穿高跟鞋的女性无法在膝关节完全伸直的情况下将患足背伸至中立位。

病变累及腱周组织(腱周组织炎)的患者会出现一个不随着踝关节主动活动而移动的质软的增厚区域。这与肌腱受累(如跟腱炎)不同,跟腱炎引起的病变会随着踝关节主动活动而上下移动。

如果怀疑跟腱断裂,可进行 Thompson 挤压试验以评估跟腱的连续性(图 44.2)。Thompson 试验阳性(足部没有跖屈,小腿肌肉受到挤压)通常表明跟腱没有连续性,提示跟腱完全断裂。小腿萎缩是常见的跟腱功能障碍。

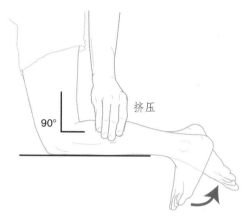

图 44.2 Thompson 挤压试验。这项检查用于评估跟腱是否完全断裂。正常人俯卧时膝关节可屈曲 90°,挤压小腿肌肉会导致足部跖屈(箭头所示),因为肌腱是完整的。在跟腱完全断裂的情况下,挤压小腿不会导致足部跖屈(即 Thompson 试验阳性表明完全断裂)。这项测试很重要,因为大多数跟腱完全断裂的患者在检查者的要求下仍可以轻微的跖屈足部,但切勿被趾长屈肌"欺骗"了。

影像学

大多数跟腱疾病可以通过详尽的病史和体格检查来诊断。影像学有助于确认诊断、协助制订手术计划或鉴别诊断。

• 常规 X 线片一般未见异常。偶尔会发现肌腱或肌腱止点钙化。炎性关节病(磨损)或 Haglund 畸形(肿块)可通过 X 线片排除。

• 超声价格便宜、速度快,可进行动态检查,但检查者需要具有丰富的经验。这是确定跟腱厚度和完全断裂后间隙大小的最可靠方法。

• MRI 不能用于动态评估,但在检测部分撕裂和评估不同阶段的慢性退行性变(如腱周组织厚度和炎症)方面更具优势。当怀疑肌腱复发部分断裂时,MRI 可用于监测肌腱愈合情况和制订手术方案(位置、大小)。

跟腱周围炎

单纯的跟腱炎在中长跑运动员中尤其常见。弥漫性压痛和肿胀通常出现在跟腱的两侧,尽管内侧更常受累(Heckman 等,2009)(康复方案 44.1)。

炎症仅限于腱周组织,没有累及跟腱。通常在肌腱旁积聚液体;腱周组织增厚并附着在正常肌腱组织上。跟腱周围炎最常发生在参加跑步和跳跃活动的成熟运动员中。它一般不会进展至退变。跟腱旁炎的组织学表现为腱周组织和腱周脂肪结缔组织中的炎细胞、毛细血管和成纤维细胞增生。

临床表现和症状

疼痛最初出现在早晨活动时。不适表现包括局部压痛和剧烈的活动性灼痛,通常出现在距跟腱止点 2~6cm 处。疼痛在活动时加重,休息后减轻。单脚提踵时可诱发疼痛,而 Thompson 试验时疼痛不明显。严重的跟腱挛缩会加重症状。

肿胀、局部压痛、发热和肌腱增厚常见。慢性病例可出现小腿萎缩无力和肌腱结节。捻发音较少见。

跟腱周围炎的疼痛弧(图 44.3)为阴性。重要的是要准确定位压痛和饱满的区域。在跟腱周围炎中,踝关节主动活动过程中压痛和饱满的区域是固定的。炎症只累及腱周组织,这是一个固定的结构,与跟腱病变不同,跟腱病变随着踝关节的活动而向上和向下移动。

急性腱周炎的症状持续时间较短(不到 2 周),仅

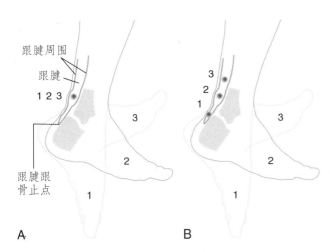

图 44.3 疼痛弧征。在跟腱周围炎中,尽管将足部从背屈移至跖屈,压痛仍保持在一个位置。在肌腱部分断裂或肌腱炎的情况下,当足部从背屈到跖屈时,压痛点会移动。(A and B redrawn from Williams JG: Achilles tendon lesions in sports. Sports Med 3:114, 1986.)

在活动时出现。之后,症状会在运动开始或休息时出现,压痛感增加。通过对受累区域的侧向挤压,压痛区域可呈现局部和重复出现的特征。

部分断裂可出现在跟腱周围炎中,表现为急性发作的疼痛和肿胀。

急性跟腱周围炎超声检查通常显示肌腱周围存在液体,而在慢性跟腱周围炎则可能出现腱周粘连,即低回声腱周组织增厚。T1WI 显示腱周组织增厚,T2WI 显示腱周组织内信号增强 (晕征)(Saxena 和 Cheung,2003)。

肌腱变性

肌腱变性是一种涉及腱内变性和萎缩的非炎性病变。这一过程始于重复的微创伤、老化或这些因素的组合造成的间质显微衰竭,并导致中央组织坏死和随后的黏液变性。跟腱炎最常发生在成年运动员中,与跟腱断裂的风险增加有关。

组织学通常是非炎性的,表现为肌腱内胶原纤维的细胞减少和纤维化。伴随着胶原纤维的紊乱,可见散在的血管内生,偶见坏死,罕见钙化。

跟腱变性的病因包括肥胖和系统性因素,如高血压和女性激素替代疗法(Holmes 和 Lin,2006)。Holmes 和 Lin 利用 MRI 对患者进行了流行病学研究,检查结果证实为跟腱退行性变。总体而言,98% 的患者有高血压、糖尿病、肥胖和使用类固醇或雌激素,这表明可能是靶器官效应导致跟腱局部微血管减少。同样,这些都是年长的跟腱退行性变患者。

足旋前增加被认为是肌腱病的生物力学原因(Järvinen 等,2001)。

临床表现和症状

跟腱变性通常没有症状,在出现断裂前一直处于亚临床状态。可表现为与活动相关的轻度不适,在肌腱附着点近端 2~6cm 处可能会触及无痛肿块或结节,从而导致整个跟腱逐渐增厚。

跟腱炎疼痛弧征阳性。跟腱增厚的部分随着踝关节主动跖屈和背屈而移动(与之形成对比的是,尽管背屈和跖屈,但腱旁压痛区域仍保持在一个位置上)。在这种情况下,肌腱的增厚部分随着踝关节的

主动跖屈和跖屈而移动(与之形成对比的是,跟腱周围炎的压痛位置不会随着足部背屈和跖屈而移动)。

超声检查可显示跟腱炎伴或不伴腱内钙化的低回声区域(图 44.4)。矢状位 MRI 显示跟腱增厚,跟腱组织内信号改变(Reddy 等,2009)。

跟腱周围炎伴肌腱变性

当炎症同时累及跟腱周围组织和腱内局灶性变性区域时,跟腱周围炎和跟腱变性可以并存。这是腱周炎的临床表现,因为没有与跟腱变性相关的症状或症状非常轻微。大多数患者因跟腱炎相关的临床表现就诊,直到 MRI 或手术(通常为断裂)才发现这两种病变,从而认识到跟腱变性的存在。在急性期,症状类似跟腱周围炎:肌腱中 1/3 周围肿胀和压痛。在慢性损伤中,运动性疼痛是主要症状。局灶性压痛结节通常是腱周组织炎患者出现跟腱变性的第一个征兆。

跟腱止点炎

跟腱止点炎通常始于跟骨跟腱止点处的疼痛炎症过程。跟腱止点处也经常遵循 Puddu 所描述的连续性过程:腱膜周围炎(1 期)、跟腱周围炎伴腱变性(2 期)和跟腱变性(3 期)。最常见于肥胖患者和年龄较大的休闲运动员,通常可能与突出的跟骨后结

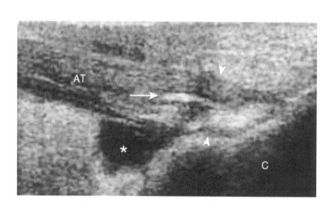

图 44.4 跟腱超声下表现:白色箭头所示为钙化灶。*,跟后滑囊;C,跟骨;小箭头,肌腱病。[From Falsetti P, Frediani B, Acciai C, Baldi F, Filippou G, Prada EP, et al.: Ultrasonographic study of Achilles tendon and plantar fascia in chondrocalcinosis. J Rheumatol 31(11):2242 - 2250, 2004.]

节 (Haglund 畸形) 或跟骨后滑囊炎 (Schepsis 等,2002)有关。上坡跑、间歇运动和训练失误可能会增加疼痛。跟腱止点炎的患者主诉晨起踝关节僵硬、后跟疼痛和肿胀,并随着活动而加重。

体格检查可见骨-肌腱交界处压痛、踝关节背屈受限(Heckman 等,2009)。应拍摄 X 线片以确定跟骨后结节、腱内钙化或跟骨骨刺的任何突起。超声检查可显示腱内钙化或肌腱纤维结构不均匀。T2 MRI 加权图像显示跟骨后囊内信号增强,肌腱止点处出现退行性变或炎症性改变(Schepsis 等,2002)。

跟骨后滑囊炎

虽然不是严格意义上的跟腱功能障碍,但跟骨后滑囊炎是累及跟骨和跟腱之间滑囊的炎症,在踝关节背屈时,滑囊被这些结构压缩。滑囊可以发炎、肥大并黏附在跟腱上, 从而导致肌腱内退行性变(Schepsis 等,2002)。跟后滑囊炎以跟腱前疼痛为特征,常见于运动员上坡训练中。

跟骨后滑囊炎可通过两指挤压试验进行诊断,该试验通过在跟腱正前方内侧和外侧施加压力来诱发疼痛(Heckman 等,2009)。X 线片可见跟骨结节后上方突起。MRI 或超声检查可以发现跟骨后囊积液、腱周组织增厚、钙化、跟腱变性或部分跟腱断裂。

跟腱病的治疗

跟腱病初始选择非手术治疗,目的是缓解症状、纠正错误的训练方法、用矫形器纠正下肢力线,并提高柔韧性,通常从休息、冷疗和包括牵伸和加强锻炼在内的物理治疗开始。因为跟腱病可发生在两个不同的患者群体(年轻的运动员和年长的休闲运动员或非运动员)中,所以必须进行个体化治疗。

对于活跃的运动型跟腱周围炎患者,保守治疗通常包括调整训练方案(分期交叉训练)、休息、冰敷、按摩和 NSAID。对于活动较少的老年患者(罕见),跟腱周围炎通常采用非关节实心塑形踝足矫形器固定、NSAID 和短期物理治疗。这两组患者均不推荐皮质类固醇注射,以免对肌腱的机械性能造成不良影响,并增加肌腱断裂的风险。Brisement(将生理盐水

或稀释的局部麻醉剂渗透到腱周组织鞘中，以打破副腱和肌腱之间的粘连）成功将症状发作的时间减半（Schepsis 等，2002 年；Saltzman 和 Tearse，1998；Reddy 等，2009）。有关高冲击运动员的跟腱炎、腱周组织炎和跟腱变性的一般指南参见康复方案 44.2。

离心跟腱训练治疗跟腱病

跟腱病的物理治疗侧重于增强背屈力量（离心跟腱训练），而慢性肌腱病患者通常需要限制使用。离心运动计划不涉及任何轴向负荷，即使疼痛也应进行运动，增加负荷直至疼痛出现。

多项研究报道，高达 90% 的非止点性跟腱病患者进行离心训练可取得良好的效果（Rompe 等，2007 和 2008；Fahlstrom 等，2003；Roos 等，2004；Alfredson 等，1998）。Öhberg 等（2004）报道，超声随访 25 例患者（26 条跟腱）中有 19 例肌腱厚度局部减少，肌腱结构恢复正常；平均随访 4 年，25 例患者中有 22 例对结果满意。

在一项前瞻性随机多中心比较研究中，Mafi 等（2001）报道，接受离心运动计划的 22 例患者中有 18 例（82%）恢复到以前的活动水平，相比之下，接受轴向训练计划的 22 例患者中仅 8 例（36%）恢复到以前的活动水平。在久坐不动的患者中，离心运动的结果并不理想：44% 平均年龄为 51 岁（范围：23~67岁）的患者没有改善（Sayana 和 Maffulli，2007）。离心运动计划对止点性肌腱病患者的效果也较差。在一项研究中，仅 32% 的患者取得了良好的效果（Fahlström 等人，2003）。

目前有几种理论来解释离心运动在减轻跟腱疼痛方面的有效性。短期影响包括增加肌腱体积和信号强度；然而，经过 12 周的训练，超声和 MRI 显示肌腱厚度减小，肌腱外观更正常（Öhberg 等，2004）。一些人认为，随着时间的推移，离心负荷可能会延长肌腱单元，增加其承受负荷的能力。此外，由于血管在离心负荷下成像时消失，重复的离心训练可能会减少肌腱这一区域的新生血管面积（Öhberg 等，2001）。

尽管对大部分跟腱病患者有效，但由于治疗时间长（通常为 8~12 周），运动员可能会对离心运动治疗产生挫败感。在治疗开始时，这种离心锻炼通常会有痛感，并非所有的患者都愿意配合这种痛苦而漫长的锻炼方案。一项涉及 52 名休闲运动员的随机对照试验发现，在离心运动中加入低强度激光疗法可以减少疼痛，促进康复；激光治疗组 4 周的结果与安慰剂治疗组 12 周的结果类似（Stergioulas 等，2008）。

离心运动方案

在经典的离心运动方案中，运动员靠近台阶边缘仅用前足（双足）站立，脚后跟悬空，而健侧腿提供上升到前脚的力量。然后将健侧腿从台阶上抬起，以便全部体重仅由患侧腿支撑（图 44.5A）。然后慢慢降低患侧腿的脚跟，直到它位于台阶边缘的后方和下方（图 44.5B），将足踝从跖屈移动到背屈。当患者主动活动来减缓脚后跟下降的速度时，小腿肌肉会受到强烈的离心收缩，随着脚后跟下降，肌肉也会被伸长。然后，健侧腿提供必需的动力回到起点位置。在膝关节伸直的情况下进行三组，每组重复 15 次，并在膝关节屈曲的情况下进行三组，以激活比目鱼肌。如果完成训练后没有明显的疼痛或不适，可让运动员背上背包来增加负荷（图 44.5C）。最终，可以使用称重机来增加偏心应变。一般来说，如果训练只产生轻微的不适而没有剧烈疼痛，则可继续训练。一项随机对照试验比较了休息和离心训练与持续活动和离心训练，发现两组在疼痛和功能改善方面类似。

其他形式的离心运动包括墙式小腿伸展（图 44.6）、阻力带小腿练习（图 44.7）和斜板伸展。

Jonsson 等（2008）为止点性跟腱炎患者开发了一种改良的离心运动方案，即患者站在地板上，用健侧腿抬起脚跟，然后将所有体重转移到患侧腿上。从这个姿势开始，患者缓慢地将脚后跟降低到地面，踝关节背屈，无负重。与标准方案中一样，当锻炼可以无痛进行时，可通过背包来逐渐增加负荷（图 44.5）。在 27 例（34 个跟腱疼痛）患者中，平均年龄为 53 岁（25~77 岁），18 例（67%）在 4 个月的随访中疗效满意，并已恢复到以前的活动水平。

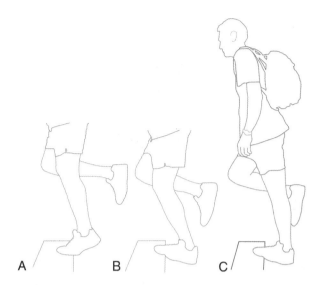

图 44.5 离心练习。(A)起始姿势,踝关节处于跖屈状态。膝关节略微弯曲。(B)小腿肌肉离心负重,膝关节略微屈曲。(C)通过在背包中增加重量来增加负荷。

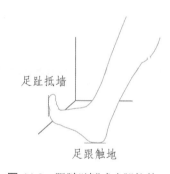

足趾抵墙

足跟触地

图 44.6 跟腱"墙"式小腿拉伸。

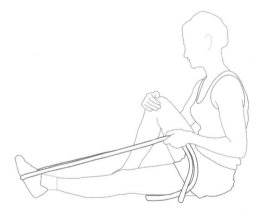

图 44.7 跟腱阻力带练习。

Jospt 针对跟腱疼痛、僵硬和力量缺陷的临床实践指南的重要摘录:跟腱病(Carcia 等,2010)

1.据报道,跑步者跟腱病的年发病率为 7%~9%。大多数跟腱病患者都从事休闲或竞技活动。

2.运动员在训练中比在竞技项目中更易出现症状。

3.随着年龄的增长,跟腱损伤的患病率增加。据报道,患者平均年龄为 30~50 岁。

4.随着年龄的增长,跟腱经历了形态学和生物力学的变化。形态学改变包括胶原直径和密度减小,糖胺聚糖和水含量减少,不可还原交叉长度增加。从生物力学角度来看,老化肌腱的抗拉强度、线性刚度和极限负荷均有所降低。

5.健康(非退行性)跟腱的急性刺激与跟腱周围组织炎症有关。然而,更常见的症状是慢性的,并与肌腱退化有关。跟腱变性似乎是非炎症性的,已被描述为与退变相关的类脂或黏液样变性。类脂变性表明脂肪组织沉积在组织中。在黏液样变性中,肌腱呈灰色或棕色,从力学角度来看更加柔软。退变的跟腱也表现出血管化或新生血管化的迹象。研究发现,这种新生血管伴随着神经束的内生,这可能是跟腱病相关疼痛的部分原因。

6.Ⅰ级研究表明,异常的背屈活动范围,无论是减少还是增加,均与跟腱病的发病率或风险较高相关。Kaufman 等(1999)发现,与背屈 11.5°~15°的患者相比,在膝关节伸展的情况下,背屈<11.5°的患者发生跟腱病变的风险增加了 3.5 倍。

7.Ⅱ级研究发现,距下活动异常与跟腱病有关。McCrory 等(1999)和 Silbernagel 等(2001)在Ⅱ级研究中发现,跖屈力量降低与跟腱病理有关。

8.在一些Ⅱ级研究中,外部风险因素与跟腱病相关,包括训练失误、设备差和环境因素。跑步者的训练失误包括里程突然增加、强度增加、山地训练、休息后重返运动或这些因素的综合。

9. Silbernagel 等(2001)的Ⅰ级研究发现,采用离心运动疗法治疗的患者疼痛明显减轻;但与对照组相比,离心运动疗法组的足趾抬高和跳跃表现没有改善。离心强化方案优于低能量体外冲击波治疗(ESWT),

但 ESWT 联合偏心方案优于单纯的离心运动。

10. Alfredson 等(1998)报道了一种改良的离心训练方案,该方案由没有轴向负荷的单侧离心后跟升高组成。这一训练包括膝关节伸直和屈曲,共三组,每组重复 15,每天 2 次,持续 12 周。这种离心训练被认为有助于改善微循环和周围的 I 型胶原合成

11.令人惊讶的是,几乎没有证据支持伸展运动可预防跟腱病或将其作为一种有效的干预措施。

12.最近使用低强度激光疗法(LLLT)治疗非区域性特异性肌腱病的荟萃分析系统综述显示,B 类证据(中度证据)显示临床医生应考虑使用 LLLT 来减轻跟腱病患者的疼痛和僵硬。

13. Carcia 等(2010)还报道了 B 类证据(中度证据),使用地塞米松离子导入治疗跟腱病变,可以减轻疼痛和改善功能。

手术治疗

除非跟腱病为慢性且影响生活,否则很少采用手术治疗。对于跟腱周围炎患者,手术治疗包括清创、粘连松解和切除腱周增厚部分。增厚的腱周组织可以通过内侧纵向切口在肌腱周围后方、内侧和外侧切除。应避免在副腱的前部切除,以保护跟腱的前源性血液供应(Reddy 等,2009)。Schepsis 等(1994)报道了 23 例患有慢性跟腱周围炎的竞技跑步者或数例休闲跑步者手术治疗后满意率为 87%。据报道,可利用内镜来松解跟腱旁组织,并且降低术后早期并发症(Maquirrian 等,2002)。

在大约 25% 的跟腱变性患者中,非手术治疗不能缓解症状和恢复力量。手术治疗包括切除退变的肌腱区域。一般情况下,如果超过 50% 的肌腱受累,建议采用自体肌腱移位术,最常见的是姆长屈肌(FHL)(Schepsis 等,2002;Heckman 等,2009)。与跟腱病变较轻的年轻患者相比,年龄较大(>50 岁)和肌腱严重退变的患者预后更差。Den Hartog(2003)报道,在 26 例平均年龄 51 岁接受 FHL 转移术的患者中,88% 的结果为良到优;而 Schepsis 等则报道(1994,2002),66 例患者中只有 67% 的结果令人满意,其中 53 例是竞技跑步者。

在患有跟腱周围炎和跟腱变性的患者中,早期手术治疗(如清创或肌腱转移)可能会使功能较早恢复(Nicholson 等,2007)。

对于止点性肌腱炎,可以在手术治疗时进行跟骨后滑囊切除术和跟骨后方截骨术(McGarvey 等,2002)。可能有必要完全分离和切除病变的跟腱止点,然后进行近端 V-Y 延长并用锚钉重新附着肌腱(Wagner 等,2006)。手术后需要长时间的保护(12周)。

跟腱清创术后康复进展

• 疼痛和肿胀消退后允许负重,通常在 7~10 天内。在我们的机构中,术后使用高度逐渐降低的足跟垫块(Hapad,Inc.,Bethel Park,PA)放在可拆卸的行走靴中。

• 强化训练在 2~3 周后开始。

• 跑步从 6~10 周开始。

• 运动员通常可以在 3~6 个月后重返赛场。

• 如果肌腱严重受累或进行了更复杂的手术,可能需要长达 12 个月的时间恢复运动。肌腱移位后固定 6 周。

跟腱病的其他治疗方法

跟腱病的其他治疗方法包括富血小板血浆注射、硬化治疗、电凝、局部应用硝酸甘油(GTN)、抑肽酶注射、体外冲击波治疗和增生疗法。由于手术治疗具有潜在的发病率和并发症,顽固性跟腱病通常可在术前尝试上述方法。最近的一次 Cochrane 数据库综述显示了非决定性的证据,几乎没有设计良好的研究可供回顾(Kearney,2015)。需要更大规模的研究和更长时间的随访来证明这些方法的益处。

康复方案 44.1　跟腱周围炎的康复

第 1 阶段：0~6 周

- 休息和(或)减少活动以减轻症状,直至完全无痛
- 如果疼痛明显,穿戴行走靴 3~8 周,直至日常活动完全无痛
- 如果疼痛持续,可考虑穿行走靴同时扶拐
- 大多数患者持续疼痛,需要休息至基本无痛才可开始活动及康复练习
- 急性期可使用 NSAID 或冰敷来缓解症状
- 肌肉拉伸对康复有益。可轻柔地拉伸跟腱、腓肠肌、腘绳肌,每天 3~4 次
- 急性期疼痛常在 2 周内缓解
- 如果患者合并后足力线不良,可通过鞋垫或更换鞋子来纠正
- 运动活动
  - 逐渐恢复体育活动
  - 做好运动前热身,运动后休整
  - 运动前后对腓肠肌、比目鱼肌进行拉伸
  - 减少运动时间,降低运动强度
  - 减少在硬地的活动
  - 避免登山及上下楼梯
  - 更换软底鞋子
- 逐渐增加肌肉拉伸强度

第 2 阶段：第 6~12 周

- 如果第 1 阶段的康复治疗无效或再次复发
- 重复第 1 阶段的制动及拉伸活动
- 增加:
  - 对比浴
  - 超声治疗
- 鞋子:
  - 坡跟鞋,以缓解跟腱止点张力
  - 如果足过度旋前,可使用足弓支撑鞋垫
- 如果足跟区域持续疼痛且紧张感明显,可考虑采用背伸 5° 的夜间夹板(AFO),睡觉时佩戴 3 个月
- 运动员可进行阶段性交叉训练
- 进行水中的行走、游泳、站立、上台阶等练习,可配合划船机,避免反复冲击性运动(如跑步)

第 3 阶段：3 个月及以后

- 跟腱周围炎
  - 局部腱鞘内注射生理盐水,冲开局部粘连(推荐在超声引导下注射治疗)
- 激素注射
  - 最好避免注射激素
  - 对于反复发作的病例,可考虑局部注射以抑制炎症,预防局部瘢痕形成
  - 避免激素直接注射至肌腱内,从而引发肌腱变性

康复方案 44.2　高强度运动员跟腱炎、跟腱周围炎、跟腱病的康复指南(S. Brent Brotzman)

- 首先明确诊断
- 纠正不良的训练方式及生物力学异常
  - 禁止里程快速增加
  - 停止山地跑
  - 纠正不正确的训练量、训练强度、训练时长
  - 不在硬地训练,改善鞋子装备
  - 如疼痛症状持续,则减少重复性训练和(或)交叉训练(如跑圈、自行车)
  - 纠正功能性足过度旋前(图 44.8)以避免跟腱血管过度扭转。订制鞋垫,支撑足弓,改善

足底应力
  - 停止在休假期训练
- 穿足跟局部软的鞋子,以改善鞋子对足跟局部的挤压以造成跟痛
- 口服抗炎药物(以 COX-2 抑制剂为主)
- 避免肌腱内激素注射 (使用不当可能造成肌腱变性及断裂)
- 训练后冰敷以减轻炎症反应
- 如存在双下肢不等长,则尝试纠正。如肢体不等长在 1/2 英尺,采用 1/4 英尺的足跟垫。如无明

(待续)

康复方案 44.2(续)

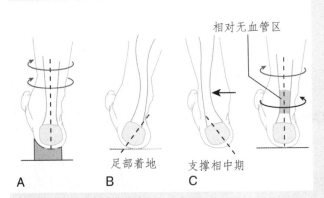

相对无血管区

足部着地　支撑相中期

A　B　C

图 44.8　(A)对功能性足过度旋前采用内侧足弓支撑的足垫进行纠正,以减轻后足外翻对跟腱血管的扭转。(B)跟腱的"挥鞭样活动"常是足过度旋前造成的。(C)足部过度旋前时,膝关节屈曲伴随胫骨外旋降低。因为后足外翻会伴有胫骨内旋,此力量抵消了胫骨外旋。这种异常活动方式会导致跟腱的乏血管区血供受到影响。[From Clement DB, Tauton JF, Smart GW : Achilles tendinities and peritendinitis: Etiology and treatment. AM J Sports Med 12 (3): 181,1984.]

显改善,再换用 1/2 英尺足跟垫。"矫枉过正"可能会短期加重患者的症状
- 如患者症状持续 4~6 周,则使用行走靴制动 3~6 周以尽可能达到完全无痛
- 逐渐进行无痛运动
- 渐进性地开展无痛运动

- 游泳
- 佩戴 Aquajogger.com 推荐的装备进行水中跑步
- 骑自行车
- 散步
- 跟腱等长收缩,拉伸训练
- –慢跑
- 跟腱拉伸训练一定要避免训练过量而加重症状。训练前保证患者已有 2~3 周的无痛期。通常在赛季间期进行
- 后足使用增高垫
- 抗阻力踝跖屈练习
- 使用轻重量的蹬腿机进行跟腱拉伸(图 44.9)

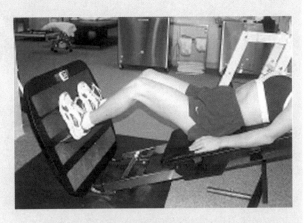

图 44.9　使用蹬腿机进行跟腱力量锻炼。

(洪劲松　译)

相关资料

A complete reference list is available at https://expertconsult.inkling.com/.

延伸阅读

Freedman BR, Gordon JA, Soslowsky LJ. The Achilles tendon: fundamental properties and mechanisms governing healing. *Muscles Ligaments Tendons J. Jul 14.* 2014;4(2):245–255.

Kader D, Saxena A, Movin T, et al. Achilles tendinopathy: some aspects of basic science and clinical management. *Br J Sports Med.* 2002;36(4):239–249.

Maffulli N, Via AG, Oliva F. Chronic Achilles tendon disorders: tendinopathy and chronic rupture. *Clin Sports Med.* 2015;34(4):607–624.

Ohberg L, Alfredson H. Effects on neovascularisation behind the good results with eccentric training in chronic mid-portion Achilles tendinosis? *Knee Surg Sports Traumatol Arthrosc.* 2004;12(5):465–470.

Silbernagel KG, Gustavsson A, Thomee R, et al. Evaluation of lower leg function in patients with Achilles tendinopathy. *Knee Surg Sports Traumatol Arthrosc.* 2006;14:1207–1217.

第 **45** 章

跟腱断裂

John J. Jasko ∣ S. Brent Brotzman ∣ Charles E. Giangarra

背景

在过去的 50 年里，由于体育运动的出现和普及，跟腱断裂的发生率急剧增加，75% 的跟腱断裂与体育运动有关。跟腱断裂常发生在 30~45 岁，男女比例为 6:1（Hansen 等，2016）。

2009 年，Parekh 等强调了这些损伤对运动员的影响，31 名跟腱断裂的职业足球运动员中有 10 人无法重返国家足球联盟（Parekh 等，2009）。

急性断裂通常发生在足负重时猛烈伸膝，也可能是由突然或剧烈的足跖屈引起的（小腿三头肌偏心性收缩）。大多数跟腱断裂发生在跟骨近端 2~6cm 处，即所谓的"分水岭"区域，局部血供较少。应同时了解患者类固醇注射和氟喹诺酮治疗史（如左氧氟沙星或环丙沙星），以明确上述病史是否与肌腱弱化和肌腱断裂风险增加有关。

临床表现和症状

跟腱完全断裂时常有剧烈疼痛，多可以听见"砰"的响声。患者经常描述跟腱被踢的感觉。大多数患者无法立即负重或恢复活动。早期可触及肌腱凹陷。

跟腱局部断裂急性期可有压痛、肿胀，偶尔可触及硬结。

跟腱完全断裂的患者 Thompson 试验（图 44.2）阳性。患者取俯卧位，双脚伸至桌子一端。检查者分别挤压双侧小腿肌肉。如果肌腱完好，小腿被挤压时可出现踝关节跖屈。如果跟腱断裂，则不会引出正常的足跖屈（Thompson 试验阳性）。

一些患者仅通过体格检查很难准确诊断完全断裂。肌腱缺损可以被一个大的血肿所掩盖。当其他踝关节跖屈肌与小腿后浅间室的肌肉一同受到挤压时也会出现踝关节跖屈，导致 Thompson 试验假阴性。有必要对健侧和患侧的体格检查结果进行对比。

部分断裂常难以准确诊断，应使用 MRI 进行确认。

急性跟腱断裂的治疗

非手术治疗和手术治疗都可用来恢复肌腱的长度和张力、优化肌腱的强度和功能，这两种方法都是合理的。治疗应根据具体情况而定，需要考虑患者的整体健康状况、血管状况和运动水平。一般而言，年轻的患者和运动员可接受手术修复治疗。研究表明，手术治疗具有再断裂率低、可更早重返运动且跖屈力量更大等优点（Heckman 等，2009；Khan 等，2005）。

Khan 等在一项比较手术和保守治疗的随机对照研究的荟萃分析中发现，手术组的再断裂率为 3.5%，非手术组为 12.6%，非手术组的再断裂率明显较高（Khan 等，2005）。然而，这些研究中都将延长固定时间和有限的负重纳入非手术治疗。最近的研究发现，实施早期活动和负重康复方案时，两组的功能均得到改善（Willits 等，2010；Nilsson-Helander 等，2010）。

在 1 级研究中，Nilsson-Helander 和 Silbernagel 均使用了功能支具而非石膏（Nilsson-Helander 等，

2010）。他们发现，非手术治疗组的再断裂率更高（12%~4%），但 12 个月时，两组患者唯一的功能差异是手术组的背伸活动度更好。其他近期的研究，如 Willits 等的前瞻性随机试验显示，在两组均采取早期活动和负重的情况下，功能差异或再断裂率没有显著区别（Willits 等，2010；Twaddle 和 Poon，2007）。

因此，关于手术和非手术治疗的报道仍存在矛盾，但在确定最初的治疗方面，更多的人达成共识，认为加速康复、早期活动和早期负重是最好的方法。需要指出的是，手术治疗具有较高的并发症发生率，但随着小切口、经皮微创技术的使用，并发症发生率已经降低。

急性跟腱断裂的非手术治疗

非手术治疗需要临时固定以稳定血肿，但长期固定会妨碍功能康复。在一项随机对照试验的荟萃分析中，Khan 发现石膏固定可导致 12% 的患者发生再断裂，而使用功能支具的再断裂率为 2%（Khan 等，2005）。石膏固定组（36%）较功能支具组（10%）更易发生肌腱粘连等并发症，因此应使用功能支具而不是石膏进行固定。

超声检查有助于确认在足跖屈 20° 时跟腱的两个断端是否接触。如果在足跖屈曲 20° 时跟腱断端仍存在明显的间隙，年轻、无全身性合并症的患者可选择手术治疗。

马蹄形石膏固定 2 周后，患者使用踝关节可活动的行走靴，控制跖屈在 20° 以内。或者使用踝关节不能活动的行走靴，在足跟放 2cm 鞋垫以抬起足跟至接近 20° 的跖屈位置。我们以前将非手术治疗患者的运动和负重推迟到第 4 周。然而，参考 Willits 等对有效性和安全性的研究，我们现在采用相同的方案来治疗 2 周内的急性跟腱断裂病例。

跟腱断裂的非手术治疗见康复方案 45.1。

急性跟腱断裂的手术治疗

目前已经有各种跟腱修复的手术技术，从简单的端对端 Bunnell 或 Kessler 缝合，到使用更复杂的筋膜强化或肌腱移植、人工肌腱植入和跖肌腱或腓肠肌移植修复（图 45.1）。在一项前瞻性随机研究中，Pajala 等（2009）发现，与简单的端对端修复相比，使用腓肠肌瓣翻转增强技术并没有优势。

经皮缝合、内镜辅助和微创的发展加快了伤口恢复并改善了美观效果。大多数研究发现，经皮缝合技术在不增加再断裂率的基础上，并发症发生率较低（Deangelis 等，2009；Gigante 等，2008）。经皮修复也被证明比开放性修复成本更低（Ebinesan 等，2008）。

急性跟腱断裂术后康复

以往跟腱断裂手术修复后患者需要被固定在刚性石膏中至少 4 周；然而，目前的趋势是强调术后最小限度的固定和早期负重（康复方案 45.2）。许多研究证实，关节活动可以促进肌腱愈合，早期负重时再断裂率并没有显著提高。一项比较早期负重和石膏固定的随机对照研究发现，早期负重和常规石膏固定在再断裂率和主观结果方面没有差异（Suchak 等，2008）。

在 Suchak 等的一项荟萃分析中，与术后制动相比，早期功能性治疗方案有更好的主观评分，但复发率无差异。

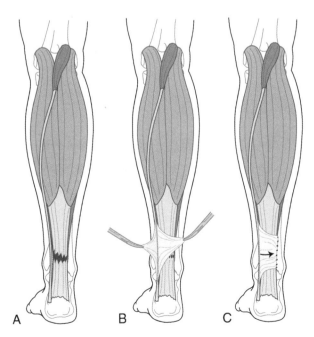

图 45.1　跖肌腱加固术。（A）跟腱断裂。（B）修复跟腱，跖肌腱被分开呈扇形。跖肌腱用于加强修复。

Strom 和 Casillas 概述了跟腱断裂修复后康复计划的 5 个目标(Strom,2009)。

1.减少残留的疼痛和肿胀。治疗方法包括按摩、冰敷、局部加压和电刺激。

2.恢复活动,同时保持修复的完整性。临床表现可用于指导修复的张力大小。活动前热身、拉伸前和拉伸过程中进行按摩、深部热疗等可以改善背伸活动度。伸膝(腓肠肌)或屈膝(比目鱼肌-跟腱)时单独拉伸腓肠肌和比目鱼肌-跟腱。

3.加强腓肠肌-比目鱼肌-跟腱运动单元。可采用橡皮筋和闭链练习(坐式小腿泵、两足小腿泵、单腿小腿泵、平衡板或蹦床上的单腿小腿泵)的分级增强阻力计划。

4.提高整个下肢的力量和协调性。游泳、水上慢跑和健身车都可纳入增强锻炼。

5.为重返体育运动提供安全的保障,避免再断裂。增加了自行车和水中活动的交叉训练,以促进有氧恢复和双下肢的协调运动。传统观念认为,跟腱断裂手术修复后需要将踝关节长时间固定在跖屈状态下,但这会降低肌腱的张应力。然而,Labib 等测量了手术修复前后不同程度跖屈时跟腱的静态张力(用 4.0 单丝增强的 2 号缝线和 Krakow 锁边缝合技术)(Labib 等,2007)。他们发现,修复后的跟腱在所有跖屈位置时的静态张力与健侧跟腱的静态张力相等。这项研究表明,在手术安全修复跟腱断裂后,踝关节术后长期固定与跖屈是没有必要的。

陈旧性跟腱断裂

陈旧性跟腱断裂的诊断比急性断裂的诊断困难。疼痛和肿胀通常已经消退,肌腱断端之间的间隙被纤维组织填满(Maffulli 和 Ajis,2008)。

通过其他肌肉的作用,可能会出现较弱的主动跖屈,从而使准确诊断更加困难。患者通常会出现跛行,小腿肌肉萎缩。Thompson 挤压试验通常在挤压小腿时只有单次跖屈,与健侧的小腿相比并不对称。超声和 MRI 有助于确诊。

陈旧性跟腱断裂通常需要手术重建软组织缺损,包括软组织增强、V-Y 推进皮瓣或局部肌腱转移。Myerson 分型系统提供了治疗指南(Myerson,1999)(表 45.1)。

由于陈旧性跟腱断裂术前延误时间较长,手术重建较为复杂,所以其康复方案相对于急性跟腱断裂而言有较大的改变。那些需要肌腱转移、腓肠肌瓣翻转或同种异体移植的患者初期可能需要较长时间的石膏固定,通常为 3 周,然后才能开始活动和负重。后期的康复方案和急性跟腱断裂的病例类似。陈旧性跟腱断裂的整体康复时间通常较急性断裂延长,完全恢复可能需要长达 9~12 个月的时间(Maffulli 和 Ajis,2008)。

跟腱断裂后重返运动建议

在跟腱断裂康复后,多数患者可重返竞技和休闲运动。研究表明,75%~100%的患者可恢复伤前的运动水平(Jallageas 等,2013)。

平均恢复时间为 5~7 个月,因此必须向运动员强调要有耐心。3 个月时的跟腱总断裂评分(ATRS)有助于预测患者恢复运动的能力(Hansen,2016)。

大多数患者肌肉力量增加和功能评分改善发生在 3~6 个月,但改善可以持续到伤后 1 年。尽管与健侧小腿相比,一些轻微的永久性力弱并不少见(Carmont 等,2013)。

表 45.1　Myerson 分类(陈旧性跟腱断裂)

类型	断裂	处理方式
I	≤1cm	端端修复术,后室筋膜切开术
II	2~5cm	V-Y 延长,肌腱转移
III	>5cm	V-Y 推进皮瓣,肌腱转移

康复方案 45.1　跟腱断裂非手术治疗方案

初始评估/纳入要求	超声或 MRI 检查显示最大跖屈时断端距离<5mm,中立位<10mm,或在跖屈20°时断端接触>75%
初始管理	石膏固定,避免负重,使用拐杖或助行器
2~6 周	过渡到可拆卸的石膏靴:如果为铰链式,放置在20°跖屈位;如果为非铰链式(平底),用 2cm 的鞋跟垫固定在约 20°的跖屈位
	穿行走靴可耐受负重;使用拐杖和石膏靴直至没有疼痛或跛行
	主动背伸至中立位,内翻/外翻低于中立位,无阻力
	控制肿胀
	适当的髋/膝关节练习
	水疗:非负重,有限的活动
	除洗澡(非负重)或锻炼外,全天穿石膏靴
6~8 周	中立位可拆卸的石膏靴、可拆卸的后跟托
	除洗澡或锻炼外,全天穿跟腱靴
	穿跟腱靴可耐受负重,并逐渐脱拐
	渐进性背伸拉伸
	分级抗阻训练(开链和闭链及功能活动);双足提踵
	在理疗师监督下,开始平衡本体感觉练习、健身车、穿普通鞋的椭圆形训练器
	用水下跑步机进行水疗
8~12 周	去除跟腱靴
	鞋跟抬高 1cm
	继续锻炼踝关节活动度、力量、本体感觉
12 周	继续锻炼踝关节活动度、力量、本体感觉
	重新训练肌肉力量、耐力
	增加动态负重训练,包括多轴承重训练
	专项运动再训练

Adapted From: Willits K, Ammendola A, Fowler, P et al. Operative vs. Nonoperative Treatment of Acute Achilles Tendon Ruptures, JBJS 92:2767–75, 2010.

康复方案 45.2　急性跟腱断裂修复后的康复

初始管理	马蹄位术后夹板;使用拐杖或助行器非负重
2~6 周	过渡到可拆卸的跟腱靴:如果为铰链式,放置在20°跖屈位;如果为非铰链式(平底),用 2cm 的鞋跟垫固定在约 20°的跖屈位。
	穿石膏靴可耐受负重;使用拐杖或石膏靴,直至没有疼痛或跛行
	主动背屈至中立位,内翻/外翻低于中立位,无阻力
	控制肿胀
	适当的髋/膝关节练习

(待续)

康复方案 45.2(续)

	水疗：非负重,有限的活动
	除洗澡(非负重)或锻炼外,全天穿石膏靴
6~8 周	中立位可拆卸的石膏靴、可拆卸的后跟托
	除洗澡或锻炼外,全天穿石膏靴
	穿石膏靴可耐受负重,并逐渐脱拐
	渐进性背伸拉伸
	分级抗阻训练(开链和闭链及功能活动);双足提踵
	在理疗师监督下,开始平衡本体感觉练习、骑健身车、穿普通鞋的椭圆形训练器
8~12 周	去除石膏靴
	鞋跟抬高 1cm
	继续锻炼活动度、力量、本体感觉
12 周	继续锻炼活动度、力量、本体感觉
	重新训练力量、力量、耐力
	增加动态负重训练,包括多轴承重训练
	专项运动再训练

Adapted From: Willits K, Ammendola A, Fowler, P et al. Operative vs. Nonoperative Treatment of Acute Achilles Tendon Ruptures. JBJS 92:2767–75, 2010.

(芦浩 译)

相关资料

A complete reference list is available at https://expertconsult .inkling.com/.

延伸阅读

Gigante A, Moschini A, Verdenelli A, et al. Open versus percutaneous repair in the treatment of acute Achilles tendon rupture: a randomized prospective study. *Knee Surg Sports Traumatol Arthrosc.* 2008;16:204–209.

Hansen MS, Christensen M, Budolfsen T, et al. Achilles tendon Total Rupture Score at 3 months can predict patients' ability to return to sport 1 year after injury. *Knee Surg Sports Traumatol Arthrosc.* 2016;24:1365–1371.

Heikkinen J, Lantto I, Flinkkilä T, et al. Augmented compared with nonaugmented surgical repair after total Achilles rupture: results of a prospective randomized trial with thirteen or more years of follow-up. *J Bone Joint Surg Am.* 2016;98(2):85–92.

Hufner TM, Brandes DB, Thermann H, et al. Long-term results after functional nonoperative treatment of Achilles tendon rupture. *Foot Ankle Int.* 2006;27:167–171.

Metz R, Verleisdonk EJ, van der Heijden GJ, et al. Acute Achilles tendon rupture: minimally invasive surgery versus nonoperative treatment with immediate full weightbearing—a randomized, controlled trial. *Am J Sports Med.* 2008;36:1688–1694.

Suchak AA, Spooner C, Reid DC, et al. Postoperative rehabilitation protocols for Achilles tendon ruptures: a meta-analysis. *Clin Orthop Relat Res.* 2006;445:216–221.

Willits K, Ammendola A, Fowler P, et al. Operative vs. nonoperative treatment of acute Achilles tendon ruptures. *JBJS.* 2010;92:2767–2775.

第 **46** 章

第 1 跖趾关节扭伤("草皮趾")

Mark M. Casillas | Margaret Jacobs

第 1 跖趾关节扭伤是指第 1 跖趾关节的关节韧带复合体的一系列损伤。第 1 跖趾关节的活动度人群差异较大。中立位是指第 1 跖骨轴线和蹬指轴线呈 0°（或 180°）。第 1 跖趾关节背伸，即从中立位开始向上的活动度，在 60°~100° 之间变化。第 1 跖趾关节跖屈，即从中立位开始向下的活动度，在 10°~40° 之间变化。未损伤关节通常无捻发音或疼痛。

关节活动的力量由足内肌群（蹬短屈肌、蹬短伸肌、蹬外展肌、蹬内收肌）和足外肌群（蹬长屈肌、蹬长伸肌）提供。内侧（或胫侧）籽骨和外侧（或腓侧）籽骨通过增加关节旋转力臂与相应肌腱之间的距离，为足底固有屈肌提供力学优势（图 46.1）。籽骨复合体与第 1 跖骨头足底侧面的小关节连接，并由足底筋膜（跖筋膜）和跖头上分隔两个籽骨的嵴稳定。

第 1 跖趾关节扭伤的机制是跖趾关节被强制性背伸（图 46.2）。典型的足球相关损伤发生在球员前足稳定站立后从后面被撞击时。此时，前足固定，小腿持续向前运动会导致第 1 跖趾关节过度背伸，并增加对足底和关节囊的张力。在极端情况下，这种致伤力量会继续向足尖方向传导，并对跖头的软骨和骨性结构造成撞击损伤。

与相对坚硬的鞋底相比，过度柔软的鞋子更容易造成急性损伤。比赛场地也被认为是一个相关因素。人造草皮场地的硬度可能会导致首次跖趾关节扭伤的发生率增加，因此有了"草皮趾"这一术语。慢性累积性损伤机制与类似的风险因素相关。

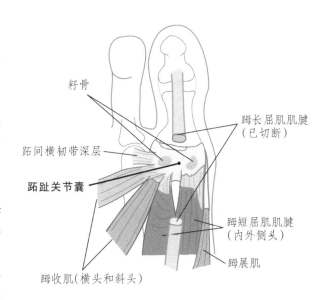

图 46.1　第 1 跖趾关节的解剖。蹬短屈肌、蹬内收肌和蹬外展肌的肌腱与跖骨深横韧带结合，在跖趾关节囊的足底形成纤维软骨板。这两块籽骨包含在纤维软骨板内。

草皮趾的损伤机制并不特殊。必须排除第 1 跖趾关节及其毗邻结构的多种疾病（表 46.1）。

表 46.2 列出了急性草皮趾分类的信息。

体征和症状

草皮趾伴随着急性局部疼痛、肿胀、瘀斑。随着损伤的严重程度加剧，肿胀、疼痛和关节运动度丢失的程度也增加。避免第 1 跖趾关节负荷增加，可能导

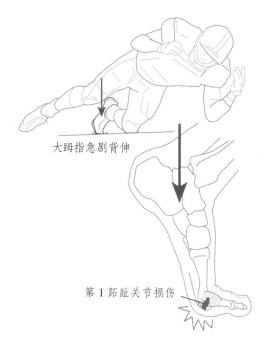

大踇指急剧背伸

第 1 跖趾关节损伤

图 46.2 草皮趾的损伤机制是第 1 跖趾关节的急性背屈。(From Miller MD, Cooper DE, Warner JJP: Review of sports medicine and arthroscopy. Philadelphia, WB Saunders, 2002.)

致足行走时足过度旋后的避痛步态。

影像学评估

标准的影像学评估包括负重足正位、侧位及籽骨位。MRI 可以显示关节囊撕裂和局部水肿。骨扫描、CT 和 MRI 可用于排除籽骨缺血性坏死、籽骨骨折、籽骨应力性损伤、踇趾跖趾关节病、跖骨-籽骨关节病或狭窄性屈肌腱腱鞘炎。

体格检查时草皮趾患者的典型表现包括:

- 第 1 跖趾关节肿胀。
- 邻近囊损伤区域存在瘀斑。
- 跖趾关节足底侧压痛。
- 被动跖趾关节背伸疼痛。
- 关节负重疼痛(行走、蹬地、下蹲并伸展跖趾关节)。
- 跖趾关节背屈减少。
- 第 1 跖趾的垂直不稳定性(足趾 Lachman 试验阳性)。

影像学检查时草皮趾患者的典型表现包括:

- 软组织肿胀。
- 小关节周围骨质撕脱。

表 46.1　第 1 跖趾关节的病理情况分类

鉴别诊断	临床表现
第 1 跖趾关节（MTP）扭伤（草皮趾）	急、慢性损伤 MTP 压痛 活动受限
踇趾骨折	急性损伤 仅有趾骨局部压痛 X 线片、CT 或 MRI 可显示骨折
踇趾关节脱位	急性损伤 肉眼可见畸形,X 线可确诊
踇僵硬	慢性损伤 背伸受限,活动度降低 侧位 X 线片可见跖骨关节面背侧骨赘
第 1 跖趾关节炎	慢性损伤 关节疼痛及活动受限 X 线片可见关节间隙狭窄
籽骨骨折	急性损伤 籽骨局部压痛 X 线片、CT 或 MRI 可显示骨折
籽骨应力骨折	慢性损伤 籽骨局部压痛 X 线片、CT、骨扫描、MRI 可显示骨折
籽骨骨折不愈合	急、慢性损伤 籽骨局部压痛 X 线片、CT 或 MRI 可显示骨折
二分籽骨	先天性籽骨间无骨性愈合。X 线片可见籽骨远近端之间透亮线，常被误诊为骨折 常无局部压痛或无症状 双足 X 线有类似表现 常为双侧,可通过双侧 X 线片对比鉴别
籽骨关节炎	急、慢性损伤 活动时疼痛 籽骨局部压痛 X 线片、骨扫描、CT 或 MRI 可显示关节炎
籽骨缺血性坏死	急、慢性损伤 籽骨局部压痛 X 线片、骨扫描、CT 或 MRI 可显示死骨碎片
屈肌腱狭窄性腱鞘炎	过度使用综合征 可出现扳机趾 踇长屈肌腱抗阻时疼痛 MRI 可发现腱鞘炎
痛风	急性期明显疼痛 第 1 跖趾关节触痛、红斑、活动受限 血尿酸升高,检查发现尿酸沉积

表 46.2　急性跖趾关节扭伤的分型

级别	临床表现	治疗	重返运动
I	跖侧软组织挫伤,局部水肿,仅可见少量瘀斑	对症处理	无痛即可恢复运动
II	跖侧结构部分撕裂,明显肿胀,跖趾关节疼痛,活动受限	行走靴,必要时扶拐	至少休息 2 周,开始恢复运动时可能需要先扎贴固定
III	跖侧结构完全断裂,严重肿胀,踇趾跖屈无力,第 1 跖趾关节不稳定	较长时间的行走靴或石膏固定,必要时手术重建	至少需要 6~10 周(视运动类型和比赛位置而定),开始恢复运动时扎贴固定

Adapted from Anderson RB, Shawen SB: Great-toe disorders. In Porter DA, Schon LC (eds.). Baxter's the foot and ankle in sport, 2nd edition. Philadelphia, 2007, Elsevier Health Sciences, pp. 411–433.

- 关节局部骨质疏松。
- 两块籽骨分离。
- 籽骨骨折。
- 籽骨移位。

治疗

急性损伤采用休息、冰敷、加压、抬高(RICE)方法治疗,然后进行适当的关节活动度练习和保护性负重。对于急性损伤,不建议使用绷带,因为它可能会影响血液循环。在轻微的跖屈运动中使用步行靴或带有前足免负重的短腿行走支具保护踇指不受影响,并允许运动员在可耐受范围内负重。如果症状允许,可在伤后 3~5 天开始适当的关节运动。使用靴子或足趾固定带保护脚趾,可尝试无对抗运动,但要保证无痛。在踇指可以达到 50°~60°无痛被动背伸前,不应尝试剧烈的蹬地活动。

慢性损伤可通过关节活动度练习和保护性负重进行治疗。踇指跖趾关节用多种方法支撑,包括行走石膏、可拆卸行走石膏、硬鞋改装、定制鞋垫和各种扎贴方法(图 46.3)。降低活动水平、增加休息时间、避免在僵硬的场地运动,也可以保护关节。NSAID 和冰敷也可作为辅助方法来减少炎症。关节内注射类固醇没有任何益处,可能对关节有害。

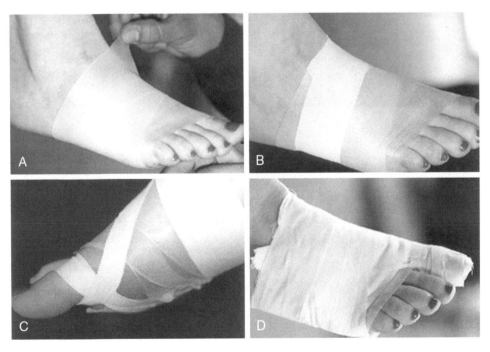

图 46.3　背伸限制扎贴技术:(A)软垫打底。(B)扎贴构型基底部位于中足。(C)约 1 英寸的横行扎贴,固定跖趾关节基底。(D)踇指环形缠绕稳定扎贴。

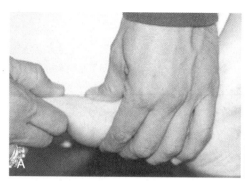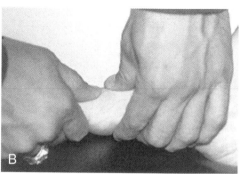

图 46.4 活动第 1 跖趾关节。

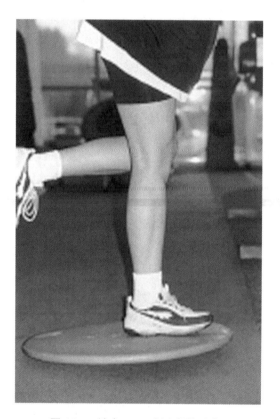

图 46.5 站在 BAPS 板上保持平衡。

手术治疗较少用于孤立的草皮趾,但伴有跖板断裂和籽骨近端移位的 3 级损伤可能需要手术治疗。

草皮趾的预防包括在可能的情况下使用支撑鞋(避免鞋前脚过度柔软)和牢固的衬垫,以及避免在坚硬的场地运动(如人工草皮)。

草皮趾的康复治疗

该方案(康复方案 46.1)的基本原则是通过穿合适的鞋子、使用胶带或硬性鞋垫来限制跗指跖趾关节背伸,以防止再次损伤。胶带扎贴技术有一定作用,但时间长容易松。现成的装备,如钢板和低切迹碳纤维插件很容易买到。定制设备可用于配套困难的尺码或特殊的鞋子。康复周期是可变的,取决于活动度的重建和疼痛的缓解。整个康复过程中均要强调关节活动度练习。

康复方案 46.1 草皮趾的治疗

第 1 阶段(急性期):0~5 天
• 休息、冰敷、涡流按摩浴、超声波治疗疼痛、炎症和关节僵硬
• 关节固定(图 46.4),然后进行轻柔的主动和被动活动度练习
• 当疼痛允许时,对跖趾关节周围进行等长锻炼
• 交叉训练活动,如水上活动和骑自行车、有氧健身
• 改良鞋子,为持续负重提供保护
第 2 阶段(亚急性期):1~6 周
• 减少炎症和关节僵硬的方法
• 强调增加灵活性和活动度,采取被动和主动相结合的方法和关节固定

(待续)

康复方案 46.1(续)

- 渐进式强化锻炼
- 毛巾擦洗
- 抬趾活动
  - 手动进行跖趾关节背屈和跖屈
  - 坐位,用手指抓握,自我进行足趾和踝关节屈伸活动
  - 坐位,单纯进行足趾背伸练习,然后逐渐恢复站立
  - 坐位练习足旋前与旋后,然后渐进性站立练习
- 随着难度的增加进行平衡活动，包括生物力学

踝关节平台系统(图 46.5)
- 交叉训练活动(滑板、水上跑步、骑自行车)以保持有氧健身

第 3 阶段(重返运动阶段)
- 继续使用保护衬垫或绷带
- 继续进行关节活动度和力量练习
- 在无痛范围内开始跑步锻炼
- 监测足趾屈伸训练,并逐渐增加难度

上述活动中应注意避免再次损伤

(白露　刘三彪　译)

延伸阅读

Bowers Jr KD, Martin RB. Turf-toe: a shoe-surface related football injury. *Med Sci Sports Exerc*. 1976;8:81.

Faltus J, Mullenix K, Moorman 3rd CT, et al. Case series of first metatarsophalangeal joint injuries in division 1 college athletes. *Sports Health*. 2014;6(6):519–526.

Mason LW, Molloy AP. Turf toe and disorders of the sesamoid complex. *Clin Sports Med*. 2015;34(4):725–739.

McCormick JJ, Anderson RB. Rehabilitation following turf toe injury and plantar plate repair. *Clin Sports Med*. 2009;29:313–334.

第 **5** 部分

膝关节损伤

第 **47** 章

前交叉韧带损伤

S. Brent Brotzman

背景

前交叉韧带(ACL)是膝关节中最容易完全断裂的韧带,这种损伤大多发生在运动员中(图 47.1)。美国每年的 ACL 重建术超过 100 000 例。

与运动相关的 ACL 损伤病例中,约 80%是非接触性损伤,这种间接暴力损伤常发生于膝关节旋转或跳跃着地时。女性比男性更容易发生非接触性 ACL 损伤(参见"女性运动员 ACL 损伤"相关章节)。然而,每年仅有 60 000 例 ACL 断裂患者接受重建术。

Hewitt 等(2005)在一项循证医学证据等级为Ⅱ级(Level Ⅱ)的研究中对经过前期预筛选而随后又发生了 ACL 损伤的女性运动员进行分析,患者具有

运动时膝关节动态外翻角度增大(图 47.2)及跳跃着地时膝外翻应力增大的特点。膝外展力矩使得下肢动态外翻角度、膝关节应力增大,通过这种特点预测未来可能发生 ACL 损伤的敏感性为 78%、特异性为 73%。1996 年,Hewitt 等研究报道,神经肌肉训练可以减少膝内收力矩,随后的章节中将详细论述。

尽管尚未明确定义膝关节 ACL 损伤的自然病程,但众所周知,ACL 损伤通常会导致一些长期后果,如继发半月板损伤、继发关节不稳及骨关节炎(OA)。

尽管许多研究表明,60%~90%的 ACL 损伤患者(Beynnon,2005;Andersson 等,2009)最终发展为骨关节炎,但最近一篇关于超过 10 年 ACL 损伤后的胫股关节骨关节的文献系统综述(Øiestad 等,2009)表明,上述估计值过高。缺乏统一的影像学分类法使得

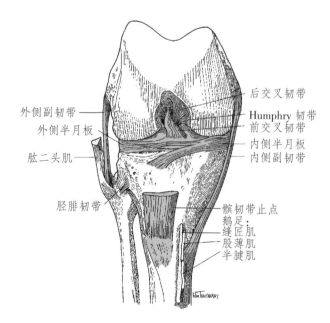

后交叉韧带
外侧副韧带
Humphry 韧带
外侧半月板
前交叉韧带
内侧半月板
肱二头肌
内侧副韧带

胫腓韧带
髌韧带止点
鹅足
缝匠肌
股薄肌
半腱肌

图 47.1 前交叉韧带及其他膝关节解剖结构。

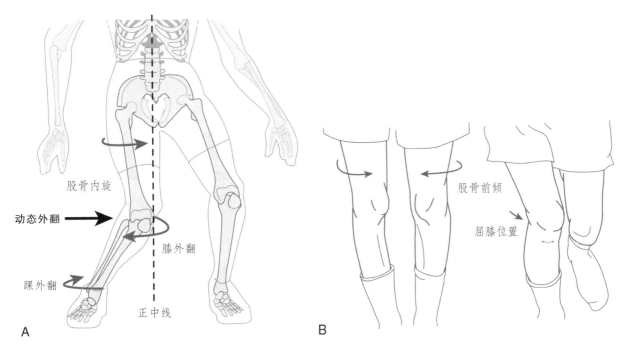

图 47.2 (A)动态膝外翻是指在三维测量下,股骨远端到胫骨远端这一段,向远离身体中线方向移动的一种位置或动作。动态膝外翻包括图示的动作和力矩。(B)在膝前痛患者中,膝关节的力线看起来很直,没有膝内翻或膝外翻,但股骨有明显的内旋,显示为股骨前倾。双侧髌骨朝向彼此(左图)。当膝关节处于屈曲位时,这种朝向会更明显:股骨会进一步内收和内旋(右图)。(Redrawn with permission from Hewett TE, Myer GD, Ford KR, Heidt RS Jr, Colosimo AJ, McLean SG, van den Bogert AJ, et al.: Biomechanical measures of neuromuscular control and valgus loading of the knee predict anterior cruciate ligament injury risk in female athletes. Am J Sports Med 33:4, 2005.)

这很难得出明确的结论,但这些研究人员认为,在最相关的研究中,单纯性 ACL 损伤膝关节骨关节炎的患病率为 0~13%, 合并半月板损伤的膝关节骨关节炎的患病率则为 21%~48%(Ⅱ级证据)。

ACL 损伤后继发半月板损伤可导致骨关节的发生, 半月板损伤随后可导致关节软骨损伤。对急性 ACL 损伤后接受重建术的患者进行为期 7 年的前瞻性研究, 曾接受半月板切除术的患者膝关节骨关节炎的发生率为 66%, 而没有半月板损伤的患者膝关节骨关节炎的发生率仅为 11%(Jomha 等,1999)。对 ACL 重建后 5~15 年的 928 例患者的主观评分指标随访研究发现,87% 双侧半月板未切除的患者膝关节功能正常或接近正常, 而部分或半月板全切除的患者比率为 63%(Shelbourne 和 Gray,2000)。在对 54 名接受半月板切除术或 ACL 重建术或两者皆有的国家橄榄球联盟球员的研究中发现, 与接受上述两种手术中一种手术的运动员相比, 同时接受这两种手术的运动员职业生涯较短(比赛首发次数和比赛参与次数更少)(Brophy 等,2009)。

ACL 成功重建已被证明可以改善患者的短期活动功能,并降低继发半月板损伤的风险,但并不会降低骨关节炎发生的可能性(Lohmander 和 Roos,1994), 尤其是合并半月板或关节软骨损伤的患者。

ACL 损伤的治疗

ACL 断裂保守治疗

• Levy 和 Meier(2003)报道,ACL 撕裂后如未进行治疗,患膝继发半月板撕裂的概率第 1 年为 40%,第 5 年为 60%,第 10 年为 80%。

• Lohmander 和 Roos(1994)对 33 篇文献的荟萃分析表明,尚无法证实 ACL 重建可以延缓骨关节炎的进程。合并半月板损伤的 ACL 损伤与骨关节炎的发生发展高度相关。

• 但是,一些 ACL 断裂的患者会形成代偿 ACL

缺失的生理反应和动作控制策略（Copers）。Copers 定义为这样一类患者，他们可以完全恢复运动和伤前的运动水平，时长达 1 年以上且没有膝关节失稳。

　　• Nakayama 和 Beard 也证明了 ACL 断裂患者在包括扰动训练在内的康复锻炼后，膝关节动态稳定性和功能得到了明显改善。因此，除传统的力量锻炼外，还应提倡对非手术治疗和 ACL 重建术后的患者进行扰动训练。

　　尽管当前 ACL 重建的治疗方法很成功，但并非所有患者都需要手术重建。目前，关于哪些患者适合进行 ACL 重建，哪些患者可以非手术治疗，尚无明确标准。

　　一些作者提出了非手术治疗 ACL 损伤的标准：Fitzgerald 等（2000 年）为适合行保守治疗（例如，开始扰动训练和力量训练方案）的 ACL 断裂候选患者制订了一项标准。主要标准为无合并其他韧带（如内侧副韧带）或半月板损伤，同时为单侧 ACL 损伤。其他标准包括：

　　• 计时跳测试得分达到未受伤肢体的 80%。

　　• 日常生活能力量表膝关节功能评分（KOSADLS）为未受伤肢体的 80% 及以上。

　　• 膝关节功能的整体评分为未受伤肢体的 60% 及以上。

　　• 仅在受伤到测试的时间段内出现膝关节失稳。

　　Fitzgerald 研究中 ACL 扰动训练康复组的成功率为 92%（11/12 例）。这项研究统计的似然比表明，接受扰动训练的患者重返高水平体育运动的可能性比仅接受标准 ACL 康复力量锻炼的患者高 5 倍。

　　Moksnes 等（2008）在一项 Ib 级研究中发现，经 Fitzgerald 最初筛选后可能的非 Copers 受试者归类出来，70% 的受试者经过 1 年的保守治疗后成为真正的 Copers。

　　• 这些作者的观察结果表明，ACL 损伤患者保守治疗后膝关节功能的恢复仅需要时间。

　　• 随访 1 年时，经 Fitzgerald 最初筛查被归类为非 Copers 的受试者中，70% 成为真正的 Copers（Beynnon 等，2005）。

　　ACL 保守治疗的其他标准包括：

　　• 很少参加高风险活动，如运动和重体力工作。

　　• 愿意避免参加高风险活动。

　　• 年龄超过 40 岁。

　　• 长期成功应对或适应 ACL 断裂。

　　• 受累关节发生晚期骨关节炎。

　　• 无法或不愿意进行术后康复。

　　大多数 ACL 损伤成功保守治疗的报道均为系列病例研究（Level IV 证据）。一项前瞻性队列研究（II 级证据）报道了 100 例保守治疗（早期活动方式改变和神经肌肉膝关节康复）ACL 损伤的患者，伤后随访 15 年时，68% 的患者没有膝关节症状（Neuman 等，2008）。

　　在 4 项对比保守治疗与手术治疗的随机对照研究中（I 级证据），一项报道指出这两种治疗结果无差异（Sandberg 等，1987），三项报道指出手术治疗优于保守治疗（Andersson，1989 和 1991；Odensten，1985）。

　　尽管 40 岁以上被认为是保守治疗的相对适应证，但一些研究报道老年患者的结果与年轻患者类似，年龄因素并不是保守治疗绝对的指征。许多 40 岁及以上的运动员仍参加竞技性运动，他们并不愿意接受膝关节失稳带来的活动限制。

ACL 手术重建

　　对于需要参加重体力工作或某些高风险运动或休闲活动的患者，目前普遍建议进 ACL 重建术。ACL 重建的其他适应证包括下列情况：尽管进行了康复治疗但仍存在膝关节失稳、半月板撕裂、膝关节其他韧带严重损伤、多关节韧带松弛、日常活动中反复发生膝关节失稳（Beynnon 等，2005）。一旦选择手术重建，需要考虑以下问题：手术时机、自体肌腱移植、同种异体肌腱移植、单束或双束重建、移植物固定方法和康复方案（加速或不加速）。

　　美国国家篮球协会一项对 ACL 损伤后接受重建的患者的研究发现（手术由运动医学专科医生实施），尽管进行了重建，但 22% 的运动员没有重返比赛，而 44% 重返比赛的运动员运动水平有所下降（Busfield 等，2009，IV 级）。

　　手术时机　在伤后急性期或早期，许多患者接受重建术后难以完全恢复膝关节活动功能，因此建议延迟 ACL 重建，以便降低术后关节粘连的可能性。一些回顾性病例研究显示急性期重建和延迟重建后患者的膝关节功能良好的结果。一项前瞻性研究比较了伤后 48 小时内、3~7 天、1~3 周和 3 周以上进行 ACL 重建的结果(Hunter 等,1996)。

他们发现,ACL 重建后膝关节活动和 ACL 完整性的恢复与手术时机无关。Shelbourne 和 Patel(1995)认为,ACL 手术时机不应受时间限制。无论何时手术,在手术前有良好活动度、轻度肿胀、下肢控制及精神状态良好的患者通常能获得良好的结果。Mayr 等(2004)在对 223 例 ACL 重建患者进行的回顾性研究中证实了这一结果:ACL 重建时存在膝关节肿胀、膝关节炎症的患者,70%发生术后关节粘连。重建的时机似乎不如手术前膝关节的状况重要,如膝关节全角度活动度、尽量减少积液量和疼痛(Beynnon 等,2005)。

移植物的选择 骨-髌腱-骨(BPTB)自体移植(图 47.3)既往被认为是 ACL 重建的"金标准"移植物,尽管选用其他移植物也报道具有良好的结果,尤其是腘绳肌肌腱(图 47.4)。许多研究将 BPTB 移植物与四股腘绳肌肌腱移植物进行比较,尽管选择 BPTB 移植物的患者做下跪动作时存在困难,但在术后膝关节功能恢复方面并无明显差异。

Yunes 等(2001)的一项荟萃分析发现,在膝关节前后松弛度方面,BPTB 移植患者比四股腘绳肌肌腱移植患者更接近正常,Goldblatt 等(2005)在随后的荟萃中分析发现,与四股腘绳肌肌腱移植的患者相比,BPTB 移植的患者达到 KT-1000 手动最大松弛度<3mm 标准的人更多,屈膝明显受限的人则更少。而腘绳肌肌腱移植的患者更少出现髌骨弹响、膝前痛和伸膝受限。

自体肌腱移植与同种异体肌腱移植比较 与自体肌腱移植相比,同种异体肌腱移植的优点包括:术源性疼痛更少、伸膝或屈膝机制被保留、手术时间减少、移植肌腱可以做得更粗大、关节粘连发生率降低及皮肤切口更美观。同种异体肌腱移植的缺点包括:感染风险、移植物成熟化缓慢或不完全、费用更高、移植物来源有限、骨隧道扩大及灭菌和存储过程中移植物变性。两项比较自体肌腱移植和同种异体肌腱移植的荟萃分析发现,两者的短期临床疗效无显著差异(Foster 等,2010;Carey 等,2009)。Mehta 等(2010)的另一项研究则发现,BPTB 同种异体移植者的翻修率更高,而自体肌腱移植的患者国际膝关节文献委员会(IKDC)评分更高。

对 37 例自体肌腱移植患者和 47 例同种异体肌

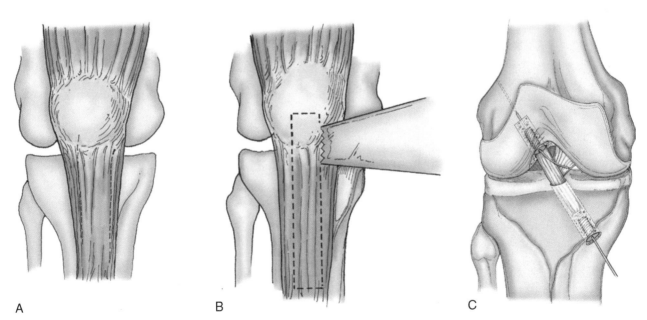

图 47.3 (A)切取骨髌腱骨移植物。显露髌腱后将髌腱与周围软组织切开并分离,测量并选用合适大小的移植物待取区域,然后沿髌腱纤维方向平行切开,在髌腱两端使用摆锯从胫骨和髌骨止点区域截取 25mm 长的骨块。(B)使用骨刀将骨块切取下来。(Reprinted with permission from Miller MD, Howard RF, Planchar KD: Surgical Atlas of Sports Medicine.Philadelphia, Saunders, 2003, p. 46, Fig. 7-4.)(C)骨髌腱骨移植物前交叉韧带的固定。(Reprinted with permission from Miller MD, Howard RF, Planchar KD: Surgical Atlas of Sports Medicine. Philadelphia, Saunders, 2003, p. 57, Fig. 7-14.)

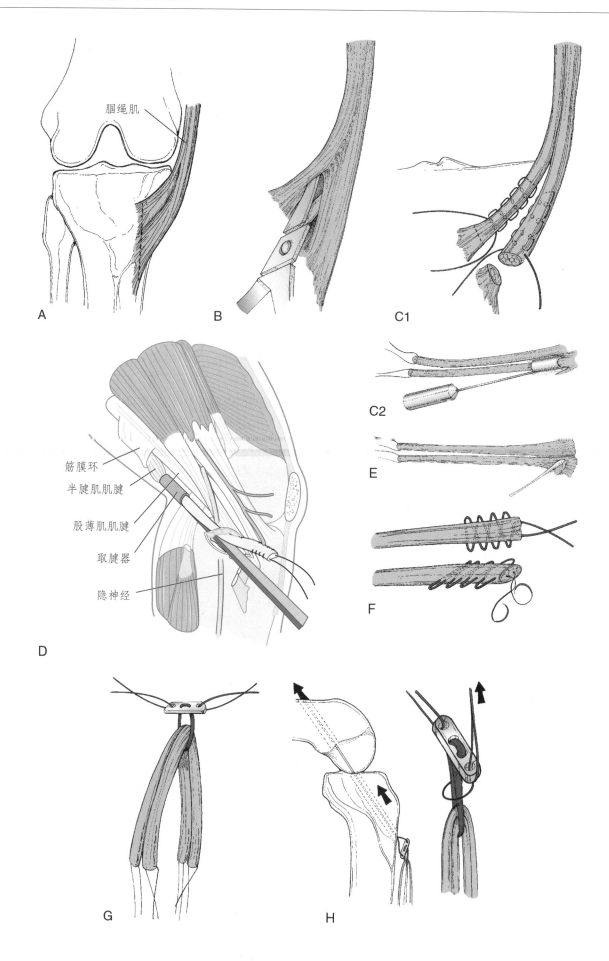

腘绳肌

A

B

C1

C2

E

F

筋膜环
半腱肌肌腱
股薄肌肌腱
取腱器
隐神经

D

G

H

腱移植患者的随访结果进行前瞻性比较（Ⅱ级证据），两者术后3~6年的临床结果评分类似（Edgar等，2008）。对3126例ACL重建（1777例自体移植物和1349例同种异体移植物）患者进行的回顾性研究发现，同种异体肌腱移植物的使用并没有增加感染的风险（两组均低于1%）。腘绳肌肌腱自体移植的感染率高于自体或同种异体BPTB移植（Barker等，2010）。

单束与双束ACL重建比较　双束重建的原理基于ACL存在两个走行方向不同的纤维束：前内侧（AM）束和后外侧（PL）束（图47.5）。在股骨侧的止点区域，膝关节伸直时两束纤维均为垂直走向，但屈膝90°时变成水平走向，PL束的止点位于AM束的前方。当膝关节伸直时两束纤维相互平行，当膝关节屈曲时交叉走行。屈膝时AM束会逐渐变紧，同时PL束逐渐变松；而伸膝时PL束会逐渐变紧，同时AM束逐渐变松。

这些观察结果表明，在不同屈膝角度下，每束都对膝关节运动有着独立的作用。尸体解剖研究表明，双束重建比单束重建更能促进恢复正常的膝关节活动（Tsai等，2009；Morimoto等，2009；Yagi等，2002），且胫股关节接触面积更接近于正常（Morimoto等，2009）。两种技术的若干前瞻性随机对照研究（Ⅰ级证据）显示，双束重建的客观结果更好，但即使在高水平运动员中，主观结果和功能方面并无显著差异。

一项荟萃分析（Meredick等，2008）发现，双束重建和单束重建在KT-1000测量的关节松弛度或轴移结果方面并没有发现临床意义上的显著差异。另一些作者报道，双束重建术后膝关节的旋转稳定性明显优于单束重建（Tsai等，2009）。双束重建的主要缺点是手术技术难度较高。多隧道增加了隧道位置不佳的风险，并使翻修手术变得极其困难。

文献报道的单束ACL重建是一种成功的术式，

其优点包括：技术难度更小、隧道扩大更少、并发症少、易于翻修、使用同种异体肌腱移植时耗费的肌腱更少、肌腱固定装置的费用更低及手术时间更短（Prodromos等，2008）。

固定方法的选择　ACL重建术中可选用各种肌腱固定装置，但哪种装置最佳目前尚无共识。固定装置通常可分为界面螺钉类装置和骨皮质固定装置（如带袢钛板、横穿钉）（Prodromos等，2008）。股骨和胫骨侧移植物可使用界面螺钉和（或）骨皮质固定装置固定。界面螺钉的固定原理为通过在移植物和骨隧道壁之间产生摩擦支持力来发挥作用（Prodromos等，2008）。骨皮质固定装置可以将移植物挤压直接固定在骨皮质上，也可以通过某种界面将移植物间接连接到皮质，通常为可穿过移植物的织物袢环或金属袢环。横穿钉固定是一种相对较新的固定技术，提倡者认为其优点是比骨皮质固定更接近于隧道口，但目前尚未得到证明。荟萃分析显示，皮质固定比隧道内固定强度更高。一项对包括横穿钉固定在内的三种固定装置的前瞻性对比研究发现，在术后2年时随访，随访结果或临床相关结果并无统计学差异（Harilainen和Sandelin，2009）。目前应用的所有固定技术似乎都提供了足够的稳定性以允许患者在ACL重建后尽早进行积极的康复治疗（Hapa和Barber，2009）。

ACL重建后康复的基本原则

ACL重建后的康复方案遵循以下几个基本指导原则：

● 手术前要达到膝关节全角度活动度，并尽量减轻关节内炎症和关节肿胀，以免发生关节粘连。

● 早期负重和恢复膝关节活动度，特别是被动

图47.4　(A,B)腘绳肌肌腱移植物的获取。首先在缝匠肌筋膜下方解剖分离出股薄肌肌腱(上)和半腱肌肌腱(下)。(C)肌腱尾端行编织缝合，用取键器切取肌腱。(D)取键器在半膜肌下方通过筋膜环外侧，可能导致取键器进入大腿的路径异常，造成半腱肌移植物中途断裂。(E)用刮匙将肌肉从肌腱上剔除。(F)移植物游离端行编织缝合。(G)调整移植物大小后将其穿过带袢钢板的袢环。(H)前交叉韧带移植物通过金属纽扣钢板(EndoButton)固定于股骨外侧皮质。(A, B, C, E, F,G Reprinted with permission from Miller MD, Howard RF, Planchar KD: Surgical Atlas of Sports Medicine. Philadelphia, Saunders, 2003, Figs. 7-5A, C, D, 7-8 A, B, C, 7-13. Part D adapted with permission from Brown CH, Sklar JH: Endoscopic anterior cruciate ligament reconstruction using quadrupled hamstring tendons and EndoButton femoral fxation. Tech Orthop 13:285, 1998.)

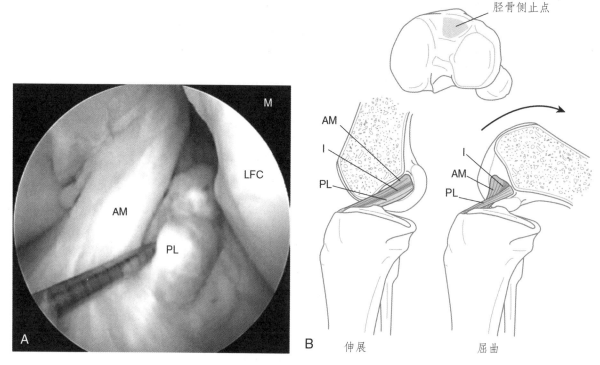

图 47.5 (A)前交叉韧带(ACL)前内侧束和后外侧束股骨侧止点撕裂。术前 Lachman 试验分级为 2+,轴移试验分级为 3+。(Reprinted with permission from Cole B: Surgical Techniques of the Shoulder, Elbow, and Knee in Sports Medicine. Philadelphia, Saunders, 2008, p. 664, Fig. 65-4.)(B)根据胫骨止点的不同将 ACL 分为三束:前内(AM)束,中间(I)束和后外(PL)侧束。 膝关节屈曲时,后侧纤维变松,前内束纤维环绕后外侧束纤维。(Redrawn with permission from Baker CL Jr: The Hughston Clinic Sports Medicine Book. Baltimore, Williams & Wilkins, 1995.)

完全伸直。

- 早期锻炼股四头肌和腘绳肌。
- 尽量控制肿胀和疼痛以减轻肌力下降和肌肉萎缩。
- 合理应用开链和闭链运动,避免早期开链运动,因其产生的剪切力或撕扯拉力可能会损伤尚未成熟化的韧带移植物(参见"开链运动和闭链运动"相关章节)。
- 所有下肢肌肉的拉伸、强化、肌力和耐力训练。
- 神经肌肉和本体感觉的恢复性训练,包括扰动性训练(第 48 章)。
- 基于治疗目标已达到成效的渐进性康复训练(即标准化序贯疗法)(康复方案 47.1)。
- 重返赛场前进行功能评定和针对专项运动的训练。

开链运动和闭链运动

近年来,关于 ACL 重建后进行闭链运动还是开链运动具有较大的争议。开链运动如图 47.6 可使用坐式伸腿器。闭链运动如图 47.7 可使用卧式蹬腿。理论上,闭链运动可向膝关节施加更大的挤压力,并刺激股四头肌和腘绳肌共同收缩。研究表明,这两种作

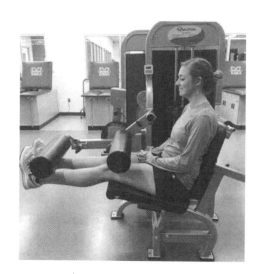

图 47.6 开链运动示例(足远端悬空,膝关节伸直)。

用有助于减小膝关节的前向剪切力，否则该剪切力将作用于正在成熟的 ACL 移植物上。因此，ACL 重建后，闭链运动比开链运动更受青睐，但支持该理论的文献并没有得出确定性结论。许多常见的活动不能明确地分为开链运动或闭链运动。步行、跑步、爬楼梯和跳跃既包含开链运动也包含闭链运动。

在屈膝 30°和 60°下，单侧 ACL 断裂的受试者做开链运动（足远端悬空，膝关节伸直）和闭链运动（自足远端向膝关节施压），Jenkins 及其同事（1997）测量了受试者的胫骨前向移位，并比较了健侧与患侧后得出结论：在低屈曲角度下进行开链运动可能会增加膝关节的前向剪切力，从而导致 ACL 松弛（表 47.1）。

Yack 及其同事（1993）也发现，与闭链运动（半蹲）相比，在屈膝 0°~60°范围内，开链运动（足远端悬空，膝关节伸直）胫骨前移增加。Kvist 和 Gillquist（1999）证实，甚至在肌肉活动水平较低时也会发生胫骨前移：从股四头肌收缩产生扭矩开始，到生成最大扭矩 10%为止，这个过程产生了 80%的胫骨向前移位总距离（股四头肌扭矩最大时的距离）。数学模型也推算出在开链运动中 ACL 承受的剪切力会更大。Jurist 和 Otis（1985），Zavetsky 及其同事（1994）及 Wilk 和 Andrews（1993）研究指出，改变等速开链训练器上的阻力板位置可改变前向剪切力的大小和胫骨向前移位程度。Wilk 和 Andrews 还发现，在较慢速度的等速运动中，与闭链运动相比开链运动的胫骨前移也会增加。

Beynnon 及其同事（1997）使用内置式传感器来测量多种活动过程中正常 ACL 的应变力。他们发现，闭链运动和开链运动之间并不是总有差别。这一发现与先前的研究结果相矛盾，表明某些闭链运动（如下蹲）可能并不像数学模型所预测的那样安全，特别是屈膝角度较小情况下的膝关节活动。

当腘绳肌单独收缩或与股四头肌同时收缩时，ACL 未承压或承压很小，基于这个发现提出了腘绳肌的收缩在 ACL 承压方面具有保护作用。闭链运动时股四头肌和腘绳肌共同收缩，随着屈膝角度的增加，腘绳肌活动逐渐减少。而在任意屈膝角度进行开链运动时，这种协同收缩都不会有效产生。

另一些报道也证明了开链运动和闭链运动之间存在差异。闭链运动刺激除股直肌外的股四头肌产生更多活动，而开链运动则刺激股直肌产生更多活动。开链运动刺激相对单独收缩的肌肉产生活动，因此更有利于增强该肌肉的肌力。但是，由于肌肉疲劳，这些单独收缩的肌肉将失去所有的稳定维持作用，可能导致 ACL 承受更大的压力。由于闭链运动可刺激更多的肌肉活动，锻炼特定肌肉力量的效果可能较弱，但肌肉疲劳时对 ACL 而言更安全。

总之，闭链运动可以安全应用于 ACL 重建术后的康复过程中，因为在大部分屈膝角度内其产生的膝关节前向剪切力和胫骨移位较小。尽管目前证据表明，某些闭链运动在屈膝角度较小时使 ACL 承受的压力和开链运动一样大，可能并不如之前认为的那么安全（表 47.2）。在移植物愈合阶段，多大的应力是有害的，多大的应力是有益的，目前尚不清楚。目前主流的观点还是建议最小化移植物的承压，将 ACL 松弛的风险降到最低。腘绳肌主导的开链屈膝活动，在全范围的屈膝角度下对 ACL 产生的风险极小，但应避免开链伸膝活动，因为这将会对 ACL 产生较大的应力并对髌股关节产生较大的压力。一项

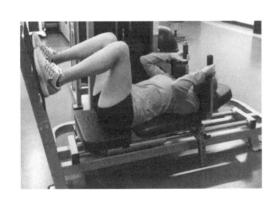

图 47.7　闭链运动示例（自足远端向膝关节施压）。

表 47.1　健侧与患侧胫骨前向位移差值

	屈膝 30°（mm）	屈膝 60°（mm）
开链运动（足远端悬空，膝关节伸直）	4.7	1.2
闭链运动（自足远端向膝关节施压）	1.3	2.1

3~5mm 为异常；5mm 为测量失败。

From Jenkins WL, Munns SW, Jayaraman G: A measurement of anterior tibial displacement in the closed and open kinetic chain. J Orthop Sports Phys Ther 1997；25：49–56.）

随机对照研究发现,与开链运动相比,闭链运动导致的疼痛和松弛更少,患者的主观预后结果更好(Andersson 等,2009)。

ACL 重建后其他康复注意事项

疼痛和积液

疼痛和肿胀是外科手术后的常见现象,可引起肌肉活动的神经反射性抑制,从而造成术后肌肉萎缩,因此应尽早进行控制以促进早期恢复膝关节活动度和肌力。减轻疼痛和肿胀的标准治疗方法包括冷疗、局部加压和下肢抬高。

冷疗通常用于减轻 ACL 重建后的疼痛、炎症和积液。冷疗通过局部作用,引起血管收缩从而减少液体外渗,抑制传入神经传导从而减轻疼痛和肌肉痉挛,防止细胞凋亡从而限制疼痛、炎症和肿胀相关化学介质的释放。

避免冷疗物长时间直接皮肤接触可以预防诸如皮肤浅表冻伤和神经功能障碍等并发症。冷疗的禁忌证包括对寒冷的过敏反应(如雷诺现象)、红斑狼疮、结节性动脉周围炎和类风湿关节炎。

表 47.2　符合标准的 ACL 重建

康复运动方式	常用康复运动 ACL 峰值张力的分级比较	
	峰值张力(0%)	受试者人数
屈膝 15°时股四头肌等长收缩(伸直扭矩 30Nm)	4.4	8
应用弹力带(Sport Cord)抗阻下蹲	4.0	8
穿戴 45N 重量的靴子进行反复膝关节屈伸活动	3.8	9
Lachman 试验(150N 前向剪切力)	3.7	10
下蹲	3.6	8
反复膝关节屈伸活动(不穿戴重力靴)	2.8	18
屈膝 15°时股四头肌和腘绳肌同时收缩	2.8	8
屈膝 30°时股四头肌等长收缩(伸直扭矩 30Nm)	2.7	18
前抽屉试验(150N 前向剪切力)	1.8	10
骑固定自行车	1.7	8
屈膝 15°时股薄肌等长收缩(达到伸直扭矩 10Nm)	0.6	8
屈膝 30°时股四头肌和腘绳肌同时收缩	0.4	8
膝关节被动屈伸活动	0.1	10
屈膝 60°时股四头肌等长收缩(伸直扭矩 30Nm)	0	8
屈膝 90°时股四头肌等长收缩(伸直扭矩 30Nm)	0	18
屈膝 60°时股四头肌和腘绳肌同时收缩	0	8
屈膝 90°时股四头肌和腘绳肌同时收缩	0	8
屈膝 30°、60°、90°时腘绳肌同时收缩(伸直扭矩 30Nm)	0	8

From Beynnon BD Fleming BC: Anterior cruciate ligament strain in-vivo: A review of previous work. J Biomech 1998;31:519 - 525.

康复方案 47.1　ACL 重建术后康复方案(Michael Duke, S. Brent Brotzman)

第 1 阶段(1~7 天)

负重状态

- 拄双拐,佩戴膝关节锁定支具,神经阻滞消退后在可承受范围内负重

锻炼方法

- 足后跟滑移训练(平躺,足后跟贴于床面,缓慢屈膝再伸直)/足后
- 跟滑墙训练(平卧,足跟置于墙面,缓慢向下滑移)/坐姿屈膝锻炼
- 踝泵训练
- 使用或不使用神经肌肉电刺激(NMES)或生物反馈仪进行股四头肌等长收缩训练
- 腘绳肌锻炼(对于非自体腘绳肌肌腱移植者)
- 臀肌锻炼
- 膝关节伸直位支具固定下行直腿抬高训练(SLR),包括直腿前抬高(同时屈髋)、直腿侧抬高(同时髋外展)、直腿后抬高(同时伸髋)
- 俯卧位膝关节悬空或仰卧位时使用足跟垫悬空膝关节,以进行膝关节被动伸膝训练
- 站立位重心转移训练以锻炼负重耐力(包括前后方向、两侧方向)
- 持续被动训练(CPM),每天 6 小时,角度每天增加 5°~10°
- 佩戴支具和使用拐杖行步态训练(包括平地行走和上/下楼梯)
- 冷疗以减轻肿胀

手法治疗

- 推髌训练
- 进行软组织按摩以控制腘绳肌痉挛

目标

- 术后 10 天内膝关节主动活动范围达到 0°~90°
- 良好的主动股四头肌收缩
- 佩戴支具和拄拐状态下能完全负重(FWB)
- 控制肿胀
- 保护移植物
- 伤口愈合

进展到第 2 阶段的标准

- 能在佩戴或不佩戴支具下直腿抬高
- 伤口干洁
- 膝关节活动范围逐渐改善
- 患肢能承重

第 2 阶段(8~14 天)

负重状态

- 可耐受范围内负重
- 双拐转成单拐
- 随着股四头肌恢复,逐渐解除膝关节支具锁定(支具不锁定,膝关节角度超过 30°前能立即直腿抬高)

锻炼方法

- 骑固定自行车以锻炼活动度(从脚踏板有限转动到全范围自由转动)
- 用或不用 NMES 或生物反馈仪行伸直位和屈膝 90°位的股四头肌等长收缩锻炼
- 佩戴支具单腿站立
- 双腿站立平衡板训练
- 继续进行膝关节活动度锻炼
- 步态训练:站在跑步机上单腿步行(像动物一样单爪刨地的动作),跨越前方锥形筒
- 使用 total gym/shuttle(注:美国品牌健身器材厂商名)仪器进行部分负重半蹲训练(屈膝 0°~30°范围内)
- 提踵训练
- 继续进行内收、外展、前屈、后伸 4 个方向的直腿抬高锻炼
- 使用弹力带进行膝关节抗阻伸直锻炼
- 俯卧位膝关节勾腿
- 站立位膝关节勾腿(自体腘绳肌肌腱移植者勿进行此锻炼)

手法治疗

- 继续推髌训练
- 继续腘绳肌软组织按摩

(待续)

康复方案 47.1(续)

目标

- 3 周内膝关节主动活动范围达到 0°~120°
- 轻松直腿抬高(无股四头肌迟滞)
- 使用拐杖或佩戴未锁定支具时步态正常

进展到第 3 阶段的标准

- 膝关节主动活动范围达到 0°~90°
- 直腿抬高较轻松(股四头肌轻度迟滞)
- 基本不用拐杖等助行器或支具下步态正常
- 手扶住物体的情况下患肢能单腿站立

第 3 阶段(2~4 周)

负重状态

- 完全负重,不用拐杖等助行器或支具下步态正常

锻炼方法

- 骑固定自行车,逐渐调高阻力以增加耐力
- 分别在膝关节 0°、60° 和 90° 位置,用或不用 NMES 或生物反馈仪
- 进行股四头肌等长收缩锻炼,直至健侧和患侧收缩肌力一致
- 在屈膝 0°~60° 范围内进行闭链运动的下蹲和(或)卧式蹬腿器蹬腿,逐渐增大阻力
- 在不同平面的平衡板上进行双腿站立训练
- 在多种地面状况(如平地、凹凸面等)下,闭眼/睁眼时单腿站立
- 在跑步机上或借助弹力带抗阻向前走、向后走
- 站立位抗阻直腿抬高,双腿交替进行

手法治疗

- 继续推髌训练
- 根据需要开始瘢痕按摩松解
- 进行被动屈膝或伸膝活动范围锻炼

目标

- 膝关节主动活动度与健侧一致
- 不借助外物下步态正常
- 日常生活自理(下楼梯可能仍有困难)

进展至第 4 阶段的标准

- 双膝主动活动范围一致
- 不借助外物下步态正常
- 能理解移植物状态相关注意事项

- 不借助外物能单腿站立

第 4 阶段(4~8 周)

注意事项

- 移植物在术后此阶段内最为脆弱。不要做剧烈运动,如跑步、跳跃、轴移动作、剪力动作,不做深蹲(限制在 0°~60° 范围内)。
- 留意瘢痕活动度,手法软组织按摩,瘢痕松解

锻炼方法

- 骑固定自行车:增大自行车阻力,增加少量的高强度间歇训练(HIIT)
- 下蹲/闭链运动蹬腿:在屈膝 0°~60° 范围内,从双下肢过渡到单侧下肢,逐渐增大阻力
- 弓步下蹲训练(0°~60°)
- 上下楼梯训练:包括肌肉的向心和离心收缩训练(屈膝不要超过 60°)
- 提踵训练:从双侧同时提踵过渡到单侧提踵
- 站立位抗阻侧踢腿(图 47.8),从前后向踢腿过

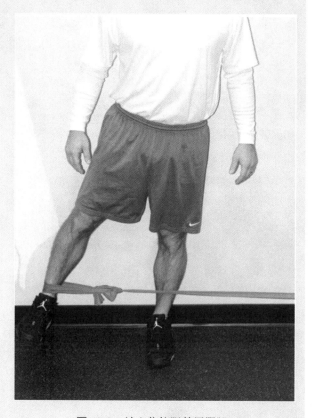

图 47.8　站立位抗阻外展踢腿。

(待续)

康复方案 47.1(续)

渡到侧方踢腿,循环此动作或任意组合

- 旋转稳定性训练:下肢弓步蹲不动时,反复拉侧方滑轮拉力器
- 使用 Sport Cord 弹力带,抗阻向前、后、左、右 4 个方向行走训练
- 在跑步机上向前、后、左、右 4 个方向行走训练
- 平衡板站立训练:多平面,双足站立
- 单足站立向小弹网或墙面抛球训练
- 单腿硬拉(deadlifts):腘绳肌肌腱移植者需要在术后 6~8 周开始
- 核心肌力训练:仰卧位臀桥,平板支撑,站立位使用各种滑轮拉力器锻炼
- 步态训练:在多种地面状况(如平地、凹凸地面)下,以步行速度跨越锥形筒训练

进展到第 5 阶段的标准

- 双足站立下蹲到屈膝 60°(不要超过),双腿能均匀承重
- "平静膝"(基本无痛、基本无肿胀、无打软腿)
- 髌上 10cm 处大腿肌肉腿围与健侧差异在 1~2cm 内
- 单腿可以基本稳定地站立 30 秒以上

第 5 阶段(8~12 周)

注意事项

- 髌腱炎

锻炼方法

- 下蹲/闭链运动蹬腿:在屈膝 0°~60° 范围内,从

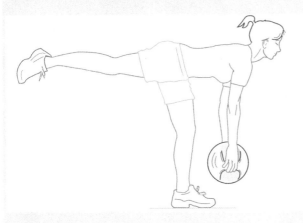

图 47.9　单脚硬拉。

双下肢过渡到单侧下肢,逐渐增大阻力

- 弓步下蹲训练(0°~60°)
- 提踵训练:从双侧同时提踵过渡到单侧提踵
- 高强度腘绳肌肌力训练
- 核心肌肉训练
- 肌力和平衡综合训练,例如:站在平衡板上向弹簧垫抛球训练、站在平衡板上屈膝 0°~30° 范围内半蹲训练、使用 Sport Cord 锥形筒行迂回越障训练、站立位抗阻侧踢腿
- 高级平衡训练(例如,单腿站立时用双手或对侧脚触碰锥形筒,单腿站立同时拉侧方弹力带)
- 可进行除蛙泳外的其他泳姿游泳训练,避免深蹲产生的推力,不要使用脚蹼
- 固定自行车高强度间歇训练(HIIT)

目标

- 大腿肌肉腿围与健侧无差异(术后 1 个月后,力量强化训练使腿围平均每个月增加 1cm)
- 单腿下蹲到 60°,姿势标准

进展到第 6 阶段的标准

- 大腿肌肉腿围基本正常(与健侧差异在 1cm 以内)
- 单腿下蹲到 60°
- 单腿站立至少 60 秒
- 膝关节肿胀基本消失,或运动后轻微肿胀

第 6 阶段(12~16 周)

需要注意/纠正的事项

- 活动过程中,足落地时膝关节屈膝角度过小(太接近完全伸直)
- 活动过程中,足落地时膝内翻/膝外翻(注意动态膝外翻并予以纠正)
- 活动过程中,主要用健侧肢体起跳或落地

锻炼方法

- 椭圆机训练:包括向前运动和向后运动
- 扰动训练*:包括平衡板、滚板、带平台的滚板
- 弹簧跳:由双下肢过渡到单侧下肢,特别要注意落地姿势
- 弹网床弹跳:由双下肢过渡到单下肢,特别要注意落地姿势

(待续)

康复方案 47.1(续)

- 使用 Sport Cord 弹力带下慢跑:在不同方位拉
- 在各种训练中提高运动速度
- 滑板训练
- 水中慢跑

进展至第 7 阶段的标准

- 单腿下蹲到屈膝 60°位置,重复 20 次
- 单腿站立至少 60 秒
- 单腿提踵,重复 30 次
- 双下肢起跳落地时在垂直方向和水平方向上的姿势良好
- 跳跃测试†:达到健肢水平的 80%才能跑步

第 7 阶段(16~24 周)

锻炼方法

- 渐进性跑步方案‡
- 跳跃测试和训练†
- 从双下肢过渡到单下肢垂直跳、水平跳
- 渐进性增强训练:例如,跳箱子、来回跳、立定跳、原地跳、深蹲跳(较大屈膝角度)、蹲跳(蛙跳)、剪式跳、越障跳、跳绳
- 速度和敏捷训练(例如,T 形变向加速跑的"T 测试",直线来回加速跑的"线性训练")(模拟运动员对特定运动项目的运动需求)
- 术后 20 周时开始急跑急停训练
- 术后 20 周逐渐过渡到特定运动项目相关运动方式的训练

ACL 翻修重建者康复方案

根据专科医生的建议,通常与初次 ACL 重建的康复方案类似,到术后 12 周为止的阶段一样,但将术后第 12~16 周的康复的周期延长到术后 5~6 个月,那时患者才可以开始跑步,并逐渐过渡到功能性体育活动。站立位抗阻侧踢腿包括外展踢腿(图 47.8)、屈曲踢腿、伸直踢腿、内收踢腿,4 个方向的踢腿动作可以通过将患者依次旋转 90° 来实现。

* 参见 ACL 术后康复锻炼进展中的"扰动训练"章节。

† 跳跃测试。

‡ 渐进性的跑步方案。

单腿跳跃距离:与健侧相比,至少达到健侧单腿跳跃距离的 80%才可跑步,至少 90%才可重返运动。

单腿三级跳距离:达到健侧 80%才可跑步,达到 90%才可重返运动。

单腿交叉三级跳(单腿"Z"形三级跳)距离:达到健侧 80%才可跑步,达到 90%才可重返运动。

限时 10 分钟单腿跳跃总距离:达到健侧 80%才可跑步,达到 90%才可重返运动。

定时垂直跳测试:在 60 秒内姿势良好且节奏平稳,可以认定为通过测试。

在跑步开始前,始终要在固定自行车或椭圆机上进行 10 分钟以上的热身。

跑步后患者应不会出现膝关节疼痛。

第 1 周:在 10~15 分钟内,跑步 30 秒,步行 90 秒,循环(隔天 1 次)。

第 2 周:在 10~20 分钟内,跑步 60 秒,步行 60 秒,循环(隔天 1 次)。

第 3 周:在 15~20 分钟内,跑步 90 秒,步行 30 秒,循环(隔天 1 次)。

第 4 周:在 20~25 分钟内,跑步 90 秒,步行 30 秒,循环(每周 3~4 次)。

第 5 周:连续不停地跑,每次跑 15~20 分钟(每周 3~5 次)。

(左建伟 译)

相关资料

A complete reference list is available at https://expertconsult.inkling.com/.

延伸阅读

Aglietti P, Insall JN, Cerulli G. Patellar pain and incongruence. I: measurements of incongruence. *Clin Orthop.* 1983;176:217–224.

Ahmed AM. The load-bearing role of the knee menisci. In: Mow VC, Arnoczky SP, Jackson DW, eds. *Knee Meniscus: Basic and Clinical Foundations.* New York: Raven Press; 1992:59–73.

Ahmed AM, Burke DL, Hyder A. Force analysis of the patellar mechanism. *J Orthop Res.* 1987;5:69–85.

Anderson DR, Weiss JA, Takai S, et al. Healing of the MCL following a triad injury: a biomechanical and histological study of the knee in rabbits. *J Orthop Res.* 1992;10:485–495.

Arms S, Boyle J, Johnson R, et al. Strain measurement in the medial collateral ligament of the human knee: an autopsy study. *J Biomech.* 1983;16:491–496.

Arnoczky SP. Meniscus. In: Fu FH, Harner CD, Vince KG, eds. *Knee Surgery.* Baltimore: Williams & Wilkins; 1994:131–140.

Arnoczky SP, Tarvin GB, Marshall JL. Anterior cruciate ligament replacement using patellar tendon: an evaluation of graft revascularization in the dog. *J Bone Joint Surg.* 1982;64A:217–224.

Arnoczky SP, Warren RF. Microvasculature of the human meniscus. *Am J Sports Med.* 1982;10:90–95.

Bach Jr BR, Levy ME, Bojchuk J, et al. Single-incision endoscopic anterior cruciate ligament reconstruction using patellar tendon autograft—minimum two year follow-up evaluation. *Am J Sports Med.* 1998;26:30–40.

Bach Jr BR, Tradonsky S, Bojchuk J, et al. Arthroscopically assisted anterior cruciate ligament reconstruction using patellar tendon autograft. *Am J Sports Med.* 1998;26:20–29.

Ballock RT, Woo SL-Y, Lyon RM, et al. Use of patellar tendon autograft for anterior cruciate ligament reconstruction in the rabbit: a long term histological and biomechanical study. *J Orthop Res.* 1989;7:474–485.

Barber FA. Accelerated rehabilitation for meniscus repairs. *Arthroscopy.* 1994;10:206–210.

Barber FA, Click SD. Meniscus repair rehabilitation with concurrent anterior cruciate reconstruction. *Arthroscopy.* 1997;13:433–437.

Barber FA, Elrod BF, McGuire DA, et al. Is an anterior cruciate ligament reconstruction outcome age dependent? *Arthroscopy.* 1996;12:720–725.

Barber-Westin SD, Noyes FR, Heckmann TP, et al. The effect of exercise and rehabilitation on anterior-posterior knee displacements after anterior cruciate ligament autograft reconstruction. *Am J Sports Med.* 1999;27:84–93.

Barrack RL, Skinner HB, Buckley SL. Proprioception in the anterior cruciate deficient knee. *Am J Sports Med.* 1989;17:1–6.

Barratta R, Solomonow M, Zhou BH, et al. Muscular coactivation: the role of the antagonist musculature in maintaining knee stability. *Am J Sports Med.* 1988;16:113–122.

Barrett DS. Proprioception and function after anterior cruciate ligament reconstruction. *J Bone Joint Surg.* 1991;73B:833–837.

Beard DJ, Kyberd PJ, Ferguson CM, et al. Proprioception enhancement for ACL deficiency: a prospective randomized trial of two physiotherapy regimens. *J Bone Joint Surg.* 1994;76B:654–659.

Bell DG, Jacobs I. Electro-mechanical response times and rate of force development in males and females. *Med Sci Sports Exerc.* 1986;18:31–36.

Bellemans J, Cauwenberghs F, Brys P, et al. Fracture of the proximal tibia after Fulkerson anteromedial tibial tubercle transfer. *Am J Sports Med.* 1998;26:300–302.

Beynnon BD, Fleming BC. Anterior cruciate ligament strain in-vivo: a review of previous work. *J Biomech.* 1998;31:519–525.

Beynnon BD, Johnson RJ. Anterior cruciate ligament injury rehabilitation in athletes: biomechanical considerations. *Sports Med.* 1996;22:54–64.

Beynnon BD, Johnson RJ, Naud S, et al. Accelerated versus nonaccelerated rehabilitation after anterior cruciate ligament reconstruction: a prospective, randomized, double-blind investigation evaluating knee joint laxity using roentgen stereophotogrammetric analysis. *Am J Sports Med.* 2011;39.12:2536–2548. Web.

Björklund K, Andersson L, Dalén N. Validity and responsiveness of the test of athletes with knee injuries: the new criterion based functional performance test instrument. *Knee Surg Sports Traumatol Arthrosc.* 2009;17(5):435–445.

Blazina ME, Kerlan RK, Jobe FW, et al. Jumper's knee. *Orthop Clin North Am.* 1973;4:665–673.

Bockrath K, Wooden C, Worrell T, et al. Effects of patella taping on patella position and perceived pain. *Med Sci Sports Exerc.* 1993;25:989–992.

Bolgla LA, Keskula DR. Reliability of lower extremity functional performance tests. *J Orthop Sports Phys Ther.* 1997;26:138–142.

Bose K, Kanagasuntheram R, Osman MBH. Vastus medialis obliquus: an anatomic and physiologic study. *Orthopedics.* 1980;3:880–883.

Boynton MD, Tietjens BR. Long-term followup of the untreated isolated posterior cruciate ligament-deficient knee. *Am J Sports Med.* 1996;24:306–310.

Brody LT, Thein JM. Nonoperative treatment for patellofemoral pain. *J Orthop Sports Phys Ther.* 1998;28:336–344.

Bush-Joseph CA, Bach Jr BR. Arthroscopic assisted posterior cruciate ligament reconstruction using patellar tendon autograft. In: Fu FH, ed. *Sports Med Arthrosc Rev.* vol. 2. 1994:106–119.

Butler DL, Grood ES, Noyes FR, et al. On the interpretation of our ACL data. *Clin Orthop.* 1985;196:26–34.

Butler DL, Guan Y, Kay MD, et al. Location-dependent variations in the material properties of the anterior cruciate ligament. *J Biomech.* 1992;25:511–518.

Butler DL, Noyes FR, Grood ES. Ligamentous restraints to anterior-posterior drawer in the human knee. *J Bone Joint Surg.* 1980;62A:259–270.

Bylski-Austrow DI, Ciarelli MJ, Kayner DC, et al. Displacements of the menisci under joint load: an in vitro study in human knees. *J Biomech.* 1994;27:421–431.

Caborn DNM, Coen M, Neef R, et al. Quadrupled semitendinosis-gracilis autograft fixation in the femoral tunnel: a comparison between a metal and a bioabsorbable interference screw. *Arthroscopy.* 1998;14:241–245.

Caborn DNM, Urban Jr WP, Johnson DL, et al. Biomechanical comparison between BioScrew and titanium alloy interference screws for bone-patellar tendon-bone graft fixation in anterior cruciate ligament reconstruction. *Arthroscopy.* 1997;13:229–232.

Caylor D, Fites R, Worrell TW. The relationship between the quadriceps angle and anterior knee pain syndrome. *J Orthop Sports Phys Ther.* 1993;17:11–16.

Cerny K. Vastus medialis oblique/vastus lateralis muscle activity ratios for selected exercises in persons with and without patello-femoral pain syndrome. *Phys Ther.* 1995;75:672–683.

Chang PCC, Lee LKH, Tay BK. Anterior knee pain in the military population. *Ann Acad Med Singapore.* 1997;26:60–63.

Clancy Jr WG, Shelbourne KD, Zoellner GB, et al. Treatment of knee joint instability secondary to rupture of the posterior cruciate ligament: report of a new procedure. *J Bone Joint Surg.* 1983;65A:310–322.

Cohn BT, Draeger RI, Jackson DW. The effects of cold therapy in the postoperative management of pain in patients undergoing anterior cruciate ligament reconstruction. *Am J Sports Med.* 1989;17:344–349.

Colby SM, Hintermeister RA, Torry MR, et al. Lower limb stability with ACL impairment. *J Orthop Sports Phys Ther.* 1999;29:444–451.

Conlan T, Garth Jr WP, Lemons JE. Evaluation of the medial soft-tissue restraints of the extensor mechanism of the knee. *J Bone Joint Surg.* 1993;75A:682–693.

Cooper DE, Xianghua HD, Burstein AL, et al. The strength of the central third patellar tendon graft. *Am J Sports Med.* 1993;21:818–824.

Corry IS, Webb JM, Clingeleffer AJ, et al. Arthroscopic reconstruction of the anterior cruciate ligament: a comparison of patellar tendon autograft and fourstrand hamstring tendon autograft. *Am J Sports Med.* 1999;27:444–454.

Cosgarea AJ, Sebastianelli WJ, DeHaven KE. Prevention of arthrofibrosis after anterior cruciate ligament reconstruction using the central third patellar tendon autograft. *Am J Sports Med.* 1995;23:87–92.

Cross MJ, Powell JF. Long-term followup of posterior cruciate ligament rupture. *Am J Sports Med.* 1984;12:292–297.

Denham RA, Bishop RED. Mechanics of the knee and problems in reconstructive surgery. *J Bone Joint Surg.* 1978;60B:345–351.

Doucette SA, Child DP. The effect of open and closed chain exercise and knee joint position on patellar tracking in lateral patellar compression syndrome. *J Orthop Sports Phys Ther.* 1996;23:104–110.

Doucette SA, Goble EM. The effect of exercise on patellar tracking in lateral patellar compression syndrome. *Am J Sports Med.* 1992;20:434–440.

Dowdy PA, Miniaci A, Arnoczky SP, et al. The effect of cast immobilization on meniscal healing: an experimental study in the dog. *Am J Sports Med.* 1995;23:721–728.

Dye SF. The knee as a biologic transmission with an envelope of function: a theory. *Clin Orthop.* 1996;325:10–18.

Eng JJ, Pierrynowski MR. Evaluation of soft foot orthotics in the treatment of patellofemoral pain syndrome. *Phys Ther.* 1993;73:62–70.

Engle CP, Noguchi M, Ohland KJ, et al. Healing of the rabbit medial collateral ligament following an O'Donoghue triad injury: the effects of anterior cruciate ligament reconstruction. *J Orthop Res.* 1994;12:357–364.

Escamilla RF, Fleisig GS, Zheng N, et al. Biomechanics of the knee during closed kinetic chain and open kinetic chain exercises. *Med Sci Sports Exerc.* 1998;30:556–569.

Falconiero RP, DiStefano VJ, Cook TM. Revascularization and ligamentization of autogenous anterior cruciate ligament grafts in humans. *Arthroscopy.* 1998;14:197–205.

Feretti A. Epidemiology of jumper's knee. *Sports Med.* 1986;3:289–295.

Fetto JF, Marshall JL. Medial collateral ligament injuries of the knee: a rationale for treatment. *Clin Orthop.* 1978;132:206–218.

Ford KR, Myer GD, Toms H, et al. Gender differences in the kinematics of unanticipated cutting in young athletes. *Med Sci Sports Exer.* 2005;37:124–129.

Frank CB, Jackson DW. The science of reconstruction of the anterior cruciate ligament. *J Bone Joint Surg.* 1997;79A:1556–1576.

Fukuda TY, Fingerhut D, Moreira VC, et al. Open kinetic chain exercises in a restricted range of motion after anterior cruciate ligament reconstruction: a randomized controlled clinical trial. *Am J Sports Med.* 2013;41.4:788–794. Web.

Fukibayashi T, Torzilli PA, Sherman MF, et al. An in vitro biomechanical evaluation of anterior-posterior motion of the knee. *J Bone Joint Surg.* 1982;64A:258–264.

Fulkerson JP, Kalenak A, Rosenberg TD, et al. Patellofemoral pain. In: Eilert RE, ed. *Instr Course Lect.* 1992;41:57–70.

Gerrard B. The patellofemoral pain syndrome in young, active patients: a prospective study. *Clin Orthop.* 1989;179:129–133.

Gilchrist J, Mandelbaum BR, Melancon H, et al. A randomized controlled trial to prevent noncontact anterior cruciate ligament injury in female collegiate soccer players. *Am J Sports Med.* 2008;36:1476–1483.

Gilleard W, McConnell J, Parsons D. The effect of patellar taping on the onset of vastus medialis obliquus and vastus lateralis muscle activity in persons with patellofemoral pain. *Phys Ther.* 1998;78:25–31.

Giove TP, Miller SJ, Kent III BE, et al. Non-operative treatment of the torn anterior cruciate ligament. *J Bone Joint Surg.* 1983;65A:184–192.

Giurea M, Zorilla P, Amis AA, et al. Comparative pull-out and cyclic-loading strength tests of anchorage of hamstring tendon grafts in anterior cruciate ligament reconstruction. *Am J Sports Med.* 1999;27:621–625.

Goldfuss AJ, Morehouse CA, LeVeau BF. Effect of muscular tension on knee stability. *Med Sci Sports Exerc.* 1973;5:267–271.

Gollehon DL, Torzilli PA, Warren RF. The role of the posterolateral and cruciate ligaments in the stability of the human knee: a biomechanical study. *J Bone Joint Surg.* 1987;69A:233–242.

Gomez MA, Woo SL-Y, Amiel D, et al. The effects of increased tension on healing medial collateral ligaments. *Am J Sports Med.* 1991;19:347–354.

Goodfellow J, Hungerford DS, Zindel M. Patello femoral mechanics and pathology I: functional anatomy of the patello femoral joint. *J Bone Joint Surg.* 1976;58B:287–290.

Grabiner MD, Koh TJ, Draganich LF. Neuromechanics of the patellofemoral joint. *Med Sci Sports Exerc.* 1994;26:10–21.

Greenwald AE, Bagley AM, France EP, et al. A biomechanical and clinical evaluation of a patellofemoral knee brace. *Clin Orthop.* 1996;324:187–195.

Grelsamer RP, Klein JR. The biomechanics of the patellofemoral joint. *J Orthop Sports Phys Ther.* 1998;28:286–298.

Grood ES, Noyes FR, Butler DL, et al. Ligamentous and capsular restraints preventing straight medial and lateral laxity in intact human cadaver knees. *J Bone Joint Surg.* 1981;63A:1257–1269.

Grood ES, Stowers SF, Noyes FR. Limits of movement in the human knee: effect of sectioning the posterior cruciate ligament and posterolateral structures. *J Bone Joint Surg.* 1988;70A:88–97.

Grood ES, Suntay WJ, Noyes FR, et al. Biomechanics of the knee-extension exercise. *J Bone Joint Surg.* 1984;66A:725–734.

Habata T, Ishimura M, Ohgushi H, et al. Axial alignment of the lower limb in patients with isolated meniscal tear. *J Orthop Sci.* 1998;3:85–89.

Hakkinen K. Force production characteristics of leg extensor, trunk flexor, and extensor muscles in male and female basketball players. *J Sports Med Phys Fitness.* 1991;31:325–331.

Hardin GT, Bach Jr BR. Distal rupture of the infrapatellar tendon after use of its central third for anterior cruciate ligament reconstruction. *Am J Knee Surg.* 1992;5:140–143.

Hardin GT, Bach Jr BR, Bush-Joseph CA. Extension loss following arthroscopic ACL reconstruction. *Orthop Int.* 1993;1:405–410.

Harner CD, Hoher J. Evaluation and treatment of posterior cruciate ligament injuries. *Am J Sports Med.* 1998;26:471–482.

Harner CD, Irrgang JJ, Paul J, et al. Loss of motion after anterior cruciate ligament reconstruction. *Am J Sports Med.* 1992;20:499–506.

Harner CD, Olson E, Irrgang JJ, et al. Allograft versus autograft anterior cruciate ligament reconstruction. *Clin Orthop.* 1996;325:134–144.

Hartigan E, Axe MJ, Snyder-Mackler L. Perturbation training prior to ACL reconstruction improves gait asymmetries in non-copers. *J Orthop Res.* 2009;27:724–729.

Hashemi J, Chandrashekar N, Mansouri H, et al. The human anterior cruciate ligament: sex differences in ultrastructure and correlation with biomechanical properties. *J Orthop Res.* 2008;26:945–950.

Hewett TE, Lindenfeld TN, Riccobene JV, et al. The effect of neuromuscular training on the incidence of knee injury in female athletes. *Am J Sports Med.* 1999;27:699–706.

Hewett TE, Noyes FR, Lee MD. Diagnosis of complete and partial posterior cruciate ligament ruptures: stress radiography compared with KT-1000 Arthrometer and posterior drawer testing. *Am J Sports Med.* 1997;5:648–655.

Hewett TE, Myer GD, Ford KR. Decrease in neuromuscular control about the knee with maturation in female athletes. *J Bone Joint Surg Am.* 2004;86:1601–1608.

Holmes SW, Clancy WG. Clinical classification of patellofemoral pain and dysfunction. *J Orthop Sports Phys Ther.* 1998;28:299–306.

Howell SM, Taylor MA. Brace-free rehabilitation, with early return to activity, for knees reconstructed with a double-looped semitendinosis and gracilis graft. *J Bone Joint Surg.* 1996;78A:814–825.

Huberti HH, Hayes WC, Stone JL, et al. Force ratios in the quadriceps tendon and ligamentum patellae. *J Orthop Res.* 1984;2:49–54.

Huberti HH, Hayes WC. Contact pressures in chondromalacia patellae and the effects of capsular reconstructive procedures. *J Orthop Res.* 1988;6:499–508.

Hull ML, Berns GS, Varma H, et al. Strain in the medial collateral ligament of the human knee under single and combined loads. *J Biomech.* 1996;29:199–206.

Huston LJ, Wojtys EM. Neuromuscular performance characteristics in elite female athletes. *Am J Sports Med.* 1996;24:427–436.

Indelicato PA. Non-operative treatment of complete tears of the medial collateral ligament of the knee. *J Bone Joint Surg.* 1983;65A:323–329.

Ingersoll C, Knight K. Patellar location changes following EMG biofeedback or progressive resistive exercises. *Med Sci Sports Exerc.* 1991;23:1122–1127.

Inoue M, Yasuda K, Ohkoshi Y, et al. Factors that affect prognosis of conservatively treated patients with isolated posterior cruciate ligament injury. *Programs and Abstracts of the 64th Annual Meeting of the American Academy of Orthopaedic Surgeons.* 1997;78. San Francisco.

Inoue M, Yasuda K, Yamanaka M, et al. Compensatory muscle activity in the posterior cruciate ligament-deficient knee during isokinetic knee motion. *Am J Sports Med.* 1998;26:710–714.

Insall J, Falvo KA, Wise DW. Chondromalacia patellae. A prospective study. *J Bone Joint Surg.* 1976;58A:1–8.

Ireland ML. Anterior cruciate ligament in female athletes: epidemiology. *J Athl Train.* 1999;34:150–154.

Itoh H, Kurosaka M, Yoshiya S, et al. Evaluation of functional deficits determined by four different hop tests in patients with anterior cruciate ligament deficiency. *Knee Surg Sports Traumatol Arthrosc.* 1998;6:241–245.

Jacobs CA, Uhl TL, Mattacola CG, et al. Hip abductor function and lower extremity landing kinematics. sex differences. *J Athl Train.* 2007;42:76–83.

Juris PM, Phillips EM, Dalpe C, et al. A dynamic test of lower extremity function following anterior cruciate ligament reconstruction and rehabilitation. *J Orthop Sports Phys Ther.* 1997;26:184–191.

Karst GM, Willett GM. Onset timing of electromyographic activity in the vastus medialis oblique and vastus lateralis muscles in subjects with and without patellofemoral pain syndrome. *Phys Ther.* 1995;75:813–837.

Kartus J, Magnusson L, Stener S, et al. Complications following arthroscopic anterior cruciate ligament reconstruction. *Knee Surg Sports Traumatol Arthrosc.* 1999;7:2–8.

Keller PM, Shelbourne KD, McCarroll JR, et al. Non-operatively treated isolated posterior cruciate ligament injuries. *Am J Sports Med.* 1993;21:132–136.

King D. The healing of semilunar cartilages. *J Bone Joint Surg.* 1936;18:333–342.

Klein L, Heiple KG, Torzilli PA, et al. Prevention of ligament and meniscus atrophy by active joint motion in a non-weight-bearing model. *J Orthop Res.* 1989;7:80–85.

Kleipool AEB, Zijl JAC, Willems WJ. Arthroscopic anterior cruciate ligament reconstruction with bone-patellar tendon-bone allograft or autograft. *Knee Surg Sports Traumatol Arthrosc.* 1998;6:224–230.

Klingman RE, Liaos SM, Hardin KM. The effect of subtalar joint posting on patellar glide position in subjects with excessive rearfoot pronation. *J Orthop Sports Phys Ther.* 1997;25:185–191.

Kolowich PA, Paulos LE, Rosenberg TD, et al. Lateral release of the patella: indications and contraindications. *Am J Sports Med.* 1990;18:359–365.

Komi PV, Karlsson J. Physical performance, skeletal muscle enzyme activities, and fibre types in monozygous and dizygous twins of both sexes. *Acta Physiol Scand.* 1979;462(Suppl):1–28.

Kowall MG, Kolk G, Nuber GW, et al. Patellofemoral taping in the treatment of patellofemoral pain. *Am J Sports Med.* 1996;24:61–66.

Kwak SD, Colman WW, Ateshian GA, et al. Anatomy of the human patellofemoral joint articular cartilage: a surface curvature analysis. *J Orthop Res.* 1997;15:468–472.

Laprade J, Culham E, Brouwer B. Comparison of five isometric exercises in the recruitment of the vastus medialis oblique in persons with and without patellofemoral pain. *J Orthop Sports Phys Ther.* 1998;27:197–204.

Larsen B, Andreasen E, Urfer A, et al. Patellar taping: a radiographic examination of the medial glide technique. *Am J Sports Med.* 1995;23:465–471.

Larsen NP, Forwood MR, Parker AW. Immobilization and re-training of cruciate ligaments in the rat. *Acta Orthop Scand.* 1987;58:260–264.

Laurin CA, Levesque HP, Dussault R, et al. The abnormal lateral patellofemoral angle. A diagnostic roentgenographic sign of recurrent patellar subluxation. *J Bone Joint Surg.* 1978;60A:55–60.

Lautamies R, Harilainen A, Kettunen J, et al. Isokinetic quadriceps and hamstring muscle strength and knee function 5 years after anterior cruciate ligament reconstruction: comparison between bone-patellar tendon-bone and hamstring tendon autografts. *Knee Surg Sports Traumatol Arthrosc.* 2008;16(11):1009–1016.

Lephart SM, Kocher MS, Fu FH, et al. Proprioception following anterior cruciate ligament reconstruction. *J Sports Rehabil.* 1992;1:188–196.

Lephart SM, Pincivero DM, Rozzi SL. Proprioception of the ankle and knee. *Sports Med.* 1998;3:149–155.

Lian O, Engebretsen L, Ovrebo RV, et al. Characteristics of the leg extensors in male volleyball players with jumper's knee. *Am J Sports Med.* 1996;24:380–385.

Lieb FJ, Perry J. Quadriceps function: an anatomical and mechanical study using amputated limbs. *J Bone Joint Surg.* 1971;53A:749–758.

Lieber RL, Silva PD, Daniel DM. Equal effectiveness of electrical and volitional strength training for quadriceps femoris muscles after anterior cruciate ligament surgery. *J Orthop Res.* 1996;14:131–138.

Lipscomb Jr AB, Anderson AF, Norwig ED, et al. Isolated posterior cruciate ligament reconstruction: long-term results. *Am J Sports Med.* 1993;21:490–496.

Lundberg M, Messner K. Long-term prognosis of isolated partial medial collateral ligament ruptures. *Am J Sports Med.* 1996;24:160–163.

Lutz GE, Palmitier RA, An KN, et al. Comparison of tibiofemoral joint forces during open-kinetic-chain and closed-kinetic-chain exercises. *J Bone Joint Surg.* 1993;75A:732–739.

MacDonald P, Miniaci A, Fowler P, et al. A biomechanical analysis of joint contact forces in the posterior cruciate deficient knee. *Knee Surg Sports Traumatol Arthrosc.* 1996;3:252–255.

Magen HE, Howell SM, Hull ML. Structural properties of six tibial fixation methods for anterior cruciate ligament soft tissue grafts. *Am J Sports Med.* 1999;27:35–43.

Mangine RE, Eifert-Mangine M, Burch D, et al. Postoperative management of the patellofemoral patient. *J Orthop Sports Phys Ther.* 1998;28:323–335.

Marder RA, Raskind JR, Carroll M. Prospective evaluation of arthroscopically assisted anterior cruciate ligament reconstruction: patellar tendon versus semitendinosis and gracilis tendons. *Am J Sports Med.* 1991;19:478–484.

Mariani PP, Santori N, Adriani E, et al. Accelerated rehabilitation after arthroscopic meniscal repair: a clinical and magnetic resonance imaging evaluation. *Arthroscopy.* 1996;12:680–686.

Markolf KL, Burchfield DM, Shapiro MM, et al. Biomechanical consequences of replacement of the anterior cruciate ligament with a patellar ligament allograft. Part II: forces in the graft compared with forces in the intact ligament. *J Bone Joint Surg.* 1996;78A:1728–1734.

Markolf KL, Mensch JS, Amstutz HC. Stiffness and laxity of the knee: the contributions of the supporting structures. *J Bone Joint Surg.* 1976;58A:583–593.

Markolf KL, Slauterbeck JR, Armstrong KL, et al. A biomechanical study of replacement of the posterior cruciate ligament with a graft. Part II: forces in the graft compared with forces in the intact ligament. *J Bone Joint Surg.* 1997;79A:381–386.

McConnell J. The management of chondromalacia patellae: a long term solution. *Aust J Physiother.* 1986;32:215–223.

McDaniel WJ, Dameron TB. Untreated ruptures of the anterior cruciate ligament. *J Bone Joint Surg.* 1980;62A:696–705.

McDaniel WJ, Dameron TB. The untreated anterior cruciate ligament rupture. *Clin Orthop.* 1983;172:158–163.

McKernan DJ, Paulos LE. Graft selection. In: Fu FH, Harner CD, Vince KG, eds. *Knee Surgery.* Baltimore: Williams & Wilkins; 1994.

McLaughlin J, DeMaio M, Noyes FR, et al. Rehabilitation after meniscus repair. *Orthopedics.* 1994;17:463–471.

Merchant AC. Classification of patellofemoral disorders. *Arthroscopy.* 1988;4:235–240.

Merchant AC, Mercer RL, Jacobsen RH, et al. Roentgenographic analysis of patellofemoral congruence. *J Bone Joint Surg.* 1974;56A:1391–1396.

Mirzabeigi E, Jordan C, Gronley JK, et al. Isolation of the vastus medialis oblique muscle during exercise. *Am J Sports Med.* 1999;27:50–53.

Mok DWH, Good C. Non-operative management of acute grade III medial collateral ligament injury of the knee. *Injury.* 1989;20:277–280.

Moller BN, Krebs B. Dynamic knee brace in the treatment of patellofemoral disorders. *Arch Orthop Trauma Surg.* 1986;104:377–379.

Morgan CD, Wojtys EM, Casscells CD, et al. Arthroscopic meniscal repair evaluated by second-look arthroscopy. *Am J Sports Med.* 1991;19:632–637.

Muhle C, Brinkmann G, Skaf A, et al. Effect of a patellar realignment brace on patients with patellar subluxation and dislocation. *Am J Sports Med.* 1999;27:350–353.

Muneta T, Sekiya I, Ogiuchi T, et al. Effects of aggressive early rehabilitation on the outcome of anterior cruciate ligament reconstruction with multi-strand semitendinosis tendon. *Int Orthop.* 1998;22:352–356.

Myer GD, Ford KR, Hewett TE. Rationale and clinical techniques for anterior cruciate ligament injury prevention among female athletes. *J Athl Train.* 2004;39:352–364.

Myer GD, Paterno MV, Ford KR, et al. Rehabilitation after anterior cruciate ligament reconstruction: criteria-based progression through the return-to-sport phase. *J Orthop Sports Phys Ther.* 2006;36:385–402.

Neeb TB, Aufdemkampe G, J.H Wagener, et al. Assessing anterior cruciate ligament injuries: the association and differential value of questionnaires, clinical

tests, and functional tests. *J Orthop Sports Phys Ther.* 1997;26:324–331.

Nissen CW, Cullen MC, Hewett TE, et al. Physical and arthroscopic examination techniques of the patellofemoral joint. *J Orthop Sports Phys Ther.* 1998;28:277–285.

Nogalski MP, Bach Jr BR. Acute anterior cruciate ligament injuries. In: Fu FH, Harner CD, Vince KG, eds. *Knee Surgery.* Baltimore: Williams & Wilkins; 1994.

Novak PJ, Bach Jr BR, Hager CA. Clinical and functional outcome of anterior cruciate ligament reconstruction in the recreational athlete over the age of 35. *Am J Knee Surg.* 1996;9:111–116.

Noyes FR. Functional properties of knee ligaments and alterations induced by immobilization: a correlative biomechanical and histological study in primates. *Clin Orthop.* 1977;123:210–242.

Noyes FR, Barber SD, Mangine RE. Abnormal lower limb symmetry determined by function hop tests after anterior cruciate ligament rupture. *Am J Sports Med.* 1991;19:513–518.

Noyes FR, Butler DL, Grood ES, et al. Biomechanical analysis of human ligament grafts used in knee-ligament repairs and replacements. *J Bone Joint Surg.* 1984;66A:344–352.

Noyes FR, DeMaio M, Mangine RE. Evaluation-based protocol: a new approach to rehabilitation. *J Orthop Res.* 1991;14:1383–1385.

Noyes FR, Wojtys EM, Marshall MT. The early diagnosis and treatment of developmental patella infera syndrome. *Clin Orthop.* 1991;265:241–252.

Nyland J. Rehabilitation complications following knee surgery. *Clin Sports Med.* 1999;18:905–925.

O'Connor JJ. Can muscle co-contraction protect knee ligaments after injury or repair? *J Bone Joint Surg.* 1993;75B:41–48.

O'Donoghue DH. Surgical treatment of fresh injuries to the major ligaments of the knee. *J Bone Joint Surg.* 1950;32A:721–738.

Ohno K, Pomaybo AS, Schmidt CC, et al. Healing of the MCL after a combined MCL and ACL injury and reconstruction of the ACL: comparison of repair and nonrepair of MCL tears in rabbits. *J Orthop Res.* 1995;13:442–449.

Ostenberg A, Roos E, Ekdahl C, et al. Isokinetic knee extensor strength and functional performance in healthy female soccer players. *Scand J Med Sci Sports.* 1998;8:257–264.

Osteras H, Augstad LB, Tondel S. Isokinetic muscle strength after anterior cruciate ligament reconstruction. *Scand J Med Sci Sports.* 1998;8:279–282.

Ostero AL, Hutcheson L. A comparison of the doubled semitendinosis/gracilis and central third of the patellar tendon autografts in arthroscopic anterior cruciate ligament reconstruction. *Arthroscopy.* 1993;9:143–148.

Palumbo PM. Dynamic patellar brace: a new orthosis in the management of patellofemoral pain. *Am J Sports Med.* 1981;9:45–49.

Papagelopoulos PJ, Sim FH. Patellofemoral pain syndrome: diagnosis and management. *Orthopedics.* 1997;20:148 157.

Papalia R, Vasta S, Tecame A, et al. Home-based vs supervised rehabilitation programs following knee surgery: a systematic review. *British Medical Bulletin.* 2013;108.1:55–72. Web.

Parolie JM, Bergfeld JA. Long-term results of nonoperative treatment of isolated posterior cruciate ligament injuries in the athlete. *Am J Sports Med.* 1986;14:35–38.

Paulos LE, Rosenberg TD, Drawbert J, et al. Infrapatellar contracture syndrome: an unrecognized cause of knee stiffness with patella entrapment and patella infera. *Am J Sports Med.* 1987;15:331–341.

Pincivero DM, Lephart SM, Henry TJ. The effects of kinesthetic training on balance and proprioception in anterior cruciate ligament injured knee. *J Athl Train.* 1996;31(Suppl 2):S52.

Pope MH, Johnson RJ, Brown DW, et al. The role of the musculature in injuries to the medial collateral ligament. *J Bone Joint Surg.* 1979;61A:398–402.

Popp JE, Yu JS, Kaeding CC. Recalcitrant patellar tendinitis: magnetic resonance imaging, histologic evaluation, and surgical treatment. *Am J Sports Med.* 1997;25:218–222.

Powers CM. Rehabilitation of patellofemoral joint disorders: a critical review. *J Orthop Sports Phys Ther.* 1998;28:345–354.

Powers CM, Landel R, Perry J. Timing and intensity of vastus muscle activity during functional activities in subjects with and without patellofemoral pain. *Phys Ther.* 1996;76:946–966.

Prodromos CC, Han Y, Rogowski J, et al. A meta-analysis of the incidence of anterior cruciate ligament tears as a function of gender, sport, and a knee-injury-reduction regimen. *Arthroscopy.* 2007;23:1320–1325.

Prodromos CC, Joyce BT, Shi K, et al. A meta-analysis of stability after anterior cruciate ligament reconstruction as a function of hamstring versus patellar tendon graft and fixation type. *Arthroscopy.* 2005;21:1202.

Race A, Amis AA. The mechanical properties of the two bundles of the human posterior cruciate ligament. *J Biomech.* 1994;27:13–24.

Radin EL, Rose RM. Role of subchondral bone in the initiation and progression of cartilage damage. *Clin Orthop.* 1986;213:34–40.

Reider B. Medial collateral ligament injuries in athletes. *Sports Med.* 1996;21:147–156.

Reider B, Sathy MR, Talkington J, et al. Treatment of isolated medial collateral ligament injuries in athletes with early functional rehabilitation. *Am J Sports*

Med. 1993;22:470–477.

Reinold MM, Fleisig GS, Wilk KE. Research supports both OKC and CKC activities. Biomechanics. 1999;2(Suppl 2):27–32.

Risberg MA, Holm I, Steen H, et al. The effect of knee bracing after anterior cruciate ligament reconstruction. Am J Sports Med. 1999;27:76–83.

Roberts D, Friden T, Zatterstrom R, et al. Proprioception in people with anterior cruciate ligament-deficient knees: comparison of symptomatic and asymptomatic patients. J Orthop Sports Phys Ther. 1999;29:587–594.

Rodeo SA. Arthroscopic meniscal repair with use of the outside-in technique. J Bone Joint Surg. 2000;82A:127–141.

Sachs RA, Daniel DM, Stone ML, et al. Patellofemoral problems after anterior cruciate ligament reconstruction. Am J Sports Med. 1989;17:760–765.

Schutzer SF, Ramsby GR, Fulkerson JP. Computed tomographic classification of patellofemoral pain patients. Orthop Clin North Am. 1986;144:16–26.

Schutzer SF, Ramsby GR, Fulkerson JP. The evaluation of patellofemoral pain using computerized tomography: a preliminary study. Clin Orthop. 1986;204:286–293.

Seitz H, Schlenz I, Muller E, et al. Anterior instability of the knee despite an intensive rehabilitation program. Clin Orthop. 1996;328:159–164.

Sernert N, Kartus J, Kohler K, et al. Analysis of subjective, objective, and functional examination tests after anterior cruciate ligament reconstruction. Knee Surg Sports Traumatol Arthrosc. 1999;7:160–165.

Shelbourne KD, Davis TJ, Patel DV. The natural history of acute, isolated, non-operatively treated posterior cruciate ligament injuries. Am J Sports Med. 1999;27:276–283.

Shelbourne KD, Davis TJ. Evaluation of knee stability before and after participation in a functional sports agility program during rehabilitation after anterior cruciate ligament reconstruction. Am J Sports Med. 1999;27:156–161.

Shelbourne KD, Foulk AD. Timing of surgery in anterior cruciate ligament tears on the return of quadriceps muscle strength after reconstruction using an autogenous patellar tendon graft. Am J Sports Med. 1995;23:686–689.

Shelbourne KD, Nitz P. Accelerated rehabilitation after anterior cruciate ligament reconstruction. Am J Sports Med. 1990;18:292–299.

Shelbourne KD, Patel DV. Treatment of limited motion after anterior cruciate ligament reconstruction. Knee Surg Sports Traumatol Arthrosc. 1999;7:85–92.

Shelbourne KD, Patel DV, Adsit WS, et al. Rehabilitation after meniscal repair. Clin Sports Med. 1996;15:595–612.

Shelbourne KD, Patel DV, Martini DJ. Classification and management of arthrofibrosis of the knee after anterior cruciate ligament reconstruction. Am J Sports Med. 1996;24:857–862.

Shelbourne KD, Wilckens JH, Mollabaashy A, et al. Arthrofibrosis in acute anterior cruciate ligament reconstruction: the effect of timing of reconstruction and rehabilitation. Am J Sports Med. 1991;9:332–336.

Shellock FG, Mink JH, Deutsch AL, et al. Kinematic MR imaging of the patellofemoral joint: comparison of passive positioning and active movement techniques. Radiology. 1992;184:574–577.

Shelton WR, Papendick L, Dukes AD. Autograft versus allograft anterior cruciate ligament reconstruction. Arthroscopy. 1997;13:446–449.

Skyhar MJ, Warren RF, Oritz GJ, et al. The effects of sectioning of the posterior cruciate ligament and the posterolateral complex on the articular contact pressures within the knee. J Bone Joint Surg. 1993;75A:694–699.

Snyder-Mackler L, Ladin Z, Schepsis AA, et al. Electrical stimulation of thigh muscles after reconstruction of anterior cruciate ligament. J Bone Joint Surg. 1991;73A:1025–1036.

Steinkamp LA, Dillingham MF, Markel MD, et al. Biomechanical considerations in patellofemoral joint rehabilitation. Am J Sports Med. 1993;21:438–444.

Stetson WB, Friedman MJ, Fulkerson JP, et al. Fracture of the proximal tibia with immediate weightbearing after a Fulkerson osteotomy. Am J Sports Med. 1997;25:570–574.

Thompson WO, Thaete FL, Fu FH, et al. Tibial meniscal dynamics using three-dimensional reconstruction of magnetic resonance images. Am J Sports Med. 1991;19:210–216.

Torg JS, Barton TM, Pavlov H, et al. Natural history of the posterior cruciate ligament-deficient knee. Clin Orthop. 1989;246:208–216.

Tyler TF, McHugh MP, Gleim GW, et al. The effect of immediate weightbearing after anterior cruciate ligament reconstruction. Clin Orthop. 1998;357:141–148.

Uhorchak JM, Scoville CR, Williams GN, et al. Risk factors associated with noncontact injury of the anterior cruciate ligament: a prospective four-year evaluation of 859 West Point cadets. Am J Sports Med. 2003;31:831–842.

Vedi V, Williams A, Tennant SJ, et al. Meniscal movement: an in-vivo study using dynamic MRI. J Bone Joint Surg. 1999;81B:37–41.

Voloshin AS, Wosk J. Shock absorption of the meniscectomized and painful knees: a comparative in vivo study. J Biomed Eng. 1983;5:157–161.

Vos EJ, Harlaar J, van Ingen-Schenau GJ. Electromechanical delay during knee extensor contractions. Med Sci Sports Exerc. 1991;23:1187–1193.

Weiss JA, Woo SL-Y, Ohland KJ, et al. Evaluation of a new injury model to study medial collateral ligament healing: primary repair versus non-operative treatment. J Orthop Res. 1991;9:516–528.

Wilk KE, Davies GJ, Mangine RE, et al. Patellofemoral disorders: a classification system and clinical guideline for nonoperative rehabilitation. J Orthop Sports Phys Ther. 1998;28:307–322.

Williams Jr JS, Bach Jr BR. Rehabilitation of the ACL deficient and reconstructed knee. In: Grana W, ed. Sports Med Arthrosc Rev. vol. 3. 1996:69–82.

Woo SL-Y, Chan SS, Yamaji T. Biomechanics of knee ligament healing, repair, and reconstruction. J Biomech. 1997;30:431–439.

Woo SL-Y, Gomez MA, Sites TJ, et al. The biomechanical and morphological changes of the MCL following immobilization and remobilization. J Bone Joint Surg. 1987;69A:1200–1211.

Woo SL-Y, Hollis JM, Adams DJ, et al. Tensile properties of the human femur-anterior cruciate ligament complex. Am J Sports Med. 1991;19:217–225.

Woo SL-Y, Inoue M, McGurck-Burleson E, et al. Treatment of the medial collateral ligament injury II. Structure and function of canine knees in response to differing treatment regimens. Am J Sports Med. 1987;15:22–29.

Wright, et al. Anterior cruciate ligament reconstruction rehabilitation MOON Guidelines. Sports Health. Jan 2014.

Yamaji T, Levine RE, Woo SL-Y, et al. MCL healing one year after a concurrent MCL and ACL injury: an interdisciplinary study in rabbits. J Orthop Res. 1996;14:223–227.

Yasuda K, Erickson AR, Beynnon BD, et al. Dynamic elongation behavior in the medial collateral and anterior cruciate ligaments during lateral impact loading. J Orthop Res. 1993;11:190–198.

Zazulak BT, Hewett TE, Reeves N, et al. Deficits in neuromuscular control of the trunk predict knee injury risk: a prospective biomechanical-epidemiological study. Am J Sports Med. 2007;35:1123–1130.

Zheng N, Fleisig GS, Escamilla RF, et al. An analytical model of the knee for estimation of the internal forces during exercise. J Biomech. 1998;31:963–967.

第 48 章

前交叉韧带重建术后、非手术治疗和前交叉韧带损伤患者的扰动训练

Michael Duke | S. Brent Brotzman

扰动被定义为身体系统中的一个小变化，通常是处于平衡状态的系统受到外界干扰或对突然的、意外的外力或运动的无意识反应，例如，一名美式足球的跑位，运动员通过切步、侧踢、停球来对潜在的抢断者作出反应，然后快速起跑；或者篮球运动员通过快速改变方向和速度来避开防守队员。扰动训练包括对受伤的膝关节施加潜在的不稳定的力，以增强神经肌肉意识、神经肌肉反应和膝关节的动态稳定性，从而稳定关节。扰动训练的目的是教育患者对平台上施加的力引起支撑膝关节肌肉组织的选择性适应性肌肉反应，以获得膝关节保护的神经肌肉反应。

对于希望恢复高水平运动的患者，前交叉韧带（ACL）断裂后接受非手术治疗的成功率有限。有证据支持这些准备重返高水平运动的患者进行外科干预（Daniel 等，1994；Engstrom 等，1993）。然而，对于某些人来说，某些情况可能会导致手术干预延迟或不能手术。这些人可能包括为了奖学金而需要完成赛季来证明自己能力的运动员、希望将手术推迟到繁忙工作季节后的季节性工人，或者个人的生活环境或生活阶段，对于手术没有那么迫切，但直到他们能够接受手术，才可以维持体力活动。

稳定恢复者

在选择不进行 ACL 重建的患者中，部分患者更擅长通过复杂的神经肌肉模式主动稳定 ACL 损伤的膝关节（称为稳定恢复者）。尽管存在 ACL 缺失，但稳定恢复者具有恢复全部运动的能力，并在至少 1 年的时间里没有任何不稳定。他们采用不同的肌肉激活模式代偿，这些模式似乎与股四头肌的力量无关。

恢复受限者

稳定恢复受限者是指那些不能完全恢复活动，并且倾向于表现出关节僵硬或产生肌肉的不适应性广泛共同收缩来稳定膝关节的患者。稳定恢复受限者的关节僵硬常见于对不熟悉活动的早期运动学习过程，并且随着个人完成任务变得更加熟练，个体能够展示更复杂的运动模式。能够恢复到高运动功能水平的患者，他们的肌肉活动发生了增强膝关节稳定性的改变（Ciccotti 等，1994；Gauffinn 和 Tropp，1992；Rudolph 等，1998）。在 ACL 受伤后，扰动训练

也可以改善稳定恢复受限者的膝关节功能（Logerstedt 等，2009）。

有一些理论可用于解释稳定膝关节和其他关节的能力。Johansson 和 Sjolander 认为，关节结构中机械感受器的敏感性增加可能导致肌肉处于更高的"准备"状态，以应对关节稳定性的挑战（Fitzgerald 等，2000b；Johansson 和 Sjolander，1993）。这意味着，如果治疗师能够在康复过程中加入膝关节渐进性扰动稳定训练，尽管缺乏被动的限制作用，仍可以改变神经肌肉模式，从而提高关节的稳定性。

Hartigan 等（2009）发现，ACL 重建术前接受扰动训练的患者在 ACL 重建术后 6 个月，受累和未受累膝关节之间的膝关节屈曲（步态期间膝关节屈曲）没有差异。相比之下，仅进行标准 ACL 康复治疗的小组显示明显的不对称性。这表明某种形式的神经肌肉训练，特别是扰动训练，对于恢复正常的运动模式是必要的。

这些结果表明这种不对称性存在于步行速度中，而这些问题在比赛运动中将会被放大。同样，Risberg 等（2007）的临床试验比较了以力量为基础（ST）的和以神经肌肉控制为基础（NT）的康复计划。基于他们的发现，Risberg 提倡采用力量与神经肌肉控制相结合的方案。

重建 ACL 的主要目的之一是恢复胫骨相对股骨前移的被动限制作用。Beard 等（2001 年）对 ACL 缺失的患者术前和术后的胫骨移位进行了研究，发现在重建术后胫骨移位实际上短暂地增加，作者认为这是由于腘绳肌保护性张力减小，使其无法抑制胫骨移动。考虑到这种情况和腘绳肌稳定能力的暂时性丧失，对神经肌肉系统进行再训练以防止"打软腿"发作造成半月板损伤显得尤为重要。扰动训练在这方面被证明是有效的。

已经描述了几项标准来筛选 ACL 损伤后通过非手术治疗可以获得成功的患者（Engstrom 等，1993；Fitzgerald 等，2000a）：

• 无关节液渗出的迹象。
• 与健侧膝关节相比较，患侧具有全范围被动膝关节活动度。
• 在直腿抬高测试（SLR）过程中，患侧膝关节可以达到完全伸展。

• 患侧股四头肌最大自主收缩力相当于健侧的75%。
• 患侧可耐受单腿跳跃而无疼痛。
• 无伴发韧带或半月板损伤。

一旦满足这些标准，则按照表 48.1 所述进行筛选试验。通过筛选测试的患者被认为可以接受非手术康复。

研究证实，加强有扰动训练的标准康复方案可以显著提高运动员在没有打软腿情况下重返赛季的可能性（Fitzgerald 等，2000c）。扰动训练通常每周进行 2~3 次，共 8~10 次，患者可在训练的最后一周恢复运动项目。

患者被鼓励对扰动的方向和外力作出反应，并有目的地作出肌肉反应，以防止或尽量减少在支撑面上产生较大的偏移。防止粗大肌肉共同收缩和关节的提前固定，并由物理治疗师通过额外提醒来改善。

扰动训练包括三种技术：
• 滑轮板移动。
• 跷跷板扰动。
• 滑轮板和固定平台扰动。

滑轮板移动包括患者双脚站立在滚动平台上，治疗师对平台施加平移扰动（图 48.1）。最初，应采取安全预防措施，如将患者置于双杠或门道处，一旦治疗师认为没有安全问题，这些保护措施可以被去除。治疗师指导患者在木板上保持平衡。可通过多种形式运动开始进阶锻炼，例如：

• 从可预测、有节奏到随机。
• 施加的力由弱到强。
• 由小到大移位。
• 支撑由双腿支撑到单腿支撑。

表 48.1　ACL 损伤后进行非手术治疗的筛查测试

测试	通过评分
单足、交叉、三角和计时跳跃测试（Noyes 等，1991；Reid 等，2007）	达到未受累侧的 80% 或以上
受伤后至测试期间报道的打软腿	不超过 1 次
日常生活活动量表膝关节功能测定（Irgang 等，1998）	80% 或以上
膝关节功能主观综合评定（自我评估 0~100%）	60% 或以上

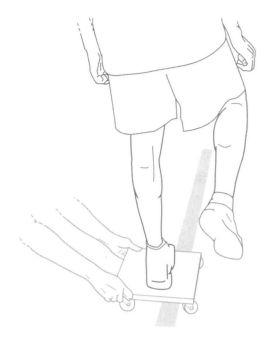

图 48.1　滑轮板平移扰动技术。

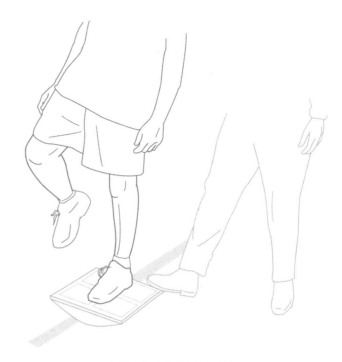

图 48.2　跷跷板扰动技术。

- 从有视觉反馈（目视平板）至闭眼或看向别处。
- 患者应关注对专项运动的干扰，如在扰动过程中抛球或运球。

跷跷板扰动包括患者站立在跷跷板上，治疗师轻敲或踩在板边缘，导致板突然倾斜（图 48.2）。指导患者保持平衡，并在治疗师应用扰动后恢复到中立状态。患者可以站立，使木板前后向、内外侧倾斜，或斜向倾斜任一方向。运动的进阶可以包括所有上述的挑战，加上直立姿势逐步进阶至深蹲姿势。

滑轮板和固定平台的扰动技术包括患者一条腿站在平台上，另一条腿站在滑轮板上，治疗师对滑轮板施加平移力（图 48.3）。指示患者"配合我的力量"或在没有下肢共同收缩的情况下防止木板移动。对于治疗师来说，观察共同收缩和估计患者的反应速度和力量相当重要。患者正在学习选择性地激活肌肉群以应对外部扰动。若患者的反应时间和力量均有所提高，则表明需要进一步提高患者的抗扰动能力。除上述进展外，还可取得以下进展：

- 从并排站姿到前后分开站姿，再进阶到运动项目相关的特殊站姿（例如，棒球中内野手站姿或四分卫投掷站姿）。
- 只有受累侧下肢在滑轮板上，进阶到未受累侧下肢在滑轮板上。

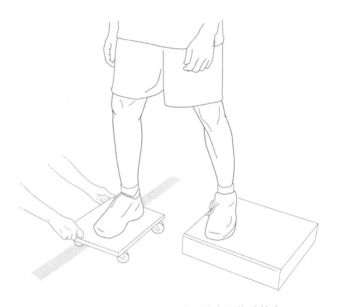

图 48.3　滑轮板与静止平台相结合的扰动技术。

- 从木制平台进阶至泡沫垫（柔软的表面）。
- 从单向移动进阶至多向移动。

治疗师在训练过程中必须注意患者的反应，不断评估反应时间、反应强度、改变方向的能力、膝关节的稳定性，以及患者是否表现出明显的共同收缩。应给出口头提示，适当的反应表明准备好应对更多的困难挑战。

扰动训练也可以作为 ACL 重建术后康复的有效工具。膝关节解剖结构稳定性的改变取决于手术方式;然而,功能性和主动性膝关节稳定可以通过康复来改变。任何术后 ACL 重建康复计划的目标都应该是提高长期功能结果, 关键是患者在高水平功能活动期间稳定膝关节的能力。

ACL 重建术后本体感觉的恢复对关节稳定性至关重要。已知完整的 ACL 有机械性感受器(Schultz 等,1984;Schutte 等,1987),许多作者注意到,尽管时间和程度可能有很大的不同,但 ACL 重建的移植物中会出现一些神经再生 (Barrack 等,1997;Barrett, 1991;Fremerey 等,2000;Risberg 等,2001)。

已接受 ACL 手术的患者表现出与 ACL 缺失患者类似的共同收缩模式(Vairo 等,2008)。考虑到股四头肌力量恢复的时间和自体肌腱重建后腘绳肌愈合的需要, 我们建议在 12 周左右开始扰动训练。ACL 重建术后开始扰动训练前,应满足以下标准:

- 正常的步态、活动度、直腿抬高和关节积液渗出最少。
- 单下肢站立平衡睁眼维持>60 秒,并且保持最小的肢体活动。
- 受累侧单腿下蹲至 45°,下蹲时没有功能性膝内翻/外翻,并具有良好的骨盆控制。

一旦满足上述标准,可应用与 ACL 损伤非手术治疗类似的方案。

尽管扰动训练对 ACL 损伤非手术治疗和术后治疗都很有用, 但它也可用于任何影响步态或运动的神经肌肉异常情况。其他可能受益于扰动训练的情况包括:

- 膝关节其他韧带扭伤。
- 踝关节、膝关节或骶髂关节失稳。
- 调整方案用于解决上肢问题(即腕、肘或肩关节)。
- 前庭问题。
- 膝关节骨关节炎(Fitzgerald 等,2002)。

通过扰动训练来改善复杂运动的神经肌肉控制的理念可成功应用于任何运动项目。棒球投手在投球运动的各个阶段都可以进行对上肢、躯干或下肢的干扰。高尔夫球手在挥杆的不同阶段也可以进行类似的挑战。篮球运动员在后方位置或投篮时进行扰动练习,以提高他们保持姿势或投篮的稳定性。尽管跑步项目的挑战来自对手或地面情况的变化,但任何跑步运动也可受益于单腿平衡训练和扰动训练,以提高稳定性和神经肌肉控制,进而保持姿势。对扰动训练和 ACL 损伤的广泛研究并不意味着这是它的唯一用途。需要进一步的研究来确定扰动训练可以在多大范围内被应用。

文献中有大量的证据表明, 采用上述扰动训练技术可以提高膝关节的稳定性。滑轮板和摇动板被设计从地面向上产生不稳定力, 模拟在没有与物体或其他运动员接触的情况下活动, 以产生各种神经肌肉模式。作者提出,除了目前的扰动方案外,运动员还可以从上至下从各种扰动训练中获益。

摔跤、篮球、美式橄榄球、英式橄榄球和武术等运动都是全面的接触性运动,运动员重复受到外力的作用,包括膝、髋、躯干、肩、上肢、头和颈。通过从轻负荷和可预测的扰动训练开始, 进阶至功能性速度和强度的扰动训练, 运动员将为训练和比赛中发生的接触做好充足的准备。

静态站立位扰动包括患者站立, 双脚分开与肩同宽,膝关节略微弯曲,目视前方。治疗师可在膝、髋和肩关节施加不同方向、强度和可预测的力,指示患者保持姿势。在足下放置一个柔软的平面以增加难度。增加一些针对运动项目的干扰来进一步增加难度,如掷篮球、接篮球等。考虑到摔跤和其他运动中需要使用手部,所以纳入上肢训练也是有价值的。

站立位拉动棍子的扰动包括患者采用与前面描述类似的姿势站立,但患者双手置于前方,手掌向下水平握住一根棍子。然后,治疗师可以在三个运动平面上施加挑战,指示患者抵抗运动并保持姿势。治疗师模拟运动员实际运动项目中的情况,使运动员处于运动功能性姿势,包括跪位或半跪位或前后足的姿势,或者在患者闭眼的情况下进行训练。

篮球、美式橄榄球、英式橄榄球和其他球员在滞空时会受到外力(来自其他运动员)的影响。所以这些运动员的扰动训练可以包括足部腾空时施加外力的干扰。

空中的扰动包括让患者进行纵跳,而治疗师通过连接在患者腰部的弹力带施加力。当患者在半空中被施加力时,着地方向有一个水平分量,通过这种方式可增加对膝关节稳定性的挑战。运动中关键部分是着地。治疗师应密切关注可能提示神经肌肉控制不良的异常着地模式，并加以纠正。随着运动员技术水平的提高，跳跃技术、治疗师施加的力的角度和大小、跳跃的方向及对任务的关注或注意力的分散都可以改变。

这些技术可以结合扰动训练用于膝关节康复。与前面描述的扰动训练一样，这些训练应在达到适当的强度和稳定性水平后进行。在开始这项计划之前，ACL 术后患者应完成 12 周的康复治疗。这三种技术的长期效果还需要进一步研究。

（王蕴琦　译）

相关资料

A complete reference list is available at https://expertconsult.inkling.com/.

延伸阅读

Bolgla LA, Malone TR, Umberger BR, et al. Hip strength and hip and knee kinematics during stair descent in females with and without patellofemoral pain syndrome. *J Orthop Sports Phys Ther*. 2008;38:12–18.

Devan MR, Pescatello LS, Faghri P, et al. A prospective study of overuse knee injuries among female athletes with muscle imbalances and structural abnormalities. *J Athl Train*. 2004;39:263–367.

Dierks TA, Manal KT, Hamill J, et al. Proximal and distal influences on hip and knee kinematics in runners with patellofemoral pain during a prolonged run. *J Orthop Sports Phys Ther*. 2008;38:448–456.

Lee TQ, Morris G, Csintalan RP. The influence of tibial and femoral rotation on patellofemoral contact area and pressure. *J Orthop Sports Phys Ther*. 2003;33:686–693.

Logerstedt D, Lynch A, Axe MJ, Snyder-Mackler L. Symmetry restoration and functional recovery before and after anterior cruciate ligament reconstruction. *Knee Surgery, Sports Traumatology, Arthroscopy Knee Surg Sports Traumatol Arthrosc*. 2012;21(4):859–868. Web.

Mascal CL, Landel R, Powers CM. Management of patellofemoral pain targeting hip, pelvis, and trunk muscle function: 2 case reports. *J Orthop Sports Phys Ther*. 2003;33:647–660.

Mizuno Y, Kumagai M, Mattessich SM, et al. Q-angle influences tibiofemoral and patellofemoral kinematics. *J Orthop Res*. 2001;19:834–840.

Powers CM. The influence of altered lower-extremity kinematics on patellofemoral joint dysfunction: a theoretical perspective. *J Orthop Sports Phys Ther*. 2003;33:639–646.

Powers CM, Ward SR, Fredericson M, et al. Patellofemoral kinematics during weight-bearing and non-weight-bearing knee extension in persons with lateral subluxation of the patella: a preliminary study. *J Orthop Sports Phys Ther*. 2003;33:677–685.

Prins MR, van der Wurff P. Females with patellofemoral pain syndrome have weak hip muscles: a systematic review. *Aust J Physiother*. 2009;55:9–15.

Shultz R, Silder A, Malone M, et al. Unstable surface improves quadriceps:hamstring co-contraction for anterior cruciate ligament injury prevention strategies. *Sports Health*. 2014;7(2):166–171. Web.

Souza RB, Powers CM. Differences in hip kinematics, muscle strength, and muscle activation between subjects with and without patellofemoral pain. *J Orthop Sports Phys Ther*. 2009;39:12–19.

Stasi SLD, Snyder-Mackler L. The effects of neuromuscular training on the gait patterns of ACL-deficient men and women. *Clinical Biomechanics*. 2012;27(4):360–365. Web.

Willson JD, Binder-Macleod S, Davis IS. Lower extremity jumping mechanics of female athletes with and without patellofemoral pain before and after exertion. *Am J Sports Med*. 2008;36:1587–1596.

Willson JD, Davis I. Lower extremity strength and mechanics during jumping in women with patellofemoral pain. *J Sport Rehabil*. 2009;18:75–89.

Willson JD, Davis I. Utility of the frontal plane projection angle in females with patellofemoral pain. *J Orthop Sports Phys Ther*. 2008;38:606–615.

第49章

前交叉韧带损伤中性别因素的影响

Lori A. Bolgla

1972年，美国通过了教育法的第9项条款，规定女性有参与大学体育课程的权力。这项条款的通过使得女性可以参与所有级别的比赛项目。随之而来的是运动损伤的数量明显增加。

女性运动员前交叉韧带（ACL）损伤

概述

ACL损伤是一种膝关节严重损伤，其治疗费用每年超过20亿美元。尽管外科手术重建和康复治疗可以促进患者恢复文体活动和职业体育运动，但长期研究显示许多有ACL损伤的膝关节最终会进展为骨关节炎。在相同的体育运动中，女性运动员ACL损伤的发生率是男性运动员的2.4~9.7倍。这促使研究者们确定风险因素并改进预防方案，以降低女性人群的ACL损伤。

超过70%的ACL损伤是由运动过程中的落地和剪切力等非接触性机制导致的。有证据显示，女性在完成上述运动的过程中，膝关节多处于股骨内收、内旋、胫骨外旋等不良姿势（即膝关节的动态外翻）。这些复合动作使膝关节承受了较高的外翻应力，从而导致ACL损伤（图49.1）。另一个导致ACL损伤的因素是跳起后落地时膝关节屈曲幅度非常小（而不是我们希望的较大屈曲位落地），这会使股四头肌的张力高于腘绳肌的张力，从而增加了胫骨相对于股骨的前移。

值得注意的是，与男性运动员相比，女性运动员更容易在落地动作时出现膝关节姿势不良，包括膝关节和髋关节的屈曲幅度较小、股四头肌张力增加、膝关节动态外翻的角度和时间增加（Powers，2010）。

框49.1总结了引起女性运动员ACL损伤高发生率的内在和外在因素。内在因素是指原有的解剖和生理特点，这些因素是不可改变的。外在因素是指生物力学和神经肌肉特性，可以通过训练改变。临床医生更关注外在因素，以改善和实施ACL损伤的预防和康复方案。

内在风险因素

ACL损伤通常发生在膝关节完全伸直位负重时，此时容易引起髁间窝内ACL与髁间窝的接触。尽管髁间窝变小可能会造成ACL损伤，但已有数据并不支持髁间窝大小与ACL损伤之间存在性别上的差异。然而，在不考虑性别因素的情况下，髁间窝较小的人群更容易发生ACL损伤。

最近的关注点主要集中在韧带的强度上。Hashemi等（2008）报道，女性尸体解剖的ACL与男性相比，其长度更短，横截面积和体积也更小。他们认为，如果先天性韧带强度较低，同时髁间窝也较小，可能会导致ACL损伤的性别差异。

生理性松弛（如全身性关节松弛和韧带松弛）是另一个内在因素。因为ACL主要限制胫骨相对于股

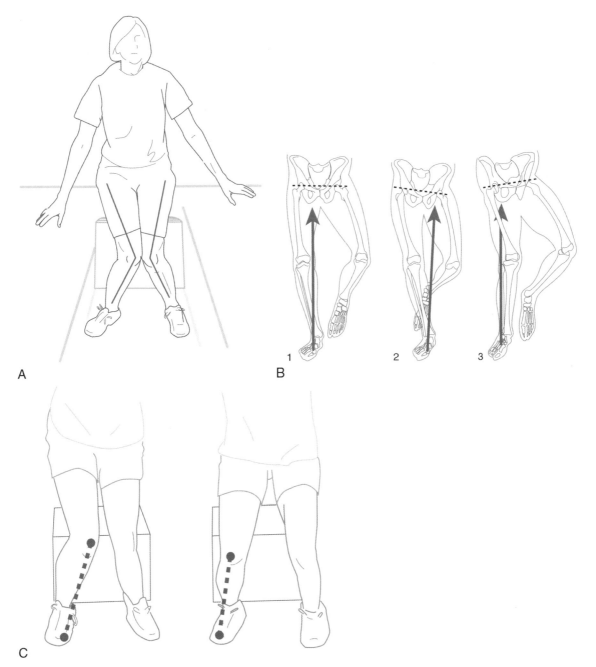

图 49.1　(A)从一个箱体上跳下落地后,由于髋关节过度内收和内旋,膝关节处于动态外翻。由于足部固定在地面上,髋关节在冠状面和水平面上的过度活动导致膝关节内向运动,胫骨外展和足部内旋。(B)骨盆和躯干在冠状面上的运动会影响膝关节的力矩。图示表明跳落时单足着地的情况。(1)骨盆处于水平位,地面的反作用力通过膝关节中心的内侧,因此造成膝关节内翻运动。(2)髋关节外展肌力弱会造成对侧的骨盆下斜,使身体重心偏离负重腿,从而增加膝关节内翻的力矩(地面的反作用力方向和膝关节中心的垂直距离会增加)。(3)为了代偿髋关节外展肌力的减弱,身体重心会向负重腿外侧转移,造成膝关节外翻(地面的反作用力方向通过膝关节中心的外侧)。在这种情况下,膝关节中心内移(膝外翻)会加重。(C)低风险和高风险的落地动作。左图显示了高风险的情况,此时髌骨内移并位于第 1 足趾的内侧。右图显示了低风险的情况,此时髌骨依然维持在内侧,但与第 1 足趾在一条力线上。

骨的过度前移,当关节活动超过了韧带的强度时就会发生损伤。Uhorchak 等(2003)报道,伴有生理性松弛症的女性发生 ACL 损伤的概率会增加 2.7 倍。

最后,月经周期中的排卵期和黄体期雌激素水平增高会引起 ACL 松弛,这时女性运动员更容易发生损伤。到目前为止,还没有发现激素波动与 ACL 损伤之间具有较强的相关性。因为以往的研究样本量较小,并且发生韧带损伤时多依赖于主观来判断月经周期的阶段。因此需要进一步的观察研究,以便更好地理解这种影响。

外在风险因素

外在因素包括生物力学特点(如运动学和动力学)和神经肌肉特性(如肌肉强度、耐力和爆发力等)。与内在因素不同,临床医生能够通过干预措施来调整这些外在因素,为 ACL 损伤的预防和康复方案提供基础保障。

如前所述,膝关节动态外翻使 ACL 承受较高的负荷,从而造成 ACL 损伤。在过去的 10 年中,研究者发现女性运动员在完成同样的体育动作时会更加吃力,这使她们更容易发生 ACL 损伤。需要注意的是,膝关节的近端和远端结构都会影响 ACL 的负荷。Ireland(1999)描述了差异化的身体姿势,以解释在躯干和下肢运动学和肌肉活动性上存在的性别差异(图 49.2)。下面总结了外在风险因素,这些因素导致女性运动员在跑步、落地和剪切动作中更容易出现 ACL 损伤。

• 大量的数据支持女性运动员在完成上述动作过程中伴有膝关节动态外翻增加,表现为股骨内旋、内收及胫骨外旋(图 49.10A)。

• 女性使用股四头肌的力量大于腘绳肌。这种肌肉力量的不平衡会导致胫骨过度前移,特别是在膝关节接近完全伸直位时。

• 相比其他肌群,如髋关节伸直肌群和踝关节跖屈肌群,女性更容易激发股四头肌的力量。下肢所有肌群的激发有助于缓冲地面的反作用力,并减少膝外翻的负荷。

• 髋部肌群力量弱的女性运动员在完成所要求动作的过程中会增加膝关节的动态外翻。如果进行此类运动过程中频繁出现膝关节动态外翻,则会进一步增加臀中肌的疲劳。

• 初步的证据表明,躯干神经肌肉控制减弱提示 ACL 损伤的风险增加。

女性运动员 ACL 损伤的预防和康复方案

导致女性运动员 ACL 损伤的外在因素的明确,为 ACL 损伤的预防和康复治疗的改进和实施奠定了基础。这些计划主要包括强化和训练神经肌肉系统,并在剪切动作和落地动作中维持正确的下肢力线。初步的数据已经显示这些措施具有明显的效果,可有效预防中学和大学女性运动员的 ACL 损伤。

预防 ACL 损伤应包括在稳定和不稳定的表面上进行膝关节、髋关节和躯干肌肉的强化和神经肌肉系统训练(图 49.3 至图 49.6)。运动员应完成所有的增强训练,使膝关节处于更加内翻和屈曲的位置,以减少外翻负荷,促使股四头肌和腘绳肌同步收缩(图 49.7)。重视正确下肢力线的体育运动特有的训练是另一个需要考虑的重要因素(图 49.8 和图 49.9)。在整个过程中,临床医生应不断给运动员提出反馈建议,使其能采用正确的技术完成剪切动作和落地

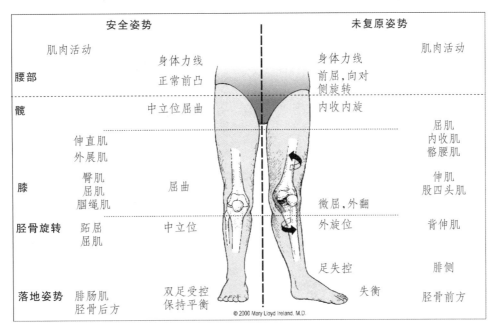

A

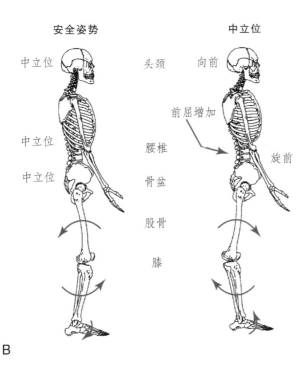

B

图 49.2 (A)未复原时的体位。(Copyright 2000 Mary Lloyd Ireland, MD.)(B)处于未复原体位时(高风险体位),头部前屈,脊柱前凸增加,骨盆旋前。处于伸直位的膝关节内旋,随后出现胫骨外旋和足部内旋。左图显示的是安全的体位,此时身体更接近中立位并且膝关节更加屈曲。(Reprinted with permission from Ireland M. The Female Athlete. Philadelphia, Saunders, 2002. Fig. 43–4.)

动作。在产生剪切力的体育运动中,女性运动员应训练正确的减速技术,特别是避免足部固定时的旋转动作。落地过程中应保持膝关节在足趾之前(以减少膝关节外翻),并且通过增加膝关节屈曲度尽可能轻柔地落地(以缓冲地面的反作用力)。

ACL 重建前康复训练的重点是恢复膝关节的活动度和力量。尽管股四头肌增强训练是一个重要内容,但 Hartigan 等(2009)报道术前扰动训练对于

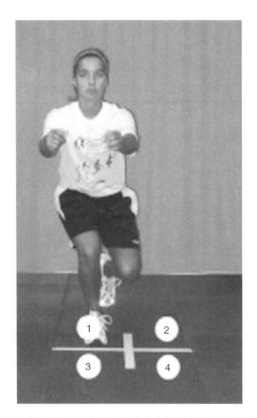

图 49.3　交叉跳。运动员面向十字象限单腿站立,膝关节微屈。向对角方向跳,落入对面的象限区,维持身体向前,并且落地时保持膝关节深屈 3 秒。然后向侧方跳,落入侧面的象限区,掌握落地姿势。接下来,再向对角后跳,并掌握跳跃姿势。最后,再向侧方跳入最初的象限区,并掌握落地姿势。按照规定的次数重复上述跳跃模式。鼓励运动员每次跳跃时保持平衡,眼睛向上看,不要看脚。[Reprinted with permission from Myer G, Ford K, Hewett T. Rationale and clinical techniques for anterior cruciate ligament injury prevention among female athletes. J Athl Train 39(4):361, 2004.]

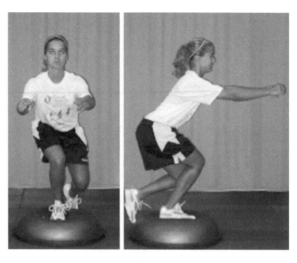

图 49.4　单腿平衡。平衡训练需要在能够提供不稳定平面的设备上进行。开始时,双腿站立在训练设备上,双足分开与肩同宽,保持运动中的姿势。随着训练的进展,可以结合抱球的姿势和单腿平衡练习。鼓励运动员在进行所有平衡训练时均维持膝关节深屈位。[Reprinted with permission from Myer G, Ford K, Hewett T. Rationale and clinical techniques for anterior cruciate ligament injury prevention among female athletes. J Athl Train 39(4):361, 2004.]

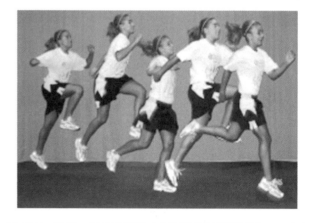

图 49.5　跳跃。运动员开始时在原地进行跳跃练习。一旦达到合适的跳跃节奏和姿势,鼓励运动员保持垂直向上的跳跃高度,同时在每次跳跃时加上水平移动。随着跳跃训练的进展,运动员可增加横向移动的距离。在进行跳跃训练时,鼓励运动员保持最大的跳跃高度。[Reprinted with permission from Myer G, Ford K, Hewett T. Rationale and clinical techniques for anterior cruciate ligament injury prevention among female athletes. J Athl Train 39(4):361, 2004.]

ACL 重建效果具有重要影响。扰动训练是一种神经肌肉系统训练,目的是加强膝关节的动态稳定性(框 49.2)。

关于 ACL 术后康复,临床医生应根据康复方案进行,重点是恢复与正常侧膝关节相同的活动度、正常的步态和受控的负重训练。此外,还需要考虑髋关节的增强训练(表 49.1)。临床医生也应结合神经肌肉系统的再训练,即在整个康复过程中进行单腿站立训练,并逐渐进展到扰动训练。康复的后期阶段包

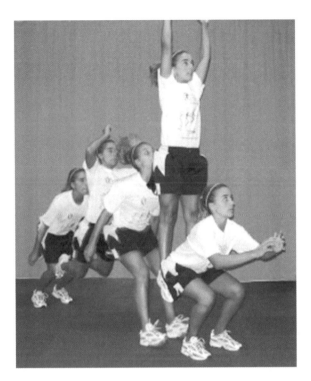

图 49.6　跳,跳,跳,垂直上跳。运动员进行连续三次跳跃,然后立即尽最大努力垂直上跳。三次连续的跳跃应尽可能快地完成并尽量向远处跳。其中第三次跳跃作为一种预备动作,以允许将水平方向的推力快速而有效地转化为垂直向上的力量。鼓励运动员在第三次跳跃时尽可能不要制动,以确保将最大的能量转化为垂直向上的跳跃。训练运动员第四跳时直接垂直上跳,不要产生水平位移。将上肢完全伸直,以达到最大的垂直高度。[Reprinted with permission from Myer G, Ford K, Hewett T. Rationale and clinical techniques for anterior cruciate ligament injury prevention among female athletes. J Athl Train 39(4):361, 2004.]

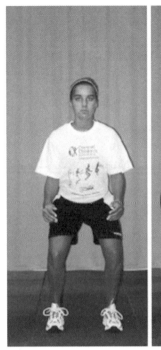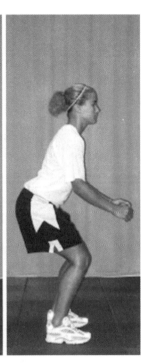

图 49.7　运动性姿势是一种功能性稳定姿势,膝关节处于适当的屈曲位,肩部略向后仰,眼睛上看,双足分开与肩同宽,保持身体平衡。膝关节处于足部上方,胸部处于膝关节上方。运动准备姿势是绝大多数运动训练开始和完成时的姿势。在有些训练中,运动完成时的姿势被要求膝关节保持深度屈曲,可在一定程度上纠正生物力学上的不足。[Reprinted with permission from Myer G, Ford K, Hewett T. Rationale and clinical techniques for anterior cruciate ligament injury prevention among female athletes. J Athl Train 39(4):361, 2004.]

括增强训练和专项运动训练,与预防 ACL 损伤的训练类似。与预防 ACL 损伤的训练计划一样,临床医生应不断地提出反馈建议,使运动员可以完成剪切动作和落地动作。

伴有半月板修复的 ACL 重建

　　由于缺乏强有力的基础研究和前瞻性研究结果,同时进行 ACL 重建和半月板修复后,关于膝关节制动、限制活动范围和负重状态等方面存在多种观点。在术后早期阶段,尽快恢复活动、即刻负重及不限制活动,其结果与采用更加保守的康复方案相当。同时进行 ACL 重建和半月板修复术后,我们几乎没有发现需要改变标准康复流程的证据。

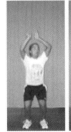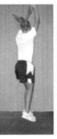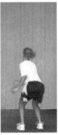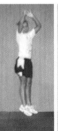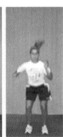

图 49.8　转身 180° 跳。开始的姿势是身体站立,双足分开与肩同宽。开始时,运动员双足直接垂直上跳,同时在空中完成 180° 的旋转,上肢离开身体以帮助保持身体平衡。落地后,立刻再向相反的方向进行同样的旋转跳跃。一直重复训练到不能完美地完成此动作。这种训练的目的是在 180° 转身跳时达到最大的跳跃高度。鼓励运动员在跳跃和落地时保持足部在地面上的位置尽可能相同。[Reprinted with permission from Myer G, Ford K, Hewett T. Rationale and clinical techniques for anterior cruciate ligament injury prevention among female athletes. J Athl Train 39(4):361, 2004.]

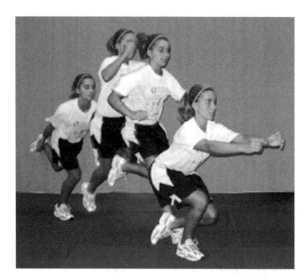

图 49.9 单腿跳跃和支撑。开始时的姿势是单腿半蹲位。上肢完全伸直位于身后。起跳时,向前摆动双上肢,同时伸直髋膝关节。这种跳跃可以使运动员以接近 45°的角度向前上方运动,以达到跳跃最远的距离并单腿落地。要求跳跃腿落地并保持膝关节深度屈曲(达 90°),并且落地后保持稳定至少 3 秒。训练这种跳跃动作要慎重,以防止运动员受伤。单腿跳跃开始时,用一半的力量让运动员先体会一下难度水平。随着运动员稳定落地能力的提高,再持续增加跳跃的距离。要求运动员不要注视双足,防止腰部过度前倾。[Reprinted with permission from Myer G, Ford K, Hewett T. Rationale and clinical techniques for anterior cruciate ligament injury prevention among female athletes. J Athl Train 39(4):361,2004.]

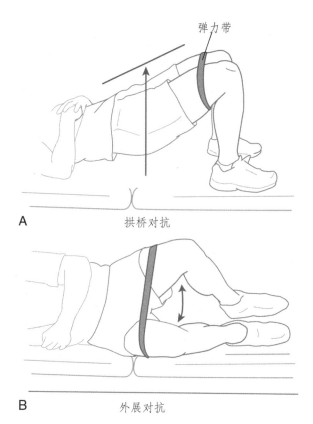

图 49.10 (A)在弹力带辅助下进行拱桥对抗训练。(B)用弹力带辅助进行髋部力量加强锻炼。

框 49.2 ACL 损伤的预防和康复

扰动训练项目

- 在可移动平面上双腿和单腿站立(如倾斜角度逐渐增加的斜面、摇摆的平面)
- 对运动平面给予各种方向的干扰(如前后方向、内外方向)
- 对运动平面给予不同速度的干扰
- 对运动平面施加不同持续时间(1~5 秒)的干扰
- 单次训练持续时间为 1~1.5 分钟

　增加摇摆平面/静止平面混合的训练(患肢站立在摇摆平面上,健肢站立在相同高度的静止平面上。医生对摇摆平面施加干扰。患者重复上述训练,使健肢站立在运动平面上,患肢站立在静止平面上)(图 49.10)

Adapted from Fitzgerald GK, Axe MJ, Snyder-Mackler L. The efficacy of perturbation training in nonoperative anterior cruciate ligament rehabilitation programs for physically active individuals. Phys Ther 80:128 - 140, 2000.

表 49.1　女性患者 ACL 康复(及髌股关节康复)过程中髋部力量训练:一种有证据支持的训练臀部肌肉力量的方法(Lori A. Bolgla)

训练	说明	肌肉激活 *	
		臀大肌(%)	臀中肌(%)
非负重站立位髋关节外展	患者用健肢站立,外展患肢,保持骨盆水平	N/A	33
拱桥侧卧位髋部对抗训练(图 49.10)	患者侧卧位,屈髋 60°,屈膝 90°(健肢在下)。外展外旋患肢髋关节,足部协同运动 采用弹性绷带进行抵抗	39	38
负重下的对侧髋关节外展	患者用患肢站立,外展健肢,保持骨盆水平	N/A	42
侧卧位髋关节外展(图 49.11)	患者侧卧位保持髋膝关节伸直(健肢在下)。外展患肢	39	42
前弓(图 49.12)	患者站立保持下肢与肩同宽。患肢向前迈出(使膝关节屈曲近 90°),同时保持骨盆水平,躯干垂直	44	42
骨盆下沉(图 49.13)	患肢站立在 15cm 高的台阶上,双膝完全伸直。健肢落地使骨盆下沉,然后再使骨盆恢复水平位置	N/A	57
单腿跳跃	患者双下肢站立,与肩同宽。患肢向前跳跃并单腿落地	30	57
侧方步进(图 49.14)	患者双下肢站立,与肩同宽,保持髋膝关节屈曲 30°,用弹力带缠绕双踝。患肢斜向前方迈进,维持持续的弹性绷带张力	27	61
单腿下蹲	患肢站立,髋膝关节屈曲 30°。身体下降(使膝关节位于足趾上方以减少膝关节外翻)直到对侧中指触碰到地面。然后恢复初始姿势	9	64

N/A=无相关数据。

* 最大等长收缩所占的百分比。

Adapted from Bolgla LA, Uhl TL: Electromyographic analysis of hip rehabilitation exercises in a group of healthy subjects. J Orthop Phys Ther 35:487–494, 2005 and Distefano LJ, Blackburn JT, Marshall SW, Padua DA: Gluteal muscle activation during common therapeutic exercises. J Orthop Sports Phys Ther 39:532‑540, 2009.

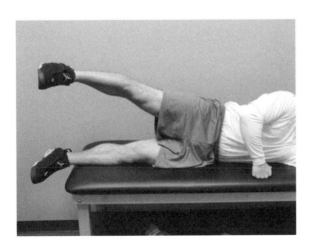

图 49.11　直腿抬高外展。

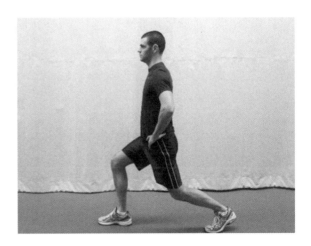

图 49.12　前弓。

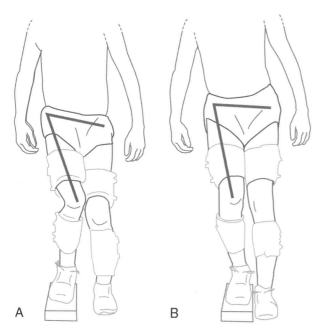

图 49.13 骨盆下沉。训练中，双膝关节伸直。先是对侧骨盆下沉，然后再恢复水平位（双下肢保持伸直位）。受训者利用同侧髋部外展肌肉进行骨盆在股骨上的外展和内收。从解剖上看，受训者的负重力线在右侧时（B），髋、膝、踝接近在一条直线上。受训者负重力线在左侧时（A），髋关节内收内旋，骨盆旋前，膝关节过度外翻，并且胫骨外旋，同时伴有足部旋前。（Reprinted with permission from Ireland M. The Female Athlete. Philadelphia，Saunders，2002，p. 518，Fig. 43-2.）

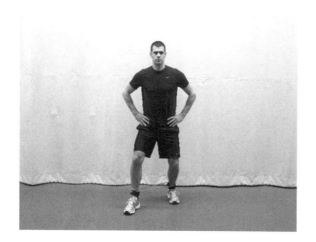

图 49.14 使用弹力带的侧方步进，"怪步"。

（李德强　译）

相关资料

A complete reference list is available at https://expertconsult.inkling.com/.

延伸阅读

Aldrian S, Valentin P, Wondrasch B, et al. Gender differences following computer-navigated single- and double-bundle anterior cruciate ligament reconstruction. *Knee Surg Sports Traumatol Arthrosc*. 2013;22.9:2145–2152. Web.

Lipps DB, Oh YK, Ashton-Miller JA, et al. Morphologic characteristics help explain the gender difference in peak anterior cruciate ligament strain during a simulated pivot landing. *The American Journal of Sports Medicine*. 2011;40.1:32–40. Web.

Noonan, Benjamin, Wojtys Edward M. Gender differences in muscular protection of the knee. *ACL Injuries in the Female Athlete*. 2012:125–136. Web.

Noyes, Frank R, Barber-Westin, Sue D. ACL injuries in the female athlete: causes, impacts, and conditioning programs. N.p.: n.p., n.d. Print.

Tohyama H, Kondo E, Hayashi R, et al. Gender-based differences in outcome after anatomic double-bundle anterior cruciate ligament reconstruction with hamstring tendon autografts. *The American Journal of Sports Medicine*. 2011;39.9:1849–1857. Web.

第 **50** 章

前交叉韧带重建术后重返运动的功能测试、功能训练及标准

Mark V . Paterno | Timothy E. Hewett

膝关节损伤或手术的运动员在康复末期重返运动的标准仍是运动医学界有争议的话题。目前缺乏康复末期的共识和运动员安全重返赛场的标准。下肢损伤后，重返运动的标准应基于患者执行该活动所需的身体功能及安全性。

一些研究者认为肌力测试是衡量患者能否重返运动的指标，而有些人则支持功能测试，如跳跃测试。然而，没有一项测试可以足够客观地做出临床决策。此外，关于最安全和最理想的重返运动的时间也存在较大分歧。关于前交叉韧带（ACL）重建的患者重返运动已有大量研究且存在较多争议。

早期重返运动的风险

运动员下肢损伤后早期恢复运动存在一定的短期和长期风险。最常见的短期风险是二次损伤。有流行病学研究调查了高中生和职业运动员的损伤率，结果显示，有下肢损伤史的运动员再损伤的概率更高。Rauh 等在此项研究中指出，先前受伤的高中生运动员中 25% 报道多处损伤，而有损伤史的运动员再受伤的可能性是原来的 2 倍，尽管不是在同一部位受伤。这些发现表明先前的损伤可能增加再损伤的风险。

这种风险增加的潜在机制可能是伤病没有痊愈就恢复运动。在已知或未知下肢缺陷存在的情况下，为了执行运动任务而形成的代偿性运动模式，除了

对其他结构造成损害外，也可能增加患肢的风险。Neitzel 等（2002）研究显示，ACL 重建后 12 个月，患者才能够完成简单的双下肢蹲起动作和保持平衡。Paterno 等（2007）研究表明，单侧 ACL 重建 2 年后，患者在动态运动中持续对健侧肢体施加过多的负荷，可能导致其承受过大的压力。这些研究强调了在重返运动之前需要处理好已有的损伤，以降低再损伤的潜在风险。

下肢损伤最值得关注的长期风险是骨关节炎（OA）。一些作者报道了 ACL 损伤后无论是非手术治疗还是手术治疗，膝关节 OA 的发病率均较高。半月板或关节软骨损伤会增加患 OA 的风险。膝关节 OA 有可能导致严重的功能障碍，甚至残疾。下肢损伤后的康复末期应着重解决力量受损和运动模式改变的问题，以尽量减少膝关节异常应力。目前的研究应探讨膝关节急性损伤后 OA 的发生机制及康复治疗在延缓或预防 OA 进展中的作用。

重返运动的当前指南

关于膝关节损伤后重返运动的最佳时机仍有争议。ACL 重建后重返运动的指南可提供一定的依据。目前的 ACL 康复方案为康复进程提供了具体的训练内容和标准；然而，许多方案未能清晰描述康复末期即重返运动前的训练内容和标准。因此，临床医生在制订理想的康复末期方案时缺乏指导。最近有证

据表明,超过 1/4 的 ACL 重建患者在 10 年内发生 ACL 二次损伤,这一结果令人担忧。ACL 二次损伤的发生率远高于没有损伤史的人群,甚至是女性运动员这种高危人群。据报道,女性运动员 ACL 损伤的概率通常为 1/(60~100)。

尽管 ACL 损伤重建后进行了全面的康复治疗,这些患者仍可能存在一定的神经肌肉风险因素,这些风险因素在未受伤的人群中是可以改善的。如果 ACL 重建后再损伤的发生率仍然很高,并且在康复治疗结束后神经肌肉风险因素仍然存在,则说明目前的康复方案并没有在康复末期解决这个问题。未来的方案需要弥补当前方案的缺陷。

目前 ACL 重建的另一个缺点是缺乏客观指标来准确判断运动员能否安全重返运动。Kvist(2004)在一项有关 ACL 重建结果的系统性综述中指出,影响安全重返运动的因素可分为康复、手术和其他因素。康复因素包括肌力和表现、功能稳定性和关节活动度、膝关节积液等临床标准。手术因素包括静态膝关节稳定性和合并损伤,而其他因素则包括个人心理和社会心理因素。

目前量化的康复因素证据表明,通常等速肌力测试和跳跃表现可以确定患者能否重返运动。然而,这些措施在单独使用时有局限性。在医学界,仅基于暂时的指南来指导重返运动有些武断,忽视了个别患者在损伤愈合和功能进展方面的可变性。Harner 等(2001)对运动医学界的"专家"(包括矫形外科医生和物理治疗师)进行的一项调查显示,一些医生在术后 4 个月即让患者恢复剧烈运动,而另一些医生可能会延迟 18 个月。目前的证据并不支持这些"专家"的建议。

肌力评估是下肢损伤后重返运动的典型指标,包括开链运动和闭链运动评估。开链运动评估(如等速肌力测试)为临床医生提供了一个关注目标肌肉的机会,以确定目标肌肉在没有近端和远端肌肉影响的情况下如何独立发挥功能。等速肌力测试的缺点是不能完全显示肌肉的功能表现,而且这有可能会在 ACL 重建后持续 24 个月。闭链运动评估(如功能跳跃测试)旨在结合动力链和模拟功能活动并展现一个更为直接的运动状态。然而,Fitzgerald 等(2001)发现,这些测试的敏感性和特异性较低,与判断受伤和功能障碍并没有太大的关联。准确来说,它们可能无法阐明股四头肌肌力不足是其他肌肉代偿的结果。这些数据表明,无论是开链评估还是闭链评估,均不能单独用来判断运动员能否重返运动。

在功能测试中,除了肌力测试和跳跃测试外,其他测试并没有被常规纳入重返运动的标准中。这可能包括跳跃和旋转时的生物力学、力量、敏捷性、平衡、姿势稳定性和对称性相关的测试。ACL 重建后 2 年内,尽管患者动态运动评估(如垂直跳跃动作)显示他们已经重返运动,但仍存在持续的损伤风险。最近,Paterno 等(2010)前瞻性评估了 ACL 重建后、重返运动前患者的下肢生物力学和姿势稳定性,并确定后续 ACL 损伤的预测因素,包括落地时的横截面髋关节动力学和冠状面膝关节动力学、落地时的矢状面膝关节力矩和姿势稳定性缺陷。这些因素可预测 ACL 的二次损伤,其敏感性(0.92)和特异性(0.88)较高,但通常不会用来评估能否重返运动。根据目前的证据,今后的研究应着重于提供客观标准来评估运动员能否安全重返运动并降低再损伤的风险。

康复的终末阶段

目前缺乏严格的康复末期方案,也缺乏一系列科学有效的客观标准来确定运动员能否安全重返运动,但已有研究者开始关注该问题。我们拟通过建立一套 ACL 重建康复方案来明确解决康复进阶不客观、重返运动的最佳时间不明确及重返运动的标准不科学等问题。该方案将明确神经肌肉控制能力缺失会增加 ACL 损伤的风险。我们建立了一个基于循证标准的康复末期初始模型(康复方案 50.1),并开发了一种基于重返运动标准的算法(康复方案 50.2)(图 50.6)。在康复末期引入 ACL 损伤预防原则主要是针对神经肌肉控制能力差的患者群体,并降低该群体未来 ACL 损伤的风险。该方案包括了专门针对核心稳定性、功能强度、力量发展和运动姿态对称性等每个康复阶段的具体内容。因为神经肌肉失衡先前已被确定为 ACL 损伤的风险因素,该康复方案的每个阶段都针对这种风险因素采取相应的措施。

在运动中控制躯干位置和移动的能力是安全重返运动的关键。研究表明,躯干控制力差和本体感觉缺失的女性大学生运动员膝关节和 ACL 损伤的发生率较高。此外，研究发现，从事高风险运动的女性运动员往往单腿落地。落地时核心在支撑力线以外通常会增加膝关节的负荷，从而增加损伤的风险。因此，有针对性地进行躯干稳定训练可以帮助运动员安全重返运动。研究者强调动态稳定和核心稳定训练可以解决此类问题（图 50.1 至图 50.5）。

重返运动需要进行肌力训练。动态运动过程中快速吸收和产生力量的能力可使运动效率更高，并改善潜在的不当应力对下肢的损害。增强训练已被证明有助于产生和消除下肢应力。因此，当运动员希望恢复爆发性运动训练时，可在康复的最后阶段纳入增强训练。

最后，运动员下肢损伤后重返运动的功能性整合训练至关重要。最终的目标是确保运动员双下肢应力对称，并逐渐恢复专项运动。先前的研究表明，下肢损伤后，在平衡、肌力和应力方面存在不对称性。如果这些问题未得到解决就恢复运动，通常会产

生异常的运动模式。这可能会导致在激烈的竞技运动中，由于健侧肢体缺乏足够力量和运动控制而造成负荷过大。解决以上问题不仅可使患者成功重返运动，而且可降低重返运动后再损伤的风险。我们依据现有的最佳证据制订了康复方案，并根据临床专家意见弥补文献中的一些不足，最终设计出有效、可靠、客观的方案来确定运动员能否安全重返运动，并把再损伤的风险降至最低，该方案可为今后更为严谨的康复末期治疗提供依据（康复方案 50.1 和康复方案 50.2）。

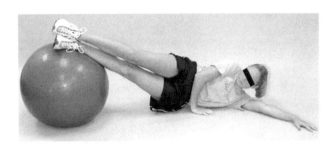

图 50.2　由上肢提供支撑使左侧大腿的股骨大转子抬离地面。随着身体逐渐平衡，手部支撑合逐渐减少。（Reprinted with permission from Ireland M. The Female Athlete. Philadelphia, Saunders 2002, p. 518, Fig. 43-8.）

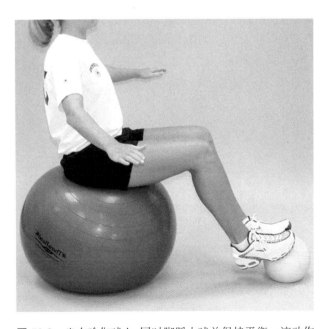

图 50.3　坐在瑜伽球上，同时脚踩小球并保持平衡。该动作有助于训练本体感觉和控制力。可将这些练习进行修改，以保持患者的兴趣。（Reprinted with permission from Ireland M. The Female Athlete. Philadelphia, Saunders 2002, p. 518, Fig. 43-9.）

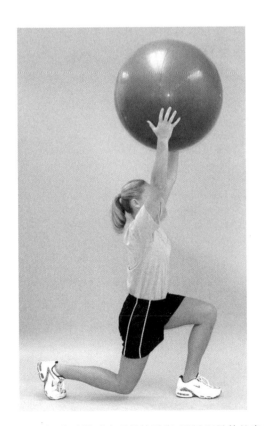

图 50.1　弓步，将球举过头顶保持平衡，以展现最佳的身体姿势控制能力。（Reprinted with permission from Ireland M. The Female Athlete. Philadelphia, Saunders 2002, p. 518, Fig. 43-5.）

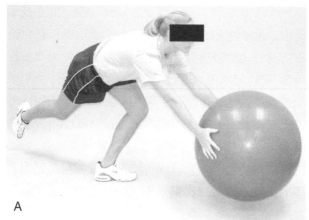

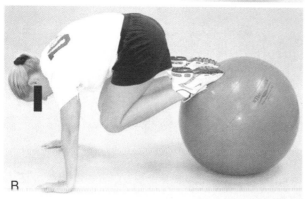

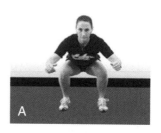

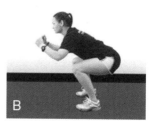

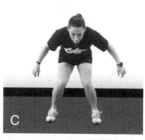

图 50.4 (A)受试者保持"全天候动作"，双手抱球触地，同时伸出右腿以保持平衡。(B)受试者俯卧位保持平衡；从髋部和膝关节屈曲到髋部和膝关节伸展来训练核心稳定、平衡和神经肌肉控制能力。（Reprinted with permission from Ireland M. The Female Athlete. Philadelphia，Saunders 2002，p. 518，Figs. 43-6 and 43-7.）

图 50.5 深蹲。(A)受试者下蹲后膝关节要与脚尖在一条直线上。(B)侧视图。下蹲时大腿要与地面保持平行，避免躯干屈曲。(C)下蹲时避免膝外翻和躯干屈曲。

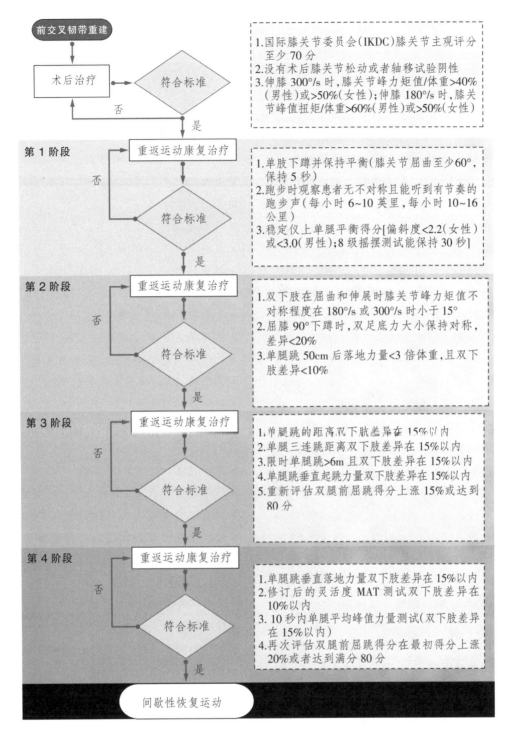

图 50.6　ACL 重建后重返运动康复训练。该方案中进展到下一阶段前,患者必须符合最低进展标准。[Redrawn with permission from Myer GD, Paterno MV, Ford KR, Quatman CE, Hewett TE. Rehabilitation after anterior cruciate ligament reconstruction: criteria based progression through the return to sport phase. J Orthop Sports Phys Ther 36(6), 2006.]

康复方案 50.1　前交叉韧带重建术后重返运动的康复治疗四阶段循证标准(G.D. Myer, Paterno, K.R. Ford)

Myer 等(2006)提出了 ACL 重建后康复治疗 4 阶段的进阶标准。他们提出将功能目标量化来制订运动康复计划以加快运动员重返运动。该进阶标准包括对基本的肢体力量、患者自我报告结果、膝关节功能稳定性、双下肢对称性的功能训练、姿势控制、力量、耐力、灵活性和专项运动训练技术的动态评估。

可重返运动的康复训练标准:

- IKDC 主观膝关节评分最低为 70 分
- 术后膝关节轴移试验阴性
- 伸膝 300°/s 时,最大峰力矩值/体重≥40%(男性)和≥30%(女性);伸膝 180°/s 时,最大峰力矩值/体重≥60%(男性)和≥50%(女性)

第 1 阶段

目标

- 提高最大屈膝程度时的单肢负重强度
- 改善跑步力学中的双下肢对称性
- 提高患肢单腿站立平衡负重能力

进展到第 2 阶段的标准

- 单肢下蹲并保持左右对称(至少屈膝 60°保持 5 秒)
- 跑步时无明显不对称步态,可听见有节奏的脚步声(跑步机速度为 6~10 英里/小时)
- 稳定仪上单肢平衡分数尚可:女性偏转<2.2°,男性偏转<3.0°;8 级摇摆测试维持 30 秒

第 2 阶段

目标

- 提高下肢非负重力量
- 改善运动过程中双脚力量对称
- 改进单肢落地力量衰减方案

进展到第 3 阶段的标准

- 侧边单腿跳时,膝关节峰力矩值双下肢对称(屈伸 180°/s 和 300°/s 时双下肢差异在 15%以内)
- 深蹲至屈膝 90°时,双脚总负荷对称(两侧差异<20%)
- 单腿跳远 50cm 时,双下肢落地力量对称(小于身体质量的 3 倍,双下肢差异<10%)

第 3 阶段

目标

- 改善单腿发力能力
- 提高下肢肌肉耐力
- 增强训练以改善下肢生物力学

进展到第 4 阶段的标准

- 单腿跳距离双下肢差异<15%
- 单腿三连跳距离双下肢差异<15%
- 计时单腿跳 6 米以上,双下肢差异<15%
- 单腿垂直跳,双下肢差异<15%
- 重新评估双腿前屈跳(提高 15%或 80 分)

第 4 阶段

目标

- 双下肢落地力量均衡策略
- 增强信心,提高做变向运动时的稳定性
- 双下肢力量耐力的对称训练
- 进行高强度增强训练时应用安全生物力学(增加屈膝角度、避免膝关节过度外展)

进展到第 5 阶段的标准

- 垂直起跳落地力量双下肢对称(双下肢差异<15%)
- 改良敏捷性测试时间(双下肢差异<10%)
- 单腿 10 秒平均最大功率测试(双下肢差异<15%)
- 重新评估双腿前屈跳(提高 20%或 80 分)

达到第 4 阶段的标准表明,运动员可以不进行治疗,并重新开始进行运动;但不建议立即不受限制地参与竞技项目。相反,运动员应恢复练习活动,开始为比赛做准备。

康复方案 50.2　ACL 重建后重返运动的康复方案（G.D. Myer，W.V. Paterno，K.R. Ford）

在步行和日常活动中，无法通过神经肌肉控制动态肌肉关节稳定的患者被排除在重返运动的康复计划之外。

ACL 重建后的第一年是运动员重返高水平运动的高危期。Myer 等（2006）通过从一个康复阶段进展到下一个康复阶段中发现，术后缺损并加以纠正可能会提高运动员以最佳的表现水平重返运动和潜力，并降低再损伤的风险。

按照进阶标准来进行重返运动训练，可客观地判断运动员能否安全地重返运动，也可显示运动约束足以限制健肢代偿运动和患肢病态运动。

各个阶段都没有具体的训练描述，每名运动员的康复活动应该是个性化的，在可控的环境中进行低风险和高需求的动作训练。

该方案的一个不足是对进阶标准的测量需要复杂的设备，而这些设备可能在许多物理治疗或运动医学设施中不可用。

可重返运动的康复训练标准：
- IKDC 主观膝关节形态评分最低为 70 分
- 术后膝关节轴移试验阴性
- 伸膝 300°/s 时，最小力矩/体重最低为 40%（男性）和 30%（女性）；伸膝 180°/s 时，最小力矩/体重最低为 60%（男性）和 50%（女性）

第 1 阶段

目标
- 提高最大屈膝程度时的单肢负重强度
- 改善跑步力学中的双下肢不对称性
- 提高患肢单腿站立平衡负重能力

训练
- 单腿负重弓步和单腿蹲坐练习
- 跑步机训练并进行口头和视觉反馈
- 强调单腿姿势控制练习（特别是在不稳定的平面上）

进展到第 2 阶段的标准
- 单腿下蹲并保持左右对称（至少屈膝 60° 保持 5 秒）
- 跑步时无明显不对称步态，可听见有节奏的脚步声（跑步机速度为 6~10 英里/小时）

- 稳定仪上单肢平衡分数尚可：女性偏转<2.2°；男性偏转<3.0°；8 级摇摆测试维持 30 秒。

第 2 阶段

目标
- 提高下肢非负重力量
- 提升双下肢站立对称能力
- 提高单腿落地能力

训练
- 下肢负重强化
- 高强度平衡训练
- 扰动训练
- 非负重下肢运动
- 蹲起训练
- 单腿落地

进展到第 3 阶段的标准
- 侧边单腿跳时，膝关节峰力矩值双下肢对称（屈伸 180°/s 和 300°/s 时双下肢差异在 15% 以内；髋关节外展 60°/s 和 120°/s 时双下肢差异在 15% 以内）
- 深蹲至屈膝 90° 时，两脚总负荷对称（两侧差异<20%）
- 单腿跳远 50cm 时，双下肢落地力量对称（小于身体质量的 3 倍，双下肢差异<10%）

第 3 阶段

目标
- 提高单腿发力能力
- 提高下肢肌肉耐力
- 增强训练以改善下肢生物力学

训练
- 中等强度的双下肢节律性跳跃
- 低强度单腿重复性跳跃

进展到第 4 阶段的标准
- 单腿跳距离双下肢差异<15%
- 单腿三连跳距离双下肢差异<15%
- 计时单腿跳 6 米以上，双下肢差异<15%
- 单腿垂直跳，双下肢差异<15%
- 重新评估双腿前屈跳（提高 15% 或 80 分）

（待续）

康复方案 50.2（续）

第 4 阶段

目标

- 双下肢落地力量均衡策略
- 增强信心，提高做变向运动时的稳定性
- 双下肢力量耐力的对称训练
- 进行高强度的增强训练时应用安全生物力学（增大屈膝角度、避免膝关节过度外展）

训练

- 力量、剪切、方向改变训练

- 在两个方向上的力量运动时，髋和膝屈曲角度足够并减少膝外展角度

重返运动的标准

- 垂直起跳落地力量双下肢对称（双下肢差异<15%）
- 改良敏捷性测试时间（双下肢差异<10%）
- 单腿 10 秒平均最大功率测试（双下肢差异<15%）
- 重新评估双腿前屈跳（提高 20% 或 80 分）

（张梦迪 译）

相关资料

A complete reference list is available at https://expertconsult.inkling.com/.

延伸阅读

Abrams GD, Harris JD, Gupta AK, et al. Functional performance testing after anterior cruciate ligament reconstruction: a systematic review. *Orthop J Sports Med.* 2014;2.1. n. pag. Web.

Ardern CL, Webster KE, Taylor NF, et al. Return to sport following anterior cruciate ligament reconstruction surgery: a systematic review and meta-analysis of the state of play. *British Journal of Sports Medicine.* 2011;45.7:596–606. Web.

Brophy RH, Schmitz L, Wright RW. Return to play and future ACL injury risk after ACL reconstruction in soccer athletes from the Multicenter Orthopaedic Outcomes Network (MOON) Group. *The American Journal of Sports Medicine.* 2012;40.11:2517–2522. Web.

Cascio BM, Culp L, Cosgarea AJ. Return to play after anterior cruciate ligament reconstruction. *Clin Sports Med.* 2004;23(3):395–408.ix.

Ernst GP, Saliba E, Diduch DR, et al. Lower extremity compensations following anterior cruciate ligament reconstruction. *Phys Ther.* 2000;80(3):251–260.

Ford KR, Myer GD, Hewett TE. Valgus knee motion during landing in high school female and male basketball players. *Med Sci Sports Exerc.* 2003;35(10):1745–1750.

Goodstadt N, Snyder-Mackler L, et al. Functional testing to discontinue brace use for sport after ACL reconstruction. *Medicine & Science in Sports & Exercise.* 2010;42:96. Web.

Greenberger HB, Paterno MV. Relationship of knee extensor strength and hopping test performance in the assessment of lower extremity function. *J Orthop Sports Phys Ther.* 1995;22(5):202–206.

Hewett TE, Myer GD, Ford KR, et al. Biomechanical measures of neuromuscular control and valgus loading of the knee predict anterior cruciate ligament injury risk in female athletes: a prospective study. *Am J Sports Med.* 2005;33(4):492–501.

Hewett TE, Paterno MV, Myer GD. Strategies for enhancing proprioception and neuromuscular control of the knee. *Clin Orthop Relat Res.* 2002;(402):76–94.

Hewett TE, Stroupe AL, Nance TA, et al. Plyometric training in female athletes. Decreased impact forces and increased hamstring torques. *Am J Sports Med.* 1996;24(6):765–773.

Hewett TE, Torg JS, Boden BP. Video analysis of trunk and knee motion during non-contact anterior cruciate ligament injury in female athletes: lateral trunk and knee abduction motion are combined components of the injury mechanism. *Br J Sports Med.* 2009;43(6):417–422.

Hildebrandt C, Müller L, et al. Functional assessments for decision-making regarding return to sports following ACL reconstruction. Part I: development of a new test battery. *Knee Surg Sports Traumatol Arthrosc.* 2015;23.5:1273–1281. Web.

Kobayashi AHH, Terauchi M, Kobayashi F, et al. Muscle performance after anterior cruciate ligament reconstruction. *Int Orthop.* 2004;28:48–51.

Lohmander LS, Ostenberg A, Englund M, et al. High prevalence of knee osteoarthritis, pain, and functional limitations in female soccer players twelve years after anterior cruciate ligament injury. *Arthritis Rheum.* 2004;50(10):3145–3152.

Louboutin H, Debarge R, Richou J, et al. Osteoarthritis in patients with anterior cruciate ligament rupture: a review of risk factors. *Knee.* 2009;16(4):239–244.

Marshall SW, Padua D, McGrath M. Incidence of ACL injury. In: Hewett TE SS, Griffin LY, eds. *Understanding and Preventing Noncontact ACL Injuries.* Champaign: Human Kinetics; 2007:5–30.

Mattacola CG, Perrin DH, Gansneder BM, et al. Strength, functional outcome, and postural stability after anterior cruciate ligament reconstruction. *J Athl Train.* 2002;37(3):262–268.

Myer GD, Ford KR, Hewett TE. Rationale and clinical techniques for anterior cruciate ligament injury prevention among female athletes. *J Athl Train.* 2004;39(4):352–364.

Myer GD, Ford KR, McLean SG, et al. The effects of plyometric versus dynamic stabilization and balance training on lower extremity biomechanics. *Am J Sports Med.* 2006;34(3):490–498.

Myer GD, Ford KR, Palumbo JP, et al. Neuromuscular training improves performance and lower-extremity biomechanics in female athletes. *J Strength Cond Res.* 2005;19(1):51–60.

Myer GD, Paterno MV, Ford KR, et al. Neuromuscular training techniques to target deficits before return to sport following anterior cruciate ligament reconstruction. *J Strength Cond Res.* 2008;22(3):987–1014.

Orchard J, Seward H, McGivern J, et al. Intrinsic and extrinsic risk factors for anterior cruciate ligament injury in Australian footballers. *Am J Sports Med.* 2001;29(2):196–200.

Paterno MV, Hewett TE, Noyes FR. The return of neuromuscular coordination after anterior cruciate ligament reconstruction. *J Orthop Sports Phys Ther.* 1998;27(1):94.

Paterno MV, Hewett TE, Noyes FR. Gender differences in neuromuscular coordination of controls, ACL-deficient knees and ACL-reconstructed knees. *J Orthop Sports Phys Ther.* 1999;29(1). Aendash45.

Pinczewski LA, Lyman J, Salmon LJ, et al. A 10-year comparison of anterior cruciate ligament reconstructions with hamstring tendon and patellar tendon autograft: a controlled, prospective trial. *Am J Sports Med.* 2007;35(4):564–574.

Shelbourne KD, Nitz P. Accelerated rehabilitation after anterior cruciate ligament reconstruction. *Am J Sports Med.* 1990;18(3):292–299.

von Porat, Roos EM, Roos H. High prevalence of osteoarthritis 14 years after an anterior cruciate ligament tear in male soccer players: a study of radiographic and patient relevant outcomes. *Ann Rheum Dis.* 2004;63(3):269–273.

Wilk KE, Arrigo C, Andrews JR, et al. Rehabilitation after anterior cruciate ligament reconstruction in the female athlete. *J Athl Train.* 1999;34(2):177–193.

Wilk KE, Reinold MM, Hooks TR. Recent advances in the rehabilitation of isolated and combined anterior cruciate ligament injuries. *Orthop Clin North Am.* 2003;34(1):107–137.

Zazulak BT, Hewett TE, Reeves NP, et al. Deficits in neuromuscular control of the trunk predict knee injury risk: a prospective biomechanical-epidemiologic study. *Am J Sports Med.* 2007;35(7):1123–1130.

第 **51** 章

下肢损伤的功能特性评估和特定运动康复:安全重返运动指南

Christie C.P. Powell

功能训练

下肢功能训练是运动员有"目的"地训练跑、跳、踢和旋转等一般性运动技能。根据 Gambetta(2002)的报道,功能训练可指导运动员如何管理和控制体重,并将平衡、本体感觉和运动觉结合在一起。Boyle(2004)建议,"功能训练计划需要纳入稳定性干扰变量,因此运动员必须做出反应才能重新获得稳定性……在失稳状态下展现的能力才是最高水平的能力"。功能训练通过锻炼和活动来训练肌肉,为运动员的运动做准备,训练方式与运动所需的方式相同。特定运动技能可在康复过程中速度训练和敏捷性训练的阶段开始,此时运动员可以承受所有较低水平的运动,并且运动后不会出现肿胀、刺激或疼痛(Fitzgerald 等,2000a)。

功能进阶训练

功能进阶训练是一系列针对运动需求而逐渐增加难度的有计划的训练活动。这一阶段有助于运动员适应练习和比赛中遇到的具体需求。一般功能性力量一旦获得了增长,就可以将敏捷、速度和协调活动训练纳入康复计划中。

Fitzgerald 及其同事(2000a)建议在游戏环境中进行专项运动训练,如接球、传球和踢球。这些活动也可以在没有对手的情况下进行,然后逐渐过渡到与对手一起练习(Fitzgerald 等,2000a)。对运动员和练习者来说,功能训练和适当的进阶训练有诸多好处。持续的临床评估需要与其他方面的评估相结合,以确定运动员对每一种进阶训练的耐受能力。在决定运动员可进展到下一个康复阶段时,临床医生应对运动员的核心稳定性、运动控制、平衡/本体感觉、对称运动模式、代偿机制和信心进行评估。

专项特异性适应原则(SAID 原则)经常被用作进阶训练的指导,或用于任何运动或活动。在康复过程中,重要的是要记住身体能够适应不同程度的压力,同时在适当的康复阶段告知运动员相应的运动要求也是至关重要的。临床医生还需要考虑运动员的一项或多项(如果是参加多项运动)专项运动、技能水平和年龄,以及运动的生理参数(包括不同程度的对抗)。

Myer 等(2006A,2008)已经通过重返运动阶段开发了一个广泛的基于标准的进阶训练计划,专门用于 ACL 重建后的康复,但该计划也可用于所有下肢损伤。Myer 及其同事(2006A,2008)建议,运动员应通过 4 个总体的进阶训练阶段,并在每个阶段对特定的功能状态进行定量测试,以确定运动员是否准备好进入下一阶段。

功能状态测量 / 测试

康复人员和研究人员通过功能状态测量来评估运动员何时可以安全地重返不受限制的体育活动,并量化下肢功能(Barber,1990,1992;Noyes,1991;Juris,1997;Bolgla,1997;Itoh,1998;Fitzgerald 等,2000a,2001;Huston,2001;Myer,2005,2007,2008;Pollard,2006;Cappell,2007;Flanagan,2008;Ortiz,2008)。

Barber 等(1990,1992)发现,功能测试虽然不能检测出某些特定的下肢功能缺陷,但在临床上可用于评估下肢的整体功能。功能状态测量纳入了许多下肢功能的变量,包括疼痛、肿胀、神经肌肉控制和协调性、肌肉的动态强度及总体关节稳定性(Barber,1990,1992;Fitzgerald 等,2001)。

许多功能状态测试和测量已通过验证并证明了其可靠性,具体来说,跳跃测试包括用于距离测试的单腿跳跃试验(Tegner,1986;Barber,1990,1992;Noyes,1991;Booher,1993,Hewett,1996,1999,Bolgla,1997;Borsa,1997;Wilson,1998;Fitzgerald 等,2000a,2000B,2001;Lewek,2003;Augustsson,2004;Ferris,2004;Myer,2005,2006A,2008;Flanagan,2008)、跳停试验(Hewett,1996,1999;Juris,1997;Fitzgerald 等,2001;Ferris,2004;Myer,2008)及垂直跳跃试验(Barber,1990,1992;Hewett,1996;Fitzgerald 等,2001;Myer,2005,2006A,2006B,2006C,2007,2008;Rampanini,2007;Hamilton,2008)。

Fitzgerald 及其同事(2001)建议,在康复过程中,当运动员可以达到膝关节全角度活动、直腿抬高练习没有发现伸肌滞后和关节积液、患侧肢体的股四头肌力量达到健侧肢体的 80%、患肢跳跃没有疼痛时,应进行跳跃测试。

有研究者建议,为了提高下肢动态功能测试的敏感性,运动员应在疲劳条件下进行评估(Augustsson,2004),采取有效的运动约束来控制代偿性运动(Juris,1997),并进行多次单腿跳跃试验(Fitzgerald 等,2001)。为了确定运动员重返运动前是否存在功能障碍,需要模拟运动条件,包括疲劳和(或)对抗(Augustsson,2004)。目前,还没有任何一项包含了所有有效和可靠的功能测量的下肢功能测试方法被医学界广泛认可。

功能状态测试的分类:下肢

功能状态可以通过功能强度和动态关节稳定性来衡量,包括平衡和本体感觉/运动觉;速度、敏捷性和协调性;增强训练,包括跳跃/负重;以及跑步。

功能强度测试

功能强度测试通常用来评估总体强度和关节稳定性。双腿负重深蹲(Neitzal,2002;Boyle,2004;Myer,2006B,2006C,2008)(图 50.5)和单腿下蹲(Zeller,2003;Ferris,2004;Myer,2006A;Myer,2008)(图 51.1)通常用于评估总体功能强度,因为它们模拟常见的运动状态,并且需要通过控制踝关节、膝关节和髋关节来完成。在康复过程中,运动员需要建立一个基础功能强度,并在此基础上进行锻炼。研究表明,包括跳跃和落地在内的功能性锻炼中,单靠力量训练不会改变女性非专业运动员的生物力学(Herman,2008)。由于在运动和其他高水平活动期间,关节会受到极端力量的冲击,所以运动员需要恢复神经肌肉控制和功能强度,但也必须包括其他专项运动的干预措施(Herman,2008)(表 51.1)。

关节动态稳定性

平衡觉和本体感觉/运动觉:平衡觉通常是指在

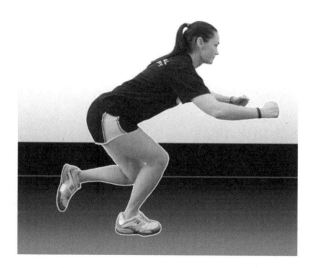

图 51.1 单腿下蹲。运动员单腿下蹲,试图在没有失去平衡和保持良好的膝关节控制力的情况下将膝关节屈曲 60°~90°。运动员应尽量避免髋关节内旋和膝关节外翻。

支撑物上保持重心稳定的能力。在动态情况下,这需要支撑物与重心一起移动。当踝关节、髋关节和膝关节的机械感受器不能正确地识别或矫正运动以保持支撑物上的重心稳定时, 平衡就会被破坏(Bernier,1998)。这种矫正和协调的动作在进行姿势和位置矫正以避免受伤时至关重要。Ergen 和 Ulkar(2008)将本体感觉描述为"一个包括通过视觉和前庭功能来保持平衡和姿势控制、关节运动觉、位置觉和肌肉反应时间在内的广泛的概念"。

本体感觉是关节确定其空间位置、检测准确的运动和运动感觉,并帮助关节动态稳定的能力(Lephart,1997)。Lephart 等(1997)报道,神经肌肉反馈系统在损伤后中断, 因此建议实施包含本体感觉训练的康复计划。踝关节和膝关节损伤人群与健康人群对比可见本体感觉缺陷(MacDonald,1996;Borsa,1997;Bernier,1998;Wikstrom,2006)。膝关节和踝关节机械感受器传递的信息可用于检测关节的变化,并激活移位限制系统以避免损伤。在膝关节,这可以被定义为在进行高水平活动的同时保持正常运动模式,而不会出现"不想出现的"打软腿(Lewek,2003;Wikstrom,2006)的能力。一般说来,在专项运动中,神经肌肉控制系统对下肢的关节动态稳定性起重要的作用。

在康复早期,必须进行本体感觉和神经肌肉训练,以便安全地过渡到功能性和专项运动训练(Ergen,2008)。平衡训练包括单腿站立(Bernier,1998;Sherry,2004;Myer,2008)、摇摆与平衡/倾斜板(Bernier,1998;Fitzgerald 等,2000b)及扰动活动(Fitzgerald 等,2000b;Lewek,2003),(表 51.2)。跳跃试验也常用于康复训练的后期阶段,以评估运动员的本体感觉状态。该试验在增强训练中进行了详细讨论(Noyes,1991;Risberg,1994)。

速度、敏捷性和协调性(表 51.3):跑步速度被认为是许多运动员非常重要的运动状态评估项目。Cissik 和 Barnes(2004)的研究表明,短跑要求运动员在短时间内形成复杂的运动模式。物理治疗师或运动教练在康复的后期阶段评估运动员的短跑技术是至关重要的, 因为短跑技术不娴熟可能会给肌肉骨骼系统带来更大的压力和张力,进而导致损伤。

敏捷性训练经常用来提高下肢的协调性、速度和灵活度,特别是在改变运动方向时。教练、培训员和研究人员通常通过 8 字跑敏捷性训练(图 51.2 和表 51.3)来评估运动员安全有效地协调全速冲刺跑、减速和改变方向的能力(Tegner,1986;Wilson,1998;Fitzgerald

表 51.1　下肢功能强度训练(Powell)

训练项目	方法描述	参考文献
双侧负重深蹲/相扑式深蹲(运动姿势深部支撑)(图 50.5)	患者双脚与肩同宽(相扑式下蹲则略微更宽),下蹲直至大腿与地面平行,同时躯干尽可能小屈曲,以保持直立姿势	Neitzal(2002) Boyle(2004) Myer(2006B) Myer(2006C) Myer(2008)
单腿深蹲(60°~90°)(图 51.1)	患者站立,双臂交叉于胸前,单腿下蹲,尽量在不失去平衡的情况下将膝关节屈曲 90°或以上	Zeller(2003) Ferris(2004) Myer(2006A) Myer(2006B) Myer(2008)
波速球/Airex 双腿深蹲	患者站在波速球或 Airex 垫上,双膝蹲至 90°或以上,膝关节控制良好,没有失去平衡(参见 Myer 2008 训练术语表中的完整描述)	Myer(2006B) Myer(2006C) Myer(2008)
波速球/Airex 单腿深蹲	患者站在波速球或 Airex 垫上, 单膝蹲至 60°~90°,膝关节控制良好,没有失去平衡	Myer(2006B) Myer(2006C) Myer(2008)

表 51.2 关节动态稳定性:平衡觉和本体感觉／运动觉训练(Powell)

训练项目	方法描述	参考文献
单腿站立(睁眼)	患者单腿站立,双眼睁开,膝关节微屈,保持 30 秒,脚不动,不接触对侧腿或着地。另一条腿向后弯曲 75°	Bernier(1998) Sherry(2004) Myer(2006A) Myer(2008)
单腿站立(闭眼)	患者单腿站立,闭上双眼,膝关节微屈,保持 30 秒,脚不动,不接触对侧腿或着地。另一条腿向后弯曲 75°	Bernier(1998) Sherry(2004)
单腿站立(不稳定的表面)	患者站在不稳定的表面上,如 Airex 垫、Dynadisc、波速球、泡沫垫、半泡沫卷等,按照上述方法单腿站立	Myer(2008)
单腿扰动	患者在滚轮板上单腿站立,临床医生扰动滚轮板,患者尽量保持平衡	Fitzgerald 等(2000b) Lewek(2003)
摇晃板	患者站在摇晃板上,双脚可以采用不同的模式,尽量避免木板任何位置接触地面	Bernier(1998)
平衡/倾斜板	患者站在平衡板/倾斜板上,双脚可以采用不同的模式,尽量避免木板任何位置接触地面	Bernier(1998) Fitzgerald 等(2000b)

等,2000b)。协调性是使用内部和外部反馈系统优化肌肉内和肌肉间的协作以获得技能能力提升的组合(Ergen,2008)。协调性包括本体感觉和平衡能力,由于神经系统和肌肉骨骼系统相互作用,从而防止在切线跑、旋转和跳跃活动中受伤(Ergen,2008)(表 51.3)。

增强训练:跳跃/负重/落地(表 51.4)。增强训练指的是快速、有力地运动,包括预牵伸肌肉、激活肌肉延长–缩短的周期,以产生更强的向心收缩。所有的跳跃活动都是增强训练,常用于提高运动表现和建立下肢动态控制。Flanagan 等(2008)发现,膝关节和踝关节损伤在需要切线跑、旋转和跳跃动作的运动员中最常见。研究人员一致认为,跳跃和落地动作,特别是那些涉及改变方向的动作,可以模拟 ACL 损伤机制(Sell,2006;

表 51.3 速度、敏捷性和协调性训练(Powell)

训练项目	方法描述	参考文献
侧滑步/侧步走	指导患者从右向左横向移动,在不同的距离,尽可能快地改变方向移动	Fitzgerald 等(2000b) Sherry(2004)
前交叉步/藤步(图 51.4)	指导患者在左右横向移动的同时,尝试向前和向后的交叉步	Fitzgerald 等(2000b) Sherry(2004)
往返跑	指导患者向前和向后全速冲刺跑,在每个方向都快速起跑和急停。建议往返采用不同的距离	Fitzgerald 等(2000b) Fitzgerald 等(2000b)
多向往返跑	指导患者向前全速冲刺跑,并在不同的距离向多个方向快速起跑和急停	Fitzgerald 等(2000b)
45°切线旋转跑	指导患者以 45°角(向左和向右)改变方向,混合旋转动作进行全速冲刺跑	McLean(1999) Sigward(2006)
切线侧步	指导患者向前直跑 5 米,然后触摸右脚并改变方向向左(45°角切线方向),然后再向右	Tegner(1986) Wilson(1998)
8 字跑(图 51.2)	间隔 6~10 米放两个圆锥体,指导患者绕着圆锥体 8 字形跑两圈。然后再将起跑位置从锥形体的右侧改为左侧	Fitzgerald 等(2000b)

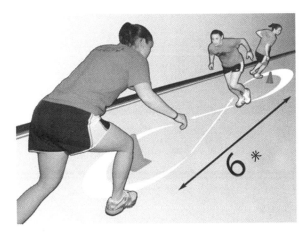

图 51.2　8 字跑。临床医生间隔 6~10 米放置两个圆锥体,要求运动员在不接触圆锥体的情况下围绕圆锥体跑 8 字,总共跑两圈。运动员先从锥体的右侧开始,从而使其在远侧的圆锥体处右转,然后再从圆锥体的左侧开始。

Sigward,2006)。

　　许多研究人员发现,增强训练/跳跃训练可显著降低损伤的发生率,特别是女性运动员(Hewett,1999;Mandelbaum,2005),并且可以在重返运动前通过增强训练在内的神经肌肉技术来针对性训练(Fitzgerald 等,2000b;Myer,2005,2006A,2006B,2006C,2008;Chmielewski,2006)。这些项目通常包括各种跳跃活动,并且在强度和难度等方面对运动员来说都是一种挑战。在评估运动员是否可以重返运动时,也应该进行增强训练,因为这种训练可以使损伤后的神经肌肉系统为运动时的快速变化和在受约束状态下增加关节力量做好准备(Fitzgerald 等,2000b;Chmielewski,2006;Myer,2006A,2006B,2006C,2008)。Chmielewski 等(2006)报道,不能承受增强训练的运动员"不可能重返运动"。

　　在整个康复过程中也应包括增强训练,以起到潜在的预防效果、提高特定的康复指标,并改善错误的生物力学(Hewett,1996,1999;Myklebust,2005;Mandelbaum,2005;Myer,2005,2006A,2006B,2006C,2008;Chmielewski,2006)。根据 Fitzgerald 等(2001)的报道,单腿远距离跳跃试验(表 51.4 和图 51.3)是最常用的评估膝关节功能的方法,特别是 ACL 重建术后,也可用于所有的下肢损伤以确定下肢整体功能。不对称的肢体损伤可在康复过程中通过增强功能训练进行评估(Tegner,1986;Barber,1990;Noyes,1991)。

Barber 等(1990,1992)使用肢体对称性指数(LSI)(表 51.9)将下肢不对称性描述为与健侧下肢相比患侧下肢小于其 85%;与健侧下肢相比,明显的

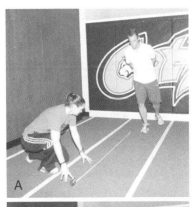

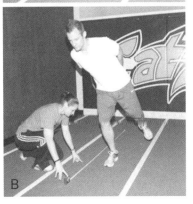

图 51.3　单腿跳远。(A)运动员单腿站立,双手放在背后(仅在测试时),用同一只脚起跳和落地,尽可能远跳,但必须平稳落地。(B)测量起跳前脚趾到落地后脚后跟之间的距离。此训练可重复进行,最多重复跳跃 5~10 次以确定落地的一致性。比较患侧肢体和健侧肢体跳跃的距离。临床医生可以使用肢体对称指数来确定双侧是否对称。

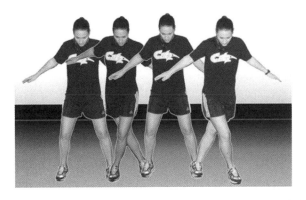

图 51.4　交叉步。指导运动员在向右和向左横向移动的同时尝试向前和向后交叉活动双腿。热身时,运动员使用交叉步模式来促进躯干旋转,增加协调性。

表 51.4 增强式训练:起跳 / 落地活动(Powell)

训练项目	方法描述	参考文献	训练项目	方法描述	参考文献
跳远	患者站在一条线上,双手放在背后,双腿起跳,尽量向远处跳。落地后保持3~5秒	Hewett(1996, 1999) Myer(2008)			Lewek(2003) Myer(2008)
深蹲跳/垂直跳	患者双腿同时垂直起跳,尽可能高,双臂举过头顶,落地后呈深蹲姿势,双手触地	Hewet(1996, 1999) Myer(2006B, 2006C)	单腿交叉(捆绑)跳跃 - 跳 - 跳 - 站立(图51.7)	患者单腿站立,向身体的侧前方或斜着跨过一条线跳跃,对侧脚落地,脚尖指向前方,立即向相反方向跳跃,用原来那只脚着地	Myer(2005, 2006C, 2008)
深蹲跳/深蹲跳远	患者尽可能远向前跳,落地时膝关节屈曲90°(大腿与地面平行),保持3~5秒	Hewett(1996, 1999) Myer(2008)	180° 半空旋转跳	患者双脚起跳,在半空中旋转180°,落地后站直并保持5秒,然后向相反方向跳跃	Hewett(1996) Hewett(1999) Myer(2006B, 2006C,2008)
单腿跳远	患者单腿站立,双手放在背后,用同一只脚起跳和落地。每一侧测量3次的平均距离,并计算肢体对称指数(LSI)	Tegner(1986) Barber(1990) Noyes(1991) Booher(1993) Hewett(1996) Bolgla(1997) Borsa(1997) Wilson(1998) Hewett(1999) Fitzgerald 等 (2000a, 2000b, 2001) Lewek(2003) Augustsson (2004) Ferris(2004) Myer(2005, 2006A,2008) Flanagan(2008)	计时单腿跳	患者单腿站立,双手放在背后,用同一只脚起跳和落地。尽可能快地跳过6~20米的距离。每一侧测量3次的平均时间,并计算LSI	Barber(1990) Noyes(1991) Booher(1993, 1997) Fitzgerald 等 (2000a, 2000b) Lewek(2003) Myer(2006A, 2008) Flanagan(2008)
单腿跳-起跳站立	患者单腿站立,跳2次(或3次以增加难度),第二次跳跃后落地站立5秒,重复上述动作。随着技术的进步,增加跳跃距离	Hewett(1996) Myer(2006B, 2006C)	单腿跳:跳跃和停止	患者单腿站立,跳一次,站立3~5秒,然后重复上述动作	Hewett(1999) Fitzgerald 等 (2001) Myer(2006B, 2008)
远距离单腿三级交叉跳(图51.6)	指导患者每次跳跃时跨越15.2cm宽的胶带,每侧连续跳跃3次。测量3次跳跃的总距离,取平均值,求出LSI	Barber(1990) Noyes(1991) Bolgla(1997) Wilson(1998) Fitzgerald 等 (2000a, 2000b)	单腿三级跳(图51.5)	患者单腿站立,尽可能远地连续跳跃3次,用同一只脚落地。测量3次跳跃的总距离,取平均值,求出LSI	Barber(1990) Noyes(1991) Bolgla(1997) Hewett(1999) Fitzgerald 等 (2000a, 2000b) Lewek(2003) Myer(2006A, 2008) Hamilton(2008)
			三级跳远/垂直跳远	患者连续跳3次,在第3次跳跃落地时,进行一次最大程度的垂直跳跃	Myer(2006B, 2006C,2008)

(待续)

表51.4(续)

训练项目	方法描述	参考文献	训练项目	方法描述	参考文献
原地跳跃	患者双脚交替上下跳跃,逐渐增加高度和加快节奏	Hewett(1996,1999) Myer(2006B,2006C,2008)	垂直急停-起跳	患者进行2~3步助跑,然后双足着地、起跳并达到最大高度	Chappell(2007) Herman(2008)
剪刀式跳跃/劈腿蹲	患者一开始呈迈着大步的姿势,一只脚在另一只脚的前面。起跳,在半空中交替脚的位置。重复上述动作,逐渐增加速度	Hewett(1996,1999) Myer(2008)	前后/左右双腿/单腿循环跳跃	患者站在一条直线旁边,然后迅速向前跳过这条线,并尽可能快地跳回到起始位置,重复多次。患者要尽量保持在线附近,但不要踩在线上。然后再用同样的方法左右跳跃	Pfiefer(1999) Myer(2006B,2006C,2008)
摸跳墙(踝关节跳)	患者脚尖着地上下跳跃,膝关节微屈,双臂举过头顶,每次跳跃双手都轻触墙壁	Hewett(1996,1999) Myer(2006B,2006C,2008)	单腿落地跳跃(图51.8)	患者双脚站在箱子(30cm或不同高度)的顶部,然后从箱子上跳下,单脚着地,站稳并坚持2~3秒	Pfiefer(1999)
折叠式跳跃	患者双腿站立并起跳,双膝尽可能抬高至胸部,快速重复上述动作	Hewett(1996,1999) Myer(2006A,2006B,2006C,2008)	单腿落地垂直跳跃	患者单腿站在箱子(40cm高)的顶部,然后从箱子上跳下,单腿着地。着地后,患者立即进行最大程度的单腿垂直跳跃	Huston(2001) Ortiz(2008)
圆锥体跳跃/障碍物跳跃	患者双腿站立,双脚并拢,在圆锥体上方快速左右或者前后跳跃。进阶动作,单腿跳跃,做上述动作。快速重复上述动作	Hewett(1996,1999) Myer(2006B,2006C,2008)	单腿内侧跳下着地	患者单腿站在箱子(13.5cm或不同高度)上保持平衡,然后从站立肢体的内侧跳下箱子,同一条腿着地,然后站稳并坚持2~3秒	Myer(2006C,2008)
站立垂直跳跃	患者双手放在髂骨上站立,屈膝90°,暂停一下,然后在膝关节或躯干不做反向运动的情况下尽可能往高处跳	Hewett(1996) Fitzgerald等(2001) Myer(2005,2006B,2006C) Rampinini(2007)	单腿楼梯跳	患者单腿跳跃14级(20cm高)台阶,控制良好,不要失去平衡	Wilson(1998)
落地垂直跳跃	患者从箱子(不同高度)上跳下,双脚同时着地。落地后,立即进行最大程度向上垂直跳跃	Hamilton(2008) Pollard(2006 Myer(2006a,2006B,2006C,2007,2008)	单腿上下跳跃	患者单腿在一个台阶(20cm)上下跳跃,连续跳10次	Itoh(1998) Ortiz(2008)

不稳定将显著影响患侧下肢的跳跃距离。Augustsson及其同事(2000)发现,单腿跳跃时,膝关节在落地阶段主要起到能量吸收的作用,并且膝关节吸收的能量是髋关节的2~3倍,是踝关节的5~10倍。因此,使用单腿跳跃试验和更高难度的单腿跳跃变化的演化

试验来确定下肢特别是膝关节的功能是合适的,因为起跳到落地的过程中,膝关节完成了大部分的减震作用(表51.4)。

跑步系列。许多运动都需要跑步,因此,许多临床医生会使用跑步评估工具来判定有氧和无氧运

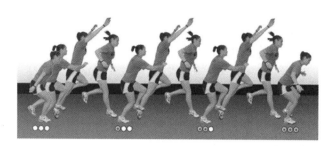

图 51.5　单腿三级跳远:停下来保持距离。运动员站在一条线上,双手放在背后(仅在测试时),单腿进行三级跳,尽可能远。运动员必须平稳落地。测量起跳前脚趾到落地后脚后跟之间的距离。此训练可重复进行,最多可重复跳跃 5~10 次,以确定落地的一致性。比较患侧肢体和健侧肢体跳跃的距离。临床医生可以使用肢体对称指数来确定双侧是否对称。

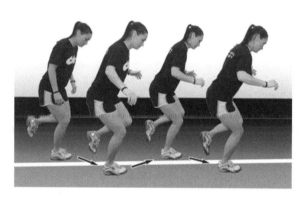

图 51.6　单腿三级交叉跳远。运动员单腿站立,双手放在背后(仅在测试时),用同一只脚起跳和落地,在一条直线两侧连续交叉跳跃 3 次,尽可能远。运动员必须平稳落地。测量起跳前脚趾到落地后脚后跟之间的距离。此训练可重复进行,最多可重复跳跃 5~10 次,以确定落地的一致性。比较患侧肢体和健侧肢体跳跃的距离。临床医生可以使用肢体对称指数来确定双侧是否对称。

动。临床医生应使需要跑步、全速冲刺和切线跑的运动员恢复正常的跑步机制。Myer 等(2006A)建议,临床医生在跑步机上对运动员进行跑步动力学评估,可以通过听来确定脚步的异常节律,或通过观察来判断严重的不对称,这种不对称可能会影响运动员下一阶段的康复锻炼。

　　通过改变康复计划中的跑步活动来模拟竞技中的运动需求,物理治疗师或运动教练可以更准确地评估运动员下肢的整体功能(Tegner,1986;Myer,2006a,2008)。重复全速冲刺能力(RSA)测试(Aziz,2008;Rampanini,2007) 和直线往返起跑或急停

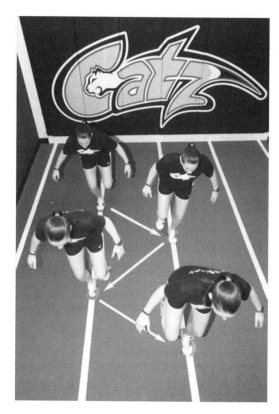

图 51.7　单腿交叉跳(跳-跳-跳,站稳)。运动员单腿站立,向身体的侧前方或者斜着跨过一条线进行跳跃,对侧脚落地,脚尖指向前方,立即向相反方向跳跃,用原来那只脚着地。运动员每次落地时都不应该多跳一次或失去平衡。这套动作要求在侧向跳跃减速的同时换腿并变换方向,有助于训练运动员的核心力量和膝关节控制能力。

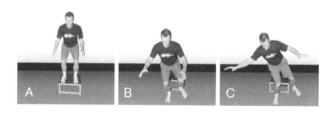

图 51.8　单腿落地跳跃。(A)运动员双脚站在盒子的顶部(临床医生可以改变盒子高度)。(B)然后运动员从盒子上跳下,单腿落地,要控制好膝关节并保持平衡。落地后立即进行最大程度垂直跳跃。(C)这是较差的落地技术,没有保持平衡,核心控制能力差,躯干弯曲,膝关节出现外翻。

(Fitzgerald 等,2000b)通常可以评估运动员重复冲刺和改变方向的能力,特别是在美式足球、英式足球、曲棍球和篮球等运动中(表 51.5)。该研究的局限是利用跑步评估工具和测试手段来评估是否可以重返运动,但还有许多其他测试方法可以在个别医生的

方案中找到并用于临床,尽管它们尚未在文献中得到验证。目前还需要更多的研究来帮助制订和实施具体的跑步方案,从而准确评估运动员安全重返跑步运动的能力(表 51.5)。

高级下肢运动评估

　　高级下肢运动评估(ALESA)(表 51.6)是一种基于标准的评估工具,旨在针对试图重返运动的下肢有功能缺陷的运动员。研究已证实,任何功能评估(包括功能强度、灵活性、平衡/本体感觉和协调性)中发现的侧方失衡均有助于预测运动员重返运动时的损伤风险(Tegner,1986;Barber,1990;Knapik,1991;Noyes,1991;Fitzgerald 等,2001;Hewett,1999;Mclean,1999;Myer,2005,2006A;Paterno,2007)。

　　ALESA 作为一种标准化的评估工具尚未得到验证;然而,测试列表中列出的大多数评估方法都已由许多研究人员单独验证,或者目前已在临床上使用(表 51.7)。ALESA 目前仍在研究中,以确定其作为临床评估工具的可靠性,尽管它可用于指导功能测试。ALESA 利用了许多以前文献中已经得到验证的功能评估方法,这些方法既可以对功能进行定性评估,也可以进行定量评估。

　　ALESA 有助于临床医生观察患者的运动质量,并定量测量时间、距离或成功完成的次数。该评分系统旨在帮助临床医生判断功能缺陷障碍的部位,并

表 51.6　高级下肢运动评估(ALESA):动态热身(Powell)

测试前:10~15 分钟:10~20 码
轻松的前后慢跑×2 圈
左右滑步×2 圈
前后高抬腿×1 圈
前后后踢腿×1 圈(图 51.9)
前后高抬腿跳×1 圈
交叉步×2 圈(图 51.4)
动态向前拉伸肌腱×1 圈(图 51.10)
动态旋转拉伸肌腱×1 圈
左右弓步×1 圈(图 51.11)
向前弓步×1 圈
向后弓步并伸展身体×1 圈(图 51.12)
前后跳跃×1 圈
单腿反复左右跳×1 圈

通过检测肢体潜在的不对称或下肢严重失衡来判断运动员是否可以重返运动。

　　ALESA 的一组测试和训练(表 51.8)包括前面列出的所有功能测试项目,以提供更敏感和可靠的评估方法。ALESA 使用了许多先进的运动模式,包括Fitzgerald 及其同事(2001)建议的几种单腿跳跃测试,这是成功重返运动所必需的。ALESA 还可用于识别有潜在损伤风险或再损伤风险的运动员。

　　在通过 ALESA 的结果确定运动员是否可以安全重返运动之前,建议临床医生将同样的项目作为

表 51.5　跑步系列训练(Powell)

训练项目	方法描述	参考文献
步行:慢跑系列第 1 阶段	步行:慢跑系列－1:1 步行 1 分钟,慢跑 1 分钟,交替进行,总共 8~10 分钟	临床
步行:慢跑系列第 2 阶段	步行:慢跑系列－1:1/2:1 总共 1600 米,步行 200 米,慢跑 200 米,交替进行,最多 1~2 英里。	临床
直线跑:为冲刺做准备	从直线跑开始,起初慢跑,然后增加速度,然后缓慢减速,距离不定	临床
直线跑:冲刺跑系列开始:停止("红灯/绿灯")	先进行冲刺跑,当喊"停止"时,减速到停止。临床医生改变跑步距离并进行语言提示。患者最初可以尝试任何速度,随着安全减速更加熟练,可以进展到更快的速度	Fitzgerald 等(2000b)
高强度反应性切线跑/旋转/扭转	患者要模仿运动特有的切线跑、旋转和扭转动作,没有明显的疼痛或动作补偿	临床
重复短跑能力(RSA)测试	6 次 40 米(20+20 米)的往返冲刺,中间休息 20 秒,以评估整体体能	Rampinini(2007) Aziz(2008)

表51.7　ALESA测试汇总(Powell)

ALESA测试汇总	作者验证试验/参考文献
1.双腿深蹲/相扑蹲	Neitzal(2002); Boyle(2004); Myer(2006B, 2006C, 2008)
2.单腿深蹲(膝关节屈曲至少60°并坚持5秒)	Zeller(2003); Myer(2006A, 2006B, 2008)
3.跳远	Hewett(1996, 1999); Myer(2008)
4.单腿跳远	Tegner (1986); Barber (1990); Noyes (1991); Hewett (1996,1999); Bolgla (1997); Borsa(1997); Wilson(1998); Fitzgerald 等(2000a, 2000B, 2001); Lewek(2003); Augustsson(2004); Myer(2005, 2006A, 2008); Flanagan(2008)
5.计时单腿跳(6米)	Barber (1990); Noyes (1991); Bolgla (1997); Fitzgerald 等(2000a,2000B); Lewek(2003); Myer(2006A, 2008); Flanagan(2008)
6.单腿三级跳远	Noyes (1991); Bolgla (1997); Hewett (1999); Fitzgerald 等 (2000a, 2000b); Lewek(2003);Myer(2006A, 2006B, 2006C, 2008); Hamilton(2008)
7.远距离单腿三级交叉跳	Noyes(1991); Bolgla(1997); Fitzgerald 等(2000a, 2000b); Lewek(2003); Myer (2008); Flanagan(2008)
8.单腿跳跃:停止系列(×10次重复)	Hewett(1999); Fitzgerald 等 (2001); Myer(2006B, 2008)
9.单腿三级跳跃:停止系列(×5次重复)	Myer(2006B, 2006C, 2008)
10.睁眼单腿平衡(30秒)	Bernier(1998); Sherry(2004); Myer(2006A, 2008)
11.闭眼单腿平衡(30秒)	Bernier(1998); Sherry(2004)
12.8 字跑(6~10米)	Tegner(1986); Wilson(1998); Fitzgerald 等(2000b)
13.短跑系列·40米起停跑("红灯,绿灯")	临床

其后期康复计划的一部分进行训练(Myer,2006A,2006B,2006C,2008)。Bolgla 和 Keskula(1997)也强调运动员在测试之前应进行充分的练习,以便进行运动学习。

使用一种简单的评分方法来评估运动员在简单和高级功能训练中建立动态控制、静态和功能性强度及平衡/本体感觉的能力(框51.1)。这种评估方法通常用于测试切线跑、跳跃和旋转运动(如英式足球、篮球、美式足球、排球、体操、曲棍球等),休闲性运动员和高水平运动员均适用。临床医生还可以确定运动员适合的功能测试类型,并根据可能的空间限制进行修改。

我们建议功能测试前先进行适当的热身,可从最小难度开始,逐渐过渡到最具挑战性的项目(表51.9),通过产生一定程度的疲劳帮助评估运动员的耐力水平,并确定何种程度的技术失误可能导致损伤(Augustsson,2004)。单腿测试应从健侧开始,并与患侧进行比较(Van Der Harst,2007)。Van der Harst 等(2007)在健康受试者中的研究发现,优势腿和对

表51.8　ALESA 评分表

测试 #		得分
#1 双腿深蹲/相扑蹲		
#2 单腿深蹲		
#3 跳远		
#4 单腿跳远		
#5 计时单腿跳(6米)		
#6 单腿三级跳远		
#7 单腿三级交叉跳远		
#8 单腿跳跃:停止系列(×10次重复)		
#9 单腿三级跳跃:停止系列(×5次重复)		
#10 睁眼单腿平衡(30秒)		
#11 闭眼单腿平衡(30秒)		
#12 8 字跑(6~10米)		
#13 短跑系列:40米起停跑	共13组测试	
通过的测试		
ALESA 评分(%)		
合格分数是 11/13(85%)		

Created by Christie Powell, MSPT, STS, USSF D, and S. Murphy Halasz, PT, DPT, 2009.

侧腿之间没有显著差异。作者得出结论,在功能测试(如单腿跳跃测试)期间,尤其是接受 ACL 重建的患者,健侧腿可作为"参考指标"来确定差异情况。

肢体对称性指数(LSI)

LSI(Barber 等,1990)(表 51.9)是通过适当的测试活动来确定患侧肢体与健侧肢体是否对称。

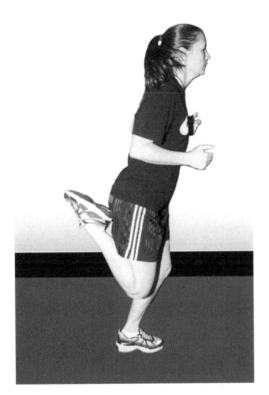

图 51.9　动态后踢腿。动态热身期间,运动员保持直立姿势,在保证良好的控制力的同时用脚后跟踢臀部,双侧交替进行。

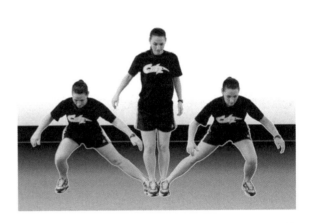

图 51.11　侧方弓步。动态热身期间,运动员要从右向左做弓步,并向侧方跨出,重复该动作以拉伸腹股沟/内收肌,模仿切线跑,然后改变方向。运动员应保持直立姿势,避免躯干弯曲,膝关节与脚尖方向一致。可以将脚的位置从前方移到侧移方,以改变拉伸的目标肌群。

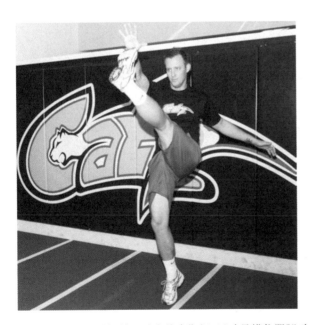

图 51.10　动态肌腱拉伸。动态热身期间,运动员模仿踢腿动作,双腿交替。踢腿运动中,在后续动作中增加旋转和完整的踢腿动作,可以模仿特定的运动模式。

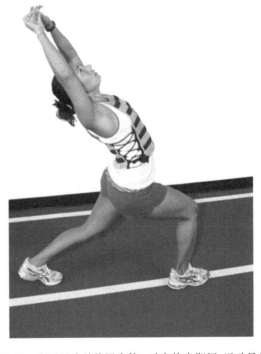

图 51.12　向后弓步并伸展身体。动态热身期间,运动员尝试向后弓步,双手后伸,展开腹部,增加躯干伸展。

框 51.1 高级下肢运动评估(ALESA)

姓名: 日期: 损伤:

运动热身:我们建议 10~15 分钟,10~20 码

- 轻松的前后慢跑
- 左右滑步
- 前后高抬腿
- 前后后踢腿
- 前后高抬腿跳
- 左右交叉步
- 动态向前拉伸肌腱
- 动态旋转拉伸肌腱
- 左右弓步
- 向前弓步
- 向后弓步并伸展身体
- 前后跳跃
- 单腿反复左右跳

　　功能测试说明:每完成一次功能测试,按照运动的距离、时间或成功重复完成的次数得 1 分或 0 分。每项要求重复的测试都需要至少完成 80% 才能获得 1 分。对于通过性测试,通过=1 分,失败=0 分。对于所有测量距离或计时的单腿测试,可使用表 51.9 所示的 LSI。LSI≥85%得分。

1.运动员双脚分开与肩同宽站立,像坐在椅子上一样蹲着,大腿与地面平行,不要失去平衡。保持直立姿势,避免躯干弯曲。膝关节与第 2 足趾方向一致,脚后跟不可离地。注意:时刻检查身体是否偏离中线,两侧肢体是否平衡发力。

重复 10 次,完成80%也就是 8 次算通过,可得 1 分。

测试	成绩	完成率	分数
# 重复完成次数	/10		

2.单腿深蹲:运动员双臂交叉放在胸前,单腿站立,蹲至膝关节屈曲 60°,保持该姿势 5 秒,不要失去平衡。运动员在下降过程中必须保持臀部和躯干直立,重心维持在纵轴线上。双侧各重复 5 次。
双侧都必须至少达到 80% 才算通过,可得 1 分。

左侧	成绩	右侧	成绩
# 重复完成次数	/5	# 重复完成次数	/5
已完成的总成绩%		已完成的总成绩%	
分数:			

3.跳远:运动员双脚站在线上,双手放在背后,尽可能向前跳,并稳定落地。在起跳和落地时,膝关节必须与第 2 足趾方向一致。患者跳跃的距离必须超过身高才算通过。测量起跳时脚尖到落地后脚跟之间的距离,根据需要最多进行 3 次测试,以评估是否可以达到身高的距离。成绩:通过/不通过。

测试	距离(cm)
测试 #1	
测试 #2	
测试 #3	
患者身高	
通过/失败	
分数	

4.单腿跳远:运动员单脚站在线上,双手放在背后,用同一只脚起跳和落地。运动员必须平稳落地。共进行 3 次测试,测量起跳时脚尖到落地后脚跟之间的距离。取 3 次测试的平均值,计算得出 LSI。LSI 必须≥85%才算通过,可得 1 分。注意:在起跳和落地时观察膝关节是否外翻。

左侧	距离(cm)	右侧	距离(cm)
测试 #1		测试 #1	
测试 #2		测试 #2	
测试 #3		测试 #3	
平均距离		平均距离	
LSI:			
分数:			

5.单腿计时跳(6 米):运动员单腿站立,双手放在背后,用同一只脚起跳和落地。运动员以尽可能快的速度跳过 6 米的距离,并测量时间。取 3 次试验的平均时间,计算得出 LSI。LSI 必须≥85%才算通过,可得 1 分。

左侧	时间(秒)	右侧	时间(秒)
测试 #1		测试 #1	
测试 #2		测试 #2	
测试 #3		测试 #3	
平均时间		平均时间	
LSI:			
分数:			

(待续)

框 51.1(续)

6.单腿三级跳远:运动员单腿站立,双手放在背后,用同一只脚起跳和落地,尽可能远地向前连续跳 3 次。测量距离。每侧取 3 次试验的平均成绩,计算得出 LSI。LSI 必须≥85%才算通过,得 1 分。

左侧	距离(cm)	右侧	距离(cm)
测试 #1		测试 #1	
测试 #2		测试 #2	
测试 #3		测试 #3	
平均距离		平均距离	
LSI:			
分数:			

7.单腿三级交叉跳远:运动员单腿站立,双手放在背后,用同一只脚起跳和落地,在一条直线两侧连续 3 次交叉跳跃,尽可能往远处跳并测量跳出的距离。取 3 次测试的平均成绩,计算得出 LSI。LSI 必须为 85%或更高才能算通过,得 1 分。

左侧	距离(cm)	右侧	距离(cm)
测试 #1		测试 #1	
测试 #2		测试 #2	
测试 #3		测试 #3	
平均距离		平均距离	
LSI:			
分数:			

8.单腿跳:停系列(重复 10 次):运动员单腿站立,进行单腿跳跃,然后平稳落地并坚持 5 秒,每侧腿重复 10 次。两侧腿都必须至少完成 80%才算通过,得 1 分。

左侧	成绩	右侧	成绩
# 重复完成次数	/10	# 重复完成次数	/10
已完成的总成绩%		已完成的总成绩%	
分数:			

9.单腿三级跳:停系列(重复 5 次):运动员单腿站立,进行单腿三级跳,然后平稳落地并坚持 5 秒,每侧腿重复 5 次。两侧腿都必须至少完成 80%才算通过,得 1 分。

左侧	成绩	右侧	成绩
# 重复完成次数	/10	# 重复完成次数	/10
已完成的总成绩%		已完成的总成绩%	
分数:			

10.睁眼单腿平衡(30 秒):运动员单腿站立,膝关节略微弯曲,眼睛睁开,每侧腿站立 30 秒,另一侧腿屈曲 75°。运动员 30 秒内不移动站立脚,不接触对侧腿,也不接触地面以恢复平衡才算通过。仅评估通过/失败。两侧腿均通过,得 1 分。

左侧	睁眼	右侧	睁眼
时间(s)		时间(s)	
通过/失败		通过/失败	
分数:			

11.闭眼单腿平衡(30 秒):运动员单腿站立,膝关节略微弯曲,眼睛睁开,每侧腿站立 30 秒,另一侧腿屈曲 75°。运动员 30 秒内不移动站立脚,不接触对侧腿,也不接触地面以恢复平衡才算通过。仅评估通过/失败。两侧腿均通过,得 1 分。

左侧	闭眼	右侧	闭眼
时间(s)		时间(s)	
通过/失败		通过/失败	
分数:			

12.8 字跑(6 米):间隔 6 米放置两个圆锥体,运动员绕着两个圆锥体 8 字跑 2 圈。运动员每个方向(沿着圆锥体的左侧或右侧起跑)跑两次。跑动过程中,不可触及圆锥体,如果碰到则要重新再跑一遍。如果需要跑 3 次以上,则得 0 分。取两次测试的平均成绩,计算得出 LSI。

左侧开始	时间(秒)	右侧开始	时间(秒)
测试 #1		测试 #1	
测试 #2		测试 #2	
平均时间		平均时间	
LSI:			
分数:			

13.短跑系列 40 米起停跑("红灯,绿灯"):运动员先进行全速短跑,在听到口令"停止"后减速至停止。临床医生可以改变换喊口令的距离;在 40 米的距离内总共喊 5 次"停止"。运动员在听到口令后应立即停止,没有多余的步数,也没有明显失去平衡或核心控制。完成≥80%才能算通过。注意:观察减速时髋关节是否过度内旋和膝关节外翻。

框 51.1(续)			
测试	成绩	完成率	分数
# 成功停止	/5		

ALESA 的作者使用 LSI 来评估单腿跳跃的结果,包括跳远、单腿计时跳(6 米)、单腿三级跳远和单腿交叉跳远(Barber 等,1990)。

计算测量距离的跳跃测试的 LSI 时,取患侧肢体的平均值除以健侧肢体的平均值,然后乘以 100 得到百分比。计算计时的跳跃测试的 LSI 时,取健侧肢体的平均值除以患侧肢体的平均值,然后乘以 100 得到百分比。比较患侧和健侧肢体的 LSI 时,<85% 为异常,≥85% 为正常(Barber 等,1990)(表 51.9)。

表 51.9　肢体对称性指数(Powell)

距离测量公式	时间测量公式
1.计算 3 次测试的平均距离(cm)	1.计算 3 次测试的平均时间(s)
2.患侧肢体平均距离/健侧肢体平均距离	2.健侧肢体平均时间/患侧肢体平均时间(注意这里和距离测试的顺序是相反的)
3.乘以 100 以得到百分比	3.乘以 100 以得到百分比
4.按百分比计算 LSI 得分	4.按百分比计算 LSI 得分

正常:85%或更高

不对称:<85%

肢体对称性指数(LSI)由 Barber 和 Noyes 于 1990 年设计。

(陈鹏　译)

相关资料

A complete reference list is available at https://expertconsult.inkling.com/.

延伸阅读

Ageberg E, Friden T. Normalized motor function but impaired sensory function after normal unilateral non-reconstructed ACL injury: patients compared with uninjured controls. *Knee Surg Sports Traumatol Arthrosc.* 2008;16:449–446.

Anders J, Venbrocks R, Weinberg M. Proprioceptive skills and functional outcomes after anterior cruciate ligament reconstruction with a bone-tendon-bone graft. *Int Orthop (SICOT).* 2008;32:627–633.

Aziz A, Mukherjee S, Chia M, et al. Validity of the running repeated sprint ability test among playing positions and level of competitiveness in trained soccer players. *Int J Sports Med.* 2008;29:833–838.

Barber-Westin SD, Noyes FR. Reducing the risk of a reinjury following ACL reconstruction: what factors should be used to allow unrestricted return to sports activities? *ACL-Deficient Knee.* 2012;343–355. Web.

Barber S, Noyes F, Mangine R, et al. Quantitative assessment of functional limitations in normal and anterior cruciate ligament-deficient knees. *Clin Orthop.* 1990;255:204–214.

Barber S, Noyes F, Mangine R, et al. Rehabilitation after ACL reconstruction: functional testing. *Sports Med Rehabil Series.* 1992;15(8):969–974.

Bjordal J, Arnly F, Hannestad B, et al. Epidemiology of anterior cruciate ligament injuries in soccer. *Am J Sports Med.* 1997;25(3):341–345.

Boden B, Dean G, Feagin J, et al. Mechanisms of anterior cruciate ligament injury. *Orthopedics.* 2000;23:573–578.

Bolgla L, Keskula D. Reliability of lower extremity functional performance tests. *J Orthop Sports Phys Ther.* 1997;26(3):138–142.

Booher L, Hench K, Worrell T, et al. Reliability of three single leg hop tests. *J Sports Rehabil.* 1993;2:165–170.

Borsa P, Lephart S, Irrgang J, et al. The effects of joint position and direction of joint motion on proprioceptive sensibility in anterior cruciate ligament-deficient athletes. *Am J Sports Med.* 1997;25(3):336–340.

Button K, Van Deursen R, Price P. Measurement of functional recovery in individuals with acute anterior cruciate ligament rupture. *Br J Sports Med.* 2005;39:866–871.

Caine D, Maffulli N, Caine C. Epidemiology of injury in child and adolescent sports: injury rates, risk factors, and prevention. *Clin Sports Med.* 2008;27:19–50.

Chmielewski T, Myer G, Kauffman D, et al. Plyometric exercise in the rehabilitation of athletes: physiological responses and clinical application. *J Orthop Sports Phys Ther.* 2006;36(5):308–319.

Cissik J, Barnes M. *Sports Speed and Agility.* 1st ed. Monterey: Coaches Choice; 2004.

Ergen E, Ulkar B. Proprioception and ankle injuries in soccer. *Clin Sports Med.* 2008;27:195–217.

Ferris C, Abt J, Sell T, et al. Pelvis and hip neuromechanical characteristics predict knee biomechanics during a stop-jump task [abstract]. *J Athl Training.* 2004;39(2). Sendash34.

Fitzgerald G, Lephart S, Hwang J, et al. Hop tests as predictors of dynamic knee stability. *J Orthop Sports Phys Ther.* 2001;31(10):588–597.

Flanagan E, Galvin L, Harrison A. Force production and reactive strength capabilities after anterior cruciate ligament reconstruction. *J Athl Train.* 2008;43(3):249–257.

Gambetta V. *Gambetta Method: A Common Sense Guide to Functional Training for Athletic Performance.* 2nd ed. Sarasota: MAG Inc; 2002.

Hamilton T, Shultz S, Schmitz R, et al. Triple-hop distance as a valid predictor of lower limb strength and power. *J Athl Train.* 2008;43(2):144–151.

Herman D, Weinhold P, Guskiewicz K, et al. The effects of strength training on the lower extremity biomechanics of female recreational athletes during a stop-jump task. *Am J Sports Med.* 2008;36(4):733–740.

Hewett T, Stroupe A, Nance T, et al. Plyometric training in female athletes. *Am J Sports Med.* 1996;24(6):765–773.

Hewett T, Lindenfeld T, Riccobene J, et al. The effect of neuromuscular training on the incidence of knee injury in female athletes. *Am J Sports Med.* 1999;27(6):699–706.

Hootman J, Dick R, Agel J. Epidemiology of collegiate injuries for 15 sports: summary and recommendations for injury prevention initiatives. *J Athl Train.* 2007;42(2):311–319.

Krabak B, Kennedy D. Functional rehabilitation of lumbar spine injuries in the athlete. *Sports Med Arthrosc.* 2008;16(1):47–54.

Kvist J. Rehabilitation following anterior cruciate ligament injury. Current recommendations for sports participation. *Sports Med.* 2004;34(4):269–280.

Manske R, Reiman M. Functional performance testing for power and return to sports. *Sports Health.* 2013;5(3):244–250. Web.

Melick NE-V, Van Cingel REH, Tijssen MPW, et al. Assessment of functional performance after anterior cruciate ligament reconstruction: a systematic review of measurement procedures. *Knee Surg Sports Traumatol Arthrosc.* 2012;21(4):869–879. Web.

Orchard J, Best T, Verrall G. Return to play following muscle strains. *Clin J Sports Med.* 2005;15(6):436–441.

Pigozzi F, Giombini A, Macaluso A. Do current methods of strength testing for the return to sport after injuries really address functional performance? *Am J Physical Medicine Rehab.* 2012;91(5):458–460. Web.

Villa S, Della S, Boldrini L, et al. Clinical outcomes and return-to-sports participation of 50 soccer players after anterior cruciate ligament reconstruction through a sport-specific rehabilitation protocol. *Sports Health.* 2011;4(1):17–24. Web.

第 **52** 章

膝关节纤维化的治疗与康复

Scott E. Lawrance | K. Donald Shelbourne

引言

膝关节纤维化是一种常见的并发症，可导致膝关节活动度减少、力量丧失、疼痛、僵硬，无法恢复到伤前的活动水平。文献对关节纤维化的定义有多种；我们将患侧膝关节与对侧膝关节进行比较，以是否存在屈伸角度减少来判断膝关节纤维化。即使接受了保守治疗，但膝关节活动度受限仍是永久性症状时，可确定患者存在膝关节纤维化。关节纤维化的两个常见原因是不当的康复治疗和 ACL 重建手术，但也可能发生在其他类关节内手术或膝关节损伤后。

有几个因素会导致 ACL 手术后活动度受限，包括髌下挛缩综合征和髌骨下移、移植物不恰当的位置或张力、在膝关节处于肿胀发炎的状态下急诊手术、"Cyclops"综合征、合并内侧副韧带（MCL）修复，以及康复方案缺乏监测或设计。关节纤维化的预防是成功治疗的关键；因此处理膝关节损伤时应重点进行预防。对于这些导致膝关节活动度受限的因素及其影响机制的良好理解，是制订预防策略的基础。

一旦发生关节纤维化，就需要针对性的医学治疗及合理的康复治疗来恢复膝关节的功能。分类系统有助于指导治疗并提供治疗预后的基础。关节纤维化的治疗可分为术前康复、手术介入和术后康复3个阶段。治疗的目的是帮助恢复膝关节活动度并提高功能。首先，应关注恢复全角度被动和主动伸膝。一旦膝关节可以完全伸直并能轻松维持，就可以着手解决屈膝角度缺失的问题。当获得膝关节全角度后，可逐渐增加力量训练，因为手术和康复的重点在于解决膝关节的运动和僵硬问题。

预防

膝关节纤维化的预防是建立在对致病的潜在因素的理解上，这也是成功处理这种膝关节手术并发症的最好方法。应考虑的因素包括移植物的位置、合并韧带的损伤、手术时间及术后康复。

ACL 移植物在解剖学上的位置正确对预防术后关节活动度的问题相当重要。如果股骨骨道过于靠前，将会导致膝关节屈曲受限。如果胫骨骨道过于靠前，则会导致移植物撞击髁间窝顶并阻碍膝关节的完全伸直。

在处理任何合并有内侧或外侧副韧带损伤的 ACL 损伤时，所有结构的愈合能力都需要加以考虑。我们已经报道了处理 ACL 合并膝关节内侧损伤的基本原理。总的来说，对于合并有 ACL 和 MCL 损伤的患者来说，早期应采取保守治疗，因为通过合理的制动，MCL 能充分愈合并维持良好的稳定性。当 MCL 损伤发生在近端和股骨髁止点撕脱或韧带中点时，损伤的愈合常伴随着僵硬。因此，相较于 ACL 重建，更重要的是优先考虑膝关节全关节活动度的恢复问题。而对于合并 ACL/外侧膝关节损伤的患者，一旦膝关节急性炎症消退、关节活动度得到充分恢复，则应直接接受"en masse"外侧结构的解剖修复和 ACL 重建。这种手术技术的结果已进行了报道（Shelbourne 等，2007）。

关于手术的时机之前也进行了讨论(Klootwyk,1993;Mohtadi,1991;Shelbourne 和 Patel,1995)。膝关节本身的状况要比简单说损伤几周后适合做重建手术更为重要。持续处于急性炎症状态或全关节活动度缺失的患者,术后发生关节纤维化的概率更高。

在膝关节肿胀基本消除、达到全角度活动、腿部活动控制良好并具有适当的腿部力量前,患者应禁止手术。术前达到这些目标的患者术后更易康复,而且重建后更有可能重获完全的运动功能。

合理的术后康复方案应强调恢复膝关节全关节活动度和良好的腿部控制,这有助于预防关节纤维化的发生。如果患者膝关节能完全被动伸直并维持活动度,则不会发生关节内瘢痕增生,从而限制关节纤维化进程。术后进行髌腱牵伸可避免髌骨下移。屈曲训练和腿部控制训练(如直抬腿训练)可以将髌腱牵伸至完全长度并防止挛缩。当股四头肌出现收缩抑制时,腘绳肌的张力会将膝关节拉至屈曲位,同时患者无法将髌腱牵伸至其最大偏移程度。如果股四头肌抑制无法被快速解除,肌腱会发生挛缩,从而导致髌骨下移。当患者发生股四头肌抑制时,膝关节被动完全伸直,以及被动屈曲>60°对于预防髌腱挛缩和髌骨下移尤为重要。

分型

分型的目的是让医生能够更好地进行诊疗,并做出更加准确的预后判断。Shelbourne 等(2007)提出了一种基于双侧活动度对比的 ACL 术后膝关节纤维化的分型系统(表52.1)。膝关节被动活动度被分为 a-b-c 三级,其中"a"表示膝关节最大过伸角度,"b"表示膝关节伸直角度欠佳,"c"表示膝关节最大屈膝角度。活动度 3°-0°-140°表示患者膝关节伸直能越过零度位至过伸 3°,同时能屈曲至140°。在正常人群中,95%存在膝关节过伸,所以仅将膝关节伸直到零度位是不够的,而应达到健侧膝关节的正常过伸角度。

- I 型关节纤维化:膝关节伸直角度缺失≤10°,并且具有对侧膝关节相同的正常屈曲角度。这类患者通常会在膝关节活动时伴随膝前痛。膝关节一般能在过度重压下达到被动伸直;然而,一旦松开压

表52.1 关节纤维化的分型

I 型	膝关节伸直角度缺失≤10°,屈曲角度正常
II 型	膝关节伸直角度缺失≥10°,屈曲角度正常
III 型	膝关节伸直角度缺失>10°,合并>25°的屈曲角度缺失,无髌骨下移位
IV 型	膝关节伸直角度缺失>10°,合并>25°的屈曲角度缺失、髌骨下移

力,膝关节就会弹回屈曲位。后侧关节囊紧张会妨碍膝关节完全伸直。

- II 型关节纤维化:膝关节伸直角度缺失≥10°,并具有正常的屈曲角度。即使给予过度重压,膝关节被动活动也不能达到完全伸直。膝关节机械性阻滞造成的前侧瘢痕、ACL 移植物在髁间窝错位,以及继发的后侧关节囊紧张是导致伸直角度不充分的典型原因。

- III 型关节纤维化:膝关节伸直角度缺失>10°,合并>25°的屈曲角度缺失。III 型关节纤维化患者与 II 型患者类似,但存在髌骨活动度减少,以及内、外侧关节囊结构紧张。与对侧比较,膝关节屈曲 60°的侧位片未发现髌骨下移。

- IV 型关节纤维化:其表现类似于 III 型患者的活动受限;但与对侧比较,影像学检查可发现髌骨下移。

治疗

如前所述,治疗关节纤维化的最佳方法是制订全面的治疗计划,以防止关节纤维化的发生。而一旦患者已经罹患关节纤维化,重要的是采用目标导向的方法来恰当处理。大部分医生在手术前均会通过物理治疗训练、髌骨松动、伸膝辅具、持续被动活动和消炎药等来帮助患者重获膝关节活动度。在我们诊所,髌骨松动并未显示可以增加膝关节活动。对于能够主动收缩股四头肌的患者,可把髌骨拉向上方;对于能够屈膝超过 90°的患者,可将髌骨拉向下方。相比由物理治疗师或患者自己进行髌骨手法松动,这些主动活动能使髌骨获得更大程度的滑移。

不同患者介入手术的时间因人而异。在急性炎症期进行手术或许是禁忌,如前所述优先恢复膝关节的非炎症状态尤为重要。只有当物理治疗效果达到

平台期，并且患者做好了接受手术的心理准备时才进行手术。

术前康复

关节纤维化的康复最好以团队的形式进行，手术医生和物理治疗师在整个治疗过程中紧密衔接。确诊关节纤维化后，应开始术前康复。在物理治疗方面，患者应关注重获膝关节活动度和腿部的良好控制，尤其要优先关注伸膝功能改善。需要对这种情况的重要性、治疗难度、康复的时间及康复的预后进行咨询。

优先关注恢复伸膝直到最大程度。先不进行增加屈曲的训练。同时进行伸膝和屈膝的训练会适得其反，患者会因为任一进度迟滞而感到沮丧。膝关节伸直训练包括被动毛巾牵伸（图 52.1）：患者用一条毛巾环绕前足，将腿平置于床上，然后抓紧毛巾的末端并将足跟拉离床面。Elite Seat 是一种膝关节伸直支具（Elite Seat Kneebourne Therapeutics，Noblesville，IN），通常用于帮助患者在术前重获伸膝角度。该支具（图 52.2）的优点是患者仰卧时腘绳肌可处于放松状态，同时可以控制施加在膝关节的被动牵伸力。患者控制被动牵伸的力量，以免产生疼痛、肌肉痉挛或保护性抵抗。此外，还应要求患者用患肢站立（图 52.3），同时尽量收缩股四头肌以锁定膝关节。即使是轻微的伸膝不足也会造成功能问题。屈曲挛缩患者不能以将膝关节锁定至完全伸直位的

方式站立。患者下意识地将大部分重量放在健侧腿上，并通过保持患膝弯曲来减少负荷。应强调保持良好站姿的重要性，因为如果为了保护患膝而没有持续进行训练，在家庭练习中获得的进步会在一天内丢失。

物理治疗练习和着重恢复正常的步态模式有助于恢复腿部控制。如终末伸膝训练（图 52.4）等运动可以帮助患者更好地激活股四头肌。在步态周期中，要重点恢复脚跟着地的时相，以帮助重新获得腿部控制。伸膝功能不足的患者将以全脚掌着地，而无法做到脚跟先着地。在步态训练中，指导患者放慢步伐和缩短步幅，以使他们的注意力集中在使用股四头肌并用脚跟先着地上。这将降低代偿作用；随着膝

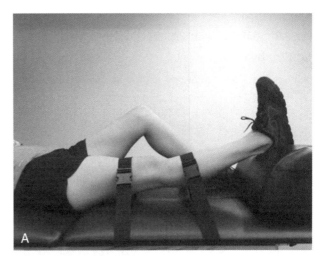

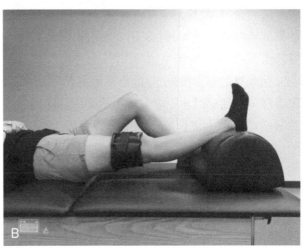

图 52.2 Elite Seat 装置允许患者完全仰卧，同时放松腘绳肌。患者使用滑轮控制来增加压直膝关节的力。多种设备和 Elite Seat 装置一样可以让腘绳肌放松，允许患者将压直膝关节的力控制在舒适的极限内。

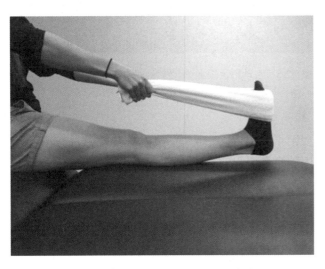

图 52.1 毛巾牵伸来伸膝。用毛巾来将患侧下肢的足跟拉离床面，将毛巾拉向肩关节方向以达到过伸的末端角度。

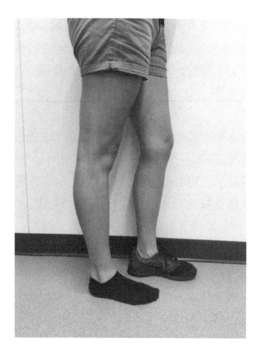

图 52.3　患者应保持膝关节锁在过伸位的良好站姿,并每天持续进行伸膝训练。

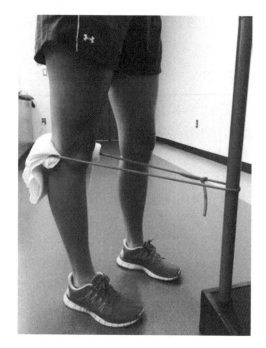

图 52.4　终末伸膝训练。用一根弹力带绕过一个固定的物体和患者膝关节后方。患者对抗弹力带做伸膝活动。

关节伸展和腿部控制得到改善,患者将能恢复正常步态。

　　如果患者可主动提踵(图 52.5),表明腿部控制良好,这时可以开始膝关节屈曲活动。通过持续的训练可保持膝关节极度伸展。脚跟滑动练习和(或)墙壁滑动练习可用来帮助恢复屈曲活动。然而,不应强迫患者屈曲膝关节,以免造成伸膝角度丢失。一旦患者可以完全伸膝,应每天进行膝关节屈曲活动训练;如果伸膝活动度丢失,则必须停止屈曲训练,直至恢复膝关节的伸展功能。

　　在康复的这个阶段,力量并不是主要问题,而且患者膝关节活动时也不应进行力量训练。同时进行关节活动度和力量训练会产生矛盾效果,由此引发的疼痛和炎症可导致关节活动度和力量训练均无法改善。然而,一旦患者达到并保持膝关节最大活动度,就可以进行单腿力量运动。临床医生和患者必须小心谨慎,避免过度运动,因为膝关节活动度的微小损失会迅速扩大。如果关节活动度已经减小,应立即停止力量训练。腿举等单腿力量训练通常可以良好耐受。鼓励患者进行低冲击锻炼,如使用固定自行车、椭圆机或楼梯机。

　　术前应最大限度地改善患者的膝关节活动度,

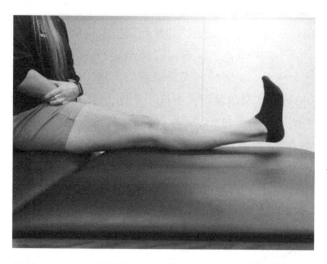

图 52.5　主动抬足跟训练。患者收缩股四头肌以达到完全的伸膝。

否则不能进行手术治疗。最大限度增加膝关节活动度的患者牵拉时可产生膝前痛或不适。如果患者在伸膝训练时仍有膝关节后方牵拉感,应继续进行康复治疗。I 型关节纤维化患者在自我康复运动后可能不需要手术干预。对于那些恢复与对侧未受累膝关节相同的伸展和力量的患者,可选择非手术治疗,而接受膝关节轻微受限的状态。

　　对于那些康复后仍有活动度丢失的患者,手术可作为一种治疗选择。应了解治疗和康复的目标、进展和预后。心理准备与对治疗的理解与实际治疗本身一样重要。患者应保持良好的精神状态,做好应对手术挑战和术后恢复的准备。抑郁症患者不应进行手术,而且手术干预前需要咨询运动心理学治疗师或其他从事心理健康的专业人员。

手术治疗

手术干预根据医生的偏好而有所不同。无论如何,手术的目标是恢复与对侧非受累膝关节相同的关节被动活动度。Shelbourn 等报道了不同类型关节纤维化患者的门诊关节镜技术和康复计划。Ⅰ型关节纤维化患者需要切除 ACL 基底周围增生的 Cyclops 瘢痕,直到移植物与髁间窝吻合,患者可以获得完全对称的膝关节伸展活动。Ⅱ型关节纤维化患者通常需要切除前方瘢痕和滑囊外瘢痕,并向前直至胫骨近端。如果膝关节完全伸直时仍发生移植物撞击,也可根据需要进行髁间窝成形术或 ACL 清创术。

Ⅲ型关节纤维化患者与Ⅱ型关节纤维化患者有类似的瘢痕。这些患者也有滑囊外瘢痕增生,表现为髌腱和胫骨之间的脂肪垫纤维化。关节镜下使用钝性探针在髌腱和瘢痕组织之间建立一个平面,并将瘢痕组织向远端移除,向上至胫骨上部,向前至半月板前角。切除髌后韧带和胫骨前的瘢痕组织,再向上切除纤维化关节囊直至股内侧肌和股外侧肌止点,以充分松解髌骨及髌韧带。

Ⅳ型关节纤维化患者需要接受类似于Ⅲ型纤维化患者的瘢痕切除术;不过,这类患者还需要切除髌骨内侧和外侧更为广泛的区域。对于Ⅲ型和Ⅳ型关节纤维化患者,完成瘢痕切除术后还应进行膝关节手法操作,以达到尽可能大的屈曲程度。所有Ⅱ型、Ⅲ型和Ⅳ型关节纤维化患者都需要进行髁间窝成形术。

术后康复

手术完成后应即刻进行康复治疗。患者可使用抗血栓袜和冷/压力设备(Cryo/Cuff,Aircast,一种 DJ Ortho 产品,Vista,CA)。患者需要住院治疗并进行镇痛,以防止发生膝关节积血。出院后,患者前 5 天应卧床休息。将腿置于 CPM 机中,使膝关节在 0°~30° 之间连续活动。这种联合使用冷疗、压迫和抬高下肢的方式具有预防肿胀、减少疼痛的作用。

然后每天进行 4 次伸膝和腿部控制练习。伸膝功能训练方法与术前类似,包括主动抬起足跟进行毛巾牵伸训练,以及使用伸膝装置。腿部控制练习包括脚跟垫高绷腿和直腿抬高。尽管这两种训练均有助于加强腿部控制,但对预防低位髌腱综合征也很重要。通过收缩股四头肌和抬高腿部,将髌腱牵拉至最大长度,从而防止挛缩的发生。

一旦患者可以完全伸膝并能够轻松地保持主动抬足跟,就可以开始每天两次轻柔的屈膝训练,同时继续进行伸膝训练。足跟滑动和墙面滑动训练可以帮助恢复屈膝功能。与术前一样,那些在术后康复中开始丢失伸膝角度的患者必须停止所有的屈曲训练,并着重恢复膝关节完全伸展。卧床休息 5 天,之后可以在 2~3 天内逐渐增加日常活动。指导患者进行正常的步态练习,并保持正常的站立习惯。术前患侧单腿站立且步态正常的患者,术后可尽早实现上述目标。

每周进行随访,以检查患者膝关节活动度丢失情况,并更新家庭训练计划。对于Ⅰ型关节纤维化患者,一旦膝关节活动与对侧未受累的膝关节对称,就可以开始低冲击的单下肢力量训练,以帮助恢复正常的腿部力量。Ⅱ型、Ⅲ型和Ⅳ型关节纤维化患者术前的膝关节伸展功能缺损较大,尽管术前康复能改善伸膝功能,但膝关节内在的机械性阻滞使得膝关节后侧关节囊得不到充分牵伸。这意味着这些患者在进入下一阶段的康复之前,通常需要耗费更多的时间来改善膝关节的伸展。

当Ⅱ型和Ⅲ型关节纤维化患者达到了与对侧膝关节对称的活动度后,就可以开始进行力量训练,其前提是保持完整的膝关节活动度。Ⅳ型关节纤维化患者应实现并保持完全伸膝;然而,由于先前存在低位髌骨综合征,他们将无法重新获得充分的屈曲功能。了解患者的期望对于恢复屈曲功能非常重要,而医生、患者和治疗师之间的沟通对于确保获得最大程度的功能恢复是至关重要的。

所有关节纤维化的患者在完成康复治疗后,均可能重返体育活动。患侧膝关节活动度与对侧一致,并且等速测试中力量与对侧差距在 10% 以内。在增加体育活动时应密切监测膝关节活动度。为了让膝关节有足够的时间恢复,在最初的 2~4 周内,一些冲撞性运动(如篮球、足球、橄榄球或排球等)建议每隔一天进行一次。运动后应使用冷/加压装置来帮助控制膝关节内的炎症反应及肿胀。如果休息后膝关节仍疼痛,或者不能维持完全的关节活动度,则需要调整活动,直至疼痛缓解并可以维持膝关节活动度后,才能增加活动量。患者于诊所随诊,直至重返所有体育活动。

结果

2003 年 1 月 1 日至 2007 年 12 月 31 日,共有 27 例 ACL 重建术后继发关节纤维化的患者接受了上述手术治疗和康复治疗。患者样本见表 52.2。治疗前受累侧膝关节活动度平均为 0 8–121,而未受累侧膝关节平均活动度为 5–0–146。术前所有患者均

接受物理治疗,以最大限度地增加膝关节活动度,然后进行关节镜下瘢痕切除术和术后物理治疗。术后患侧膝关节活动度改善至 4–0–136。所有患者国际膝关节文献委员会(IKDC)主观膝关节问卷平均评分由术前的 50 分(满分 100 分)提高到术后的 69 分。

术前患者的伸膝活动度均匀分布于 IKDC 所设置的各个活动度分类中(图 52.6A)。术前没有患者伸膝角度缺失<3°。术后所有患者的受累侧膝关节伸展活动度均有所增加。20 例(74%)患者术后伸膝角度较对侧膝关节减少 0°~2°,7 例患者的伸膝活动度增加 3°~5°。

术前患者膝关节屈曲差异见图 52.6B。所有患者的膝关节屈曲功能在术后均有改善。没有患者术后膝关节屈曲角度缺失>50°。

根据 IKDC 标准,恢复正常膝关节活动的患者术后 IKDC 主观问卷评分高于那些没有恢复正常关节活动的患者。8 例患者(30%)的膝关节活动与对侧比较达到正常,术后 IKDC 评分平均为 78 分。4 例患

表 52.2 基于关节纤维化分级(Lawrance)患者术前及术后屈伸膝活动度 IKDC 主观评分的变化

分型	患者数(n)	术前差异		术后差异		IKDC	
		伸展	屈曲	伸展	屈曲	术前	术后
Ⅰ 型	7	7.0	4.0	1.4	1.4	57	78
Ⅱ 型	5	10.6	23.0	2.0	8.6	55	68
Ⅲ 型	13	16.4	40.6	1.9	16.5	47	68

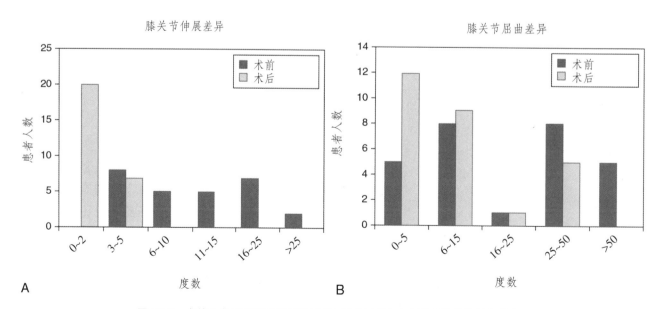

图 52.6 术前及术后对膝关节伸展(A)和屈曲(B)活动度进行测量的数据分布。

者(15%)恢复了正常的伸展功能(缺失 3°~5°),但屈曲角度缺失>16°,IKDC 主观评分平均为 43 分,这些结果说明了实现对称的膝关节活动功能的重要性。

总结

　　膝关节纤维化包括大量的病理因素，充分了解病因是成功治疗这种疾病的关键。治疗这种疾病最有效的方法是采取必要的措施预防其发生，因为一旦发生了关节纤维化，会导致严重的功能障碍。治疗的重点是恢复正常的膝关节活动度。首先应关注恢复膝关节的完全伸展，包括完全过伸，然后再恢复膝关节的完全屈曲功能。患者应了解关节纤维化的完整的管理计划，包括治疗结束后膝关节功能状态的预后。

(赵学强 译)

相关资料

A complete reference list is available at https://expertconsult.inkling.com/.

延伸阅读

Chambat P, Vargas R, Desnoyer J. Arthrofibrosis after anterior cruciate ligament reconstruction. *The Knee Joint*. 2012:263–268. Web.

De Carlo MS, Sell KE. Normative data for range of motion and single-leg hop in high school athletes. *J Sport Rehab*. 1997;6:246–255.

Graf B, Uhr F. Complications of intra-articular anterior cruciate reconstruction. *Clin Sports Med*. 1988;7:835–848.

Harner CD, Irrgang JJ, Paul J, et al. Loss of motion after anterior cruciate ligament reconstruction. *Am J Sports Med*. 1992;20:499–506.

Jackson DW, Schaefer RK. Cyclops syndrome: loss of extension following intra-articular anterior cruciate ligament reconstruction. *Arthroscopy*. 1990;6:171–178.

Joseph, MF. Clinical evaluation and rehabilitation prescription for knee motion loss. *Physical Therapy in Sport*. 2012;13.2:57–66. Web.

Livbjerg, EA, Froekjaer S, et al. Pre-operative patient education is associated with decreased risk of arthrofibrosis after total knee arthroplasty. *The Journal of Arthroplasty*. 2013;28.8:1282–1285. Web.

Noyes FR, Wojtys EM, Marshall MT. The early diagnosis and treatment of developmental patella infera syndrome. *Clin Orthop Relat Res*. 1991:241–252.

Noyes FR, Mangine RE, Barber SD. The early treatment of motion complications after reconstruction of the anterior cruciate ligament. *Clin Orthop Relat Res*. 1992;277:217–228.

Nwachukwu, BU, Mcfeely ED, et al. Infrapatellar contracture syndrome. An unrecognized cause of knee stiffness with patella entrapment and patella infera. *Am J Sports Med*. 1987;15:331–341.

Rubinstein Jr RA, Shelbourne KD, VanMeter CD, et al. Effect on knee stability if full hyperextension is restored immediately after autogenous bone-patellar tendon-bone anterior cruciate ligament reconstruction. *Am J Sports Med*. 1995;23:365–368.

Salter RB, Hamilton HW, Wedge JH, et al. Clinical application of basic research on continuous passive motion for disorders and injuries of synovial joints: a preliminary report of a feasibility study. *J Orthop Res*. 1984;1:325–342.

Said S, Svend EC, Faunoe P, et al. Outcome of surgical treatment of arthrofibrosis following ligament reconstruction. *Knee Surg Sports Traumatol Arthrosc*. 2011;19.10:1704–1708. Web.

Sapega AA, Moyer RA, Schneck C, et al. Testing for isometry during reconstruction of the anterior cruciate ligament. Anatomical and biomechanical considerations. *J Bone Joint Surg Am*. 1990;72:259–267.

Shearer DW, Micheli LJ, Kocher MS. Arthrofibrosis after anterior cruciate ligament reconstruction in children and adolescents. *Journal of Pediatric Orthopaedics*. 2011;31.8:811–817. Web.

Shelbourne KD, Patel DV. Timing of surgery in anterior cruciate ligament-injured knees. *Knee Surg Sports Traumatol Arthrosc*. 1995;3:148–156.

Shelbourne KD, Patel DV, Martini DJ. Classification and management of arthrofibrosis of the knee after anterior cruciate ligament reconstruction. *Am J Sports Med*. 1996;24:857–862.

Shelbourne KD, Porter DA. Anterior cruciate ligament-medial collateral ligament injury: nonoperative management of medial collateral ligament tears with anterior cruciate ligament reconstruction. A preliminary report. *Am J Sports Med*. 1992;20:283–286.

Shelbourne KD, Wilckens JH, Mollabashy A, et al. Arthrofibrosis in acute anterior cruciate ligament reconstruction. The effect of timing of reconstruction and rehabilitation. *Am J Sports Med*. 1991;19:332–336.

Strum GM, Friedman MJ, Fox JM, et al. Acute anterior cruciate ligament reconstruction. Analysis of complications. *Clin Orthop Relat Res*. 1990;253:184–189.

第 **53** 章

后交叉韧带损伤

Michael D'Amato | S. Brent Brotzman

关于后交叉韧带（PCL）损伤的认识在过去的几年里有了很大的进展和提高。尽管取得了这些进展，但在 PCL 损伤的评估和治疗方面仍存在争议，特别是关于 PCL 损伤的病史。随着对 PCL 解剖和生物力学的进一步了解，为 PCL 损伤后非手术治疗或术后康复方案提供了更加合理和可靠的基础。

康复原则

正常 PCL 结构

正常的 PCL 是一个复杂的韧带结构，其附着于胫骨外侧和股骨内侧髁后部。PCL 包括 2 条功能束：较大的前外侧束在膝关节屈曲时产生张力，偏小的后内侧束在伸膝时产生张力（图 53.1）。研究发现，前外侧束的横截面积是后外侧束的 2 倍。因此，前外侧束有着更大的强度来对抗外力负荷的损伤。PCL 的功能主要是防止胫骨后移和外旋。

损伤机制

PCL 撕裂通常是由于直接暴力对胫骨近端的冲击，膝关节在伸直状态下着地，或者膝关节过度屈曲。膝关节过伸并联合旋转外力而导致损伤的情况比较少见。典型的 PCL 断裂发生在韧带中部，但在股骨和胫骨的附着端也存在断裂的情况。损伤可能只是单纯地累及 PCL，但也会合并其他韧带损伤，或者膝关节脱位。PCL 损伤通常发生在运动员人群，联合损伤通常发生于高能量创伤中。

评估

临床中有很多检查可以用于判断 PCL 结构的完整性。敏感性最高的是膝关节屈曲 90°时的后抽屉试验。其他试验包括后凹陷试验、股四头肌激活试验、反向轴移试验。

还必须检查膝关节旋转的稳定性，以评估是否合并后外侧复合体损伤。需要注意的是，如果患者存在 PCL 损伤，在 Lachman 试验检查呈阳性的情况很可能是因为 PCL 损伤造成了胫骨后移，而检查时使胫骨前移回到了正常的位置。侧副韧带和半月板的情况也应适当评估和检查。

评估 PCL 损伤时需要考虑的生物力学研究的几个关键点：

- PCL 是屈膝时限制其后移位的主要因素，在屈膝 30°~90°时，PCL 承受 85%~100%的后向力。
- PCL 撕裂的最佳检查是屈膝 70°~90°时进行后抽屉试验。
- 单纯的 PCL 撕裂不会导致内外翻松弛或旋转增加。
- 单纯的 PCL 撕裂和后外侧角损伤会在膝关节屈曲 30°时产生相同的向后位移。
- 如果膝关节伸直时存在内外翻松弛，则提示合并 PCL 和其他附属结构损伤。
- 如果膝关节出现不对称性过伸，则提示合并交叉韧带和后外侧角损伤。
- 后外侧角损伤可引起轻微的内翻松弛，而严重的内翻松弛则提示 PCL 损伤。

· PCL 撕裂合并半月板后外侧角损伤产生的膝关节后向移位和外旋比单纯的 PCL 损伤更明显。

· 后外侧角损伤引起膝关节失稳通常合并有 PCL、腓侧副韧带或腘肌损伤。

分类

PCL 损伤的分类基于后抽屉试验时胫骨平台内侧和股骨内侧髁的关系(图 53.2)。

· Ⅰ级损伤:向后位移 0~5mm,维持胫骨平台内侧在股骨内侧髁前方的位置。

· Ⅱ级损伤:向后位移 5~10mm,胫骨平台与股骨内侧髁齐平。

· Ⅲ级损伤:向后位移>10mm,胫骨平台位于股骨内侧髁后方。

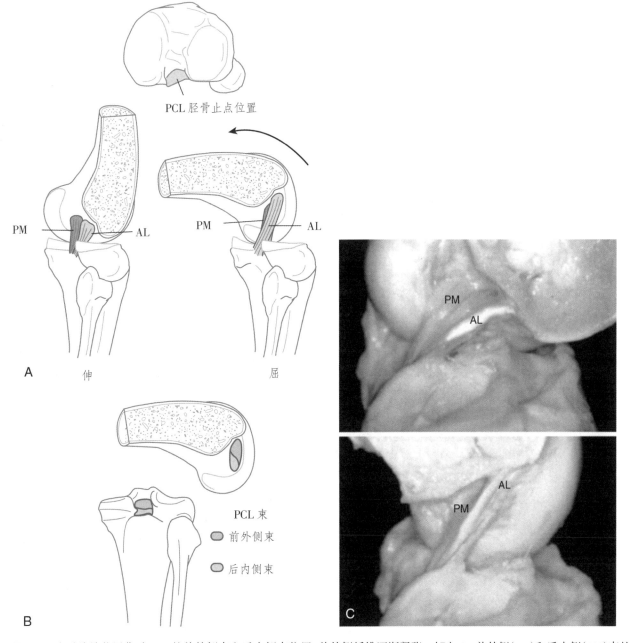

图 53.1　(A)膝关节屈曲时 PCL 的前外侧束和后内侧束位置,前外侧纤维逐渐紧张。(B)PCL 前外侧(AL)和后内侧(PM)束的起点和止点。(C)PCL 前外侧和后内侧束的解剖图。[Redrawn with permission from Harer CD, Hoher J, 1998 Evaluation and treatment of posterior cruciate ligament injuries. Am J Sports Med 26(3):471–482.]

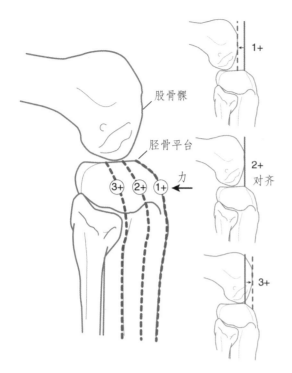

股骨髁

胫骨平台

力

3+ 2+ 1+

1+

2+
对齐

3+

图 53.2 后交叉韧带损伤分级。分级是根据胫骨平台前侧与股骨内侧髁前侧的关系确定的。Ⅰ级:胫骨仍位于股骨前面。Ⅱ级:胫骨和股骨齐平。Ⅲ级:胫骨移位到股骨后方。

影像学评估

X 线检查通常为阴性,然而,X 线检查可以确定是否存在可重新对接的骨性撕脱伤。应力 X 线片在诊断 PCL 损伤方面已被证明优于临床检查技术。MRI 有助于提高 PCL 撕裂的诊断,并评估膝关节的其他结构。虽然 MRI 诊断 PCL 撕裂的敏感性比较高(97%),但在区分部分撕裂和完全撕裂时敏感性偏低(67%)。骨扫描可用于显示 PCL 损伤后膝关节运动学改变导致的软骨下骨应力增加。软骨下骨应力增加会导致膝关节早期退化,同时一部分外科医生以异常的骨扫描结果来作为 PCL 稳定性手术的指征。

PCL 的生物力学

PCL 损伤可导致膝关节运动学改变。研究已证实,PCL 切除后髌股关节和内侧胫骨平台的接触应力将显著增加。在一项对 14 例 PCL 损伤患者的临床研究中发现,膝关节屈曲超过 75°时,运动生物力学

发生改变,导致胫股关节接触位置改变,以及关节内侧部分软骨发生形变。这些运动生物力学的改变可以解释 PCL 损伤后这两个部分发生退化的趋势。

运动生物力学

Markolf 及其同事(1997)发现,在 PCL 完整的情况下,整个运动曲线在关节被动活动时产生的力最小。重建后,除了在屈曲角度>60°时,力的产生没有明显的改变。

仔细检查膝关节在开链和闭链运动时所产生的剪切力。向后的剪切力发生在膝关节全范围闭链运动时,这个力随着膝关节屈曲角度的增大而增加。在开链运动时,PCL 在膝关节屈曲时承受较大的应力。然而,在膝关节伸展 0°~60°时,对 PCL 不产生或仅有极小的应力;但在 60°~90°时,PCL 有明显的紧张。目前已证明,在开链运动中,改变阻力点的位置可以调节力的产生。

运动过程中对 PCL 产生的应力远大于 ACL,这可能是 PCL 移植物在外科重建后延长的一个因素。目前的趋势是尽可能避免 PCL 重建,但适当的康复治疗可以避免韧带松弛的进展,提高重建的效果。

O'Connor(1993)计算得出,通过共同收缩股四头肌、腘绳肌和腓肠肌可以减轻交叉韧带的负担。Inoue 及其同事研究发现,腓肠肌在 PCL 动态稳定中起间接支持作用。他们证实,与健侧膝关节相比,PCL 缺失侧的腓肠肌在膝关节产生屈曲扭矩之前就已经被激活。

我们的目标是要减少康复期间潜在的不利的应力,在整个屈曲和伸直被动活动中确保其安全。不管是否进行手术重建或非手术治疗,在 PCL 康复过程中进行各类闭链运动时,在任意屈膝角度都应注意。如果进行了闭链运动训练,应注意限制其屈曲角度≤45°,以免对 PCL 产生过大的应力。开链屈曲运动也会对 PCL 产生过大的应力,同样应避免。然而,开链伸直运动在屈曲小角度时(通常从 60°到 0°)是安全的。然而,在该角度髌股关节压力增大,易产生髌股关节症状。因此,并不推荐在 PCL 损伤或重建术后进行开链运动。

自然病程

单纯的 PCL 损伤病史仍存在争议。许多研究表明，单纯的 PCL 损伤可以通过非手术获得良好的恢复，而另一些研究表明保守治疗的愈合欠佳。

目前的研究已经在预测可能影响保守治疗愈合的变量因素。一些研究表明，其与股四头肌力量增加有关，但另一些研究却并未发现二者有明显的关联。Shelbourne、Davis 与 Patel（1999）表明，主观和客观功能结果与膝关节松弛无关。然而，所有的患者都出现 II 级或更轻的膝关节松弛。Shelbourne 和 Muthukaruppan（2005）前瞻性地随访了 215 例急性、单纯的 I 级或 II 级 PCL 损伤患者，平均随访时间约 8 年。PCL 松弛度与主观结果评分无关。值得注意的是，主观评分并没有从受伤时开始下降。作者认为，80% 的 PCL 撕裂在适当的非手术治疗后可获得良好或极好的效果。目前尚不清楚保守治疗中哪些因素会导致韧带出现严重的松弛。

膝关节退行性变的进展也存在争议，尤其是髌股关节和内侧胫股关节。一些研究表明，PCL 损伤保守治疗后关节退行性变增加，而另一些研究则没有表明其相关性。

与 ACL 撕裂不同，PCL 更类似 MCL 撕裂，可以随时间推移恢复其连续性。Shelbourne 及其同事（1999）研究发现，68 例 PCL 损伤患者中有 63 例与他们最初评估时的临床松弛程度相同或更少。单纯的 PCL 损伤的运动员可能会被告知，随着时间的推移，向后松弛程度可能会有所改善，但这并不意味着膝关节有主观上的改善。

显然，对单纯的 PCL 损伤的认识已经发生了改变。目前的问题不仅仅是膝关节失稳，同时也存在渐进性功能缺失。大量研究表明，对单纯的 PCL 损伤进行保守治疗可以恢复其良好的功能，但尽管功能恢复良好，仍有相当数量的患者出现疼痛和早期膝关节退行性变。然而，外科治疗并没有显示可以持续地改变这些损伤的自然病程。

康复注意事项

通常，PCL 损伤后的康复比 ACL 损伤更加保守。严重的 PCL 损伤也可采取非侵入性的非手术治疗方法。I 级和 II 级损伤的康复进展更快，而 III 级损伤的康复进展通常比较缓慢。与 ACL 重建术后不同，PCL 重建术后康复方法将更加保守。

活动度

由于被动活动对 PCL 施加的应力可以忽略不计，而膝关节屈曲超过 60°仅对 PCL 移植物施加很小的应力，因此使用 CPM 机对非手术治疗的 III 级损伤和重建术后的膝关节可能是有益的。早期的主动活动可能使韧带承受过度的压力，导致韧带拉长和松弛。对于非手术治疗的 I 级和 II 级损伤，在耐受的情况下非抗阻主动活动可能是安全的，但在早期治疗阶段抗阻运动（包括负重）应限制在屈曲 0°~60°。

负重

鼓励患者负重。对于非手术治疗的轻微损伤，应将支具限制在 0°~60°活动范围内负重。对于非手术治疗和 PCL 重建的较严重损伤，在早期治疗阶段应将膝关节锁定在伸直位，并逐渐进行康复。

外部支持

在单纯的 III 级 PCL 损伤的重建或非手术治疗中，最关键的是要预防因体重或重力因素或腘绳肌牵伸而导致的胫骨后移。支具可以帮助其避免上述应力影响，但治疗师需要关注潜在的后移。在使用 CPM 机时，则必须使用阻力带防止胫骨近端后移。练习时也必须使用人工支撑保护胫骨。或者，可以做俯卧屈膝练习，以消除胫骨上向后平移的重力。

PCL 损伤后有关功能性支具的使用效果的资料有限。PCL 损伤后常规推荐使用支具，但只有少数研究数据支持该建议。

肌肉训练

股四头肌力量是 PCL 损伤后康复的基础。正如前面所述，股四头肌可动态稳定胫骨和并对抗腘绳肌向后的拉力。开链伸膝运动对 PCL 的拉力很小，但会导致髌股关节压力升高。我们建议采用 0°~45°的闭链运动作为一种折中方法，以保护 PCL 和髌股关节。开链屈膝运动会对膝关节后侧产生较大的剪切力，应避免。

髌股关节

髌股关节在 PCL 损伤的康复过程中易出现症状。它改变了膝关节运动位置并增加了关节应力,导致关节表面早期退行性变。此外,在膝关节小屈曲角度(0°~60°)下进行开链练习,可在髌股关节上产生极大的关节应力。

治疗

关于 PCL 损伤的治疗仍存在争议。目前对于膝关节韧带损伤的主流观点是进行手术修复或重建。然而,对于单纯的 PCL 损伤何时需要重建尚无明确的共识(图 53.3 和图 53.4)。对于急性 I~II 级 PCL 损伤,目前普遍建议采取非手术的康复治疗方案(康复方案 53.1)。对于急性 III 级损伤,明确的手术指征是韧带在骨端附着部位出现明显的撕脱或损伤。韧带中段部分断裂的手术指征尚不明确。有些研究认为,所有的单纯的急性 III 级 PCL 损伤都可以非手术治疗。然而,对于年轻、要求较高的患者,则建议进行重建手术。

对于慢性损伤、I 级及大多数 II 级和 III 级损伤,通常采用康复和运动调整治疗。有症状的慢性和 III 级损伤需要手术治疗。症状通常是典型的疼痛和失稳。骨扫描结果阳性,提示因运动生物力学改变而出现了早期关节退变,可能需要通过手术预防关节疾病的发展。

非手术治疗

I 级和 II 级损伤恢复进程可以非常快速,只需最低程度的固定、早期强化、本体感觉和神经肌肉训

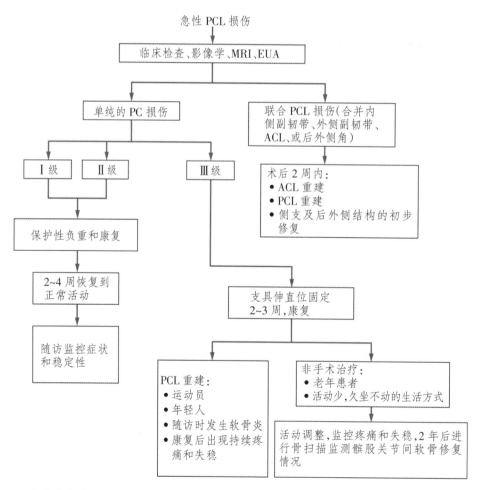

图 53.3 急性 PCL 损伤康复流程。(Reprinted with permission from Miller MD, Cole BJ: Textbook of Arthroscopy. Philadelphia, WB Saunders, 2004.)

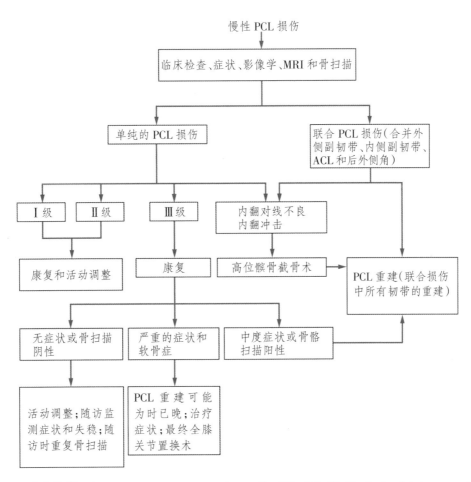

图 53.4　慢性 PCL 治疗流程。(Reprinted with permission from Miller MD, Cole BJ: Textbook of Arthroscopy. Philadelphia, WB Saunders, 2004.)

练,就能较快地恢复到完全活动状态。Ⅲ级损伤的预后可预测性不强,而且存在未被发现的后外侧角损伤的可能性较大。因此,对于Ⅲ级损伤,更推荐采取保守治疗方案。这些损伤通常采用短时间固定治疗,在早期愈合阶段采用被动活动而不是主动活动,并采用较低强度的力量训练方案。一项长期随访研究(6~12 年)发现,在损伤后 1 年内手术治疗的患者功能结果明显好于 1 年后进行手术的患者。因此,作者建议,非手术治疗不应超过受伤后 1 年。

手术治疗

以往,PCL 重建的手术方法包括经胫骨隧道固定,移植物从胫骨后方向前穿过,在进入关节前在胫骨隧道后开口的上缘做 90°的反转(杀手转角)(图53.5)。因为该位置的摩擦力会导致移植物延长和失败,而胫骨镶嵌技术的发展避免了这一问题。胫骨镶嵌技术包括关节镜下置入股骨隧道,并在胫骨后方开口将移植物固定在胫骨解剖止点印记区。对 20 例患者随访至少 2 年发现,胫骨镶嵌技术与胫骨隧道技术在术后患者的功能对比上没有明显差异。无论采用哪种手术方式,90%的患者对术后效果感到满意。有报道表明,关节镜胫骨镶嵌技术与切开手术的效果类似(单束和双束)。

与 ACL 一样,目前关注的焦点是手术重建 PCL双束,使膝关节保存更好的结构和功能。双束生物力学测试产生了不一致的数据结果,并且临床研究中双束重建并没有获得更好的功能性结果。一项系统回顾研究指出,仍不能确定双束和单束重建的效果哪一个更好。Chhabra 等(2006)建议,应根据损伤类型来选择重建方式:单束重建适合急性(受伤时间<3 周)、单纯的或者联合 PCL 损伤(PCL/后外侧角、PCL/内侧副韧带、膝关节脱位)及急性或慢性PCL

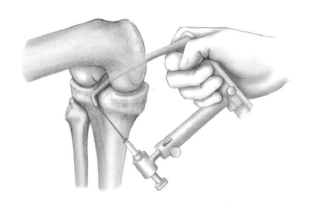

图 53.5 Arthotek Fanelli 后交叉韧带(PCL)导钻,用于放置导丝,准备钻经胫骨 PCL 胫骨隧道。(Redrawn with permission of Arthotek, Inc., Warsaw, IN.)

损伤、后内侧束和板股韧带完好的情况,双束重建适合于 PCL 复合体(前外侧、后内侧束及板股韧带)均撕裂的情况。

　　因为在股骨髁上钻两个隧道可能会干扰股骨髁的血液供应,增加骨折的风险,Wiley 等(2007)建议在术后早期进行一段时间的负重保护,以减少双束重建患者发生骨折的风险。

　　目前尚没有临床研究评估双束重建后的康复效果。无论采取何种重建方法,Fanelli 等(2007)列举了 PCL 重建成功的关键:明确和治疗所有的病理改变,使用较强的移植物材料,采用准确的骨道位置,使移植物弯曲最小化,使用机械移植物张力器,采用首选和备选的移植物固定,术后进行合适的康复(图 53.6)。

　　PCL 重建术后康复会比 ACL 重建术后更加保守,主要是因为在活动膝关节时产生了向后的剪切力。防止后陷和产生腘绳肌活动是预防松弛的关键,尽管治疗相当保守,但关节活动度受限的问题很少在 PCL 术后出现。随着对移植物生物学的更好理解和外科技术的改进,加速康复可能被证明是安全的,但目前关于积极康复的信息还有限,必须加强保护移植物免受潜在有害力量的伤害(康复方案 53.2)。

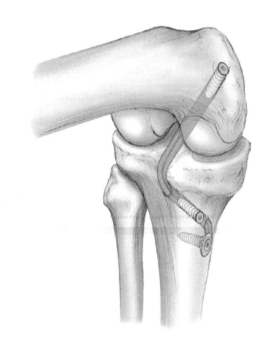

图 53.6 固定移植物。(Redrawn with permission of Arthotek, Inc., Warsaw, IN.)

康复方案 53.1　PCL 损伤非手术康复方案(Michael D'Amato, Bernard R. Bach)

第 1 阶段	2~3 周
1~7 天	● 关节活动度 0°~60°
● 关节活动度(0°~60°)	● 脱拐步行
● 双拐支撑负重	● 渐进性负重练习
● 股四头肌电刺激	● 自行车关节活动度训练(3 周)
● 训练:	● 水疗
– 股四头肌收缩	● 腿部推举(0°~60°)
– 直腿抬高	**第 2 阶段**
– 髋外展内收	**3 周**
– 浅蹲和腿部推举(0°~45°)	● 关节活动至可耐受角度

(待续)

康复方案 53.1　PCL 损伤非手术康复方案(Michael D'Amato, Bernard R. Bach)

- 不需要使用支具
- 自行车,健身器械,划船
- 渐进性负重练习
- 浅蹲和腿部推举(0°~60°)
- 腿部推举(0°~60°)
- 台阶练习
- 髋外展内收
- 趾屈

5~6 周

- 继续所有练习
- 适当的功能性支具
- 水下行走

第 3 阶段

8~12 周

- 开始跑步
- 继续所有的力量训练
- 逐渐恢复体育活动
- 恢复体育的标准:
  - 无松弛改变
  - 无疼痛、压痛或肿胀
  - 临床检查无异常
  - 功能检查达到健侧的 85%
  - 股四头肌力量恢复到对侧的 85%

康复方案 53.2　PCL 重建术后标准康复方案(Michael D'Amato, Bernard R. Bach)

一般准则

- 避免开链训练
- 避免胫骨后移(重力、肌肉运动)
- 避免连续的被动活动
- 髋关节渐进式阻力练习(PRE)位于膝关节之上,用于髋关节外展和内收;髋关节屈曲末端抗阻

第1阶段:0~4 周

目标

- 保护骨和软组织结构
- 减少活动影响
- 早期关节制动(防止胫骨后移)
- 股四头肌、髋部和小腿的抗阻肌肉力量训练,重点是限制髌股关节受压和胫骨后移
- 对患者进行教育,明确了解康复过程的局限性和预期,以及胫骨近端支持和避免后移

支具

- 第 1 周支具锁定在伸直 0°位
- 术后 1 周,由物理治疗师或运动教练打开支具,被动关节活动
- 患者在支具保护下被动关节活动, 重点支持胫骨近端

负重

- 可耐受条件下双拐支撑,支具保护

特别注意

- 枕头置于胫骨后侧近端,防止胫骨后陷

运动疗法

- 髌骨松动
- 被动屈伸
- 股四头肌激活
- 直腿抬高
- 髋外展内收
- 踝泵
- 腘绳肌、小腿三头肌拉伸
- 使用弹力带进行小腿训练,进展到站立位膝关节伸直抬高小腿
- 站立位髋后伸(从中立位开始)
- 功能性电刺激(促进股四头肌收缩)

进展到第 2 阶段的标准

- 股四头肌控制良好(股四头肌激活良好,直腿抬高无胫骨后下陷)
- 膝关节屈曲接近 60°
- 膝关节完全伸直
- 没有活动性炎症

第2阶段:4~12 周

目标

- 屈曲角度增加

康复方案 53.2(续)

- 恢复正常步态
- 加强股四头肌力量和腘绳肌灵活性

支具

- 4~6周:仅在步态控制训练时打开支架(患者接受物理治疗或在家时可以打开支架走路)
- 6~8周:所有活动都可以打开支架
- 8周:在医生允许的情况下,停止使用支具

负重

- 4~8周:拐杖下负重
- 8周:直腿抬高时股四头肌激活良好,可以脱拐
- 膝关节完全伸直
- 膝关节屈曲90°~100°
- 正常步态(患者可使用单拐,直到完全恢复正常步态)

运动疗法

- 4~8周:
  - 靠墙滑动(0°~40°)
  - 浅蹲(0°~45°)
  - 腿举(0°~60°)
  - 四向髋关节锻炼(屈曲、外展、内收、膝关节从中立位伸展至完全伸展)
  - 在泳池中行走(在齐胸深的水中恢复正常的足跟–足趾步态模式)
- 8~12周:
  - 固定自行车(脚向前放在踏板上,不使用趾夹以减少腘绳肌活动,座位设置稍高于正常)
  - 台阶器、椭圆机、跑步机
  - 平衡和本体感觉活动
  - 坐位提踵
  - 腿部推举(0°~90°)

进展到第 3 阶段的标准

- 无痛全角关节活动度
- 正常步态
- 股四头肌力量良好

- 没有髌股关节症状
- 更多的闭链训练

第3阶段:3~6个月

目标

- 恢复任何可能阻止功能进展的残留运动损失
- 功能进步,防止髌骨刺激
- 通过闭链训练来提高功能强度和本体感觉
- 继续加强股四头肌力量和腘绳肌柔韧性

运动疗法

- 闭链训练
- 跑步机行走
- 水下慢跑
- 游泳,避免蛙式蹬腿

进展到第 4 阶段的标准

- 没有明显的软组织或髌股关节刺激
- 正常的关节活动度、肌肉力量、耐力和本体感觉,以安全地重返运动

第4阶段:6个月至完全活动

目标

- 安全并逐渐恢复运动
- 维持力量、耐力和功能

运动疗法

- 继续闭链训练
- 专项运动功能进展,包括但不限于:
  - 滑板
  - 慢跑或跑步
  - 溜冰、卡里奥克舞、倒退跑、切线跑
- 跳跃(增强式训练)

重返运动的标准

- 无痛、全角活动度
- 临床检查无异常
- 股四头肌力量恢复到对侧的85%
- 功能检查达到健侧的85%
- 松弛检查无异常

(胡煜 译)

相关资料

A complete reference list is available at https://expertconsult.inkling.com/.

延伸阅读

Årøen A, Verdonk P. Posterior cruciate ligament, exploring the unknown. *Knee Surg Sports Traumatol Arthrosc*. 2013;21(5):996–997. Web.

Cavanaugh JT, Saldivar A, Marx RG. Postoperative rehabilitation after posterior cruciate ligament reconstruction and combined posterior cruciate ligament reconstruction-posterior lateral corner surgery. *Operative Techniques Sports Med*. 2015. n. pag. Web.

Montgomery SR, Johnson JS, Mcallister DR, et al. Surgical management of PCL injuries: indications, techniques, and outcomes. *Curr Rev Musculoskelet Med*. 2013;6(2):115–123. Web.

Pierce CM, O'Brien L, Griffin LW, et al. Posterior cruciate ligament tears: functional and postoperative rehabilitation. *Knee Surg Sports Traumatol Arthrosc*. 2012;21(5):1071–1084. Web.

Sakai T, Koyanagi M, Nakae N, et al. Evaluation of a new quadriceps strengthening exercise for the prevention of secondary cartilage injury in patients with PCL insufficiency: comparison of tibial movement in prone and sitting positions during the exercise. *Brit J Sports Med*. 2014;48(7):656. Web.

第 **54** 章

内侧副韧带损伤

Michael Angeline | Bruce Reider

临床背景

了解内侧副韧带(MCL)的解剖和生物力学特性对于制订 MCL 及相关损伤的治疗策略具有重要意义。正如 Warren 和 Marshall 所报道的,三层理念用来描述膝关节内侧解剖结构。第一层由覆盖缝匠肌的筋膜组成。第二层包括浅层 MCL、髌股内侧韧带和膝后内侧角韧带。

浅层 MCL 被称为膝关节的主要静态稳定结构,由平行和斜向纤维组成。这些平行纤维与第三层的斜纤维在后部混合形成后内侧囊(PMC)。在这种纤维的聚合中,Hughston 发现了后斜韧带(POL),它可以辅助半膜肌腱的动态功能。第三层形成于真正的膝关节囊和深部 MCL,由板股韧带和板胫韧带组成(图 54.1)。

浅层 MCL 是膝关节屈曲形成的弓形中抵抗胫骨外翻应力的主要抑制因素,在抗外旋和前后移位中起次要作用。PMC 限制膝关节伸直时胫骨的后移,深层 MCL 是胫骨外翻应力的次级稳定结构。生物力

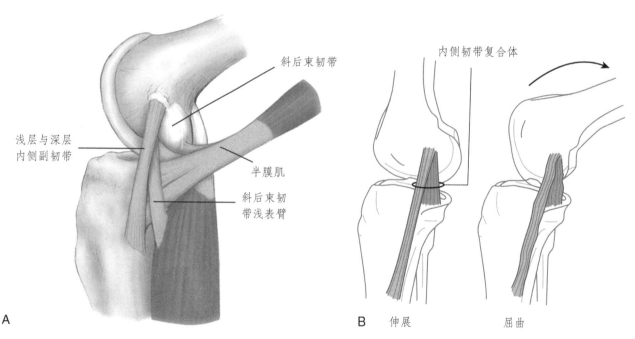

A

B 伸展　　屈曲

内侧韧带复合体

斜后束韧带

浅层与深层
内侧副韧带

半膜肌

斜后束韧
带浅表臂

图 54.1 （A）正常的膝关节内侧解剖结构。可见内侧副韧带浅层与深层部分,以及斜后束韧带。(Reprinted with permission from Cole B. Surgical Techniques of the Shoulder, Elbow, and Knee in Sports Medicine. Philadelphia, Saunders, 2008. Fig. 70-1.)（B）在伸展位,内侧韧带复合体的后束纤维相对紧张。在屈曲位,纤维的张力降低。

学测试表明，膝关节内侧损伤顺序是由深层向浅层进展，临床上也注意到 MCL 损伤深层断裂的频率高于浅层。

损伤机制

大多数单纯的 MCL 损伤是直接撞击大腿上部或下部外侧造成外翻应力导致的(图 54.2)。非接触性外旋机制也可导致 MCL 损伤,但这些间接机制通常会导致相关损伤,如交叉韧带损伤。详细的病史应包括损伤机制、疼痛部位、损伤后步行能力及肿胀。患者可能会主诉膝关节内侧有爆裂或撕裂感。关节内没有渗出可能提示严重撕裂,液体从关节向外渗出并进入周围组织(框 54.1)。

尽管确实发生了胫骨撕脱,但大多数 MCL 损伤发生在股骨起点或关节线的中间部分。MCL 损伤可能是孤立的,也可能合并其他膝关节损伤。为了诊断相关的损伤,临床医生应了解病史并进行全面的检查,或者在监测临床进展的同时寻找线索。

诊断和体格检查

单纯的 MCL 损伤的鉴别诊断包括膝内侧挫伤、内侧半月板撕裂、髌骨脱位或半脱位,以及骨骼发育不成熟患者的骨骺骨折。全面的体格检查将有助于区分 MCL 损伤与其他疾病。

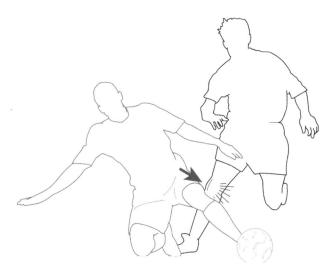

图 54.2 内侧副韧带(MCL)损伤机制。膝关节外侧受到冲击造成外翻应力,导致 MCL 断裂。

关节内大量渗出积液关节内损伤, 如交叉韧带损伤、半月板撕裂或骨折。Lachman 试验、后抽屉试验和内翻应力测试有助于排除 ACL、PCL 和交叉韧带外束(LCL)复杂损伤。

由于 MCL 是一种关节外结构,单纯的损伤很少导致广泛的关节内肿胀;然而,在 MCL 的走行局部可能会发生水肿,并且可能会出现中等程度的关节积液。MCL 股骨止点损伤的特征可能是股骨内侧髁突起增加。

一旦完成膝关节视诊,需要沿整个 MCL 的走行进行触诊,以确定最大压痛区域。MCL 起点处的损伤可能与内收肌结节或髌骨内侧支持带附近的压痛有关, 但也可能与髌骨脱位或半脱位伴股内肌(VMO)撕脱或内侧支持带撕裂有关。为了帮助区分 MCL 损伤和髌骨失稳,可进行髌骨恐惧试验。此外,内侧关节线压痛可能提示 MCL 损伤、内侧半月板撕裂或软骨损伤。

膝关节屈曲 30°的外翻应力试验是评估 MCL 损伤的关键。将患腿放在检查台上,检查者将一只手放在脚跟下支撑腿,另一只手施加外翻力。做这个动作时应防止大腿发生旋转, 将检查结果与对侧膝关节进行比较,以辨识关节线的张开程度。

MCL 损伤根据外翻应力测试的松弛程度分级:

- Ⅰ级损伤:在屈膝 30°时,内侧关节线张开度与关节线压痛都相对于对侧膝关节无增加。
- Ⅱ级损伤: 更广泛的压痛, 检查时关节线有 5~10mm 开口,但端点处坚固。
- Ⅲ级损伤:韧带完全断裂,并且关节线处开口>10mm,如果存在端点,也是模糊的。

为了评估 MCL 和后内侧关节囊的完整性,需要在膝关节完全伸展的情况下进行外翻应力测试。膝关节完全伸展时松弛度增加,提示 MCL 和后内侧关节囊严重损伤,以及 1~2 个交叉韧带损伤。

影像学检查

为了评估急性 MCL 损伤,常规的膝关节平片包括前后位、侧位和 Merchant 位。应力位影像可能有助于排除青少年的骨骺损伤。Laprade 等在尸体生物力学研究和成人在体研究中发现,与对侧膝关节(膝关

级 别	韧带的损伤	临床检查	检查松弛度(mm)
	框 54.1 内侧副韧带扭伤的分级		
1	轻微损伤，并未造成延长	韧带压痛 外翻松弛	0~5
2	有延长但保留完整	膝关节屈曲20°时外翻应力试验表现外翻松弛度增加，端点坚固	5~10
3	完全断裂	膝关节屈曲30°时内翻应力试验表现外翻松弛度增加，端点变软	>10

节屈曲 20°)相比,内侧间隙>3mm 提示 MCL 为Ⅲ级损伤。在 MCL 的近端止点慢性损伤患者中,影像学评估可能显示内上髁附近有异位钙化（Pellegrini–Stieda 病变）。

除非检查结果不明确,否则 MRI 评估通常不适用于单纯的 MCL 损伤,但如果根据临床表现怀疑有伴发的交叉韧带损伤,则 MRI 可能有助于排除诊断。冠状位 T2 加权成像序列是最有价值的(图 54.3);在完整的纤维中观察到低信号强度,而纤维连续性中断或信号增加则提示 MCL 损伤。

MCL 损伤的治疗

对于所有级别的单纯的 MCL 损伤,均提倡非手术早期功能康复(EFR)治疗,以便快速恢复运动。一些研究表明,EFR 具有可接受的再损伤率,能够更快恢复,其结果等同于或优于手术或长时间固定患者。

在康复过程中使用轻便的铰链式膝关节支具以允许早期活动,同时保护膝关节免受外翻应力的影响。一旦疼痛减轻,则鼓励全负重与股四头肌和腘绳肌力量加强。由于这个目标导向的康复计划,继发的肌肉萎缩被最小化,功能目标的实现而不是随意的一段时间(这是限制患者恢复运动的主要因素)。此外,关于运动对兔和大鼠 MCL 损伤愈合影响的研究表明,运动可能改善韧带的强度和硬度。

虽然大多数 MCL 损伤可采用非手术治疗,但要注意韧带完全断裂的特殊情况,这可能需要手术干预。MCL 损伤的手术治疗指征包括:

- 巨大的骨性撕脱伤。
- 伴发胫骨平台骨折。

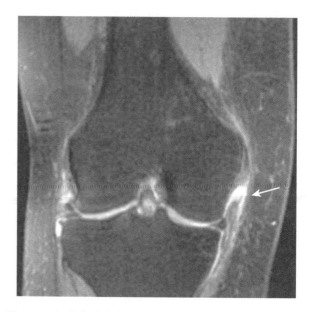

图 54.3　冠状位成像序列显示内侧副韧带在股骨止点处全层损伤。（Reprinted with permission from Cole B. Surgical Techniques of the Shoulder, Elbow, and Knee in Sports Medicine. Philadelphia, Saunders, 2008. Fig. 70–3.）

- 联合交叉韧带损伤。
- 韧带游离端嵌入关节。

MCL 的固定手术通常在损伤后 7~10 天内完成,可以通过自体或异体移植物进行修复或重建,但没有前瞻性随机(1 级)研究对修复和重建进行比较。最近的一项循证系统回顾发现,修复和重建都取得了令人满意的结果;作者无法对这两种技术提出任何循证建议(Kovachevich 等,2009)。

在 ACL 和 MCL 联合损伤中,交叉韧带损伤的治疗不仅对恢复膝关节的整体稳定性,而且对优化MCL的愈合环境具有重要意义。因此,大多数作者主张重建 ACL,而对 MCL 损伤进行非手术性功能康复。一项前瞻性随机试验(1 级证据)比较了 47 例 ACL 和 MCL 联合损伤的患者进行 MCL 手术和非手术治疗的结果。在平均 27 个月的随访中,两组在膝关节功能、稳定性、活动度、力量和恢复活动性方面没有差异。铰链式膝关节支具和 EFR 方案被用于 ACL/MCL 联合损伤。

ACL 重建后,膝关节完全伸展时(与对侧相比>4mm)偶尔存在外翻应力导致的持续松弛。在这种情况下,MCL 损伤也可以通过外科手术治疗,根据组织质量进行修复或重建。在 ACL/PCL/MCL 联合伤中,或重建 ACL 和 PCL 后,也可进行 MCL 修复或重建。

MCL 损伤后的康复

针对 MCL 损伤的 EFR 方案分为 3 个阶段,重点

是早期恢复运动。在运动员进展至下一康复阶段前,必须达到每个功能目标。

为了完全恢复竞技状态,运动员必须满足以下 4 个标准:

- 轻微或无疼痛。
- 全角度活动度。
- 股四头肌和腘绳肌力量相当于对侧肢体的 90%。
- 完成 EFR 跑步方案。

总的来说,MCL 损伤的平均恢复时间因运动项目和损伤程度而有所不同。Ⅰ 级损伤患者大约需要 10 天才能完成功能训练计划,而 Ⅱ 级或 Ⅲ 级损伤患者需要 3~6 周(康复方案 54.1 和康复方案 54.2)。

康复方案 54.1　单纯内侧副韧带损伤(Michael Angeline, Bruce Reider)

第 1 阶段

目标
- 正常步态
- 最小的肿胀程度
- 全角度关节活动度
- 股四头肌控制达到基线水平

冷疗
- 在受伤后的前 48 小时,将冰袋或其他冷疗方法应用于膝关节内侧,每 3~4 小时 20 分钟
- 早期的冷疗具有麻醉和收缩局部血管的作用,尽量减少初始的出血和继发的水肿

负重
- 在可耐受范围内负重
- 在患者达到没有跛行步态前,使用拐杖
- 对于 2 级和 3 级扭伤,应佩戴轻型铰链式支具。支具应能防止日常生活中的外翻应力,但不应限制活动或抑制肌肉功能。在最初的 3~4 周内,除洗澡外,需要一直佩戴支具
- 不鼓励使用膝关节固定器和长腿支具,以免限制运动并延长功能障碍时间

运动练习
- 关节活动度练习应立即开始。冷水涡流水池会

使这些练习变得容易
- 运动练习(如擦地伸展练习和俯卧位垂腿)可以获得与对侧相同的伸展或过伸活动度。负重靴或较轻的踝关节负重可用于俯卧位辅助伸展膝关节
- 为了促进屈曲活动度,患者可以坐在床边,利用重力辅助屈曲,未受伤的一侧辅助,轻柔地将患膝推向更大屈曲的方向
- 类似的健侧辅助屈膝技术可用于仰卧位沿着墙面滑动
- 为了达到>90°的屈曲角度,患者坐位足跟滑动,并握住踝关节屈曲至更大的角度
- 固定自行车也有助于恢复关节运动。自行车坐位开始设定在尽可能高的位置,逐渐降低以增加屈曲角度
- 股四头肌群的等长收缩练习和直腿抬高练习可以立即开始,以减小肌肉的萎缩
- 电刺激可能会通过阻止肌肉的抑制来达到效果

第 2 阶段

目标
- 恢复受伤侧肌肉的力量,达到未受伤侧的 80%~90%

康复方案 54.1(续)

支具
- 继续使用轻型铰链式支具

锻炼
- 力量练习从蹬上 4 英尺高的台阶开始,以及无负重 30°下蹲
- 膝关节轻抗阻伸展运动,膝推运动,以及在标准负荷的等张训练椅或抗阻专用设备上进行抗阻屈曲练习。通常是轻负荷但高重复次数
- 复发疼痛或肿胀是进阶过快的信号。如果发生,需要减慢力量训练的进程
- 上肢训练、有氧训练,以及下肢进一步的适应性训练以达到游泳、固定自行车和(或)蹬台阶的要求

第 3 阶段

目标
- 完成跑步方案

完成专项活动方案

支具
- 在该阶段及后继的运动赛季,继续使用支具可避免再次受伤,至少提供心理上的支持

锻炼
- 渐进性跑步方案开始于快走,进阶至慢跑,直线跑和冲刺跑。接下来,通过切步和旋转来实现灵活性,如"8 字"训练和交叉步训练
- 如果发生疼痛或肿胀,需要适当调整方案
- 培训师或物理治疗师持续指导将有助于提供进展情况和提高运动表现

重返运动
- 当运动员可以完成功能测试,包括长跑、渐进性快速冲刺、切步和旋转训练,以及合适的专项运动测试时,可以重返运动

康复方案 54.2　内侧副韧带损伤后进阶康复方案(Michael Angeline, Bruce Reider)

	第1阶段	第2阶段	第3阶段		第1阶段	第2阶段	第3阶段
支具				蹬台阶		X	X
轻型支具	X	X	X	下蹲		X	X
负重				膝伸展		X	X
全负重	X	X	X	膝推		X	X
步态正常前使	X			膝屈曲		X	X
用拐杖				**体适能**			
关节活动度				固定自行车	X	X	X
涡轮冷水池	X			游泳		X	X
伸展练习	X			椭圆机		X	X
擦地伸展	X			**灵活性/专项运动**			
俯卧位垂腿	X			快走			X
坐在床边	X			轻跑			X
靠墙滑动	X			直线跑			X
足跟滑动	X			冲刺跑			X
力量练习				"8 字"跑			X
股四头肌群等	X	X		交叉步			X
长收缩				专项运动训练			X
直腿抬高	X	X					

(王蕴琦　译)

相关资料

A complete reference list is available at https://expertconsult.inkling.com/.

延伸阅读

Andia, I, Maffulli N. Use of platelet-rich plasma for patellar tendon and medial collateral ligament injuries: best current clinical practice. *J Knee Surg.* 2014;28.01:011–018. Web.

Laprade, RF, Wijdicks CA. The management of injuries to the medial side of the knee. *J Orthop Sports Phys Ther.* 2012;42.3:221–233. Web.

Lundblad M, Walden M, Magnusson H, et al. The UEFA injury study: 11-year data concerning 346 MCL injuries in professional football. In: *Br J Sports Med.* 2014;48.7:629. Web.

第 55 章

半月板损伤

Michael D'Amato | S.Brent Brotzman | Theresa M.Kidd

临床背景

半月板在保持膝关节的健康状态及功能方面具有重要作用。半月板的大部分功能都与关节软骨有关(图 55.1)。

- 通过增加股骨和胫骨之间的有效接触面积,半月板降低了关节面承受的单位面积负荷。半月板全切除术将会导致接触面积减少 50%。
- 半月板将膝关节中心的压应力传递到周围,进一步降低了关节软骨的接触压力。
- 完全伸膝时,膝关节的压力负荷中有一半都通过半月板承受;膝关节屈曲 90°时,则有 85%的膝关节负荷传递至半月板。
- 半月板切除术已被证明会使膝关节吸收冲击的能力降低 20%。
- 与半月板全切除术相比,半月板部分切除术可降低发病率。Shelboune 和 Dickens(2007)在平均 12 年的随访中发现,88%半月板部分切除术的患者内侧关节间隙缩小≤2mm。在这些患者中,88%~95%主观报告结果为良好至优秀。
- 半月板部分切除术后再次手术并不常见;Chatain 等(2003)报道,内侧半月板部分切除术后,仅 2.2%的患者需要在同一位置进行第二次手术。
- 尽管内侧半月板全切除术后会发生退行性变,但部分内侧半月板部分切除术后继发膝关节退行性变并不常见(Shelbourne 和 Dickens,2007)。

半月板的活动

外侧半月板已被证明比内侧半月板活动性更大。在内外侧半月板中,前角比后角活动性更大。后内侧半月板的活动能力下降会导致该区域的压力增大,从而增加损伤的可能性,这也可以解释后内侧半月板撕裂率较高的原因。

已有研究表明,负重对半月板运动的影响不大;尽管有人提出,半月板负荷可能会导致横向撕裂扩大。膝关节的活动度增加,特别是增加旋转和屈曲超过 60°时,会导致半月板的前后位置发生显著变化。在临床上,关节镜检查显示膝关节伸展使半月板后角撕裂复位,膝关节屈曲导致撕裂移位增加。

半月板愈合

1936 年,King 首次指出周围血液的供应对半月板的愈合至关重要。1982 年,Arnoczky 和 Warren 描述了半月板的微血管系统。在儿童时期,周围血管渗透到半月板的全层;随着年龄的增长,血管的穿透能力下降。在成人中, 血液供应仅局限于外侧的 6mm 或半月板宽度的 1/3 左右(图 55.2)。也正是在这个血管区域,半月板撕裂愈合的潜力更大。当撕裂远离血管区域周围时,愈合的潜力也会随之下降。

半月板的愈合也受撕裂形式的影响(图 55.3)。纵向撕裂比横向撕裂具有更好的愈合潜力。简单的撕裂比复杂的撕裂更容易愈合。创伤性撕裂的愈合率

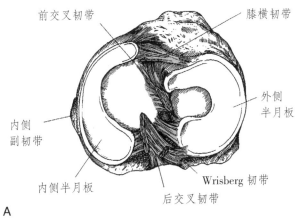

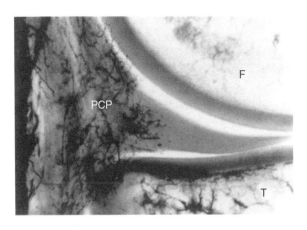

图 55.2 扫描膝关节内侧 5mm 厚的额状面（Spalteholz 法放大 3 倍）。在年轻的患者中可见来自半月板周围的毛细血管从 PCP 放射状分支穿过内侧半月板的外周。随着年龄的增长，PCP 向外周退缩。F, 股骨；T, 胫骨。[Reprinted with permission from Arnoczky SP, Warren RF. Microvasculature of the human meniscus. Am J Sports Med 1982;10(2):90–95.]

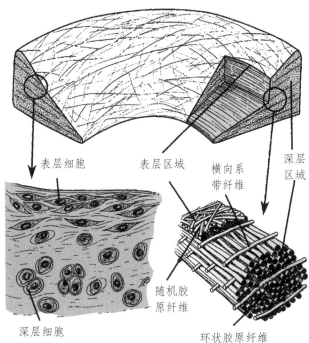

图 55.1 （A）半月板解剖上面观。注意内侧半月板和外侧半月板不同的位置和形状。（Adapted with permission from Pagnani MJ, Warren RF, Arnoczky SP, Wickiewics TL. Anatomy of the knee. In Nicholas JA, Hershman EB, eds. The Lower Extremity and Spine in Sports Medicine, ed 2. St. Louis, Mosby, 1995, pp. 581–614.）(B)半月板中的胶原蛋白超微结构和细胞类型。该图显示了表层和深层区域的胶原纤维的方向。横向系带纤维也显示出来。表层半月板细胞倾向于纤维化，而深层细胞则呈圆形。（Reprinted with permission from Kawamura S, Lotito K, Rodeo SA. Biomechanics and healing response of the meniscus. In Drez D, DeLee JC, eds. Operative Techniques in Sports Medicine. Philadelphia, WB Saunders, 2003, pp. 68–76.）

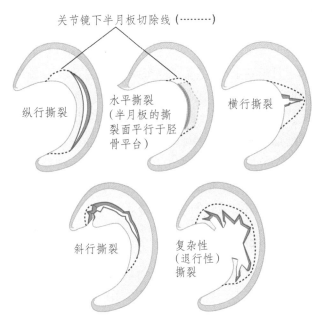

图 55.3 不同类型的半月板撕裂。

高于退化性撕裂，急性撕裂的愈合率高于慢性撕裂。图 55.4 显示桶柄状半月板撕裂，当撕裂向中线移位时，经常导致膝关节交锁(无法完全伸直)。

康复注意事项

承重与活动

　　尽管负重对半月板的移位模式几乎没有影响，

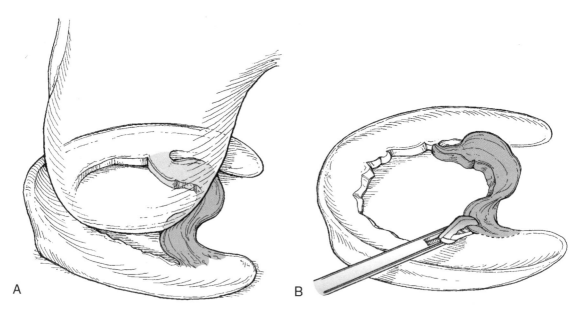

图 55.4 （A）关节镜下半月板桶柄状撕裂的切除术。撕裂移位到缺口处，通常会导致膝关节交锁，表现为膝关节无法伸展（伸直）最后 5°~15°。（B）关节镜下对无愈合可能性的半月板无血管区撕裂进行部分切除。

在近似纵向撕裂时可能是有益的，但可能会在横向撕裂上施加剪切力。一些研究通过展示制动后发生的半月板萎缩、胶原含量降低的现象，证实了早期活动的益处。膝关节屈曲 60°以内时对半月板的移位影响较小，但屈曲>60°时半月板会向后移动，这种平移的增加可能对愈合中的半月板造成有害的压力。随着膝关节屈曲角度的增加，半月板的压力负荷也随之增加。在制订康复方案时，必须谨慎权衡负重和增加膝关节屈曲结合的动作训练。

肢体的轴线对位

内翻畸形会使膝关节内侧超负荷，导致内侧半月板应力增加；外翻畸形对膝关节外侧和外侧半月板的影响相同，这些增加的压力可能会干扰或破坏半月板修复术后的愈合。肢体对线不良的患者更容易出现退行性半月板撕裂，这种类型的损伤被认为具有较差的愈合能力。尽管没有科学依据支持这种方法，但推荐使用"减重支具"来帮助保护愈合的半月板。

半月板部分切除术后康复治疗

因为在康复阶段没有必须要保护的解剖结构，康复可以积极地进行（康复方案 55.1）。目标是早期控制疼痛和肿胀，立即负重，达到并保持关节全角度活动度，恢复股四头肌的力量。

半月板修复术后康复治疗

目前的研究支持半月板修复联合 ACL 重建术后使用非改良的 ACL 加速康复方案（康复方案 55.2）。对于愈合潜力低的撕裂（如白–白区撕裂、横行撕裂或复杂性撕裂），建议在前 4 周限制负重并限制膝关节屈曲在 60°以内，以便更好地保护修复组织并增加这些恢复困难撕裂的愈合的可能性。然而，尚不清楚任何已发表的研究支持这些措施。

目前，单纯的半月板修复术后康复治疗仍有争议。其愈合环境明显低于同时进行 ACL 重建术的半月板修复术，但加速康复方案对单纯的半月板修复术后康复具有良好的效果。

康复方案 55.1　关节镜下内外侧半月板部分切除术后的康复

第 1 阶段：急性阶段（0~6 周）

目标

- 减轻炎症和肿胀
- 恢复关节活动度
- 重新建立股四头肌活动

第 1~3 天

- 冷疗
- 股四头肌收缩练习
- 直腿抬高（SLR）
- 股四头肌电刺激治疗
- 髋关节外展和内收
- 伸膝练习
- 30°下蹲
- 主动辅助关节活动度牵伸，鼓励达到伸膝全角（可耐受范围内的屈曲）
- 可耐受情况下负重（扶双拐）
- 轻度加压包扎

第 4~7 天

- 冷疗
- 股四头肌电刺激治疗
- 股四头肌收缩练习
- 从屈曲 90°至 40°的伸膝练习
- 直腿抬高
- 髋关节外展和内收
- 30°下蹲
- 平衡和本体感觉训练
- 主动和被动关节活动度训练
- 关节活动范围：0°~115°（最小）
- 牵伸（腘绳肌、比目鱼肌、股四头肌）
- 可耐受范围内负重（单拐）
- 继续加压包扎或者使用支具
- 直流电刺激/冷疗

第 7~10 天

- 继续进行所有的训练
- 腿蹬踏练习（轻量）
- 提踵
- 俯卧屈膝（腘绳肌离心收缩）
- 固定自行车练习（在 0°~100°关节活动度活动而不会产生肿胀，以及能够完全旋转）

第 2 阶段

目标

- 恢复和提高肌肉力量和耐力
- 重新建立无痛范围内的关节活动度
- 逐渐恢复功能训练

第 10~17 天

- 踩车以活动关节和增加耐力
- 侧弓步
- 前弓步
- 半蹲
- 腿蹬踏练习
- 侧身上台阶
- 从屈曲 90°至 40°的伸膝练习
- 俯卧屈膝（腘绳肌离心收缩）
- 髋关节内收和外展
- 髋关节屈曲和后伸
- 提踵
- 本体感觉和平衡训练
- 牵伸训练
- 主动和被动活动度膝关节屈曲（必要时）。
- 椭圆机训练器

第 17 天至第 4 周

- 继续进行所有练习。
- 泳池项目（深水跑和腿部练习）
- 活动时可使用加压支具

进展到第 3 阶段的标准

- 全角度无痛活动
- 无痛或无压痛
- 等速测试满意
- 临床检查（极少渗出）满意

第 3 阶段（高级活动阶段）：第 4~7 周 *

目标

- 增强肌肉力量和耐力
- 保持全关节活动度
- 重返运动/功能活动

训练

- 继续加强闭链练习
- 可以开始进行增强训练
- 开始进行跑步项目和敏捷性练习

---

* 患者在达到标准后即可开始第 3 阶段，可能会早于第 4 周。

康复方案 55.2　半月板修复术后的加速康复(Bernard R. Bach, Michael D´Amato)

第 1 阶段:0~2 周

目标
- 全关节活动度
- 无渗出
- 全负重

负重
- 可耐受

治疗
- 可耐受的活动度(0°~90°)
- 冷疗
- 根据需要选择电刺激治疗
- 股四头肌等长训练
- 直腿抬高

进展到第 2 阶段的标准
- 全关节活动度
- 无渗出
- 全负重

第 2 阶段:2~4 周

目标
- 提高股四头肌力量
- 正常步态

治疗性训练
- 进行 0°~90°范围内的闭链抗阻练习
- 能耐受的自行车和游泳训练
- 早期功能训练

进展到第 3 阶段的标准
- 正常步态
- 足够进行高级功能训练的力量和本体感觉功能

第 3 阶段:4~8 周

目标
- 不小于对侧85%的力量和功能测试
- 从物理治疗转变到全面活动

治疗性训练
- 根据需要进行力量训练
- 进阶的专项运动训练
- 高级阶段的功能训练

(黄琳 译　赵学强 校)

相关资料

A complete reference list is available at https://expertconsult.inkling.com/.

延伸阅读

Anderson AF, Anderson CN. Correlation of Meniscal and Articular Cartilage Injuries in Children and Adolescents With Timing of Anterior Cruciate Ligament Reconstruction. *Am J Sports Med.* 2014;43.2:275–281. Web.

Bhatia S, Laprade CM, Ellman MB, et al. Meniscal Root Tears: Significance, Diagnosis, and Treatment. *Am J Sports Med.* 2014;42.12:3016–3030. Web.

Herrlin, Sylvia V, Peter O, et al. Is Arthroscopic Surgery Beneficial in Treating Non-traumatic, Degenerative Medial Meniscal Tears? A Five Year Follow-up. *Knee Surg Sports Traumatol Arthrosc.* 2012;21.2:358–364. Web.

Noyes, Frank R, Barber-Westin Sue D. Treatment of Meniscus Tears During Anterior Cruciate Ligament Reconstruction. *Arthrosc J Arthroscopic Relat Surg.* 2012;28.1:123–130. Web.

Katz JN, Brophy RH, Chaisson CE et al. Surgery versus Physical Therapy for a Meniscal Tear and Osteoarthritis. *N Engl J Med.* 2013;369(7):683. Web.

第 **56** 章
髌股关节紊乱

S. Brent Brotzman

临床背景

髌股关节疼痛综合征(PFPS)或膝前痛是体力活动人群中最常见的一种下肢疾病，每 4 人中就有一人受影响。PFPS 也是充满活力的年轻女性中最常见的骨科创伤(Wilson 等,2008)。髌股关节是一个复杂的关节，其稳定性依赖于动态和静态两方面的限制(图 56.1)。膝前痛包含许多潜在的疾病,不能仅用单一疗法来治疗。

成功治疗髌股关节疼痛的关键是通过详细的病史和体格检查从而获得准确的诊断。例如,对于反射性交感神经营养不良综合征(RSDS)的治疗与外侧高压综合征(ELPS)的治疗是不同的,必须做出正确的诊断才能进行适当的治疗(框 56.1)。

软骨软化症已被错误地用作膝前痛的全方位诊断。软骨软化症实际上是一种病理诊断,用于描述直接观察到的关节软骨变化(图 56.2)。这个术语不应作为髌股关节疼痛或膝前痛的同义词。髌骨和股骨滑车的关节软骨是正常的,疼痛来源于髌周支持带或滑膜的密集神经支配。应触诊和检查所有髌周结构。其他的伤害性传入可能来自髌股关节的软骨下骨、附件、肌腱和皮下神经。

Dye(1996)提出了伸膝装置过载后正常组织内稳态丢失的概念。过度的生物力学负荷超过了身体吸收能量的能力,导致微创伤、组织损伤和疼痛。Dye 将膝关节描述为一个具备接收、传递和离散负荷功能的生物传输系统。在正常的行走过程中,膝关节周围的肌肉实际上吸收的能量会高于产生的能量。

Dye 还描述了一个"包络函数",它同时考虑了施加在膝关节处的负荷和负荷的频率。该模型有助于将直接创伤和过度使用的重复性创伤作为髌股关

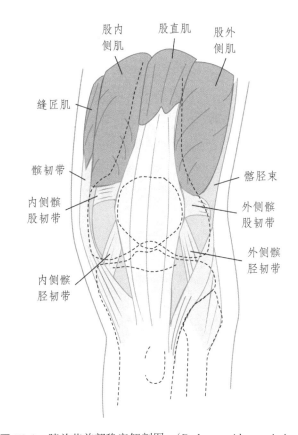

图 56.1 膝关节前部稳定解剖图。(Redrawn with permission from Baker CL Jr.: The Hughston Clinic Sports Medicine Book. Baltimore，Williams & Wilkins，1995.)

框 56.1   可能引起髌股关节疼痛的原因

急性髌骨脱位

髌骨半脱位(慢性)

复发性髌骨脱位

跳跃膝(髌腱炎)

Osgood-Schlatter 病

Sinding-Larsen-Johansson 综合征(髌骨下极)

髌骨外侧挤压综合征(ELPS)

全髌挤压综合征(GPPS)

髂胫束摩擦综合征(外侧膝 Gerdy 结节)

Hoffa 病(脂肪垫炎)

滑囊炎

内侧髌股韧带疼痛或撕裂

创伤

髌股关节炎

镰状细胞病

髌骨前侧冲击

剥脱性软骨炎(OCD)

反射性交感神经营养不良综合征(RSDS)

肥厚性皱襞(运动员)

"草地膝","格斗膝"

股四头肌断裂

挫伤

胫骨结节骨折

髌前滑囊炎

低位髌骨

高位髌骨

内侧支持带炎

髋关节牵涉痛

痛风

假性痛风(软骨钙质沉着病)

节病变的原因考量。随着时间的推移,无论是过度的单一负荷还是多次接近最大负荷的变量都可能超过生理功能的极限,从而破坏组织的稳态。为了促进组织愈合和内稳态,患者必须保持活动和康复训练在可用的包络函数范围内。因此,接近最大、无痛训练和避免"爆发性"的运动 [增加髌股关节反作用力(PFJRF)]是髌股关节损伤康复的重要组成部分。

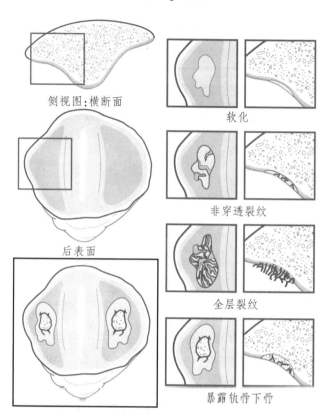

Outerbridge 分类

侧视图:横断面

软化

非穿透裂纹

后表面

全层裂纹

暴露软骨下骨

软骨软化改变分布

图 56.2   软骨软化症的 Outerbridge 分类。

髌股关节疼痛临床注意事项

• 过去,有可能改变股四头肌反作用力方向的因素被认为可促进 PFPS 的进展。股四头肌反作用力的这种变化改变了髌骨后缘表面的负荷,从而增加了髌骨后缘关节软骨的压力并导致损伤。

• 已有文献报道多种原因可导致 PFPS,如股内侧肌和股外侧肌失衡、股四头肌夹角异常增大(Q角)、胫股外展角增加,或骨盆宽度/股骨长度比例增大。这些因素都会改变股四头肌反作用力的方向。

• Utting 等(2005)提出 PFPS 患者可能在以后的生活中进展为髌股骨关节炎。他们发现,118 例髌股骨关节炎患者中有 22%在青少年时期就出现髌骨后缘膝关节疼痛。

• 最近的研究表明,几个额外的因素可能会导致 PFPS。Boling 等(2009)发现,PFPS 进展的风险因素包括跳跃着地时膝关节屈曲角度减小、做同一动作时髋关节内旋角度增加，以及垂直地面反作用力降低。

- 多数研究发现（Willson 等，2008），PFPS 患者与健康对照组相比，同侧髋关节力量通常会下降。在我们的研究中，通常会测试 PFPS 患者的髋部力量，并将髋关节增强运动作为康复方案的一部分。

- 在力量测试中，女性 PFPS 患者的髋关节和躯干力量比对照组低 13%~24%。在用力时，PFPS 患者对侧盆骨下降增加（髋关节外展肌功能不全的临床表现），这似乎有助于髋内收（图 56.3）。而髋内收增加似乎通过两个主要机制促进了 PFPS 的形成。首先，髋内收增加会增加 Q 角，从而增加髌骨后缘压力（Huberti 等，1984）。其次，髋内收牵伸了髂胫束；后者加强了髌骨外侧支持带。这种张力通过髌骨外侧支持带对髌骨产生更大的侧方应力。

- 髋关节和躯干肌无力也可能会增加髌骨后缘压力，并加重 PFPS 症状。髋关节外展肌、髋关节外旋肌和躯干侧屈肌的力量下降，增加了负重时髋关节内收和内旋的可能性。这种内旋增加了髌骨后缘压力。在 PFPS 康复过程中，也应强调躯干加强和控制。参加激烈运动、已疲劳的运动员可出现下肢力学异

常增加的趋势。生物力学研究表明，随着跳跃运动员变得更加疲劳，髋关节肌肉组织的相对作用会增加。需要注意的是，与对照组相比，许多女性 PFPS 患者的髋关节力量较弱。因此，这些已经有髋关节力学异常倾向的疲劳患者，进一步疲劳后就会更依赖于力量相对较弱的髋关节肌肉组织，PFPS 的症状会随之增加（Willson 和 Davis，2009）。

- 髋关节过度内收和内旋会导致膝关节中心相对于足部向内侧移动。因为脚是固定在地面上的，膝关节的这种向内移动会导致胫骨外展和足旋前，最终的结果是动态膝外翻（Powers，2010）。

- 动态膝外翻（见图 49.1）是导致 ACL 损伤的原因之一，也可导致髌股关节功能障碍。据报道，髋关节内收是过度的动态膝外翻的主要原因。

- Pollard 等（2009）认为，增加女性运动员膝外翻角度和力矩是一种运动策略，因为在重心减速时髋关节伸肌的利用不足。

- Powers（2003）发现，女性 PFPS 患者髌股关节运动学的改变是由股骨过度内旋造成的（是对照组的 2 倍）。这表明控制股骨旋转在恢复正常髌股关节运动学的过程中十分重要。

- Pollard 等（2009）认为，增加臀大肌在矢状面上的使用和强度可以减少具有吸收冲击力的股四头肌的代偿性活动，从而减轻膝关节的负担。

- 为了补充静态或等长肌力测试，对整个下肢进行功能性肌力测试以确定异常的运动模式具有重要作用。跳台试验（图 56.4）（患者站立时，受累肢体位于台阶边缘，缓慢地将对侧脚放低至地面，然后返回起始位置）往往会显示出髋关节外展无力，合并未受累肢体骨盆下降或负重肢体在低屈曲角度下的动态膝外翻，这表明股四头肌和臀部肌肉肌力较弱。

其他重要髌股关节注意事项

- 关节镜下侧方松解术仅对采取保守治疗失败的髌骨侧倾患者有效（图 56.5 和康复方案 56.1）。然而，外侧松解术不能用于治疗髌骨失稳或伴有广泛韧带松弛及其相关的髌骨过度活动的患者。对于有髌骨失稳而非外侧支持带挛缩的患者，该手术的一个常见并发症是医源性内侧髌骨半脱位或髌骨失稳加剧。

- 关节镜检查发现，40% 和 50% 的髌骨脱位为

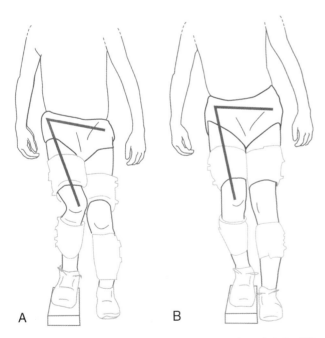

图 56.3　采用跳台姿势调整前和调整后的患者。治疗前后膝关节屈曲角度相同（通过运动分析评估）。但治疗前，患者表现出更明显的髋关节内旋和内收及对侧髋关节下降。

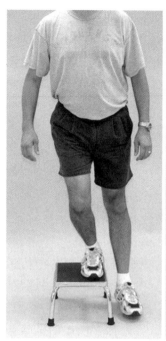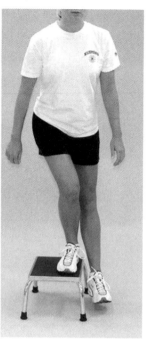

图 56.4 这些患者被要求进行跳台试验。从解剖学上看，左边的男性髋关节-膝关节-足踝呈笔直的箭头状。右侧的女性髋关节内收及内旋，骨盆旋前，过度膝外翻和胫骨外旋随后足内旋。（Reprinted from Ireland M: The Female Athlete. Philadelphia, Saunders, 2002, Fig. 43.2.）

股骨外侧髁或髌骨内侧面的软骨骨折。

- 髌骨手术的成功率与所选择的手术方式和之前的手术次数直接相关。

- 髌股关节反作用力随着膝关节屈曲而增加，从水平行走时体重的 0.5 倍，到爬楼梯时体重的 3~4 倍，再到下蹲时体重的 7~8 倍（图 56.6）。

- 女性的 Q 角通常大于男性。然而，对现有研究的批判性回顾发现，没有任何证据表明 Q 角测量与膝前痛的存在或严重程度相关。

- PFPS 患者尤其是慢性患者中股四头肌柔韧性欠缺十分常见。股四头肌牵伸运动可以显著改善这些症状。

- 柔韧性恢复（髂胫束、股四头肌、腘绳肌）常被忽视，但这对柔韧性欠缺的患者极其有用（图 56.7）。伴髌骨外侧支持带和髂胫束紧张的外侧高压综合征患者，通常对髂胫束牵伸和外侧支持带的低负荷、长时间牵伸有明显的治疗反应。

- 除了恢复髂胫束、股四头肌和腘绳肌的柔韧

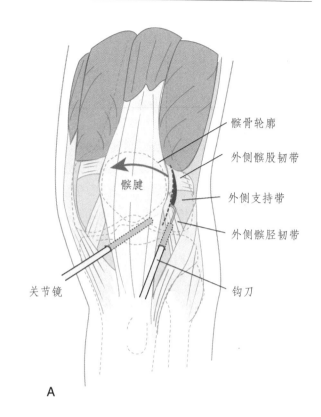

髌骨轮廓
外侧髌股韧带
外侧支持带
外侧髌胫韧带
髌腱
关节镜
钩刀

A

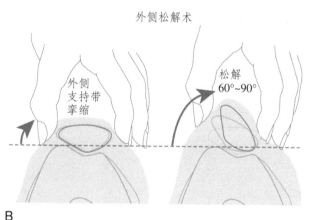

外侧松解术

外侧支持带挛缩

松解 60°~90°

B

图 56.5 （A）外侧支持带挛缩关节镜下松解术。（B）挛缩的外侧支持带松解术后，在进行髌骨倾斜测试时，髌骨应能倾斜 60°~90°。（Part B redrawn with permission from Banas MP, Ferkel RD, Friedman MJ: Arthroscopic lateral retinacular release of the patellofemoral joint. Op Tech Sports Med 1994;2: 291-296.）

性外，调动髂胫束和阔筋膜张肌的软组织还可以有效地减少通过外侧支持带造成的外侧高压综合征的髌骨外侧紧张感。

- 考虑到 PFPS 随着闭链膝关节屈曲角度的增加而增加，浅蹲和（或）形式良好的腿部抗阻运动能

康复方案 56.1　外侧支持带松解术后（Michael D'Amato, Bernard R. Bach）

外侧松解术的适应证
- 顽固性髌股关节疼痛伴髌骨外倾阳性
- 外侧支持带紧张伴髌骨外侧挤压综合征阳性
- 外侧支持带疼痛伴髌骨外倾阳性

第 1 阶段：术后即刻至第 2 周

目标
- 保护愈合的软组织结构
- 改善膝关节的屈伸
- 增加下肢力量，包括股四头肌训练的再教育
- 对患者进行有关制动和康复过程的教育

负重
- 可以用两根拐杖支撑

康复运动
- 股四头肌复位和等长内收伴股内斜肌生物反馈
- 足跟滑动
- 踝泵
- 无负重的腓肠肌和腘绳肌运动
- 屈膝直腿抬高（SLR）同时上抬、内收、伸展；大约 3 周后开始髋关节外展
- 功能性电刺激可用于股四头肌收缩不良
- 2 周后（伤口愈合时）开始水疗，重点是步态的正常化
- 充分屈膝进行一定活动范围的健身车运动

进展到第 2 阶段的标准
- 股四头肌复位良好
- 主动屈膝可达约 90°
- 完全主动膝关节伸展
- 无活动性炎症迹象

第 2 阶段：2~4 周

目标
- 增加屈膝程度
- 增加下肢的力量和柔韧性
- 恢复正常步态
- 改善平衡和本体感觉

负重
- 如果符合以下标准，则允许无拐杖行走：
  - 直腿抬高不受限
  - 完全主动的膝关节伸展

  - 膝关节屈曲 90°~100°
  - 非减痛步态模式
  - 在可以无辅助装置行走之前，可以借助单个拐杖，直至步态恢复正常

康复运动
- 膝关节沿墙 0°~45° 屈曲，进行迷你深蹲
- 四向髋关节屈曲、伸展和内收运动
- 小腿抬高
- 平衡和本体感觉活动 [包括单腿站立、运动知觉训练器（KAT）、生物力学踝关节平台系统（BAPS）]
- 跑步机行走，强调步态模式的正常化
- 髂胫束和髋屈肌伸展

进展到第 3 阶段的标准
- 步态正常
- 股四头肌力量良好至正常
- 良好的动态控制，无髌骨侧方轨迹或失稳迹象
- 医生允许开始进行更集中的闭链运动

第 3 阶段：4~8 周

目标
- 恢复运动范围的任何剩余缺损
- 继续提高股四头肌的力量
- 增强功能强度和本体感觉

康复运动
- 膝关节完全屈曲时进行股四头肌伸展
- 腘绳肌屈曲
- 从 0°~45° 压腿屈膝
- 闭链运动
- 四向髋关节外展运动
- 楼梯机或椭圆机
- 诺迪克跑步机
- 穿着湿背心或腰带在泳池中慢跑

进展到第 4 阶段的标准
- 医生允许恢复全部或部分活动
- 无髌骨或软组织疾病
- 无髌骨失稳证据
- 安全地恢复必要的关节活动、肌肉力量、耐力及本体感觉

（待续）

康复方案 56.1(续)

第 4 阶段:恢复全部活动至术后 8 周	– 滑板
目标	– 步行/慢跑运动
● 继续提高股四头肌的力量	– 前后跑、切线跑、8 字跑、前交叉步训练
● 增强功能强度和本体感觉	– 增强训练
● 恢复适当的活动水平	– 专项运动训练
康复运动	
● 功能进展,包括但不限于以下内容:	

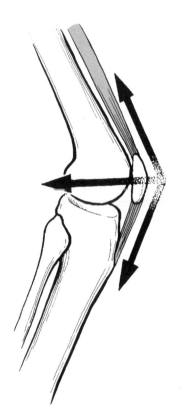

图 56.6 由于位置和肌肉的作用,髌股关节作用力随膝关节屈曲而增加。(Reprinted with permission from DeLee J: Delee & Dreez's Orthopaedic Sports Medicine, ed 2. Philadelphia, Saunders, 2002, p. 1817, Fig. 28E7.6.)

有效增强股四头肌肌力,而不会加重症状。

分类

文献中髌股关节紊乱分类混乱。Wilk 和 Associates (1999)指出,髌股关节紊乱综合分类的方案应明确定义诊断的类别、帮助选择适当的治疗方法、允许对特异性诊断的治疗方法进行比较。

- 髌骨失稳。
- 急性髌骨脱位。
- 慢性髌骨半脱位。
- 复发性髌骨脱位。
- 过度使用综合征。
- 髌腱炎(跳跃膝)。
- 股四头肌肌腱炎。
- Osgood–Schlatter 症(胫骨结节)。
- Sinding–Larsen–Johansson 病(髌骨下极)。
- 髌骨挤压综合征。
- 外侧高压综合征。
- 全髌挤压综合征(GPPS)。
- 软组织病变。
- 髂胫束摩擦综合征(外侧膝)。
- 滑膜皱襞综合征。
- 炎症性肥厚脂肪垫(Hoffa 病)。
- 滑囊炎。
- 内侧髌股韧带疼痛。
- 生物力学连接问题。
- 足过度旋前。
- 肢体长度差异。
- 下肢柔韧性丧失。
- 直接性外伤。
- 关节软骨损伤(分离)。
- 骨折。
- 骨折脱位。
- 分离性软骨炎。
- 反射性交感神经营养不良综合征。

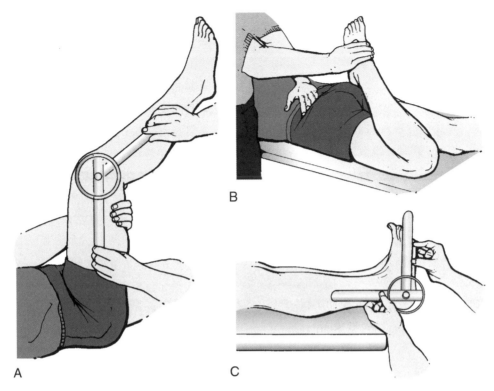

图 56.7　(A)腘绳肌松紧度测量。髋关节屈曲 90°时,如果膝关节不能完全伸直,则记录剩余的膝关节屈曲角度为腘绳肌的紧张度。(B)股四头肌柔韧性测量。患者取俯卧位,膝关节尽量弯曲。从检查台上抬起的骨盆和大腿前侧有紧张感,或与对侧相比膝关节屈曲不足都可能提示股四头肌紧张。(C)足跟紧张度测量。膝关节完全伸直,足部稍微背伸,踝关节尽可能背伸。柔韧性正常的腓肠肌–比目鱼肌复合体应达到踝关节背伸超过 15°。(Reprinted with permission from DeLee J: Delee & Dreez's Orthopaedic Sports Medicine, ed 2. Philadelphia, Saunders, 2002, p. 1817, Figs. 28E2.26, 28E2–29, and 28E2–27.)

髌股关节评估

症状和体征

• 失稳:患者经常主诉髌骨在向前活动或爬楼梯时"让位"(相对于通常与旋转或改变方向时的"让位"有关的 ACL 或 PCL 损伤导致的失稳而言)。髌骨半脱位通常缺乏与 ACL 失稳相关的创伤史。当发生明显的髌骨脱位时,髌骨可能会自发地复位或向内侧推髌骨和(或)伸展膝关节复位。脱位通常伴有大量出血(相对于复发性髌骨半脱位而言)。

• 过度使用或训练错误:运动员、肥胖患者、整天爬楼梯或蹲着的患者可能会发生训练错误或过度使用。

• 局部疼痛:疼痛可能弥漫性或离散性地分布于髌腱(髌腱炎)、内侧或外侧支持带、股四头肌肌腱或髌骨下极(Sinding–Larsen–Johansson 综合征)。

• 捻发感(捻发音):捻发感(捻发音)通常是髌股关节软骨损伤的结果,但也可能是软组织撞击造成的。许多患者描述在爬楼梯时出现无症状的捻发感(捻发音)。

• 活动加重:上坡跑时出现的疼痛可能仅提示滑膜皱襞或髂胫束综合征。爬楼梯、蹲、跪或由坐到站起时症状加重则提示髌股关节软骨或支持带问题(常为全髌挤压综合征或髌骨外侧挤压综合征)。

• 肿胀:感觉到膝关节肿胀并伴髌股关节疼痛很少是由积液引起的,常由滑膜炎和脂肪垫炎引起。髌骨脱位后可见大量积液,但除此之外,积液还提示其他关节内病变。

• 无力:无力可能继发于疼痛引起的股四头肌抑制,也可能提示广泛的伸膝装置损伤(髌腱断裂、髌骨骨折或髌骨脱位)。

• 夜间疼痛:夜间疼痛或与活动无关的疼痛可能提示肿瘤、晚期关节炎、感染等。与损伤不成比例的持续性疼痛、感觉过敏等提示反射性交感神经营养不良综合征、神经源性起因、术后神经瘤、症状放大等。

- 相关的髋关节外展无力。

体格检查

患者应脱鞋、只穿短裤检查双下肢。观察患者站立、行走、坐立和仰卧的情况。检查同侧膝、髋、足和踝,并与对侧肢体进行对称性比较,比较大腿肌肉周长、Q角和其他因素。

体格检查还应对下列各项进行评估:

- 全身性韧带松弛(大拇指触腕试验阳性,肘关节或手指过伸,沟槽征阳性),提示可能存在髌骨半脱位。
- 髋外展肌(臀中肌和臀小肌)和臀肌力量测试。
- 功能性力量测试(跳台试验;见图56.4)。
- 步态模式。
- 伸膝装置有序排列。
- Q角(站立和坐立位)和(或)正面投影角(FPPA)。
- 膝外翻、膝内翻、膝反屈(见图47.2)。
- 胫骨扭转。
- 股骨前倾。
- 髌骨错位(低位、高位、斜位)。
- 扁平足或足内旋。
- 股骨外侧髁发育不全。
- 髌骨滑动试验:外侧滑动、内侧滑动时患者恐惧(Fairbank征)。
- 髌股轨迹。
- J征(如有):在髌骨运动轨迹评估过程中,髌骨突然进入滑车沟,提示髌骨居中靠后。
- 髌股捻发感(捻发音)。
- 股内斜肌萎缩、膨胀。
- 积液(大量、少量、关节内、关节外)。
- 髌周软组织点压痛。
- 内侧支持带。
- 外侧支持带。
- 滑囊(髌前、鹅足、髂胫)。
- 股四头肌肌腱。
- 髌腱。
- 可触及的滑膜皱襞。
- 髂胫束/囊。

- 增大的脂肪垫。
- 大腿、股内斜肌、小腿萎缩。
- 下肢柔韧性。
- 腘绳肌。
- 股四头肌。
- 髂胫束(Ober试验)。
- 腿长度差异。
- 外侧(横向)拉力试验。
- 牵涉痛的部位(背部、臀部)。
- 反射性交感神经营养不良综合征症状(温度或颜色变化、过敏)。
- 髋关节活动范围受限或疼痛,髋关节屈曲挛缩。

髌股关节紊乱临床试验

Q角

Q角是髂前上棘至髌骨中心、髌骨中心至胫骨结节中心连线交点形成的角(图56.8)。本质上,这些线分别代表股四头肌和髌腱对髌骨的作用线。测量时应膝关节略微弯曲,使髌骨位于滑车沟的中心。足内旋(平足或扁平足)和肢体内旋都能增加Q角。文献中Q角的正常值范围有所不同,对于女性而言,更宽的骨盆解剖是否有助于形成更大的Q角存在争议。报道的正常Q角男性为10°,女性为15°。人们普遍认为,膝外翻程度对髌骨力线有一定的影响,但并不是衡量症状严重程度的可靠病理标志。

髌骨软组织稳定结构

除了骨性稳定结构外,髌骨还受内侧和外侧软组织限制。内侧束包括内侧支持带、内侧髌股韧带和股内斜肌。股内斜肌是髌骨抗侧移最重要的动力稳定结构。其纤维与股骨长轴呈50°~55°角(图56.9),通常沿髌骨的上1/3点到1/2点连线的范围插入髌骨的上内侧面。然而,在一些失稳的情况下,股内斜肌可能缺失或发育不全,或可能插入髌骨近端。

外侧束包括外侧支持带、股外侧肌和髂胫束。这些结构中的任何一处发生挛缩或紧张都可能对髌骨产生约束作用(如髌骨外侧挤压综合征),在评估髌骨股骨区域时必须对其进行适当评估。

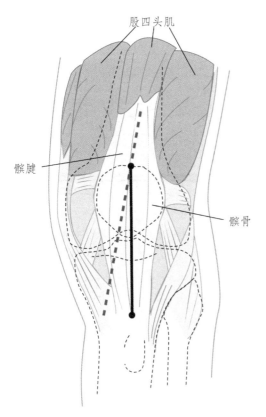

图 56.8　股四头肌角（Q 角）是股四头肌、髌骨、髌腱在伸展过程中形成的角度。（Reprinted with permission from Micheli L: The Pediatric and Adolescent Knee. Philadelphia, Saunders, 2006, Fig. 2.7.）

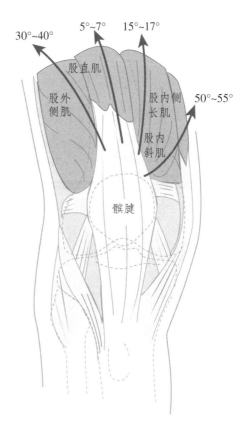

图 56.9　股四头肌群纤维走行。

伸膝装置标准力线

在检查整个下肢时，不仅要评估伸膝装置的力线，还要检查扁平足情况、胫骨扭转、膝内翻或外翻、膝反屈、股骨前倾或肢体长度差异，这些都可能导致髌股关节功能紊乱。以站立的姿势评估对患者而言是很重要的。负重姿势可能会暴露其他隐藏的畸形，如前足过度旋前（增加站立时的相对 Q 角）或肢体长度差异。对步态模式的观察可能提示力学异常，如足过度旋前或下楼时的回避模式。肌肉萎缩可以用卷尺定性或定量（从一个固定点开始）观察。在特定区域出现红斑或瘀斑，可能为潜在的病变提供额外的线索。

局部触诊

触诊也可显示膝关节周围软组织中可能存在的任何压痛。内侧支持带结构的压痛可能是髌骨脱位损伤的结果。当髌骨外侧脱位时，内侧支持带撕裂从而造成髌骨外侧移位。

外侧疼痛可继发于包括髂胫束在内的外侧束的炎症。关节凹线压痛通常提示潜在的半月板撕裂。股四头肌或髌腱的肌腱炎或骨突炎引起的压痛通常会在受累部位出现明显的局限性点压痛。沿髌骨内侧缘可感觉到撕裂或疼痛的皱褶。

活动范围（髋关节、膝关节、踝关节）

活动范围测试不仅包括膝关节，还包括髋关节、踝关节和距下关节。髋关节的病理学可表现为膝关节疼痛，而足和踝关节的异常力学可导致膝关节软组织结构中疼痛的应力增加。在对膝关节进行测距时，应评估是否存在骨擦感和髌骨轨迹。触及骨擦感应警惕关节软骨损伤或软组织撞击，但它可能疼或不疼，可能提示也可能不提示存在明显的潜在病理改变。髌骨研磨或压迫试验（图 56.10）有助于阐明病因。当膝关节超过活动范围时，对髌骨施加压力，出现伴有或不伴有骨擦感的疼痛则表明关节软骨损伤。更有经验的检查者可以通过压迫部位的细微改变进一步将疼痛定位到髌骨或滑车的特定区域。

下肢的柔韧性

必须评估下肢的柔韧性。股四头肌、腘绳肌或髂胫束紧张都可能导致髌股关节症状。股四头肌柔韧性测试可在患者俯卧或侧卧位进行。臀部伸展,膝关节逐渐屈曲。膝关节屈曲受限或代偿性髋关节屈曲提示股四头肌紧张。也需要测试腘绳肌的柔韧性。

Ober 试验(图 56.11)用于评估髂胫束的柔韧性。患者取侧卧位,测试腿要高于对侧。下髋关节屈曲,使腰椎前凸变平,稳定骨盆。检查者在患者身后,轻轻地抓住小腿,弯曲膝关节,对股四头肌进行轻度牵伸,将髋关节屈曲 90°,使腰椎前凸变平。然后将髋关节牵伸至中立位,并注意任何屈曲挛缩。另一只手放在髂嵴以稳定骨盆并防止患者向后翻转,检查者最大限度地外展和伸展髋关节。然后,在膝关节保持屈曲、骨盆稳定、股骨处于中线位旋转的同时,通过重力使外展和伸展的髋关节内收。一般而言,大腿应内收到至少与检查台平行的位置。在髂胫束伸展时触诊股骨外侧髁近端对于髂胫束和外侧支持带紧张的患者来说是痛苦的。如出现这种情况,髂胫束的牵伸则是有价值的。再次强调,双侧对比很重要。Ober 试验可用于治疗(牵伸)和诊断髂胫束紧张。

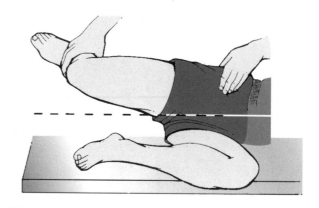

图 56.11 Ober 试验评估髂胫束紧张程度。未受累的髋关节和膝关节屈曲。受累的膝关节屈曲 90°,同侧髋关节外展并过度伸展。紧张的髂胫束会防止肢体下降到中线位以下。(Reprinted with permission from DeLee J: Delee & Dreez's Orthopaedic Sports Medicine, ed 2. Philadelphia, Saunders, 2002, Fig. 28E10.4.)

J 征

J 征是指髌骨在早期膝关节屈曲(或伸展末期)时所出现的倒 J 路径。即从外侧半脱位的起始位置开始,然后在与股骨滑车沟接合时突然向内侧移动(或伸展末期)。出现 J 征表明可能存在髌骨轨迹和(或)髌骨失稳(图 56.12)。

膝关节失稳的检查应包括对交叉韧带和侧副韧带的旋转部件全面评估,并检查髌骨约束力。膝关节后外侧失稳患者可能由于 Q 角的动态增加而继发髌骨失稳。同样,慢性内侧副韧带松弛患者也可能继发髌骨失稳。髌骨内侧或外侧移位测试应该警惕是否存在髌骨约束力潜在的失稳。还应评估髌骨上下活动度,因为在整体挛缩的情况下,其活动度可能会减少。

外侧(横向)滑动试验

外侧滑动试验可用于评估内侧束的完整性。外侧移位通过髌骨宽度的百分比来测量(图 56.13)。髌骨宽度 25% 的移位被认为是正常的,>50% 的移位表明存在内侧束松弛。内侧髌股韧带(MPFL)提供了 53% 的稳定力来抵抗外侧半脱位,而且通常在外侧滑动试验中有一个稳定的终点。髌骨被动外侧移位拉动内侧结构时,患者症状的再现被称为外侧恐惧征阳

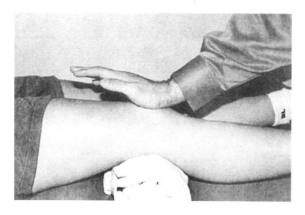

图 56.10 髌骨研磨试验或压迫试验。检查者通过在膝关节屈曲的不同角度将髌骨压入滑车来评估关节痛和骨擦感。用手的大鱼际按压髌骨,避免压迫髌周软组织。压迫过程中引起疼痛的屈曲角度提示病变的可能位置。

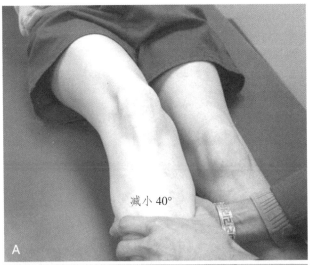

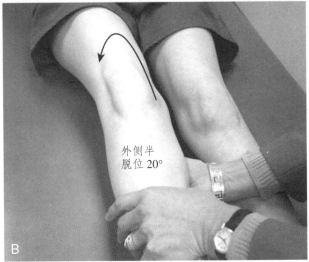

图 56.12 患者髌骨屈曲 40°和屈曲 20°外侧半脱位时出现 "J"征阳性。要求患者在检查者的阻力下伸直腿以显示外侧髌骨失稳的征象。(Copyright 2002, ML Ireland.)

性。这是髌骨外侧失稳的征象。

内侧滑动试验

内侧滑动试验应在膝关节完全伸展的情况下进行。髌骨以滑车沟为中心,以毫米为单位从这个"零点"开始测量内侧移位。平移超过 10mm 为异常。外侧支持带松弛可能是由髌骨过度活动或少见的内侧失稳引起。内侧髌骨失稳罕见,通常为髌骨复位手术后的医源性并发症,特别是由过度的外侧松解术所致。平移 6~10mm 为正常。<6mm 提示外侧约束力较紧,可能与髌骨外侧挤压综合征有关。有关髌骨远端和(或)近端复位后的流程参见康复方案 56.2。

髌骨倾斜

紧张的外侧约束力可能导致髌骨倾斜。评估髌骨倾斜时,膝关节完全伸展,检查者抬高髌骨外侧缘进行评估(图 56.14)。正常情况下,外侧边界应高于内侧边界 0°~20°。<0°表示髌骨被紧张的外侧支持带、股外侧肌或髂胫束系住。临床和影像学上的外侧髌骨倾斜提示髌骨外侧结构紧张,这可能是髌骨外侧挤压综合征的原因。如果系统康复失败,则说明外侧髌骨倾斜与外侧松解术的效果相关。

髌骨倾斜是通过髌股夹角来评估的。该角度是沿着髌骨外侧关节面和滑车沟侧壁画出的线形成的。这两条线应大致平行。倾斜度以正角度表示,被认为是正常的;而倾斜度以负角度表示,说明存在异常的髌骨倾斜。

Bassett 征

对于急性或复发性髌骨脱位的患者,股骨内上髁的压痛可能提示内侧髌股韧带损伤。

外侧(横向)拉力试验/征

外侧(横向)拉力试验是在膝关节完全伸展的情况下,通过收缩股四头肌来完成的。若观察到髌骨外侧(横向)移位,则检测结果为阳性(异常)。该测试提示过度的动态侧向力(图 56.15)。

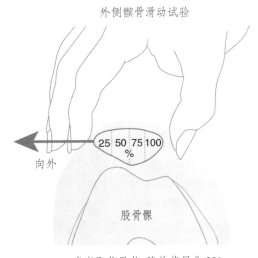

图 56.13 外侧髌骨滑动试验。

康复方案 56.2　远端和(或)近端髌骨复位术(图 56.17)(Michael D'Amato, Bernard R. Bach)

通用指南

- 6 周内禁止闭链运动
- 除非有标注的负重限制外,近端和远端髌骨复位均遵循相同的康复方案
- 合并有近端和远端髌骨复位,使用远端复位方案

第 1 阶段:术后即刻至第 6 周

目标

- 保护固定物和周围软组织
- 控制炎症过程
- 重新控制股四头肌和股内斜肌(VMO)
- 通过在允许的活动范围内持续被动运动(CPM)和后跟滑动来降低制动的不良影响
- 膝关节完全伸展
- 康复过程中进行患者教育

运动范围的一般准则

- 0~2 周:屈曲 0°~30°
- 2~4 周:屈曲 0°~60°
- 4~6 周:屈曲 0°~90°

支具

- 0~4 周:除康复运动和持续被动运动外,其余所有运动均固定在完全伸展位;睡觉时完全伸展
- 4~6 周:睡觉时不固定,移动时固定完全伸展

负重

- 允许使用两根拐杖进行近端髌骨复位;50%的情况下使用两根拐杖进行远端髌骨复位(图 56.17)

康复运动

- 股四头肌复位和生物反馈等长内收,以及股内斜肌电刺激(近端髌骨复位 6 周禁止电刺激)
- 髌骨近端复位足跟屈曲 0°~60°,髌骨远端复位足跟屈曲 0°~90°
- 髌骨近端复位屈曲 0~60°,髌骨远端复位屈曲 0°~90°,持续被动运动 2 小时,每天 2 次
- 非负重的腓肠肌比目鱼肌和腘绳肌伸展
- 支具在完全伸展位固定,进行四个平面的直腿抬高(SLR)运动(可以站立)
- 用弹力带限制踝关节活动范围
- 髌骨活动(能耐受时开始)
- 术后 3~4 周开始水疗,重点是步态

进展到第 2 阶段的标准

- 股四头肌复位良好
- 屈曲约 90°
- 无活动性炎症迹象

第 2 阶段:6~8 周

目标

- 增加屈曲范围
- 避免过度固定
- 增加股四头肌和股内斜肌控制,以恢复适当的髌骨轨迹

支具

- 在医生允许的情况下,睡觉时停止使用,移动时解锁

负重

- 可以用两根拐杖进行负重

康复运动

- 逐渐练习足跟完全屈曲
- 负重的腓肠肌比目鱼肌伸展练习
- 如果膝关节可以屈曲 90°以上,则停止持续被动运动
- 继续水疗
- 平衡运动[单腿站立、运动知觉训练器(KAT)、生物力学踝关节平台系统(BAPS)]
- 健身车,低阻力,高座椅
- 膝关节沿墙 0°~45°屈曲,微蹲练习

进展到第 3 阶段的标准

- 股四头肌张力良好,直腿抬高不受限
- 非减痛步态模式
- 动态髌骨控制良好,无髌骨侧方轨迹或失稳

第 3 阶段:8 周至 4 个月

负重

- 当符合以下标准时,可以停止使用拐杖:
  - 直腿抬高不受限
  - 完全伸展
  - 非减痛步态模式(可使用单个拐杖或手杖,直到步态恢复正常)

康复运动

- 台阶练习,从 2 英寸开始,逐渐增加到 8 英寸

(待续)

康复方案 56.2(续)

- 健身车,增加适度阻力。
- 四向髋关节屈曲、内收、外展和伸展
- 0°~45°压腿屈膝。
- 游泳和椭圆训练器进行耐力训练
- 足趾抬高
- 腘绳肌屈曲
- 跑步机步行,恢复正常步态
- 继续本体感觉运动
- 继续进行腓肠肌比目鱼肌和腘绳肌的柔韧性运动;增加髂胫束和股四头肌的柔韧性

进展到第 4 阶段的标准
- 正常股四头肌肌力良好到正常
- 无髌骨失稳迹象

- 无软组织疾病
- 医生允许开始更集中的闭链运动,以恢复全部或部分活动

第 4 阶段:4~6 个月
目标
- 继续提高股四头肌肌力
- 增强功能强度和本体感觉
- 恢复合适的活动水平

康复运动
- 闭链运动进阶
- 穿着湿背心或腰带在泳池中慢跑
- 功能进阶,专项运动

影像学评估

应获得髌骨的三个视图(前后位、膝关节屈曲30°的外侧位和轴位图像)。前后位片可用于评估是否骨折,以便与正常变异的双髌骨相区别,也可以用于确定髌骨的整体大小、形状和大体排列。侧位片用于评估髌股关节间隙,寻找高位髌骨或低位髌骨。此外,还可见胫骨结节或髌下极的碎片。前后位和侧位片也可用于确认游离体或骨软骨缺损的存在及位置。轴位片通常是指髌骨轴位(膝关节弯曲45°,X 线束与股骨轴成 30°角)或天际位片,可用于评估髌骨倾斜和髌骨半脱位,也可清晰显示滑车沟的解剖结构,并且确定髁突发育不良的深度和存在。需要注意的是,X 线片仅能显示髌骨软骨下骨和滑车,而不能显示关节软骨。这些区域的关节面厚度不均,因此,普通 X 线片只能间接地反映实际的解剖结构。

评估从测量滑车沟角开始(图 56.16)。沿着滑车内侧和外侧壁画一条线。它们之间形成的角就是滑车沟角。沟角>150°为异常,提示浅沟或发育不良,可能有髌骨失稳的倾向。

髌骨半脱位是通过测量髌股关节适合角来评估的(图 56.16)。该角度由一条从滑车沟的顶点画出至髌骨顶点的线构成,将沟的角度一分为二。髌骨顶点相对于滑车顶点的横向位置被认为是阳性的。正常适合角被描述为-6°±6°。

髌股关节紊乱的康复要点

髌骨失稳

- 髌骨失稳是指继发于髌骨外侧(内侧少见)半

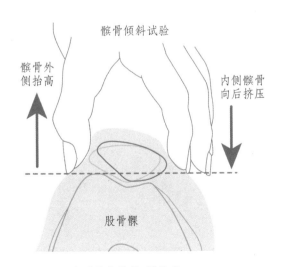

髌骨倾斜试验

髌骨外侧抬高

内侧髌骨向后挤压

股骨髁

患者取仰卧位,腿伸直

图 56.14　髌骨倾斜试验。

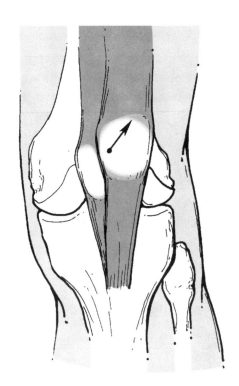

图 56.15 外侧(横向)拉力征。当左膝股四头肌收缩时,髌骨显著地向外侧和近端方向移动,表明侧向力占优势。(Reprinted with permission from DeLee J: Delee & Dreez's Orthopaedic Sports Medicine, ed 2. Philadelphia, Saunders, 2002, Fig. 28E2.21.)

脱位或脱位的症状。常见外侧髌骨半脱位(康复方案56.3)。

• 内侧半脱位通常是罕见的医源性过度松解术或错误的侧方松解术导致的结果。
    • 诱发髌骨失稳的风险因素包括:
        – 陈旧性髌骨脱位。
        – 广泛的韧带松弛。
        – 膝外翻/Q 角增大。
        – 结构错位(如股骨滑车缺损和高位髌骨)。
        – 股四头肌紧张或广泛的股四头肌无力。
        – 扁平足。
        – 支持带医源性过度松解术(内侧失稳而非典型外侧失稳)。
    • 萎缩或股内斜肌激活延迟。
    • 股骨前倾。

髌骨半脱位通常被描述为膝关节屈曲早期髌骨短暂的侧向运动。这种半脱位通常被报道为"某物跳跃或脱离位置"或"悬挂"。

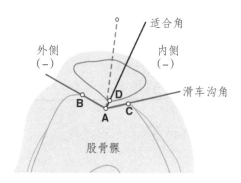

图 56.16 滑车沟角和适合角。滑车沟角由 BA 线和 AC 线构成,适合角由一条平分沟角的线和一条穿过髌骨关节面最低点的线构成(图中以 D 线表示)。滑车沟角>150°表明滑车沟较浅,易导致髌骨失稳。髌骨半脱位是通过适合角来评估的。

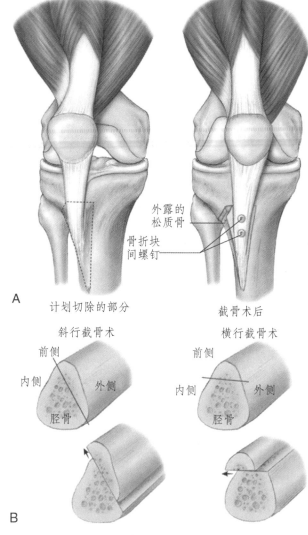

图 56.17 (A)髌骨前内侧移位。(B)前内侧移位斜行截骨术方向(左)和横行平面截骨术(右)方向。(Reprinted with permission from Cole B: Surgical Techniques of the Shoulder, Elbow, and Knee in Sports Medicine. Philadelphia, Saunders, 2008, Fig. 74.3.)

- 触诊常引起内侧支持带压痛。
- 检查者外推髌骨时,患者感觉到恐惧(Fairbank 征阳性)很常见。
- 髌骨的活动度应通过膝关节屈曲 20°~30°时髌骨的内侧和外侧移位来评估。如果髌骨外推时超过股骨外侧髁边缘达到总髌骨宽度的 50%以上,应考虑髌骨失稳。

- 检查髌骨轨迹时,应特别注意在膝关节屈曲 10°~25°时髌骨进入滑车的入口和出口。膝关节末端伸展时髌骨突然侧移(伸展性半脱位),提示髌骨失稳或半脱位。
- Conlan 及其同事(1993)在一项防止外侧髌骨半脱位的内侧软组织约束生物力学研究中发现,内侧髌股韧带提供了 53%的总约束力。

康复方案 56.3　复发性(非急性)髌骨失稳(外侧)非手术疗法通用指南(Michael D'Amato, Bernard R. Bach)

目标
- 减少症状和失稳
- 提高股四头肌肌力和耐力[股内斜肌(VMO)>外侧结构]
- 使用被动约束(Palumbo 型辅具、McConnell 胶带)来增强过渡期间的稳定性
- 通过动态稳定或被动机制加强髌骨稳定性

运动
- 改善或避免加重或诱发症状的活动(跑步、下蹲、爬楼梯、跳跃、高强度活动)
- 休息、冰敷、肢体抬高
- 如果需要,可以使用手杖或拐杖
- 非甾体抗炎药(如非禁忌证)、非注射类固醇
- 改善疼痛、减少积液和水肿的方法
- 电刺激
- 用于股内斜肌强化的生物反馈
- 基于患者的偏好和皮肤耐受性选择外用 Palumbo 型横向辅具或 McConnell 胶带
- 矫形器贴在距下关节正中,以控制足内翻、减小 Q 角或纠正腿长差异

- 常规训练和交叉训练
- 水中运动,深池跑步
- 游泳
- 早期避免健身车运动
- 无痛股四头肌强化训练伴股外斜肌效率提高
- 内侧髌骨活动以伸展外侧支持带
- 开链和闭链运动进行髋关节伸展强化
- 没有运动能分离股内斜肌,但会使股内斜肌产生高的肌电活动
- 压腿
- 横向台阶运动
- 等长股四头肌复位
- 髋关节内收运动
- 逐渐恢复柔韧性(牵伸)以弥补明显的缺陷
- 髂胫束
- 股四头肌
- 腘绳肌
- 腓肠肌比目鱼肌
- 避免内侧支持带的活动
- 重建膝关节本体感觉能力

(张迪　晋松　译)

相关资料

A complete reference list is available at https://expertconsult.inkling.com/.

第 57 章

内侧髌股韧带重建

Charles E. Giangarra | Jace R. Smith

许多因素可能与髌骨失稳有关,从发育条件(如力线异常或股骨沟发育不良)到生理条件(如股内斜肌薄弱或过度松弛)。在过去的 20 年里,内侧髌股韧带的重要性已经得到肯定(Conlant,1993;Sanders,2001;Ahmad,2000;Desio,1998)。研究表明,大多数髌骨脱位存在一定程度的内侧髌骨韧带损伤(Nomura,2002;Sallay,1996)(图 57.1)。

解剖

内侧髌股韧带位于膝关节内侧的第二层,在内侧髌骨支持带和关节囊之间(Warren,1979)。它是关节囊外的扇形韧带,长度约为 6cm,髌骨附着处较宽,接近股骨附着处较窄。其附着在髌骨上 2/3 处,并插入内收肌结节远端约 4mm,前端约 2mm(Baldwin,2009;Laprade,2007;Nomura,2005)(图 57.2)。

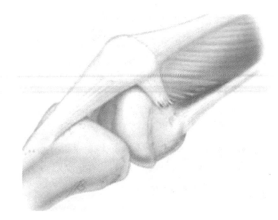

图 57.1 内侧髌骨韧带撕裂解剖图。(Form Handy, Operative Techniques Sports Medicine, Vol 9, #3, pg. 166 Fig. 1 "B".)

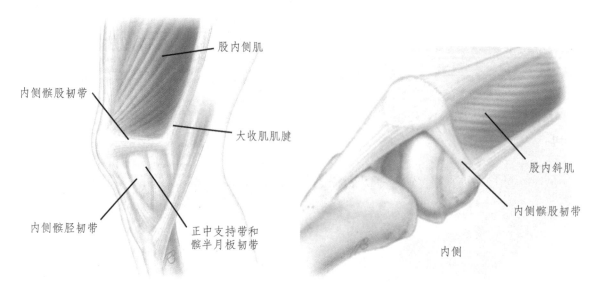

图 57.2 内侧髌骨韧带完整解剖图。(From Elliott, Operative Techniques Sports Medicine, Vol 9, #3, pg 114 Fig. 3.)

病理学

损伤机制通常为膝关节轻微弯曲和足部固定时扭曲损伤,有时与直接的撞击有关。通常情况下,患者会不自主地伸展膝关节以减少髌骨损伤(图57.3)。急性损伤常伴有大量血肿,偶尔也可伴有形成游离体的软骨损伤(图57.4)。

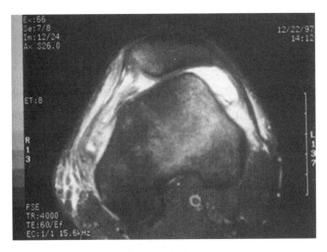

图57.3 髌骨外侧脱位伴内侧髌股韧带撕裂的MRI表现。(From Handy, Operative Techniques Sports Medicine, Vol 9, #3,pg 167 Fig. 3.)

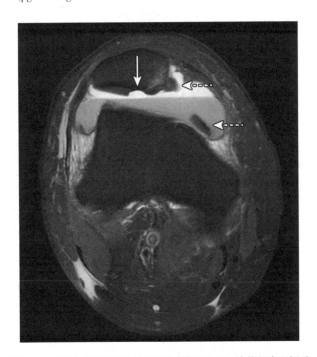

图57.4 髌骨脱位伴髌骨软骨损伤(箭头所示)、关节积脂血征及2个游离体(虚线箭头所示)的MRI表现。(From Handy, Operative Techniques Sports Medicine, Vol 18, #2, 2010 pg 76 Fig. 17.)

治疗

首次脱位应采取非手术治疗,除非游离体形成或有需要手术干预的相关损伤。首次脱位的初始治疗是一段时间的伸直位固定,并已被证明是有效的,然后是标准的股四头肌强化和髌骨稳定(Sillanpaa,2008;Fithian,2004;Christiansen,2008)(康复方案57.1)。

当非手术治疗失败时,可考虑手术治疗。由于大多数复发性髌骨失稳的病例中内侧髌股韧带均受损,所以已报道多种手术方法(Gomes,2004;Ahmad,2009;Christiansen,2008;Drez,2001;Fithian,2010)。

大多数外科医生使用腘绳肌自体移植来重建韧带,并防止外侧髌骨半脱位。所有相关的病理情况必须在重建时进行考虑(Reagan,2014)。手术成功的关键是移植物的精确放置(图57.5)。

内侧髌股韧带重建的适应证是尝试了适当的非手术治疗后仍反复发生外侧髌骨脱位。禁忌证则包括髌股疼痛综合征、髌股关节炎和严重力线异常综合征。

康复方案57.1 首次脱位术后康复

术后大多数治疗方案包括一段时间制动,在大约4个月内逐渐恢复到完全活动状态(Boselli,2010;Reagan,2014)。典型方案如下:

- 第0~2周:在不激活股四头肌情况下膝关节完全负重制动
- 第2周:在被动和主动辅助活动范围内开始正式的物理治疗
- 第6周:加强股四头肌和腘绳肌及臀部和核心肌群的力量训练(阻力最小的健身车,双腿闭链运动)
- 第12周:敏捷性和跑步训练(开始单腿闭链运动)
- 第16周:恢复完全活力

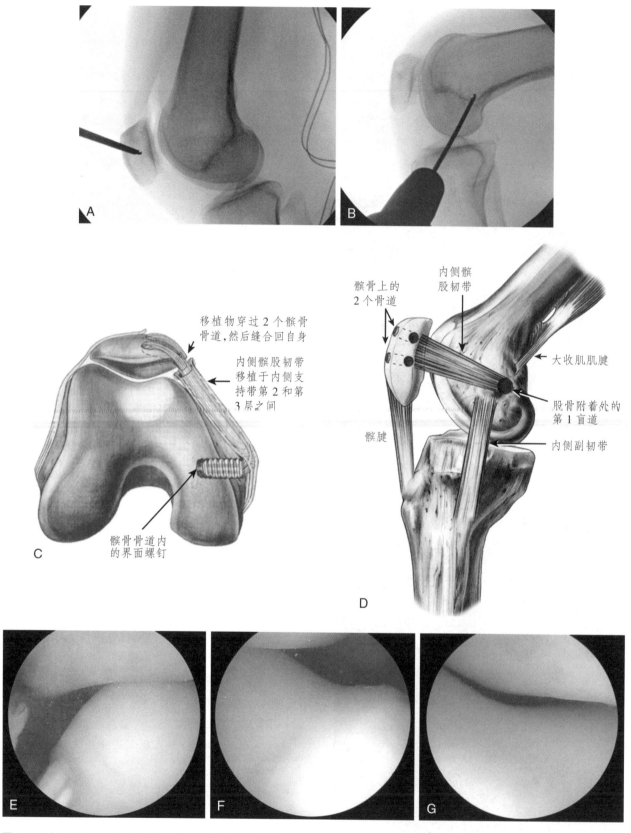

图 57.5 （A）内侧髌股韧带重建术 X 线下髌骨骨道位置。(From Reagan, Clinics Sports Medicine, 7/14 pg 506 Fig. 4.)（B）X 线下股骨附着体位置。(From Reagan, Clinics Sports Medicine, 7/14 pg 507 Fig. 6.)（C,D）重建术完成后示意图。(From Lithian, Operative Techniques in Sports Medicine, Vol 18 #2, 2010 pg 95 Fig. I.)（E~G）个人关节镜照片。

（张迪 晋松 译）

相关资料

A complete reference list is available at https://expertconsult .inkling.com/.

延伸阅读

Baldwin JL. The anatomy of the medial patellofemoral ligament. *AMJSM*. 2009;37:2355–2362.

Boselli K, Bowers A, Shubin Stein B, et al. Medial patellofemoral ligament reconstruction: docking technique. *Open Techniques Sports Med*. 2010;18(2):98–106.

Desio SM, Burks RT, Bachn KN. Soft tissue restraints to lateral patella translation in the human knee. *AJSM*. 1998;26:59–65.

Meininger A, Miller M, eds. Understanding the patellofemoral joint from instability to arthroplasty. *Clin Sports Med*. 2014;33(3).

Reagan J, Kullar R, Burke R. Medial patellofemoral ligament reconstruction: technique and results. *Clin Sports Med*. 2014;33(3):501–516.

第 58 章

髌股关节疼痛综合征的髋关节力量和运动学

Lori A. Bolgla

以往的众多研究主要关注女性髌股疼痛综合征（PFPS）的髋关节无力和下肢运动学异常（尤其是臀部）等表现。大多数研究结果表明，患有 PFPS 的女性患者可出现髋外展肌和外旋肌群无力。研究报道，使用手持式测力计测量肌力，PFPS 女性患者产生的髋外展力量通常等于或小于体重的 25%，而髋外旋力量等于或小于体重的 15%。临床医生可以此作为阈值来确定女性患者是否罹患 PFPS 和髋关节无力。

髋关节无力和下肢运动学异常之间的绝对相关性存在矛盾的数据。Bolgla 等（2008）报道，患有 PFPS 和髋关节无力的女性完成了一个下台阶测试，髋关节和膝关节的运动与对照组类似。然而，其他研究者发现，在评估女性 PFPS 患者跑步、重复单腿跳跃和高处双腿跳落等更高要求的活动时，下肢运动学存在差异。要求较高和要求较低的活动之间的运动学差异表明，女性 PFPS 患者可能使用代偿模式。

临床医生可在单腿下蹲过程中通过额状面投射角（FPPA）来确定女性在动态活动中可能出现的过度膝外翻（图 58.1）。当女性在屈膝 45° 下蹲时，临床医生通过拍摄 X 线片来计算 FPPA 角，然后把照片导入一个数字软件程序中以绘制计算 FPPA。除以下情况外，FPPA 与 Q 角类似：从 ASIS 到胫股关节中间（不是髌骨中点）画出股骨上的线，胫骨上的线是从胫股关节中间（不是髌骨中点）到踝关节的中间（不是胫骨结节）；与 Q 角类似，FPPA 增加提示膝外翻

增加。

Willson 和 Davis（2008）报道，在跑步和单腿跳跃运动中，FPPA 增加与髋内收和胫骨外旋之间的程度相关。因此，如果女性无法进行单腿下蹲且伴有 FPPA 增加，可以推断出其在动态活动中髋关节和膝关节的控制能力下降。

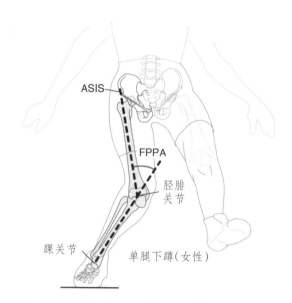

图 58.1 额状面投射角（FPPA）与 Q 角类似，但有以下例外。股骨上的线从 ASIS 画到股骨胫骨关节的中点，而非髌骨的中点。胫骨上的线是从股骨胫骨关节的中点而不是髌骨的中点画到踝关节的中点（不是胫骨小结节）。如同 Q 角一样，FPPA 的增加也提示膝关节外翻增加。

PFPS康复治疗需要考虑的其他因素

Mascal等(2003)首次报道采用以躯干、骨盆和髋关节强化等康复方案治疗2例原发性女性PFPS患者的有效性,这2例患者初始表现为下肢运动模式改变(在下台阶过程中髋关节内收和内旋增加)。随后的研究也支持对这类群体进行强化髋关节的治疗。尽管这些研究旨在训练髋部肌肉,但也可能同时影响膝关节伸肌,因为大多数练习是在负重姿势下进行的。这种局限性使得很难确定髋关节强化对症状缓解的绝对影响。今后的研究应比较单纯的髋关节强化训练与单纯的膝关节强化训练在治疗PFPS上的差异。

目前,大量的证据继续支持股四头肌锻炼治疗PFPS。然而,同时存在PFPS和髋关节无力的患者可能会因额外的髋关节强化训练而受益。臀大肌和臀中肌控制髋关节内收和内旋,因此临床医生通常会要求进行非负重和负重训练来加强这些肌肉。研究人员利用肌电图(EMG)评估了各种髋关节强化运动中的肌肉活动,以判断患者在不同训练中获得的力量。他们认为,需要更多肌电活动的训练以获得更大的力量;临床医生可以使用这些数据来制订和实施渐进性髋关节强化训练(表58.1)。

髌骨高压综合征

全髌骨高压综合征(GPPS)与外侧高压综合征(ELPS)的鉴别最有临床意义的是髌骨活动度的不同(康复方案58.1至康复方案58.3)。在GPPS中,内侧和外侧活动均受限,通常向上的活动也受限;而ELPS紧张仅表现在外侧支持带中。

ELPS的康复计划侧重于拉伸紧张的外侧支持带结构,包括通过向内侧滑动和向内侧倾斜的内侧松解术。McConnell使用贴布使髌骨"内侧化"或正常化(纠正倾斜),低负荷、长时间牵伸紧张的外侧结构。肌肉肌腱的牵伸应包括腘绳肌、股四头肌和髂胫束;强调提高股四头肌特别是股内斜肌力量。在康复早期,禁止开链伸膝和骑自行车训练。NSAID可用于治疗滑膜炎和炎症,其他方法包括高频电刺激和冷疗方式。每天进行家庭锻炼,教育患者应避免进行哪些活动(走楼梯、下蹲、跪、跳跃、跑步),并就改变体育运动方式进行咨询。

GPPS也可采用类似的处理方式,但有几个重要的变化。在开始任何激进的康复治疗前,必须重建或改善髌骨在所有平面上的活动性,以减缓炎症和髌骨退变。在实施髌骨松动前,可以采用温热漩涡浴和超声波等方式。在进行松动时,髌股的滑动保持至少1~2分钟,可能的话保持10~12分钟,并松动股四头肌的止点。患者每天进行几次不受限制的膝关节活动,以保持软组织的活动性。恢复全关节活动度的被动伸膝对保持髌股关节软骨的完整性至关重要。最初,采用多角度的股四头肌等长收缩、直腿抬高和40°下蹲,直至髌骨活动度改善。然后可以增加大腿的蹬踏、弓步和靠墙蹲等训练。在恢复髌骨活动度之前,应避免骑自行车、深屈膝、深蹲和抗阻伸膝等活动。不使用支具或贴布,以免限制和压迫髌骨。

表58.1 女性患者ACL康复(和髌股关节康复)的髋关节强化练习:开发和实施渐进性臀肌强化训练计划的循证方法(Lori A. Bolgla)

训练	臀大肌(%)	臀中肌(%)
非承重站立;患者健侧站立位,患侧髋关节外展,保持骨盆水平位置	NA	33
侧卧位髋关节外展:患者侧卧,髋关节和膝关节0°位(健侧下肢卧),患者外展患侧髋关节(见图49.10)	39	42
等长承重:患者患侧单脚站立,外展健侧髋关节,保持骨盆在水平位置	NA	42
侧卧位拱桥练习:患者侧卧,髋关节屈曲60°,膝关节屈曲90°,外展外旋髋关节的同时保持足部在一起(健侧在下)	39	38
弹力带抗阻下的拱桥练习		
前弓箭步(见图49.12):患者站立时,双下肢与肩同宽;患侧向前(膝屈曲90°),同时保持骨盆中立位,躯干保持直立	44	42
骨盆下降练习(见图49.13):患者患侧站在15cm高的台阶上,双膝完全伸直;将健侧下肢向地面移动,然后将骨盆恢复到水平位置	NA	57

康复方案 58.1　McConnell 髌骨肌内效贴技术(Michael D'Amato, Bernard R. Bach)

- 膝关节保持清洁,剃毛,并用黏合剂喷雾进行准备;可能的话,尽量避免在粘贴前剃毛,以免对皮肤造成刺激
- 在膝关节伸直时粘贴胶布
- 使用 Leukotape P 作为贴布材料
- 基于个体的力线不良加以纠正,具体描述如下

纠正外侧滑移

- 从髌骨外侧缘的中点开始
- 穿过髌骨表面,固定在内侧缘腘绳肌肌腱处,同时向内侧牵拉髌骨
- 内侧软组织从股骨内侧髁朝向髌骨,以获得更牢靠的固定

纠正外侧倾斜

- 从髌骨外侧缘的中点开始
- 穿过髌骨表面,固定在内侧缘腘绳肌肌腱处,提起髌骨外侧缘
- 内侧软组织从股骨内侧髁朝向髌骨,以获得更牢靠的固定

纠正外旋

- 从髌骨下缘的中点开始
- 手动向内侧旋转髌骨下极
- 手动纠正的同时,胶布朝向上方和内侧固定在内侧软组织上;或者,如果存在下方倾斜,可以从髌骨上极的中点开始粘贴胶布;手动纠正旋转畸形后,将胶布固定在上方和外侧方向。这不仅可以纠正髌骨的旋转,也可以使髌骨下极抬离脂肪垫。必须注意,使用这种替代方法时,不要造成髌骨向外侧的滑动

纠正向下倾斜

- 向下倾斜的纠正应始终将向外倾斜与向外滑动相结合
- 为了纠正髌骨向下倾斜,起始位置从髌骨中部移动到髌骨上部。然后如前所述,根据每个方向的倾斜和滑移进行纠正。上方的胶布起始位置可使髌骨下极抬离脂肪垫

效贴技术需要考虑的问题

- 贴布每次停留的时间不能超过 24 小时,夜间睡眠时不能使用
- 每个贴布的治疗疗程为 2 周,随后有一个间隔期,如果间隔期必须使用,仅限于剧烈活动时使用;如果可以耐受,疗程可持续 6 周
- 贴布的去除,须小心缓慢以免刺激皮肤;否则,将限制下一次粘贴。市售溶剂可用于帮助粘贴
- 每次去除贴布后,在皮肤上涂抹酒精,以帮助增固皮肤和防止皮肤破裂
- 涂抹皮肤保湿剂过夜将会滋养皮肤;在第 2 天粘贴前,去除保湿剂
- 少数患者首次使用后会发生皮肤过敏反应;通常在使用 7~10 天后,膝关节会出现瘙痒性皮疹;外用可的松乳膏会限制皮疹;发生皮肤过敏反应的患者,应使用低敏性贴布材料

康复方案 58.2　McConnell 粘贴原则

- 通常用于辅助活动和肌肉平衡
- 已证实股内斜肌和股外侧肌的平衡会有所改善
- 能真正改变髌骨位置的能力仍存在争议
- 为了正确的粘贴,需要评估髌骨和股骨髁的正确位置
- 静态评估四个位置的关系(坐位、双膝伸直和股四头肌放松),然后股四头肌收缩进行动态评估

髌骨滑移:是指髌骨内外侧缘与股骨髁的关系;在静态时,髌骨应位于股骨髁的中心;在动态时,也应保持这种关系。当股四头肌收缩时,髌骨应向上方移动且不伴随有明显的外侧移位。大多数运动员需要对髌骨的静态或动态对线不良进行纠正。

髌骨倾斜:是指对髌骨内外侧缘的前后关系评估;患者取仰卧位,伸膝,无论是在静态还是动态,髌骨边缘均应处于水平面。通常,外侧缘会被外侧支持带拉向外侧髁;在通过肌内效贴固定后,也会发生这种情况。

髌骨旋转:是指髌骨长轴和股骨长轴之间的关系。理想的位置是双轴平行;髌骨下极通常在股骨长轴的外侧,即外旋位。

(待续)

康复方案 58.2(续)

髌骨前后倾斜:是指髌骨上下极的前后关系。当髌骨下极靠后时,常见脂肪垫刺激。

评估髌骨的位置后,确定一个能持续诱发患者症状的活动。在一个 8 英寸高的台阶上进行上下活动是非常有效的;在进行贴布粘贴后,应再次进行测试,以确保贴布减少疼痛的有效性。

粘贴流程

- 通常应按评估顺序进行纠正,但首先应纠正最显著的改变
- 通常使用 Leukosport 胶布(Beiersdorf, Inc., Wilton, CT)
- 胶布的力量及粘性足够有效,需要在皮肤旁有一个保护,如"Cover-Roll® Stretch"
- 为了纠正滑移,胶贴的锚点应固定在髌骨外极上,然后手动向内侧滑动髌骨,并固定在该位置上

- 倾斜的纠正,应在髌骨的重点开始,然后把髌骨内极拉向后缘,并将其锚定在用于矫正滑移的方向上
- 旋转的纠正,应将其锚定在髌骨下极的外侧面;然后拉向内侧关节间隙
- 如果存在前后倾斜,纠正滑移或者倾斜时,可以通过髌骨上方拉向下方以免刺激脂肪垫
- 如果通过 1~2 次的纠正疼痛可以改善,则不必纠正所有的畸形
- 每次粘贴后应进行诱发试验,以检查其有效性
- 在产生疼痛的活动时使用贴布(仅限于运动员或日常生活的所有活动)
- 一旦髌骨的肌肉控制得到改善,患者应去除贴布;贴布不适合长期使用

Protocol adapted from Bockrath K, Wooden C, Worrell T, et al. Effects of patella taping on patella position and perceived pain. Med Sci Sports Exerc 1993;25:989–992.

康复方案 58.3　髌股高压综合征:外侧高压综合征(ELPS)和全髌骨高压综合征(GPPS)(S. Brent Brotzman)

第 1 阶段:急性阶段

目标

- 减少炎症和肿胀
- 增加髌骨活动度、髌周肌肉的移动收缩
- 重建股四头肌控制
- 增加髌股关节活动

贴布/支具

- ELPS:McConnell 贴布法纠正倾斜
- GPPS:不需要支具或者贴布

康复运动

- 冷疗、电刺激、NSAID 以缓解炎症和疼痛
- 股四头肌收缩练习和直腿抬高练习(SLR),股四头肌多角度等长收缩
- 髋关节外展和内收肌力练习,屈曲和伸展肌力练习
- 开始髌骨松动术
- ELPS:松动紧张的髌骨外侧组织
- GPPS:松动髌骨周围紧张的内、外、上侧组织

进展到第 2 阶段的标准

- 降低疼痛
- 降低炎症

第 2 阶段

目标

- 良好的股四头肌收缩不伴伸膝迟滞
- 增加关节活动度
- 增加髌骨活动度(注意:避免 GPPS 激进的强化练习,直到髌骨活动度得到明显改善)

康复运动

- 继续髌骨松动
- 使用髌骨稳定的支具或者用 McConnell 贴布法(ELPS)以纠正髌骨倾斜
- 继续冰敷和电刺激(特别是运动后)、NSAID
- 股四头肌、腘绳肌、髂胫束、比目鱼肌、腓肠肌柔韧性练习
- 闭链训练:小弓箭步、墙侧滑、侧上台阶练习、微

(待续)

康复方案 58.3(续)

蹲练习

- 避免骑自行车、过度屈曲、深蹲、抗阻伸膝
- 泳池训练,游泳
- 髋屈曲、后伸、内收和外展的进阶练习;小腿和足部练习,根据耐受情况增加重量,每次 3~10 组,增加到 2 磅

进展到第 3 阶段的标准

- 无疼痛或者炎症的增加
- 良好的股四头肌力量

第 3 阶段

目标

- 全角度屈膝
- 增加力量和柔韧性

支具

- 继续使用支具或者贴布辅助

康复运动

- 进阶的腘绳肌力量练习
- 骑自行车、游泳、台阶训练或步行训练,以保持心血管和肌肉的耐力;增加持续时间,然后增加速度
- 继续柔韧性练习

- 逐渐进行闭链训练

进展到第 4 阶段的标准

- 全角度膝关节屈伸
- 股四头肌力量恢复至正常的 80%

第 4 阶段

目标

- 恢复全部活动

支具

- 如有需要,可佩戴支具或使用贴布进行体育活动;贴布持续 6 周,然后停止;如有需要,可继续佩戴支具

康复运动

- 如有需要,缓慢恢复跑步;增加距离和速度
- 充分热身
- 训练后进行冰敷
- 继续进行有氧交叉训练
- 开始跳跃、急停和其他专项运动训练

恢复全部正常活度

- 无痛范围内全角度膝关节屈伸
- 力量和功能测试恢复至正常的 85%

(黄琳 译 赵学强 校)

相关资料

A complete reference list is available at https://expertconsult.inkling.com/.

延伸阅读

Ferber Reed, Bolgla Lori, Jennifer E, et al. Strengthening of the hip and core versus knee muscles for the treatment of patellofemoral pain: a multicenter randomized controlled trial. *J Athl Train*. 2015;50.4:366–377. Web.

Fukuda, Yukio Thiago, Melo William Pagotti, Zaffalon Bruno Marcos, et al. Hip posterolateral musculature strengthening in sedentary women with patellofemoral pain syndrome: a randomized controlled clinical trial with 1-year follow-up. *J Orthop Sports Phys Ther*. 2012;42.10:823–830. Web.

Khayambashi Khalil, Fallah Alireza, Movahedi Ahmadreza, et al. Posterolateral hip muscle strengthening versus quadriceps strengthening for patellofemoral pain: a comparative control trial. *Arch Phys Med Rehabil*. 2014;95.5:900–907. Web.

Khayambashi Khalil, Mohammadkhani Zeynab, Ghaznavi Kourosh, et al. The effects of isolated hip abductor and external rotator muscle strengthening on pain, health status, and hip strength in females with patellofemoral pain: a randomized rontrolled trial. *J Orthop Sports Phys Ther*. 2012;42.1:22–29. Web.

第 **59** 章
膝关节过用综合征

S. Brent Brotzman

涉及伸膝机制的过用综合征通常被归为"跳跃者膝"。髌腱炎及肌腱病最为常见,通常表现为髌骨下极肌腱止点处疼痛(图 59.1)。其他症状包括胫骨结节远端止点或股四头肌肌腱髌骨上极止点处的局部疼痛。在青少年中通常表现为骨骺炎,可以发生在胫骨结节(Osgood-Schlatter 病)或髌骨远端(Sinding-Larsen-Johansson 病)(图 59.2)。

髌腱炎(跳跃者膝)病史

髌腱炎的典型病史是起病隐匿的膝前痛,位于

受累部位,在重复跑步、跳跃活动期间发作或之后缓慢发展。跳跃者膝是一种肌腱止点病,通常影响髌骨下极的髌腱(图 59.2)。这不是一种炎性状态(Bahr 等,2006)。

• 组织学上,存在细胞过多、新生血管形成、炎性细胞缺乏和胶原蛋白紧密结合的外观丧失,称为"治疗反应失效"。它在篮球、排球和田径运动员中最为常见。有一种理论认为这是由肌腱反复微创伤累积所致。研究表明,与无症状运动员相比,存在跳跃

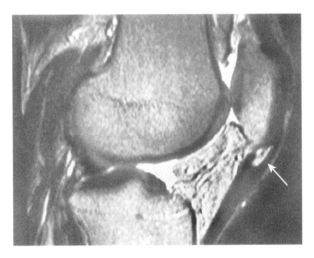

图 59.1 跳跃者膝(髌腱炎)患者的 MRI 显示典型部位的相关病变(箭头所示)。[Reprinted with permission from Lavignino M, Arnoczky SP, Elvin N, Dodds J: Patellar tendon strain is increased at the site of jumper's knee lesion during knee flexion and tendon loading. *Am J Sports Med* 36 (11):2110-2114, 2008.]

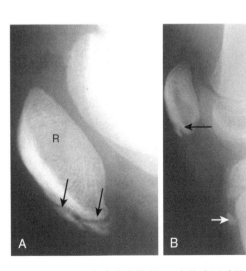

图 59.2 (A)一名存在症状的 11 岁篮球运动员,箭头所示为 Sinding-Larsen-Johansson 改变。(B)12 岁患者髌骨下极存在症状,胫骨结节无症状。长箭头所示为 Sinding-Larsen-Johansson 改变,短箭头所示为 Osgood-Schlatter 改变,两种改变同时存在。(Reprinted with permission from DeLee J: Delee & Dreez's Orthopaedic Sports Medicine, ed 2. Philadelphia, Saunders, 2002, Figs. 28E7-38, 28E7-40.)

者膝的运动员在跳跃运动中的力量更大,这表明超负荷现象是可能的原因。进行训练的地面类型也可能发挥作用,在坚硬表面(混凝土地板)上训练会导致肌腱症状的发生率增加。

● Lian 等(2005)的流行病学研究显示,膝关节持续疼痛和功能减退的平均时间接近 3 年。

● 据估计,高水平排球运动员的跳跃者膝患病率为 40%~50%,精英篮球运动员的患病率为 35%~40%。

● 踝关节背屈减少与髌腱炎及肌腱病有关,它会增加肌腱的负荷率和负荷量。如果发现踝关节背屈减少,应在康复中予以处理。

● 年龄增加的作用似乎并不是导致退行性变的因素,而是肌腱老化导致蛋白聚糖减少和交联增加,从而导致肌腱变硬,无法承受负荷。

● 离心单腿下蹲锻炼可以主动延长肌腱单元,从而有效治疗髌腱炎,使用下斜板(图 59.3)进行锻炼可提高效果(Purdam 等,2004;Young 等,2005)。

● 在 25°下斜板上进行离心单腿下蹲,每天 2 次,每次 3 组,每组重复 15 次,持续 12 周。锻炼时指导患者缓慢屈曲膝关节至 90°,仅给予四头肌离心负荷,使用健侧肢体回到起始位置。向下(离心)部分使用患侧肢;向上(向心)部分使用健侧肢。作者认为,下斜板可以降低小腿肌肉张力,从而更好地单独训练伸膝机制,与标准下蹲组相比,该组的效果更好。

● Young 等(2005)建议尽可能在休赛期间实施 12 周方案,因为某些髌腱疼痛与离心性运动项目有关。

● Bahr 等(2006)在一项 1 级研究中发现,与离心力量训练相比,跳跃者膝的手术治疗没有优势,因此建议在任何开放性肌腱手术之前尝试进行 12 周的离心训练。

● 一项纳入 23 项髌腱炎手术治疗结果的综述显示,手术治疗获得良好结果的患者占 46%~100%。

髂胫束摩擦综合征

重复性活动也会导致对软组织的刺激,如髂胫束摩擦综合征,这在跑步者中很常见。髂胫束是一条粗大的纤维组织带,沿着大腿外侧延伸,止点位于胫骨近端外侧的 Gerdy 结节。它与髌外侧韧带和股二头肌有微小的附着,由于髂胫束在股骨和胫骨的附着,非典型的髋关节、膝关节和足部力学可能在髂胫束综合征(ITBS)的发展中发挥重要作用。

髂胫束的主要功能是维持髋膝外侧稳定,对抗髋关节内收和膝关节内旋。当膝关节从完全伸直逐渐弯曲时,髂胫束从股骨髁的前外侧移动到后方(图 59.4)。Orchard 等(1996)认为,在跑步站立相的前半

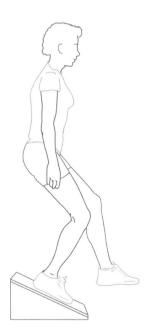

图 59.3 离心下蹲。

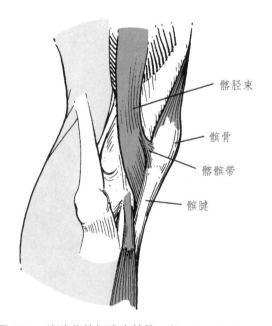

髂胫束

髌骨

髂髌带

髌腱

图 59.4 膝关节外侧浅表结构。(Reprinted with permission from DeLee J: Delee & Dreez's Orthopaedic Sports Medicine, ed 2. Philadelphia, Saunders, 2002, Figs. 28E7–38, 28E2–6.)

段,膝关节屈曲 20°~30°时,髂胫束和外侧股骨髁之间的摩擦力最大。在跑步过程中,膝关节反复屈伸,髂胫束来回摩擦股骨外侧髁,刺激髂胫束,导致周围组织和滑囊发炎,出现疼痛。

髋关节力学异常(髋关节外展肌臀小肌薄弱)可能会导致髋关节内收增加,从而增加髂胫束应力。Fredrickson 等(2000)对比了 ITBS 跑步者患侧和健侧的髋外展肌力,发现患肢髋外展肌力明显降低。有报道显示,在 6 周的髋关节外展肌锻炼后,24 名跑步者中有 22 名疼痛消失(Powers,2010)。

Niemeth 等(2005)也发现,ITBS 侧髋关节外展肌力显著降低。因此,髋关节外展肌无力和膝关节内旋通常会导致站立时髋关节内收增加,这些因素可能与 ITBS 的发展有关。

Miller 等(2007)报道,与对照组相比,跑步者在跑步结束足跟着地时足内收角 (后足内收力矩)增加。他们推测这会导致膝关节(胫骨)内旋速度峰值增加,从而导致髂胫束的扭转损伤。

Noehren 等(2007)在一项前瞻性研究中发现,与未受伤的跑步者相比,存在 ITBS 的跑步者髋关节内收和膝关节内旋角度增加。因此,在我们自己的跑步实验室(Athletic Performance Lab),我们专注于增强髋关节外展肌,被动拉伸膝关节外旋,以解决可能发生的膝关节内旋挛缩。

病史和体格检查

患者通常主诉在跑步过程中膝关节外侧逐渐出现疼痛、紧绷或烧灼感。症状通常于休息后消失。体格检查发现股骨外侧髁或 Gerdy 结节处压痛,可能存在局部肿胀。当膝关节自由活动,髂胫束划过股骨髁时,可能会感到疼痛、卡压或捻发感。髂胫束挛缩与症状的存在有关,可以通过 Ober 试验(见图 56.11)进行评估。

诱发因素

跑步者出现髂胫束摩擦综合征的可能因素包括经验不足、近期跑量增加,以及在赛道上跑步。其他潜在病因包括下肢不等长、下肢缺乏柔韧性、足部内旋过度、髋部肌肉薄弱,以及在倾斜跑道上沿一个方向重复跑步。

髂胫束摩擦综合征的治疗

治疗的基本过程包括早期减轻急性炎症、拉伸髂胫束并加强髋部外展肌群以减轻软组织挛缩,随后学习正确的跑步技术,并制订适当的跑步/训练计划,以预防复发(康复方案 59.1)。

康复方案 59.1　髂胫束摩擦综合征的康复治疗(S. Brent Brotzman, Michael Duke)

• 停止跑步,休息,直到症状消失	**髋部和大腿肌肉组织强化**
• 首次运动前进行动态伸展	• 拉伸锻炼
• 运动后局部冰敷	• 双人 Ober 拉伸
• 口服非甾体抗炎药可能暂时缓解	• 自我 Ober 拉伸
• 暂停跑步和膝关节高屈伸运动(骑行、跑步、下楼梯、滑雪)	• 筋膜外侧拉伸
	• 筋膜后拉伸加上臀大肌和梨状肌自我拉伸
• 避免下坡跑步	• 靠墙倾斜站立,筋膜横向拉伸
• 避免在坡度高的路面上跑步	• 股直肌自我拉伸
• 使用柔软的新跑鞋而不是硬鞋	• 髂腰肌股直肌自我拉伸
• 使用离子电渗疗法(如果有帮助)	• 坐姿膝关节外侧被动拉伸(屈曲 90°和接近完全伸展时)
• 必要时向滑囊注射类固醇	

相关资料

A complete reference list is available at https://expertconsult.inkling.com/.

延伸阅读

Alfredson H, Pietila T, Jonsson P, et al. Heavy-load eccentric calf muscle training for the treatment of chronic achilles tendinosis. *Am J Sports Med.* 1998;26:360–366.

Hartigan EH, Axe MJ, Snyder-Mackler L. Time line for noncopers to pass return-to-sports criteria after anterior cruciate ligament reconstruction. *J Orthop Sports Phys Ther.* 2010;40(3):141–154.

Neumann DA. Kinesiology of the hip: a focus on muscular actions. *Orthop Sports Phys Ther.* 2010;40(2):82–94.

Purdam CR, Jonsson P, Alfredson H, et al. A pilot study of the eccentric decline squat in the management of painful chronic patellar tendinopathy. *Br J Sports Med.* 2004;38:395–397.

Rahnama L, Salavati M, Akhbari B, et al. Attentional demands and postural control in athletes with and without functional ankle instability. *J Orthop Sports Phys Ther.* 2010;40(3):180–187.

Strauss EJ, et al. Iliotibial band syndrome: evaluation and management. *J Am Acad Orthop Surg.* Dec. 2011;19(12).

Tenforde Adam S, Sayres Lauren C, Mccurdy Mary L, et al. Overuse injuries in high school runners: lifetime prevalence and prevention strategies. *PM R.* 2011;3(2):125–131. Web.

Tonley JC, Yun SM, Kochevar RJ, et al. Treatment of an individual with piriformis syndrome focusing on hip muscle strengthening and movement reeducation: a case report. *J Orthop Sports Phys Ther.* 2010;40(2):103–111.

Tonoli C. Incidence, risk factors and prevention of running related injuries in long distance running: a systematic review. *ARSPA Annals of Research in Sport and Physical Activity.* 2011;2:134–135. Web.

Warden SJ. Extreme skeletal adaptation to mechanical loading. *J Orthop Sports Phys Ther.* 2010;40(3):188.

Young MA, Cook JL, Purdam CR, et al. Eccentric decline squat protocol offers superior results at 12 months compared with traditional eccentric protocol for patellar tendinopathy in volleyball players. *Br J Sports Med.* 2005;39:102–105. Erratum in: *Br J Sports Med.* 39:246, 2005.

第 **60** 章

髌腱断裂

Matthew J. Matava | Ryan T. Pitts | Suzanne Zadra Schroeder

背景

髌腱断裂是一种罕见但可能致残的损伤,据报道,其发生率低于万分之一。这些损伤大多是单侧的,常发生在 40 岁以下的运动患者中。当双侧损伤发生时,应怀疑存在全身性疾病或胶原病。从最严格的意义上说,"髌腱"这个术语是不正确的,因为这个结构连接了髌骨和胫骨两个骨性结构,因此应该称之为韧带。但由于髌骨是籽骨,"髌腱"一词已被广泛认可。

解剖和生物力学

股直肌腱前部增厚的纤维,与内侧和外侧支持带的共同作用形成伸肌机制。髌腱是构成伸肌机制的主要结构,在胫骨结节处嵌入胫骨近端。髌腱断裂通常也累及支持带组织。因此,在手术修复髌腱组织时应该同时修复支持带结构。

膝关节主动屈膝约 60°时对肌腱产生的张力最大。既往的研究表明,最大的张力发生在肌腱嵌入骨的部位。该研究发现,这些部位的胶原纤维强度减小,这可以解释为什么断裂常常发生于近端止点或附近的位置。

病因学

两种主要机制可导致髌腱损伤,而且两者都涉及股四头肌的离心收缩。突然的负荷与正在收缩的股四头肌对抗或肌肉强烈的收缩与膝关节稳定结构发生对抗产生足以破坏髌腱的力。大部分肌腱断裂在肌腱长期退化后发生。黏蛋白、低氧、钙化、脂肪瘤变性通常导致肌腱结构变弱,从而造成断裂。如自身免疫疾病、糖尿病、慢性肾衰竭之类的慢性疾病会导致肌腱退变或断裂,甚至是在一些不费力的活动中。如前所述,这些代谢状态使肌腱处于一种薄弱状态,也可能导致双侧损伤。

在髌腱周围注射皮质类固醇也可能导致肌腱断裂。应避免这类操作,以免造成胶原纤维坏死或分解,从而导致肌腱变弱而易于断裂。手术过程也可能干扰正常的髌腱结构,如膝关节置换术和 ACL 骨-髌腱-骨移植重建。由于肌腱修复或重建所需要的后续手术治疗和康复方案调整可能会对愈后结果产生影响,因此手术或康复过程中应始终采用细致的技术。

临床评估

体格检查

急性髌腱损伤后的常见表现包括疼痛、不能负重、膝关节伸直受限和大面积关节血肿。触诊伸肌结构会发现肌腱的缺陷。与对侧膝关节相比,髌骨处于较近端的位置,因此股四头肌未受对抗力的牵拉。通过完善的膝关节检查,可以排除任何相关的伤害,同时对于判断损伤机制也是必要的。

影像学评估

　　虽然髌腱断裂通常可以通过临床症状确诊,但影像学检查(最重要的是膝关节屈曲30°位时的检查)能够明确临床假设。通常在侧位片中可发现高位髌骨;髌骨到胫骨结节的距离是髌骨长度的2倍以上(Insall比率)(图60.1)。需要注意的是,应观察髌骨骨折或任何可能附着在肌腱上的撕脱骨碎片。

　　MRI通常用于确诊髌腱断裂(图60.2)。虽然MRI是一种检查膝关节伸膝机制的有效方法,但价格昂贵,而且通常是不必要的。在MRI上,肌腱断裂可通过肌腱本身的不连续和回缩至髌骨的肌腱两端出血来诊断。MRI也能准确定位断裂的位置(近端、远端或中部)。MRI可用来排除任何伴随的损伤,这可能难以通过对急性损伤患者进行全面的体格检查来评估。2008年,McKinney等发现33例髌腱断裂患者中有10例伴有损伤,大部分为ACL和内侧半月板损伤;8例高能直接撞击损伤中6例有伴随损伤。

　　超声还可用于确诊急性和慢性髌腱断裂。在用线性阵列换能器获得的高分辨率矢状面图像上,低回声区域提示完全断裂(图60.3)。慢性髌腱断裂时,超声可见正常肌腱增厚和断裂。超声的主要限制是其依赖于技术人员和放射科医生的技术和经验。因

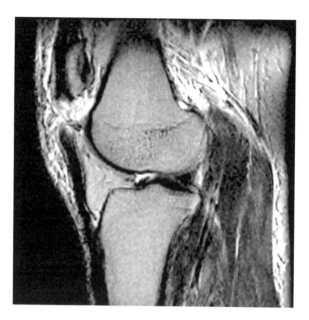

图60.2　MRI通常用来诊断髌腱断裂。

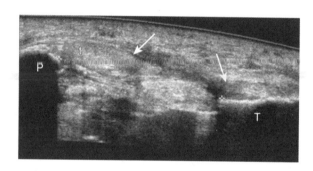

图60.3　用线性阵列换能器获得的高分辨率矢状面图像。完全断裂由低回声区表示。箭头所示为髌骨肌腱断裂的区域。

此,尽管超声的成本相对较低,且容易诊断,但其准确性受到操作机构的影响。

分类

　　目前尚未有公认的髌腱断裂分类体系,各种不同的分类方法侧重于损伤的位置、损伤的形成和损伤的病程,最广泛使用的分类方法侧重于损伤和修复的时间间隔。Siwek和Rao(1981)将髌腱损伤分为2类:立即修复(伤后不到2周)和延迟修复(伤后超过2周)的损伤。这一分类系统显示了慢性韧带断裂与治疗方法和最终结果之间的相关性,有助于外科医生决定是否进行修复或重建。关于康复治疗的差异,康复方案应更注重个性化,而不是只单纯关注断裂的类型。

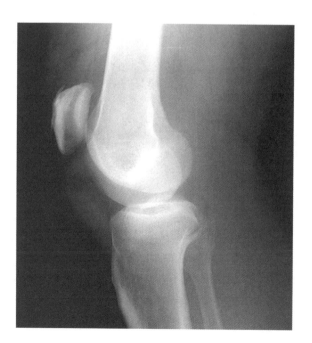

图60.1　髌骨到胫骨结节的距离是髌骨长度的2倍以上。

治疗

除非有其他并发症而不能实施全身麻醉,否则所有髌腱韧带完全断裂均应手术治疗(图60.4)。为了更好地康复和避免进行更复杂的重建手术,修复手术应在伤后尽早进行。有多种外科手术方法。在可能的情况下,可选择简单的端-端修复方法,以锁定方式编织的永久编织缝线(带或不带环扎术缝合)。对于肌腱近端不完全断裂的端-端修复,尽管使用缝合锚钉的新技术效果尚可,但通过髌骨隧道放置缝线是首选方法。远端撕脱伤可通过在胫骨结节处钻孔置入编织缝线进行修复。

对于超过 6 周的髌腱损伤,伸肌机制的挛缩和瘢痕可能导致无法进行直接修复。在这种情况下,被动 ROM 或术前髌骨远端牵伸可允许肌腱端进行修复。如果肌腱附着处结构尚可,但肌腱末端损伤严重,修复强度可能不足够,这时可使用不同的同种异体移植物(如跟腱或髌腱)、自体组织(半腱肌

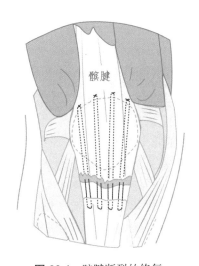

图 60.4 髌腱断裂的修复。

或阔筋膜)或合成材料进行增强。如果没有固有肌腱组织残留,可以尝试采用同种异体跟腱或骨-髌腱-骨移植重建伸肌机制,但必须告知患者这些修复性重建可能存在不良的结果。

髌腱断裂的术后康复

一般原则

为了优化髌腱修复后的功能,康复方案必须在软组织愈合与达到有效肌肉力量和质量的生物力学之间达到平衡(康复方案 60.1 和康复方案 60.2)。早期通过关节活动和循序渐进的力量恢复以达到正常的运动和股四头肌加强。理想情况下,通过结合功能康复活动度多阶段方法来完成,以重返正常的日常活动和体育参与为目标。任何康复方案都应考虑不同患者的个性化特征,还应将可能对组织愈合造成不良影响的并发症和日常生活习惯考虑在内(如吸烟、依从性差)。不建议患者采取"食谱"式术后康复方法,而必须根据患者的情况来决定是否可以进行下一阶段的康复。

康复的终止

当膝关节恢复全范围活动度,并且等速肌力测试中肌肉力量恢复到健侧的 85%~90%时,可以结束康复锻炼。术后 4~6 个月不允许进行剧烈的体育运动。在恢复运动之前应进行一个完整的功能评测,包括单腿跳测试和专项体育活动。

康复方案 60.1 急性单侧髌腱断裂修复术后要点(Matthew J. Matava, Ryan T. Pitts)

0~2 周
- 铰链式膝关节支具锁定在膝关节 0°~15°位,维持膝关节伸直位
- 足触底负重
- 股四头肌等长收缩训练

- 上肢力量测试

3~6 周
- 铰链式膝关节支具固定在膝关节屈曲 0°位
- 可耐受负重
- 0~45°主动屈曲与被动伸展(支撑)

(待续)

康复方案 60.1(续)

- 每周增加 15°的膝关节主动屈曲活动度
- 在 6 周内完成完整活动度
- 股四头肌等长收缩
- 上肢肌肉力量测试
- 无阻力的固定自行车

7~8 周
- 解除支具固定
- 全负重
- 股四头肌等长收缩
- 开链训练
- 股四头肌短弧
- 直腿抬高
- 闭链训练
- 双下肢支撑浅蹲
- 腿部推举
- 抗阻的固定自行车

9~12 周
- 开链运动

- 闭链运动
- 等张运动
- 抗阻的固定自行车
- 跑步机步行

4~6 个月
- 开链运动
- 闭链运动
- 等张运动
- 抗阻的固定自行车
- 跑步机步行
- 慢跑/跑步
- 体育专项功能活动
- 增强式训练
- 滑板
- 跑步,慢跑,8 字形跑步
- 等速训练

康复方案 60.2　急性单侧髌腱断裂修复术后要点(Matthew J. Matava, T. Pitts, Suzanne Zadra Schroeder)

第 1 阶段(0~2 周):制动和保护

支具
- 支具固定在伸直位
- 所有活动包括运动练习都必须带上支具进行。只有在拆线后,沐浴时才可以取下支具

负重
- 在使用腋拐和支具的情况下足尖点地负重/垫高健侧鞋跟能改善患侧下肢在步态中的摆动相

物理治疗
- 冰敷、抬高下肢、加压包扎、电刺激控制水肿

关节活动度
- 屈曲 0°~15°

运动治疗
- 轻度髌骨移动,下至上,内至外侧
- 股四头肌强调股内侧斜肌;电刺激可用于促进

收缩
- 踝泵和臀肌等长收缩
- 等长收缩:每天 2 次,每次 3 组,每组 10 个,每次保持 10 秒,这个阶段的重点是恢复肌肉的收缩
- 轻柔的腘绳肌、腓肠肌、比目鱼肌拉伸
- 上肢有氧训练

第 2 阶段(3~6 周):关节活动度和低强度力量

支具
- 铰链式膝关节支具开放至屈曲 0°~45°
- 在第 4 周结束前,0°~60°;第 5~6 周进展到 0°~90°

负重
- 在支具伸直位固定保护下进行可耐受的负重
- 在 6 周内逐渐完成全负重
- 随着负重的进展,可以在患侧肢使用腋拐
- 达到正常的步态模式作为完全负重

(待续)

康复方案 60.2(续)

物理治疗

- 继续控制水肿
- 使用电刺激激活股四头肌

活动度

- 铰链式膝关节支具下膝关节主动屈曲 0°~45°,被动伸展膝关节。完整活动度(ROM)应在 6 周内达到,每周增加膝关节屈曲 15°
- 关节活动度训练每天 2~3 次,每次 5 分钟
- 无阻力的固定自行车

运动治疗

- 继续股四头肌和臀肌的等长收缩训练和髌骨活动度训练
- 踝关节抗阻训练
- 开链运动,臀中肌、臀大肌、内收肌加强
- 力量训练的重点应该放在长时间肌耐力收缩训练上
- 轻柔的腘绳肌、腓肠肌、比目鱼肌拉伸
- 6 周后开始闭链肌肉力量训练
- 上肢有氧训练
- 开始平衡和本体感受训练

第 3 阶段(7~12 周):逐渐加强

支具

- 在股四头肌可以进行良好的收缩后可以解除支具,直腿抬高时没有膝关节伸直受限,实现关节全范围活动和恢复正常步态

负重

- 实现完全负重

物理治疗

- 继续与控制水肿同样的方式

关节活动度

- 完整活动度,结合腘绳肌、髋关节屈肌、股四头肌、髋关节旋转肌、髂胫束、腓肠肌和比目鱼肌的伸展,以及俯卧悬吊来进行膝关节伸展

运动治疗

- 在膝关节伸直下进行开链伸膝练习,加强股四头肌内侧头收缩和臀肌力量训练
- 闭链下蹲训练时膝关节屈曲角度不超过 70°,提踵,腿部推举,站立终端膝关节伸展,前进步,侧

抬腿

- 结合不同肌纤维的长时间或短时间保持

第 4 阶段(12~16 周):功能强化和功能训练

物理治疗

- 如果有水肿和疼痛,继续冰敷

活动度

- 继续伸展任何肌肉不平衡。确保检查非手术侧和上半身是否恢复运动和日常生活活动

运动治疗

- 重点应该是肌肉力量平衡训练,开始运动专项训练和功能活动
- 继续每周 2 天的开链强化训练,以纠正肌肉收缩模式,并继续进行核心和上半身强化训练
- 离墙闭链下蹲训练,在良好控制下进行单腿下蹲训练
- 运动包括向前和横向运动和向后行走
- 侧走(图 60.5)和怪兽步,用弹力带绕过足踝来增加臀部的力量
- 继续进行双侧和单侧的腿部按压,腘绳肌屈曲,并在 16 周时开始腿部伸展,角度为 0°~30°
- 单腿的本体感觉和平衡训练
- 灵活性训练
- 水疗法或使用游泳池
- 在这个阶段的结束开始水下跑步和水中过渡到陆地跑。跑步应该循序渐进,每周不要超过 3 次。间隔 1 天来恢复。开始时在平缓的地面上以舒适的速度跑步。在每周跑步时的改变不要超过一个变量(如速度、里程、路面)
- 继续进行椭圆机和楼梯机的耐力训练
- 等速肌力训练

第 5 阶段(16~24 周):专项运动训练和强化训练

物理治疗

- 冰敷

关节活动度

- 根据需要继续拉伸

运动治疗

- 保持中立位,减少膝关节压力
- 开链训练股内侧斜肌、直腿举肌、臀中肌和臀大

(待续)

康复方案 60.2（续）

肌的肌肉记忆
- 腘绳肌屈曲和腿部伸展，避免膝关节末端伸直
- 继续闭链训练，下蹲、腿部推举。运动绳和弓箭步时膝关节屈曲不要超过70°
- 单腿闭链下蹲和不稳定平面平衡训练（如波速球球泡沫板本体感受器设备）
- 三维力量——单腿下蹲和弓步
- 进阶的灵敏性训练
- 进阶的跑步训练

- 开始全速短跑和短速停顿、转向，开始停止训练和滑动
- 强化训练：先进行双边训练，再进行单边强化训练。不要给膝关节带来外翻压力
- 所有的训练都要求个性化练习
- 上肢和核心训练
- 进阶的多重速度等张收缩训练
- 重返运动，强调继续在家锻炼的必要性，以避免再次受伤

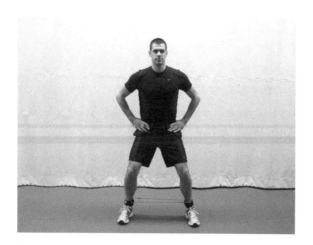

图 60.5　侧步走。

（胡煜　译）

相关资料

A complete reference list is available at https://expertconsult.inkling.com/.

延伸阅读

Antich T, Brewster C. Modification of quadriceps femoris muscle exercises during knee rehabilitation. *Phys Ther.* 1986;66:1246–1251.

Aoki M, Ogiwara N, Ohata T, et al. Early active motion and weightbearing after cross-stitch Achilles tendon repair. *Am J Sports Med.* 1998;26:794–800.

Bonomo JJ, Krinick RM, Sporn AA. Rupture of the patellar ligament after use of its central third for anterior cruciate reconstruction: a report of two cases. *J Bone Joint Surg.* 1985;196A:253–255.

Burks RT, Delson RH. Allograft reconstruction of the patellar ligament: a case report. *J Bone Joint Surg.* 1994;76A:1077–1079.

Carroll TJ, Abernethy PJ, Logan PA, et al. Resistance training frequency: strength and myosin heavy chain responses to two and three bouts per week. *Eur J Appl Physiol.* 1998;78:270–275.

Cervellin M, De Girolamo L, Bait C, et al. Autologous platelet-rich plasma gel to reduce donor-site morbidity after patellar tendon graft harvesting for anterior cruciate ligament reconstruction: a randomized, con-

trolled clinical study. *Knee Surg Sports Traumatol Arthrosc.* 2011;20.1:114–120. Web.

Davies SG, Baudouin CJ, King JD, et al. Ultrasound, computed tomography and magnetic resonance imaging in patellar tendinitis. *Clin Radiol.* 1991;43:52–56.

Dervin GF, Taylor DE, Keene G. Effects of cold and compression dressings on early postoperative outcomes for the arthroscopic anterior cruciate ligament reconstruction patient. *J Orthop Sports Phys Ther.* 1998;27:403–406.

Diaz-Ledezma Claudio, Orozco Fabio R, Delasotta Lawrence A, et al. Extensor mechanism reconstruction with Achilles tendon allograft in TKA: results of an abbreviate rehabilitation protocol. *J Arthroplasty.* 2014;29.6:1211–1216. Web.

Ecker ML, Lotke PA, Glazer RM. Late reconstruction of the patellar tendon. *J Bone Joint Surg.* 1979;61A:884–886.

Emerson Jr RH, Head WC, Malinin TI. Reconstruction of patellar tendon rupture after total knee arthroplasty with an extensor mechanism allograft. *Clin Orthop.* 1990;260:154–161.

Evans PD, Pritchard GA, Jenkins DHR. Carbon fibre used in the late reconstruction of the extensor mechanism of the knee. *Injury.* 1987;18:57–60.

Gould III JA, Davies GJ, eds. *Orthop Sports Phys Ther.* St. Louis: Mosby; 1985.

Greenberger HB, Paterno MV. Relationship of knee extensor strength and hopping test performance in the assessment of lower extremity function. *J Orthop Sports Phys Ther.* 1995;22:202–206.

Hsu KY, Wang KC, Ho WP, et al. Traumatic patellar tendon ruptures: a follow-up study of primary repair and a neutralization wire. *J Trauma.* 1994;36:658–660.

Ismail AM, Balakrishnan R, Rajakumar MK. Rupture of patellar ligament after steroid infiltration: report of a case. *J Bone Joint Surg.* 1969;51B:503–505.

Jones D, Rutherford O. Human muscle strength training: the effects of three different regimes and the nature of the resultant changes. *J Physiol.* 1987;391:1–11.

Kannus P, Jozsa L. Histopathological changes preceding spontaneous rupture of a tendon: a controlled study of 891 patients. *J Bone Joint Surg.* 1991;73A:1507–1525.

Kennedy JC, Willis RB. The effects of local steroid injections on tendons: a biomechanical and microscopic correlative study. *Am J Sports Med.* 1976;4:11–21.

Magnussen RA, Demey G, Archbold P, Neyret P. Patellar tendon rupture. In: Bentley G, ed. *Eur Surg Orthop Traumatol.* Berlin, Germany: Springer; 2014:3019–3030.

McNair PJ, Marshall RN, Maguire K. Swelling of the knee joint: effects of exercise on quadriceps muscle strength. *Arch Phys Med Rehabil.* 1996;77:896–899.

Mortensen NH, Skov O, Jensen PE. Early motion of the ankle after operative treatment of a rupture of the Achilles tendon. *J Bone Joint Surg.* 1999;81A:983–990.

Palmitier R, An K-N, Scott S, et al. Kinetic chain exercise in knee rehabilitation. *Sports Med.* 1991;11:402–413.

Rutherford O. Muscular coordination and strength training: implications for injury rehabilitation. *Sports Med.* 1998;5:196–202.

Siwek CW, Rao JP. Ruptures of the extensor mechanism of the knee joint. *J Bone Joint Surg.* 1981;63A:932–937.

Takai S, Woo S, Horibe S, et al. The effects of frequency and duration of controlled passive mobilization on tendon healing. *J Orthop Res.* 1991;9:705–713.

Tejwani NC, Lekic N, Bechtel C, et al. Outcomes after knee joint extensor mechanism disruptions. *J Orthop Trauma.* 2012;26.11:648–651. Web.

Tepperman PS, Mazliah J, Naumann S, et al. Effect of ankle position on isometric quadriceps strengthening. *Am J Phys Med.* 1986;65:69–74.

Vadalà A, Iorio R, Bonifazi AM, et al. Re-revision of a patellar tendon rupture in a young professional martial arts athlete. *J Orthopaed Traumatol.* 2011;13.3:167–170. Web.

Vergso J, Genuario S, Torg J. Maintenance of hamstring strength following knee surgery. *Med Sci Sports Exerc.* 1985;17:376–379.

Webb LX, Toby EB. Bilateral rupture of the patella tendon in an otherwise healthy male patient following minor trauma. *J Trauma.* 1986;26:1045–1048.

Wigerstad-Lossing, Grimby G, Jonsson T, et al. Effects of electrical stimulation combined with voluntary contractions after knee ligament surgery. *Med Sci Sports Exerc.* 1988;20:93–98.

Woo S, Maynard J, Butler D, et al. Ligament, tendon, and joint capsule insertions to bone. In: Woo SL-Y, Buckwalter JA, eds. *Injury and Repair of the Musculoskeletal Soft Tissues.* Park Ridge, Ill: American Academy of Orthopaedic Surgeons; 1988:133–166.

Yu JS, Petersilge C, Sartoris DJ, et al. MR imaging of injuries of the extensor mechanism of the knee. *Radiographics.* 1994;14:541–551.

第 **61** 章

膝关节软骨损伤的康复

G. Kelley Fitzgerald | James J. Irrgang

临床背景

在关节软骨外科手术后,制订康复方案时需要仔细考虑软骨的愈合过程,并充分了解在治疗性运动期间施加在关节面的潜在应力。尽管早期康复对于促进组织愈合、恢复关节活动度、肌肉力量和功能很重要,但康复不能影响或妨碍关节损伤的愈合。

Cole 等(2009)设计了一种治疗膝关节局灶性病变的治疗流程(图 61.1)。

运动类型

动物研究表明,关节软骨损伤后早期的主动和被动活动训练可提高组织愈合质量,减少制动对其余健康关节软骨的不良影响,并降低粘连风险,所以关节软骨手术后不建议完全制动。

然而,关节受压时,剪切应力可能会对软骨的愈合产生不利影响,因此,应在术后早期(0~6 周)逐渐进行被动、主动辅助和无负荷的主动关节活动度练习,以避免关节受压时产生过大的剪切应力负荷。

肌肉强化

肌肉功能性训练是关节软骨手术后康复的重要组成部分。肌肉需要足够强壮,以帮助软骨缓冲震荡和分散传递关节的负荷。在愈合期间,抗阻训练应根据患者情况实施,以降低对关节软骨的剪切应力。

一般来说,在康复的早期阶段,应避免可能产生高剪切应力的运动,如闭链运动。

在康复的早期阶段,等长运动是恢复肌肉力量最安全的方法。完全伸膝角度下的股四头肌等长收缩训练可能是预防或解决膝关节伸肌延迟的有效方法,而大部分膝关节损伤并不能完全伸膝。屈膝 90° 的等长训练也可能是一个安全的选择,因为它不太可能在大多数关节软骨损伤处造成过度的压力或剪切负荷。此外,研究还表明,相比其他角度,屈曲 90° 的股四头肌等长训练可以增加更多的肌肉力量。尤其要注意屈曲 20°~75° 的等长训练,因为大多数关节损伤在这个角度产生。如果需要进行开链训练,必须将活动限制在不接触损伤软骨的范围内。当然,关于抗阻练习时的关节活动度,需要外科医生和治疗师进行有效的沟通。

负重进展

在康复的中期,逐渐开始负重和功能活动。手术后的负重情况取决于病变的大小、性质、位置及手术方式。负重的进展还取决于康复早期关节活动和肌肉力量的恢复情况。

关节镜清创术后,通常允许患者挂拐负重。只要增加的负荷不会导致疼痛或积液加重,就可以逐渐增加负重。停止使用辅具的条件是:膝关节可以完全被动伸直且主动屈膝至少 100°,可以进行直腿抬高而不会出现伸肌迟滞,行走时没有疼痛或跛行。

当患者因磨损性病变接受了关节置换、微骨折

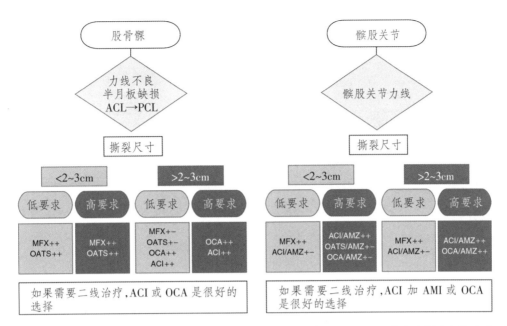

图 61.1　局灶性软骨撕裂的治疗算法。在治疗前，评估是否存在可纠正的病变很重要。只有在康复治疗失败后，才应考虑滑车与髌骨病变的手术治疗。治疗决定要根据缺损的大小和位置、患者的需求、是一线治疗还是二线治疗等因素来决定。ACL，前交叉韧带；PCL，后交叉韧带；MFX，微骨折；OATS，骨软骨自体移植；ACI，自体软骨细胞移植；OCA，骨软骨异体移植；AMZ，前内侧改变；++，最佳治疗方案；+-，根据患者的特点，可能的方案。（From Cole BJ, Pascual-Garrido C, Grumet RC. Surgical management of articular defects in the knee. *JBJS Am* 91:1778-1790, 2009, Fig. 1.）

术（图 61.2）、关节软骨缺损的固定或骨软骨移植术（图 61.3）后，通常会延迟到术后 6 周再开始负重，以使病变组织得到充分的愈合。术后即刻不能负重或拄拐轻触负重。在某些情况下，根据损伤的位置或固定的稳定性，可使用支具将膝关节固定在伸直位，以便部分负重或在可耐受范围内拄拐负重。渐进性负重通常从术后 6 周开始。此时，纤维软骨已经开始填充关节缺损，骨软骨移植物或关节软骨碎片与邻近的软骨下骨结合。停止使用辅具的条件是：膝关节可以完全被动伸直及屈曲至少 100°，可以进行单侧直腿抬高且不会出现伸膝迟滞，行走时没有出现伸膝迟滞、疼痛或跛行。治疗师应密切关注患者的病情变化，应避免医源性病因导致在渐进性负重过程中疼痛或积液加重，如果出现以上情况，应减缓负重进程。

从保护性负重到完全负重的过程中，可以使用以下技术逐渐增加膝关节的负荷。在跑步机上利用减重装置进行步行和跑步练习，可通过减重装置来减小体重的影响，直至不引起疼痛或步态异常。随着时间的推移，可逐渐减重，直到患者能够完全负重而

不会感到疼痛。也可在游泳池中进行减重步行和跑步训练，先从与肩齐平的深水中开始，然后逐渐降低水的深度。

一旦患者可以在无痛状态下负重行走，即可进行各种低强度的有氧运动，如步行、骑自行车、使用台阶或越野滑雪机等，以利于改善局部肌肉和心血管耐力。根据关节损伤的严重程度，一些患者可能无法恢复体育活动，应告知这些患者进行适当的活动调整。对于希望重返娱乐活动或体育活动的患者，应在康复训练计划中加入敏捷性训练和特定的专项运动训练。但这些训练应在患者能够进行低强度的有氧训练而不会诱发疼痛或积液的情况下开始。敏捷性训练和专项运动训练应从 50% 的强度开始，逐步过渡到最大强度。在此期间，治疗师也应该密切关注患者的疼痛和积液复发的情况。

康复的重点考虑问题

• 外科医生的物理治疗转诊中应包括手术方式、手术部位、训练中关节活动度的限制等内容，病

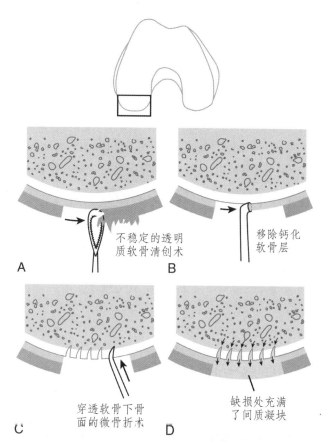

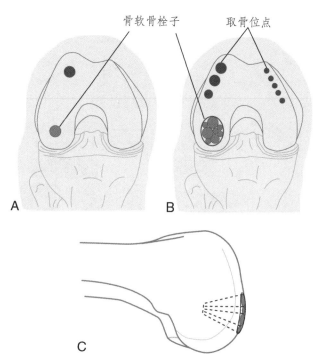

图61.3 骨软骨自体移植。(A,B)根据缺损的尺寸，可以使用一个或多个骨软骨栓子来填充缺损。植入物常从髁间窝处或从滑车的内、外侧边缘、沟槽末端收获。(C)矢状面图显示骨软骨移植块应如何放置来填充缺损。[Redrawn from Mithoefer K. *Am J Sports Med* 37(10)：2053 Fig 1，ⓒ2009 Sage Publications.]

图61.2 微骨折技术的软骨修复包括几个步骤。(A)剥离到稳定的软骨边缘。(B)小心翼翼地去除钙化的软骨层。(C)在软骨缺损范围内进行纤维骨折穿透。(D)通过良好的间质凝块来完成缺损的填充。[Redrawn with permission from Mithoefer K. Clinical effcacy of the microfracture technique for articular cartilage repair in the knee. *Am J Sports Med* 37(10)：2053，2009，Fig. 1.]

变部位的示意图也很有用。为避免软骨损伤，治疗师的训练计划必须遵照手术医生对关节活动度的建议进行。

• 在术后应尽快开始无负重的被动或主动辅助活动度练习，术后6周应避免闭链训练。

• 康复早期的力量训练可在膝关节伸直位或屈曲90°位进行。在不影响损伤部位软骨的情况下，可进行开链训练。

• 在术后6周，应使用拐杖和康复支具进行部分负重。停止使用辅具的条件为：膝关节可以完全伸直且屈曲至少100°；直腿抬高时没有伸膝迟滞；行走时没有疼痛或跛行。

• 使用减重设备或游泳池进行训练等以减轻膝关节的负荷，这也使得渐进性负重变得更加简单。但在患者重返体育活动之前，应先进行敏捷性和专项运动训练。

康复方案

关节软骨康复治疗(康复方案61.1)分为3个阶段：术后早期(0~6周)、中期(6~12周)、重返活动期(12周及以后)，但这些阶段的时间范围只能作为评估的指导。每个阶段的进展取决于手术的类型、估计的愈合期、关节活动度和肌肉力量的恢复，以及疼痛和关节积液复发的情况。不同患者可以有不同的时间间隔；同时，外科医生和治疗师还必须根据他们的临床经验来决定应该延迟还是加速进展。

关节软骨术后问题的处理

运动或活动进展引起的疼痛和积液

监控运动或活动过程中的疼痛和积液对维持安全有效的康复过程非常重要。训练后引起的疼痛和积液可能表明关节损伤加重或运动强度过大，治疗师应该考虑目前的关节活动度是否过大，并恢复到无疼痛范围的关节活动度；同时，关节活动训练的频率、持续时间和抗阻训练期间的负荷也应减少。

在负重和功能训练的进展过程中发生疼痛和积液，表明关节的功能状态还没有准备好进入更高的活动水平；这时需要延迟训练的进度。

还应考虑鞋子和活动的地面类型。患者可能需要获得更好的鞋底缓冲或生物力学矫形鞋垫，以代偿足部力学缺陷。随着活动水平的提高，如前介绍的更高水平的活动一样，患者可能需要在更软的地面上活动，以适应更多的地面反作用力。

术后早期持续性积液会导致股四头肌抑制（降低了股四头肌的主动激活），这会显著延缓康复计划的进展。针对积液的问题，可以使用冷疗、加压包扎、肢体抬高、大腿和腿部肌肉的间歇性等长收缩等。如果术后1周或2周以上出现明显的持续性积液，治疗师应告知外科医生。

股四头肌抑制或持续性伸膝延迟

部分患者在术后可能会出现股四头肌主动活动障碍，这可表现为无法进行完全、持续的股四头肌等长收缩或直腿抬高的伸肌延迟。如果患者有这个问题，他们便不能很好地主动单独练习。此外，长时间不能主动达到膝完全伸直可能会导致膝关节屈曲挛缩，进而导致步态异常，以及在负重过程中导致膝关节过度负荷。其他可增强股四头肌肌肉活动的辅助治疗包括股四头肌的神经肌肉电刺激治疗、肌电生物反馈疗法等。在使用以上辅助治疗时，治疗的刺激强度应该使股四头肌完全、持续收缩，并使髌骨产生向上滑动。髌骨的向上滑动可以有效预防髌骨在股骨髁间沟槽被卡住，这有时可能是导致膝关节损伤后伸膝延迟的因素之一（表61.1）。

表61.1　常见膝关节疾病的典型表现概述

急性髌骨脱位	**跑步者**
患者常主诉"膝关节错位"	错误的训练模式，如爬山、快速推进（变速）
内侧支持带撕裂	爬山、爬楼梯或深蹲时疼痛
通常有严重的关节积液（出血）	**跳跃膝**
髌骨恐惧试验阳性和髌骨外翻试验时过度的髌骨外移	髌腱处的疼痛
可能伴随髌软骨的骨折或髌骨轴位片显示髌骨半脱位	触诊髌腱时疼痛
前交叉韧带撕裂	有反复跳跃、跑步或过度使用综合征的病史
急性损伤	**内侧副韧带损伤**
急性肿胀（<2小时）	暴力的被动外翻机制（急性）
不能继续活动	内侧疼痛和内侧副韧带压痛
主观不稳	超过内侧副韧带边缘的少量局部积液（可变）
Lachman试验阳性，轴移试验阳性	膝屈曲30°位外翻应力试验出现疼痛或张开感，提示2~3度损伤
前抽屉试验阳性（常见）	
腘窝囊肿	**半月板损伤**
膝关节后部肿块	真正的交锁几乎都是病理性表现（交锁也可见于关节游离体）
可与关节腔相通	关节间隙的内侧或外侧疼痛和压痛
与关节内的病理改变有关（如半月板撕裂）	关节扭转或深蹲时疼痛
髂胫束摩擦综合证	McMurray征阳性
膝外侧疼痛和髂胫束紧张	如果大的撕裂（桶柄状），膝关节会被锁定或伸直受限

（待续）

表 61.1(续)

Apley 加强试验阳性(可变)	角增大、髌股倾斜、扁平足、高位髌骨等
胫骨结节骨软骨炎	无生物力学的症状或发现
活跃的、骨骼发育不成熟的运动员	髌骨小关节压痛,可有捻发音
胫骨结节压痛	**后交叉韧带撕裂**
胫骨结节突出	后抽屉试验阳性
骨性关节炎	后交叉韧带损伤机制(见相关章节)
发病隐匿或逐渐发生	关节肿胀(可变)
Q 角畸形(可变)	后沉征
肿胀(可变)	**后外侧关节囊韧带损伤**
站立负重位 X 线片显示关节间隙狭窄	后沉征
关节间隙压痛	后抽屉试验阳性
骨赘形成(可变)	外旋试验阳性(Loomer)
剥脱性骨软骨炎	常伴随有其他韧带的损伤
发病隐匿、弹响、交锁、轻度肿胀	**髌前滑囊炎(女佣膝盖)**
X 线显示(隧道观)OCD 病变	肿胀,在膝前可见肿大的滑囊
MRI 对诊断和分期有一定的价值	通常有膝关节反复跪在地上的病史(如地毯等)
髌股疼痛综合征(膝前痛)	膝关节穿刺无关节积液
膝前痛	**髌骨缺血性坏死**
通常是双侧	髌骨下极压痛
进行增加髌股关节接触面积的活动会加剧疼痛(蹲、跳、跑、爬楼梯)	髌骨下极的影像学改变(骨骺炎的延长)
通常伴随潜在的生物力学变化(见髌股关节部分章节),如 Q	在可能在髌骨下极有肿块

康复方案 61.1　膝关节软骨术后的康复进程(G. Kelley Fitzgerald, James J. Irrgang)

第 1 阶段:急性阶段(0~6 周)

	关节活动度	肌肉表现	负重
关节镜清理术后	无限制的被动和主动活动应该在 1 周内达到全伸膝角度 3 周内达到全屈膝角度	早期开始等长收缩 在可耐受范围内进行开链抗阻练习[1] 当患者可全负重时,进行闭链抗阻练习[2]	在挂腋拐的情况下负重行走 去除腋拐的条件:全伸膝角度、100°的屈膝、无伸膝延迟、行动后没有疼痛或肿胀 当患者达到全负重状态时,可开始低强度的有氧训练(步行、自行车、游泳)
磨损性关节的关节置换、软骨下钻孔、微骨折术	6 周无痛被动和主动辅助活动 1 周内达到全伸膝角度 3 周内达到屈膝全角度	在不接触损伤软骨部位的情况下进行等长收缩练习 在 4~6 周内,在不接触损伤软骨部位的情况下,可进行轻度开链抗阻练习 避免闭链练习	不负重或在挂腋拐的情况下轻触地

(待续)

康复方案 61.1(续)

骨软骨移植	在不接触损伤软骨部位的情况下进行被动和主动辅助关节活动度练习 1 周内达到全伸膝角度 6 周内达到全屈膝角度	在不接触损伤软骨部位的情况下进行等长收缩练习 在 4~6 周内,在不接触损伤软骨部位的情况下,可进行轻度开链抗阻练习,避免闭链练习	不负重或在挂腋拐的情况下轻触地
截骨术	无痛范围内被动和主动辅助关节活动度练习 1 周内达到全伸膝角度	在 4~6 周内进行等长收缩练习 在 4~6 周内不进行开链或者闭链练习,以避免接触损伤软骨的部位	在 2 周内,触地负重 在 2~4 周内,部分负重 在 4~8 周内,在扶拐杖疼痛可耐受范围内负重行走

第 2 阶段:中期(6~12 周)

关节镜清理术后	应该达到全角活动度 继续进行积极的主动活动度练习 在可耐受范围内,继续进行开链和闭链抗阻练习	敏捷性[3] 和专项运动训练应以 50% 的强度开始,直到达到最大强度 开始恢复全部活动,当以上训练不会诱发疼痛或积液时	
磨损性关节的关节置换、软骨下钻孔、微骨折术	进展到全范围的主动关节活动度练习 逐渐增强抗阻训练负荷 当达到全负重时,可以开始闭链练习 应严格限制关节活动的范围,不能接触到损伤的软骨	在 6~8 周后,支除腋拐的条件为伸膝全角、100° 的屈膝、没有伸膝延迟、移动后没有疼痛或积液 可使用减重设备[4] 或游泳池训练以逐步过渡到全负重	
骨软骨移植	进展到全范围的主动活动度练习 逐步增加抗阻训练的负荷 当达到全负重时,可以开始闭链练习 应严格限制关节活动的范围,不能接触到损伤的软骨	在 6~8 周后,支除腋拐的条件为完全伸膝、100° 的屈膝、没有伸膝延迟、移动后没有疼痛或积液 可使用减重设备或游泳池训练以逐步过渡到全负重 当患者可全负重以后,可以开始进行低强度的有氧训练	
截骨术	进展到全范围的主动活动度练习 逐步增加抗阻训练的负荷 当达到全负重时,可以开始闭链练习 应严格限制关节活动的范围,不能接触到损伤的软骨	停止使用支具 去除腋拐的条件为完全伸膝、100° 的屈膝、没有伸膝延迟、移动后没有疼痛或积液 可使用减重设备或游泳池训练以逐步过渡到全负重 当患者可全负重以后,可以开始进行低强度的有氧训练	

康复方案 61.1(续)

第3阶段:重返活动期(12周及以后)

	关节活动度及肌肉表现	功能训练和恢复活动
关节镜清理术后		应重返活动
磨损性关节的关节置换、软骨下钻孔、微骨折术后	继续进行积极的主动活动度练习 在可耐受范围内继续进行开链和闭链抗阻练习,但不应接触到损伤的软骨位置	在低强度的有氧训练不会诱发疼痛或积液的情况下,开始敏捷性和专项运动训练 敏捷性和专项运动训练应以50%的强度开始,直到达到最大强度 在术后6个月开始进行跑步训练 敏捷性和专项运动训练应以50%的强度开始,直到达到最大强度 在跑步、敏捷性和专项运动训练不会诱发疼痛或积液的情况下,可以重返正常活动
骨软骨移植	继续进行积极的主动活动度练习 在可耐受范围内继续进行开链和闭链抗阻练习,但不应接触到损伤的软骨位置	在低强度的有氧训练不会诱发疼痛或积液的情况下,开始敏捷性和专项运动训练 在术后6个月开始进行跑步训练 敏捷性和专项运动训练应以50%的强度开始,直到达到最大强度 在跑步、敏捷性和专项运动训练不会诱发疼痛或积液的情况下,可以重返正常活动
截骨术	进展到全范围的主动活动度练习 逐步增加抗阻训练的负荷 当达到全负重时,可以开始闭链练习 应严格限制关节活动范围,不能接触到损伤的软骨	在低强度的有氧训练不会诱发疼痛或积液的情况下,开始敏捷性和专项运动训练 在术后6个月开始进行跑步训练 敏捷性和专项运动训练应以50%的强度开始,直到达到最大强度 在跑步、敏捷性和专项运动训练不会诱发疼痛或积液的情况下,可以重返正常活动

---

[1] 开链抗阻练习,是指在不负重的情况下,股四头肌的伸膝力量训练和腘绳肌的屈膝力量训练。

[2] 闭链抗阻练习,是指腿部蹬推练习、非深蹲练习、滑墙和弓箭步练习。

[3] 敏捷性训练包括侧滑步、热量、穿梭跑、急停和旋转训练、8字形跑步等训练。

[4] 减重设备是一个悬挂在跑步机上方的固定带;缆绳附着在固定带的电动马达上。该设备可以通过缆绳固定带对骨盆施加向上的负荷,从而减轻患者在跑步机上行走时体重对下肢的影响。如果向上减轻的体重足够多,患者在跑步机上行走就不会感到疼痛。在治疗过程中逐步减少向上提升的负荷,直到患者可以在跑步机上进行无痛状态下的全负重行走。

(黄琳 译 赵学强 胡波 校)

相关资料

A complete reference list is available at https://expertconsult.inkling.com/.

延伸阅读

Bandy WD, Hanten WP. Changes in torque and electromyographic activity of the quadriceps femoris muscles following isometric training. *Phys Ther*. 1993;73:455–465.

Bostrom. Fracture of the patella. A study of 422 patella fractures. *Acta Orthop Scand Suppl*. 1972;143:1–80.

Buckwalter J. Effects of early motion on healing musculoskeletal tissues. *Hand Clin*. 1996;12:13–24.

Filardo G, Kon E, Andriolo L, et al. Does patient sex influence cartilage surgery outcome? Analysis of results at 5-year follow-up in a large cohort of patients treated with matrix-assisted autologous chondrocyte transplantation. *The Am J Sports Med*. 2013;41.8:1827–1834. Web.

Houghton GR, Ackroyd CE. Sleeve fractures of the patella in children: a report of three cases. *J Bone Joint Surg Br*. 1979;61B(2):165–168.

Mithoefer K, Hambly K, Logerstedt D, et al. Current concepts for rehabilitation and return to sport after knee articular cartilage repair in the athlete. *J Orthop Sports Phys Ther*. 2012;42.3:254–273. Web.

Montgomery SR, Foster BD, Ngo SS, et al. Trends in the surgical treatment of articular cartilage defects of the knee in the United States. *Knee Surg Sports Traumatol Arthrosc*. 2014;22.9:2070–2075. Web.

Murray IR, Benke MT, Mandelbaum BR. Management of knee articular cartilage injuries in athletes: chondroprotection, chondrofacilitation, and resurfacing. *Knee Surg Sports Traumatol Arthrosc*. 2016;24(5):1617–1626.

Rosenberg TD, Paulos LE, Parker RD, et al. The forty-five-degree posteroanterior flexion weight bearing radiograph of the knee. *J Bone Joint Surg*. 1988;70A:1479–1483.

Salter RB, Minster R, Bell R, et al. Continuous passive motion and the repair of full-thickness articular cartilage defects: a 1-year follow-up [abstract]. *Trans Orthop Res Soc*. 1982;7:167.

Salter RB, Simmonds DF, Malcolm BW, et al. The biological effect of continuous passive motion on healing of full-thickness defects in articular cartilage: an experimental study in the rabbit. *J Bone Joint Surg*. 1980;62A:1232–1251.

Solheim E, Hegna J, Øyen J, et al. Osteochondral autografting (mosaicplasty) in articular cartilage defects in the knee: results at 5 to 9 years. *The Knee*. 2010;17.1:84–87. Web.

Suh J, Aroen A, Muzzonigro T, et al. Injury and repair of articular cartilage: related scientific issues. *Oper Tech Orthop*. 1997;7:270–278.

第 **62** 章

膝关节骨关节炎

David A. James | Cullen M. Nigrini | Robert C. Manske | Alexander T. Caughran

膝关节骨关节炎(OA)是一个普遍存在的健康问题,在美国受累人群超过 4600 万(美国疾病控制中心,2006)。随着人口老龄化,到 2030 年这一数字将上升到 6700 万。膝关节骨关节炎的病因多种多样,包括衰老(磨损)、肥胖症和既往膝关节外伤或手术。膝关节骨关节炎最常累及膝关节内侧间室(80%),随着内侧骨质磨损,会呈现膝关节内翻或"弓形腿"外观。少部分患者出现外侧间室的骨关节炎,导致外翻或"折刀样"畸形。一小部分患者存在胫骨旋转畸形,导致严重的髌骨轨迹不良或半脱位。

膝关节骨关节炎最常见的病因是高龄,关节多年磨损积累,与此同时,目前也发现了其他危险因素(表 62.1)。

OA 的诊断标准尚未明确定义,部分是因为 OA 的症状与放射学证据不符。X 线片上显示明显的 OA,患者可能不存在严重症状;而 X 线片上相对较轻的 OA,可能会导致残疾和僵硬(Bland 和 Cooper,1984;Dieppe 等,1997;Felson,2004;Hannan 等,2000;Kellgren 和 Lawrence,1952;Lawrence 等,1966;Lethbridge–Cejku 等,1995;Scott 等,1995;Szebenyi 等,2006)。美国风湿病学院列出了 6 项临床标准,除膝部疼痛外,还必须满足其中 3 个条件才能诊断膝关节骨关节炎:

- 年龄在 50 岁以上。
- 早晨僵硬持续不到 30 分钟。
- 主动活动时存在捻发感。
- 骨质压痛。
- 骨质增大。

- 皮温不高。

如果再添加 4 个实验室标准,必须满足 9 个标准中的 5 个才能确诊:ESR<40mm/h,类风湿因子(RF)<1:40,以及滑液性状呈骨关节炎表现。

骨关节炎可能合并膝关节的其他表现,包括:滑膜刺激导致的滑膜充血和肿胀;关节内软骨下骨硬化;边缘骨赘导致长骨、关节囊、韧带、肌腱和肌肉末端的肥大变化。这些继发性病变可能是潜在的疼痛来源,导致身体失用和逐渐失能。

分类

膝关节骨关节炎畸形分为内翻或外翻,伴或不伴髌骨改变。髌股关节炎很常见,但很少是主要症状。通常根据关节表面损伤的严重程度分类。①轻微:影像学检查未见关节间隙狭窄;②轻度:关节间隙减少 1/3;③中度:关节间隙减少 2/3;④重度:骨对骨改变。

诊断

检查膝关节骨关节炎患者可以给予适当应力,检查关节活动情况(例如,检查内侧间室时对膝关节施加内翻应力,检查外侧间室时对膝关节施加外翻应力)。在施加内翻或外翻应力时,可以触及骨擦音,并会诱发疼痛。应同时检查侧副韧带和交叉韧带。如果患者因半月板和关节软骨的支撑作用丧失,关节间隙明显缩小,其内翻或外翻活动会略有增加。应注意是否存在固定屈曲畸形(膝关节无法被动

表 62.1　膝关节骨关节炎进展的特定风险因素

风险因素	结果
高龄	发病率随年龄增长
女性	女性 OA 发生率更高
肥胖	肥胖人群 OA 发生率更高
骨质疏松症	OA 发生率高，进展缓慢
职业	反复蹲下、跪下，膝关节屈曲的 OA 发生率更高
体育活动	高冲击接触，旋转应力和过度使用会增加 OA 的发生风险
既往创伤史	运动员受伤后 OA 发生率升高
肌肉无力/功能障碍	不活动、训练不足和受伤会增加 OA 发生率
本体感觉缺陷	年龄、合并症和前交叉韧带损伤会增加发生率
遗传因素	不可预防或不可改善——多种基因表达

Bosomworth NJ. Exercise and knee osteoarthritis: benefit or hazard? Can Fam Phys 55:871–878, 2009.

伸直)。应重视髌骨的位置(中央或半脱位)，据此考虑是否存在胫骨旋转畸形。当患者站立时，注意观察是否存在内翻或外翻。

针对膝关节骨关节炎的全面病史采集和体格检查应获得以下信息：

1. 症状位置。
- 单间室(内侧、外侧或髌股)。
- 弥散。

2. 症状类型。
- 肿胀。
- 打软腿，不稳定(韧带撕裂或四头肌无力)。
- ROM 减少。
- 机械症状(骨擦音、交锁或伪锁定)。

3. 发病时机。
- 急性。
- 隐匿。

4. 持续时间。
5. 加剧因素。
6. 既往治疗(如 NSAID、物理治疗、注射或手术)及患者的反应。

影像学评估

膝关节患者的影像学评估应包括负重前后(AP)正位片、负重后前(PA)正位片(膝关节屈曲 30°)、膝关节侧位片及髌骨轴位片(或 Skyline 位)以评估髌股关节。这有助于整体了解膝关节 3 个间室关节炎的严重程度和位置。关节炎主要位于外侧间室的患者，即所谓的外翻膝，磨损主要位于股骨或胫骨的后方，而内翻膝常见中央磨损。正位片可能会低估关节炎的严重程度。站立位后前位片可以准确评估磨损模式。此外，如果考虑手术，还可以拍摄下肢全长片(髋膝踝)，以确定下肢的整体机械力线，还可检测膝关节邻近关节的其他畸形或病变(如踝外翻或内翻畸形、既往手术或踝/髋关节的关节炎改变)。

治疗方案

物理治疗

手法治疗和运动疗法都已被证明对膝关节骨关节炎患者有益。Deyle 等(2000,2005)的研究表明，手法治疗可显著改善膝关节骨关节炎患者的疼痛和机体功能。由于膝关节反复发生炎性反应，引起粘连，导致关节周围活动受限，从而部分导致膝关节骨关节炎的发生，因此关节水平的生物力学可能是疼痛和疾病进展的原因之一。手法治疗可能会减少活动受限，增加组织活动度，并减轻疼痛和僵硬。疼痛减轻后，患者可以更充分地参与治疗性锻炼计划(如此处所述)。

Currier 等(2007)开发了一种临床预测方法，可以为膝关节疼痛和存在膝关节炎临床证据的患者提供短期缓解。症状型膝关节炎患者如果存在以下 2 个或多个标准，可从髋关节活动中受益：①髋关节或腹股沟疼痛或感觉异常；②大腿前部疼痛；③膝关节屈曲<122°；④髋关节被动内旋<17°；⑤髋关节牵拉疼痛。

此外，多项研究证实运动疗法对 OA 患者有效(Baker 等,2001;Fitzgerald 和 Oatis,2004;Deyle 等,2005;Fransen 等,2001,2002;Petrella 和 Bartha,2001;Peloquin 等,2002)。以下是被证明有益的治疗性锻炼，包括：

- 股四头肌系列训练。
- 站立式终末伸膝训练。
- 坐位腿部推举。

- 半蹲(不是深蹲)。
- 爬台阶训练。
- 灵活性和关节活动度练习。
- 小腿、腘绳肌和股四头肌拉伸。
- 膝关节伸屈训练。
- 固定自行车。

运动对膝关节骨关节炎即刻疗效的系统评价和随机临床试验证明运动可增强功能,减轻疼痛(Baar 等,1999;Rogind 等,1998;O'Reilly 等,1999),但长期随访显示,随着时间的推移,其效果似乎有所下降(Baar 等,2001)。因此,必须强调连续计划,或最少的后续锻炼,以保持积极的结果。

股四头肌强化一直是保守治疗膝关节骨关节炎的主要手段,肌肉薄弱会导致功能障碍(Anderson 和 Felson,1988;Baker 等,200;Brandt 等,1998;Fisher 和 Pendergast,1997;Slemenda 等,1998;Wessel,1996)。强大的股四头肌可以有效延迟手术治疗。如果髌骨存在疼痛,应仅在膝关节伸直的最后 20°进行伸展运动。深蹲、下跪和爬楼梯等活动会增加髌股关节反作用力(PFJRF),从而增加疼痛。应避免进行这些活动。

Bosomworth(2009)在一篇文献综述中发现,中等水平的运动不会加速膝关节骨关节炎,跑步似乎特别安全。体育运动可能会增加骨关节炎的发生风险,尤其是在年轻时,但之后出现的骨关节炎通常不会增加残疾风险。其他可能会增加风险的问题包括肥胖、外伤、职业压力和下肢力线问题。

有氧运动不仅可以增加心血管耐力,还有助于控制体重和减肥。有氧运动可以减轻疼痛和僵硬,改善和保持平衡状态,并提高步行速度和敏捷性(Minor 等,1989;Rogind 等,1998)。陆地运动和水上运动对膝关节骨关节炎患者都是有益的(Wyatt 等,2001)。一项随机对照研究(Hinman 等,2007)发现,参与水中物理治疗的患者与未接受水中物理治疗的患者相比,疼痛和关节僵硬程度更低,身体功能、生活质量和髋部肌肉强度更高。作者分析了水中物理治疗优于陆地物理治疗的好处:浮力减少了受累关节的负荷,可以进行闭链运动,这在陆地上可能很难进行。水中的湍流可以增加阻力;改变浸入的深度,可以增加或减少患肢承受的体重百分比;水的温度和压力可以进一步帮助缓解疼痛,减轻肿胀,舒缓运动。

Lin 等(2009)比较了 100 多例膝关节骨关节炎患者的非负重本体感受训练和力量训练,发现这两者均显著改善了功能:本体感受训练改善了海绵表面的步行速度,力量训练改善了在楼梯上行走的速度。他们建议,由于疼痛或其他原因而无法负重运动的患者,可以选择非负重运动。

减负支具

反作用力支具可为膝关节内侧或外侧间室"减负"。通常,这些支具都是根据患者的情况和症状定制的,允许矫正小角度的固有外翻或内翻。支具向膝关节施加适当的压力,从而使因关节软骨缺损导致的力线偏差,部分恢复到"正常中立位",并将机械负重轴转移到健康间室一侧。生物力学研究表明,减负支具可以调节疼痛、关节位置感觉、力量和功能(Finger 和 Paulos,2002;Lindenfeld 等,1997;Pollo 等,2002;Self 等,2000)。Ramsey 等(2007)发现,内侧间室关节炎的患者使用中立位支具后的表现与外翻支具相同或更好。他们认为,症状缓解和功能改善实际上可能与肌肉挛缩减少有关,而不是内侧间室减负。

鞋垫

Keating 等(1993)在 85 例膝关节内侧间室骨关节炎患者中使用外侧楔形鞋垫,随访 12 个月,发现超过 75%的患者 HSS 疼痛评分明显改善。将跟骨置于外翻位,可以使膝关节动力链的近端内侧减负。Sasaki 和 Yasuda 在两篇文章中(Sasaki 和 Yasuda,1987;Yasuda 和 Sasaki,1987)证明了使用外侧楔形鞋垫可降低内侧关节表面应力。对于大多数人来说,外侧楔形鞋垫具有很大的成本/效益优势。

减轻体重

减轻体重是其他疗法的重要辅助手段。尽管尚不清楚其具体机制,但根据经验,超重或肥胖人群患膝关节炎的风险可能增加。减轻体重可能有助于减轻负重关节的负荷(Felson,1996;Felson 等,1997;Messier 等,2000;Toda 等,1998),改善整体身体功能(Christensen 等,2005)。最近的证据表明,尽管肥胖可能是导致膝关节骨关节炎的风险因素,但在一项纳入 5159 例超重患者膝关节的研究中,没有发现肥胖与膝关节骨关节进展的总体关系。Niu 等（2009）发现，肥胖与内翻膝关节的骨关节炎进展无关。但是，它确实增加了中立位或外翻膝关节的风险。因此，骨关节炎的位置可能会预示减轻体重在预防骨关节炎膝关节结构性损伤发展方面的有效性。对于内翻患者，内侧间室应力增加，单纯减轻体重可能无效。

口服治疗

对乙酰氨基酚有助于膝关节骨关节炎的治疗。它具有抗炎作用，在中枢神经系统中作为 COX-1 和 COX-2 的抑制剂，在缓解疼痛方面明显优于安慰剂（Towheed 等，2006）。它是最安全的口服镇痛药之一，尽管有很小的肝毒性风险，但这在每日剂量 4g 以下时非常罕见。

口服 NSAID 通过抑制 COX-2 减轻炎症反应，抑制疼痛受体，从而有效镇痛。由于存在消化道和心血管并发症的风险，这些药物应以低剂量短时间使用。

外用剂

为了避免口服治疗的某些副作用，建议特定关节局部使用镇痛药物。常用于膝关节骨关节炎的外用剂包括水杨酸酯、辣椒素和 NSAID 制剂。尚无证据显示水杨酸酯可有效缓解骨关节炎患者的疼痛。辣椒素通过刺激神经末梢和消耗痛觉感受器疼痛递质，从而发挥镇痛作用。辣椒素的主要副作用是首次使用后的烧灼感会持续数日。辣椒素减轻骨关节炎疼痛的研究结果好坏参半，有些研究没有益处，而另一些则显示疼痛评分有明显改善。

NSAID 局部用药双氯芬酸钠凝胶（DSG）已在欧洲使用多年，但仅在 5 年前才获得 FDA 的批准。研究表明，其可有效缓解疼痛 2~3 个月。尽管局部用药的益处尚未确定，但由于其全身作用有限，对于口服 NSAID 禁忌的患者（如老年患者和胃肠道激惹风险增加的患者）来说具有一定的吸引力。

关节内皮质类固醇注射

关节腔内注射皮质类固醇主要具有抗炎作用，可在中至重度疼痛使用其他治疗方法（如口服 NSAID）失败时采用。一项关于皮质类固醇注射治疗膝关节骨关节炎的系统回顾发现，短期使用有益且副作用有限。由于存在各种副作用，每年注射皮质类固醇不应超过 4 次。

黏弹性物质补充疗法

黏弹性物质补充疗法是膝关节骨关节炎最常用的保守治疗，易于操作，将透明质酸成分补充到膝关节中，理论上可以缓解症状。多项研究表明，这些临床治疗方法安全，可以短期缓解骨关节炎患者的症状，并延迟行全膝关节置换术的时间（Bellamy 等，2006；Dagenais，2006；Divine 等，2007；Conrozier 和 Chevalier，2008；Chevalier，2010）；然而，这些积极作用可能是安慰作用的结果（Brockmeier 和 Shaer，2006）。补充透明质酸确实能部分恢复关节内润滑性能，但对于关节软骨严重受损的患者来说，这并不是一种有效的治疗方法（Chen 等，2005）。一般来说，黏弹性物质补充疗法仅用于轻至中度关节炎患者。

美国骨科医师学会（AAOS）于 2013 年发布了 AAOS 临床实践指南的总结，即"膝关节骨关节炎的治疗（第 2 版）"，包含了目前所有基于证据的膝关节骨关节炎非手术治疗建议。可参考以下网站：www.aaos.org/guidelines.

手术治疗

关节镜清创术仅能短期缓解膝关节炎症状，可以清理软骨碎屑和撕裂的半月板，并灌洗含有致痛物质的关节液。Cole 和 Harners（1999）发表的有关膝关节炎评估和治疗的文章很好地概述了膝关节炎患者的关节镜检查。

Livesley 等（1991）比较了一位外科医生采用关节镜灌洗治疗的 37 个疼痛性膝关节炎和另一位外科医生单独用物理疗法治疗的 24 个膝关节炎的结果，灌洗组在 1 年后止痛效果更好。Edelson 等（1995）使用 HSS 评分发现，86% 的患者在关节镜单独灌洗 1 年时疗效良好，在 2 年时为 81%。

Jackson 和 Rouse（1982）报道了关节镜单独灌洗与灌洗结合清创的结果，并随访 3 年。单独接受灌洗治疗的 65 例患者中有 80% 的患者最初有改善，但只有 45% 的患者在随访中保持改善。137 例接受灌洗加清创术治疗的患者中有 88% 最初有改善，而 68%

的患者在随访中保持改善。Gibson 等(1992)表明,这两种方法均没有在短期内获得统计学上的显著改善。

Puddu 等(1994)的研究表明,存在疼痛不适相关屈曲畸形及胫骨骨赘的患者可能会受益于骨赘切除和髁间成形术。

关节镜灌洗(伴或不伴清创)的真正疗效存在争议。Kirkley 等(2008)进行的随机对照研究和 Moseley 等(2002)均发现关节镜灌洗对于中至重度膝关节炎患者没有益处。

一般注意事项

膝关节失能导致的疼痛,尤其是创伤性膝关节骨关节炎患者,经常需要手术治疗。重建手术包括截骨术、关节融合术和关节置换术。通常,单间室退行性变和成角畸形的年轻患者可以接受截骨矫形手术。矫正成角畸形的截骨术可以减轻关节炎部位的应力,延缓疾病的进展和全膝关节置换术的需求。截骨术的相对禁忌证包括三间室关节炎、有症状的髌股关节退行性变、关节炎急性期和年龄超过 60 岁(Bedi 和 Haidukewych,2009)。但截骨术会改变膝关节线的方向,从而增加未来行全膝关节置换术的技术难度。

对于年轻患者出现的较大、孤立的创伤性缺损,可以联合进行新鲜同种异体移骨软骨植与截骨术,移植物的 10 年存活率约为 85%(Ghazavi 等,1997;Gross 等,2005)。关节融合术可以有效缓解疼痛,但功能局限较大,由于关节应力增加,可能导致同侧背部和臀部疼痛。膝关节融合术向全膝关节置换术的转换非常困难,并发症发生率高,疗效欠佳。

膝关节截骨术

膝关节截骨术是一种机械应力转移手术,将膝关节的机械轴从磨损间室(通常在内侧)"转移"到健康间室。闭合楔形截骨术存在一个固有缺点,即有一定程度的缩短和关节线改变,从而破坏胫腓关节。关节线必须保持"水平",所以在骨关节炎伴外翻畸形的情况下,需要股骨髁上截骨。内翻畸形需要胫骨近端截骨。胫骨截骨术的禁忌证包括三间室

关节炎、严重的髌股病、关节活动度严重受限(屈曲挛缩超过 15°~20°,或屈曲<90°)和炎性关节炎。内翻截骨术几乎没有禁忌证,除了内侧间室破坏。外翻截骨的结果取决于内翻推力。但是,只有非常复杂的测力分析才能检测,可用分析很少,必须使用其他指标。强度重量比非常重要,这意味着患者年龄越大,体重越重,适应证越少。胫骨干笔直会导致关节线倾斜。宝塔形胫骨平台或后倾变化通常预后较差。股骨横向半脱位和屈曲挛缩超过 7°也往往会产生较差的结果。

截骨术不会持续有效。股骨髁上截骨术不会干扰随后的全膝关节置换术,因为截骨术是在副韧带水平以上进行的。胫骨截骨术会对全膝关节置换术产生不良影响,因为截骨术在侧副韧带和髌腱内进行,并且可能导致低位髌骨。这些患者最终将需要全膝关节置换。因此,尽管在许多国家截骨术仍然很受欢迎,但在美国很少进行截骨术。目前正在评估 Puddu 型钢板固定的新型"开放楔"技术,其价值体现在随后的全膝关节置换中,开放楔不会对关节力线产生不利影响。

全膝关节置换术的原理

在美国讨论初次全膝关节置换术时,不同手术的区别在于植入物是否使用骨水泥固定(骨水泥型与非骨水泥型),以及 PCL 切断(后固定型或 PS 膝,或 PCL 替代型或 CS 膝)或保留(PCL 保留型或 CR 膝)(图 62.1)。不管选择哪种植入物,康复流程基本上都是相同的。非骨水泥型全膝的设计原理是基于非骨水泥型股骨和胫骨组件的初始固定通常效果良好,松动少见。胫骨大部分为压应力。目前胫骨组件通过桩、螺钉和杆可以获得足够的稳定性,承受全部重量。但是,如果骨骼质量很差,有时会延迟负重。因此,应根据医生的判断和术中发现决定何时负重。

本章介绍的康复指南是一般性指南,需要针对患者量身定制。截骨术后、术中骨折或结构性骨移植时应限制负重,直至完全康复。同样,如果极度骨质疏松,也应延迟负重。需要胫骨结节截骨或股四头肌腱分离的患者应避免直腿抬高,直到完全愈合,通常需要 6~8 周。

假体设计、固定方法、骨质量和手术技术都会影

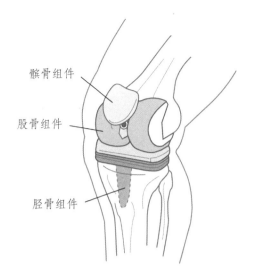

图 62.1 全膝关节置换术。

髌骨组件

股骨组件

胫骨组件

响围术期的康复。但植入物的选择不能决定康复方法,不管植入物是非限制型、半限制型或全限制型,康复方法没有或不应该有很大的不同。

术后膝关节屈曲 90°通常被认为是日常生活活动的最低要求。但是,双侧膝关节置换中一个膝关节屈曲必须超过 105°,患者才能从低马桶座上站起来。此外,在没有髋关节或躯干代偿的情况下反复上、下楼梯,膝关节需要屈曲 115°~117°。

术后可以使用持续被动活动(CPM)机,但有可能增加切口问题。此外,如果患者长时间使用 CPM 机,有可能形成固定屈曲挛缩。因此,患者不能全天进行 CPM,必须有一定的时间自由运动,并尽量实现完全伸直。对于可能存在切口问题的患者(如糖尿病患者或肥胖患者),应限制过度或长期使用 CPM 机。

术后由于血肿和刺激,患者经常发生屈曲挛缩。这些屈曲挛缩通常会随着时间而得到适当的康复。但是,手术中固定屈曲挛缩的患者经常无法完全伸直。因此,重要的是要在手术室获得膝关节完全伸直。

有时可能需要进行麻醉下手法松解,通常由外科医生决定。如果患者在术后 1 周内屈曲度未达到 70°,最好在麻醉下使用肌肉松弛剂进行手法松解。髌上囊通常容易形成粘连。许多外科医生很少进行麻醉下手法松解,他们相信患者即使活动度下降,依然能够维持功能。在后期的麻醉下手法松解(4 周后)需要很大的力量,并且可能伴有韧带断裂或假体周

围骨折等并发症。也可以在关节镜下使用关节镜器械或小型骨拨松解髌上囊粘连。

全膝关节置换术后膝反射性交感神经营养不良综合征(RSDS)很少见,通常较晚诊断。其表现为一天 24 小时都出现的慢性疼痛、异常疼痛或皮肤压痛。此类患者通常无法获得正常的关节活动度,并且通常还会出现屈曲挛缩。如果怀疑是这种情况,应尽快进行腰部交感神经阻滞,它不仅具有诊断价值,而且具有治疗价值。

全膝关节置换术后的康复目标

- 防止卧床休息的并发症(如 DVT、PE、压疮)。
- 关节活动度正常,具有功能:
  - 加强大腿肌肉力量。
  - 协助患者独立日常生活。
- 使用辅具独立行走。

围术期康复注意事项

假体设计、固定方法、骨质量和手术技术(是否截骨,伸膝装置是否受累)均会影响围术期康复。植入物可以是后交叉韧带(PCL)牺牲型、PCL 替代型或 PCL 保留型。有关这些植入物设计的优缺点,可参考相关章节的介绍。

持续被动活动

关于持续被动活动时 ROM、DVT、PE 和疼痛缓解的长期影响,不同数据之间存在冲突。有些研究表明,持续被动活动可以缩短达到 90°屈曲所需的时间,从而缩短住院时间。然而,也有关于切口并发症发生率增加的报道。关于进行与未进行持续被动活动的患者术后屈曲是否可以长期(1 年)改善,报道结果不一。2003 年,Milne 等进行的 Cochrane 评估纳入了 14 项试验,发现持续被动活动与 PT 结合可增加膝关节活动度,缩短住院时间。尽管持续被动活动并不能改善膝关节被动伸屈或主动伸直,但可以降低术后手法松解的需求。他们还指出,尽管通常术后护理计划中都包含持续被动活动,但治疗方案差异较大。如果手术医生未给出具体指示,常规每天持续被动活动 4~6 个小时,术后前 4 天限制为 40°,此后每

天增加 10°。

研究显示，膝关节屈曲超过 40°后，切口附近皮肤的经皮氧气张力会显著降低。因此，应限制持续被动活动每分钟的循环数，前 3 天最大屈曲角度限制为 40°。

使用 CPM 机时膝关节很难完全伸直。因此，每天必须拆除装置数次，以免患者出现固定屈曲畸形。

深静脉血栓形成的预防

全膝关节置换术后深静血栓（DVT）的发生率比最初设想的要高得多。临床检测发现，全膝关节置换术后 DVT 的发生率为 1%~10%。但是，更敏感的技术（放射性纤维蛋白原扫描）显示发生率更高（50%~70%）。因此，必须进行预防性治疗。

全膝关节置换术后康复问题的处理

顽固性屈曲挛缩（难以获得膝关节完全伸直）

• 从后退行走开始。

• 患者取俯卧位，膝关节离开床面，在踝关节负重及不负重的情况下进行被动伸展。如果患者的 PCL 状态有禁忌，则应避免这种训练。

• 离心伸展。患者被动伸直下肢，治疗师在患者尝试缓慢放低下肢时握住腿部。

• 患者站立时屈曲并伸直受累膝关节。可使用运动绳或橡皮筋抵抗阻力。

• 如果存在主动伸直的问题，使用电刺激和 VMO 生物反馈进行肌肉再训练。

• 被动伸展时，还可以将毛巾卷放在足踝下方，患者将其向下推到股骨上（股骨近端可以负重）（图 62.2）。

膝关节屈曲延迟

• 治疗师进行被动牵伸进入屈曲状态。

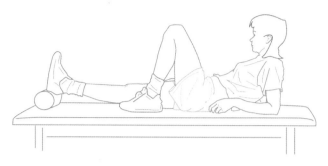

图 62.2　膝关节伸直的被动运动范围练习。在患者足下放一条毛巾，将双手放在股四头肌上，给予缓慢、持续的推力。

• 使用壁滑，用于重力辅助。

• 固定自行车。如果患者的活动度不足以高鞍骑行，可以开始先向后骑自行车，然后向前骑自行车，直到能够骑满一圈。通常先向后完成。

（赵辉 译）

相关资料

A complete reference list is available at https://expertconsult .inkling.com/.

延伸阅读

Brennan G, et al. Outpatient rehabilitation care process factors and clinical outcomes among patients discharged home following unilateral total knee arthroplasty. *J of Arthroplasty*. 2015;30:885–890.

Husain A, Gwo-Chin L. Establishing Realistic Patient expectations following Total Knee arthroplasty. *J Am Acad Ortho Surg*. 2015;23(12):707–713.

Jogi P, et al. Effectiveness of balance exercises in the acute post-operative phase following total hip and knee arthroplasty: a randomized clinical trial. *SAGE Open Medicine*. 2015:1–9.

Larsen K. Cost-effectiveness of Accelerated Perioprerative Care and Rehabilitation After Total Hip and Knee Arthroplasty. *J Bone Joint Surg Am*. 2009;91:761–772.

Mahomed N, et al. Inpatient Compared with Home-based Rehabilitation Following Primary Unilateral Total Hip or Knee Replacement: a randomized controlled trial. *J Bone Joint Surg Am*. 2008;90:1673–1680.

Ong K, et al. Prevalence and Costs of Rehabilitation and Physical Therapy after Primary Total Joint Arthroplasty. *J of Arthroplasty*. 2015;30:1121–1126.

第 **63** 章

膝关节置换方案

David A. James | Cullen M. Nigrini

最近的证据表明,自 2000 年以来发表的膝关节和髋关节置换临床试验中所用的结果测量存在很大的差异。Riddle 等(2009)发现,这种异质性会导致在进行系统性回顾和应用于临床实践的过程中出现混乱。当现有文献报道治疗组、家庭锻炼组和 CPM 组之间的长期结果差别不大时,就会产生更多的困惑。Minns Lowe 等(2007)在一项荟萃分析中发现,全膝关节置换术后进行物理治疗有短期效果,尽管 1 年后两组之间差异很小。

由于康复方案缺乏共识性指导意见,临床医生必须继续利用他们自身的技能和知识。每例患者应根据个人目标制订个性化方案。Valtonen 等(2009)指出,肌肉骨骼康复的主要目标是恢复个人的活动和功能能力,同时防止活动障碍。这些作者认为肌肉力量应作为康复的重点,并且关节置换术后 10 个月比较双侧肢体的力量,手术侧的肢体力量明显不足。力量仍然是康复的重点,而且大多数患者受益于力量训练。平衡、活动性、运动协调性和步态也应该被考虑到。功能性运动不能被忽视,患者可通过康复治疗使整个身体获益。在关节炎性膝关节疼痛得到治疗后,代偿模式得以形成,并且伴随疼痛和功能障碍的问题得到认识和解决。所有这些因素都必须根据每例患者的进展情况、目标和期望的结果进行调整(康复方案 63.1)。

如果患者保持积极活动的时间更长,将更可能恢复活动和运动能力。DeAndrade(1993)建议通过评估每种运动的需求来决定能否恢复体育运动。他的结论

是,应该避免高强度运动,如跑步、壁球、网球和跳跃运动,包括篮球和排球。最近,国际运动医学联合会(www.FIMS.org)发表了一份关于关节置换术后恢复运动的立场声明。他们指出,在过去的 20 年里接受关节置换的人数越来越多,而且适应证也在不断扩大。年轻患者接受全关节置换术后期望通过康复获得更高水平的活动。

该小组一致同意进行低重复和低冲击力运动。有证据表明,低冲击力运动可以提高临床效果。这份声明反对不接受评估直接重返高冲击力运动。专家组认为,应根据每个病例的情况进行评估,他们还提出应避免进行可能导致手术技术相关脱位的锻炼和增加损伤率的运动。Seyler 等(2006)认为关于否恢复高冲击力运动存在相互矛盾的建议,并需要具体的选择标准,正如上文提到的随机对照试验。FIMS 确定了若干考虑因素,以帮助确定恢复某项运动的风险和获益。

患者的运动经验具有重要作用。应在 6 个月后开始恢复剧烈活动,并通过全身检查选择适合的活动。与患者的主管医生、心脏病医生或内科医生进行沟通或评估有利于了解患者全身情况。放射学假体力线正常且无松动也应该得到确认。禁忌证、关节失稳、假体松动、感染也应进行说明。相关禁忌证包括既往假体翻修、肌肉功能不全和肥胖(BMI>30)。表 63.1 列出了 FIMS 恢复运动的建议。因为关于运动获益的数据有限,Healy 等(2001)建议,医生应该为患者提供信息以评估风险,然后推荐适当的体育活动。

文献包含了恢复某项特定运动的数据。Wylde

等(2008)评估了 2085 例全髋或全膝关节置换术后 1~3 年的患者,61.4%的患者恢复了运动,包括游泳、散步和高尔夫球,而只有 26%的患者无法恢复。Jackson 等(2009)报道了 151 例高尔夫球手患者,发现 57%的患者在接受全膝关节置换术后 6 个月恢复高尔夫球运动。其中 81%疼痛减轻,并且可以更频繁地打高尔夫球。86%的患者通过使用了高尔夫球车,解决了长距离行走的问题。

尽管手术后有客观的出院标准,并列入康复方案 63.1,但还应包含客观的数据。膝关节损伤与骨关节炎预后评分(KOOS)已在文献中证实其可靠性、有效性和敏感性(Roos 和 Toksvig–Larsen,2003)。KOOS 是安大略省西部大学和麦克马斯特大学骨关节炎评分(WOMAC)的延伸,可通过网址 http://www.koos.nu 下载。WOMAC 也是一个可行的选择,同样还有膝关节协会评分、全球膝关节评分和标准表(如 SF–36)。

表63.1　髋关节、膝关节、肩关节置换术后不同类型的运动推荐

关节	推荐	有限推荐	不推荐
髋关节	有氧运动(不跳)	有氧运动(不跳)	篮球
	水上慢跑	高山滑雪	花样滑冰
	测力计训练	高尔夫球	速滑
	个人体操	保龄球	足球
	保龄球	举重训练	体操
	循环(鞍座高度)	跑步/慢跑	手球
	骑马	骑马	曲棍球
	赛艇	越野滑雪	直列滑冰
	飞镖	网球	武术/搏击运动
	游泳	乒乓球	攀岩
	跳舞		田径(跳跃)
	步行/北欧步行		山地自行车
	郊游野游		壁球
			排球
膝关节	有氧运动(不跳)	高山滑雪	篮球
	个人体操	举重训练	花样滑冰
	保龄球	跑步/慢跑	速滑
	骑马	骑马	足球
	飞镖	赛艇	手球
	游泳	越野滑雪	曲棍球
	跳舞	网球	攀岩
	步行/北欧步行	高尔夫球	壁球
	郊游野游		排球
肩关节	水上慢跑	高山滑雪	篮球
	个人体操	高尔夫球	花样滑冰
	跑步/慢跑	举重训练	速滑
	自行车	跑步/慢跑	足球
	骑马	骑马	手球
	步行/北欧步行	赛艇	曲棍球
	郊游野游	游泳	武术/搏击运动
			攀岩
			山地自行车
			壁球
			排球

From *Int Sport Med J* 9(1):39–43, 2008, http://www.ismj.com.

康复方案 63.1A　全膝关节置换术

患者的总体健康状况、年龄、先前的功能水平和患者预后可能会发生变化。

术前(术前 3 周以上)
- 关于手术过程/进展和预期结果的患者教育
- 介绍术后早期锻炼计划
- 评估患者的生活状况并解决可能的需求
  - 直接访问更好,但小册子/文献可以作为代替

术后早期(第 1~5 天或出院到机构/家庭康复)

早期/住院康复护理和家庭锻炼准备
- 治疗前和治疗后疼痛评数字量表(0~10)
- 休息
- 冰和冷冻治疗设备
- 加压
- 仰卧位±连续被动运动(CPM),每天屈膝到 40° 直到第 4 天,并逐渐能耐受
- 观察负重的状态(根据医生的具体指导方针)
- 监测变化/恶化的症状影响,但不限于循环、知觉和感染的基本症状
- 对伤口进行观察并伤口预防
- 床边锻炼(术后 2~4 小时开始)
  - 足踝泵
  - 股四头肌锻炼,过渡到直腿抬高如果没有伸膝延迟
  - 臀大肌(髋关节等长伸展)单侧和双边的
  - 足跟滑动(被动 ROM→主动-辅助 ROM→主动 ROM 至能耐受)
  - 根据患者的疼痛和认知确定可耐受度,并调整辅助水平
  - 借助枕头或小靠垫的终末的膝关节伸直
  - 出院或第 4 天之后的 CPM 方案:每天 4~6 小时,如果没有特定的要求,每天增加 10°
  - 提供家庭锻炼计划的特定目标

运动范围指南
- 至少应达到 60°~90° 的屈曲
  - 出院达到主动-辅助 0°~90° 的活动范围

步态恢复与训练
- 使用适当的辅助设备进行步态训练
  - 借助带轮的助行器可步行 150 米

移动和活动训练,确保患者安全
- 床上活动
  - 一人或步态带辅助手术侧下肢移动
- 利用辅助设备进行步态和移动训练
  - 静坐↔站起来
  - 上洗手间
  - 滚动助行器使用说明
  - 达到目标:单独或与在护理人员帮助下移动;通过使用辅助设备和(或)护理人员,尽量小的辅助独立适应家庭环境中的楼梯

1~4 周
- 专注于完全伸直恢复、步态正常化,以及屈曲度增加
- 增加至 90°~120° 屈曲
- 恢复独立日常生活活动和功能
- 减少辅助设备的需要,恢复安全和可耐受的步态模式
- 移动功能训练(如坐姿到/从站立到移动到卫生间,床上移动)
- 腘绳肌腱、腓肠肌、髂胫束/阔筋膜张肌和整个下肢的伸直锻炼
- 改善平衡
- 增加步行耐力和距离
- 根据需要应用 RICE
- 准备好患者的门诊康复
- 重点在完全伸直恢复、步态正常化及屈曲度增加
  - 恢复股四头肌和臀大肌神经肌肉控制
  - 股四头肌/直腿抬高
  - 臀肌群
  - 平躺屈膝从等长运动到拱桥锻炼臀大肌
  - 活动范围,坐着或仰卧的主动——辅助 ROM 到主动 ROM 循环练习
  - 座位斜靠式自行车
  - 便携式下肢测力计(LBE)
  - 在帮助和(或)减少摩擦的情况下进行足跟滑动
  - 持续床边训练达到 HEP
- 低负载长时间伸直功能恢复
- 使用弹力带站立练习膝关节终末伸直帮助主动 ROM、主动-辅助 ROM 和终末的膝关节伸直
- 髋部 AROM 站立或仰卧位外展/内收
- 增加臀中肌/外旋肌训练,即蚌式训练等(图 49.10)
- 静力训练

(待续)

康复方案 63.1A(续)

- 强化训练(如足踝泵、足跟滑动、直腿抬高,髋关节等长内收)

4~12 周

- 步态恢复
  - 单侧跑步机跑步锻炼,未手术侧及双侧上肢保护
  - 手术侧下肢的足跟着地↔足趾离地的闭链步态 NMR,根据需要使用 UE 支持
  - 双杠
- 在患者忍耐的情况下增加 ROM 和力量训练
  - Bridging 训练增加至向单侧或不稳定表面(生理球)
  - 股四头肌/直腿抬高,神经肌肉电共振刺激±生物反馈 NMR
  - 短弧股四头肌
  - 终末的膝关节伸直(两个方向)
  - 在次最大收缩,无疼痛的情况下 90°等距开链伸直
  - 进行髋外展/内收强化训练
  - 借助弹力带或手动辅助改善髋关节神经肌肉本体感觉

- 使用限制性最小的设备或不用在水平面和楼梯(如果需要)上行走
- 增加日常活动能力训练
- 增加平衡训练
  - 随着效果的提高,增加其他训练因素
  - 干扰、运动绳索的矢量牵引、不稳定表面、上肢等
- 进行横向运动
  - 不增加重量再次增加其他训练因素
- 如果希望恢复运动,且排除 MD,可增加功能性活动训练
  - 使用运动器材
  - 带球杆/球拍的上肢运动,下肢在不稳定表面等
  - 增加低速短弧/等距运动

12 周及以后

- 根据患者的状态确定训练的进展和出院后计划
  - 年龄、活动水平期望水平、活动度和强度、MD清除情况
  - 患者准备出院回家进行锻炼或健身/健康计划
  - 患者可能需要专项运动训练,以确保逐渐回归

康复方案 63.1B　全膝关节置换术(Mintken)

住院康复训练计划

第 1 天

- 床边锻炼:踝关节泵、股四头肌、臀肌、臀部外展(仰卧),短弧四头肌,直腿抬高(如果可以)
- 膝关节活动范围:足跟滑动
- 床上活动和移动训练(床上/椅子上)

第 2 天

- 主动 ROM、主动-辅助 ROM 和膝关节终末伸直的练习
- 强化训练(如踝关节泵、股四头肌组、臀肌群、后跟滑动、短弧四头肌、直腿抬高、仰卧髋外展),1~3 组,10 次重复,以增强力量,每天锻炼 2 次
- 在水平面上使用辅助设备进行步态训练和功能移动训练(例如,从坐姿到/站立移动到洗手间,

床上移动)

第 3~5 天(或出院至康复病房)

- 主动辅助训练和手动拉伸(必要时)增加 ROM训练
- 根据患者耐受性加强力量训练,所有强化练习每天 2 次,每次 1~3 组,每组重复 10 次
- 使用限制性最小的辅助设备增加步行距离和楼梯训练(如果需要)
- 增加日常活动能力训练达到出院回家

门诊康复锻炼计划

运动范围

- 健身自行车(10~15 分钟),向前和向后进无阻力蹬踏板,直到有足够的 ROM 可以完整旋转
  - 进一步可降低座位高度,使每个旋转产生张力

(待续)

康复方案 63.1B(续)

- 坐姿或仰卧位的主动辅助增加膝关节屈曲 ROM，可使用对侧下肢辅助下锻炼
- 用手按压(临床上)或重量(在家里)增加膝关节的伸直张力
- 根据需要进行髌骨活动

力量

- 股四头肌，直腿抬高(无膝关节伸膝延迟)，髋关节外展(侧卧)、腘绳肌弯曲(站立)、坐位膝关节伸直，终末膝关节 45°~0° 伸直。阶梯训练(5~15cm 高)，靠墙壁膝关节弯曲到 45°，所有的强化训练 1~3 组，每组重复 10 次
- 增加的标准：当患者能够完成通过 3 组 10 次重复训练和并保持控制力可增加训练强度（如力量、阶梯高度）

疼痛肿胀

- 根据需要冰敷和加压

切口活动度

- 当切口在皮下组织上自由移动可进行软组织

移动

功能活动

- 酌情使用辅助设备进行步行训练，重点在足跟着地，抬高足脚趾离地，膝盖正常活动
- 在没有辅助设备的情况下行走时强调足跟着地，抬高到足趾离地，膝盖正常活动
- 当患者有足够的同心/偏心力量可一步跟着一步地上、下楼梯

心血管训练

- 5 分钟上身测力计，直到能够在运动自行车上完全旋转，然后进行自行车训练
  - 当患者耐力提高后训练持续时间增加至 10~15 分钟；可耐受下增加阻力

监测生命体征

- 最初评估和视情况监测血压和心率

Mintken PE, Carpenter KJ, Eckhoff D, Kohrt WM, Stevens JE. Early Neuromuscular Electrical Stimulation to Optimize Quadriceps Function After TKA：A Case Report, J Orthop Sports Phys Ther 37：364–371, 2007.

(何沛恒 译)

相关资料

A complete reference list is available at https://expertconsult.inkling.com/.

延伸阅读

Brennan G, et al. 2015 Outpatient rehabilitation care process factors and clinical outcomes among patients discharged home following unilateral total knee arthroplasty. J of Arthroplasty. 2015;30:885–890.

Husain A, Gwo-Chin L. Establishing realistic patient expectations following total knee arthroplasty. J Am Acad Ortho Surg. 2015;23(12):707–713.

Jogi P, et al. Effectiveness of balance exercises in the acute post-operative phase following total hip and knee arthroplasty: a randomized clinical trial. SAGE Open Med. 2015;1:1–9.

Larsen K. Cost-effectiveness of accelerated peripererative care and rehabilitation after total hip and knee arthroplasty. J Bone Joint Surg Am. 2009;91:761–772.

Mahomed N, et al. Inpatient compared with home-based rehabilitation following primary unilateral total hip or knee replacement: a randomized controlled trial. J Bone Joint Surg Am. 2008;90:1673–1680.

Ong K, et al. Prevalence and costs of rehabilitation and physical therapy after primary total joint arthroplasty. J Arthroplasty. 2015;30:1121–1126.

第 **6** 部分

髋关节损伤

第 **64** 章

髋关节损伤

Erik P. Meira | Mark Wagner | Jason Brumitt

髋关节的有效康复始于正确的诊断。近年来，磁共振成像技术（MRI）和髋关节镜技术的进步极大地提高和完善了髋关节病理学的诊断水平。这些诊断工具的使用使我们增加了对髋关节的了解，并增强了对多种类型髋关节功能障碍潜在病理的理解。

髋关节周围病变可分为 3 组：关节内、关节外和髋关节牵涉性病变（表 64.1）。关节内病变主要是髋关节本身的损伤，其中包括累及整个关节的病变，如骨关节炎、缺血性坏死和股骨髋臼撞击症（FAI），以及局灶性病变，如髋臼盂唇撕裂、软骨缺损和圆韧带撕裂。关节外病变包括髋关节周围结构的损伤，如髋关节内侧或外侧弹响、臀中肌撕裂和肌肉拉伤。髋关节牵涉性病变包括远离髋部区域的其他损伤，这些部位的疼痛可牵涉髋关节区域，如运动性耻骨疼痛、耻骨炎或腰椎神经根病。

髋关节内病变的治疗

关节内病变通常需要手术治疗。与大多数滑膜关节一样，髋关节内许多结构的血供有限，这就降低了保守治疗的成功率。髋部的外科手术可以是开放的，近年来也可在关节镜下进行。术后康复方案要根据所累及结构的愈合特点、患者的运动量及功能恢复的最终目标来考虑。

关节内病变非手术治疗的目的在于保护受损结构和减轻急性症状。与其他骨科急性损伤一样，需要休息、冰敷、加压和抬高。症状控制后，可以开始进行轻度运动，从而恢复该部位的肌力和活动度。然后，在患者可耐受的情况下逐渐增加锻炼和活动的强度，与术后方案类似。在症状得到初步控制后，许多病变较轻的患者会限制更高强度的活动，从而尽最大可能减轻症状。因更严重的病变或更高强度的日常活动（如参与运动的患者）而导致症状持续恶化的患者通常需要手术治疗才能获得满意的结果。

髋关节镜

尽管早在 1931 年髋关节镜就首次被报道，但直到最近，髋关节镜才在北美发展起来，其操作与膝关节镜和肩关节镜手术类似。从解剖学上讲，股骨头深深地嵌入髋臼。髋关节周围厚厚的纤维关节囊组织限制了关节镜所需要的扩张量，从而限制了操作空间。

表 64.1　运动员腹股沟 / 髋部疼痛的潜在病因

关节内病变	关节外病变	髋关节牵涉性病变
髋臼盂唇撕裂	内侧弹响	运动性耻骨痛（运动疝）
圆韧带撕裂	外侧弹响	耻骨炎
股骨髋臼撞击	臀肌撕裂	泌尿生殖系统疾病
软骨损伤	肌肉拉伤	腹腔疾病
骨关节炎	梨状肌综合征	腰椎神经根病变
股骨头坏死	股骨头骨骺滑脱	
发育不良	骨折	

现在用关节镜治疗的许多病变在过去并不是用开放性手术进行治疗。髋关节外科切开术更多地应用于晚期病变,而轻微的病变通常未被诊断和未进行治疗。

目前,对于许多以前无法治疗的病变,如髋臼唇裂、圆韧带撕裂、FAI 和局灶性软骨病变,髋关节镜治疗是一种有效的选择。最近的许多研究表明,髋关节骨关节炎的出现与成功的治疗成反比,所以在评估是否需要手术干预时应该考虑到这一点。

髋关节镜手术分为五大类:修复、清理、成形、关节囊紧缩和微骨折(表 64.2)。修复通常用于固定撕裂的髋臼盂唇。清理无法修复的疏松组织,如髋臼盂唇磨损、圆韧带撕裂或软骨缺损,通常足以缓解症状。对于 FAI 的患者,必须进行股骨头成形术(凸轮畸形)和(或)髋臼缘成形术(钳形畸形),以纠正由畸形引起的撞击和伴随的盂唇损伤。有明确关节失稳的患者需要接受关节囊紧缩术,以增加关节的稳定性。微骨折通常是为了最大限度地减少软骨缺损进展为更严重的骨关节炎。

髋关节镜术后康复

虽然髋关节镜有许多不同的手术操作,但每种手术的术后康复方案都是相似的。髋关节镜术后康复的文献较少,大多数被广泛接受的方案包括保护阶段、加强阶段和功能恢复阶段(表 64.3)。如果进行了多种手术操作,应遵循限制性最高的手术操作的注意事项。

保护阶段

每个病例的最初阶段都包括在手术后的前 2 周内对关节进行重要的保护。在此阶段,ROM 仅需在可耐受范围内进行,以避免加重关节的症状。关节囊改良后,前 4 周避免过度伸展和外旋,以保护关节囊。在这个阶段不鼓励激活髋屈肌群,因为这会增加髋关节的压力,也可能加剧术后的刺激。

负重的注意事项因手术操作而异。在简单的清

表 64.2　髋关节镜手术操作和具体指南

手术操作	具体指南
盂唇修复	前 2 周仅在可耐受范围内进行关节活动度锻炼 前 4 周限制髋关节屈曲活动 在可耐受范围内负重 至少 12 周内关节不受冲击(跑步)
清理	前 2 周仅在可耐受范围内进行关节活动度锻炼 在可耐受范围内负重 在可耐受范围内逐步恢复正常活动(无特殊的时间限制)
成形	前 2 周仅在可耐受范围内进行关节活动度锻炼 前 4 周限制髋关节屈曲活动 在 4~6 周内根据耐受情况,由 9.07kg 的部分负重开始逐渐过渡到全负重 6 周后在可耐受范围内逐步恢复正常活动
关节囊紧缩	前 2 周仅在可耐受范围内进行关节活动度锻炼 前 4 周限制外展和外旋活动度 在可耐受范围内负重 至少 12 周内关节不受冲击(跑步)
微骨折	前 2 周仅在可耐受范围内进行关节活动度锻炼 前 4 周限制髋关节屈曲活动 在 4~6 周内根据耐受情况,由 9.07kg 的部分负重开始逐渐过渡到全负重 至少 12~16 周内关节不受冲击(跑步)

表 64.3　髋关节镜的术后阶段:建议的干预措施和目标

阶段	干预措施	进展到下一阶段的标准
保护阶段	轻度的被动关节活动(前 2 周)	减少术后炎症
	等长收缩(前 2 周)	正常活动度
	主动关节活动(2 周后)	无辅助行走
	固定自行车(前 2 周提高座椅高度)	
	手法治疗和指定的模式	
	指定的辅助装置	
强化阶段	指定的拉伸	目前的活动没有增加症状
	过渡到椭圆机运动和泳池运动	正常的平衡
	由双腿闭链练习过渡到单腿;逐渐增加强度	下肢力量达到健侧的 80%
恢复基础功能阶段	继续强化运动	单腿跳远的距离达到健侧的 80%
	过渡到可耐受的跑步	恢复基础功能没有增加症状
	切线跑和其他特定的运动方式	
	在可耐受范围内由双腿跳过渡为单腿跳	

理或唇部修复后,在可耐受范围内负重。由于髋臼盂唇不是负重结构,当患者能够无痛行走并且没有任何明显的步态异常时,就不再需要使用腋拐。如果进行股骨成形术以纠正 FAI,患者可从部分负重 9.07kg(20 磅)开始,4~6 周内逐渐过渡到可耐受范围内负重。这是为了保护成形后的股骨颈,避免出现骨折,同时可以提供足够的负荷来优化愈合过程中的骨形成。髋关节微骨折手术后也是如此。由于球形股骨头上的负荷分布优于平坦的膝关节承重面,髋关节的微骨折手术往往比膝关节的微骨折手术恢复得更快。

　　除屈曲外,各个方向的等长强化练习均可在术后立即进行,包括等长收缩,如臀肌收缩、夹球等长内收(图 64.1)、俯卧足跟收缩(图 64.2)。手术后可以在固定脚踏车上开始轻柔的关节活动度运动。为了避免过度的髋部屈曲,自行车应该是直立的,而不是半卧或全卧的,术后前 2 周的座椅应该高于正常高度。2 周后,座椅可以降到正常位置,患者可以开始在耐受范围内进行锻炼,通常是以 5 分钟为增量。主动 ROM 练习也可以在 2 周内开始(图 64.3)。

强化阶段

　　通常在术后 4~6 周,患者已经获得了完全关节活动度,现在也可以使用患肢负重。患者应该从骑自

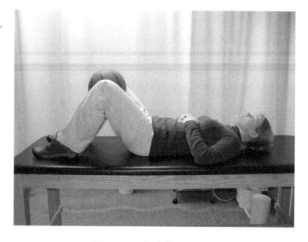

图 64.1　夹球等长内收。

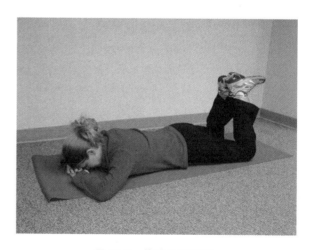

图 64.2　俯卧足跟收缩。

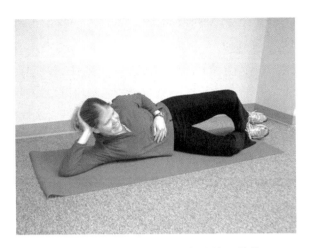

图 64.3 髋关节屈曲至 45°,侧卧外展/外旋。

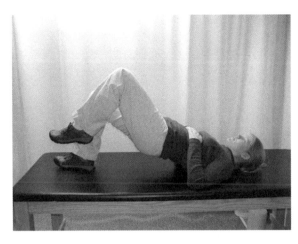

图 64.4 步行式臀桥。

行车之类的活动进展到更多的负重训练。椭圆机训练在这一阶段很有用,它可以增加了负重练习,同时将关节所受的冲击力降至最低。患者还可以在可耐受范围内进行更高强度的游泳锻炼。在组织修复手术后,至少 12 周内应避免关节撞击活动,从而防止对仍在愈合过程中的结构施加过多的负荷。

臀中肌已被认定为髋关节的主要稳定结构,在这一阶段的康复过程中应该得到更多的关注。患者应该通过不断挑战可耐受的髋外展肌训练来取得进步(表 64.4)。随着患者这一肌群的力量和协调性的增大,可逐渐开始进行更多功能性下肢锻炼和更高强度的锻炼(图 64.4)。在这一阶段,患者应根据其耐受程度进行锻炼。

在这一阶段的末期,患者应参加冲击力最小的高强度闭链运动,为患者恢复基础功能做好准备。可

进行下蹲、多个方向的弓步(图 64.5)和平板支撑等核心稳定性练习。与所有术后康复一样,单腿训练应纳入康复方案,以确保患侧关节能够耐受强度增加所需的压力(图 64.6)。这一阶段应逐渐增加难度,并且以患者可耐受为基础。

恢复基础功能阶段

接受修复、关节囊紧缩或微骨折手术的患者至少应在术后 12~16 周才能进入恢复基础功能阶段。这可使涉及的结构愈合得足够牢固,从而可以耐受许多活动(如跑步、切线跑和跳跃)中所受到的冲击力。接受骨成形术或简单清创术的患者只要达到强化阶段的目标,随时可以进入这一阶段。与强化阶段一样,患者在这一阶段应逐渐增加难度,并且以患者可耐受为基础。

表 64.4 髋关节外展肌强化过程示例

- 臀肌收缩(等长)
- 俯卧足跟收缩(等长)
- 髋关节屈曲至 45°,侧卧外展/外旋
- 健侧下肢站立髋外展肌负重
- 臀桥
- 步行式臀桥
- 髋关节中立位侧卧外展
- 患侧下肢站立外展肌负重
- 单腿微蹲伴外旋
- 肩宽弓步
- 肩宽弓步伴躯干旋转

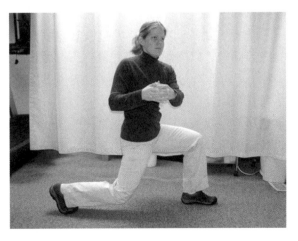

图 64.5 肩宽弓步伴躯干旋转。

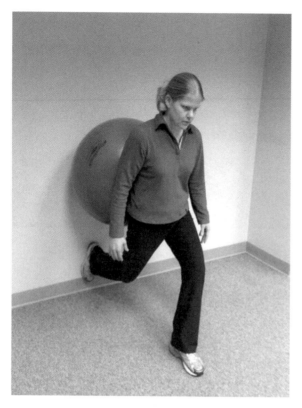

图 64.6　单腿微蹲伴外旋。请注意,身体重心应该向足外侧移动,以维持髋关节外旋。

强化阶段的许多更高级的练习将继续在这个最后阶段进行。患者开始在他们的日常心血管锻炼中加入慢跑,通常从 5 分钟开始,在可耐受范围内再增加 5 分钟,直到达到自己的跑步目标。切线跑通常从侧身跑开始,然后再从患侧起跑,并从患侧结束进行切线跑(交叉切线跑)。在这一阶段,单腿跳有助于比较患侧和健侧肢体的力量并评估患者对该关节的信心。在双腿活动中隐藏的功能障碍可以在单腿活动中变得更加明显。

当患者恢复基础功能活动时,康复专业人员应对其进行随访,以确保该患者恢复到伤前的功能水平。对于运动员来说尤其如此,他们通常直到重返训练后才意识到自己的局限性。与所有骨科手术一样,患者、康复专业人员和外科医生之间的持续沟通将有助于获得最佳结果。

髋关节开放手术

当关节镜手术不适合诊断或治疗时,必须尝试进行开放手术。通常需要开放矫正的诊断包括关节内病变,如股骨头坏死(ON)和严重的骨关节炎,以及关节外病变,如股骨头骨骺滑脱(SCFE)和股骨颈骨折。对于 ON 病例,通常进行髓芯减压以增加股骨头的血流量。对于 SCFE 病例,可尝试将股骨头固定在其"滑动"前的位置。尝试将滑脱的股骨头重新复位到其原始位置常导致 ON。在可能的情况下,股骨颈骨折会像其他骨折一样进行切开复位内固定。在所有这些诊断中,严重的病变通常进行全髋关节置换术。

全髋关节置换术

全髋关节置换术(THA)适用于因髋关节病变而导致疼痛和(或)功能丧失的患者。与全髋关节置换术相关的主要诊断是髋关节骨关节炎。因髋部骨折、类风湿关节炎、骨肿瘤等导致疼痛或功能丧失的患者也可以接受髋关节置换术。

物理治疗师是众多医疗保健提供者中的一员,他们将在全髋关节置换术前后为患者提供治疗。外科手术的进步加快了康复方案完成的速度,并且改善了患者的预后。尽管外科手术操作有所改进,但急症护理、家庭保健、技能护理和门诊骨科的物理治疗师很可能会为这类患者提供康复服务。

术前患者教育

物理治疗师通常在患者接受全髋关节置换术前为他们举办以住院为基本主题的教育研讨会。这些课程向患者普及了手术过程和患者应该接受的康复流程。此外,这些课程还可能有助于减轻术前的恐惧或担忧,告知患者家中可能需要的医疗设备(如增高的马桶座圈),并让家庭成员了解为了促进康复所需的支持措施。参加该课程还可能有助于减轻患者的术后疼痛,降低术后脱位的风险。

有研究支持术前进行关节置换教育课程。Vukomanović 等(2008)报道,与随机分配到对照组的患者相比,接受术后锻炼和术前教育的患者进行功能性活动明显更早。这些功能性活动包括能够更早地上、下楼梯,更早地使用马桶和椅子、独立移动,以及独立行走。

术后物理治疗

住院物理治疗人员负责支持和进行由护理人员发起的术后即时管理。手术室护士负责初步监测下肢循环，并为患者放置外展夹板。急症护理人员负责初步管理、监测生命体征和用药。护理人员通常会在患者的手术部位进行冰敷，以帮助减轻疼痛。外展夹板（也称为髋外展枕）（图 64.7）是一块三角形的泡沫板，有助于限制患者的下肢运动，包括髋关节内收和内旋。

物理治疗从手术后第 1 天开始。首次物理治疗的目标是评估患者的活动状态并开始治疗。当患者仰卧在床上时，物理治疗师应观察患者的体位，评估是否有深静脉血栓形成（DVT）的迹象，注意伤口敷料的状态，并记录健侧腿的活动范围和力量。如果有 DVT 的迹象，或者敷料上有较多渗血，应在继续治疗之前告知护理人员。

在评估患者的活动状态之前，物理治疗师必须确定患者接受的手术方式，并查看医生对患者活动的要求。在手术过程中，须人为将髋关节脱位，以使医生能够接触到关节。与手术相关的创伤削弱了关节的固有稳定性。因此，与特定运动方式相关的术后髋关节脱位的风险增加。这些预防措施将持续 6~12 周。

物理治疗团队的作用是确定患者的基础活动状态，并确定在患者转运过程中所需的协助程度。一些患者可能能够表现出较高的独立性，并能够立即使用助行设备负重（WBAT）行走相当长的距离。在患者

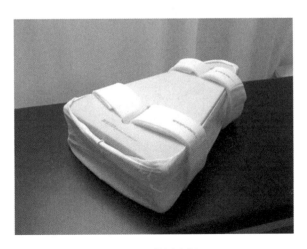

图 64.7　外展夹板。

住院期间，当其活动状态或转运状态发生变化时，物理治疗团队应经常向护理人员通报最新情况。

治疗性运动也应该在初次就诊时开始。第 1 天的锻炼可以包括下肢等长收缩（股四头肌、腘绳肌、臀肌）和踝泵练习。最初，患者可能只能耐受被动 ROM；然而，在住院期间，患者应该能够耐受更多的主动 ROM。治疗性运动也可以经常添加到患者的日常生活中。

患者在术后 4~6 天内出院。典型的出院目标包括独立转移，在有或没有助行设备的情况下进行满足功能需求的适当距离的行走，能很好地复述家庭锻炼计划和预防措施。不能达到这些目标的患者可能需要在专业护理机构进行更多的康复。

专业的护理和家庭健康干预

在专业护理机构或家庭保健组织工作的物理治疗师可以为全髋关节置换术后康复的患者提供康复服务。如果在急诊住院期间需要额外的护理和康复服务，患者可能会被转介到专业的护理机构。通常，患者会患有 1 个或多个需要进行额外护理的合并症。专业护理机构中的物理治疗师应该继续先前制订的锻炼计划，目标是使患者实现最大限度的独立。

患者也可在家中接受物理治疗服务。对于一些患者来说，这些服务是为了从急诊护理机构过渡到门诊骨科诊所而提供的。然而，一些患者现在完全在家里完成术后康复。在这些情况下，家庭健康物理治疗师负责将家庭锻炼计划最大化。

门诊骨科物理治疗

患者通常被转介到门诊物理治疗中心，以最大限度地恢复他们的术后功能。门诊骨科物理治疗师首先需要评估患者的行走能力、肌肉力量（手动肌肉测试和功能测试）及 ROM。这些信息与患者的目标相结合，将有助于 PT 制订一个全面的康复计划。通常，患者应该能够达到或努力实现以下临床目标：

- 在术后第 6 周末达到完全的、可允许的髋关节主动活动度（例如，对于接受后路手术的患者，髋关节屈曲 90°，髋关节外展 40°）。
- 一旦医生解除了术后预防措施，可以通过伸

展运动恢复额外的 ROM。

- 功能强化方面的进展，包括闭链和平衡练习。
- 12 周后独立行走（对于术前不需要使用辅具的患者，则可不使用辅具）。
- 患者在术后第 6 周末能够开车。
- 术后第 6 周末能够在手术侧髋关节上采取侧卧姿势。
- 术后 12 周结束前恢复大多数娱乐或体育活动（见下文讨论）。

可以通过等长练习（图 64.8 至图 64.10）、开链练习（图 64.11 至图 64.13）、闭链练习（图 64.14 和图 64.15）及平衡练习（图 64.16）来解决不足之处。物理治疗师可以通过使用踝关节负重练习或使用弹性阻力带，手动对肌肉渐进性增加负荷。最初的运动处方应该包括 1~2 组，每组重复 15~20 次。这样的训练量将有助于提高肌肉耐力，同时将运动后过度肌肉酸痛的风险降至最低。随着耐力的增强，可以进行 2~4 组的力量训练，每组 6~10 次。

重返运动

体力活动水平可能会影响全髋关节置换术后关节的使用寿命。置换关节的磨损或创伤可能需要在以后进行翻修手术。然而，接受了髋关节置换并不意味着患者要终结自己对娱乐或运动的追求。锻炼和活动是保持整体健康所必需的。医生不是要限制活动，而是为那些希望重返比步行强度更大的活动的患者制订了建议和指南。

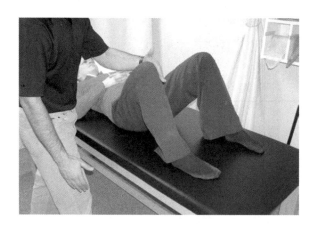

图 64.9　手法髋内旋等长练习（髋关节维持在中立位轻度外旋的位置）。

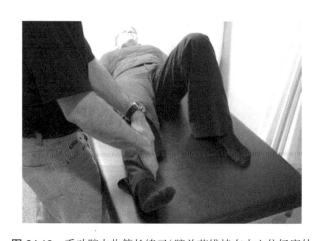

图 64.10　手动髋内收等长练习（髋关节维持在中立位轻度外展的位置）。

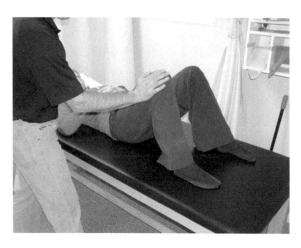

图 64.8　手法髋外旋等长练习。

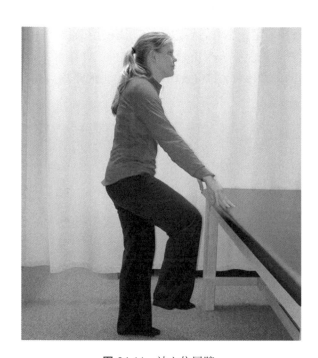

图 64.11　站立位屈髋。

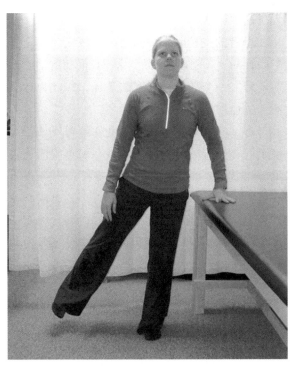

图 64.12　站立位髋外展。

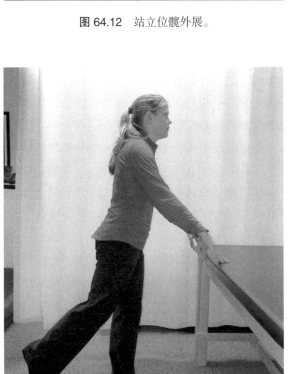

图 64.13　站立位髋后伸。

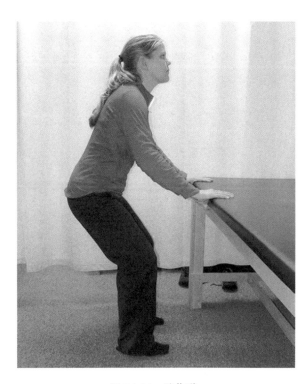

图 64.14　迷你蹲。

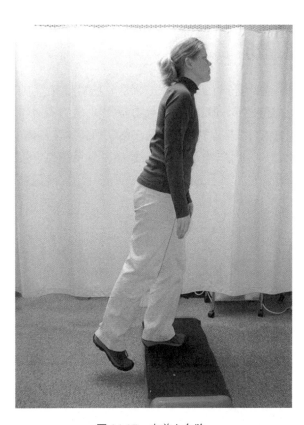

图 64.15　向前上台阶。

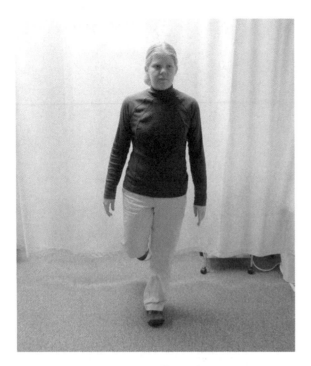

图 64.16　单腿平衡。

全髋关节置换术后高尔夫球手的专项运动

人们普遍认为高尔夫球是一项可以接受的运动，而且它对髋关节植入物施加的压力很小（图 64.17）。由于高尔夫挥杆的多维性和施加在身体（特别是核心肌群）上的独特力量，接受过全髋关节置换术的高尔夫球手的康复和力量训练计划应该包括专

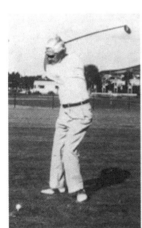
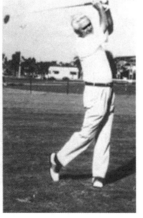

图 64.17　接受双侧全髋关节置换术的专业高尔夫球手。
[From Clifford PE，Mallon WJ. Sports after total joint replacement. *Clin Sports Med* 2005；24（1）：178. Fig. 5.]

门针对这项运动的练习。

在患者的主管医生解除防护措施之前，不要进行专门针对这项运动的训练。然而，最初的治疗性训练需要建立一个功能性强度的基础，以此为标准制定额外的运动处方。

许多专门针对高尔夫球运动的练习应该针对核心稳定性和多维度运动模式。核心耐力应该通过一些锻炼来提高，如伸髋前向平板支撑（图 64.18）、鸟狗式核心力量训练和侧向平板支撑。随着核心耐力的提高，高尔夫球手应该进行多维度练习，如躯干旋转弓步（图 7.50）、壶铃深蹲（图 64.19）、增强式抛球（图 64.20），以及对抗阻力进行本体感觉神经肌肉易化升降模式。

髋关节外病变的治疗

髋关节外病变包括软组织和髋臼外部支持结构的损伤。这些损伤可能累及以下 1 种或多种组织：肌腱、肌肉、滑囊、筋膜和神经。准确诊断与这些髋关节结构相关的病变在临床上可能具有挑战性；许多病变缺乏敏感性或特异性特殊检查。确诊可能需要影像学检查或关节镜检查。

在对髋关节损伤患者进行体格检查之前，物理治疗师必须仔细而完整地记录病史。从病史中获得的信息和体格检查收集到的信息可能同样重要（或更重要）。髋关节外病变的许多体征和症状是类似的。损伤的机制、疼痛的位置、相关的力学症状，如报告的"卡住"和（或）"弹响"，以及对加剧和缓解因素的识别，将有助于临床医生建立初步诊断。

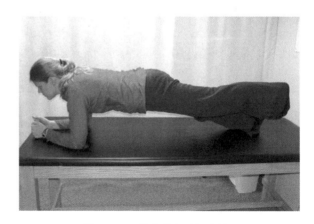

图 64.18　伸髋前向平板支撑。

唇撕裂、软骨损伤、游离体或其他病变导致的。关节外弹响分为深处弹响和浅表弹响。深处弹响是由髂腰肌腱在骨性突起上方滑动引起的,而浅表弹响则是在髂胫束在大转子上"摩擦"时产生的。

髋关节深处弹响

当髂腰肌腱滑过耻骨隆起、股骨头或小粗隆时,就会发生髋关节深处弹响。需要频繁的髋关节高度屈曲合并内外旋的运动员,容易发生这种损伤。参加舞蹈、武术、橄榄球、体操和足球的运动员,髋关节深处弹响的风险会增加。临床医生经常很难区分髋关节深处弹响和关节内弹响。患者对这两种病变的疼痛和症状主诉在性质上往往是类似的。

通常根据患者的病史来确定诊断。患者的主诉是髋关节前方疼痛、反复出现咔嗒声,有时还会"弹响"。这些症状甚至可以由患者自行引出。这种弹响经常发生在跑步或其他需要在伸髋时收缩髂腰肌的活动(芭蕾舞、体操)中。当被动地将髋关节从屈曲外旋位移动到后伸内旋位时,患者会在髋关节前方和腹股沟区域出现一种深部摩擦感或"弹响感"。当患者试图引出弹响时,检查者可以通过对髂腰肌腱施加压力来确认诊断。压力会抑制弹响感,从而有助于确诊。

物理治疗干预应该解决肌肉柔韧性不对称和核心力量不足问题。髋关节深处弹响的保守治疗应包括休息、伸展运动和髋关节总体强化。Jacobson 和 Allen(1990)建议,拉伸屈髋肌群 6~8 周有助于解决与髋关节弹响综合征相关的症状。Gruen 等(2002)报道了一项为期 3 个月的训练计划,包括拉伸髂腰肌、向心性加强髋关节内外旋转肌群,以及离心性加强屈髋和伸髋肌群,成功率为 63%。Taylor 和 Clarke(1995)也提出了拉伸运动方案,包括对股三角区域的超声检查。

Johnston 等(1998)提出,髋关节深处弹响综合征患者大多数存在髋屈肌紧张和髋关节旋转肌无力。康复计划可从每天坐位加强髋关节内外旋转 (髋关节弯曲到 90°)开始,共 3 组,每组 20 次。2 周后,患者过渡到侧卧外展/外旋,屈膝 90°,屈髋45°。患者在保持双足相互接触的同时,将膝关节对抗阻力带向外侧分开,以实现外展和外旋髋关节。这项练习每天

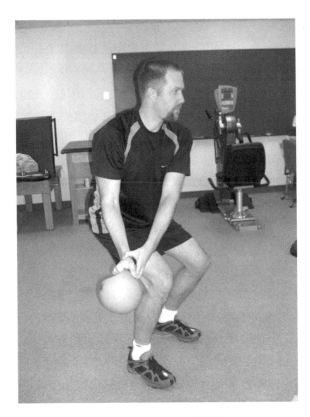

图 64.19　旋转式壶铃深蹲。

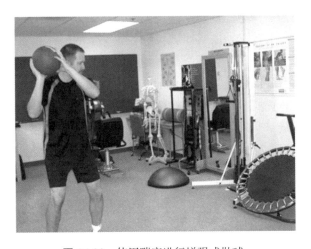

图 64.20　使用蹦床进行增强式抛球。

髋关节弹响

髋关节弹响(也称为"弹响髋")是一种髋部发出咔嗒声(患者和治疗师可以听到,或者治疗师可以触摸到)和活动过程中伴有髋部疼痛(White 等,2004)的状态。髋关节弹响综合征可能是关节内、深处或浅表病变导致的。髋关节内弹响通常是由髋关节内的盂

进行 3 组,每组 20 次。2 周后,应在站立状态下加强外旋和内旋,髋关节处于屈伸中立位。患者靠墙站立以维持支撑,患侧进行单腿迷你下蹲。在迷你下蹲过程中,膝关节必须在足外侧的上方,以保持髋关节外旋。这项练习每周进行 2~3 次,共 3 组,每组 20 次。患者每天还需要进行髂腰肌的拉伸。

如果保守治疗失败,在透视下向髂腰肌囊内注射利多卡因和皮质类固醇可能会有所帮助。当药物、注射和物理治疗无效时,患者可接受部分延长腰大肌的矫正手术,该手术的有效性已得到验证。

髋关节浅表弹响

髋关节浅表弹响是髋部弹响最常见的原因。当髂胫束(IT 束)摩擦股骨大转子时,就会出现症状。反复摩擦会导致大转子周围的滑囊发炎。与这种摩擦相关的疼痛通常被称为髂胫束综合征。

患者常主诉髋关节外侧疼痛,偶尔报道有类似于半脱位的感觉。当患者向患侧卧位和从坐位转为站立时,就会感受到疼痛。其他对局部有刺激的活动包括跑步、爬楼梯、坡道行走和其他强度更大的活动。在体格检查过程中,当扣及大粗隆时,患者经常感到疼痛,并在屈髋 90° 外旋时症状加重。物理治疗师应该在患者健侧卧位时按压大转子。患者取这种体位可以更好地显露大转子。Ober 试验可以提供有关髂胫束弹性的重要信息。临床医生进行这项试验时,嘱患者取健侧卧位,患侧髋关节外展和后伸,屈膝 90°,然后在保持后伸的状态下内收患肢,以检查髂胫束的弹性。在做 Ober 试验或在相同的体位,髋关节外展和外旋的情况下内旋和外旋髋关节,可能会引出弹响。

髋关节浅表弹响的保守治疗包括休息、非甾体抗炎药、缓慢拉伸、强化练习(特别是髋关节外展和髋关节外旋)、冰敷和其他抗感染治疗。当保守措施无法缓解症状时,建议向滑囊内注射皮质类固醇。一旦早期的炎症消退,就可以开始增加髂胫束拉伸的强度。Fredericson(2002)比较了 3 种不同髂胫束拉伸方法(图 64.21A~C)的有效性。第一个伸展姿势(图 64.21A),患者取站立位,患肢后伸并内收,置于健侧下肢的后面。接下来,患者向健侧侧弯躯干,直到感受到拉伸。第二个伸展姿势(图 64.21B)与第一个姿势类似,不同之处在于双手在头顶紧握,双臂伸展。第三个伸展姿势(图 64.21C)与第二个姿势类似,不同之处在于双臂在患侧斜向下拉伸。作者报道,所有的拉伸姿势都是有效的;其中,第二个拉伸姿势的效果最好,第三个姿势次之。

臀肌撕裂

大转子处的臀肌腱被称为髋关节的肩袖。肌腱病变及继发撕裂可能是一种与肩关节类似的退行性变。研究表明,近 20% 的股骨颈骨折患者和接受全髋关节置换术的患者存在臀肌撕裂。确切的病因尚不清楚,但被认为是由直接机械性创伤或退行性变所致。研究人员假设退行性变最初从肌腱炎开始。肌腱炎会导致肌腱增厚,并进展为臀中肌和臀小肌的部

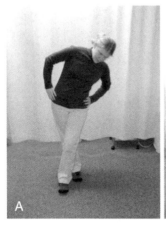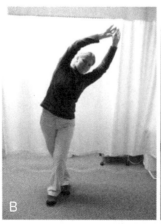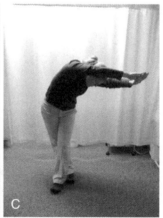

图 64.21　(A~C)髂肠束拉伸的不同姿势。(B)已被证明有效。

分撕裂,然后完全撕裂。髂胫束在大转子上的过度紧张可能进一步加重这些断裂。据报道,这种病变最常发生于 40~60 岁,女性的发病率是男性的 4 倍,可能是因为女性的骨盆较宽。

患者常主诉扪及大粗隆时出现钝痛。当他们在患侧卧位和单腿站立活动(如爬楼梯)时,会有"磨擦"的感觉,同时还会感到疼痛。评估时,他们经常表现出髋关节外展肌无力。患者可能会表现为 Trendelenburg 步态,患肢单腿站立,髋关节被动外展,以减轻臀肌的负荷。当髋关节屈曲 90°、单腿站立超过 30 秒时,患者也可能在被动和抗阻外旋过程中感到疼痛。被诊断为大转子滑囊炎但经保守治疗无效的患者应进一步评估臀肌腱的病变,因为其最初的临床表现可能是大转子滑囊炎。X 线片通常是阴性的,但肌腱止点有时会有钙化。MRI 有助于判断肌腱损伤合并臀肌脂肪浸润和肌腱止点钙化的严重程度。

与肩袖病变一样,臀肌腱病变的治疗方案取决于其严重程度。最初的干预与大转子滑囊炎类似,应该包括使用非甾体抗炎药、休息、冰敷和其他炎症控制手段(如超声波)。随着患者症状减轻,可以逐渐开始强化髋外展肌锻炼(表 64.4)。锻炼计划应该包括髋关节的所有运动,并加强腹部、下背部和躯干其他肌肉的练习。如果保守治疗失败,关节镜下修复肌腱可能有效。

(陈鹏 译)

相关资料

A complete reference list is available at https://expertconsult.inkling.com/.

延伸阅读

Engebretsen AH, Myklebust G, Holme I, et al. Intrinsic risk factors for groin injuries among male soccer players: a prospective cohort study. *Am J Sports Med.* 2010;38:2051–2057.

Hammoud S, Bedi A, Voos JE, et al. The recognition and evaluation of patterns of compensatory injury in patients with mechanical hip pain. *Sports Health: A Multidisciplinary Approach 6.2.* 2014:108–118.

Quinn A. Hip and groin pain: physiotherapy and rehabilitation Issues. *Open Sports Med J.* 2010;4:93–107.

Ryan J, Deburca N, Mc Creesh K. Risk factors for groin/hip injuries in field-based sports: a systematic review. *J Sports Med.* 2014;48(14):1089–1096.

## 第 65 章

髋关节炎

Alexander T. Caughran | Charles E. Giangarra

骨关节炎是美国最流行的关节疾病,病例数约为4300万。美国疾病控制与预防中心的一份报告指出,与没有关节炎的患者相比,关节炎患者的健康生活质量要差得多。

髋关节周围病变可分为3类:关节内、关节外和髋关节牵涉性病变(表65.1)。

• 关节内病变是指髋关节本身的损伤,其包括累及整个髋关节的病变,如骨关节炎、骨坏死(AVN)、股骨髋臼撞击症(FAI),以及局灶性病变,如髋臼盂唇撕裂、软骨缺损和圆韧带撕裂。

• 关节外病变包括髋部周围结构的损伤,如髋关节内侧和外侧的弹响(弹响髋)、臀中肌撕裂和肌肉拉伤。

• 髋关节牵涉性病变包括远离髋部区域的其他病变,这些病变部位的疼痛可牵涉髋关节区域,如运动性耻骨痛、耻骨炎或腰椎神经根病。髋关节牵涉性病变和非关节炎病因在第8部分进行了讨论。

临床背景

髋关节炎可由多种病因引起,如儿童期败血症、骨骺滑脱、FAI、骨关节炎和类风湿关节炎。在所有髋关节炎患者中,约30%患有轻度髋臼发育不良(髋臼较浅),30%患有髋臼后倾。这两种情况都减少了股骨头在髋臼中的接触面积,增加了关节压力并更容易磨损。此外,大约30%的患者没有明显的危险因素。

髋关节炎的特征是关节软骨逐渐丢失,关节间隙变窄和疼痛。当髋关节试图将关节的反作用力分布在更宽的表面积上时,关节软骨的丢失会促进骨赘的形成(骨刺)。形态异常的球窝关节("方桩插圆孔")及骨赘会给周围的软组织带来张力,导致关节僵硬,使患者穿袜和穿鞋都出现困难。最终,这种磨损方式导致了髋关节短缩、内收畸形,使得髋关节处于外旋状态,并伴有固定的髋关节挛缩。骨丢失通常缓慢发生,但在某些情况下(如骨坏死)则可能会非常严重。

髋关节炎的一般特征

根据 Dieppe(1984)所述,髋关节炎的基本特征如下:

• 具有共同的病理和放射学特征的一组异质性疾病。

• 滑膜关节的部分关节软骨局灶性丢失伴有软骨下骨和关节边缘的肥大增生。

• 关节间隙狭窄、软骨下骨硬化、囊肿形成和关节边缘骨赘等放射学表现。

• 髋关节炎很常见,且与年龄有关,主要累及手、髋、膝和脊柱的骨突关节。

• 临床表现通常包括活动时关节疼痛、休息一段时间后关节僵硬和活动范围丢失。

髋关节炎的主要症状和体征

症状

• 活动时关节疼痛。

表 65.1　运动员腹股沟疼痛的潜在原因

关节内病变	关节外病变	髋关节牵涉性病变
髋臼唇撕裂	髋关节内弹响	运动性耻骨痛
圆韧带撕裂	髋关节外弹响	耻骨炎
股骨髋臼撞击症	臀肌撕裂	泌尿生殖器的疾病
软骨缺损	肌肉拉伸	腹腔疾病
骨关节炎	梨状肌综合征	腰椎神经根病
骨坏死	股骨头骨骺滑脱	
发育不良	骨折	

- 休息一段时间后出现关节僵硬(僵硬一般持续时间<30 分钟)。
- 活动范围丢失(某些动作难以完成)。
- 不安全感或不稳定感。
- 功能受限和功能障碍。

体征

- 关节线附近的压痛点。
- 关节边缘坚韧的肿胀。
- 粗糙的捻发音(捻发感或交锁感)。
- 轻度炎症(冷性积液)。
- 活动受限伴疼痛。
- 关节紧绷感。
- 不稳定感(明显的骨或关节损伤)。

髋关节炎的分类

髋关节炎的影像学表现可分为:①同轴性,关节软骨均匀丢失;②股骨头向下和内侧偏移;③股骨头向上和上外侧偏移。如果考虑进行截骨矫形术,这个分类很重要,除此之外,临床意义不大。

髋关节炎的诊断

髋关节疼痛的来源可能很广泛,从真正的关节内病变(大多数为腹股沟疼痛症状)到髋关节侧方疼痛(大多数为股骨转子滑囊炎),或为牵涉性疼痛(来自腰椎椎间盘突出症、椎管狭窄,甚至是血管原因,如髂内动脉狭窄)。因此,应行适当的体格检查来排除这些关节外的疼痛来源。髋关节炎经典的临床测

试是屈髋内旋试验。对于髋关节炎患者,屈髋内旋活动受限且伴有疼痛。股骨转子滑囊炎患者在股骨转子处有局灶性压痛,而且可能有髋关节内收受限(Ober 试验)。患有腰椎神经根病的患者有下肢放射痛或神经系统症状,以及体格检查阳性(直腿抬高或反向直腿抬高试验阳性)。

鉴别诊断包括髋关节脱位、髋部骨折、骨盆骨折或骨盆环断裂、股外侧皮神经受压、FAI 或髋臼盂唇病变、梨状肌综合征或臀大肌或臀小肌肌腱炎、股骨转子滑囊炎、L3~L4 坐骨神经痛、脊柱牵涉痛、髂内动脉狭窄、股四头肌或腘绳肌的拉伤或挫伤。

X 线检查包括骨盆前后位片,以及髋关节前后位片和穿桌侧位片。髋关节穿桌侧位片有助于观察髋关节的后部情况,因为 10%的关节内病变患者可出现臀部疼痛,而不是典型的腹股沟疼痛。一般很少需要进行血清学检查。进一步的影像学检查(如骨扫描和磁共振)的唯一指征是疑诊骨坏死,但其他影像学检查为阴性。

美国风湿病学会列出了一些诊断髋关节炎的标准。

- 髋关节疼痛且内旋<15°,同时红细胞沉降率(ESR)≤45mm/h,或者没有红细胞沉降率结果但屈髋≤115°。
- 髋关节疼痛且内旋<15°,髋关节内旋时疼痛,髋关节晨僵持续时间≤60 分钟,年龄>50 岁。
- 除了放射检查标准外,如果有髋关节疼痛,且符合以下 3 个标准中的 2 个,也可诊断为骨关节炎:ESR<20mm/h,X 线片发现股骨和(或)髋臼骨赘,X 线片发现关节间隙狭窄。

髋关节炎的治疗

非手术治疗

以前几乎所有髋关节炎患者都采用非手术治疗,包括改进运动方式、应用辅助设备和药物。尽管应该避免一些高负荷的运动,如奔跑和跳跃,但更重要的是尽可能多地保持主动活动。游泳、骑自行车和休闲散步都是低负荷运动,可以帮助维持活动范围、力量和功能。保持运动也可以帮助减轻体重,而这正是控制髋关节炎发展的重要手段。对于超重的患者,

减轻9.07kg或更多的体重可能会减少髋关节周围的反应，从而减轻疼痛并推迟手术时间。

健侧使用手杖可明显减轻患侧髋关节的负荷（图65.1）。在患者穿鞋走路时，可使用一根合适的手杖，高度应达到患者髋关节大转子的上方。髋关节拉伸和力量训练或瑜伽练习可有效恢复活动范围，因为患者接受手术的原因往往是髋关节僵硬（如无法穿鞋和袜子）而不是疼痛。

药物治疗

抗炎药和镇痛药具有一定作用（尽管有一定限制）。通常，NSAID能可逆性地抑制花生四烯酸代谢中的环加氧酶或脂氧合酶。这有效地阻止了炎性因子（如前列腺素和白三烯）的产生，虽然前列腺素的益处也被抑制，如对胃黏膜的保护作用、肾血流量和钠平衡，但总的来说还是利大于弊。与阿司匹林具有不可逆的抗血小板作用不同（血小板的生存期为10~12天），NSAID的出血通常在停药后24小时内恢复正常。消化不良（胃肠道不适）是NSAID最常见的副作用。其他潜在的副作用包括胃肠道溃疡、肾毒性、肝毒性和心力衰竭。使用NSAID的禁忌证包括胃肠道疾病、肾病、肝病或抗凝药物治疗史。美国风湿病学会建议长期使用NSAID的患者应每年检查全血细胞计数、肝功能和肌酐。建议在应用NSAID之前进行血常规和大便潜血检查。

对乙酰氨基酚是骨关节炎最常用的口服药。对乙酰氨基酚除具有抗炎作用外，还可以在中枢神经系统中充当COX-1和COX-2抑制剂。几种治疗骨关节炎的临床指南建议将其用于缓解轻至中度骨关节炎引起的疼痛[美国风湿病学院（www.rheumatology.org）、国际骨关节炎研究学会（www.oarsi.org）、欧洲抗风湿病联盟（www.eular.org）]。然而，2006年的Cochrane综述（Towheed等）指出，尽管对乙酰氨基酚在缓解疼痛方面明显优于安慰剂，但其临床意义尚不确定。尽管对乙酰氨基酚是最安全的口服镇痛药之一，但它确实具有一定的肝毒性风险（尽管剂量很小，一般是每天4g或更低）。

诸如氨基葡萄糖和硫酸软骨素之类的营养药物很受欢迎，但未经证实。氨基葡萄糖和硫酸软骨素是关节软骨中的协同性内源分了。氨基葡萄糖被认为能刺激软骨细胞和滑膜细胞的新陈代谢，硫酸软骨素被认为能抑制关节周围组织中的降解酶，并防止纤维蛋白血栓形成（Ghosh等，1992）。推荐的标准剂量是每天至少1g的氨基葡萄糖和1200mg的硫酸软骨素。这种口服疗法的平均费用为每月50美元。在我们的实践中，我们建议患者坚持每天使用这些药物4周，然后根据疗效决定继续或停止使用该药物。

注射类固醇激素可以暂时缓解症状，但不能持久，并且间隔时间不能少于3个月，因为激素有一定的副作用，如削弱了髋关节周围的软组织和骨骼本身。此外，数据显示，在髋关节置换术前3个月内进行关节内类固醇激素注射，可增加患者假体周围感染的风险。最近有报道称，玻璃酸钠注射液对某些患者有效（Migliore等，2009），而另一些则无效（Richette等，2009）。目前，这种针对髋关节炎的治疗被认为是超说明书用药。

髋关节炎的手术选择

截骨术，如骨盆和转子间截骨术在过去很流行，在特定情况下它们仍然有一定的作用。关节融合固定术在某些情况下仍然起作用（例如，患有严重关节

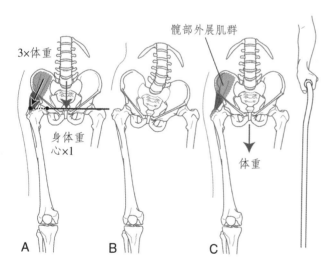

图65.1 使用手杖可以将力重新引导到髋部。如果没有手杖，跨髋关节的合力大约是体重的3倍，因为外展肌需要用更大的力作用于大转子，以抵消体重，并在单足站姿下保持骨盆平衡。（A）无手杖时跨髋关节的合力为体重的3倍。（B）外展肌在单足站姿保持骨盆平衡。（C）合适的手杖将使外展肌受力减小，从而使骨盆平衡并降低髋关节负荷。[Kyle RF. Fractures of the hip. In Gustilo RB, Kyle RF, Templeton D（eds.）. Fractures and Dislocations. St. Louis：Mosby, 1993.]

炎的体力劳动者,因年龄太小无法进行髋关节置换)。目前手术治疗的主要手段是全髋关节置换术(图65.2)。在大多数髋关节置换术中,股骨和髋臼组件被"压紧"到位,随着时间的流逝,骨细胞可能会在假体表面生长,从而获得长期稳定。在极少数情况下,如严重的骨质疏松症,植入物需要用骨水泥固定,因为骨水泥具有更好的交互性,并提供长期稳定性。在骨质较差的翻修手术中,外科医生会根据术中情况选择固定方式。

无论使用骨水泥固定还是非骨水泥固定,在关节置换术后的负重限制都基本相同,除非术中有特殊发现。植入后15分钟,骨水泥的强度将达到极限。一些外科医生认为,应该提供一些承重保护,直到与骨水泥交界处的骨骼(已因机械和热损伤而受损)随着植入物周围骨板的发育而得到重建。这种现象需要6周的时间。但是,大多数外科医生认为,用骨水泥固定可以达到最初的稳定性,术后即刻就可以用手杖或助行器承受全部体重。对于非骨水泥固定的患者,假体柄被"压配固定",这样靠三点固定就可提供临时稳定性,直到骨长入获得长期稳定。

这种稳定性通常保持到6周就足够了;但是,直到大约6个月才可能达到最大的稳定性。无论如何,大多数外科医生都认为所获得的初始稳定性足以使手术后立即耐受体重。

直腿抬高(SLR)会对髋关节造成很大的平面外负荷,因此全髋关节置换术后应避免在早期实施。侧卧的姿势也会对髋部产生很大的负担。髋关节外展肌的强烈等长收缩也应谨慎进行,尤其是在进行了转子间截骨时。

非骨水泥型髋关节初始的旋转阻力可能较低,因此最好在6周或更长时间内保护髋关节免受较大的旋转力。最常见的旋转负荷来自坐姿,因此强烈建议在坐姿转为站姿时,用手撑椅子扶手帮助站起。

当患者能够完全负重后,需要注意的是,还应继续用对侧手杖直到跛行停止。这有助于防止Trendelenburg步态的发展,这种步态在以后很难根除。在一些疑难的翻修手术中,因难以重建移植物或骨质的稳定性,建议患者无限期地使用手杖。通常,当患者自行起身走路而忘记手杖时,表明可以安全地停止使用手杖。

(尤田　译)

相关资料

A complete reference list is available at https://expertconsult.inkling.com/.

延伸阅读

Barrett, et al. Prospective Randomized Study of Direct Anterior v Postero-lateral Approach for Total Hip arthroplasty. *J of Arthroplasty*. 2013;28:1634–1638.
Jogi P, et al. Effectiveness of balance exercises in the acute post-operative phase following total hip and knee arthroplasty: a randomized clinical trial. *SAGE Open Medicine*. 2015:1–9.
Larsen K. Cost-effectiveness of Accelerated Perioperative Care and Rehabilitation After Total Hip and Knee Arthroplasty. *J Bone Joint Surg Am*. 2009;91:761–772.
Mahomed N, et al. Inpatient Compared with Home-based Rehabilitation Following Primary Unilateral Total Hip or Knee Replacement: a randomized controlled trial. *J Bone Joint Surg Am*. 2008;90:1673–1680.
Snow R, et al. Associations Between Preoperative Physical Therapy and Post-Acute Care Utilization Patterns and cost in Total Joint Replacement. *J Bone Joint Surgery*. 2014;96:e165(1–8).
Taunton M, et al. Direct Anterior Total Hip Arthroplasty Yields more Rapid Voluntary Cessation of All walking Aids: a prospective, randomized clinical trial. *J of Arthroplasty*. 2014;29:169–172.

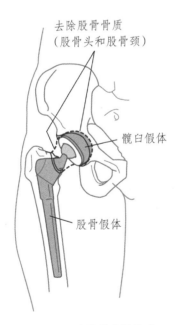

图 65.2　全髋关节置换术。

第 66 章

全髋关节置换术康复治疗的进展与局限

Morteza Meftah | Amar S. Ranawat | Anil S. Ranawat | Alexander T. Caughran

成功的全髋关节置换术（THR）能够缓解疼痛、提高生活质量和恢复正常功能（Brown 等 2009）。术后康复可能是影响 THR 预后的因素之一。术后康复方案的主要目标通过重点减轻疼痛、增加关节活动度和增强臀部肌肉来获得最佳功能（Brander 等，1994）。

由于术后前 6 个月是功能恢复的最佳时期（Gogia 等，1994），因此制订一个实现上述目标的康复方案至关重要。而术前管理、手术入路、多模式镇痛的管理、髋关节脱位的预防措施、术后康复方案、负重和康复护理水平等因素均会影响康复的效果。

术前管理

对患者进行术后疼痛认知的教育、髋关节脱位的预防措施、独立行走和适当锻炼，是 THR 后取得满意效果的重要一步。术前宣教可以更好地帮助患者理解对功能恢复的合理期望，增强意志，并帮助他们加快康复进程（Giraduet Le Quintrec 等，2003）。Vukomanovic 等（2008）报道，那些既进行"术后"锻炼又接受术前教育的患者，其功能性活动能力显著高于随机分配至对照组的患者。这些功能性活动包括能够更早地上、下楼梯，更快地使用厕所和椅子，独立移动和独立行走。

研究证实，患者宣教与加快行走、缩短住院时间、减少使用麻醉性止痛药（Spaulding，1995）成正相

关。术前宣教的重点应致力于通过说明髋关节预防措施（如果需要）来预防术后脱位。

对于计划进行 THR 的患者，许多外科医生在术前需要对其进行一系列物理治疗。然而，这种疗法的益处在文献中尚不明确。一些研究证实，术前强化锻炼与术后更长的步行距离有显著的相关性，并可能改善 THR 患者术后早期恢复活动功能（Gilbey 等，2003；Wang 等，2002；Whitney 和 Parkman，2002）；也有一部分学者认为，这些术前物理疗法并没有明显提高术后功能（Gocen 等，2004；Rooks 等，2006）。最近，术前物理疗法被证实与术后恢复期降低医疗费用有关，正如它可以降低与特护、家庭健康，甚至住院康复相关的费用一样（Snow 等，2014）。

手术入路

手术入路是影响术后功能恢复和康复状态的因素之一。可以通过外侧或前外侧入路，不切断髋关节外展肌的方法来保证患者的正常步态。外展肌的修复不全常引起跛行时间延长。即使后外侧入路保留了髋关节外展肌群，也会增加脱位率。通过使用较大直径的股骨头假体及适当修复后方软组织，可以降低脱位率（Pellicci 等，1998；Woo 和 Morrey，1982）。直接前路是"肌间隙"入路，具有初次恢复时间较短，患者停用助行器的平均时间比后侧入路平均快6 天（Taunton 等，2014）。直接前路的缺点是学习曲

线长,可能需要专门的设备,如折叠手术床或术中可透视检查(Peak 等,2005)。微创 THR 已被广泛推广,但疼痛明显减轻、发病率更低、功能更好及患者满意度得到改善的说法似乎并没有被证实(Khan 等,2009)。根据报道,微创 THR 似乎并不影响 THR 术后的短期或中期结果(Howell 等,2004;Inaba 等,2005;Lawlor,2005)。微创 THR 的并发症包括切口愈合问题、假体错位和股骨骨折的风险增加(Howell 等,2004;Lawlor,2005)。

髋关节前侧入路(也称为"Smith-Petersen"入路)是一种真正的神经肌肉间隙入路,该入路是在具有单独神经支配的肌肉间隙进行的。肌间隙位于股直肌(由股神经支配)和阔筋膜张肌(由臀上神经支配)之间。在进入髋关节囊之前,在股直肌和臀中肌之间进行更深层的剥离,分别由股神经和臀上神经支配。但是,后外侧入路是经过肌间进入,取后外侧切口,从臀大肌上沿着阔筋膜张肌向下剥离,然后将梨状肌与短外旋肌群从大转子的后侧切断,并从后方进入髋关节。因此,这些肌肉容易受损,患者在术后康复阶段必须采取措施来防止假体脱位。

多模式镇痛管理

THR 术后严重疼痛是患者术前最大的恐惧之一,并且是延迟出院的主要原因。疼痛仍然是一个难解的复杂现象,在阻碍患者的功能恢复和参与术后物理治疗中起着重要作用(Ranawat 和 Ranawat,2007)。有效的疼痛控制有助于提早下床活动,并更快地恢复正常步态(Singelyn 等,1998),疼痛引起的术后活动范围减少通常会导致关节纤维化和不良治疗效果(Ryu 等,1993)。多模式镇痛是一个相对较新的疗法,在改善术后疼痛、减少麻醉药物的需求,以及增加患者术后物理治疗的积极性和参与性方面显示出了优异的效果(Brown 等,2009;Busch 等,2006年;Hebl 等,2005;Maheshwari 等,2006 年;Peters 等,2006 年)。多模式镇痛的关键是使用各种具有不同作用机制的止痛药,在减轻疼痛的同时最大限度地减少副作用。常用的几种术后疼痛控制方案包括患者自控的麻醉泵(PCA)、股神经阻滞(FNB)、连续或一次性腰大肌间室阻滞(cPCB)和连续腰丛神经阻滞(cLPB)(Becchi 等,2008;Siddiqui 等,2007)。与连续硬膜外输注药物相比,THR 术后通过关节内导管局部浸润可减少住院时间和阿片类药物的相关副作用,如恶心和呕吐(Andersen 等,2007)。局部关节周围注射也已可用于多模式镇痛治疗中,以减轻术后疼痛,并改善患者满意度和功能恢复(Pagnano 等,2006;Parvataneni 等,2007)。

髋关节脱位预防措施

限制术后髋关节的体位以保护后外侧入路损伤的软组织修复,从而避免人工髋关节脱位(Masonis 和 Bourne,2002)。表 66.1 中列出了每种手术入路的常见预防措施。但因地区差异,这些预防措施可能难以被完全遵守,并且会干扰术后的康复进程(Peak 等,2005)。髋关节后外侧入路脱位通常发生在髋关节内收超过中立位、内旋并屈曲>90°时。为了防止出现此类情况,可在患者仰卧位时将外展枕(图 64.7)放置在患者的膝关节之间,或者坐位时在两大腿之间放置一个小垫子(Rao 和 Bronstein,1991)。在特殊情况下,尤其对于翻修或依从性差的患者,可能有必要在术后 6~12 周使用膝关节固定器或髋外展矫形器以限制髋关节内收和屈曲(Venditolli 等,2006)。前路或前外侧入路术后,患者应避免极度的外旋、内收和外展,否则可能增加脱位的风险。然而,最近的研究报道显示,前路或前外侧入路术后不采取髋关节防脱位措施也不会增加短期脱位率的风险(Peak 等,2015;Talbot 等,2002)。

表 66.1　全髋关节置换术入路的注意事项

手术入路	注意事项
前路	不要将内收髋关节超过中立位置
	不要俯卧,不要外展和外旋髋关节
	不要进行架桥练习
后路	不要将屈髋超过90°
	不要内旋髋关节超过中立位
	不要翘"二郎腿"

全髋关节置换术后康复计划

依据外科医生的喜好和地区差异存在各种各样的康复方案，但大多数康复方案包括股四头肌训练、臀肌训练、踝泵训练和主动屈髋运动（足跟滑动）（Enloe 等，1996）。提倡渐进式髋外展肌强化训练，因为外展肌在站立时可保持骨盆水平，并可在摇摆时防止对侧髋关节倾斜（Enloe 等，1996；Soderberg，1986）。大多数运动计划最初采用仰卧位"同心圆"式髋关节外展，再通过等长收缩髋关节外展抵抗阻力来强化训练（Munin 等，1995）。研究表明，直腿抬高所需的力量为体重的 1.5~1.8 倍，因此仅在允许部分或全部负重的前提下才能进行（Davy 等，1988）。如果出现疼痛，可在膝关节下放置垫子并屈髋伸膝，以最大限度地减少髋部肌肉张力而缓解疼痛（Davy 等，1988；Trudelle-Jackson 等，2002）。数篇报道显示，与对侧髋关节相比，手术后髋关节侧会持续出现股四头肌萎缩或大腿屈伸无力（Bertocci 等，2004，Reardon 等，2001；Shih 等，1994）。

康复计划中针对日常生活的功能性任务，包括将重量转移至健侧的髋部，在水平和不平坦的地面上进行步态训练、爬楼梯和练习穿裤子。通过健侧肢体引导上下床，将重量转移到健侧，然后再平移到床的两侧。这种方法也可用于爬楼梯，指导患者在上楼梯时先使用健侧髋，而在下楼梯时先使用术侧髋，以达到控制体重的目的（Strickland 等，1992）。

负重

髋关节置换术后的负重限制[如足趾负重（TTWB）或部分负重（PWB）]直接影响术后髋关节的功能。PWB 指体重的 30%~50%，但研究表明，患者难以估算和维持该百分比，并且通常会超过有限的负重（Davy 等，1988）。在 TTWB 时，不应超过体重的10%。TTWB 比非负重（NWB）更受青睐，因为非负重可能由于肌肉牵拉以维持正确的骨盆位置，反而会在髋关节上产生更大的压力（Davy 等，1988）。完全负重（FWB）已被证明可以促进更快康复和缩短住院

时间（Kishida 等，2001），这可能是由于减少了对上肢的依赖，使术侧髋关节外展肌得到早期强化训练，从而改善了功能。

辅助器具（如助行器、腋拐和手杖）等辅助设备可用于减轻手术关节的压力，并提供支撑和平衡（Holder 等，1993；Strickland 等，1992）。从一个状态到另一个状态的改善取决于几个因素，如年龄、并发症和负重。助行器通过增加患者的支撑和减轻患肢负荷来提供最大的稳定性，因此通常是 THR 后的首选（Davy 等，1988）。使用助行器时常需要双手，所以搬运物品和进行生活自理活动比较困难。此外，助行器有时不适合穿过门槛，也不建议在楼梯上使用。滚动助行器具有比标准助行器更高的自选行走速度（Palmer 和 Toms，1992）。大多数患者比较容易从使用助行器过渡到使用腋拐或手杖来进行步态训练。腋拐和臂拐更适合年轻、敏捷的患者，因为它们允许更快的行走速度和在 NWB 健康项目中获得更高的能量效率（Holder 等，1993），但稳定性最低，需要下肢更高的控制力和更全面的平衡力（Palmer 等，1992）。腋拐的潜在并发症是使用不当引起的腋神经压迫损伤（O'Sullivan 和 Schmitz，1988）。通常在健侧髋使用手杖，通过降低垂直的髋部接触力来转移10%~20%的体重负荷（Brander 等，1994；Deathe 等，1993；Stineman 等，1996）。手杖的基本功能是扩展支撑基础并提供稳定性。手杖只能用于完全负重的患者。手杖价格便宜，可以交互行走，可以在楼梯上使用，并且可以根据患者的身高确定长短。当肘部弯曲15°~30°时，手柄的弯曲应与桡骨茎突方向一致（O'Sullivan 和 Schmitz，1988）。

康复护理水平

不同的康复环境包括急症医院护理、住院患者康复、熟练的护理设施，以及家庭或门诊患者康复中心。如何选择最适合患者的个性化康复方案通常会困扰患者和医护人员。在急症医院护理中，术后物理治疗通常在手术当天或第二天早晨开始。第一次物理治疗的目标是评估患者的活动状态并启动治疗活动。患者仰卧在床上，物理治疗师应观察患者的姿势，评估深静脉血栓形成（DVT）的体征（表 66.2），

注意敷料的状态,并记录健侧肢体 ROM 和健侧肢体的肌力。如果出现 DVT 征象或敷料上引流过多,应在继续治疗前立即通知护理人员。

初始培训包括力量评估、坐起转换训练及步态和平衡训练。从床到椅子的活动通常每天进行 2 次,每次半小时。对患者的训练还涉及自己穿裤子、洗澡、使用适当的辅具,并采取防止髋脱位的措施去洗手间。根据患者的负重状况、术前走动水平、年龄和病情改善程度,进行转弯和步态训练,从简单的步行到根据患者的需求进行路沿行走和下坡。医疗管理包括积极的多模式镇痛、合理饮食、DVT 预防和并发症的管理。

初次就诊期间开始的治疗性锻炼可能包括下肢等长收缩(股四头肌、腘绳肌、臀肌)和踝泵。最初,患者只能耐受被动 ROM 训练;然而患者在住院期间应增加主动 ROM 的耐受性。每天将治疗性训练增加到患者的日常活动中。表 66.3 列出了术后第 1 周的治疗训练方案。

住院患者康复与急症医院护理不同,前者更侧重于物理治疗、跨学科治疗及强化家庭锻炼。住院康复服务仅适用于那些需要持续几天以上治疗、每天能够耐受至少 3 个小时的患者,而且这些患者在合理的治疗期后很可能出院返家(Stineman 等,1996)。医疗方

表 66.2　与深静脉血栓形成有关的征象

1.小腿肿胀、发红
2.患者主诉小腿和(或)大腿疼痛
3.小腿和(或)大腿触痛

表 66.3　第 1 周全髋关节置换术后康复方案

术后时间	安排的训练项目
第 1 天	等长收缩(股四头肌、腘绳肌、臀肌)、踝泵
第 2 天	继续以前的练习、仰卧位髋关节在容许的范围内活动(可承受的范围由被动向主动转换)、髋关节主动外展至主动活动范围、足跟滑动(足跟朝向臀部)、架桥
第 3~4 天	继续以前的练习、坐位抬腿、坐位伸膝
第 5~7 天	继续以前的练习、深蹲、站立时屈髋 90°(术侧)、站立时伸髋(术侧)、站立髋外展(术侧)、前登阶

案与急症医院护理类似,有报道显示,没有家人照看的老年患者和有合并疾病的患者通常在 THR 后需要住院康复(Munin 等,1995;Weingarten 等,1994)。亚急性康复设施(SNF)的开发是对住院康复的补充。SNF 适用于无法适应住院康复计划中每天需要 3 个小时治疗并且医疗风险低的患者(Haffey 和 Welsh,1995)。

由于最近越来越多的患者期望手术后尽快出院,因此评估患者是否可以安全出院很重要。通过手术和改进疼痛管理技术,一些患者最早可以在术后第 1 天返家,而其他并发症更多的患者则需要更长的住院时间。

出院的一般标准如下:

* 在室内水平地面上独立行走超过 150 英尺。
* 遵守髋关节防脱位措施。
* 通过辅助设备能够完成日常生活的基本功能活动(Brander 等,1994;Erickson 和 Perkins,1994;Hughes 等,1993;Möller 等,1992;Munin,1995)。

全髋关节置换术后的康复方案

初次 THR 后的常规方案包括 4 组训练和小腿抬高,每天 2 次,每次抬高 20 次。我们建议每天尽可能佩戴辅助设备(或助行器)与物理治疗师一起散步,每天进行 15~20 分钟的无阻力固定骑行,并最终在允许的范围内游泳。通过后外侧入路进行 THA 后,通常在术后 6 周内继续维持髋部防脱位的措施。

全髋关节置换术后常见问题的处理

1. Trendelenburg 步态(髋外展肌群肌力减弱)。

* 重点进行髋关节外展锻炼,以加强外展肌力。
* 评估双下肢长度差异。
* 让患者用术侧腿单腿站立,同时使健侧的膝关节屈曲 30°。如果健侧髋关节下降,使患者尝试抬起并维持,以重新训练和发挥臀中肌功能(髋关节外展肌)。
* 步行姿势的重量转变:步行时,患者应将体重前移至术侧髋关节上,直到无法控制髋关节或骨盆下降,然后再向后移,直至随着髋关节外展肌逐渐

承受全部重量并随着术侧肢体负重力量提高。

　　•侧方行走时骨盆的手动或滑轮阻力训练。

　　2.髋关节屈曲挛缩畸形。

　　•手术后避免在膝关节下放置枕头。

　　•向后走有助于舒展屈曲挛缩。每天进行 30 次托马斯伸展运动（每组进行 5 次，每天 6 组）。仰卧时将健侧的膝关节紧贴胸部，同时将术侧（术后）肢体伸向床边，可以起到拉伸术侧前关节囊和髋屈肌的作用。

错误步态

　　应当注意错误步态并予以纠正。Chandler 等（1982）指出，大多数错误步态是由髋部屈曲畸形引起的，这些缺陷通常是患者术后试图逃避髋关节伸展训练造成的，因为伸展训练会导致腹股沟区不适。

　　最常见的错误步态往往是患者用术侧腿迈出一大步，同时健侧腿仅仅迈出了一小步，应指导患者用健侧肢体迈出更大的步伐。

　　第二种常见错误步态通常发生在后期站立阶段，患者摔倒致伤膝关节。这与膝关节屈曲及过早站立和足跟过度抬高有关。应指导患者在后期站立阶段将足跟落在地面上。

　　第三种常见错误步态通常发生在中后期，表现为患者站立时腰部向前弯曲。要纠正此步态，应指导患者在中后期行走时将骨盆向前推，将肩膀向后拉。

　　另一种错误步态，即跛行，可能只是由于习惯难以改变而引起。在步态训练中，全身镜是一种有用的辅助工具，可用于帮助患者在行走时纠正自己的步态。

门诊全髋关节置换术物理治疗方案

　　通常，患者应尽量达到以下临床目标：

　　•术后第 6 周，髋部可获得完全主动活动度。例如，接受后入路手术的患者髋关节屈曲 90°、外展40°。

　　•一旦解除了术后防脱位措施，可以通过伸展运动恢复更多的关节活动度。

　　•强化功能训练，包括闭链运动和平衡练习。

　　•在第 12 周之前进行独立的步行（对于那些术前就不需要使用辅助器具的患者，无须使用辅助器具）。

　　•患者可以在第 6 周后开车。

　　•患者可以在第 6 周后侧卧于患侧。

　　•第 12 周后可进行大多数娱乐、体育活动（可参阅下文的讨论）。

　　增加肌肉力量的运动包括以下内容：

　　•等长练习（图 64.8 至图 64.10）。

　　•开链运动（图 64.11 至图 64.14）。

　　•闭链运动（图 64.14 和图 64.15）。

　　•平衡练习（图 64.16）。最近的报道表明，在 Timed Up、Go 和 Berg 平衡量表等测试中，在典型的 THA 方案中增加平衡锻炼可以显著改善患者的整体平衡和功能活动性（Jogi 等，2015）。这可能缩短了患者使用辅助器具的时间，并降低术后跌倒的发生率。

　　可以通过调节足踝负重或使用弹性阻力带来逐渐增加肌肉的负重。最初的运动方案应包括 1~3 组，每组重复练习 15~20 次。这种训练量将有助于提高肌肉耐力，同时最大限度地减少运动后肌肉酸痛或疼痛过度的风险。随着耐力的提高，力量训练可以增加到 2~4 组，每组重复 6~10 次。表 66.4 列出了针对肌肉无力的常用治疗方案。训练应该按受过训练的肌肉进行分组，并按难度排序。

全髋关节置换术后重返运动

　　活动量可能会影响全髋关节置换术后假体的寿命，假体磨损或外伤意外可能需要进行翻修手术。髋关节置换并不意味着必须结束患者的娱乐或体育活动，体育和娱乐活动对于维持整体健康至关重要。医生没有建议限制活动，而是为那些希望重返运动的患者制定了康复指南。表 66.5 提供了一些活动和运动方式，并显示了它们对髋关节置换后的影响程度，以及运动及其安全性的建议。

　　表 66.6 列出了可被接受的运动、可能被接受的运动及不推荐的运动。根据摔倒或外伤的风险，将运动定为"可被接受""可能被接受"或"不推荐"。跌倒或遭受外伤力可能会导致髋关节脱位、髋部骨折或髋关节置换失败。

表 66.4　门诊骨科物理治疗环境中经常使用的规范性治疗练习

肌群	练习 *
髋屈曲肌群	等距髋关节屈曲、坐姿臀部屈曲(最初<90°)、手动抵抗主动屈曲髋关节(患者仰卧,最初<90°)、直腿抬高、站立时屈髋(最初<90°)、站立时髋关节屈曲——解除脱位限制时全 ROM、多髋肌屈曲
髋伸直肌群	臀肌、架桥、手动抵抗臀部伸展(患者仰卧,腿从臀部屈曲位置开始)、站立式髋关节伸展、下肢延伸架桥、俯卧位髋关节外展、多髋肌外展、向前提升、迷你蹲、侧降
髋外展肌群	足跟向外侧滑动(仰卧位臀外展)、手动抵抗髋关节外展(患者仰卧位)、站立位髋外展、多髋肌外展、侧卧位髋外展(解除防脱位注意事项时)、侧降
髋内收肌群	髋内收肌等长收缩(患者仰卧,髋部处于中立或轻度外展)、从髋关节外展位手动抵抗髋关节内收至中立位置、站立内收(解除防脱位注意事项时)、侧卧髋内收(解除防脱位注意事项时)
髋外旋肌群	手动进行髋关节外旋等长收缩(患者仰卧足背屈)、手动施加髋部外旋,从中立开始主动进行髋部外旋(患者仰卧足背屈)
髋内旋肌群	手动进行髋部内旋等长收缩(患者仰卧,足背屈,髋部位于中立位置或略微向外旋转)、手动进行的髋关节内旋,同时从外旋的起始位置到中立位置(患者仰卧)主动进行髋关节内旋
膝伸直肌群	股四头肌群、膝部垫高伸腿、直腿抬高、坐位伸膝关节、前提、迷你蹲、侧降、压腿
膝屈曲肌群	腘绳肌群、足跟滑向臀部、站立屈曲腘绳肌、屈曲小腿(坐式):屈曲双腿和单腿
腓肠肌和比目鱼肌	坐位足跟抬高、站立足跟抬起

* 练习由它们的相对难度表示。

表 66.5　推荐参与的运动和对全髋关节置换术的影响程度

影响程度	举例	推荐
低危	定向单车、柔软体操、高尔夫球、定向滑雪、游泳、散步、交谊舞、水中有氧运动	能够整体改善健康状况。对大多数患者而言安全有效,但可能会增加假体的磨损率。活动改变可以减少影响的负荷。专注于改善灵活性而不是加强练习
潜在风险	保龄球、击剑、划船、等速举重、帆船、快步走、越野滑雪、乒乓球、爵士舞和芭蕾舞、骑单车	对于大多数患者而言是安全有效的,但可能增加磨损率,需要术前评估,遵循外科医生制定的指南。平衡和本体感觉必须完好无损。通过重复次数少且阻力小的活动可以减少冲击负荷
中危	自由举重、远足、骑马、溜冰、攀岩、低冲击健美操、网球、轮滑、陡坡滑雪	仅适用于选定的患者且需要进行活动前评估,由外科医生按照指南来进行监测。良好的身体状况是必要的,常需要使用矫形器、减震鞋,以及调节活动方式和活动量
高危	棒球/垒球、篮球/排球、足球手球/壁球、慢跑/跑步、曲棍球、足球、滑水、空手道	不建议(应该避免) 意外受伤和关节翻修概率大

From Clifford PE, Mallon WJ: Sports participation for patients with joint replacements based upon level of impact loading. Clin Sports Med 2005;24(1):182, Table 1.

高尔夫球手全髋关节置换术后的专项运动训练

人们普遍认为,打高尔夫球是一种可被接受的运动,并且对髋关节植入物的压力很小(图 64.17)。由于高尔夫挥杆涉及多个平面及施加在身体(特别是核心肌群)上的独特力量,一旦医生解除了髋部的防脱位措施,那么关节置换后高尔夫球手的康复和力量训练方案应包括专项运动训练,而有针对性

表 66.6　全髋关节置换患者的运动参与建议

可被接受的运动	可能被接受的运动	不推荐的运动
交谊舞、自行车、保龄球、越野滑雪、高尔夫球、骑马、溜冰、轮滑、低影响的有氧运动、划船、航海、速行、定向单车、定向滑雪、游泳、散步、水中有氧运动	芭蕾舞蹈、柔软体操、陡坡滑雪、击剑、健行、爵士舞、慢跑/跑步、攀岩、乒乓球、网球、滑水	棒球/垒球、篮球、足球、手球/壁球、空手道、长曲棍球、橄榄球、排球

Adapted from Clifford PE, Mallon WJ: Sports participation for patients with joint replacements based upon level of impact loading. Clin Sports Med 2005; 24(1):183, Table 2. TABLE 66.6 Fig. 66.1 Kettle bells

的专项运动锻炼可解决核心肌群稳定性和多平面运动模式。

　　增强核心肌群耐力的运动包括前倾伸展的平板支撑（图 64.18）、猎鸟犬式和侧板支撑。为了提高耐力，高尔夫球手应接受多维度运动的训练，如带躯干旋转的弓步（图 64.19）、壶铃蹲下（图 66.1）、弹力球投掷（图 64.20）和以抵抗阻力方式进行的本体感受性神经肌肉拉伸和抬举训练（图 66.2）。

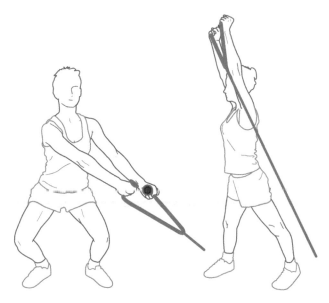

图 66.2　本体感受性神经肌肉促进练习（用滑轮牵拉和前斜上举）。

（孙炜 译）

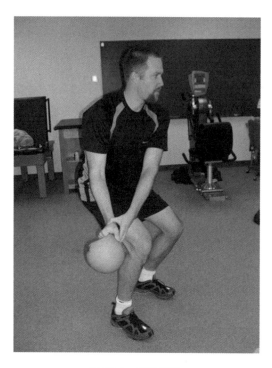

图 66.1　壶铃蹲转。

相关资料

A complete reference list is available at https://expertconsult.inkling.com/.

延伸阅读

Barrett, et al. Prospective randomized study of direct anterior v postero-lateral approach for total hip arthroplasty. *J Arthroplasty*. 2013;28:1634–1638.

Larsen K. Cost-effectiveness of accelerated periopererative care and rehabilitation after total hip and knee arthroplasty. *J Bone Joint Surg Am*. 2009;91:761–772.

Lima D, Magnus R, Paprosky WG. Team management of hip revision patients using a post-op hip orthosis. *J Prosthet Orthop*. 1994;6:20–24.

Mahomed N, et al. Inpatient compared with home-based rehabilitation following primary unilateral total hip or knee replacement: a randomized controlled trial. *J Bone Joint Surg Am*. 2008;90:1673–1680.

Talbot NJ, Brown JH, Treble NJ. Early dislocation after total hip arthroplasty: are postoperative restrictions necessary? *J Arthroplasty*. 2002;17:1006–1008.

第 **67** 章

腹股沟疼痛

Michael P. Reiman | S. Brent Brotzman

背景

　　腹股沟疼痛是一个宽泛、通用的术语,对不同的人意味着不同的病症。患者可能会描述"我拉伤了我的腹股沟"(腹股沟劳损),或"我被踢了腹股沟"(睾丸),或"我腹股沟有一个肿块"(下腹壁)。据估计,5%~18%的运动员经历过活动受限的腹股沟疼痛。这种腹股沟疼痛常见于重复踢腿、扭曲或高速旋转的运动。复杂的解剖结构和大量的鉴别诊断使特定病因的识别变得困难,而经常出现的弥漫性、隐匿性和非特异性症状也是如此。两种或更多损伤可能并存的事实加剧了诊断难题。解决这一具有诊断挑战性问题的关键是进行全面的病史记录和体格检查。

　　首先,准确确定这是急性损伤(通常是肌肉骨骼)还是慢性症状(经常是非骨骼肌肉起源)很重要。其次,应确定所描述的正确解剖区域[如髋内收(肌内侧)、髋、睾丸、下腹壁]。腹股沟拉伤的公认定义集中在髋关节内收肌的损伤上,包括髂腰肌、股直肌和缝匠肌肌腱(图67.1)。检查者必须确定准确的解剖疼痛区域(如内收肌起源或放射状睾丸疼痛)。

　　在一项针对207名腹股沟疼痛运动员的研究中(Hölmich,2007),与内收肌相关的功能障碍是主要的临床症状(58%),其次是与髂腰肌相关的功能障碍(36%)和与腹直肌相关的功能障碍(6%)。在33%的临床病例中发现了复合症状。

病史

　　需要详细地记录病史以避免遗漏潜在的灾难性问题(如股骨颈骨折)。

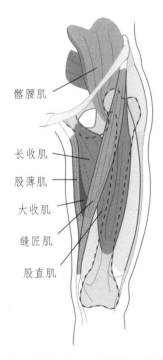

髂腰肌

长收肌

股薄肌

大收肌

缝匠肌

股直肌

图67.1 在可能导致腹股沟疼痛的大腿肌肉肌腱损伤中,长收肌损伤是最常见的。髂腰肌、股直肌、缝匠肌或股薄肌的任何损伤也会产生腹股沟疼痛。(Redrawn from DeLee JC, Drez D Jr, Orthopaedic Sports Medicine: Principles and Practice. Philadelphia, WB Saunders, 1994.)

急性（创伤性）损伤

- 损伤的机制（如方向改变、绕轴旋转）。
- 听到还是感觉到响声？
- 是否注意到肿胀或瘀伤？如果是这样，位置在哪里？
- 以前有过腹股沟损伤吗？
- 近期训练方案有哪些变化？
- 走路会痛吗？如果是这样，位置在哪里？

慢性损伤或无明显创伤、肌肉骨骼机制的损伤

- 静息痛或夜间痛（可能有肿瘤）。
- 疼痛是否呈放射性（如背部、大腿、髋部、阴囊或会阴）？
- 减轻疼痛的方法（如物理疗法、休息、非甾体抗炎药）？
- 相关的麻木感（寻找背部的皮节分布）。
- 咳嗽或打喷嚏时疼痛，这会增加腹内压（疝气或腰椎间盘）。
- 患者是否可以通过用力或某些动作来减轻疼痛？
- 患者是否主诉髋关节深处的爆裂声、弹响声或咔嚓声？（可能是关节内的髋部病理；即盂唇撕裂、弹响髋等。）
- 发热或发冷（可能的感染或肿瘤）。
- 引起疼痛的活动。
- 近期体重减轻（肿瘤）。
- 尿路症状，如排尿困难、尿急、尿频、血尿（可能是性传播疾病、尿路感染、结石）。
- 肠道症状，如便血、黏液便、腹泻（克罗恩病、溃疡性结肠炎）。

体格检查

体格检查应包括腹股沟区、髋关节区域、背部、泌尿生殖道和下腹壁（表 67.1 和表 67.2）。如果患者的主诉是解剖学上的髋部而不是腹股沟疼痛，鉴别诊断可能包括运动员髋部疼痛的多种可能病因（表 67.3）。

尽管诊断通常是在临床上进行的，但 X 线片可用于排除骨折或撕脱性骨折，MRI 可以确认肌肉劳损或撕裂，以及部分和完整的肌腱撕裂。超声检查也可用于识别肌肉和肌腱的撕裂。

治疗

内收肌撕裂的定位具有重要的治疗和预后意义。如果肌腱末端交界处有急性撕裂，可以采用相对积极的康复计划，而在耻骨内收肌的肌腱附着处部分撕裂通常需要休息一段时间，然后才能进行无痛的物理治疗。通常，初始治疗包括有助于防止进一步伤害的物理治疗方式，如休息、冰敷、压迫和抬高患处，随后恢复活动范围和预防萎缩。然后，患者将注意力集中在恢复力量、柔韧性和耐力上。恢复至少 70% 的力量和无痛的全活动范围是恢复运动的标准；急性损伤可能需要 4~6 周的时间，而慢性损伤需要长达 6 个月的时间。

对有关腹股沟痛运动疗法现有文献的系统综述（Machotka 等，2009）发现，特别是加强臀部和腹部肌肉组织的运动，可以有效治疗运动员腹股沟疼痛。有证据表明，可能需要进行从静态收缩到功能性锻炼的强化锻炼，并通过活动范围的恢复进行。通常建议治疗时间为 4~16 周。在对 19 名国家橄榄球联盟（NFL）球员的研究中（Schlegel 等，2009），有 14 名接受非手术治疗的球员平均 6 周重返比赛，而 5 名接受手术治疗的球员平均 2 周重返比赛。

尽管有些人认为锻炼计划可能有助于防止腹股沟损伤，但一项针对 977 名足球运动员的研究随机分配到了针对预防腹股沟伤害的锻炼计划[加强与骨盆相关的肌肉力量（同心和偏心），协调和核心稳定性锻炼] 或他们通常的训练方案发现腹股沟受伤的风险降低了 31%，但这种降低并不显著。一项单变量分析表明，以前曾发生腹股沟损伤的患者几乎将发生新腹股沟损伤的风险提高了 1 倍，而在进行较高水平比赛时，发生腹股沟损伤的风险增加 2 倍（Hölmich 等，2010）。

Schilders 等（2007）报道，将单次局麻药和皮质类固醇注射到内收肌起止点中，对 28 名业余运动员和 24 名竞技运动员有效。注射后 5 分钟，所有患者均报告其腹股沟疼痛得到缓解，但疼痛缓解仅在 MRI 显示正常的患者中持续存在。在 17 名 MRI 显

表 67.1　腹股沟的体格检查

患者的体位	步骤	详情
站立位	注意姿势，步态，下肢力线，肌肉萎缩，坐立和站立的能力，肿胀	让患者指出疼痛部位和辐射方式
		让患者重现痛苦的动作
	检查腰部主动活动范围	前屈、侧屈、伸展
	检查髋关节主动活动范围	Trendelenburg 征（髋关节内收肌力量），下蹲和鸭子步的能力
	检查疝气	触诊腹股沟区域（嘱患者咳嗽或紧张）
仰卧位	检查腹部	触诊腹部主动脉瘤、压痛、反跳痛、腹肌紧张、疝气、脉搏、淋巴结
		肋骨角压痛试验（肾脏区域）
		酌情进行直肠检查以触诊前列腺并排除隐血
	检查男性生殖器	触诊睾丸肿块、精索静脉曲张或附睾
	酌情对女性进行骨盆检查	寻找盆腔炎性脓性阴道分泌物和妊娠蓝色宫颈（异位）
		触诊子宫颈或附件、卵巢肿块
	检查腰部、坐骨神经根	实施直腿抬高试验，评估 Lasègue 征和 Bragard 征（踝背屈）
	检查髋部运动	评估屈曲、外旋、内旋、外展、内收、关节运动、象限测试、内旋引起的腹股沟疼痛
		实施被动直腿抬高试验、托马斯试验和股直肌拉伸试验
	触诊骨盆结构	触诊耻骨联合、耻骨支、髂嵴、内收肌附着处、髂前上棘、髂后上棘、坐骨结节
	检查骶髂关节	进行 Patrick[屈曲、外展、外旋、伸展（FABERE）]
	寻找腿长差异	通过测量从髂前上棘到外踝的距离，粗略验证并确定真实长度
俯卧位	检查髋部运动	评估伸展、内旋和外旋运动
		实施 Ely 和股神经牵拉试验
侧卧位	检查髂胫束	实施 Ober 试验
坐位	评估肌肉力量	检查髋关节屈曲肌力（L2,L3）、伸展肌力（L5,S1,S2）、外展肌力（L4,L5,S1）、内收肌力（L3,L4）
	反射检查	评估髌腱反射（L4）
	感觉检查	评估下腹部感觉（T12）、腹股沟区感觉（L1）、大腿内侧感觉（L2）、股四头肌前部感觉（L3）

ASIS，髂前上棘；PSIS，髂后上棘；ROM，活动范围；SLR，直腿抬高。

From Lacroix VJ. A complete approach to groin pain. Phys Sportsmed 2000;28(1):66.

表 67.2　腹股沟疼痛的潜在病因：主要特征及治疗方法

病因	主要特征	治疗方法
肌肉骨骼		
腹部肌肉撕裂	触诊局部压痛、腹直肌激惹引起的疼痛	相对休息、镇痛药
内收肌肌腱炎	受累肌腱压痛；疼痛伴下肢抵抗内收	非甾体抗炎药、休息、物理治疗
股骨头缺血性坏死	髋关节内旋使疼痛放射到腹股沟区；髋关节活动范围受限	建议行磁共振检查 轻度：保守措施，可能行髓芯减压术；重度：全髋关节置换术，需要找骨科髋关节医生专科咨询

（待续）

表67.2(续)

病因	主要特征	治疗方法
撕脱性骨折	触及受伤部位时感到疼痛；涉及肌肉伸展的疼痛，X线片阳性，"加速"时感觉有爆裂声	相对休息；冰敷；非甾体抗炎药；可能需要腋拐；如果骨折碎片位移>1cm，则评估行切开复位内固定术
滑囊炎	滑囊部位疼痛	注射可的松、麻醉剂或两者同时注射；避免在神经周围进行注射(如坐骨神经)
联合腱撕裂	Valsalva 动作时疼痛	手术转诊(普通外科医生)
髓核脱出	硬脊膜或坐骨神经张力征阳性	物理疗法或适当的转诊(脊柱专家)
Legg-Calvé-Perthes 病	髋关节易激惹，旋转时疼痛，X线阳性，儿科(通常5~8岁)	小儿骨科医生转诊
肌肉拉伤	大腿内侧区域近端肌肉的急性疼痛；肿胀；偶尔瘀伤	休息；避免加重活动；初始冰敷，48小时后热敷；髋关节人字绷带包扎；非甾体抗炎药持续使用7~10天；见治疗部分
骨化性肌炎	受累肌肉疼痛和活动范围受限；肌肉内可触及肿块，X线片显示钙化，经常有打击史(头盔)	适中主动或被动活动范围练习；前24小时以最大屈曲度用膝盖包裹大腿；创伤后2天保守使用非甾体抗炎药
神经卡压	沿着神经分布的烧灼痛或刺痛；腹股沟内侧轻触感改变；髋关节过度伸展加剧疼痛，并可能扩散；髂前上棘附近的压痛	局部麻醉药可能浸润部位；外用乳膏(如辣椒素)
耻骨炎	抵抗大腿内收时腹部、腹股沟、臀部、大腿周围疼痛增加；触及耻骨联合时有压痛；X线片显示不规则硬化阳性；耻骨联合处的骨溶解；骨扫描阳性	相对休息；最初冰敷和非甾体抗炎药；可能需要腋拐；以后，伸展运动
骨关节炎	髋关节活动尤其是内旋时的腹股沟疼痛	非麻醉性镇痛药或非甾体抗炎药；髋关节置换术治疗顽固性疼痛；见第6部分
耻骨不稳定	耻骨联合处过度运动；耻骨、腹股沟或下腹部疼痛	物理治疗，非甾体抗炎药；短裤压迫
膝盖或脊椎的相关疼痛	髋关节活动范围和触诊正常	确定相关疼痛的正确来源
血清阴性脊柱关节病	全身疾病的征象，其他关节受累	咨询风湿科医生
股骨头骨骺滑脱*	髋关节运动时腹股沟区疼痛；在8~15岁年龄组的患者中潜伏发展；跛行，保持腿外旋	停止田径运动；向骨外科医生咨询可能的固定，拐杖；触地式负重
应力性骨折		
耻骨支	腹股沟、臀部、大腿的慢性疼痛	相对休息；避免加重活动，腋拐部分负重
股骨颈*	腹股沟，臀部和大腿的慢性疼痛或疼痛伴髋关节活动范围受限(屈曲内旋)	如果X线片或骨骼扫描显示病变，请咨询骨科医生；触地式负重腋拐和停止所有负重活动，直到咨询骨科医生
非肌肉骨骼		
生殖器肿胀或炎症，附睾炎	睾丸上方压痛	抗生素(如果适用)或咨询泌尿科医生
阴囊积液	精索下部区域疼痛	咨询泌尿科医生
精索静脉曲张	精索周围的橡胶状细长团块	咨询泌尿科医生
疝气	反复发作的疼痛；咳嗽或用力使明显的肿块突出；腹壁紧张引起的不适	咨询手术评估和治疗(普通外科医生)

(待续)

表 67.2(续)

病因	主要特征	治疗方法
淋巴结肿大	腹股沟韧带下方可触及的淋巴结;发热、寒战、分泌物	抗生素,检查,也排除潜在的性传播疾病
卵巢囊肿	腹股沟或会阴部疼痛	咨询妇科医生
盆腔炎	发热,寒战,脓性分泌物+宫颈抬举痛,"盆腔炎坐立不安"	咨询妇科医生
产后耻骨联合分离	最近阴道分娩,无腹股沟疼痛史	物理治疗,相对休息,镇痛药
前列腺炎	排尿困难,脓性分泌物	抗生素,非甾体抗炎药
肾结石	放射至阴囊的剧痛	控制疼痛,增加摄入水分直到结石通过;有时需要住院治疗
睾丸肿瘤	睾丸触及硬块,可不伴压痛	咨询泌尿科医生
睾丸扭转或破裂[+]	阴囊剧烈疼痛;恶心,呕吐;睾丸难以触及或无法触及	立刻咨询泌尿科医生
尿路感染	排尿时烧灼痛;瘙痒;尿频	短期抗生素

[*] 不负重,直至骨科医生评估以避免骨折。

[+] 紧急立即转诊。

Modifed from Ruane JJ, Rossi TA. When groin pain is more than just a strain. Phys Sportsmed 26(4):78.

表 67.3　运动员髋关节疼痛的鉴别诊断

- 髋关节脱位
- 髋关节半脱位伴或不伴髋臼或盂唇损伤
- 剥脱性骨软骨炎
- 髋臼或骨盆骨折或应力性骨折
- 股骨颈骨折或应力性骨折
- 髂前上棘撕脱(缝匠肌或股直肌股骨起源)
- 髂棘挫伤
- 内收肌劳损
- 耻骨炎
- 腹股沟疝
- 股外侧皮神经卡压或损伤(痛觉异常)
- 股动脉或神经损伤
- 特发性股骨头缺血性坏死
- 特发性软骨溶解
- 股骨头骨骺滑脱
- Legg-Calvé-Perthes 病
- 代谢障碍
- 镰状细胞性贫血症
- 炎性疾病
- 腰椎间盘疾病
- 骨盆髋臼或股骨的肿瘤性异常
- 梨状肌综合征

From Lacroix VJ. A complete approach to groin pain. *Phys Sportsmed* 2000;28(1):66-86.

示有肌腱末端病的竞技运动员中,有 16 名平均在 5 周内复发,而 MRI 正常的 7 名运动员均没有复发。无论 MRI 检查结果如何,大多数业余运动员(75%)在 1 年内均能缓解疼痛。

据报道,约 70% 与内收肌相关的慢性腹股沟疼痛的患者可成功松解内收肌(Atkinson 等,2009)。如果发现运动性疝,通常需要进行手术治疗(Garvey 等,2010),并在术后约 3 个月恢复到损伤前的活动水平。

(黄鹏洲　译)

相关资料

A complete reference list is available at https://expertconsult.inkling.com/.

延伸阅读

Almeida, Matheus O, Brenda Ng Silva, et al. Conservative interventions for treating exercise-related musculotendinous, ligamentous and osseous groin pain. *Cochrane Database Syst Rev*. 1996. n. pag. Web.

Anderson K, Strickland SM, Warren R. Hip and groin injuries in athletes. *The Am J Sports Med*. 2001;29(4):521-530.

Farber AJ, Wilckens JH. Sports hernia: diagnosis and therapeutic approach. *The Am Acad Orthop Surg*. 2007;15:507-514.

Lacroix VJ. A complete approach to groin pain. *Physician Sports Med*. 2000;28(1):32-37.

Leibold MR, Huijbregts PA, Jensen R. Concurrent criterion-related validity of physical examination tests for hip labral lesions: a systematic review. *J Man Manipul Ther*. 2008;16(2):E24–E41.

Maffey L, Emery C. What are the risk factors for groin strain injury in sport? *Sport Med*. 2007;37(10):881–894.

Michalski Max, Larsn Engebretse. Bone and joint problems related to groin pain. *Sports Injuries*. 2015:705–721. Web.

Serner A, Van Eijck CH, Beumer BR, et al. Study quality on groin injury management remains low: a systematic review on treatment of groin pain in athletes. *Br J Sports Med*. 2015;49.12:813. Web.

Suarez JC, Ely EE, Mutnal AB, et al. Comprehensive approach to the evaluation of groin pain. *J Am Acad Orthop Surg*. 2013;21(9):558–570. Web.

Swain R, Snodgrass S. Managing groin pain, even when the cause is not obvious. *Physician Sports Med*. 1995;23.1:54–62.

Swan Jr KG, Wolcott M. The athletic hernia: a systematic review. *Clin Orthop Relat Res*. 2007;455:78–87.

Weir A, Jansen JACG, Van De Port IGL, et al. Manual or exercise therapy for long-standing adductor-related groin pain: a randomised controlled clinical trial. *Man Ther*. 2011;16.2:148–154. Web.

第 **68** 章

运动员腘绳肌损伤

J. Allen Hardin | Clayton F. Holmes

腘绳肌损伤是导致高中、大学和职业运动员缺勤和致残的一个重要原因。一组职业运动员 10 年以上的研究发现，腘绳肌拉伤的发病率仅次于膝关节扭伤（Woods 等，2004）。另一项两个赛季以上 NFL 的研究发现，腘绳肌损伤占总损伤的 12%（Levine 等，2000）。

腘绳肌损伤在需要冲刺的运动中最为常见，如美式足球、橄榄球、英式足球、篮球和田径项目，但也见于不需要剧烈跑动和冲刺的运动。例如，舞者易出现腘绳肌损伤，而最常发生于缓慢牵伸期间（Askling 等，2006、2007）。可能由于需要腘绳肌短时大力抗阻，摔跤也可导致腘绳肌拉伤。

中度腘绳肌损伤可造成运动员 3 周不能活动。腘绳肌撕裂更为严重，可导致更长时间的缺勤运动或手术。腘绳肌损伤更棘手的一方面是高复发率，文献数据为 12%~30%（Orchard 和 Best，2002）。Schneider-Kolsky 等（2006）报道，腘绳肌再损伤的两个主要因素是不恰当的康复方案和过早重返运动。

解剖和生物力学

最常见的腘绳肌损伤为腘绳肌拉伤。最常见的腘绳肌拉伤类型发生于股二头肌的肌肉肌腱结合部。由于肌腱单位的血供减少，肌肉肌腱结合部和肌腱本身的损伤特别难以康复。

由于急性腘绳肌拉伤的典型表现包括特有的解剖学特征，了解腘绳肌的解剖很重要。腘绳肌是包括大腿后侧的肌肉群，并连接髋关节和膝关节。俯卧抗阻向心收缩时，腘绳肌可屈膝和（或）伸髋。更重要的是，步行或跑动过程中最强收缩发生于摆动期后半段。换言之，腘绳肌在跑动摆动期减缓腿部运动。这是一种至关重要的离心收缩。

腘绳肌包括 3 块肌肉：半膜肌、半腱肌和股二头肌（图 68.1）。必须注意到，除了股二头肌短头（股二头肌包括长头和短头），二头肌腱远端附着于腓骨头和半膜肌腱，半腱肌腱远端附着于胫骨内侧，为腱性和膜性组织，均从后方连接髋关节和膝关节（图 68.2）。和所有肌肉肌腱单位一样，此肌肉群包括肌肉和附着于骨骼的周围肌腱。这点很重要，因为临床检查包含了组织紧张度选择性测试的使用原则，用以区分收缩性和非收缩性组织。

腘绳肌损伤的分类

1985 年，Agre 基于病因将肌肉肌腱损伤分为直接创伤和间接创伤。腘绳肌损伤的主要病因为间接创伤。这些损伤通常是指腘绳肌拉伤，根据严重程度由轻到重分为 1~3 度。1 度损伤为轻度拉伤，2 度损伤为中度拉伤，3 度损伤为重度拉伤。该分类系统基于临床表现和可能的深层软组织损害（表 68.1）。

值得注意的是，尽管损伤分类对预后很重要，但特异临床和功能表现才是预后和治疗更好的预测指标。

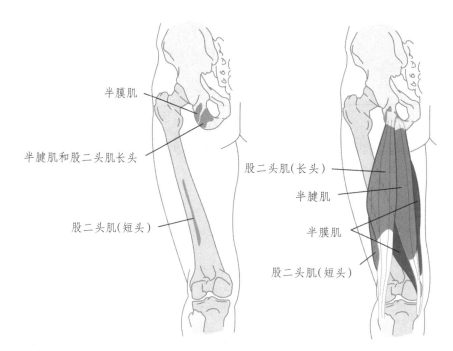

图 68.1　腘绳肌腱(左侧)和腘绳肌群(右侧)的起点。[From Clanton TO, Coupe KJ. Hamstring strains in athletes: Diagnosis and treatment. © 1998 American Academy of Orthopaedic Surgeons. Reprinted from the *Journal of the American Academy of Orthopaedic Surgeons*, Volume 6(4), pp. 237–248, with permission.]

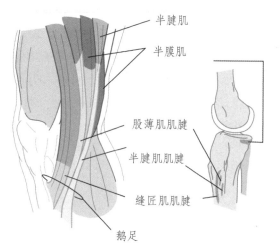

图 68.2　左侧,半腱肌与鹅足在胫骨近端内侧面的附着处。右侧,股薄肌(G)、缝匠肌(S)、半膜肌(SM)和半腱肌(ST)的止点。[From Clanton TO, Coupe KJ. Hamstring strains in athletes: diagnosis and treatment. © 1998 American Academy of Orthopaedic Surgeons. Reprinted from the *Journal of the American Academy of Orthopaedic Surgeons*, Volume 6 (4), pp. 237–248, with permission.]

表 68.1　肌肉拉伤分类

类型	严重程度	临床表现
1	轻度,几束肌纤维损伤	肌肉"痉挛"或僵硬、肌肉牵伸和收缩时疼痛、运动后出现症状
2	中度,肌纤维更广泛的损伤,部分撕裂但仍连续	即刻疼痛、更严重的肌肉牵伸和收缩时疼痛、整个腘绳肌酸胀、伤后 2~3 天轻度瘀血
3	严重,肌纤维完全撕裂	即刻灼痛或剧痛、不能行走、撕裂处肌肉组织可触及包块、伤后 2~3 天严重瘀血

病因学

最常见的腘绳肌损伤为跑步运动中的腘绳肌拉伤,而最常见的临床表现为沿股二头肌和半腱肌的肌肉肌腱结合部的症状。损伤机制和损伤的组织对于评估重返损伤前运动水平的康复时间的预后评价很重要。肌肉肌腱或腱膜和毗连的肌纤维(高速跑步时的股二头肌)的损伤所需康复时间比近端的游离肌腱(跳舞或踢球时的半膜肌)损伤所需的康复时间更短。

1992 年,Worrell 和 Perrin 描述了腘绳肌拉伤的主要预测因素:力量(包括单侧伸肌或屈肌的力量平衡)、柔韧性和疲劳。腘绳肌损伤最常见的两个因素为腘绳肌柔韧性和力量平衡（屈伸和左右平衡）不足。

跑步运动员的临床病史常包括不能完成其动作和"制动"。运动员也可能有大腿后侧"砰"的感觉或声音。如果损伤发生于运动员运动的早期（如训练早期），主要因素可能为缺乏柔韧性，而损伤发生于运动员运动的晚期（训练或比赛）则可能与疲劳有关。事实上，可能是由多种因素造成了该损伤，包括：①内因素，如肌肉无力、力量与平衡、疲劳、柔韧性不足、生物力学异常、姿势干扰、跑步技术不足和心理因素；②外在因素，如热身和训练步骤、过度运动相关性疲劳、运动地面状况不佳、不当的专项动作训练。未发现与腘绳肌损伤显著相关的单一风险因素。

体格检查

运动员初次出现急性腘绳肌拉伤时，首先应让运动员指出疼痛部位或疼痛的"中心"，然后进行体格检查并做出诊断。

视诊可能会也可能不会发现瘀血和肿胀，这取决于损伤的严重和剧烈程度。由于腘绳肌的宽度及其肌群的血供，这些体征并非损伤部位的必要表现，但大腿后方的瘀血和肿胀通常可提示腘绳肌损伤。

1 度拉伤时，触诊可发现相关部位（运动员所指疼痛部位）的敏感性并加重该部位紧张度（可能是肌肉痉挛）。3 度拉伤时，软组织的凹陷可提示部分或全部撕裂。后者更证实了损伤的早期检查发现。

视诊和触诊应在运动员俯卧位和 3 种膝关节姿势下进行。

1. 放松（相对伸展）。
2. 轻度屈曲（15°）。
3. 屈曲（90°）。

运动员屈膝过程中，在其足跟后方施加轻度阻力。由于腘绳肌群在 3 种姿势中长度不同，以上 3 种姿势都要进行检查。通常在屈膝 90°轻度徒手抗阻时会有异常触诊发现。

急性损伤患者常因疼痛不能进行力量和 ROM 检查。亚急性损伤患者的疼痛和肿胀常可降低该检查的可靠性；常出现瘀血和肿胀。

有几项与诊断有较强相关的特殊检查。

• 主动直腿抬高。与经典仰卧直腿抬高测试一样，但要求运动员报告首次出现牵伸或不适感，此时使用倾角计或量角器。

• 主动伸膝测量。运动员仰卧保持屈髋 90°靠在木质框架上，先测健侧腿。让运动员轻靠在框架的水平部分伸膝。最大主动屈膝时可出现股四头肌和腘绳肌群的交替收缩与放松的短时肌痉挛。指导运动员不要伸膝超过此"抖动"。屈膝角度提示腘绳肌的抗阻点。此测试与足背伸主动直腿抬高（DPSLP）测试和最初的疼痛主诉有关。

• 腘绳肌的徒手肌肉测试。对于力量分级，此测试并非经典的徒手肌肉测试；准确来说，是用于诱发头痛。引发疼痛则测试阳性，而阻力下仍无痛则为阴性。

• 颓坐（Slump）测试。该神经张力测试旨在区分软组织（如腘绳肌）和相关神经组织。徒手伸展受测膝关节，如果完全伸直，则其踝关节背屈。如果此动作诱发患者症状，则嘱其伸展颈椎。如果神经症状或神经张力参与产生症状，则会诱发症状。同样，可嘱患者背屈和跖屈踝关节。同样，与脊髓和坐骨神经或胫神经有关的症状会在踝关节背屈时缓解。假阳性测试常见。

影像学诊断

尽管影像学诊断具备很多优势，临床检查仍是评价的金标准。超声检查和 MRI 在腘绳肌损伤的评价中并未显示比临床检查更具敏感性。在确定最终预后方面，临床检查的准确性至少等同于 MRI。

非肌肉拉伤的腘绳肌损伤

在检查和评估时应特别关注坐骨结节撕脱骨折和腘绳肌远端肌腱的严重损伤。

撕脱骨折

鉴别近端腘绳肌撕脱骨折和近端肌肉拉伤对于长期预后至关重要。研究表明，腘绳肌撕脱骨折不少于腘绳肌损伤的 12%（Koulouris，2003）。近端腘绳肌撕脱骨折需要进行影像学检查，以排除撕脱骨折，这在典型腘绳肌拉伤时并非必要。还应该注意到，近端腘绳肌损伤，无论是否累及骨质，通常包括严重的病变部位瘀血和肿胀及预后不良。如果为完全性撕脱骨折,则腘绳肌附着处可触及间隙。同样,正如所有临床发现,触诊所见可靠性低于肿胀和瘀斑。

MRI 是肌腱撕脱骨折最准确的诊断方法。有一项基于损伤解剖位置、撕脱程度(完全或不完全)、肌肉回缩程度(完全撕脱时)和坐骨神经卡压存在与否的分类系统(Wood 等,2008)。分类便于制订确定手术方式的术前方案。

远端腘绳肌腱撕裂造成的症状类似于典型的股二头肌肌肉肌腱结合部位拉伤。其症状包括屈膝无力、疼痛及膝关节失稳感。其他表现包括损伤部位的僵硬及局部肿胀和瘀斑。与其他腘绳肌拉伤一样,还存在近端收缩的肌腱,并可触及凹陷。

其他表现为慢性腘绳肌疼痛和功能障碍的病因包括肌腱或肌肉肌腱结合部撕裂或股二头肌肌腱自腓骨头处撕脱。腘绳肌拉伤的鉴别诊断应考虑到这种病理表现。

腘绳肌损伤的康复

康复的首要目的是确保运动员在最高功能状态和最低再损伤风险下重返运动。运动员重返运动需要采取多方面的康复措施,包括直接和间接手段。腘绳肌损伤有较高的再损伤率且延迟愈合,需要特别重视损伤后的治疗,以及制订并采取损伤预防措施。

有几个因素造成腘绳肌再损伤的高发:①腘绳肌持久无力;②瘢痕组织造成肌肉肌腱单位延展性降低;③损伤所致的生物力学和神经肌肉适应性改变。因此,必须针对这些因素制订治疗方案。

腘绳肌再损伤率高达 12%~31%,估计约 1/3 的腘绳肌损伤运动员会在重返运动后 1 年内出现再损伤。这些损伤很难有效康复,尤其是由于其症状持久且恢复缓慢,以及不恰当的重返运动标准或减少再损伤的传统康复方法效果不佳。

急性腘绳肌损伤的康复

康复方案通常基于组织理论上的恢复反应。1994 年,Worrell 提出一项 4 步计划,建议损伤组织渐进牵伸和加强力量,可造成组织重构和瘢痕形成过程中的胶原纤维排列。

1.急性期(2~4 天):着重控制炎症和重获早期活动。

2.亚急性期:结合单独的腘绳肌力量练习和无痛牵伸。

3.重塑期:持续腘绳肌力量练习,并进行离心肌肉力量训练。

4.功能阶段:增加慢跑、跑步、冲刺、功能性训练和专项训练。

这些康复阶段应根据损伤后时间灵活地执行,并根据运动员的具体状态制订特定干预方案和步骤。下面所述措施应包括在阶段性康复方案中。然而,这些方法、技术和干预措施并非面面俱到,治疗记录必须根据损伤的严重程度和个性化因素及损伤症状及时更新。

急性腘绳肌损伤可导致疼痛和功能障碍、ROM 减小、力量下降和运动能力下降。腘绳肌损伤早期康复应着重将急性反应最小化,并促进组织恢复。急性腘绳肌损伤的治疗应始于减少炎症和疼痛的直接治疗,辅以促进组织恢复和保护瘢痕结构的治疗。干预措施包括低强度治疗性练习、医疗器械、用药和保护。

保护

为保护受伤的下肢,需要改变步行方式。如果能耐受,可采取保护受伤组织不受过度牵拉且减小步幅的全负重步行方式。如果功能障碍严重且负重受限,则可使用腋拐辅助步行。

非甾体抗炎药

为控制疼痛和炎症,急性腘绳肌损伤早期常使用非甾体抗炎药。但这种广泛采用的方式因无法完全获益且可能会对组织恢复有副作用而存在争议。NSAID 最有争议的方面为其给药时机。尽管损伤后即刻短期给药是最常见的方式,但为避免干扰肌肉再生的修复和重构所必需的细胞趋药性,延迟几天使用可能更为有益。镇痛剂是副作用较少的 NSAID 的替代品。

冰敷

冰敷或冷冻疗法旨在降低疼痛和炎症反应。可在受伤后即刻采用。受伤部位每天可以冰敷数次。治疗的持续时间取决于使用方式（冰袋、冰敷按摩等），而一般冰敷 10~20 分钟较为有效。

肌内注射皮质类固醇

皮质类固醇注射治疗腘绳肌损伤的方法存在很大争议，主要因为其与肌腱和筋膜撕裂的时间相关。然而，一项有关腘绳肌损伤运动员的炎症反应和缺勤运动时间的回顾性研究发现，采用肌内注射皮质类固醇减少严重的、肌内离散或肌腱炎的治疗并无副作用（Levine 等，2000）。这说明肌内注射皮质类固醇可能加快运动员重返运动，而不增加再损伤风险。

治疗性练习

急性肌肉拉伤的康复方案通常着重于单独的肌肉牵伸和力量练习。Sherry 和 Best（2004）的研究表明，渐进灵活性和躯干稳定性计划可显著减少腘绳肌损伤患者的再损伤率。该计划强调早期活动和骨盆与躯干的协调性，建议采用改良的腰椎骨盆区神经肌肉控制练习，以便运动员运动时腘绳肌处于安全的长度和负荷，进而减少再损伤风险。尽管此证据令人鼓舞，最恰当的康复方案可能还是要结合单纯肌肉牵伸和力量加强，以及渐进灵活性和躯干稳定性等各方面的练习。

促进神经肌肉控制的练习和动作应在保护性 ROM 内实施，以便将恢复组织的伤害最小化。为防止肌肉萎缩并促进恢复，康复方案早期应进行次最大无痛等长练习。如果运动员感到疼痛，则应降低强度直至可完成无痛肌肉收缩。此外，应进行下肢跨步练习（包括侧向、前向和后向跨步）、单腿站立及腰骨盆区等长练习，如俯卧桥式、仰卧屈膝桥式和侧桥练习（图 68.3 至图 68.9）。

随着运动员的功能改善并可耐受增加的练习强度，结合循序渐进的亚急性和重塑期康复方案，应增加旨在提高柔韧性、力量、神经肌肉控制和功能的直接干预措施。当组织重建足以承受更大应力产生的收缩时，可增加腘绳肌离心力量练习。此外，应重视腘绳肌牵伸，以便皮肤组织重获正常的柔韧性。进行较强牵伸计划的腘绳肌损伤运动员的运动能力恢复更快，且康复期更短。其他旨在提高功能的治疗性练习还包括侧向滑步、交叉步、拳击手步伐、转体桥式、仰卧屈膝桥式足前移、单腿平衡无负重雨刷式触碰、转体跨步走、单足站体前倾并对侧伸髋等（图 68.10 至图 68.18）。

最后，运动员接近无症状功能和力量，并且神经肌肉控制明显改善时，治疗性练习中应加入完整及时控制和高要求专项动作。建议治疗性练习包括更

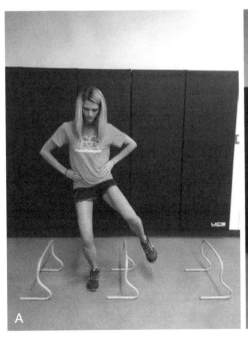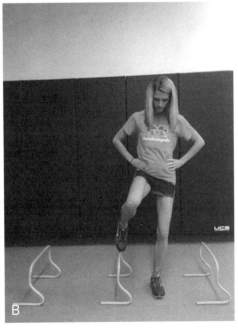

图 68.3　侧向跨步。

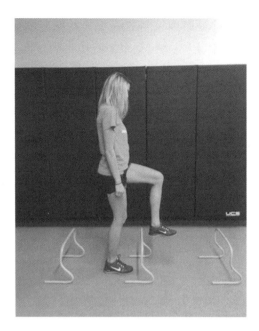

图 68.4 前跨步。

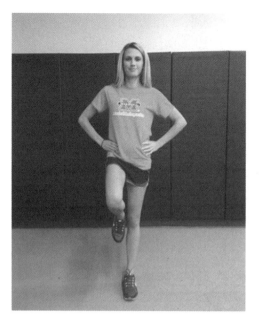

图 68.6 单腿站。

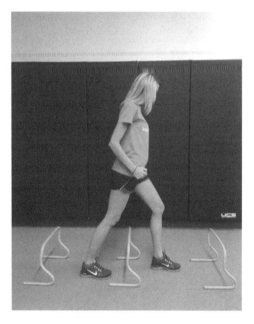

图 68.5 后跨步。

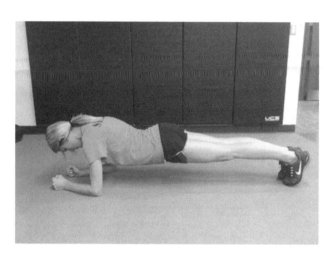

图 68.7 俯卧桥式。

多渐进静态和动态柔韧性训练,结合骨盆前倾、肌肉拉长位的离心肌力练习、高抬腿、前后向加速、持哑铃桥式转体、仰卧单肢椅桥式、转体跨步走,以及模拟接近最大速度的专项运动训练,并结合姿势控制(图 68.19 至图 68.23)。

软组织松解技术

部分源于结缔组织瘢痕的肌肉柔韧性不足,是腘

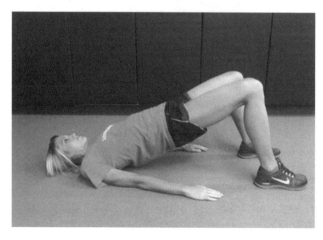

图 68.8 仰卧屈膝桥式。

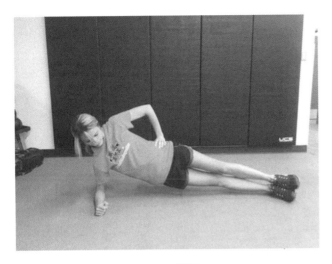

图 68.9　侧桥。

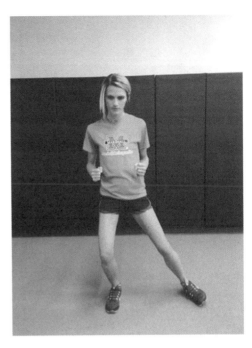

图 68.10　侧向滑步。

绳肌损伤的特点。尽管相关依据众说纷纭,但旨在改变损伤肌肉力学环境的软组织手法松解仍然很常用。各种按摩和大范围软组织松解技术对于组织重建早期形成的瘢痕残留效果有限,反而会增加组织延展性。瘢痕组织可改变肌肉肌腱的性能使力学环境发生变化并影响肌肉纤维牵伸,从而造成再损伤风险。

专业的大范围软组织松解术并没有显著改善肌肉力量。尽管未经文献证实,但这些技术有益于减少已损伤肌肉的残留效应——换言之,瘢痕组织比其所替代的可收缩组织产生的肌纤维阻力更大。由于继发于瘢痕组织的肌腱结节可造成再次拉伤,通常采用软组织松解来防止瘢痕组织增生。因此,治疗过程中应考虑采用这些可能有益于加快恢复的技术。

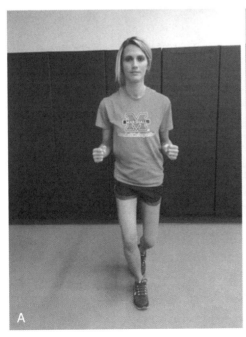
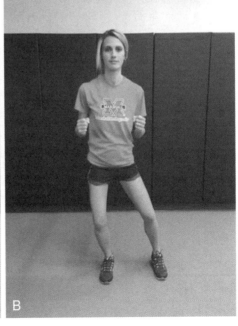

图 68.11　交叉步。

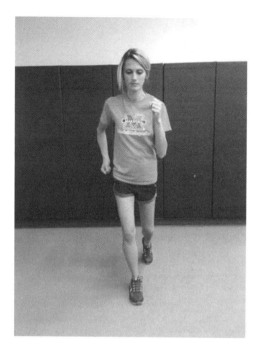

图 68.12 拳击手步伐。

渐进功能康复和重返运动指南

专项运动无痛可能提示可以重返赛场。此外,腘绳肌损伤后恢复过程比其临床表现慢得多,这使得运动员和临床工作者都低估了恢复时间对重返运动的重要性。有证据表明,损伤经常在重返运动时未得到彻底解决。因为重返比赛优于无痛运动可能导致再损伤或更严重的损伤,所以应采取适当的渐进功能康复,并遵循重返运动指南,这对于康复至关重要。

针对重返运动的渐进功能康复是一种康复的目标导向性手段。尽管渐进康复是基于标准而非时间,但还要遵循理论上康复反应的相关时限。康复计划必须按照顺序进行设计,每一阶段要求能力比上一阶段略有增加(或者力量、柔韧性或神经肌肉控制),或者要求运动或模拟专项运动的动作稍加熟练。

腘绳肌损伤通常发生于涉及伸缩循环动作的运动,如高速冲刺、高强度跑步、急停、启动、快速变向和踢球动作。尽管最易发生肌肉损伤的步态周期还不确定,但可能发生于屈髋伸膝的摆动晚期。有证据表明,足触地前存在肌肉拉伤的可能性,此时腘绳肌最大牵伸且处激活状态,这样产生一主动拉长的收缩。以往的研究表明,此时存在离心到向心收缩的转变,最易出现肌肉损伤。因此,应进行模拟此情况的

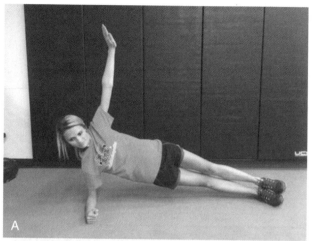

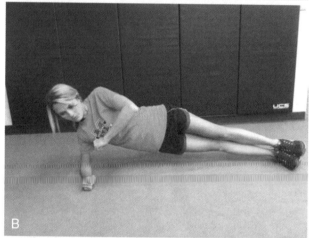

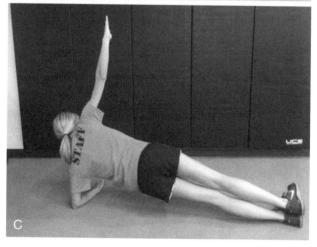

图 68.13 转体桥式。

康复方案,并将熟练掌握此动作作为重返运动的先决条件,尤其是要求高速熟练动作的运动,如冲刺(康复方案 68.1)。

模仿训练或专项动作的功能性测试可用于确定运动员是否适合重返运动。超过运动员正常专项水平的动作会提高功能性测试的准确性;但是,这些额外的测试更应该用于风险评估,而非纯粹的重返运动要求。

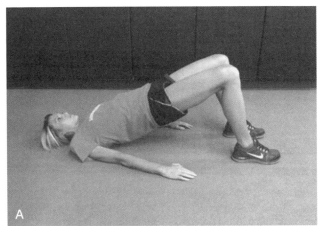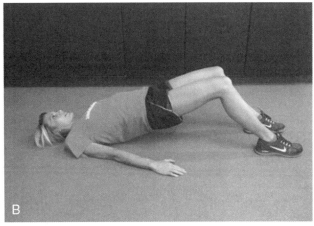

图 68.14　仰卧屈膝桥式并足前移。

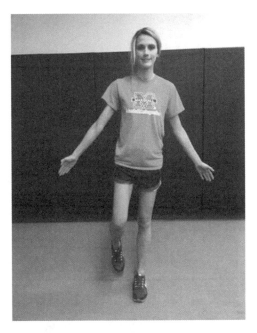

图 68.15　单腿站无负重雨刷式触碰。

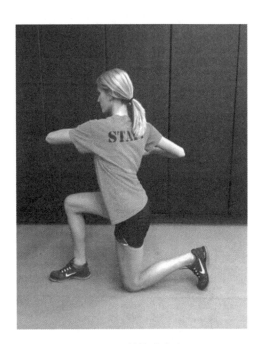

图 68.17　转体跨步走。

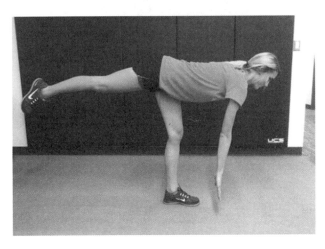

图 68.16　单腿站无负重雨刷式触碰。

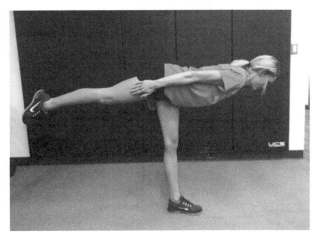

图 68.18　单腿站体前屈并对侧伸髋。

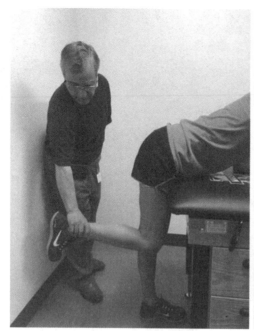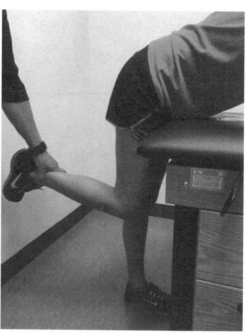

图 68.19 腘绳肌拉长位(屈髋)徒手离心抗组练习。

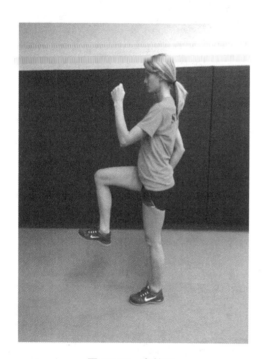

图 68.20 高抬腿。

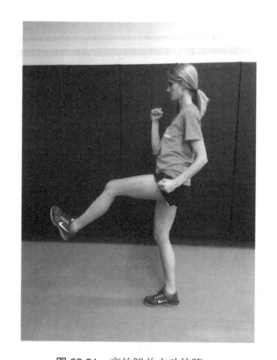

图 68.21 高抬腿并主动伸膝。

预防

风险因素

腘绳肌损伤的预防更重于治疗,是运动员医疗保障的目的。了解个体的损伤风险是制订预防措施的重要基础。尽管关于腘绳肌损伤风险因素的循证医学依据还较为有限,但该损伤无疑是由几种可变和不可变的风险因素共同导致的。不可变风险因素包括年龄和既往腘绳肌损伤,可变风险因素包括肌肉疲劳、下肢力量失衡(腘绳肌-股四头肌比值低)、

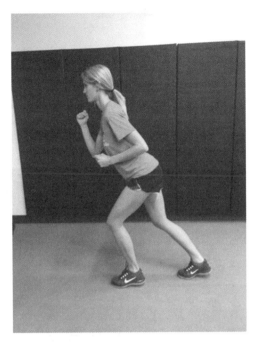

图 68.22 前/后向加速。

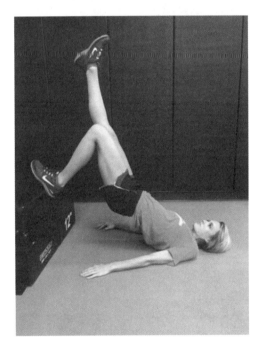

图 68.23 仰卧单腿椅桥式。

训练量过大、热身不足、肌肉柔韧性不良、交叉骨盆姿势(骨盆前倾和腰椎前突加大),以及腰骨盆区力量和稳定性不足。缓解可变风险因素,如提高高速训练动作的腰骨盆区控制能力,可防止腘绳肌损伤的发生或再损伤。造成损伤的风险因素数量可能存在一个阈值,某些因素可能比其他因素的损伤预测性

更强。

牵伸

尽管支持运动前主被动热身和肌肉牵伸可减少腘绳肌损伤发病率的证据有限,这些措施仍被认为可有效预防损伤。由于依据的回顾性特点,目前尚不清楚腘绳肌柔韧性降低是否是腘绳肌损伤的病因或结果。许多腘绳肌损伤风险因素检测的研究未发现柔韧性降低可作为风险因素,也有支持牵伸作用的报道认为,腘绳肌损伤的运动员损伤前腘绳肌柔韧性明显比未损伤运动员低,并且这种牵伸对于促进康复方案的疗效非常重要。理论上,肌肉的牵伸决定了损伤后沿胶原蛋白走行的力线,否则可造成牵伸强度不足、功能受限和疼痛,进而易出现再损伤。

牵伸的方式、时限和频率是可能影响牵伸计划效果的因素。黏弹性改变的损伤肌肉可能需要更长时间和更多次的牵伸才能达到最佳效果。保持骨盆前倾的静态牵伸需要持续 30 秒,每天 4 次或以上,或者根据临床工作者或运动员表现确定。牵伸引起腘绳肌改变的可能优势包括短期增加 ROM 和长期增加组织强度和牵伸耐力。

最后,有证据表明,对侧屈髋肌群对腘绳肌牵伸的作用等同于腘绳肌本身,因为髂腰肌可直接导致骨盆前倾增加,进而加大腘绳肌牵伸。

腘绳肌牵伸计划

• 单侧腘绳肌牵神。运动员取仰卧位,双腿平放在床上,用一条浴巾环绕一足,双手握住浴巾两头,膝关节伸直,踝关节背屈(指向天花板)。将下肢拉向天花板,直至腿后方感到牵拉;保持牵拉 30 秒,然后放松并重复牵伸动作(图 68.24)。

• 骑跨式腹股沟和腘绳肌牵伸。运动员坐于地上,双腿分开(图 68.25)。双膝伸直,髌骨正对天花板,双足背屈(指向天花板)。背部挺直,运动员在髋关节处体前屈。先向正前方伸出双手,直至腘绳肌感到牵拉并保持 30 秒。然后放松并双手伸向右侧,直至感到牵拉并保持 30 秒。放松,然后再向左侧牵伸。

• 单侧骑跨式腹股沟和腘绳肌牵伸。运动员患肢伸直坐于地上,髌骨正对天花板且足指向天花板。健侧腿屈膝放松,运动员在髋关节处体前屈,保持背

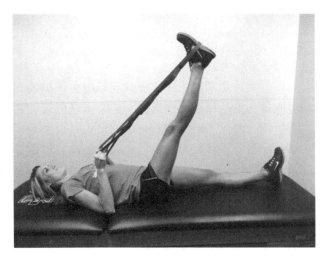

图 68.24　单侧腘绳肌牵伸。

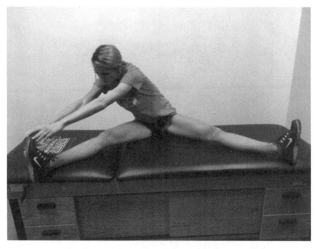

图 68.26　单侧骑跨式腹股沟和腘绳肌牵伸。

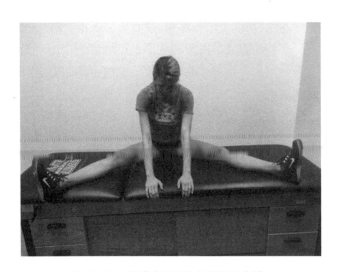

图 68.25　骑跨式腹股沟和腘绳肌牵伸。

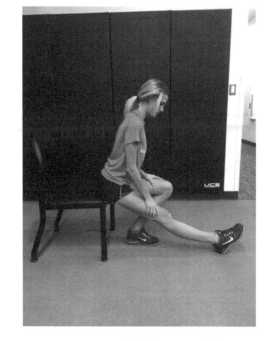

图 68.27　骨盆前倾位腘绳肌牵伸。

部挺直放松，双手伸向患侧踝关节直至腘绳肌感到牵拉。持续牵伸 30 秒(图 68.26)，然后放松并重复。

• 骨盆前倾位腘绳肌牵伸。运动员坐于椅子边缘，患肢放松伸直。健肢屈膝 90°(图 68.27)。背部伸直，运动员在髋关节处体前屈，双手支撑于大腿上。体前屈直至感到牵拉，保持 30 秒，然后放松并重复牵伸。

• 腘绳肌力量练习。腘绳肌力量被认为是腘绳肌再损伤的标志。首次损伤后康复不当是导致再损伤的部分原因，有研究证实了腘绳肌力量练习和减少腘绳肌拉伤的发病率。然而，关于力量失衡是否为首次损伤的单一结果、再损伤的常见致病因素，还是两者均有的问题，仍存在争议。证据表明，未进行力量失衡治疗的运动员腘绳肌损伤的发病率是对照组的 4~5 倍。将力量失衡视为可变风险因素，并作为预防措施用于判断力量练习是否不当。对于腘绳肌-股四头肌比值低的运动员，建议恢复主动肌群和拮抗肌群间的正常平衡，以降低损伤风险。

研究显示，包含离心腘绳肌力量练习在内的常规训练可显著减少腘绳肌损伤的发病率。摆动末期用以抵消股四头肌向心运动的腘绳肌离心能力不足，可增加损伤风险。由于持续的肌肉力量异常可导致腘绳肌再损伤，建议针对特定功能障碍制订着重离心力量的个性化预防性/康复方案。

鉴于肌肉力量不足并不能解释所有的腘绳肌再

损伤问题,且各病因间并非绝对各自独立,建议为涉及伸缩循环动作(如高速冲刺)的运动项目或者有腘绳肌损伤病史的运动员制订旨在改善腘绳肌柔韧性和力量及腰骨盆区神经肌肉控制能力的预防性康复方案。

损伤预防性腘绳肌力量练习计划

腘绳肌力量练习也用于改善股四头肌-腘绳肌比值和双腿腘绳肌间的任何不对称。强壮、对称的腘绳肌损伤概率更小。

• 腘绳肌等长练习。运动员健侧腿伸直坐于地上。患侧腿屈膝,足跟着地并压向地面,然后拉向臀部,使腘绳肌拉紧(图 68.28)。保持收缩 5 秒,然后放松。运动员开始进行每组 12~15 个动作,做 1 组,逐渐增加到每组 12~15 个动作,做 2~3 组。

• 俯卧位腘绳肌负重力量练习。患肢踝关节负重,运动员取俯卧位,必要时患侧膝关节下置枕。足置于中立位(图 68.29),足跟缓慢地靠向臀部。运动员开始进行每组 12~15 个动作,做 1 组,逐渐增加到每组 12~15 个动作,做 2~3 组。

• 站立位腘绳肌力量练习。患肢踝关节负重,运动员两足开立与肩同宽。握紧支撑物,足跟缓慢有控

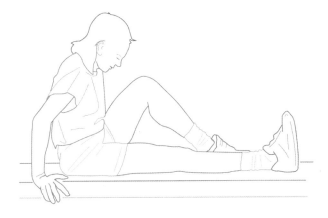

图 68.28　腘绳肌等长练习。患者左侧(患侧)腿向下压床面。

制地屈向臀部,注意保持患肢膝关节的正确力线。运动员开始进行每组 12~15 个动作,做 1 组,逐渐增加到每组 12~15 个动作,做 2~3 组(图 68.30)。

• 腘绳肌力量器械练习。可用器械于卧位或站立位进行腘绳肌力量练习。负荷置于踝关节,屈膝抗组使足跟靠向臀部。运动员开始进行每组 12~15 个动作,做 1 组,逐渐增加到每组 12~15 个动作,做 2~3组。

• 坐位步行。运动员坐于带轮子的椅子上,向前行走(图 68.31)。

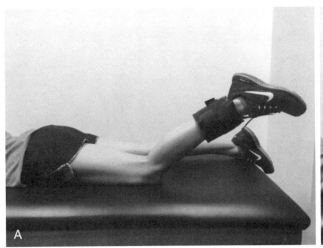
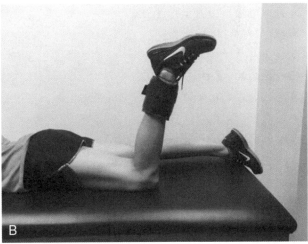

图 68.29　俯卧位腘绳肌负重力量练习。

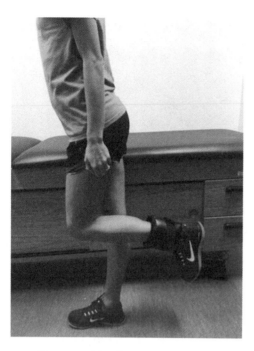

图 68.30 站立位腘绳肌力量练习。

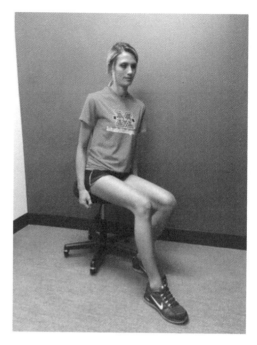

图 68.31 滑轮凳上坐位步行。

康复方案 68.1 急性腘绳肌损伤的康复方案(Heiderscheit 等,2010)

第 1 阶段

目标

- 保护瘢痕形成
- 尽可能减少肌肉萎缩

防护

- 避免腘绳肌过度激活或拉长

冰敷

- 每天 2~3 次

治疗性练习(每日)

- 原地蹬车×10 分钟
- 侧向跨步×10 分钟,3×1 分钟,中低强度,无痛速度和步幅
- 交叉步×10 分钟,3×1 分钟,中低强度,无痛速度和步幅
- 原地快速踏步,2×1 分钟
- 俯卧桥式,5×10 秒
- 仰卧桥式,5×10 秒
- 睁眼到闭眼的渐进单腿平衡,4×20 秒

进阶标准

- 无痛的正常步幅
- 无痛的极低速小跑

- 次最大抗组(50%~70%)的等长收缩俯卧屈膝 (90°)徒手力量测试无痛

第 2 阶段

目标

- 重获无痛腘绳肌力量,中度开始逐渐拉长腘绳肌
- 逐渐增加动作速率,改善躯干和骨盆的神经肌肉控制能力

防护

- 避免腘绳肌出现无力的终末长度

冰敷

- 练习后,10~15 分钟。

治疗性练习(5~7 天/周)

- 原地蹬车×10 分钟
- 侧向跨步×10 分钟,3×1 分钟,中高强度,无痛速度和步幅
- 交叉步×10 分钟,3×1 分钟,中高强度,无痛速度和步幅
- 拳击手步伐×10m,2×1 分钟,中高强度,无痛速度和步幅
- 转体桥式,每侧保持 5 秒,2×10 个
- 仰卧屈膝桥式并足前移,3×10 个

(待续)

康复方案 68.1(续)

- 单腿平衡无负重雨刷式触碰,每侧每个手臂 4×8 个
- 转体跨步走,对侧指-趾相碰并"T"形站起,冰敷
- 训练后,必要时 5~10 分钟

治疗性练习(4~5 天/周)

- 原地蹬车×10 分钟
- 侧滑步×30 米,3×1 分钟,中高强度,无痛速度和步幅
- 交叉步小跑×30 米,3×1 分钟,中高强度,无痛速度和步幅
- 拳击手步伐×10 米,3×1 分钟,中高强度,无痛速度和步幅
- A 和 B 跳跃,从膝关节高度较低开始逐渐增加,无痛
- A 跳跃:双腿交替前跳并配合手臂动作(类似于跑步)。跳跃时对侧膝屈膝抬高,然后同时伸髋伸膝做下一次跳跃
- B 跳跃:是 A 跳跃的进阶练习,但对侧伸膝先于伸髋,产生跑步时的摆动末期。然后该膝呈"爪"形拉向后方。其他如 A 跳跃

- 前后向加速跑,3×1 分钟,5 米开始,逐渐增加到 10 米、20 米
- 持哑铃转体桥式,每侧保持 5 秒,2×10 个
- 仰卧单腿椅桥式,3×15 个,由慢到快
- 持哑铃单腿平衡雨刷式触碰,每侧每个手臂 4×8 个
- 转体跨步走,手持哑铃与对侧足趾相碰并呈"T"形站起,每侧 2×10 个
- 结合身体姿势控制和速度递增的专项练习

重返运动标准

- 最大力量时无痛
- 连续 4 次最大徒手力量测试,每次俯卧屈膝(90°和 15°)
- 等速测试时,腘绳肌离心力(30°/秒);股四头肌向心力(240°/秒)的比值双侧差距<5%
- 60°/秒时最大等速向心屈膝力矩的屈膝角度,双侧对称
- 无痛全关节活动范围
- 接近最大速度的专项动作,无痛(跑步运动员的递增冲刺测试)

(李伟 译)

相关资料

A complete reference list is available at https://expertconsult.inkling.com/.

延伸阅读

Arnason A, Andersen TE, Holme I, et al. Prevention of hamstring strains in elite soccer: an intervention study. *Scand J Med Sci Sports*. 2008;18:40–48.

Arnason A, Sigurdsson SB, Gudmundsson A, et al. Risk factors for injuries in football. *Am J Sports Med*. 2004;32:5S–16S.

Askling C, Tengvar M, Saartok T, et al. Sports related hamstring strains—two cases with different etiologies and injury sites. *Scand J Med Sci Sports*. 2000;10:304–307.

Askling CM, Heiderscheit BC. Acute hamstring muscle injury: types, rehabilitation, and return to sports. *Sports Injuries*. 2013;1–13. Web.

Bahr RHI. Risk factors for sports injuries—a methodological approach. *Br J Sports Med*. 2003;37:384–392.

Brooks JH, Fuller CW, Kemp SP, et al. Incidence, risk, and prevention of hamstring muscle injuries in professional rugby union. *Am J Sports Med*. 2006;34:1297–1306.

Clanton T, Coupe K. Hamstring strains in athletes: diagnosis and treatment. *J Am Acad Orthop Surg*. 1998;6:237–247.

Croisier J. Factors associated with recurrent hamstring injuries. *Sports Med*. 2004;34:681–695.

Croisier J, Forthomme B, Namurois M, et al. Strength imbalances and prevention of hamstring injury in professional soccer players. A prospective study. *Am J Sports Med*. 2008;36:1469–1475.

Croisier J, Forthomme B, Namurois M, et al. Hamstring muscle strain recurrence and strength performance disorders. *Am J Sports Med*. 2002;30:199–203.

Cyriax J. *Textbook of Orthopaedic Medicine: Vol. 1: Diagnosis of Soft Tissue Lesions*. London: Bailliere Tindall; 1982.

Delos D, Maak TG, Rodeo SA. Muscle injuries in athletes: enhancing recovery through scientific understanding and novel therapies. *Sports Health*. 2013;5.4:346–352. Web.

Devlin L. Recurrent posterior thigh symptoms detrimental to performance in rugby union: predisposing factors. *Sports Med*. 2000;29:273–287.

Drezner JA. Practical management: hamstring muscle injuries. *Clin J Sport Med*. 2003;13:48–52.

Feeley BT, Kennelly S, Barnes RP. Epidemiology of National Football League training camp injuries from 1998 to 2007. *Am J Sports Med*. 2008;36:1597–1603.

Goldman EF, Jones DE. Interventions for preventing hamstring injuries (review). *Cochrane Database Syst Rev*. 2010.

Hawkins RD, Hulse MA, Wilkinson C, et al. The association football medical research programme: an audit of injuries in professional football. *Br J Sports Med*. 2001;35:43–47.

Heiser TM, Weber J, Sullivan G, et al. Prophylaxis and management of hamstring muscle injuries in intercollegiate football players. *Am J Sports Med*. 1984;12:368–370.

Hoppenfeld S. *Physical Examination of the Spine and Extremities*. 1st ed. East Norwalk: Appleton-Century-Crofts; 1976.

Kellett J. Acute soft tissue injuries-a review of the literature. *Med Sci Spor Ex*. 1986;18:489–500.

Kerkhoffs GM, van Es N, Wieldraaijer T, et al. Diagnosis and prognosis of acute hamstring injuries in athletes. *Knee Surg Sports Traumatol Arthrosc*. 2012;21.2:500–509. Web.

Koulouris GCD. Imaging of hamstring injuries: therapeutic implications. *Eur Radiol*. 2006;16:1478–1487.

Lempainen L, Sarimo J, Mattila K, et al. Distal tears of the hamstring muscles: review of the literature and our results of surgical treatment. *Br J Sports Med*. 2007;41:80–83.

Magee DJ, Zachazewski JE, Quillen WS. *Pathology and Intervention in Musculo-*

skeletal Rehabilitation. 1st ed. St. Louis: Saunders Elsevier; 2009.

Malliaropoulos N, Papalexandris S, Papalada A, et al. The role of stretching in rehabilitation of hamstring injuries: 80 athletes follow-up. *Med Sci Spor Ex.* 2004;36:756–759.

Mason Dl, Dickens V, Vail A. Rehabilitation for hamstring injuries. *Protocols The Cochrane Database of Systematic Reviews*. 1996. n. pag. Web.

Mendiguchia Jurdan, Brughelli Matt. A return-to-sport algorithm for acute hamstring injuries. *Physical Therapy in Sport*. 2011;12.1:2–14. Web.

Mishra DK, Friden J, Schmitz MC, et al. Anti-inflammatory medication after muscle injury. A treatment resulting in short-term improvement but subsequent loss of muscle function. *J Bone Joint Surg Am*. 1995;77:1510–1519.

Neumann DA. *Kinesiology of the Musculoskeletal System*. 2nd ed. Mosby: St. Louis: Elsevier; 2010.

Orchard J, Best TM, Verrall GM. Return to play following muscle strains. *Clin J Sport Med*. 2005;15:436–441.

Petersen J, Holmich P. Evidence based prevention of hamstring injuries in sport. *Br J Sports Med*. 2005;39:319–323.

Rahusen FT, Weinhold PS, Almekinders LC. Nonsteroidal anti-inflammatory drugs and acetaminophen in the treatment of an acute muscle injury. *Am J Sports Med*. 2004;32:1856–1859.

Reiman MP, Manske RC, Smith BS. Immediate effects of soft tissue mobilization and joint manipulation interventions on lower trapezius strength. AAOMPT conference abstract. *J Man Manip Ther*. 2008;16:166.

Reynolds JF, Noakes TD, Schwellnus MP, et al. Non-steroidal anti-inflammatory drugs fail to enhance healing of acute hamstring injuries treated with physiotherapy, *S Afr Med J* 85:517–522.

Thelen DG, Chumanov ES, Sherry MA, et al. Neuromusculoskeletal models provide insights into the mechanisms and rehabilitation of hamstring strains. *Exerc Sport Sci Rev*. 2006;34:135–141.

Verrall GM, Kalairajah Y, Slavotinek JP, et al. Assessment of player performance following return to sport after hamstring muscle strain injury. *J Sci Med Sport*. 2006;9:87–90.

Verrall GM, Slavotinek JP, Barnes PG. The effect of sports specific training on reducing the incidence of hamstring injuries in professional Australian rules football players. *Br J Sports Med*. 2005;39:363–368.

Witvrouw E, Danneels L, Asselman P, et al. Muscle flexibility as a risk factor for developing muscle injuries in male professional soccer players. A prospective study. *Am J Sports Med*. 2003;31:41–46.

第**69**章

运动员腹股沟疼痛

Charles Andrew Gilliland

引言

运动员腹股沟疼痛(又称慢性/急性腹股沟疼痛、运动性疝气、运动员疝、Gilmore 腹股沟、曲棍球疝、耻骨腹股沟疼痛综合征、腹股沟断裂)是一种没有被明确定义的疾病,广泛认为它是骨骼肌肉医学中遇到的最难诊断和治疗的疾病之一。这主要是由于其所涉及的骨骼肌肉解剖结构错综复杂,而且在一个相对紧凑的区域内有多个器官系统相邻,从而导致了对其真正病因的不同看法(Gilmore,1992;Taylor 等,1991)。

所有这些变量给运动员腹股沟疼痛增加了在其他肌肉骨骼疾病中少见的复杂性,也给骨科医生带来了挑战。

本章的目的是概述运动员腹股沟疼痛的临床表现、诊断、治疗和康复。还将考虑到运动人群,以及经常遇到的密切相关的病理情况。进一步的讨论将详细说明重返运动的注意事项,以及影像学检查在诊断中的作用。

流行病学 / 特殊人群(运动员)

运动员腹股沟疼痛并非只出现在运动人群中,但很多文献都集中在这个领域。它一般见于从事以敏捷性主的运动及速度变化较快的运动员中(Minnich,2011)。这在美式/澳式橄榄球、冰球和英式足球等运动中非常常见,但几乎所有涉及变向或暴力内收动作的运动领域都有报道。腹股沟损伤可占所有运动损伤的 5%(Moeller,2007)。

运动员腹股沟疼痛更多见于男性患者,但也可见于女性患者(Garvey,2010;Meyers 等,2008)。这种性别差异被认为主要是由于腹股沟管和泌尿生殖系统的解剖结构不同。据报道,高达 50% 的运动员慢性腹股沟疼痛可归因于反复的腹股沟撕裂(Lovell,1995)。

运动员腹股沟疼痛通常会导致大量的时间损失,并且有很高的复发率。

临床表现

运动员腹股沟疼痛的典型临床表现是下腹隐痛,并在伸展性活动时加重(Litwin 等,2011)。疼痛可能是单侧或双侧的,在休息时缓解,但在活动时再次出现。运动员通常无法回忆曾有损伤诱因的情况出现,这使人相信,运动员腹股沟疼痛是一种因过度使用导致后腹壁/腹股沟肌肉组织损害的损伤。然而,值得注意的是,有些运动员能够回忆起诱发事件。疼痛可以放射到大腿、阴囊或会阴部,并且经常因为增加腹内压力的活动而加剧(Hackney,1993;Meyers 等,2000;Larson 和 Lohnes,2002)。

患有腹股沟疼痛的运动员就诊时往往有长达数月的模糊主诉,且没有明确的致病因素。其诊断完全取决于医生的检查评估。保守治疗经常被采用尝试,但较易失败(Morelli 和 Smith,2001)。

风险因素

我们应重视运动员在这种情况下的"风险"。众所周知，核心肌群的肌肉控制不佳及臀部运动范围丢失是运动员腹股沟疼痛的主要风险因素（Whittaker 等，2015）。其他值得注意的风险因素包括腹股沟外伤史和下肢不等长（Ryan 等，2014）。

如果需要，这些运动员可以在年度体检中被确定为存在风险。如果被确定为存在风险，在季前或季后的力量和调理活动中应给予特别关注，重点是额外的核心和盆底肌肉强化。

鉴别诊断

鉴于该区域内解剖结构的复杂性，医生必须对与运动员腹股沟疼痛有相似症状的其他疾病有深刻的了解。表 69.1 列出了一个广泛的考虑范围，但应强调其中两种疾病。耻骨炎或股骨髋臼撞击症与运动员腹股沟疼痛同时存在并不罕见（Economopolous 等，2014；Beatty，2012；Macintyre 等，2006）。

这可能是由于骨盆枢轴关节理论。在这个理论中，通过病理性的下腹壁/耻骨环腱膜传递的力量导致邻近的关节承受更多的压力。耻骨联合和髋关节最常受到影响，可能产生一种由不同的潜在病理所导致的混合症状。医生可能需要对这些其他相关联的疾病进行治疗，以成功地使运动员完全康复。

解剖

下腹部/腹股沟区域的解剖结构相当复杂。值得注意的是，对运动员腹股沟疼痛的评估和处理可能会因评估医生专业的不同而有所侧重（例如，泌尿科医生可能侧重于泌尿生殖系统的考虑，而外科医生可能侧重于腹内或腹壁的肌肉组织）。如果对主要的解剖学原因有疑问，则必须进行多学科评估。腹内收肌腱由下腹壁肌肉组织（腹外斜肌、腹内斜肌、腹横肌、腹横筋膜）、腹直肌和联合肌腱组成。这些肌肉组织从头端终止于耻骨，而在尾端是髋内收肌和股薄肌（Larson，2014）。

图 69.1 和图 69.2 概述了肌肉和泌尿生殖系统的解剖结构，以及盆骨的受力（Caudill 等，2008；Meyers，2007）。

这些肌肉和结构之间的相互作用使骨盆关节形成动态支点的作用。

体格检查

体格检查应包括对下腹部脏器、肌肉组织和泌尿生殖系统的全面评估，如有必要可进行盆腔检查。视诊检查应该没有发现其他明显病变。应当对下腹部/盆腔肌肉组织的起止部位进行触诊。检查者还应进行诱发试验，如抗阻仰卧起坐、Valsalva 动作（关闭声门使劲憋气时做出的动作）和直接触诊腹股沟环（Farber 和 Wilckens，2007）。

评估还应该包括对髋关节和耻骨联合的评估，以评估合并股骨髋臼撞击或耻骨炎的可能。一般来说，如果没有发现其他明确的病因，包括疝气，可关注沿着耻骨结节上方的压痛。沿着髋关节内收肌的压痛也很常见。最后，根据医生的经验和舒适度，检查者应沿腹股沟环和睾丸进行检查。

诊断

一般来说，只有在术后症状完全缓解的情况下才能考虑明确诊断。运动员腹股沟疼痛是一种排除性诊断，需要主治医生排除所有其他原因。通常需要

表 69.1　鉴别诊断

- 真正的腹腔疝
- 滑膜炎
- 腰骶部疼痛
- 股骨头坏死/Legg–Calvé–Perthes 病
- 股骨头骨骺滑脱
- 关节炎（炎性、骨性、类风湿性、感染性）
- 骶髂关节功能紊乱
- 腰椎间盘突出症
- 阴部应力
- 股骨颈应力性骨折
- 肌肉断裂/撕脱/骨骺损伤
- 髋关节弹响
- 炎性肠病/胃肠道
- 泌尿生殖系统原因（盆腔炎、多囊卵巢综合征、宫外孕、前列腺炎、性病）
- 腹腔内肿块
- 神经卡压
- 耻骨联合炎

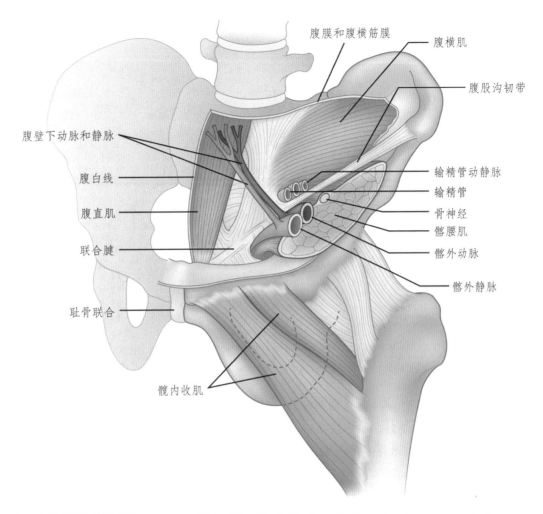

腹膜和腹横筋膜

腹横肌

腹股沟韧带

腹壁下动脉和静脉

腹白线

腹直肌

联合腱

耻骨联合

髋内收肌

输精管动静脉

输精管

骨神经

髂腰肌

髂外动脉

髂外静脉

图 69.1　腹股沟及腹部区域解剖。[From Caudill P, Nyland J, Smith C, et al.: Sports hernias: a systematic literature review. Br J Sports Med 42(12):954–964, 2008.]

多学科治疗团队，以评估所有的可能性。X 线检查可能有助于排除骨性异常，如髋关节 X 线检查中的 CAM 畸形（Lischuk 等，2010）。

尽管最合适的影像学检查是 MRI，但结果经常无明显异常。如果结果存在异常，通常有两种表现。这些表现是按年龄划分的，年轻人群表现为更弥漫性的水肿，而年长人群的水肿会更加局限（Albers等，2001）。

超声检查对于有的经验医生来说是有帮助的，因为它能够显示后腹壁的功能缺陷。在某些情况下可以考虑做疝造影术，但已不常见。

治疗

运动员腹股沟疼痛的治疗应该集中在疼痛控制和减少时间损失上（Sheen 等，2014）。保守治疗应包括适度休息，然后进行密集的物理治疗（Hegedus 等，2013）。值得注意的是，非甾体抗炎药或泼尼松等药物可以用以辅助治疗。髂腹神经阻滞甚至射频消融被用作辅助治疗的情况并不少见，特别是在那些处于赛季中并选择继续参赛的运动员中（Comin 等，2013）。

目前没有大量的证据表明哪一种康复方法优于其他方法。大多数康复方案的重点是围绕运动员在休息时无疼痛，之后逐渐增加活动度。随后是针对受影响运动员的特定部位做重点训练。在完成上述操作后，将采取全面的"全身"方法，包括基于敏捷性训练和全身训练（LeBlanc 和 LeBlanc，2003）。这是为了帮助运动员恢复特定的运动。如果运动员通过康复治疗未能取得进展，应考虑其他治疗方法，如手术治疗（Lynch 和 Renstrom，1999）。

如果手术治疗被认为是必要的，一般可尝试加强后腹壁和减轻病理性张力。手术方法可以是腹腔

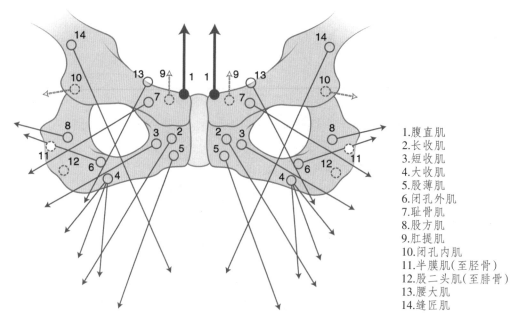

图69.2 骨盆表面肌肉力量分布。[From Meyers WC, Yoo E, Devon ON, et al.: Understanding "sports hernia" (athletic pubalgia): the anatomic and pathophysiologic basis for abdominal and groin pain in athletes. Oper Tech Sports Med 15(4):165–177, 2007. (Figure 3)]

1. 腹直肌
2. 长收肌
3. 短收肌
4. 大收肌
5. 股薄肌
6. 闭孔外肌
7. 耻骨肌
8. 股方肌
9. 肛提肌
10. 闭孔内肌
11. 半膜肌(至胫骨)
12. 股二头肌(至腓骨)
13. 腰大肌
14. 缝匠肌

镜或开腹,通常使用网状修复或缝合修复。目前没有明确的证据表明哪种手术方法更好,手术技术的应用可根据经验及舒适度决定。与开腹手术相比,腹腔镜手术可以更快速康复(Harmon,2007)。手术成功率高,并且与手术方法无明显关联,因此保守治疗失败的运动员应重点考虑。

我们的方法

每当运动员因腹股沟疼痛来就诊时,无论是慢性还是急性疼痛,适度休息加上大剂量的非甾体抗炎药是第一步。可以采用影像学方法,通常包括 MRI 和 X 线片。在休息时无疼痛之后,开始物理治疗,重点是核心/骨盆肌肉组织。如果运动员在物理治疗中逐渐进展至无痛,那么就可以考虑尝试恢复特定运动的锻炼。如果运动员仍然没有疼痛,可在可耐受范围内恢复相应的运动。一般来说,2 个月内没有进展被认为是保守治疗失败,因此需要考虑手术治疗。应根据症状的缓解情况来决定是否重返运动。

总结

运动员腹股沟疼痛是一种非常难以处理的疾病,需要有经验的骨骼肌肉专业医生来诊治。它通常表现为模糊的下腹/腹股沟疼痛,可能是隐匿性的,也可能伴随诱发事件。该病通常见于参加敏捷性运动的运动员,减少运动损失时间和解决疼痛是治疗重点。对并发症的了解是加快重返运动的关键。全面了解病史和体格检查是成功治疗的关键。

运动员腹股沟疼痛是一种排除性诊断,考虑到该部位的复杂性,应该采用多学科的团队诊疗。这个团队应包括外科医生、物理治疗师,以及腹部和泌尿生殖系统专家。腹股沟 MRI 检查是公认的常规影像学检查。保守治疗可能成功,但往往需要手术治疗才能完全缓解。

(李翔 王磊 译)

相关资料

A complete reference list is available at https://expertconsult.inkling.com/.

第 **70** 章

股骨-髋臼撞击综合征：盂唇修复和重建

Tigran Garabekyan | Damien Southard | Jeff Ashton

引言

股骨-髋臼撞击综合征（FAI）是一种描述由某些刺激性运动引发的股骨上部（头颈结合部）与髋臼边缘出现接触撞击性疼痛症状的诊断（Beck，2005）。撞击通常会影响髋关节的前部，并因深度屈曲和旋转动作（如蹲、踢或内外旋）而加剧。随着病程的延长，反复撞击可导致髋臼盂唇及软骨撕裂，从而引发机械类症状的出现，包括髋关节弹响、卡顿和交锁。如果不及时治疗，症状性 FAI 将导致关节损伤加重，并呈现不可逆转性，最终继发早期关节炎（Beck，2005；

Ganz，2008；Ganz，2003）。

解剖

骨性髋关节由髋臼或髋窝与深度嵌入其中的股骨头组成。髋臼缘上附着有一个软骨环，称为盂唇，其形成一道吸力，并将股骨头周围密封。盂唇还起着润滑关节软骨和稳定髋关节的作用（Seldes，2001；Stafford，2009）。随着撞击症状的加重，盂唇逐渐产生撕裂，并从髋臼缘脱离，使相邻关节软骨的易损度增加（图 70.1）（Beck，2005；Ganz，2008；Ganz，2003；Seldes，2001；Stafford，2009；Masjedi，2013）。

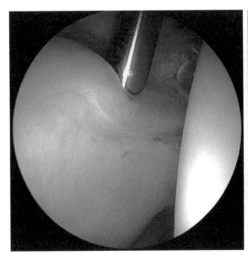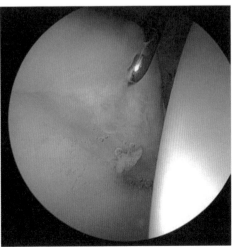

图 70.1 盂唇前部撕裂并从髋臼缘脱离。

凸轮型撞击症是 FAI 常见的亚型之一,其由股骨上部(股骨头颈结合处外侧及前上部)骨质异常增多导致(Cobb,2010)。这类异常骨质大约在青春发育高峰期逐渐产生并发展,在生长板闭合时骨质发育成熟(Ganz,2008)。它限制了髋部屈曲的前间隙,使运动能力减少并导致疼痛(图 70.2)。随着病程的延长,反复撞击可导致关节软骨进行性损伤,使软骨与软骨下骨层分离,并引起疼痛性机械类症状(图 70.3)

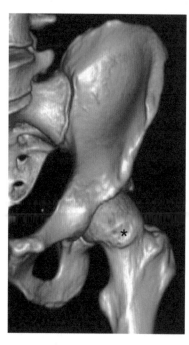

图 70.2 左髋关节的三维 CT。黑色星号所示为凸轮病变区,或股骨上段骨质异常区,会在屈髋时引起疼痛性屈曲受限。

(Beck,2005;Ganz,2008)。

保守治疗和术前康复

所有 FAI 患者均需要接受最初的非手术治疗,包括活动方式改变、使用非甾体抗炎药及在多数情况下会使用的关节内皮质类固醇注射。这些特定的治疗方式旨在恢复核心肌群和脊柱旁肌力,以及髋部外展肌群肌力。髋部屈肌和内收肌紧张可通过软组织松解术和牵伸技术进行治疗,使关节的活动范围和功能得到改善。

保守治疗后病情未能改善的患者应进行术前评估,以建立关节功能状态基线值,之后进行定期评估和比较以判断预期的可量化治疗效果是否发生。在我们的临床工作中,只要条件允许,可立即进行术前评估,以作为我们寻求改善病情的对照条件。除传统的步态评估外,我们还使用了两种疗效测量指标:改良 Harris 髋关节评分(最初于 1969 年发表,用于评估髋关节手术的效果)和国际髋关节结果工具(IHOT)简版(由 Mohtadi 等开发的一种用于评估患者所具备的恢复积极生活方式能力的问卷工具),主要采集患者对症状的主观感知,同时确定其个人情感和社交的健康状况(Griffin,2012;Mohtadi,2012)。IHOT 专为具有髋部病理改变的年轻患者和运动活跃者开发。除了这些初始测量外,还建议患者进行术后运动范围和负重限制的预期评估。

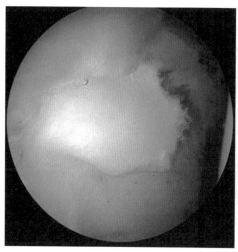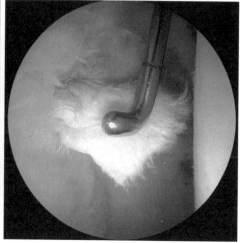

图 70.3 由 FAI 长期存在导致的大面积全层关节软骨的分层剥离。

手术治疗

保守治疗后仍有持续性疼痛的撞击症患者可考虑进行关节镜手术。手术在全身麻醉下进行,利用牵拉力在髋关节中制造空隙,以提供手术入路和方便手术器械的使用(图 70.4)。做 2~3 个小切口可基本满足治疗 FAI 中常见髋关节内病变所需的手术入路,这些病变包括盂唇撕裂、关节软骨损伤和凸轮病变(图 70.5)。

术后康复指南

本章节中所描述的康复阶段和训练进程皆源于 Marc Philippon(2009)制订的康复方案(图 70.6)。以时间框架为指导准则,康复好转(或退步)的判断基于个人感觉和行动表现。临床医生应自主判断何时增加或减小患者的运动量。诸如冷冻和电刺激等疗法有助于控制或减轻疼痛和炎症情况。尽管许多出版物都概述了各种髋关节的康复方法,但目前尚无最佳推荐治疗方法的共识(Cheatham,2015;Enseki,2014;Malloy,2013;Stalzer,2006;Voight,2010;Wahoff,2011)。

术后康复始于重新指导运动范围的注意事项和培训腋拐的正确使用方法。首先应正确调整腋拐的

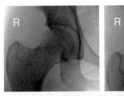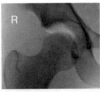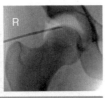
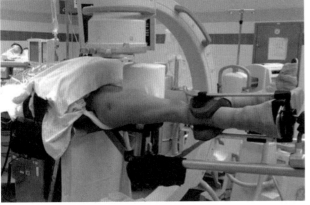

图 70.4　上图:X 线透视图像显示分离髋关节以便于器械的安全使用。下图:术中患者体位。

使用高度和位置,使患者能基本进入正常的步态模式,同时保护穿过腋窝区的神经和血管结构。调整腋拐的高度使其顶部与腋窝之间能轻松容下两个手指的空隙。调整腋拐的手柄,使患者在站立且手臂垂于腋拐外侧时,手柄与手腕部的皱褶对齐。最初的负重量应限制在体重的 25% 或以下,训练完成的时间取决于关节镜手术的实施情况——通常在术后 10 天至 6 周不等。准备加大负重时,应充分考虑患者的疼痛程度和肌肉的控制能力。进一步的训练不应产生疼痛感,且步态不能退步。避免教导"趾触"式负重,因为这种技术会导致患者的手术侧髋和膝部维持在屈曲状态,从而持续刺激髋部屈肌机制。腰大肌和髂肌均直接经过手术修复区域,因此术后初期应尽量减少这些肌肉的收缩活动,以保护愈合组织并预防常见并发症——髋部屈肌腱炎的发生。

术后 6 周内必须限制运动范围,以保护愈合组织。屈曲范围应限制在 90°内,以避免对前侧盂唇的修复造成压力。不鼓励进行外展和外旋运动以保护关节囊的持续修复;当然,若实施了关节囊闭合修补则可解除该限制。在术后康复的第 1 周内,患者每次端坐时间应少于 30 分钟,并保持髋部的相对伸展。乘车时,建议使用轻度倾斜的座椅,使患者髋关节的角度得以打开。

术后立即康复措施

术后当晚或术后第 1 天,患者可进行最低阻力级别的直立式固定(室内)自行车训练。调节座椅高度,使患者在骑行中能轻松踩抵踏板循环的底部位,同时在踩抵顶部位时,将髋部屈曲角度限制在 90°内(图 70.7)。每日训练 15~20 分钟对减少术后粘连的发生至关重要,这类并发症的治疗需要进行翻修手术。

术后 2 周的典型不适是术侧足部或小腿感觉异常或麻木。这些症状很可能由牵引靴在术中实施牵引时压迫周围神经分支所致。注意术中护理细节,填充足部空隙可减少感觉异常的发生,且患者的此类症状大多会在术后 6 周消失。如使用支柱进行反牵引,会阴部也可能出现感觉异常或麻木,并产生上述类似的良性病程。外科医生可通过限制牵引时间至

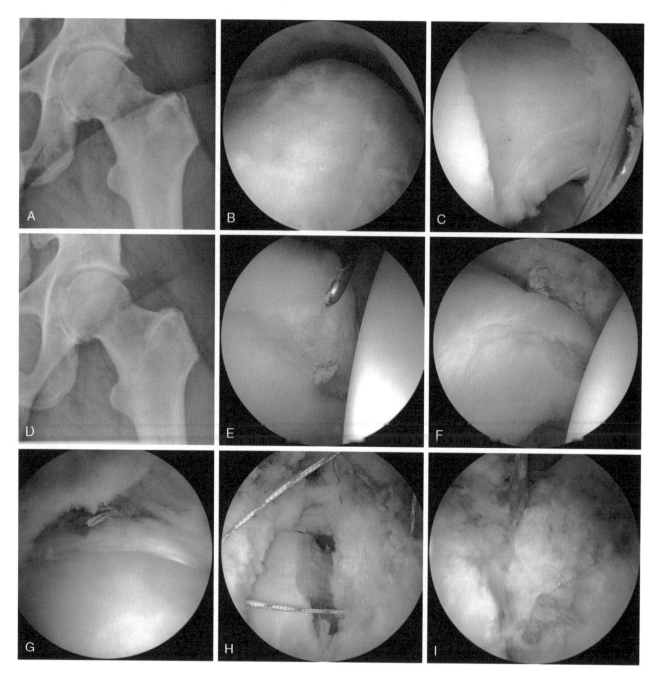

图70.5 FAI手术治疗术中遇到的典型关节内病变。(A~D)对凸轮病变进行减压治疗。(E~G)对盂唇进行修复,使之恢复了对股骨头的抽吸密封作用。(H~I)在手术结束时进行关节囊修补闭合,以恢复髋关节的解剖结构和稳定性。

2小时内并避免过大的牵引力来减少此类短暂性并发症的发生。在我们的临床实践中,已不再使用支柱进行反牵引,而是将手术台放置于5°~15°的头低足高体位(Trendelenburg体位)(取决于患者的体重)。

门诊康复措施

　　门诊康复治疗从出院时开始共分为4个阶段:初期训练、中期训练、高级训练和体育专业训练。

第1阶段:初期训练(术后第1周开始)

　　髋关节镜手术术后康复初期阶段完成目标如下:

　　• 保护术侧髋关节(遵守负重和活动范围限制,避免长时间屈髋,患者教育)。

　　• 术侧髋关节松动治疗术以防止术后粘连。

　　• 恢复肌肉控制/活动。

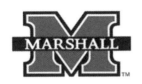

髋关节镜术后康复指南

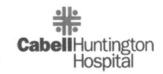

运动范围限制(6 周内):

髋关节屈曲<90°
髋关节外展<25°
避免主动屈髋
避免髋关节外展+内旋

负重:

[ ]25%负重×10 天内

[ ]25%负重×3 周内
　　50%负重从第 4 周始
　　100%负重从第 5 周始

[ ]"趾触"式负重 6 周

固定自行车骑行训练:

[ ]每日 15~20 分钟
　　低阻力等级

周

	1	2	3	4	5	6	7	9	13	17	19	21	25
第 1 阶段:初期训练													
足踝泵运动	X	X	X										
臀肌、四头肌、腘绳肌、腹肌等长收缩运动	X	X	X										
最低阻力级别室内固定位自行车骑行训练	X	X	X	X									
被动关节运动(内旋和环转运动)	X	X	X	X									
俯卧位髋关节被动原位内旋运动	X	X	X	X	X								
四肢摇摆运动		X	X	X	X	X							
站立位髋关节内旋转运动		X	X	X									
髋关节等长外展运动		X	X	X									
健侧膝胸伸展运动		X	X	X									
俯卧位内/外旋运动(弹力带阻力下)		X	X	X	X								
蛤蜊式运动			X	X	X								
管状双腿桥接运动			X	X	X								
膝跪位屈髋伸展运动			X	X	X								
压腿训练(限重)			X	X	X								
第 2 阶段:中期训练													
双膝 1/3 屈曲训练				X	X	X	X						
侧位支撑训练				X	X	X	X						
阻力下固定自行车骑行/室外自行车训练				X	X	X							
游泳				X	X	X							
手动大腿长轴牵引				X	X	X							
手动前 /后位髋关节松动治疗					X	X	X						
Dyna 平衡垫单腿站立					X	X	X						
高级桥接训练(单腿或健身球)					X	X	X						
站立位内/外旋运动(弹力带阻力下)					X	X	X						
普拉提轮滑运动							X	X					
侧方跨步运动						X	X	X					
单膝屈曲(侧下位移)						X	X	X					
椭圆机/爬梯器						X	X	X					
第 3 阶段:高级训练													
弓步蹲							X	X	X				
水中跳跃/增强式训练							X	X	X				
侧向敏捷性训练							X	X	X				
带绳前后往返跑运动							X	X	X				
渐速跑							X	X	X				
第 4 阶段:专项运动训练													
Z 字形/W 字形跑								X	X	X	X	X	X
Cariocas								X	X	X	X	X	X
体育专业训练项目								X	X	X	X	X	X

图 70.6　尽早进行被动关节运动以利于关节的活动(详见最后附表)。

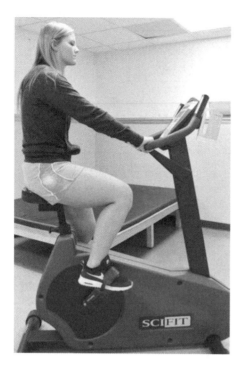

图 70.7　术后第 1 天开始进行固定(室内)自行车训练。

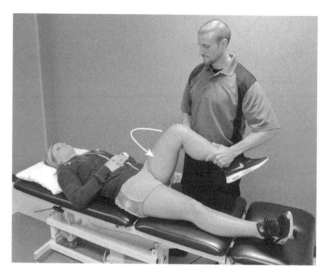

图 70.8　被动关节活动,强调在运动限制范围内的旋转运动和环转运动。

初次门诊治疗(术后第 1 周)旨在强化安全运动和肌肉活动等原则:

● 在适当保护措施下,每日进行室内自行车骑行训练 15~20 分钟。

● 肌肉等长收缩运动,包括腹肌、臀肌、四头肌、腘绳肌。

● 踝关节辅助运动(足踝泵运动)。

● 被动关节活动。

被动关节活动应在所有平面无痛范围内进行,并逐步进展至推荐的运动极限。患者可能需要频繁的口头提示才能放松。自我保护是正常现象,尤其是在出现术后不适,以及处于紧张状态时。除在主平面(矢状面、冠状面)上进行被动活动外,(大腿)原位旋转运动可实现无痛内旋转活动,而环转运动可提供组合式运动方式(图 70.8)。

术后第 2 周的训练进程如下。无须一次性添加所有练习项目,治疗师应根据其观察和临床判断来决定需要添加多少练习及何时进行。瘢痕组织松动治疗(切口部位)和肌肉活动对防止术后粘连及恢复肌肉与软组织层间的活动性有极大的帮助。

● 四肢摇摆运动。

● 站立位髋关节内旋转运动。

● 髋关节等长外展运动。

● 俯卧位弹力带阻力下髋关节内外旋转运动。

● 健侧膝胸伸展运动。

进行四肢摇摆运动时(图 70.9A~B),首先强调向前进行摇摆,然后返回中立位并使臀部保持 90°屈曲。在第 1 阶段后期,患者可尝试向后方摆动,并尽可能在不引起疼痛的情况下,使髋关节的屈曲角度超过 90°。患者体重在此体位(闭链运动)上产生的肌肉收缩可稳定股骨头于相对髋臼和盂唇的位置。俯卧位进行弹力带阻力下髋关节旋转运动时要格外谨慎,尤其是进行外旋运动时,应避免旋转幅度超过 30°(图 70.9D~E)。髋关节等长外展运动可借助稳定带或步态带完成(图 70.9F)。健侧膝胸伸展运动需要在术侧大腿放松和伸展的情况下完成,其可间接产生平缓的被动伸展作用(图 70.9G)。

第 3 周开始,将引入患者可控范围内的开链与闭链运动。这些活动不应产生疼痛,并要继续观察患者运动范围的极限。

● 双向抬腿练习(外展和伸髋)。

● 水中慢跑训练。

● 蛤蜊式运动。

● 管状双腿桥接训练。

● 压腿训练(轻度重量)。

● 膝跪位屈髋伸展运动。

两侧髋关节均进行双向抬腿练习,术侧髋运动

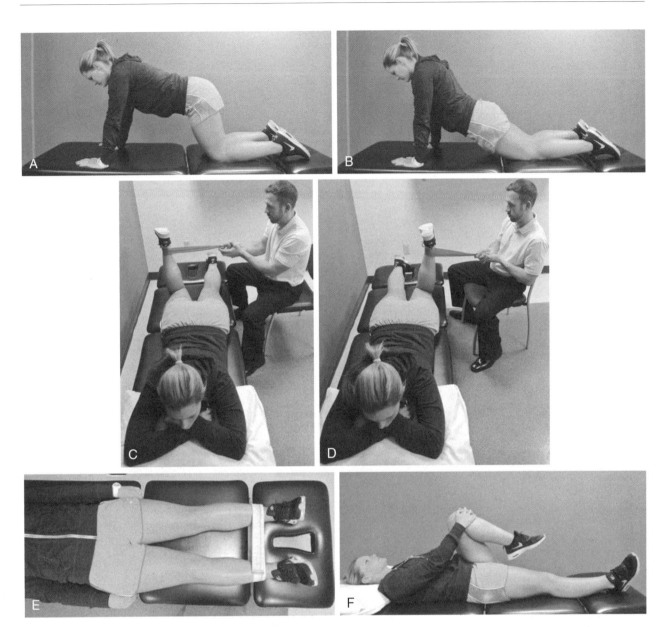

图 70.9 第 2 周训练。(A~B)进行四足摇摆运动的正确方式。(C~D)俯卧位时髋关节内旋和外旋运动。(E)髋关节等长外展运动。(F)健侧膝胸伸展运动，将健侧膝关节拉拢至胸部并缓慢温柔地伸展术侧腿。

时需遵循术后运动限制要求(图 70.10A~B)。进行蛤蜊式运动时，可借助具有轻度阻力属性的弹力带，在侧卧或仰卧姿势下进行(图 70.10C)。双腿桥接运动可维持在固定静止状态，通过弹力带的轻度张力来维持桥形，亦可不断张开膝关节进行动态腿桥运动(图 70.10D)。图中显示进行压腿训练时在患者的背部放置一个楔形靠垫，使患者可以在倾斜体位上获得更大的动作强度，且不违反屈髋≤90°的限制要求(图 70.10E)。进行膝跪位屈髋伸展运动时，需密切关注患者动作幅度，应避免幅度过大(图 70.10F)。在一些关节超动的患者中，如果快速达到正常的活运动范围，则继续进行这些训练项目可能会适得其反。

第 2 阶段：中期训练(术后第 4 周开始)

第 1 阶段的练习已无疼痛感后，可进行第 2 阶段训练。具体的过渡时长取决于当时的手术情况和患者术后康复进展。本阶段完成目标如下。

- 恢复肌肉力量。
- 建立躯干稳定性和对骨盆的控制力。
- 适当增加负重量。

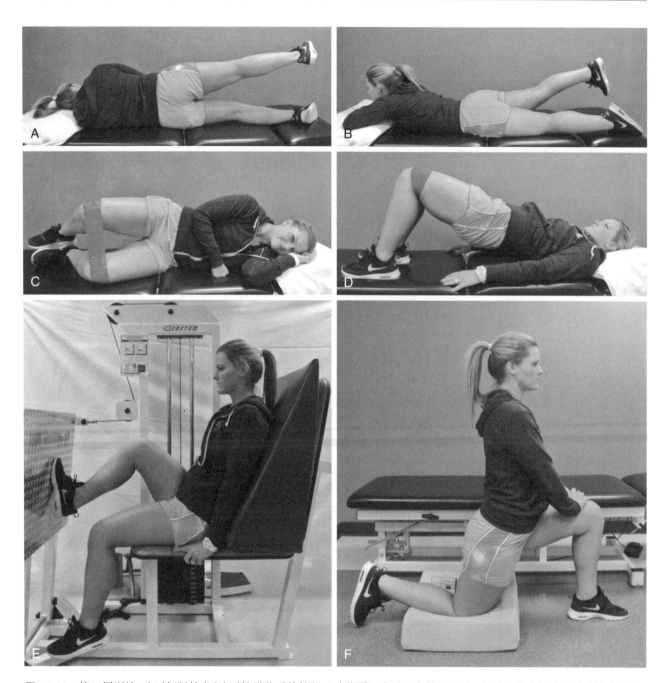

图 70.10 第 3 周训练。(A)侧腿抬高和(B)俯卧位后伸抬腿运动共同组成了双向抬腿训练。(C)蛤蜊式运动的正确技术要点。(D)管状双腿桥接运动。(E)进行压腿训练时的技术要点,以及如何利用楔形靠垫来保持屈髋<90°。(F)膝跪位屈髋伸展运动。

- 恢复正常步态。
- 实现术侧腿的单腿稳定站立。

第 4 周加入的训练内容包括:

- 双膝 1/3 屈曲训练。
- 侧位支撑训练。
- 室内自行车训练(进阶阻力级别)。
- 游泳(蛙泳除外)。

进行双膝 1/3 屈曲或局部下蹲训练时,应使重

力落于足跟上并保持小腿尽可能垂直(图 70.11A)。伸展上肢作为平衡物有助于维持肢体整体平衡状态。侧位支撑训练是双膝弯曲辅助支撑下的改良版侧位平板运动(图 70.11B)。可依据患者的运动进展情况转为进行传统的侧位平板运动。自行车训练的阻力级别可加至肌肉产生中等疲劳的程度,但应确保腹股沟不产生疼痛。

第 5 周开始通过 2 个训练逐步引入髋关节松动

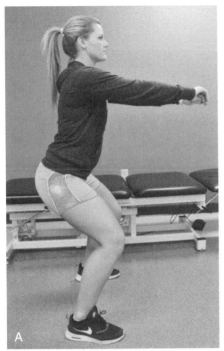

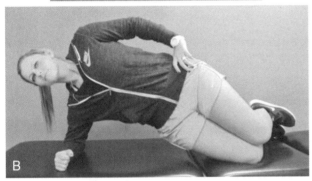

图 70.11　第 4 周训练。(A)双膝 1/3 屈曲训练。(B)侧位支撑训练。

治疗:
- Dyna 平衡垫单腿站立。
- 高级桥接训练——单腿或健身球。
- 手动大腿长轴牵引。
- 手动前/后位髋关节松动治疗。

Dyna 平衡垫单腿站立时,患者术侧腿站立于 Dyna 平衡垫上,同时用一只手扶在支撑面上使身体保持平衡(图 70.12A)。初始目标是训练控制力。数周后可增加单腿微蹲训练。在健身球辅助下进行的高级桥接训练有助于整合核心肌群与髋部的稳定性。单腿桥接运动应谨慎进行——髋部力量不足和(或)不恰当的运动方式可能导致运动效果适得其反(图 70.12B~C)。手动大腿长轴牵引和前/后位髋关节松动治疗无须过

早进行,若实施须确保患者不产生疼痛感。

第 6 周的运动增加许多功能性康复项目,包括以下内容:
- 站立位阻力下内旋/外旋运动。
- 普拉提轮滑运动。
- 侧方跨步运动。
- 单膝屈曲/侧下位移
- 椭圆机/楼梯攀爬器。

类似于俯卧位弹力带阻力下的髋部旋转运动,进行站立位阻力下旋转运动需要更高的核心肌群稳定性(图 70.13A)。普拉提轮滑运动同时整合了对髋部外侧肌群的同心和偏心性锻炼。侧方跨步运动可在(有或无)弹力带的辅助下进行,也可与局部下蹲运动联合进行(图 70.13B)。单膝屈曲运动从单腿站立于地板上开始,另一只腿从实心物体表面(盒子或台阶)上下移至地板,也可以从不稳定的表面(如 Dyna 平衡垫)下移,用于整合本体感觉和躯体稳定性(图 70.13C)。要注意对骨盆的正确控制。使用楼梯攀爬器时,需注意可能由重复性屈髋动作引起的髋部屈肌激惹征。

第 3 阶段:高级训练(术后第 7 周开始)

当第 2 阶段练习不会造成任何疼痛不适时,可开始第 3 阶段训练。具体的过渡时长取决于当时的手术情况和患者术后的康复进展。本阶段完成目标如下。
- 渐速跑(分段配速跑)。
- 横向移动。
- 增强训练和调整。

第 7~9 周的康复内容包含一些可适时进行的早期专项体育运动,以及以下高级训练项目:
- 弓步蹲。
- 水中跳跃/增强训练(若有条件)。
- 侧向敏捷性训练。
- 带绳前后往返跑运动。
- 渐速跑(分段配速跑)。

进行弓步练习时须注意前腿的稳定性。保持弓步的标准整齐是后面进行跑步及其他体育专业项目训练的先决条件(图 70.14A~B)。弓步时膝外翻可能是髋部外侧肌群肌力不足所致。侧向敏捷性训

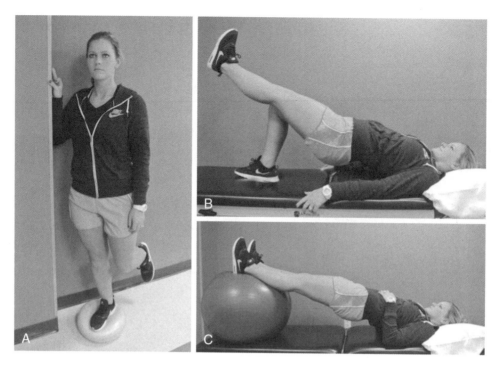

图 70.12　第 5 周训练。(A)图 Dyna 平衡垫上的站立姿势。(B~C)单腿和健身球辅助下的高级桥接训练技术要点。

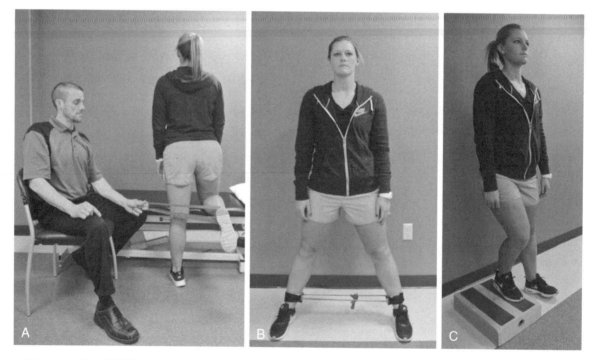

图 70.13　第 6 周训练。(A)站立位弹力带抵抗下髋内旋运动。(B)阻力下侧方跨步运动。(C)侧下位移运动。

练(图 70.14C~D)和带绳前后往返跑运动(图 70.14E~F)应先从轻度阻力开始,然后随后患者的运动进展逐渐增加移动距离。渐速跑应为渐进式的无痛步行/慢跑,并注意不要形成关节畸形,否则会导致康复退步。

第 4 阶段:专项运动训练(术后第 9 周开始)

当第 3 阶段练习不会造成任何疼痛不适,可开始第 4 阶段训练。具体的过渡时长取决于当时的手术情况和患者术后康复进展。本阶段完成目标如下。

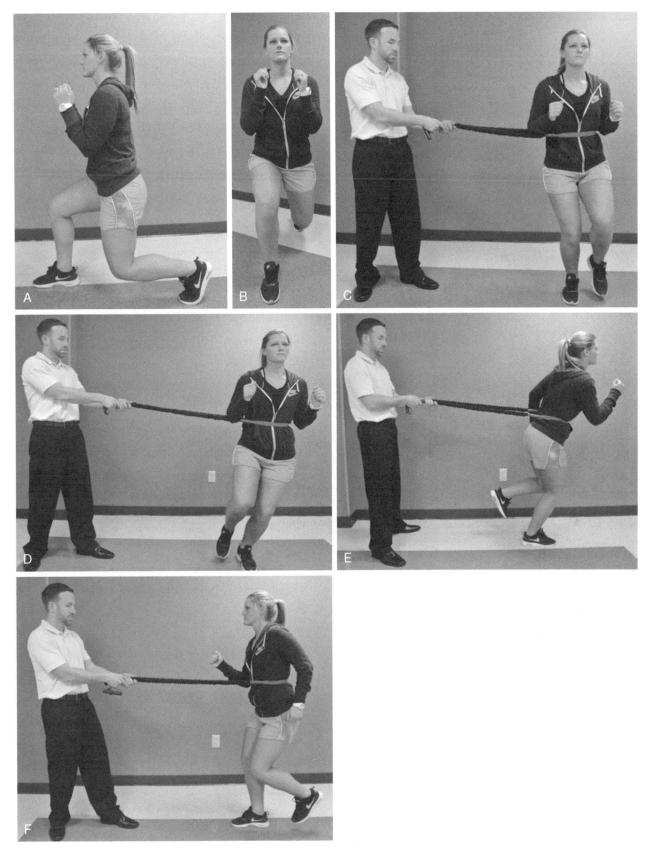

图 70.14　第 7 周训练。(A~B)弓步训练的正确方式。(C~D)侧向敏捷训练的起点和终点。(E~F)阻力绳下前后往返跑训练。

- 后蹬。
- 侧跑。
- Z 字形跑。
- W 字形跑。
- Cariocas 运动。
- Ghiardellis 运动。
- 专项运动训练。

第 9 周标志着敏捷性练习和专项运动训练的开始。训练项目应包含患者打算恢复的运动项目所需的

必要技能,如奔跑、侧切动作、跳跃、转身或投掷。进行 Cariocas 运动时应保持核心肌群的同步收缩(图 70.15 A~C)。Ghiardellis 运动需要保持身体平衡,同时维持上半身在承重关节上方(图 70.15D~F)。Ghiardellis 运动应先在非术侧腿进行,而后逐步施加于术侧腿,(运动量)需确保在运动结束部分不引起腹股沟疼痛即可。

许多测试可用于评估运动员何时可以重返赛场,当然,正确地选择针对某项运动的专属评估工具是十分重要的。敏捷性测试,如单腿跳跃测试、双腿

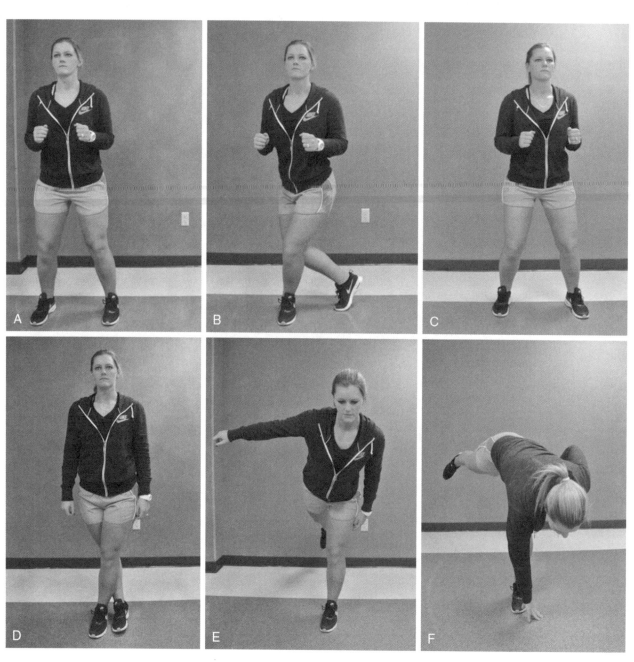

图 70.15 第 9 周训练。(A~C)Cariocas 运动的正确方式。(D~F)进行 Ghiardellis 运动时的正确方式。

跳跃测试、T 测试和下肢功能测试(LEFT)已被用于评估下肢康复训练后患者是否可以安全地进行运动，但对于有髋部病理改变的患者尚不确定这些测试是否可进行有效评估。还需进一步的研究来建立可靠的功能学测试，以应用于那些接受保髋手术的运动员。比达到既定的测试标准更重要的是,患者在进行运动评估及渴望恢复的特定运动时不会感到痛苦、忧虑或因虚弱而需要运动补偿。可能需要进行运动补偿的敏感体征包括：

- 骨盆不对称(Trendelenburg 征)。
- 膝外翻(膝关节塌陷至内旋内收位)。
- 步态伸展时膝关节交锁(股四头肌无力)。
- 下蹲时髌骨延伸过足趾(核心肌群无力)。
- 整体退化。

(李子卿　译)

相关资料

A complete reference list is available at https://expertconsult .inkling.com/.

延伸阅读

Beck M, Kalhor M, Leunig M, et al. Hip morphology influences the pattern of damage to the acetabular cartilage: femoroacetabular impingement as a cause of early osteoarthritis of the hip. *J Bone Joint Surg Br*. 2005;87(7):1012–1018.

Ganz R, Leunig M, Leunig-Ganz K, et al. The etiology of osteoarthritis of the hip: an integrated mechanical concept. *Clin Orthop Relat Res*. 2008; 466(2):264–272.

Malloy P, Malloy M, Draovitch P. Guidelines and pitfalls for the rehabilitation following hip arthroscopy. *Curr Rev Musculoskelet Med*. 2013;6(3): 235–241.

Philippon MJ, Christensen JC, Wahoff MS. Rehabilitation after arthroscopic repair of intra-articular disorders of the hip in a professional football athlete. *J Sport Rehabil*. 2009;18(1):118–134.

Stalzer S, Wahoff M, Scanlan M. Rehabilitation following hip arthroscopy. *Clin Sports Med*. 2006;25(2):337–357. x.

第 **7** 部分

脊柱疾病

第71章

挥鞭样损伤：治疗和康复

Adriaan Louw

挥鞭样损伤的流行病学

1928 年，Harold Crowe 将引入"挥鞭"一词以描述颈部突发过度弯曲导致过伸损伤的机制。虽然有人提出了其他的术语，如颈部挥动、过度伸展损伤和加速损伤，但"挥鞭样损伤"一词最终经受住了时间的考验。"挥鞭"一词最初用于形象地描述头部突然移动，但现在已成为常用的诊断标准（Bogduk，2003）。"挥鞭"一词作为诊断标准的最大问题在于缺乏诊断、伤害、预后或治疗等方面的评估。"挥鞭"可以很好地描述头部在空间运动中突然加速和减速的过程（图 71.1）（Bogduk，2003；Spitzer 等，1995）。该运动过程也可发生在车祸、运动或日常活动中（Spitzer 等，1995）。已有"挥鞭"损伤体征和症状者都可以统称为挥鞭样损伤相关障碍（WAD）（Spitzer 等，1995）。

随着越来越多的人被诊断为 WAD 并寻求治疗，挥鞭样损伤被称为世纪疾病（Bogduk，2003）。车祸伤是造成 1~34 岁美国人死亡的主要原因。根据美国交通部的数据，每年车祸造成的社会总体损失超过 2300 亿美元（美国交通部 2014 年数据）。随着 WAD 患者数量的增加，有关其流行病学、诊断及预后的有用信息却较少，且治疗理念大相径庭。治疗专家经常将挥鞭样损伤描述成具有挑战性和挫败感的治疗（Holm，2007；Spitzer，1995）。有研究表明，WAD 会导致高比例的慢性疼痛和残疾（Holm 等，2007；Sterling 等，2006）。现在人们普遍认为，大约 1/4 甚至 1/3 的车祸患者会出现持续 2 年以上的疼痛（Bogduk，

2003；Spitzer 等，1995）。然而，目前仍缺乏有效的治疗方法以减少挥鞭样损伤导致的疼痛向慢性疼痛转变的发生率（Spitzer，1995）。

诊断

在尝试治疗 WAD 之前，必须考虑给予合适的诊断。有研究表明常规检查（如 X 线、MRI）和 CT 对 WAD 的漏诊率高（Bogduk，2003；Spitzer 等，1995）。由于这些研究难以鉴别组织病理改变，且目前急诊科诊疗指南并没有规定如何使用成像技术。这就产生了一个问题：患者有明显的疼痛和功能异常，但影像学检查却无法"找到原因"。不幸的是，这也造成了 WAD 患者被视为装病、不诚实，甚至神经质（Spitzer 等，1995；Sterling 等，2006）。还有研究表明，确定挥鞭样损伤有效的方法是全面的病史询问和对功能异常的评估（Carroll 等，2009；Spitzer 等，1995）。最初为评估颈部疼痛而设计的颈椎功能障碍指数（NDI），现已应用在挥鞭样损伤患者的评估中。无论影像学检查结果如何，高 NDI 提示 WAD 损伤会造成严重残疾。目前，在评估 WAD 对患者的影响时，首选检查应详尽地了解患者的病史和颈部功能和（或）对 NDI 指数进行评估。

处理挥鞭样损伤的次要常见错误是，机械性与外伤性颈痛（挥鞭样损伤）患者常被混为一谈（Jull等，2007）。从研究中可以清楚地看出，这不仅是错误的，而且还会给患者和医疗工作者带来严重的问题。挥鞭样损伤并不是一个单一的实体，有证据表明 WAD 表现为一种异质性的主诉，其表现为疼痛程度、残疾

560

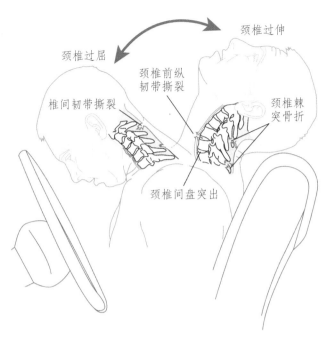

图 71.1　挥鞭样损伤是由物体在空间中突然加速–减速运动造成的。

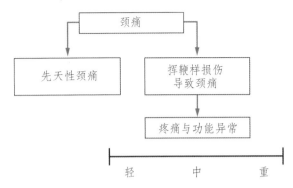

图 71.2　颈痛和挥鞭样损伤相关疾病亚分类。

程度及感觉、运动和心理系统的变化(Jull 等,2007)。然而,这种分类对物理治疗几乎没有指导作用。这里建议治疗师使用两种模式:特发性颈项疼痛和创伤后颈项疼痛。此外,挥鞭样损伤可细分为以下等级。0级:无颈部疼痛主诉或体征。Ⅰ级:主诉颈部疼痛、僵硬或压痛,但无其他体征。Ⅱ级:主诉颈部疼痛和肌肉骨骼损伤体征,包括活动范围(ROM)减少和压痛点。Ⅲ级:与Ⅱ级类似,但不包括神经体征,如肌腱反射减弱或缺失、肌无力和感觉缺陷。Ⅳ级:用于描述颈部主诉和骨折或脱臼的分类(南澳大利亚创伤和损伤恢复中心)(图 71.2)。

治疗:文献回顾

对于挥鞭样损伤的治疗,Crowe 建议,"治疗越少,恢复越好"。Gay 和 Abott(1698)建议在最初的 24~72 小时内卧床休息,并将镇静作为治疗的一部分。他们指出,经常使用颈围领会导致颈部肌肉萎缩和症状恶化。20 世纪 60 年代出现了关于功能锻炼的首批研究,其中如 Knott 和 Barufaldi(1961)推荐牵引和等长、放松练习。主要研究成果由 Janes 和 Hooshmand(1965)发表,他们调查了 1956—1963 年

的 10 000 例挥鞭样损伤患者。已确定的结果如下:

- 80%的患者在第 1 年有改善。
- 使用 Peterson 支架(硬支架)固定 6 周。
- 肌肉松弛剂和热敷。
- 在疼痛点注射类固醇药物。
- 固定 6 周后,取下颈围领疼痛明显减轻。

20 世纪 70 年代中期,当作者开始整理功能锻炼的优点和应用要点时,围绕功能锻炼的争议就已经开始了。当回顾使用软颈围领的文献时,一个有趣的发现是使用时间为 2 周到 1 年。许多早期研究建议伤后立即开始治疗性牵引,无论是否进行热敷。随后在 1989 年进行的临床试验中,Mealy 等(1986)比较了运用软颈围领和 Maitland 功能的运动方式,发现在 ROM 和疼痛评分方面,Maitland 功能运动改善的效果更好。McKinney 等(1989)比较了休息、主动物理治疗和自我护理等方式,结果提示无显著性差异。Pennie 和 Agambar(1990)比较了颈椎牵引、自我护理和颈肩锻炼,结果也无显著性差异。

1995 年,Spitzer 等发表了一项关于挥鞭样损伤的里程碑式研究——魁北克特遣部队研究。在这项为期 10 年的研究中,回顾分析了 10 382 篇关于挥鞭样损伤的文章,其中 62 篇研究被认为具有相关性。Spitzer 总结了最常用的挥鞭样损伤治疗方法(表 71.1)。这篇综述虽然过时,但仍被许多人视为治疗的金标准。原文这样写道:

由专业人员开具抗炎药和镇痛药、短期手法、运动治疗,以及积极功能锻炼是治疗挥鞭样损伤的有效方法。但长期使用软领颈围、休息或不适当的运动将可能延长挥鞭样损伤的功能障碍期。重要的是,对于挥鞭样损伤患者来说:疼痛是无害的,通常是短暂、

表 71.1　魁北克小组关于 WAD 治疗的研究结果总结

治疗	工作组的治疗总结和建议
可用颈围领	常用可能会导致恢复延迟,引起疼痛增加,并减少活动范围(ROM)。软颈围领不能充分固定脊柱
休息	通常是伤后几天内的处理方式。应限制在 4 天内。不利于 WAD 恢复
颈部枕	没有研究
手法	单一手法可减少颈部不对称,但效果不超过 48 小时。将运动与手法进行比较,两者在减少疼痛和增加 ROM 方面没有明显好处。长期手法治疗 WAD 是不合理的
运动治疗	研究表明,Maitland 和 Mckenzie 运动治疗比其他治疗方式在现实中有更多的改善。还有研究表明,给予患者积极的锻炼和建议可恢复得与运动治疗组一样好。另一项研究表明,运动治疗更能有效减少疼痛并增加 ROM。运动治疗似乎在短期内是有益的,但长期的有效性还需要进一步明确。治疗应强调尽早恢复正常活动和提高活动能力
锻炼	独立效果尚未被评估。有证据表明,锻炼是多模式治疗的一部分,干预可能是有益的(从短期和长期观察)
牵引	没有发现牵引的独立影响。一项研究测试了不同类型的牵引(静态的、间歇的、手工牵引),但不同牵引的方式无显著性差异
姿势	没有研究
拉伸	没有研究
经皮电刺激(TENS)	没有接受研究
电刺激和超声波	没有研究
激光、热敷、热、冰敷、按摩	没有独立的研究。这些模式是不同研究中模式组合的一部分。没有关于手术或神经阻滞的研究
注射	硬膜外;囊内的;关节内的:没有研究
药理学镇痛药,抗炎药	与物理治疗联合使用是有效的
肌松剂	没有研究
社会心理	没有研究
针灸	没有研究

可控的。

自该建议和循证医学出现以来,针对挥鞭样损伤开展了多项高质量随机对照试验(RCT)和系统评价,并提供了以下证据:

- 手法治疗、功能锻炼和指导干预。
- 姿势练习和颈部稳定练习(Drescher 等,2008)。
- 需要更多研究(Verhagen 等,2007)。
- "休息会生锈",表明对挥鞭样损伤患者进行积极干预会更有效。
- 通过视频进行早期教育(Oliveira 等,2006)。
- 锻炼和建议。
- 有监督的锻炼比家庭锻炼更有利(Bunketorp 等,2006)。

当考虑物理治疗时,将挥鞭样损伤分为急性、亚急性和慢性 3 个阶段是有利的。

急性"挥鞭"损伤的治疗(0~3 周)

基于急性期组织愈合时间、物理治疗临床观察和相关的重要研究,选择前 3 周作为临床观察的时间窗。此阶段包括挥鞭样损伤后应进行立即检查和急诊治疗。患者在急诊室就诊后,通常被转诊至初诊医生予以进行后续处理。根据临床观察,典型的挥鞭样损伤在经急诊就诊,初诊医生处理及转诊后,物理治疗大约会在第 3 周开始。根据目前 WAD 治疗的最佳证据,一些治疗师可能认为这是不够的,并认为治疗应尽早开始。从疼痛角度看,让患者"休养"几天可能是值得的,并且从心理上利于其"应对伤害"。然而,有证据表明,早期指导和鼓励具有很大的价值。这与积极的早期功能锻炼/手法治疗截然不同,有些作者对这种方法提出了质疑，因为挥鞭样损伤会带来严重的伤害，而且骨折的漏诊率也高（Bogduk，2003）。最近的两项随机对照试验显示，患者在急诊室中进行有关病理学、自助意识、预后、护理计划和目标的视频培训后，比接受常规流程处理的患者治疗效果更好。因此，在急性期(0~3周)，治疗师可以考虑以下事项：

- 尽快安排患者就诊，给予合理的建议和教育。治疗师可以考虑将急性 WAD 患者视为"拐杖训练器"。甚至可以考虑制订一个治疗师在急诊室中照顾 WAD 患者的治疗计划。对患者的指导应解决 4 个关键问题：问题出在哪里（诊断），需要多长时间（预后），他们应该在家里做什么（自助），以及可以为他们做什么治疗（护理计划）。所有信息都不应具有威胁性，应以平和的方式传达，避免使用引起恐惧的短语或字词，如"撕扯""撕裂"或"骨折"。

- 告知患者病理和愈合过程：例如，"损伤已经造成了，你受了重伤，但已经开始愈合了"。"你遭受了很大的损伤，但不是永久性的。可以做一些康复运动促进恢复"。"研究表明，锻炼得越多，结果就会越好；但是要多做，而且动作要轻柔、幅度要小"。

- 鼓励自我管理：指导患者于家中处理疼痛，包括心血管锻炼、关节运动、呼吸、尝试放松，以及根据需要进行热/冷疗。如果在晚上疼痛，应该采取这些治疗策略减轻疼痛，并减少恐惧。

- 尽快减轻疼痛：包括使用药物的种类和方式。仅在有限的时间内进行短暂的休息。常进行放松、轻柔和摆动的动作练习。

- 如果可能的话，尽可能鼓励患者尽快重返工作岗位；即使这些工作只是轻度或有一定限度的工作职责。工作的人会遵循某些习惯或例行公事，一旦他们离开熟悉的工作环境，即便是今后回到工作岗位，也会面临更大的挑战。保持工作也是一种很好的应对策略。

- 在有限的时间内使用各种方式减少疼痛。

- 考虑使用支具。大多数研究都遵循运动医学模式。然而，一些研究者的证据表明，早期运动可能并不是最好的。建议临床医生仔细诊查患者，对于遭受严重损伤或致残者可在短时间内使用颈围领固定。这可能需要持续几天到 1 周，并尽快去除支具

（Kongsted 等，2007；Spitzer 等，1995）。是否应用支具依赖于损伤的持续时间或功能损伤，而非疼痛。通过这种方式，治疗师可在一段时间内使用特定功能的支具进行治疗。（例如，让急性 WAD 患者在跑步机上进行有氧运动，在支具保护下的脊柱得到放松。）

- 接受急性 WAD 治疗的患者应在俯卧位进行锻炼。随着对增加颈椎稳定肌群的了解，治疗师应尽可能在增加运动的同时不诱发疼痛。

- 活动其他关节：治疗师应鼓励患者运动四肢及躯干，以防止身体出现进一步功能障碍。

挥鞭样损伤亚急性期治疗（3周至3个月）

接受物理治疗的大多数 WAD 患者均属于亚急性期。这些患者应接受常规的救治模式：先在急诊室就诊，转至首诊医生，然后在受伤约 3 周后开始进行物理治疗。患者通常表现为颈部、肩胛疼痛、头痛，ROM 降低及功能下降或神经功能障碍（Bogduk，2003；Spitzer 等，1995）。亚急性挥鞭样损伤患者的治疗包括急性损伤原则和当前已被证明有效的策略。

一般来说，亚急性期的患者应能够进行一些运动，且疼痛有所减轻。患者某些功能和 ROM 会有所改善，尽管其他功能仍然受限。经详细检查后，治疗师应专注于缓解身体功能障碍。

锻炼

挥鞭样损伤患者可进行主动 ROM（AROM）锻炼、姿势锻炼、脊柱稳定锻炼、平衡/本体感觉锻炼和心血管锻炼。

AROM 锻炼

在仰卧锻炼后，治疗师应在负重（直立）位置和功能锻炼期间进行 AROM 练习。AROM 练习应包括所有运动平面，且应达到轻微阻力或不适。拉伸疼痛不代表损伤，而是组织敏感性的表现。通过缓慢地"轻推"练习使运动达到轻微的不适，AROM 就会有所改善。无疼痛锻炼将导致患者的运动量减少，但是如果一味追求"付出越多，收获越大"而忽视疼痛，则会矫枉过正，可能会在接下来的治疗过程中付出代价。总体来说，这种模式会减少患者锻炼。

姿势锻炼

挥鞭样损伤的患者在伤后表现为头前倾、圆肩等。由于疼痛抑制、保护机制和恐惧等因素,患者采取自觉舒适或安全的姿势,这种情况是正常的。颈胸前群肌出现适应性收缩,后群肌因延长而削弱,这可导致姿势发生变化(Drescher,2008)。治疗师应伸展短缩过度活跃的肌群,同时加强后侧肌群。治疗师也可利用手机闹铃或邮件的方式鼓励患者定期调整姿势。

脊柱稳定锻炼(Sterling 等,2003b)

关于腰椎节段稳定性的研究已有很多,现在颈椎也出现类似的研究(Jull 等,2007;Sterling 等,2003b)。胸椎支撑头部运动并提供两个关键要素：稳定性和移动性。与腰椎类似,靠近脊柱较深区域的肌群有助于稳定性,而横跨多个关节的浅表肌群则多参与运动。深层肌群维持适当的形态有助于保持颈部稳定。在健康个体中,颈深部肌群在四肢运动前保持低水平的收缩,从而保护颈椎。而在受伤后,颈深屈肌发生了一系列变化：

- 颈深屈肌的活动减少。
- 浅层肌群活动增强。
- 前移进食活动改变。
- 自主收缩后肌群活性延长。
- 相对休息时间减少。
- 肌肉纤维从 I 型纤维(慢动)转变为 II 型纤维(快动)。
- 疲劳增加。
- 肌肉萎缩。
- 脂肪组织浸润。
- 纤维/毛细管比值变化。

所有这些变化都提示挥鞭样损伤患者会出现耐力下降、容易疲劳、力量减小、本体知觉改变等。使用颅底颈椎屈曲试验(CCFT)评估颈深屈肌产生的低负载收缩次数(图 71.3)(Jull 等,2008)。治疗师应将部分患者的康复工作集中到训练颈深屈肌。这些锻炼旨在日常活动中保护颈椎。一旦颈椎局部已获稳定,治疗师应让患者进行负重和颈深屈肌的对抗训练。稳定性锻炼应侧重于低负荷收缩,逐步增加肌肉收缩力,从而增强其耐力。

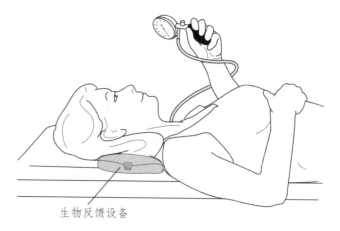

图 71.3　颅颈屈曲试验(CCFT)。评估深层颈屈肌活动的生物反馈稳定装置。

本体感觉/平衡锻炼

上一部分描述了维持脊柱稳定的颈椎肌群功能,以帮助头部完成定向运动。研究表明,WAD 和机械性颈部疼痛患者难以完成头部定位动作,因为颈部肌群不仅有助于保持脊柱稳定,还有助于头部空间定位运动。治疗师应评估和定位有关病变的关节位置,通过姿势训练系统（改变足部位置和视觉输入）,制订能重获平衡和本体感觉的训练计划。

心血管锻炼

治疗师应帮助患者制订包括有氧运动在内的家庭锻炼计划。有氧运动背后的神经生理学机制包括增加肌肉和神经组织的血液灌注及氧合,调节肾上腺素和皮质醇等应激化学物质,增强免疫力,改善记忆力,减少睡眠障碍并有利于集中注意力。

手法治疗(Spitzer 等,1995)

系统评价和随机对照试验表明,手法治疗可能会使亚急性"挥鞭"损伤患者受益,经全面检查后,不同程度的运动/抗阻锻炼可减轻与关节/脊柱疼痛和功能障碍程度。手法治疗同样可应用于颈椎和胸椎。有证据表明,手法治疗颈椎病患者的效果优于胸椎。考虑到骨折漏诊问题且伴有组织损伤的挥鞭样损伤者,建议治疗师进行技巧性评估并不断修正。手法治疗应遵循的原则是由先驱 Geoffrey Maitland(2005)所倡导的"使用最少的力量,获得预期的结果",有效研究表明患者希望接受手法治疗,并且比仅施行运动干预可在短期内取得更好的效果(Miao,2011;Koes等,1993)。

神经组织动员

迄今为止,尚无研究调查神经组织动员治疗对WAD患者的影响。然而,有研究显示WAD患者表现出Slump测试和上肢神经动力学测试(Koes,1993;Yeung等,1997)下降。越来越多的证据表明,主动及被动神经组织动员可能有助于加快重返工作岗位和回归生活,增加与ROM相关的神经动力学检测,减少手术和缓解疼痛。建议治疗师结合主、被动上、下肢和躯干的神经动员技术治疗"挥鞭"损伤。

基于目前关于亚急性挥鞭样损伤的治疗,多模式相结合的手法治疗和指导患者应成为治疗计划的一部分(Jull等,2007)。所有基于运动治疗应辅以持续的患者教育,后者应侧重于减少患者恐惧,为患者解释治疗措施,制订治疗目标,辅以鼓励并提供安全的治疗环境。

还应考虑采取策略降低亚急性挥鞭样损伤患者发展为慢性WAD。阻止急性、亚急性期患者进入慢性阶段。目前已确定一些慢性因素,包括与事故相关的因素(头部损伤位置、体征和症状、事故现场、性别、车辆状态等)和患者因素(应对技能、延长休息时间等)(Bogduk,2003;Jull等,2008;Spitzer等,1995)。在急性和亚急性期,治疗师可发挥对上述一些因素的积极作用。

宣教

治疗师应当对患者提供指导,从而减少恐惧。对疼痛、受伤或再次受伤的恐惧可能是慢性脊柱疼痛发生的主要潜在因素。因此,已经有调查问卷专门用于调查患者可能存在的恐惧程度。最常用的问卷是回避恐惧信度调查(FABQ)。FABQ是一份包含16个项目组合而形成的调查问卷,旨在量化下腰痛患者的恐惧程度和躲避的可信度。FABQ有两个子量表:一个7项量表,用于衡量对工作的恐惧躲避信度;一个4项量表,用于衡量身体活动的恐惧躲避信度。分数越高,信度越高。FABQ是可靠且有效的评估量表。(Askary-Ashanti等,2014)。

- 低水平身体活动:治疗师应鼓励通过结合主、被动运动和锻炼应对疼痛和功能障碍的策略。

- 寻求医疗人员的帮助:治疗师通过非直接方式指导患者治疗。通过完善的护理,治疗师可减少患者寻求额外帮助的情况。

- 过度使用药物:虽然治疗师不开处方或解决与药物治疗相关的问题,但可以教会患者利用休息时间,并对其进行指导和锻炼方式,以管理疼痛并减少对药物的依赖。

- 被动应对策略:许多研究支持鼓励患者的方法。治疗师应采用主动方式管理脊柱疼痛的策略,而不是使患者"依赖"被动管理。

- 活动会导致疼痛或伤害的观念:应鼓励和指导患者树立与锻炼及运动的相关信念。

治疗慢性挥鞭样损伤(3个月及以上)

虽然亚急性挥鞭样损伤患者可能是物理治疗的主要人群,但慢性挥鞭样损伤患者才是最具挑战性的。研究表明,受伤后3个月症状无明显缓解者发生与挥鞭样损伤相关的慢性疼痛的可能性非常高(Spitzer等,1995;Sterling等,2003;Sterling等,2006)。这些人群中还包括挥鞭样损伤后数月甚至数年后还在寻求缓解疼痛和功能改善的帮助。

务必要认识到,本书中描述的慢性挥鞭样损伤患者均有中枢神经系统敏感性增加的情况。所有与事故相关的因素,包括压力、焦虑、恐惧、治疗无效、对损伤的解释等,都可表现为中枢敏感性或继发性痛觉敏化。对来自肌肉或关节等组织的运动、检查和治疗均可能记录为疼痛(详情可参见"慢性疼痛"一节)。常见的临床症状及体征包括:

- 持续疼痛。基于组织结构(解剖、病理学等)的改变,且治疗师认为"组织现在应该已经痊愈了"。

- 总和与延迟。存在活动后疼痛,或活动较难持久且疼痛增加。例如,用电脑工作30分钟会导致3天疼痛。

- 不可预测性。患者的症状不属于典型刺激反应的可预测范围。治疗师经常要在全身"到处寻找疼痛的来源"。

- 疼痛描述。全身疼痛,痛苦无处不在。

- 颈椎失稳。所有动作都会导致疼痛,包括颈椎和邻近关节。
- 神经支配区之外的疼痛。疼痛从原疼痛部位向其他部位扩散。
- 镜面疼痛。身体左侧疼痛,而在身体的右侧也出现同样的疼痛。
- 突然刺痛。突如其来的疼痛。
- 治疗效果不佳或不稳定。同样的治疗在某一天能够显著缓解疼痛,但如果相同的治疗发生在另外一天,疼痛却增加了。
- 与焦虑和抑郁相关。
- 诊断变化,如晚期挥鞭样损伤综合征、肌筋膜综合征或纤维肌痛。

在"慢性治疗"一节中详细描述了治疗慢性脊柱疼痛的最新证据。这里列出了该节的要点,特别是有关挥鞭样损伤的内容。

1.识别有"危险信号"的患者。即使在慢性期,通过连续评估,治疗师应始终注意危险信号(即椎基功能不全的症状)患者。对于存在危险信号的患者应及时转诊,并进一步进行检查和药物治疗。

2.告知患者相关损伤的表现。为减少慢性疼痛患者的疼痛和功能障碍,最新研究建议治疗师应更多地告知患者疼痛的原因,而不是仅使用解剖模型指导神经功能恢复。此外,神经科教育应减少患者恐惧,并改善患者对疼痛的感知(Oliveira 等,2006)。

3.提供预后指导。专注于功能恢复而不是缓解疼痛。设定针对锻炼、功能和社交互动的目标。

4.促进自我管理。对于慢性疼痛患者来说,一个强大的管理策略可指导并帮助他们管理自己。随着应对策略的发展,这促进了更大的个体性和优势——指导患者管理自己的疼痛,并减少对医疗服务的依赖。

5.让患者尽早活动,保持适当运动是必不可少的。之所以要让患者在伤后活动,原因有很多,包括促进血液流动、排出刺激性物质、制订应对策略、改善功能等。

6.减少对活动、娱乐和工作活动的非必要恐惧。有几种因素导致了疼痛状态的发展和持续。如前所述,一些作者认为,对疼痛、损伤或再损伤的恐惧也许是导致脊柱慢性疼痛的最大因素。使用 FABQ 评估患者的恐惧水平,并消除对活动、锻炼和运动的恐惧。

7.帮助患者获得成功。鼓励患者很重要。慢性疼痛患者有许多心理并发症,如抑郁、体态欠佳和缺乏自信。

8.进行专门的体格检查,并将结果告知患者。研究表明,患者都会希望获得身体检查(Connan,2009)。建议临床医生考虑专门的"低技术含量"检查。这意味着需要进行全面的检查,但更倾向于是对体格检查结果的总体观察。慢性疼痛患者表现出广泛的敏感性(痛觉过敏),这降低了特定躯体功能障碍的相关性。仔细分析体格检查结果,并以温和的方式告知患者。

9.任何治疗策略的制订都要与生物学性质的证据密切联系,而不是关注症状或部位。建议临床医生不仅要关注症状和疼痛区域。颈部或肩胛骨疼痛仅表明颈部或颈部周围区域疼痛。疼痛所在位置不能说明任何有关潜在的病理信息,也无法解释为什么治疗是有益的。晚期"挥鞭"损伤症状仅能向患者说明为何在损伤后会持续疼痛。越来越多的证据表明,患者了解疼痛的生物学机制后,能更好地理解疾病的病理学意义,并执行治疗计划。这是神经科医生指导的又一个基石:从"生物学"的角度向患者解释痛苦——是什么引起疼痛及可以做些什么。

10.采取一切可能缓解疼痛的措施。依据目前对中枢敏化过程的了解,似乎必须减少向中枢神经系统(CNS)的刺激。随着来自外周信息的持续刺激,CNS 敏化将上调,这可能导致长期影响的变化。临床医生应当利用任何方式来减轻疼痛,包括熟练地应用药物、方式、教育和手法治疗等。

11.尽量减少治疗时与医疗人员接触的次数。理想的情况是加深患者对自身慢性疼痛的理解,并制订治疗计划;重点是发展独立性和自我管理病情的能力。治疗师应通过鼓励、家庭锻炼计划,以及自我教育来发展这种独立性。

12.考虑多学科管理。目前的情况是慢性疼痛患者常伴有许多并发症,这涉及持续的身体和情绪变化,以及药物的需求。多个医疗服务者团队可能会为患者带来益处,包括物理治疗师、心理学家、疼痛管理及治疗师、营养师等。但这并不意味着所有患者都需要这种帮助。临床医生应根据经验评估患者是否需要更多的帮助。这需要与患者及其医生沟通后再决定。

13. 管理可识别的相关功能障碍。患者在接受物理治疗时会伴有功能障碍（如关节僵硬、无法控制肌肉运动等），务必要确定这些功能障碍是否相关。这在急性组织疼痛的状态下可能更明显，但在慢性疼痛的患者中不太明显。相关度与功能有关。纠正功能障碍有助于患者功能改善。治疗师在处理这些功能障碍时，应始终注意患者的整体疼痛状况的改善。

14. 评估并协助恢复一般身体状况。大量证据表明，有氧运动有助于治疗慢性疼痛患者。治疗师应帮助患者制订家庭锻炼计划，包括对有氧运动的重视。

15. 评估对患者创造性的影响。治疗师应该采用整体的管理方法——依据患者个性、优势和弱点设计治疗方法，并帮助患者实现治疗目的。也许治疗挥鞭样损伤导致的慢性疼痛，最重要的是正确识别患者集中疼痛的状态。指导患者管理疼痛。通过制订积极的自主锻炼计划，以及应对策略，治疗师应专注于功能康复而不仅仅是缓解疼痛。

这里概述的治疗方法是针对损伤发生后前 3 周内的 WAD 患者。但仍需要考虑诸多的变化因素，如受伤的程度、治疗目标、应对技巧和医生个人偏好等。合理的临床诊疗至关重要。有的患者在受伤 1 周后接受物理治疗，几乎无功能残疾，可接受进一步治疗（如在亚急性阶段），而有的患者可能在受伤近 3 周时就医，但仍可能由于疼痛、恐惧、残疾加重等因素而无法进行进一步治疗。强烈建议治疗师使用 NDI 评分以确定患者的残疾程度，并进行详细的主客观检查。尽快为患者提供全面的指导和鼓励。研究人员发现，受伤 3 周后，挥鞭样损伤患者神经系统敏感性可能增加。所有尝试都应以尽快稳定受损的神经系统为目标开展。

（龚铭 张美思 译 张昊 校）

相关资料

A complete reference list is available at https://expertconsult .inkling.com/.

延伸阅读

Bogduk N. Epidemiology of whiplash. *Ann Rheum Dis.* 2000;59:394–395. author reply 5–6.

Bogduk N. Regional musculoskeletal pain. The neck. *Baillieres Best Pract Res Clin Rheumatol.* 1999;13:261–285.

Bogduk N. Whiplash can have lesions. *Pain Res Manag.* 2006;11:155.

Brison RJ, Hartling L, Dostaler S, et al. A randomized controlled trial of an educational intervention to prevent the chronic pain of whiplash associated disorders following rear-end motor vehicle collisions. *Spine.* 2005;30:1799–1807.

Busch AJ, Barber KA, Overend TJ, et al. Exercise for treating fibromyalgia syndrome. *Cochrane Database Syst Rev.* 2007:CD003786.

Butler D. *The Sensitive Nervous System.* Adelaide: Noigroup Publications; 2000.

Cleland JA, Childs JD, Fritz JM, et al. Development of a clinical prediction rule for guiding treatment of a subgroup of patients with neck pain: use of thoracic spine manipulation, exercise, and patient education. *Phys Ther.* 2007;87:9–23.

Cleland JA, Fritz JM, Childs JD. Psychometric properties of the fear-avoidance beliefs questionnaire and Tampa Scale of Kinesiophobia in patients with neck pain. *Am J Phys Med Rehabil.* 2008;87:109–117.

Coppieters M, Alshami A. Longitudinal excursion and strain in the median nerve during novel nerve gliding exercises for carpal tunnel syndrome. *J Orthop Res.* 2007;25:972–980.

Coppieters MW, Bartholomeeusen KE, Stappaerts KH. Incorporating nerve-gliding techniques in the conservative treatment of cubital tunnel syndrome. *J Manipulative Physiol Ther.* 2004;27:560–568.

Coppieters MW, Stappaerts KH, Wouters LL, et al. The immediate effects of a cervical lateral glide treatment technique in patients with neurogenic cervicobrachial pain. *J Orthop Sports Phys Ther.* 2003;33:369–378.

Drechsler WI, Knarr JF, Snyder-Mackler L. A comparison of two treatment regimens for lateral epicondylitis: a randomized trial of clinical interventions. *Journal of Sport Rehabilitation* 1997;6(3):226–234 (*13 ref*);6:226–34.

Falla DL, Jull G, Edwards S, et al. Neuromuscular efficiency of the sternocleidomastoid and anterior scalene muscles in patients with chronic neck pain. *Disabil Rehabil.* 2004;26:712–717.

Falla DL, Jull G, Hodges PW. Feedforward activity of the cervical flexor muscles during voluntary arm movements is delayed in chronic neck pain. *Exp Brain Res.* 2004;157:43–48.

Falla DL, Jull G, Rainoldi A, et al. Neck flexor muscle fatigue is side specific in patients with unilateral neck pain. *Eur J Pain.* 2004;8:71–77.

Falla DL, Campbell CD, Fagan AE, et al. Relationship between cranio-cervical flexion range of motion and pressure change during the cranio-cervical flexion test. *Man Ther.* 2003;8:92–96.

Falla DL, Jull GA, Hodges PW. Patients with neck pain demonstrate reduced electromyographic activity of the deep cervical flexor muscles during performance of the craniocervical flexion test. *Spine.* 2004;29:2108–2114.

Fernandez-de-las-Penas C, Cleland JA. Management of whiplash-associated disorder addressing thoracic and cervical spine impairments: a case report. *J Orthop Sports Phys Ther.* 2005;35:180–181.

Gifford LS. Pain mechanisms in whiplash. In: Gifford LS, ed. *Physiotherapy Pain Association Yearbook.* Falmouth: NOI Press; 1997.

Grotle M, Vollestad NK, Brox JI. Clinical course and impact of fear-avoidance beliefs in low back pain: prospective cohort study of acute and chronic low back pain: II. *Spine.* 2006;31:1038–1046.

Guramoorthy D, Twomey L. The Quebec Task Force on Whiplash-Associated Disorders. *Spine.* 1996;21:897.

Hurwitz EL, Carragee EJ, van der Velde G, et al. Treatment of neck pain: noninvasive interventions: results of the Bone and Joint Decade 2000-2010 Task Force on Neck Pain and Its Associated Disorders. *Spine.* 2008;33:S123–S152.

Jull G, Kristjansson E, Dall'Alba P. Impairment in the cervical flexors: a comparison of whiplash and insidious onset neck pain patients. *Man Ther.* 2004;9:89–94.

Jull G, Sterling M, Kenardy J, et al. Does the presence of sensory hypersensitivity influence outcomes of physical rehabilitation for chronic whiplash?–A preliminary RCT. *Pain.* 2007 May;129(1-2):28–34. Epub 2007 Jan 10.

Knott M, Barufaldi D. Treatment of whiplash injuries. *Phys Ther Rev.* 1961;41:573–577.

Koes BW, Bouter LM, van Mameren H, et al. A randomized clinical trial of manual therapy and physiotherapy for persistent back and neck complaints: subgroup analysis and relationship between outcome measures. *J Manipulative Physiol Ther.* 1993 May;16(4):211–219.

Kornberg C, Lew P. The effect of stretching neural structures on grade one hamstring injuries. *J Orthop Sports Phys Ther.* 1989;10:481–487.

Kornberg C, McCarthy T. The effect of neural stretching technique on sympathetic outflow to the lower limbs. *J Orthop Sports Phys Ther.* 1992;16:269–274.

Loudon JK, Ruhl M, Field E. Ability to reproduce head position after whiplash injury. *Spine.* 1997;22:865–868.

Mealy K, Brennan H, Fenelon GC. Early mobilization of acute whiplash injuries. *Br Med J (Clin Res Ed)*. 1986;292:656–657.

Moseley GL. Evidence for a direct relationship between cognitive and physical change during an education intervention in people with chronic low back pain. *Eur J Pain*. 2004;8:39–45.

Moseley GL. Joining forces—combining cognition-targeted motor control training with group or individual pain physiology education: a successful treatment for chronic low back pain. *J Man Manip Therap*. 2003;11(2):88–94.

Moseley GL. Widespread brain activity during an abdominal task markedly reduced after pain physiology education: fMRI evaluation of a single patient with chronic low back pain. *Aust J Physiother*. 2005;51:49–52.

Moseley GL, Hodges PW, Nicholas MK. A randomized controlled trial of intensive neurophysiology education in chronic low back pain. *Clin J Pain*. 2004;20:324–330.

O'Leary S, Falla D, Hodges PW, et al. Specific therapeutic exercise of the neck induces immediate local hypoalgesia. *J Pain*. 2007;8:832–839.

Peeters GG, Verhagen AP, de Bie RA, et al. The efficacy of conservative treatment in patients with whiplash injury: a systematic review of clinical trials. *Spine*. 2001;26:E64–E73.

Pennie B, Agambar L. Patterns of injury and recovery in whiplash. *Injury*. 1991;22:57–59.

Poiraudeau S, Rannou F, Baron G, et al. Fear-avoidance beliefs about back pain in patients with subacute low back pain. *Pain*. 2006;124:305–311.

Rozmaryn LM, Dovelle S, Rothman ER, et al. Nerve and tendon gliding exercises and the conservative management of carpal tunnel syndrome. *J Hand Ther*. 1998;11:171–179.

Stewart MJ, Maher CG, Refshauge KM, et al. Randomized controlled trial of exercise for chronic whiplash-associated disorders. *Pain*. 2007;128:59–68.

Sweeney J, Harms A. Persistent mechanical allodynia following injury of the hand. Treatment through mobilization of the nervous system. *J Hand Ther*. 1996;9:328–338.

Treleaven J, Jull G, Low Choy N. The relationship of cervical joint position error to balance and eye movement disturbances in persistent whiplash. *Man Ther*. 2006;11:99–106.

U.S. Department of Transportation. *Safety Facts and Statistics. U.S. Department of Transportation*; October 15, 2014. http://safety.fhwa.dot.gov/facts_stats/. Accessed 8/8/15.

Vicenzino B, Collins D, Wright A. The initial effects of a cervical spine manipulative physiotherapy treatment on the pain and dysfunction of lateral epicondylalgia. *Pain*. 1996;68:69–74.

Waddell G, Newton M, Henderson I, et al. A fear-avoidance beliefs questionnaire (FABQ) and the role of fear avoidance beliefs in chronic low back pain and disability. *Pain*. 1993;52:157–168.

Wallin MK, Raak RI. Quality of life in subgroups of individuals with whiplash associated disorders. *Eur J Pain*. 2008.

Weirich SD, Gelberman RH, Best SA, et al. Rehabilitation after subcutaneous transposition of the ulnar nerve: immediate versus delayed mobilization. *J Shoulder Elbow Surg*. 1998;7:244–249.

Yeung E, Jones M, Hall B. The response to the slump test in a group of female whiplash patients. *Aust J Physiother*. 1997;43(4):245–252.

第 **72** 章
颈椎的治疗性训练

Christopher J. Durall

大多数成年人在一生中的某个阶段都会发生颈痛,近20%的人患有持续性或复发性颈痛(Croft等,2001;Binder,2006)。颈痛患者可能在协调能力(Falla等,2004a;Chui等,2005)、力量、耐力(O'Leary等,2007b)、重新定位视力(Kristjansson等,2003,Sjolander等,2008)、姿势稳定性(Michaelson等,2003)或眼运动控制能力(Treleaven等,2005a)方面存在缺陷。颈痛患者也可能在颈椎和(或)上胸廓区域有活动性障碍(Childs等,2008)。尽管临床医生和研究人员对最佳训练或指导方针缺乏共识,但治疗性训练作为一种对颈痛个体的干预手段已显示出相当大的前景(Kay等,2005;Gross等,2007)。本章将讨论纠正颈痛相关疾病引起的缺陷的训练方式,目的是缓解症状、改善功能和防止复发。

增强肌肉协调性、耐力或力量的训练

颈部肌肉表现的缺陷可在颈痛发作后迅速出现;即使症状减轻或缓解后,也可能持续存在(Sterling等,2003)。研究表明提高协调性、耐力或力量的训练可帮助解决颈部症状(Sarig-Bahat,2003)。这是合乎逻辑的,因为颈椎近80%的机械稳定性都是由颈部肌肉组织提供的(Panjabi等,1998)。

颈深屈肌(头长肌和颈长肌、头直肌前侧肌、舌骨肌)和颈深伸肌(颈半棘肌、多裂肌、头后大直肌、头后小直肌)是在颈痛患者中较容易受损的肌肉组织(Sterling等,2003)。这些肌肉有高密度的 I 型纤维和肌梭,对疼痛很敏感(Boyd-Clark等,2002)。颈

部深层肌肉的控制力和能力降低会导致在多节段浅表肌肉收缩过程中出现不必要的节段运动或屈曲(Winters和Peles,1990)。因此,首先要做的康复重点应该是改善颈部深层肌肉的性能或协调能力。

提高肌肉协调性的训练

颈痛患者往往出现颈深屈肌的活动受损,而导致颈浅屈肌(包括胸锁乳突肌、前斜角肌)的活动增强(Falla等,2004a;Chui等,2005)。据报道有一种训练对扭转这种异常的颈部屈肌协同作用有帮助,它使用一个位于枕骨下方的压力装置来提供反馈(图72.1)。在这个训练中,患者尽量使颈椎前凸变平,此过程需要收缩颈深屈肌,同时尽量减少颈浅屈肌的活动(Mayoux-Benhamou等,1994)。这种训练的收缩力很低,患者应该集中精力精确地控制训练。低负荷训练(20%最大自主收缩)已被证明有助于更有选择性地激活颈部深层屈伸肌,同时减少其更浅表协同器官的活动(O'Leary等,2007a)。与高负荷训练相比,温和、低负荷的训练也被证明能产生一种良好且即时的镇痛效果,而且当疼痛是首要考虑因素时更合适。超过疼痛阈值的训练会损害神经肌肉的控制能力(Falla等,2007)。

在慢性颈痛患者中,压力装置辅助的颅颈屈曲训练在增加颈椎屈曲强度方面与耐力训练项目一样有效(Falla等,2006)。不仅如此,在使用压力装置进行颅颈屈曲的一组中,对训练计划有益的感觉人数大约还要高出10%。有趣的是,这个训练被证明可以提

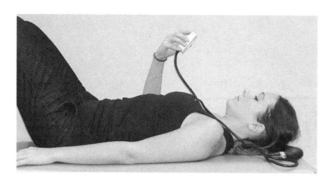

图 72.1　当患者呈钩状卧位并处于颅颈中立位时,将气压加压装置充气至 20mmHg,并放置在上颈椎(枕骨下方)与手术台之间。指导患者缓慢而巧妙地点头,仿佛在说"是",同时尽量保持颈浅屈肌放松。点头动作会使颈椎前凸变平,增加设备压力。临床医生应该监测不必要的颈浅屈肌激活,通常胸锁乳突肌最明显。患者可以将舌头放在上颚,双唇并拢,但牙齿稍微分开,以减少颈阔肌和(或)舌骨的活动。患者在刚开始训练时可以控制或改变设备的压力。在耐受的情况下,患者应训练保持增加的压力水平,直到能够在最小的颈浅屈肌激活的情况下维持 30mmHg 的压力 10 秒。

高颈痛患者的复位敏锐度,其程度几乎与本体感觉训练法相同(Jull 等,2007)。

　　可控的颅颈屈曲也可以在没有加压装置的情况下完成(图 72.2)。这项训练可以坐着或站着进行,以减少重力阻力;然后在允许的情况下倾斜,以增加重力阻力。只要患者仰卧时可以在轻度颈浅屈肌激活的情况下点头,就可以在保持上颈椎屈曲的同时训练下颈椎屈曲(图 72.3)。弯曲下颈椎节段需要用到胸锁乳突肌,因此患者在联合训练时不需要触诊胸锁乳突肌。如果在该训练过程中不能保持上颈椎屈曲而导致头颅突出(图 72.4),表明训练具有较高的挑战性,应该恢复单独训练颈椎屈曲或改变颈椎屈曲的训练方式。据 Krout 和 Anderson(1966)报道,15 例非特异性颈痛患者中有 12 例在仰卧位时进行了可控的头/颈屈曲,术后恢复良好,直至完全康复。在一组患有轻度颈痛和残疾的女性患者中,经过 6周,每周 2 次的训练,该训练和之前描述的涉及压力

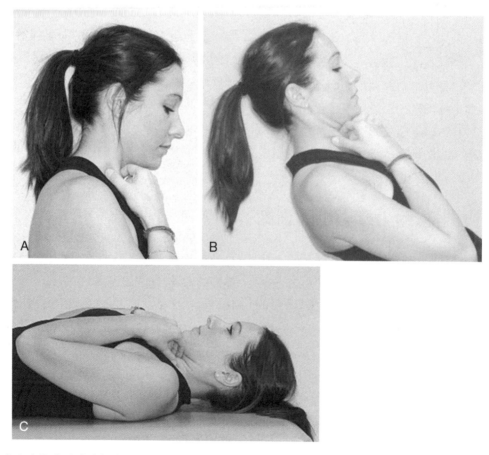

图 72.2　(A)在坐或站时,患者在触摸胸锁乳突肌时缓慢而巧妙地点头,仿佛在说"是",以确保最小限度地激活。(B,C)起始位置依次倾斜以增加对重力阻力。

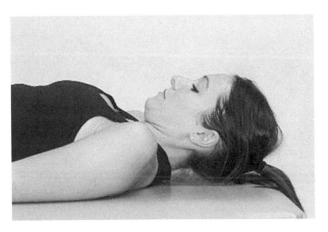

图 72.3　在仰卧位时,患者点头,就好像在说"是",并保持这一姿势,同时弯曲下颈椎。

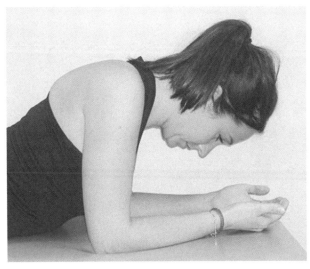

图 72.5　患者偏心屈曲下颈椎,同时保持颈椎中立(即头和上颈椎不屈曲或伸展),然后慢慢回到起始位。在进行该训练时,可以采用四点跪姿、俯卧肘部或坐姿。

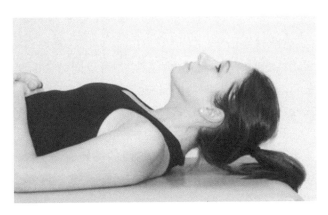

图 72.4　颈深屈肌(DCF)激活不足导致头颅突出(即上颈椎伸展)。

装置的颅颈屈曲训练可以产生相当的颈部屈曲力量增益(O'Leary 等,2007a)。颈深屈肌训练对颈源性头痛患者尤为重要,因为这些患者的颈深屈肌力量和耐力较差(Watson 和 Trott,1993;Jull 等,1999),颈椎伸肌较弱(Placzek 等,1999)。

与颈深屈肌相比,促进颈深伸肌的肌肉选择性激活的循证建议相对缺乏。2009 年,O'leary 及其同事提出,在保持颈椎中立位的同时弯曲和伸展下颈椎可以训练下颈椎深伸肌,同时尽量减少浅表伸肌的活动(图 72.5)。一种训练颈椎伸肌的方法如图 72.6 所示。该训练可提供由患者控制的颈椎伸肌的进行性阻力。但还不清楚该训练是否会选择性地激活颈深伸肌。也有人建议对颈椎旋转肌进行低强度等长训练,以促进颈部屈肌和伸肌的联合收缩(Jull 等,2007)。

增强肌肉耐力或力量的训练

当已经建立了一定的肌肉协调性,就可以引入耐力和力量训练。以往的研究表明,耐力训练和(或)力量训练可以减轻颈椎劳损、椎间盘退变或突出,以及慢性或复发性颈部疾病患者的疼痛和残疾。首先应该考虑进行低负荷的耐力训练,以避免症状加重。值得注意的是,一些研究人员发现耐力训练和力量训练在减轻慢性颈痛方面同样有效,至少对女性有作用(Waling 等,2000;Ylinen 等,2006)。增强颈椎和上胸廓肌肉抗疲劳能力的训练对伴有持续姿势的颈痛患者可能特别有用。研究发现,颈痛患者的头部通常处于更前倾的姿势,其在坐位时很难保持直立的姿势(Szeto 等,2002)。与头前倾姿势相比,正确的坐姿显著减少了颈椎、上胸廓、肩部和面部肌肉的活动(McLean,2005)。

颈痛患者也可能伴有轴肩肌(肩胛提肌、斜方肌)的功能受损(Falla 等,2004b)。这种现象可以解释为轴肩肌对颈椎和肩带的双重影响(Behrsin 和 Maguire,1986)。有报道指出,斜方肌无力尤其会与颈部疾病同时发生(Andersen 等,2008)。表 72.1 列出了已知能引起斜方肌高水平肌电活性的训练方式(Moseley 等,1992;Ballantyne 等,1993;Cools 等,2007)。在背

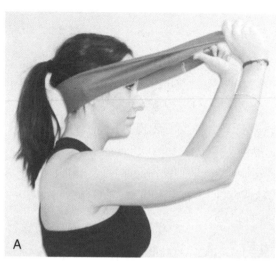
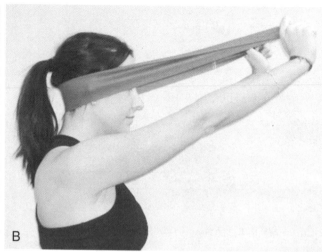

图 72.6 在保持颅颈脊柱中立位(坐或站)时,患者利用一根松紧带绕住颈椎(A),然后缓慢伸展肘部,对颈椎伸肌提供渐进式的等长刺激(B)。

表 72.1 可以引起斜方肌高水平肌电活性的训练

可以引起上斜方肌高水平肌电活性的训练

俯卧划船

推举

"俯卧水平外展,从外展 90°开始",中性旋转或外旋

耸肩

侧平举

直立划船

可以引起中斜方肌高水平肌电活性的训练

俯卧伸展/胸椎伸展

俯卧划船

侧卧外旋

侧卧前屈

"俯卧水平外展,从外展 90°开始",中性旋转或外旋

可以引起下斜方肌高水平肌电活性的训练

外展运动

外展 0°双侧外旋

肩胛平面屈曲站立

站立/坐姿或侧卧屈曲

外展 90°俯卧外旋

俯卧划船

侧卧外旋

外旋"俯卧水平外展,外展 90°开始"

俯卧水平外展,开始≈120°外展

EMG, electromyography; "T", prone horizontal abduction, starting at 90 degrees of abduction; ER, external rotation; empty-can, scaption w/glenohumeral internal rotation; "Y", prone horizontal abduction, starting ≈120 degrees of abduction.

靠墙站立时,进行肩外展(图 72.7)可以同时帮助纠正斜方肌的表现和弥补结构对齐的缺陷(Sahrmann,2002)。据报道显示,在各种颈部康复方案中(如肩外展、屈曲、伸展、肩胛骨收缩、墙壁或地板俯卧撑、背宽肌下拉、手臂循环)进行轴肩肌的额外训练,具有减轻患者疼痛的作用((Randløv 等,1998;Waling 等,2000)。

值得注意的是,在训练上斜方肌或肩胛提肌期

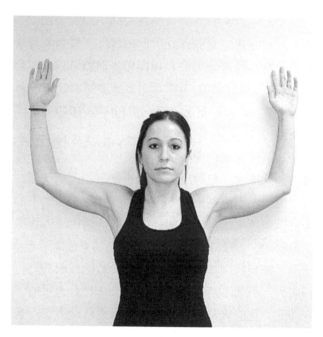

图 72.7 患者双臂尽可能沿墙壁外展,同时保持肩胛骨、臀部和枕骨与墙壁的接触。

间,必须保证颈椎和头部固定,才能将有意义的力传递到肩胛骨。例如,在手臂抬高过程中,必须固定上斜方肌的头部和颈椎附着点,以使肌肉能够向上旋转肩胛骨。固定不充分会导致颅颈延伸。因此,在这个例子中,必须激活颈深屈肌的肌肉以通过抵消上斜方肌的伸展力矩来稳定头部和颈椎(图 72.8)(Porterfield 和 DeRosa,1995)。这强调了在引入更高阻力的训练之前,在更深的颈部肌肉中建立运动控制/协调基础的重要性。

为了显著减轻慢性或复发性颈部疾病患者的疼痛和残疾,或为特定患者(例如,摔跤运动员、足球运动员)提供足够的肌肉稳定和力量消散,可能需要对颈部肌肉进行更高强度的训练。Ylinen 及其同事(2006)报道,患有慢性颈痛的女性在进行力量训练或耐力训练的前 2 个月内,有最大的力量增加和症状减轻。这表明至少需要连续进行 8 周的耐力或力量训练才能对颈痛有益。在另一项研究中,Ylinen 等(2007a)报道,在为期 12 个月的训练计划中获得的颈部力量和运动增益在 3 年后基本保持不变。这表

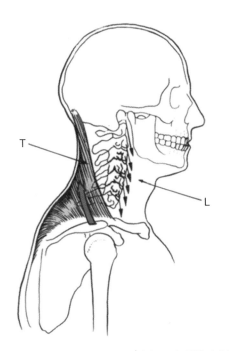

图 72.8 颈椎矢状视图下斜方肌和头长肌和颈椎之间的协同关系示意图。头长肌必须阻止枕骨伸展,斜方肌才能使用这个固定的起点来提升肩带。L,颈长肌和头肌的力向量;T,斜方肌。(Porterfield JA, DeRosa C: Mechanical Neck Pain: Perspectives in Functional Anatomy. Philadelphia, WB Saunders Co., 1995. **Fig. 3–6, p. 54.)

明应鼓励患者继续进行耐力和(或)力量训练,进行 1 年以上的独立"维持"计划,以防止症状复发。

耐力和(或)力量训练对女性特别有效(Ylinen 等,2003,2006,2007a,2007b)。与男性相比,女性颈痛的发生率和慢性颈痛的患病率都更高(Hagen 等,2000),这可能是由女性肌肉力量较弱引起的(Vasavada 等,2008)。女性颈部肌肉的最大力矩比男性低 1.5~2.5 倍,即使同体形相比也是如此(Jordan 等,1999)。因此,健康女性的颈部屈肌和伸肌分别比男性弱大约 30% 和 20%(Vasavada 等,2008)。这表明女性对颈部肌肉的机械需求可能更接近于她们的最大力矩。因此,女性颈部肌肉可能会更快疲劳,从而降低肌肉稳定颈椎的能力。

耐力和加强训练的强度、量(重复和组数)和频率应如"滴定法"般严格精确控制,以刺激所需要的适应性变化,保证其不会产生副作用,如症状加重或依从性差(Haskell,1994)。高刺激性的患者可能仅能忍受在有限弧度内进行的短暂的极低强度训练,而中度或低刺激性的患者可能会耐受更长和更剧烈的训练。

有证据表明,大部分的力量增长是在对第一组训练的刺激反应中发生的(Pollock 等,1993;Durall等,2006)。因此,美国运动医学学院(2002)建议每次训练到力竭为一组。Pollock 及其同事(1993)报道,健康受试者每周两次进行一组 8~12 次重复或两组 8~12 次重复,持续 12 周,颈伸肌的力量增加没有统计学差异。Randløv 等(1998)发现,3 个月内进行 1~5 组颈部和肩部训练的患者在疼痛、ADL、力量或耐力结果方面没有差异。

提高重新定位敏锐度、动眼神经控制或姿势稳定性的训练

研究表明,患有慢性或复发性颈部疾病或继发于颈椎创伤的颈痛的患者容易出现头部/颈部重新定位敏锐度(Kristjansso 等,2003;Sjolander 等,2008)、姿势稳定性(Michaelson 等,2003;Treleaven 等,2005b)和动眼神经控制(Treleaven 等,2005b)的缺陷。这显然是由颈部机械感受器的传入受损引起的(Dejong 等,1977)。越来越多的证据支持通过训练来改善这

些缺陷（Sarig–Bahat, 2003）。

重新定位敏锐度可以通过使用光源（如聚焦光束前照灯或固定在头带上的激光指示器）和目标（如飞镖板、射箭目标）来提高（图 72.9）。重新定位训练，如图 72.9 所示，通常是坐着进行的，但也可以站着进行。可以让患者坐在或站在不稳定的表面（如球、圆顶、摇摆板 ）上，以增加训练的挑战性。

旨在改善眼睛/头部耦合和凝视稳定性的动眼神经训练，可以从头部静止的眼球运动发展到躯干和（或）头部运动，同时将视觉固定在目标上。通过提高眼睛、头部或躯干运动的速度和范围，或者通过改变背景和视觉目标，可以使这些训练更具挑战性。改善动眼神经控制的训练（表 72.2）已被证明可以减少头晕和疼痛，并改善姿势控制、颈椎活动范围和功能（Revel 等，1994；Taimela 等，2000）。

旨在提高姿势稳定性的活动列于表 72.3。姿势稳定性训练通常从稳定的表面进展到不稳定的表面，以及从双边到单边的姿势。这些训练并不仅适用于颈椎治疗，也可以结合其他挑战姿势稳定性的技术。Taimela 等（2000）报道，慢性颈痛患者经过注视训练、坐姿摇摆板训练、提高颈部肌肉耐力和协调性的训练，以及放松训练和行为支持后，与接受过颈部

表 72.2　改善动眼神经控制的训练

"空中写字"或在墙上描绘图案，眼睛不动，头部静止

向左右方向旋转眼睛和头部到同一侧

将眼睛移动到目标，然后转动头部至正视方向，眼睛仍然聚焦在目标上

先移动眼睛然后移动头部，使目光在水平或垂直定位的两个目标之间来回运动

在重心转移或旋转躯干（被动或主动）时保持凝视固定目标

当头部被动或主动旋转时，保持对固定目标的凝视

快速移动头部和（或）眼睛，然后专注于目标的指定位置

将眼睛和头部朝向相反的方向移动

表 72.3　提高姿势稳定性的训练

不同表面（凳子、圆顶、摇摆板、球 ）上的坐姿重心转移

在地板或不稳定表面（枕头、泡沫、圆顶、蹦床、摇摆板）上以不同的姿势（首选、窄、串联、单腿）保持平衡

在各种表面上的站立并进行重心转移

平衡时以不同方式移动上肢

保持平衡状态玩"接球"游戏

行走时旋转或弯曲/伸展头部

行走时头顶平衡泡沫垫或枕头

进行动眼神经或重新定位运动时保持平衡

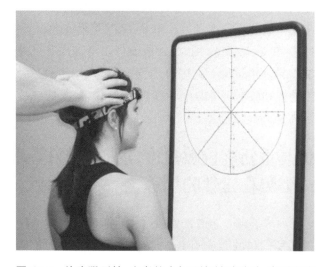

图 72.9　从睁眼开始，患者的头部/颈部被动移动，直到光线对准目标上的指定焦点（如靶心）。接下来，闭上或遮住眼睛，向多个方向移动患者的头部，以使他或她迷失方向（如"将尾巴钉在驴身上"的游戏动作 ）。此后，患者主动调整头部/颈部位置，以努力将光源再次对准指定的焦点。在保持这个姿势的同时，让患者睁开眼睛以评估重新定位的准确性。

护理教育或接受传统颈椎家庭训练计划指导的患者相比，他们的颈部症状的减轻、总体健康状况的改善情况，以及工作能力均有所提高。

提高活动能力的训练

一些证据显示自我伸展运动至少在短期内有助于缓解颈痛患者的痛感。Ylinen 等（2007b）比较了非特异性慢性颈痛患者每周两次的手法治疗（深层肌肉按摩、拉伸和关节特定活动技术）与每周 5 次拉伸方案（侧屈、同侧屈曲加旋转、屈曲——每次保持 30 秒，并重复 3 次外加 5 次颈部收缩，每次 3~5 秒）。在 4 周和 12 周的随访中发现，拉伸和手法治疗在消除疼痛方面具有同样的效果。与拉伸相比，手法治疗在减少残疾和颈部僵硬方面更为有效，但临床差异很小。

Childs 及其同事（2008）建议应考虑对前/中/后

斜角肌、上斜方肌、肩胛提肌、胸小肌和胸大肌进行柔韧性训练。颈浅屈肌的肌肉拉伸可能是必要的重点,尤其是前斜角肌和胸锁乳突肌(图 72.10),它们在收缩时会促进头部前倾的姿势。解决其他肌肉的长度损伤可能对某些患者有益。例如,患有与胸椎后凸增加相关的颈痛的患者可能会在使用椅背或泡沫滚轴创建支点的胸小肌拉伸和(或)胸椎伸展自动中受益(图 72.11)。

缺乏颈椎旋转的患者可能会受益于部分充气沙滩球的主动或主动辅助旋转(图 72.12)。为了促进旋转,当患者主动旋转时,可以使用尼龙或棉带在低活动颈段的对侧关节突上施加向前的力。据报道,这种促进旋转运动(在没有沙滩球的情况下坐着进行)可在 4 周内将完全屈曲 10°或以上旋转丧失的患者的颈源性头痛症状减少 50%(Hal 等,2007)。

肩带、枕套或毛巾也可以在活动不足的颈段下方作为一个支点(图 72.13A)。也可以指导患者使用他们的示指和(或)中指来创建一个动态的、可调节的支点,从而将伸展运动"偏置"到受限运动段(图 72.13B)。

神经松动技术可能对颈部和手臂疼痛的患者有益,以促进改善神经组织的滑动(Murphy 等,2006)。Coppieters 等(2009)报道,滑动技术(神经的交替末端同时紧张和松弛)的神经偏移比张紧技术更大。在此,我们鼓励读者查阅有关神经动员技术的其他资源。

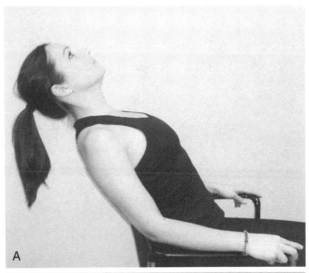

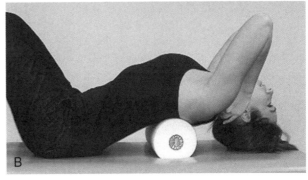

图 72.11　使用椅背(A)或泡沫轴(B)形成运动支点,以使胸椎自动伸展。

有神经根或转移症状的患者也可能受益于相关的针对性训练。McKenzie(2009)主张在促进远端到

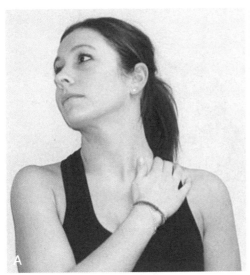

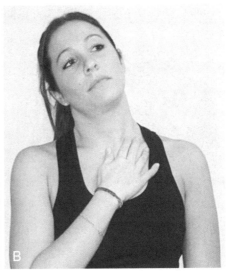

图 72.10　稳固同侧第一肋骨,然后伸展头部/颈部并横向弯曲来拉伸前斜角肌和中斜角肌(A)。先稳定锁骨,然后伸展头/颈部,侧向弯曲,然后向对侧旋转,并弯曲上颈椎(好像点头"是")以拉伸胸锁乳突肌(B)。

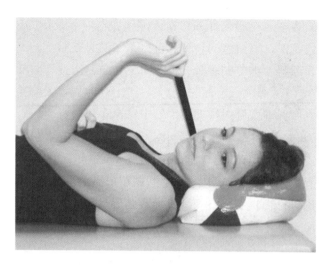

图72.12　使用部分充气的沙滩球和(或)带子促进头部/颈部旋转。

步训练颈深屈肌和颈伸肌(MayouxBenhamou 等，1994)。这对于头部前倾的患者可能尤其重要。如前所述，可以使用带子或示指和中指来聚焦在回缩过程中发生的下颈椎伸展。

颈痛的异质性、多因素性质使得很难制订"一刀切"的训练计划。临床医生应根据已发现的缺陷、功能限制和患者的易怒程度来选择训练方式。颈痛患者的综合训练计划应包括提高有氧训练和躯干及躯干肌肉性能的训练(康复方案72.1)。

近端症状迁移的方向上进行重复动作(需要时同时进行手动操作)(这一过程称为"集中化")。然而，截至撰写本章时，还没有专门使用特定的训练来促进神经根型颈椎病患者的症状集中的临床试验结果发表，因此"集中化"程序对这一特定患者亚组的疗效尚不清楚。但是，神经根型颈椎病患者受益于多模式治疗的方法是显而易见的(Costello, 2008)。Kjellman 和 Oberg(2002)报道，在减少非特异性颈痛患者的残疾方面，McKenzie 方法并不比一般运动或低强度超声与训练相结合更有效。

颈椎回缩是 McKenzie 方法中的一种常见的训练(图72.14)。其可用于增加上颈段的屈曲活动范围(Ordway 等，1999)，以减少下颈段的前剪切，并同

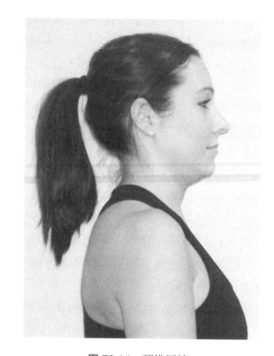

图72.14　颈椎回缩。

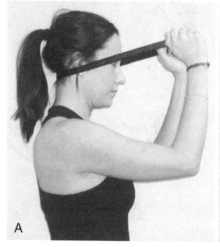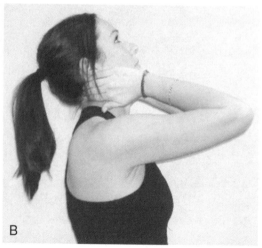

图72.13　使用带子(A)或示指和(或)中指(B)创建一个动态的、可调节的运动支点来进行颈椎自动伸展。

康复方案 72.1 非特异性颈痛患者的治疗性训练方案示例

第 1 阶段

- 状态：高度易怒；持续的疼痛几乎限制了日常生活活动（ADL）
- 重点：缓慢、克制、疼痛最小的训练，以改善肌肉协调性和本体感受
- 坐着时下巴点头（颈深屈肌进展的第 1 阶段）或使用压力装置
- 轻瞄准（或其他目标训练）
- 边走边平衡头部的泡沫垫
- 重心变化或者在凳子或治疗球上旋转躯干的同时，保持固定凝视
- 侧卧肩外旋和（或）俯卧肩伸展
- 向症状集中方向重复移动（如果需要）
- 每天步行 10~20 分钟

第 2 阶段

- 状态：低到中度易怒；活动时疼痛感增加
- 重点：肌肉耐力
- 使用低阻力松紧带/管的颈部四向等长训练
- 使用低阻力弹性带/管进行等长收缩（见图 72.8）

- 从外展 90°（"T"）开始的俯卧水平肩外展，肩外旋
- 双侧肩外旋、外展 0°，低至中等阻力弹力带/管
- 肩外展，背靠墙站立（又称为滑墙）
- 侧卧肩部屈曲
- 本体感受训练
- 胸锁乳突肌、前斜角肌、胸肌轻微拉伸
- 使用泡沫轴进行胸椎伸展
- 进行 20 分钟以上的中低强度有氧运动

第 3 阶段

- 状态：非常低或没有烦躁；活动时很少或没有疼痛
- 重点：加强肌肉
- 肩部屈曲和对侧腿伸展四足（又称为鸟狗或指针运动）
- 使用中等至重度阻力松紧带/管的四向等长训练
- 中等至重阻力弹性带/管的等长收缩（见图 72.8）
- I、Y、Ts 哑铃
- 胸部推举、划船、提肩
- 根据需要进行本体感受训练（PRN）
- 连续的伸展和胸椎扩展

（王圣航 译 张昊 校）

相关资料

A complete reference list is available at https://expertconsult.inkling.com/.

延伸阅读

Berg HE, Berggren G, Tesch PA. Dynamic neck strength training effect on pain and function. *Arch Phys Med Rehabil*. 1994;75:661–665.

Bexander CS, Mellor R, Hodges PW. Effect of gaze direction on neck muscle activity during cervical rotation. *Exp Brain Res*. 2005;167:422–432.

Bovim G, Schrader H, Sand T. Neck pain in the general population. *Spine*. 1994;19(12):1307–1309.

Clare H, Adams R, Maher CG. A systematic review of the efficacy of McKenzie therapy for spinal pain. *Aust J Physiother*. 2004;50:209–216.

Cote P, Cassidy J, Carroll L. The Saskatchewan health and back pain survey. The prevalence of neck pain and related disability in Saskatchewan adults. *Spine*. 1998;23:1689–1698.

Ekstrom RA, Donatelli RA, Soderberg GL. Surface electromyographic analysis of exercises for the trapezius and serratus anterior muscles. *J Orthop Sports Phys Ther*. 2003;33:247–258.

Galea V, Teo A, MacDermid JC. Performance of patients with mechanical neck disorders on a reach and grasp task: neural strategies. *Orthopaedic Division Review*. 2006;35.

Highland TR, Dreisinger TE, Vie LL, et al. Changes in isometric strength and range of motion of the isolated cervical spine after eight weeks of clinical rehabilitation. *Spine*. 1992;17:S77–S82.

Jull G. Deep cervical flexor muscle dysfunction in whiplash. *J Musculoskel Pain*. 2000;8:143–154.

Jull G, Trott P, Potter H, et al. A randomized controlled trial of exercise and manipulative therapy for cervicogenic headache. *Spine*. 2002;27(17):1835–1843.

Jull G, Amiri M, Bullock-Saxton J, et al. Cervical musculoskeletal impairment in frequent intermittent headache. Part 1: subjects with single headaches.

Cephalalgia. 2007;27:793–802.

Levoska S, Keinanen-Kiukaanniemi S. Active or passive physiotherapy for occupational cervicobrachial disorders? A comparison of two treatment methods with a 1-year follow-up. *Arch Phys Med Rehabil*. 1993;74:425–430.

Makela M, Heliovaara M, Sievers K, et al. Prevalence, determinants, and consequences of chronic neck pain in Finland. *Am J Epidemiol*. 1991;134:1356–1367.

Mayoux-Benhamou MA, Revel M, Vallee C. Selective electromyography of dorsal neck muscles in humans. *Exp Brain Res*. 1997;113:353–360.

McCabe RA. Surface electromyographic analysis of the lower trapezius muscle during exercises performed below ninety degrees of shoulder elevation in healthy subjects. *N Am J Sports Phys Ther*. 2007;2:34–43.

McDonnell MK, Sahrmann SA, Van Dillen L. A specific exercise program and modification of postural alignment for treatment of cervicogenic headache: a case report. *J Orthop Sports Phys Ther*. 2005;35(1):3–15.

Nederhand MJ, IJzerman MJ, Hermens HJ, et al. Cervical muscle dysfunction in the chronic whiplash associated disorder grade II (WAD-II). *Spine*. 2000;25:1938–1943.

Picavet HSJ, Schouten JSAG. Musculoskeletal pain in the Netherlands: prevalences, consequences and risk groups, the DMC3-study. *Pain*. 2003;102:167–178.

Staudte HW, Duhr N. Age- and sex-dependent force related function of the cervical spine. *Eur Spine J*. 1994;3:155–161.

Teo A, Galea V, MacDermid JC, et al. Performance of patients with mechanical neck disorders on a reach and grasp task: coordination dynamics. *Ortho Div Rev*. 2006;35.

Tjell C, Rosenthall U. Smooth pursuit neck torsion test: a specific test for cervical dizziness. *Am J Otol*. 1998;19:76–81.

Treleaven J, Jull G, LowChoy N. The relationship of cervical joint position error to balance and eye movement disturbances in persistent whiplash. *Man Ther*. 2006;11:99–106.

Vasavada AN, Li S, Delp SL. Three-dimensional isometric strength of neck muscles in humans. *Spine*. 2001;26:1904–1909.

Ylinen J, Ruuska J. Clinical use of neck isometric strength measurement in rehabilitation. *Arch Phys Med Rehabil*. 1994;75:465–469.

第 73 章

基于治疗的腰痛分型

Michael P. Reiman

腰痛(LBP)是所有肌肉骨骼问题当中最常见的，也是患者求助于初级治疗医生的主要原因之一（Woolf 和 Pfleger，2003）。

几乎每个人一生中的某个时间都可能会发生腰痛，发生率为 4%~33%。腰痛可能会发生在任何时刻（Woolf 和 Pfleger，2003）。

背景

尽管关于腰痛的评估和治疗有大量的研究，但它仍是 20 世纪医疗健康领域的一大困扰（Waddell，1996）。20 世纪 90 年代，大量关于腰痛治疗有效性的证据仍然是难以确定的（van Tulder 等，1997）。有些随机对照试验的治疗结果显示无效，这可能是基于错误地认为腰痛的群体具有统计学上的同质性的假设（Delitto 等，1995）。

在随机对照试验研究中鉴别出同质性亚组，可以避免因为统计样本的异质性而造成统计失效（Binkley 等，1993；Spratt 等，1993；Delitto 等，1995；Fritz 和 George，2000；Bendebba 等，2000）。腰痛的分型就是在腰痛人群中鉴别有同质性亚群的标准过程。

不同的腰痛的分型方案可能包含如下内容：

• 症状体征：根据腰痛患者具有的特定的症状和体征进行分型。

• 病理解剖学：根据腰椎结构的病理学改变进行分型。

• 心理学：根据心理学的标准进行分型。

• 社会学：根据社会学的标准进行分型。

尽管存在其他可能的分型方案，且这些不同的分型方案都存在关联，但本章目前支持的分型方案是基于症状和体征进行分型。基于症状、体征及后续的适当治疗，将其定义为基于治疗的腰痛分型，简称 TBC 分型（TBC）。

历史

基于治疗的腰痛分型（TBC 分型）成立的前提是腰痛患者各亚组具有可以被鉴别的关键临床病史和临床检查结果（Delitto 等，1995）。同时假定当一个特定的干预/治疗措施应用于与它相应匹配的临床亚组时，每个亚组的反应效果良好。最初的 TBC 分型中描述了 7 个干预/治疗分型；最新的 TBC 分型将其缩减为 4 个：手法治疗、专项锻炼（屈曲、伸展、侧移等）、稳定性训练和牵引（表 73.1）。

TBC 分型中针对检查结果分组实施与其匹配的干预/治疗措施，主要是基于专家建议和少量的研究证据。利用 TBC 分型对患者在进行合适的分组，已被证明是有效的（Fritz 和 George，2000；Heiss 等，2004；Fritz 等，2006）。然而，鉴于该分型系统只有中等的互评可靠性，且大量患者可在该分型系统中同时被分入多个亚型或没有适合的亚型，所以必须认识到该分型系统需要进一步优化（Henry，2012；Stanton，2011）。手法治疗的临床预测原则具有最好的支持证据（表

表 73.1 基于治疗的腰痛分型(TBC 分型)和与其相匹配的干预／治疗措施

分型	关键病史和临床检查结果	匹配的干预/治疗措施
手法治疗	临床预测值变量(Flynn 等,2002) 变量: 1.症状持续的时间<16 天 2.FABQ 工作评分量表值<19 3.至少有一侧髋关节有>35°的内旋活动度 4.至少有一个节段的腰椎活动度降低 5.膝关节的远端无症状	腰椎骨盆区域的手法治疗技术(Flynn 等,2002;Clel 等,2006)(图 73.1 和图 73.2)
专业的锻炼 1.伸展 2.屈曲 3.侧移	1.症状主要集中在腰椎后伸时,较少发生于腰椎间盘突出,症状经常在臀部的远端,锻炼的姿势和方向更倾向于后伸性锻炼 2.前屈时症状改善,后伸时加重,锻炼的姿势和方向更倾向于前屈性锻炼,尤其适用于年龄>50 岁,影像学上有腰椎管狭窄的患者 3.视诊可见冠状面失衡,因骨盆导致的双肩失衡,锻炼的方向更倾向于骨盆的侧向移位	1.增加后伸性运动和锻炼,避免腰椎屈曲 2.进行腰椎前屈的运动或手法,避免腰椎后伸;进行减重平板步行训练 3.通过临床医生或者患者本人锻炼,以纠正侧向移位,并进行机械牵引或者自我牵引
稳定性训练	临床预测值变量(Hicks 等,2005) 变量(根据重要性排序): 1.年龄<40 岁 2.平均直腿抬高范围>91° 3.俯卧位稳定性测试阳性(图 74.1 和图 74.2) 4.异常运动 产后患者: 1.后侧骨盆疼痛诱发试验阳性(图 74.3) 2.主动直腿抬高试验阳性、改良 Trendelenburg 试验	1.躯干稳定性训练,提升局部肌群的稳定性(腹横肌、腹肌、多裂肌等) 2.加强训练大型全身性肌肉群(竖脊肌、腹外斜肌等) 3.促进局部和全身的肌肉增强
牵引	1.无运动(既不前屈也不后伸,也不做侧向移位的矫正)导致症状集中 2.症状或体征提示神经受压	机械牵引或自我牵引

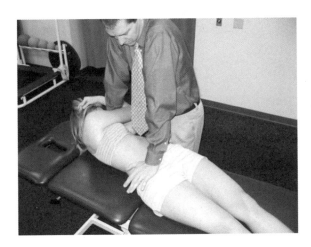

图 73.1 平卧体位骶髂区手法治疗。医生在患者患侧按压髂骨(该病例患侧在右),同时旋转患者的脊柱向对侧(此病例先左旋转)直到局部松解。手法推挤右侧的方向如图所示。

73.1),因为它已经过了临床验证(Childs 等,2004)。也许在和其他替代方法相比时,关于 TBC 分型的最重要的考虑是患者的预后是否得到了改善。Fritz 等(2003)和 Brennan 等(2006)证实使用TBC 方法和其匹配的干预措施,腰痛患者最终都得到了改善。

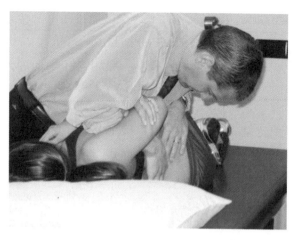

图73.2 侧卧体位腰椎分离的手法治疗。医生嘱患者屈髋并将上身躯干旋转至病变节段后进行手法固定(如图所示)。医生维持这一姿势,然后将患者作为一个整体轴向翻身并面向自己。将位于患者头侧的手固定在位于头侧的腰椎棘突上。在此病例中使用左前臂给予一个向前的推力,以分离病变腰椎节段的关节突关节。

(王文豪 译)

相关资料

A complete reference list is available at https://expertconsult .inkling.com/.

延伸阅读

George SZ, Delitto A. Clinical examination variables discriminate among treatment-based classification groups: a study of construct validity in patients with acute low back pain. *Phys Ther.* 2005;85(4):306–314.

Hestbaek L, Leboeuf-Yde C, Manniche C. Low back pain: what is the long-term course? A review of studies of general patient populations. *Eur J Spine.* 2003;12(2):149–165.

Pengel LH, Herbert RD, Maher CG, et al. Acute low back pain: systematic review of its prognosis. *BMJ.* 2003;327(7410):323–327.

第74章

核心稳定训练

Barbara J. Hoogenboom | Kyle Kiesel

动力功能参与和成功的共同先决条件是一个强大而稳定的身体核心。直立姿势下脊柱节段的控制，不仅是日常生活活动的需要，也是职业任务和复杂或高水平运动活动中平衡、稳定和协调的需要（Ebenbichler 等，2001）。这种稳定性可使个体能够通过身体的动力链从地面传递力量，以抵抗外部施加的载荷和力，并最终利用四肢推动身体或物体。早在1991年就有学者从生物力学角度描述了躯干和骨盆的核心稳定作为四肢运动前提的概念（Bouisset，1991）。此后，在脊柱损伤和病理治疗、脊柱手术后，以及在提高运动/工作表现和预防损伤的训练方案中，稳定核心训练已成为一个主要趋势。

许多描述术语和康复计划与核心稳定性的概念相关，包括：腹部支撑、腰椎稳定、动态稳定、运动控制（神经肌肉）训练、神经脊柱控制、肌肉融合和躯干稳定（Akuthota 和 Nadler，2004）。由于其解剖和结构组成，核心在概念上被描述为一个盒子或圆柱体（Richardson 等，1999）。腹壁形成前壁和侧壁，椎旁肌和臀肌形成后壁，膈肌和盆底分别形成圆柱体的顶部和底部（图74.1）。此外，臀带的肌肉还加强和支撑圆柱体的底部和侧面。想象这个圆柱体系统有助于理解核心功能是动态肌肉支撑系统的功能，一些作者将其描述为动力装置、发动机或"无论有无肢体运动，都作为一个整体稳定身体和脊柱的肌肉紧身衣"（Richardson 等，1999）。

在本章中，核心稳定是指骨盆、髋部和躯干（腰椎、胸椎和颈椎）保持功能稳定所需的肌肉平衡和控制。核心的静态稳定是一个先决条件，但它仅仅是一个起点，不足以满足功能活动期间引入的所有需求。核心稳定性必须进一步理解为在动态躯干和四肢运动任务中控制核心运动的能力。

近端稳定性作为远端运动的必要条件，是人类运动的一个普遍理解的原则，最初由 Knott 和 Voss（1968）描述，并应用于本体感觉神经肌肉促进的概念。没有近端核心控制，运动员在跑动和跳跃过程中

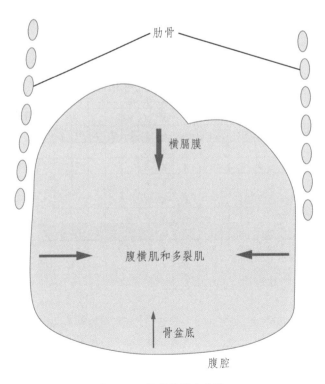

图74.1 腹腔的肌肉支撑。

不能有效地利用下肢推动身体，在跑动和落地的负重阶段也不能偏心地控制骨盆和四肢。此外，在需要使用上肢来正确支撑或推动身体（如体操和游泳）、操纵物体（如网球拍或高尔夫球杆）或投掷物体（如铅球或投球）的活动中，必须有足够的近端核心控制。简单来说，由于核心位于人体运动链的中间，它充当了一个允许上、下肢之间能量传递的环节。根据 Kibler 等（1998）描述：运动链某些区域的损伤或适应不仅会在局部造成问题，还会在远端造成问题，因为其他远端环节必须弥补通过较近端环节传递的力或能量的不足。这种现象被称为赶超，在动力链中的效率低下，对远端环节也有危险，因为它可能产生比环节安全承受的更多的应力负荷。

当核心功能处于最佳状态时，整个动力链中的肌肉也能达到最佳状态，从而使个体产生强有力的肢体功能性运动（Kibler 等，1998；Andrews 等，2004）（表 74.1）。

即使是动力链中的微小变化也会对动力链的其他部分产生严重的影响，从而影响到需要有效、协调地利用节段的能力（Kibler 等，1998）。在执行功能性任务时，如果没有对躯干进行适当的稳定和动态同心和偏心控制，四肢或核心与四肢（如髋关节和肩关节）之间的"过渡区"可能会受到过度应力，从而导致损伤或组织损伤。

解剖

核心的稳定性需要被动（骨和韧带结构）和动态（协调肌肉收缩）刚度。没有肌肉系统贡献的脊柱不能承受与正常直立活动相关的基本压缩载荷，并保持稳定（McGill，2002）。早在几十年前，解剖学家就已经知道，在没有肌肉收缩的情况下，仅 2kg 的压缩载荷即会导致腰椎屈压（Morris 等，1961）。此外，只要 2° 的节段性旋转，腰椎内部的结构就可能发生严重的微损伤，这显示了躯干核心肌肉的重要稳定功能（Gracovetsky 等，1985；Gardner-Morse 和 Stokes，1998）。核心稳定不仅对于保护腰椎很重要，而且对于通过移动四肢来传递施加在脊柱和核心肌肉上的各种力也很重要。许多作者描述了局部和全局（Richardson 等，1999；Punjabi 等，1989；McGill，2002）或浅层和深层肌肉的分类，它们共同促进了核心的稳定性。局部或节段内肌肉假设主要起稳定作用，而整体或多节段肌肉假设主要起产生运动的作用（Kavcic 等，2004）（表 74.2）。Panjabi 等（1989）认为，与仅作用于少数水平的局部肌肉相比，整体肌肉可能在稳定中发挥重要作用，因为它们能够有效地在整个脊柱中产生硬度。整体肌肉系统虽然对运动和脊柱整体的稳定性很重要，但主要是对稳定性产生的压缩力，并且控制

表 74.1　核心需求、动力链关系和示例任务的结果

功能活动	核心需求	动力链关系	结果
扔棒球或垒球	旋转和弯曲/伸展稳定性。躯干加减速	力从地面到下肢通过躯干到上肢直至球的传递	投球速度、位置、旋转 各种类型的投球（快球、伸卡球/落球、起跳、断球等）
体操：跳马项目	旋转和弯曲/伸展稳定性。撑跳马的力量	通过躯干将力从跳鞍传给上肢，以推动身体在空中的位置	水平能量到垂直能量的转换；身体通过空间的速度、位置和轨迹
网球发球	旋转和弯曲/伸展稳定性。躯干加减速	力从地面到下肢通过躯干到上肢，再通过球拍至球的传递	发球的速度、位置、旋转（80~120 英里/小时）。各类发球的类型
游泳：蝶泳	屈曲/伸展稳定性	从上肢到躯干再到下肢的力量传递，以配合蝶泳	身体在水中的有效推进。避免躯干过度弯曲和伸展
高尔夫挥杆，但可用于所有挥杆	脊柱和臀部的极限旋转和伸展运动。躯干加减速	从地面到下肢，从躯干到上肢再到球杆至球的力传递	杆头加速度、速度、冲击精度、球速、球的移动距离
举起重物	旋转和弯曲/伸展的稳定性。上肢和下肢提供提升动力的核心稳定性	从地面到下肢再通过躯干到上肢，再至物体的力传递。导向和放置物体时核心的稳定性	在保护躯干免受过大矢状面运动（弯曲）、剪切力和旋转力影响的情况下，成功提升物体

表74.2　局部和全局肌肉的核心

局部肌肉（姿势、强直、节段/关节稳定肌）	全局肌肉（产生动态、相位、扭矩）
横突间肌和棘间肌（主要作为本体感觉器官）	腹直肌
	外斜肌
多裂肌	内斜肌（前纤维）
腹横肌	最长肌（胸段）
腰方肌（内侧）	髂肋（胸段）
横膈膜	腰方肌（外侧）
内斜肌（后纤维）	背阔肌
髂肋肌和最长肌（腰部）	髂肌
腰大肌（后部，作用于脊柱时，不是髋屈肌）	腰大肌（前部，当作为髋屈肌时）
髋关节旋转肌 *	髋关节内收肌
髋关节外展肌 *	髋关节伸肌
	股四头肌
	腘绳肌
	髋关节旋转肌 *
	髋关节外展肌 *

* 关于这些是局部还是全局肌肉存在分歧。

Adapted from Richardson, Panjabi, McGill.

节段剪切力的能力有限（Richardson 等，1999）。即使全局肌肉系统表现良好，局部系统工作不足，无法控制节段运动，也可能导致局部不稳定。事实上，在轻度功能性任务中过度使用全身肌肉共同收缩可能表明下腰痛患者躯干肌肉控制不当（O'Sulliva 等，1997）。连接躯干和四肢的全身肌肉（如下肢的髂肌和上肢的背阔肌）实际上可能挑战或对节段稳定产生不利的影响。在功能性活动中，当强大的全身肌肉收缩时，必须保持节段脊柱的稳定性（Richardson 等，1999）。在静态和动态任务中，局部和全局肌肉都有助于姿势节段控制和多节段稳定（Akuthota 和Nadler，2004；Richardson 等，1999；McGill，2002）；然而，关于哪些肌肉是重要的稳定肌的争论仍在继续。关于如何更好地训练神经肌肉控制系统，使其提供足够的核心稳定性以承受施加在其上的三维扭矩需求的争论还在继续。Cholewicki 等（1996，2002）根据生物力学分析报告发现，没有一种局部或全局肌肉对腰椎稳定性负有主要责任。稳定性和运动可能取决于所有核心肌肉的适当长度和偏移、促进的共收缩和协调的肌肉活动（同心和偏心）。许多知名作者的观点是，除了神经肌肉协调和运动控制外，持续的、低水平的局部肌肉收缩是所有功能活动所必需的（Richardson 等，1999；McGill，2002）。此外，激活的时机和局部肌肉意志控制的能力是增强更高水平核心力量的重要前提（Hodges，2003；Macedo 等，2009；Tsao 和 Hodges，2008）。

虽然在实际生活中，我们关注的是腹直肌及其经典的"六块"外观，但局部肌肉的重要性削弱了这种全局肌肉的功能重要性。腹直肌是一种躯干屈肌，具有很大的躯干运动能力，常替代重要局部肌肉的收缩。过度使用腹直肌可导致一个巨大的屈曲力矩，并伴随着脊柱的屈曲，而不是稳定。许多健身计划错误地强调了对腹直肌的训练（Akuthota 和Nadler，2004），并且不适当地通过其收缩产生的屈曲力矩诱导剪切力。腹直肌收缩所产生的剪切力与节段性和整体性的核心控制目标（核心强化或神经肌肉训练的主要目标）背道而驰。此外，腰椎节段性反复屈曲和后路椎间盘压力增加的可能性也引起了相关的关注。

现代研究已经阐明了两个重要的局部肌肉群：腹横肌（Cresswell 等，1994；Hodges，1999）和多裂肌（Wilke 等，1995；Hides 等，1994）。腹横肌是腹部肌肉中最深的部分，它利用其水平纤维排列和与胸腰椎筋膜的连接来增加腹内压（IAP），从而使核心区更加稳定。虽然 IAP 的增加与脊柱屈曲力的控制和伸肌负荷的减少有关（Thomson，1988），但腹横肌在其协助节段间控制的能力中可能是最重要的（Richardson 等，1999）。腹横肌提供"环"形圆柱应力，以增强节段刚度，从而限制脊柱的平移和旋转运动（Ebenbichler，2001；McGill 和 Brown，1987）。双侧腹横肌收缩表现为"腹壁牵拉"运动（Richardson 等，1999），并不产生脊柱运动。腹横肌在躯干的屈伸运动中都是活跃的，这表明它在动态运动中具有独特的稳定作用，与其他腹部肌肉不同（Cresswell，1993；Cresswell 等，1994）。最后，肌电图（EMG）证据表明，躯干更多的内部肌肉（腹横肌和内斜肌）以预期或前馈的方式活动，在上肢运动期间主动控制脊柱的稳定性（Hodges，1997；Hodges 和 Richardson，1997），而不考虑肢体运动的方向（Hodges 和 Richardson，1997）。Allison 等（2008）的研究结果指出，最初由 Hodges 和

Richardson 描述的影响腹横肌的前馈机制可能表现出基于任务性能的不对称性和方向选择性。随着检测核心肌肉功能方法的改进，训练的功能特异性可能会变得更加分化。

在脊柱后方肌群中，多裂肌对控制脊柱的中立或稳定位置起着重要作用（Punjabi 等,1989;Wilke 等,1995）。由于其独特的解剖结构和节段性神经支配，多裂肌在提供节段性刚度、中枢神经系统本体感受性输入和运动控制方面具有重要意义。据报道,多裂肌收缩时的活跃张力，可使 L4/L5 节段刚度增加 2/3（Wilke 等,1995）。脊柱损伤后出现的多裂肌功能障碍（Hides 等,1994）可使该肌肉群成为康复的重要焦点（Macdonald 等,2006）。临床和初步的实验证据表明,在特定的运动中,腹横肌和多裂肌有利于生物力学的共同收缩（Richardson 等,1999）（图 74.2）。这种特殊的关系增加了脊柱结构的刚度，为核心提供了重要的张力性圆柱状稳定,也是康复的基础。

核心的顶部和底部、横膈膜和盆底的重要性都不能低估。横膈膜和腹横肌一样,在肩关节屈曲运动中,于四肢肌肉之前启动,在预期的姿势控制中起一定作用（Hodges 等,1997）。此外,横膈膜的收缩与腹横肌的激活同时发生,但与呼吸相无关（Hodges 等,1997）。尽管超出了本章讨论的范围,恢复膈肌呼吸

可能是核心训练的一个重要组成部分,应在开始核心强化之前加以考虑（Akuthota 和 Nadler,2004）。盆底在起重过程中是活跃的，并且在自主收缩时有助于增加腹横肌的激活（Richardson 等,1999）。相反,在激活腹部肌肉的过程中,耻骨尾肌电活动增加。因此,在核心强化过程中,不能忽略圆柱体的底部,即盆底（表 74.3）。

回顾和考虑核心的解剖结构可以让医疗和相关的健康专业人员更好地理解损伤和康复的原则。这为试图说服患者、运动员、教练和其他专业人员减少对腹直肌和其他"高调"核心全局肌肉训练的关注奠定了基础，这些肌肉可能会分散对有效功能表现和康复的关注。

核心损伤机制

本章描述了许多损伤机制及疼痛和进行性功能障碍的可能来源。脊髓损伤发生在条件不足和条件良好的个体中。躯干、腹部和下背部的损伤不具有性别特异性,男性和女性的损伤机制类似。Cholewicki 等（2000）提出,运动员受伤的一个共同因素可能是无法产生足够的核心稳定性，以抵抗在高速运动中施加在身体上的外力。其他作者认为,躯干稳定肌肉的耐力不足，可使个体更容易受到长期重复力的负面影响（Richardson 等,1999），导致运动控制缺陷及局部肌肉（腹横肌和多裂肌）和全局肌肉（腹直肌和竖脊肌）的不平衡。薄弱或低效的核心可能导致功能

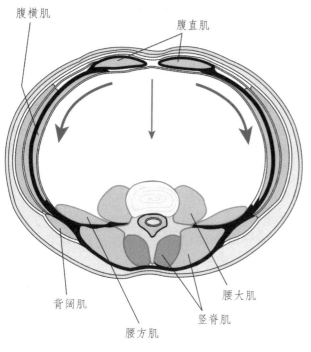

图 74.2　躯干的解剖圆柱。

表 74.3　肌群分类

特定肌肉群	主要作用
腹横肌	腹部牵引/柱状稳定维持腰骨盆中立位
同侧内外斜肌	躯干侧屈
对侧内外斜肌	躯干旋转
多裂肌	节段腰椎稳定
竖脊肌	躯干伸肌
臀大肌	髋伸肌
臀中肌	髋外展肌/侧旋肌与骨盆定位偏心的控制
髋外侧旋转肌	肢体内旋偏心控制
横膈膜	近端"圆柱体"稳定与腹内压
盆底	远端"圆柱体"稳定与腹内压

性运动和姿势的改变,并增加运动员发生大创伤和小创伤伤害的可能性(Andrews 等,2004)。

与四肢一样,核心可能在诸如挫伤、肌肉拉伤、撕裂等宏观创伤机制中受伤,也可能在诸如骨折或脱位等损伤中受伤。大面积创伤后,可能发生脊柱关节和韧带的松弛,并导致节段不稳定。随着时间的推移,由于姿势不良、重复性过度运动(如举重、体操和高尔夫等活动中的过度伸展和旋转)、功能性任务中不适当的肌肉激活模式和力量失衡,核心也会受到重复性微创伤的伤害。腰椎节段性失稳可能是功能受限、位置功能障碍、劳损和疼痛的原因之一。节段的增加或过度运动导致感觉运动对稳定性的作用丧失,以及在功能过程中保持中立或支撑位置的能力丧失。

运动员发生微创伤的两个例子分别是脊柱峡部裂和脊柱滑脱。与非运动员相比,运动人群更容易出现这些情况,而且由于许多运动要求躯干姿势的极度伸展/弯曲逆转,他们更容易出现这些损伤的症状。椎弓峡部的滑脱性微骨折被认为是由反复屈伸时产生的剪切力引起的(Swedan,2001)。此类微创伤发生率较高的运动员包括体操运动员(Hall 和 Thein Brody,1999)、跳水运动员、花样滑冰运动员、蝶泳运动员(Swedan,2001)和排球运动员(Hall 和 Thein Brody,1999)。事实上,24 岁以下的体操运动员的脊椎峡部裂发病率是普通女性的 4 倍(Swedan,2001)。腰椎滑脱的微骨折可导致随后的腰椎滑脱症。

由于肌肉不平衡、作用在脊柱上的不受控制的剪切力(Swedan,2001;Hall 和 Thein Brody,1999),或者由于核心肌肉组织缺乏同步的肌肉控制和稳定,也可能发生微创伤。高尔夫、跳水和垒球等运动为以类似的方式诱发的核心区微创伤提供了潜在的机制。这些损伤不是由平面直屈和直伸造成的,而是与极限旋转有关,通常与伸展同时发生。治疗师对运动策略的仔细评估和随后的纠正性运动训练可能是防止各种运动员遭受许多微创伤的关键。

对急性腰痛患者进行的诊断超声测量结果表明,根据横截面积测量,急性多裂肌萎缩与腰痛发生在同一侧,甚至在受伤后 24 小时内发生(Hides 等,1994)。这种效应可能是肌肉抑制的结果。在急性下腰痛的第一次发作后,如果没有特定的、有针对性的

干预,就不会出现多裂肌功能和横截面积的恢复(Hides 等,1996)。在一项对男子高性能划艇运动员的研究中,尽管他们接受了严格的训练,但仍存在多裂肌功能障碍(Roy 等,1990)。在同一研究中,多裂肌的疲劳率成功地被用来区分对照组和腰痛组。幸运的是,有规律的核心训练与特定的、局部的肌肉收缩可以促进多裂肌的恢复(Roy 等,1990)。了解局部肌肉的支持功能与治疗多种疾病有关,包括全身性腰痛、椎间盘紊乱、小关节刺激和功能障碍、骶髂功能障碍、尿失禁和呼吸障碍(Richardson 等,1999)。

康复:评估和干预

检查

细导丝肌电图(Gardner-Morse 和 Stokes,1998;Stokes 等,2003)或实时超声(Hodges,2003;Kiesel,2007a;Koppenhaver 等,2009;Teyhen,2006)和磁共振成像(MRI)(Kiesel,2007a)最能够客观地检查核心深层局部肌肉的功能。康复专业人员使用的实时超声成像被称为康复超声成像(RUSI)(Teyhen,2006)。

RUSI 可用于脊柱康复的各个方面,包括通过测量从静止到激活的厚度变化和肌肉围长来评估肌肉的激活。下腰痛患者的腹横肌和腰椎多裂肌的厚度变化缺陷已经被证实。此外,对运动控制训练中使用 RUSI 进行生物反馈也进行了相关研究(Kiesel,2007a;Henry 和 Westervelt,2005;Teyhen 等,2005;Frantz Pressler 等,2006)。

尽管 RUSI 在临床上的应用并不广泛,但它的使用一直在稳步增长,也许将来的临床实践将允许更多地使用该工具进行检查和干预(Teyhen,2007;Teyhen 等,2007)。

简单、可靠、客观的核心动态运动控制临床试验并不容易被获得。临床上,治疗师可以使用手动肌肉测试来检查肌肉的等长收缩(如上、下腹的 Kendall 测试或下腹的 Sahrmann 测试)、等距位置耐力的位置保持测试(木板或侧板支撑)(图 74.3),以及压力生物反馈评估患者在动态任务中保持核心稳定的能力。Sahrmann(2002)指出,增加进行性难度的动态下肢运动的前提是激活下腹肌群(腹横肌和外斜肌),以

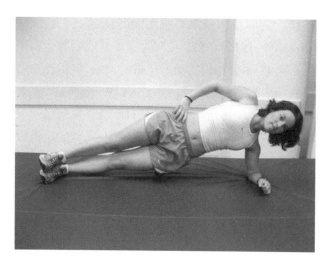

图 74.3 边桥/木板支撑。

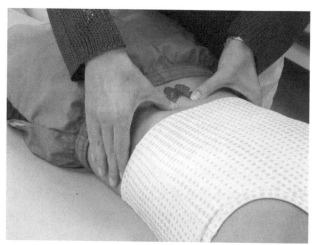

图 74.4 触诊检查多裂肌激活。触诊位置如图所示。无法正确激活节段性多裂肌是指在口头命令后,手指下出现少量或无肌肉紧张。快速和表浅的(非持续的)肌肉紧张也是不令人满意的。

提供适当的腰骨盆控制。她最初描述了一个 0~5 级的功能分级系统,后来扩展到包括几个低级功能的描述(如级别 0.3~0.5 分)。该系统提供了一个结构以帮助治疗师确定下腹部运动进展的适当起点。告知患者"把肚脐拉向脊柱",这一动作需要运用腹横肌(Goldman,1987)。评估等级表明,患者能够通过特定的下肢活动成功地维持适当的腰骨盆控制。Sahrmann 的下腹评分系统见表 74.3(2002),需要指出的是,它与用于人工肌肉测试的 Kendall 和 Mc-Creary(1983)1~5 级评分系统不相关。

多裂肌的主观临床试验使用治疗师触诊手指下不同节段的多裂肌激活(Richardson 等,1999)。多裂肌激活试验是在患者俯卧的情况下进行的,告知患者"不用脊柱或骨盆,轻轻地在我的手指下膨胀你的肌肉。正常呼吸时保持收缩"(Richardson 等,1999)。该测试包括两侧和多个层面的比较,以评估腰椎多裂肌激活或抑制(图 74.4)。

Richardson 等(1999)描述了腹部深部肌肉功能的腹部牵引试验,随后开发了充气压力生物反馈装置,试图量化这一检查。这项深部肌肉协同控制的临床试验是在俯卧状态下进行的,在同时使用压力生物反馈装置的情况下执行牵引任务(Richardson 等,1999)。压力生物反馈评估腰背痛稳定性的组内和组间可信度分别为好到优(ICC=0.6~0.95)和一般到优(ICC=0.4~0.86)(图 74.5)。

除了这项试验的基本表现外,治疗师还必须监测患者在不使用全身肌肉的情况下保持强直、平稳

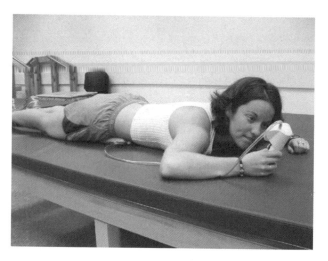

图 74.5 使用充气压力生物反馈(The Stabilizer Pressure Biofeedback, manufactured by Chattanooga Pacific, Queensland, Australia)进行俯卧位腹部收缩试验。设备中心放置与垫远端边缘与 ASIS 平行,充气至 70mmHg。运动收缩测试应尝试将腹部从垫子悬空并保持 10 秒。注意压力变化。一次成功的测试将压力降低 6~10mmHg。压降<2mmHg、压力没有变化或压力增加被认为是不良结果。

收缩的能力。俯卧位可使患者利用腹直肌收缩的能力降到最低。在一项对有或没有背痛的受试者进行的单盲研究中,仅 10% 有下腰痛病史的患者可以使用 Stabilizer(Chatanooga Rehabilitation Products, Chatanooga, TN)进行腹横肌测试,而没有背痛的患

者占82%（Richardson等,1999,2004）。

临床上,通过使用压力生物反馈装置,在仰卧状态下执行各种腿部负荷活动,并完成了控制腰骨盆姿势作为负荷下核心稳定性的测量(图74.6和图74.7)。这项测试检查了在各种进行性腿部负荷活动中,保持腰骨盆稳定的核心能力(Sahrmann,2002)。压力生物反馈装置在向患者提供功能性任务期间失去支撑或中立位置的信息。骨盆后倾运动可导致基线压力升高,而骨盆前倾运动可导致基线压力降低。可以评估其他俯卧和仰卧姿势的任务,如四肢的运动和负荷活动。腹横肌的有效收缩可引起多裂肌的共同收缩,反之亦然(Richardson等,1999)。

然而,压力生物反馈装置的使用仅限于涉及表面以提供反作用力来读取施加在装置上的压力的活动。目前,临床上尚不可能在直立姿势下评估动态核心的稳定性和测量深层稳定肌肉的活动,临床医生必须依靠教给患者在其他位置上的动作才能"继续"达到要求更高的位置。Richardson等(1999)主张使用生物反馈装置进行频繁的重复倾向性测试,以检查局部核心稳定肌的效率,因为"通过观察和触诊评估功能性任务,并不能提供深层肌肉能力改善的可靠指征"。

Henry和Westervelt(2005)探讨了RUSI在健康

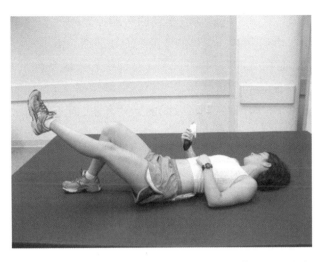

图74.7 应用充气加压生物反馈技术进行肢体运动试验中的屈膝仰卧位腹部收缩试验。要求患者在各种动作中,包括有对侧支撑的单腿抬起、无对侧支撑的单腿抬起和有对侧支撑的无支撑腿抬起,先用牵拉动作预收缩腹横肌,然后保持压力读数稳定。

受试者腹部"吸气"或腹部空鼓动作中的应用。该反馈工具减少了持续执行这个动作所需的试验次数。作者认为,与目前大多数临床医生使用的口头和皮肤反馈相比,RUSI是一种有利于促进腹部空鼓动作表现一致性的方法。Teyhen等(2005)证明,RUSI可以可靠地用于测量收缩状态和松弛状态下腹横肌的厚度。研究评估了在学习自愿激活多裂肌时使用RUSI进行反馈的价值,也显示了良好的结果。Van等(2006)还表明,视觉反馈提高了受试者进行多裂肌肿胀运动的能力,并且在长期记忆的试验中,可变反馈优于恒定反馈(Herbert等,2008)。

练习/训练技巧

当代学者强调的是核心神经肌肉再训练的概念(有助于节段性稳定和僵硬),而不是纯粹加强支撑核心的肌肉(Ebenbichler等,2001;Akuthota和Nadler,2004;Richardson等,1999)。为了有效地提供核心稳定,患者必须使用神经肌肉系统来协调能够影响骨盆、臀部和脊柱位置的许多局部和全局肌肉的收缩。体外研究表明,局部肌肉可以有效地提供腰椎节段性稳定(Wilke等,1995)。因此,与专注于全局肌肉组织收缩的原计划相比,局部肌肉组织的运用和紧张活动是当代康复和培训活动的标志。患者(健康和受

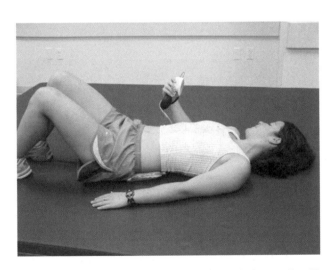

图74.6 屈膝仰卧位腹部收缩试验是使用充气加压生物反馈装置;不同腿负荷水平仰卧位生物反馈的试验。通过将袖带充气至约40mmHg并将患者置于屈膝仰卧位来进行测试。从短杠腿(弯曲膝关节)的低负荷试验开始,使用较大的负荷试验(无支撑腿和伸展腿)。

伤者)使用的技能功能表现的运动控制程序变化很大,并且复杂,还可能涉及反馈和前馈机制的改变(Richardson 等,1999)。尽管在训练有素的条件下,高技能运动员可能存在多裂肌功能障碍,但支持使用替代(局部稳定肌训练)的运动方法,而不是通常用于核心强化的传统运动方案,重点是全局肌肉组织(Roy 等,1990)。Jemmet(2003)将这种替代方法描述为从使用强化模型治疗多裂肌功能障碍转变为基于运动再教育的模型。

根据 Richardson、Jull、Hodges 和 Hides(1999)的观点,康复有 3 个不同的阶段:①正式的运动技能训练;②逐渐融入轻功能任务;③进入重负荷功能任务。康复的最后阶段必须量身定制,应包括患者在各种身体位置进行的高水平工作和运动的特定需求,无论是在预防或康复计划期间。更高级活动中的治疗练习必须牢记两个不同的目标:

1.当增加高负荷运动并且需要运动或控制运动时,确保深部的局部肌肉仍然是腰部骨盆区域的功能稳定器。

2.评估和治疗任务执行期间发现的任何全局肌肉组织功能的功能障碍(Richardson 等,1999;McGill,2002)。

目前的证据支持这样一个概念,即训练不应该集中在任何单一的肌肉上;相反,应该有局部和全局肌肉训练的组成部分(Cholewicki 和 McGill,1996;Cholewicki 和 Van Vliet,2002;McGill,2002)。

从哪里开始:正式的运动技能训练

训练局部稳定肌的关键是教授腹部收腹或鼓腹运动,这是腹横肌特有的动作。腹壁的收缩最初由 Kendall 和 McCreary(1983)描述,后来由 DeTroyer 等(1990)进一步描述为“收缩腹部”。必须提示患者“缩小腰部”或“将腹部肚脐拉离腰围”,而不要使用其他的腹部肌肉或屏住呼吸。

Sahrmann(2002)描述了最初使用较低级别的练习来开发肌肉控制,而较高级别的练习则侧重于更多的力量发展。她的下腹部运动进程旨在正确使用腹斜肌和腹横肌,开始于仰卧位,臀部和膝关节弯曲。指示患者按照表 74.3 中所述的所有运动水平

“将腹部肚脐拉向脊柱”。根据本章前面描述的评估结果,患者必须在增加特定下肢运动的同时保持腰部骨盆的控制。运动进程基本上与评估相同,只是重复进行并考虑患者的耐受性。重要的是,如果患者不能够继续保持适当的腰骨盆控制,则应停止运动。治疗师需要确定患者是否处于适当的水平,或者是否需要根据定期重新评估恢复锻炼或进阶到下一锻炼阶段。

掌握腹部支撑技巧的另一个重要特征是患者要了解腹横肌的紧身胸衣状圆形功能,因此患者可以设想它可以收起腰部或鼓起腹部。核心练习的难度必须根据运动中腹部收缩的水平(Andrews 等,2004)进行调整,并取得进展。患者还必须明白,这种行为不会产生任何脊柱运动,只需要低水平激活腹横肌,<10%最大自主的等长收缩(McGill,2002;Richardson 等,1999)。脊柱或骨盆的运动表明全局肌肉被用来尝试完成这项任务,而不是有效地招募和使用局部的腹横肌。四肢支撑位置最初可以用于这项任务,然后可以添加其他位置的指令(如仰卧、俯卧、坐、站立和半膝)(图 74.8)。

只有当患者正常呼吸能够保持脊柱稳定和腹横肌收缩时,才能进行运动(Andrews 等,2004)。然后在木板练习时采用收腹动作,这有助于在半功能位置发展腹横肌和多裂肌的耐力。

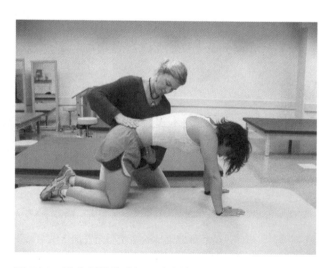

图 74.8　治疗师触觉感知四肢支撑下腹部收缩。注意:这是一个很好的教学位置,但患者必须进展到更多的功能位置,如站立和半膝(最困难的是该动作消除了下肢对稳定的作用)。

在理想的腰骨盆位置保持收腹动作是至关重要的，因为患者通常倾向于将躯干过度弯曲或过度伸展。提示患者"保持背部平坦像桌面一样"，同时进行定时回合制的平板练习(图74.9)。由于腹部无力或同时存在上肢负重困难，患者通常难以保持平板的位置。具有良好核心控制和耐力的运动员可在该位置保持超过3分钟。运动员平均时间为30~60秒，并在持续时间内增加。对于无法保持位置30秒的患者，可以使用膝关节弯曲并支撑躯干的替代位置，从而通过缩短杠杆臂来降低核心需求。许多患者可接受15秒或更短时间的挑战。

最后，适当运用多裂肌以实现节段性稳定对于控制患者/运动员的腰痛是至关重要的。在患者学习如何在俯卧位运用多裂肌后(参见之前 Richardson、Hodges 和 Hides 的多裂肌测试)，可以进入四肢支撑位置，以训练多裂肌的激活并开始神经肌肉训练。在多裂肌神经肌肉控制的练习中，提示四肢支撑的患者将膝关节直接向天花板抬起约1英寸，而不是将脚趾从地面抬起或横向移动臀部或躯干。如果患者难以正确地进行该运动，则可能需要将对侧固定在稳定的表面(如墙壁或沙发)上。这项运动的进展是在对侧膝关节下放置毛巾卷，以增加节段性腰椎运动的范围(图74.10)。

融入轻动态功能的任务

一旦患者能够正确地进行和控制局部核心练习(如收缩腹横肌、平板支撑、收缩多裂肌)，则必须推进该计划以融入轻动态功能任务。下一阶段是进行更全面的功能锻炼，以孤立的关键肌肉群为目标，但更接近患者活动所需的特定运动和负荷模式。表74.4列出了关键的肌肉群，它们与神经肌肉骨骼系统有关。

核心稳定活动的功能进展是预防或康复计划中最重要的部分。功能进步需要治疗师对工作或运动的特定需求有一定了解并具备良好的创造力。如果没有相关功能任务的进展，则无法进行适当的运动学习，因为无法假定较低功能或开发级别任务。需要强直性深部肌肉支持的最基本的功能任务是从坐姿

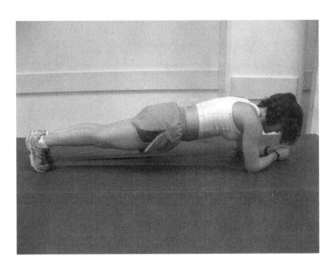

图74.9　完整的平板支撑位置。(注意躯干的位置。如果患者无法保持此位置，则可以在改良后的半平板位置上进行锻炼，膝关节承受重量，就像改良后的俯卧撑一样)。

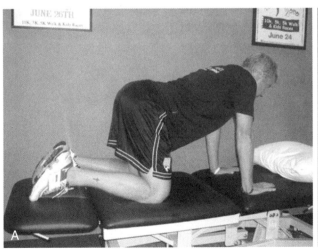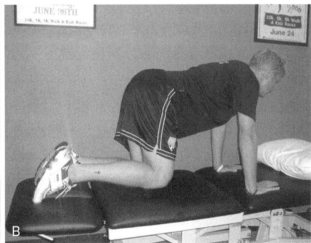

图74.10　四点支撑多裂肌练习。(A)开始位置。(B)结束位置。

表 74.4　Sahrmann 的下腹部分级

测试位置:仰卧位,所有测试均从屈膝卧位开始。指导患者在进行以下运动时保持一个平坦的、平静的及稳定的腰椎

难度等级

等级 0.3	单膝弯曲膝关节从桌子上抬起不足 2 英寸,而另一只脚留在桌子上。保持骨盆平
等级 0.4	用手被动地将一个膝关节牢固地握在胸部(髋部>90°),然后按照等级 0.3 进行单膝弯曲抬升
等级 0.5	用手被动地将一个膝关节轻轻地握在胸部(髋部 90°),然后按照等级 0.3 进行单膝弯曲抬升
等级 1A	单膝弯曲抬升(如等级 0.3),主动保持对侧髋关节屈曲超过 90°
等级 1B	单膝弯曲抬升(如等级 0.3),主动保持对侧髋关节屈曲 90°
等级 2	将两个髋部屈曲 90°,主动握住一个髋部,同时将另一个脚跟滑到桌子上,直到膝关节完全伸展并返回
等级 3	将两个髋部屈曲 90°,主动握住一个,同时将另一个脚跟滑动(滑动=不受桌子支撑),直到全膝伸展,然后返回
等级 4	双腿膝关节伸展(脚跟由桌子支撑)
等级 5	双腿膝关节伸展(脚跟不由桌子支撑)

注意:每次运动都是单侧进行的,以评估旋转功能,直到双侧进行到 4 级和 5 级。

(Adapted from Sahrmann SA:Diagnosis and treatment of movement system impairments, St. Louis, 2002, Mosby Inc.)

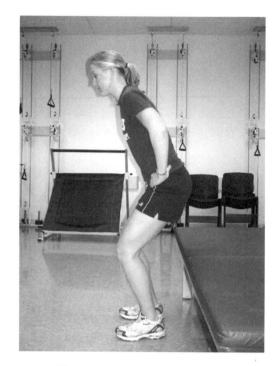

图 74.11　坐立到站立,低级训练。

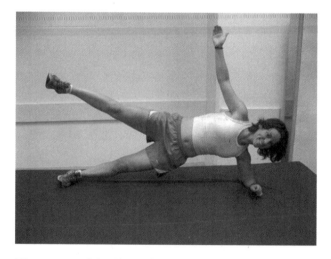

图 74.12　上肢(UE)和下肢(LE)运动的侧平板支撑。LE 和 UE 可以在静止位置和升高位置之间移动或振荡,如图所示。

到站立的过程。几乎每名患者在从坐姿到站立时,均需保持中立的核心功能(图 74.11)。低级任务从指导核心控制和重复简单任务开始。掌握坐姿后,开始与功能相关的任务即走路。早期的动态运动是教导患者在正常行走和呼吸时激活腹横肌和多裂肌(Richardson 等,1999)。

通过改变身体位置,使用不太稳定的装置(如治疗球、泡沫滚筒、Dyna 圆盘或其他不稳定的表面),添加扰动设备(如束带、管道或缆线滑轮)或在任务期间增加负载来增加练习的难度。通过增加上肢和下肢的动作,可使平板支撑变得更加困难,并且在侧平板支撑位置上变得更加动态(图 74.12)。在动态练习中使用其他开发姿势的示例包括高膝和半膝位置,如图 74.13 和图 74.14 所示。

我们使用许多类型的设备,如治疗球、弹力带、振荡棒和运动线(Medco Sports medicine, Tonawanda, NY),以增加对典型功能运动的抵抗力,并在各种开发的姿势中加以运用,从而挑战患者在运动过程中的核心稳定性。

在合乎逻辑的功能进步和相对便宜的设备帮助下,康复专业人员在设计中级和高级功能性核心稳定练习时,仅受其创造力的限制。

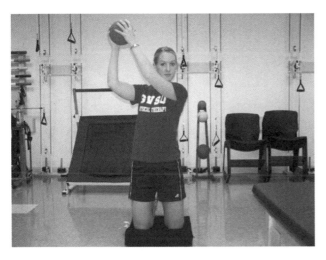

图 74.13　高膝举，使用加重球进行稳定挑战。

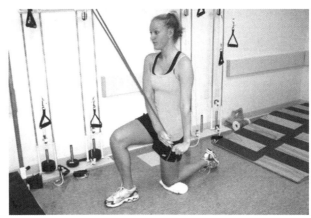

图 74.14　使用 Theraband 进行半膝位拉伸，开始和结束位置。

最后，必须检查练习一组特定肌肉的孤立训练，以减少脊柱的压缩负荷(Kavcic 等，2004)。腰部伸肌的力量训练通常是腰背康复的一部分。腰部伸肌被认为是全局肌肉。它们是躯干伸展的主要推动力，可能需要纳入下背部受伤运动员的加强锻炼计划。然而，许多旨在将腰部伸肌作为一个整体的加强练习未能将骨盆置于稳定、中立的位置，以防止臀部的替代作用。实际上，许多市面上出售的"腰背强化"运动机器都不会尝试稳定骨盆，并将脊柱置于脊柱前凸或过度伸展的位置。Graves 等(1994)研究了骨盆稳定对腰部伸肌再训练的影响，发现骨盆稳定后应加强练习。然而，应该指出的是，他们在研究中使用了一种为腰部提供被动外部稳定的机器(机器设计原理)，但主动并成功地维持骨盆稳定可能更适合训练。在涉及躯干和四肢的全局肌肉的各种强化锻炼中，可以应用局部肌肉组织的核心稳定技术。Kavcic 等(2004)得出结论，在康复过程中"训练涉及许多潜在重要腰部稳定肌作用的运动模式是合理的"，如果目标是稳定脊柱的发展，那么专注于单一肌肉或群体似乎是错误的。

表 74.5 列出了核心稳定运动进展的几个例子。

一般功能练习

深层局部稳定肌的重要作用已得到充分证明。具体而言，腹横肌和多裂肌在慢性和急性下腰痛的核心稳定和成功治疗中起着至关重要的作用。一旦患者/运动员通过所描述的练习表现出适当的运动模式和控制，康复专业人员就必须将练习计划推进到更加功能化的常规练习，以取得最佳效果。下面介绍几种中级功能练习。

有上肢扰动的腹横肌训练

练习：站立在 Airex 垫上的双侧牵拉收缩技术(图 74.15)。

描述：指导患者在部分蹲位进行适当的拉伸训练，同时使用弹力带进行重复的双侧上肢下拉，目的是保持躯干的等长收缩。

同侧 IO/EO：侧屈

练习：放在波速球(BOSU，上海 PYC 工业，中国上海)上肘部支撑侧方平板(图 74.16)。

描述：指示患者使用波速球保持侧方平板位置，肘部停留在更不稳定的表面上。目标是在正面和矢状面保持适当的躯干对齐。其可以通过移动不承重的手臂来增加扰动。

对侧 IO/EO：旋转

练习：站在泡沫垫上的等长斜拉伸训练(图 74.17)。

描述：管道或带子放置在肘部水平的门上。指导患者站在泡沫垫上，并在握住弹力带时直接向前拉。目标是保持等长收缩，不允许发生任何躯干旋转。

表74.5 核心稳定练习的进展

初级练习	中级练习	高级练习
等距保持练习：ㅤ1.腹部鼓起运动ㅤ2.盆底收缩，最好从仰卧屈膝卧位开始ㅤ3.腰椎多裂肌收缩(图74.4)ㅤ4.膈肌呼吸ㅤ交替静态位置的腹部鼓起：ㅤ1.俯卧，膝关节伸直，使用稳定肌(图74.5)ㅤ2.仰卧，膝关节弯曲(图74.6)ㅤ3.在治疗师的指导下四肢支撑(图74.8)ㅤ负荷腹部鼓起：ㅤ1.仰卧位拱桥ㅤ2.使用稳定肌移动上肢，又名"死虫"ㅤ3.使用稳定肌将下肢移动到腿部负重任务中(图74.7)ㅤ4.上肢或下肢作四点运动	功能位置：ㅤ1.坐至站(图74.11)ㅤ2.在使用弹力球的拱桥体位行盆底收缩(图74.18)ㅤ3.四肢支撑下的多裂肌运动(图74.10)ㅤ平板运动：ㅤ1.半侧方平板(膝关节弯曲)ㅤ2.侧方平板，下肢伸直(图74.3)ㅤ3.半前方平板(膝关节弯曲，改良的俯卧撑姿势)ㅤ4.全前方平板(图74.9)ㅤ侧方平板期间的动态活动：ㅤ1.下肢活动ㅤ2.波速球侧方平板(图74.16)ㅤ3.上肢/下肢活动(图74.12)ㅤ4.使用管道、砝码、ab轴的各种平板支撑	进展到高级位置：ㅤ1.使用核心球的高膝举(图74.13)ㅤ2.使用Theraband进行半膝位拉伸(图74.14)ㅤ3.在上肢扰动下保持站立(图74.15)*考虑振荡棒ㅤ其他训练姿势：ㅤ1.站在不稳定的地面上，有或无阻力地移动躯干或上肢(图74.17、图74.23、图74.25和图74.28)ㅤ2.举重下蹲(图74.20);用波速球核心球作弓箭步(图74.19)ㅤ动态运动/工作位置：ㅤ1.过顶抛治疗球(图74.22)ㅤ2.半跪式治疗球旋转投掷(图74.24)ㅤ3.在不稳定表面上击打核心球(图74.27)ㅤ4.单肢抬举(图74.28)

注：重要的是为患者提供清晰的解释，并使用各种教学"工具"，如言语类比/描述、视觉辅助、临床医生演示和触觉提示。患者必须接受需要进行的技能和运动再训练。这包括对收缩的精确性和强度的讨论(是指所涉及肌肉组织的轻至中度收缩，而不是最大的收缩)。患者必须从一开始就了解所涉及的收缩的微妙和精确的性质，然后应用于所有活动中。一定要在活动期间监测不需要的全局肌肉活动迹象。这些征象包括骨盆或脊柱运动、胸腔凹陷、腹壁直径无变化(应向两侧和前方收缩)、呼吸模式异常、在任务期间无法进行正常呼吸，以及直立脊柱胸椎部分协同活动。观察方法包括视觉观察、触诊和肌电图评估。在设计和推进核心稳定活动时要有创造力;唯一的限制是你自己的想象力。

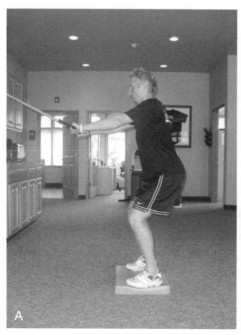
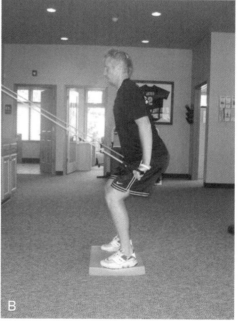

图74.15 上肢扰动下，站立位腹横肌的稳定训练。(A)起始位置。(B)完成位置。

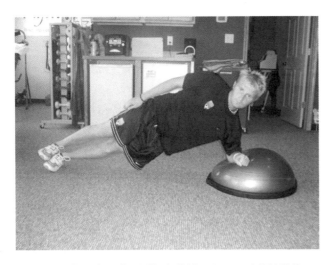

图 74.16　使用波速球的同侧内外斜肌(IO/EO;侧屈)训练。

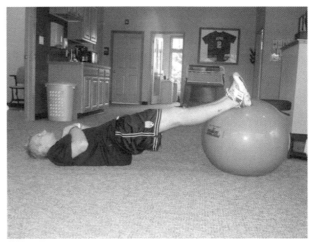

图 74.18　膈肌和盆底桥练习。

膈肌和盆底训练

运动:将脚放在练习球上保持仰卧拱桥姿势,按提示呼吸(图74.18)。

描述:将双脚放在一个小练习球上,指示患者将臀部抬起,使大腿与躯干对齐。这项运动的关键是让运动员在运动中呼气。这种协调的呼吸模式将促进膈肌和盆底的共同收缩。

渐进的动态功能挑战

体育赛事和工作任务中对组织施加的压力往往是重复的,可能需要持续几个小时。因此,练习的重点可能是比力量训练更着重于耐力训练。以下示例提供动态的、逐渐增加难度的练习,其可以用于力量或耐力训练。

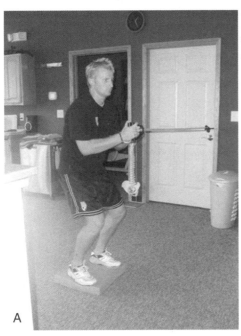
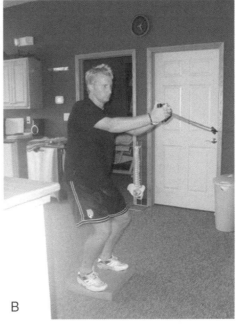

图 74.17　泡沫支撑上作对侧内外斜肌训练(IO/EO;旋转)。(A)起始位置。(B)完成位置。

使用练习球在不稳定的表面上踏步

描述：一条腿站立，运动员用另一条腿前进，将脚放在波速球上（图74.19）。指示运动员在保持核心稳定的同时进行核心球踩踏。注意：治疗师可以使用固定器在踏步期间推动患者的骨盆来提供外部扰动。

头顶持续负重下蹲

描述：双脚分开与肩宽同宽，膝关节稍微弯曲，脊柱处于中立位，首先患者抬起一根固定器并保持下蹲（图74.20）。重点在于让患者在整个下蹲过程中保持中立的脊柱位置。通过增加固定管的重量（如哑铃、倒钩或带重量的倒钩）来进行该项练习。

在不稳定表面上进行四向拉伸

描述：在弹力带固定较低的情况下，将一端放在一只脚踝上，同时站立在不稳定的表面上[如 Airex 垫、泡沫轴或 Dyna-Disc（Dynadisk R. Exertools, Petaluma, CA)]（图74.21）。在站立腿轻微屈曲膝关节的情况下，指示运动员将弹力带拉离固定点。重复这项练习，以改变髋关节伸展（外展、屈曲和内收）的方向。重点是让运动员保持适当的腰椎力线，特别是在冠状面和矢状面。

跪在波速球上过顶投掷治疗球

描述：患者跪在波速球上，与另一个人或与 Plyoback 反弹器（PlyobackElite Branker®, Exertools, Petaluma, CA)进行治疗球的投掷和接球练习（图

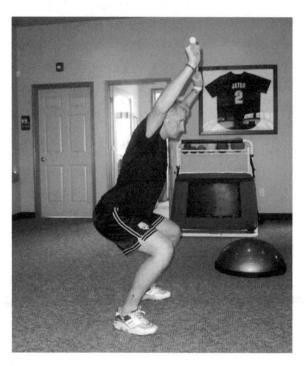

图74.20 头顶持续负重下蹲。

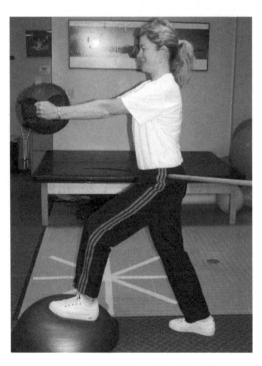

图74.19 使用波速球进行踏步训练。

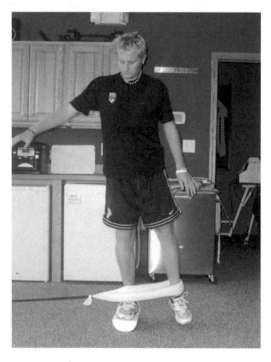

图74.21 在不稳定表面四个方向进行拉动训练，示例为外展运动。

74.22)。重点是让患者保持良好的躯干力线,避免腰椎弯曲或伸展。通过不允许患者脚接触地面,但可以增加难度。

单脚站在速波球上进行反复划桨运动

描述:当弹力带固定在与胸部同一高度时,患者半蹲在波速球上呈单脚姿势,并用弹力带重复进行划桨运动(图 74.23)。重点是让患者保持中立的腰椎力线,特别是在冠状面和矢状面。

在运动和工作期间,运动模式经常在脊柱处产生大量旋转的关节和组织的应力。重要的是以旋转方式训练核心稳定肌,其主要目标是保持特定的个人运动或工作需求的理想横向平面脊柱位置。

半膝位侧向投掷治疗球

描述:当处于半膝位置(近腿向上)和侧身于 Plyoback 反弹器,患者进行旋转投掷和接球,允许躯干旋转发生在受控的中间运动范围内(图 74.24)。重点在于斜肌不仅在投掷阶段产生旋转运动,而且在接球阶段控制偏心运动。双侧进行练习。

在不稳定表面上进行对角管带拉动训练

描述:对角弹力带拉动可以在 D1 和 D2 模式下

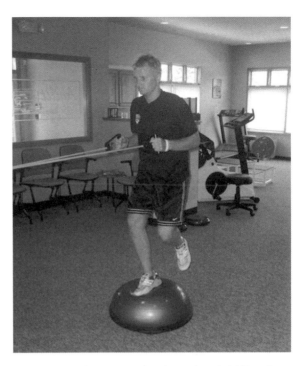

图 74.23 单脚站在 BOSU 球上进行反复划桨运动。

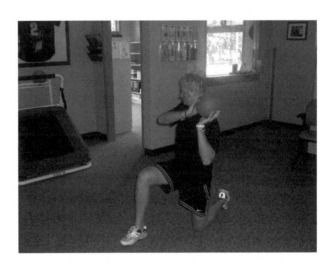

图 74.24 半跪位做侧方治疗球投掷运动。

完成,可单臂(图 74.25)或双臂练习(图 74.26)。通过在不稳定的表面(如 Airex 垫、泡沫辊、Dyna 盘或波速球)和不同的姿势位置(如双肢、单肢、串联姿势、踏步位置、蹲位或运动特定姿势)练习,可以满足运动员的任何需要。

在不稳定表面上推动核心球

描述:当在不稳定的表面(如 Dyna 圆盘、泡沫滚筒或 BOSU)上以双肢姿势将核心球握在胸部时,运

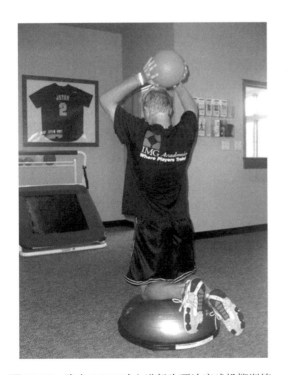

图 74.22 跪在 BOSU 球上进行头顶治疗球投掷训练。

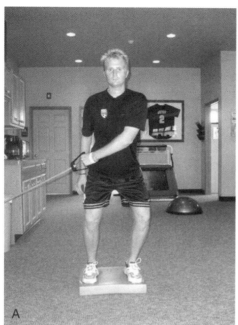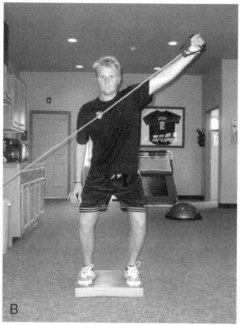

图74.25　在不稳定表面进行单臂对角管带拉动训练。(A)起始位置。(B)完成位置。

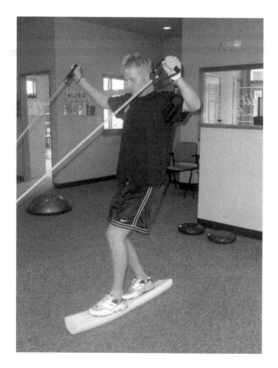

图74.26　在不稳定表面进行双臂对角管带拉动训练。

动员进行向前推动运动(手臂平行于地面)，然后返回胸部(图74.27)。重点是在运动的所有阶段保持理想的脊柱位置。该练习可以通过对角或旋转移动球来改良。

单肢抬举

描述：患者单脚站立，膝关节稍微弯曲(图74.28)。脊柱和骨盆保持适当的位置，躯干直立，患者将一只手或双手向下放，同时髋部弯曲，然后返回到直立的起始位置。在运动过程中不要丢失轻微的脊柱前凸(中立位脊柱)。运动由臀大肌完成，并且在较小程度上由站立腿上的腘绳肌完成。这种运动也被称为平背运动或高尔夫球拾取运动，可用于提高轻度负荷。

总结

随着临床医生对功能不良、核心与表现及损伤之间的关系了解，核心稳定性训练越来越受欢迎。专家们一致认为深部核心局部肌肉的再训练必须纳入腰背部损伤患者的康复中，以有效地实现功能康复(Richardson等,1999)。康复专业人员可以创造性地设计和推进核心训练流程，以促进患者完全重返职场或运动。必须承认，核心稳定的概念并不是要取代许多其他系统的治疗理念，而是整体脊柱康复的一部分。深部核心稳定肌肉的再训练可能需要在一般的运动之前进行，并被纳入随后的运动中，以成功地

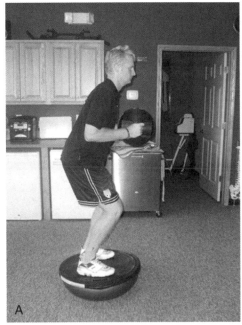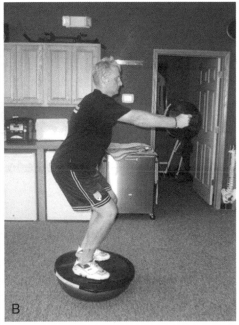

图 74.27 在不稳定表面进行核心球推动训练。(A)起始位置。(B)完成位置。

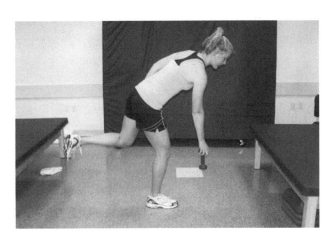

图 74.28 单臂抬举运动。

要进行进一步研究,以治疗腰背、骨盆和相关核心肌肉损伤,并将其用于力量训练和性能增强计划。将核心稳定技术纳入康复、健身、预防和健康计划可继续在不断发展的脊柱康复实践中发挥重要作用。

(郭惊 译)

相关资料

A complete reference list is available at https://expertconsult.inkling.com/.

延伸阅读

Cresswell AG, Thorstensson A. Change in intra-abdominal pressure, trunk muscle activation and force during isokinetic lifting and lowering. *Eur J Appl Physiol.* 1994;68:315–321.

Hides J, Gilmore C, Stanton W, et al. Multifidus size and symmetry among chronic LBP and healthy asymptomatic subjects. *Man Ther.* 2008;13(1):43–90. Epub 2006 Oct 27.

Hodges PW, Richardson CA. Delayed postural contraction of transverse abdominis in low back pain associated with movement of the lower limb. *J Spinal Disord.* 1998;1:46–56.

Hodges PW, Pengel LH, Herbert RD, et al. Measurement of muscle contraction with ultrasound imaging. *Muscle Nerve.* 2003;27(6):682–692.

Hodges PW, Moseley GL. Pain and motor control of the lumbopelvic region: effect and possible mechanisms. *J Electromyogr Kinesiol.* 2003;13(4):361–370.

Kiesel KB, Uhl TL, Underwood FB, et al. Measurement of lumbar multifidus muscle contraction with rehabilitative ultrasound imaging. *Man Ther.* 2007;12(2):161–166.

Kiesel K, Underwood F, Matacolla C, et al. A comparison of select trunk muscle thickness change between subjects with low back pain classified in the treatment-based classification system and asymptomatic controls. *J Orthop Sports Phys Ther.* 2007;37(10).

训练或再训练深部局部肌肉的基本稳定功能。在训练核心的全局肌肉之前,必须使用可用的临床工具和技术仔细评估,教导和掌握局部肌肉锻炼。在功能运动期间成功地使用局部肌肉可以防止或纠正反复损伤和不正确使用核心肌肉的运动控制问题。随着越来越多的关于 RUSI 使用证据的出现,临床医生可以更多地使用 RUSI,它可能会在康复期间作为临床肌肉评估和生物反馈的工具而受到欢迎。无论是运动方法还是应用理论,核心稳定计划的临床结果都没有被很好地研究。本章描述的具体练习和理论需

第 75 章

McKenzie 腰痛治疗法

Barbara J. Hoogenboom | Jolene Bennett

对于腰痛的专业康复照护必须使用循证的、有效率且有效果的治疗方法。鉴于此,必须认识到 McKenzie 法治疗腰痛有效性的证据是有限的 (Machado 等,2006)。接受经 McKenzie 治疗法培训的物理治疗师治疗的患者,相较接受未经 McKenzie 治疗法培训的物理治疗师治疗的患者,腰痛改善更为显著(Deutscher 等,2011)。但是,其他研究表明 McKenzie 腰痛治疗法对患者的疼痛和残疾改善效果有限 (Machado 等,2010)。本章旨在介绍 McKenzie 分类系统描述、评估技术及常见的腰椎 McKenzie 系统治疗干预措施。通过一名棒球运动员的腰痛病例的描述对其进行全面评估,以确定正确的治疗方法的重要性。本章的这一部分应仅被视为 McKenzie 腰痛治疗法的系统介绍,并不能代替参加由 McKenzie 研究所提供的课程或是仔细研读 Robin McKenzie 和 Stephen May 撰写有关腰椎的书籍。

疼痛的类型

如第 77 章所述,任何具有神经供应的解剖结构都能够引起疼痛或致痛的神经冲动。在腰椎中,这些结构可能包括关节突和骶髂关节的关节囊、椎间盘的外部、棘突间和纵向韧带、椎体、硬脊膜、神经根管、神经结缔组织、脊椎管血管或局部肌肉(Boguk,1997;Butler,1991)。腰部区域内含大量的疼痛感受器,即使对最有经验的临床医生而言,也无法确定造成疼痛的确切组织(Kuslich 等,1991)。确定压迫的

神经根是显著腿痛的根源,而纤维环的外壁是显著背痛的根源。其他作者认为,腰椎和小腿的疼痛大部分可归因于椎间盘,而关节突和骶髂关节的作用较小(Bogduk,1993,1994)。

腰痛可能的疼痛类型有 4 种,然而康复环境中最常见的两种类型是躯体性和神经源性/神经根性疼痛。躯体性疼痛是由肌肉骨骼组织产生的疼痛,而神经源性疼痛则是由神经根、背根神经节和硬脊膜引起的。其他两种疼痛的来源与中枢神经系统和内脏器官有关。在为确保治疗方法而评估疼痛来源时,必须始终记得排除后两种疼痛来源的可能性。

躯体痛被描述为深在疼痛,性质模糊且很难定位。受影响的结构越深,疼痛范围就越广(Bogduk,1994)。关节突和骶髂关节的伤害感受器可投射为腿部疼痛(McKenzie 和 May,2004)。有害刺激越强,疼痛传导就越远。神经源性疼痛源于神经根受压,继而引起进一步的炎症。神经源性疼痛通常较重、呈放射性,可在腿部较小的区域感觉到(与躯体痛相反,躯体痛通常范围较广)。所有神经根痛都反映了腿部疼痛,且通常腿部比腰部更痛。运动和感觉异常(如果存在)提示神经根发炎和受压,临床医生应予以密切观察。L4 神经根发炎引起大腿前部向下的疼痛,L5 神经根可引起腿部外侧向下的疼痛,S1 神经根则引起腿部后侧向下的疼痛。当然,不同患者疼痛分布区域可能会有所不同,因此应避免过于按照规则来判断(McKenzie 和 May,2004)。如前所述,腿部疼痛可以源自躯体性和神经源性,而时常是两者结合。

疼痛的激活

　　疼痛感受器由热、机械和化学应激作用触发。在康复环境中,治疗可针对机械和化学应激源,以缓解疼痛并促进功能的完全恢复。化学性应激通常源于组织遭受外伤或过度使用而受损或发炎, 对局部区域的这种应激的结果是触发包括组胺、5-羟色胺、P物质和缓激肽等化学物质的释放。这些化学物质在局部的存在维持了患者的痛觉。这种类型的疼痛可以通过药物和物理治疗来缓解,以削弱软组织损伤而引起的化学反应。化学性疼痛可使患者感觉到持续疼痛,且往往与机械性疼痛同时出现。

　　当任何组织被施加机械力时,应力可引发该组织内的疼痛感受器变形,从而发生机械性疼痛。机械性疼痛是间歇性的,如果机械应力能够移除,机械性疼痛可减少甚至完全消退。如在手指上施加过度伸展力,可通过保持该姿势使感受伤害的疼痛系统受到刺激;当去掉过度伸展力,机械疼痛也就消退了。没有化学疗法可以减轻机械变形引起的疼痛,同样,没有机械性疗法可以完全缓解由化学应激引起的疼痛。这些简单原则是 McKenzie 腰痛治疗法通过反复运动治疗任何类型的肌肉骨骼疼痛的基础(McKenzie 和 May,2004)。

　　在主观和客观检查及随后的评估过程中,必须确定每个损伤所引起的化学和机械疼痛的程度。然后,必须相应地治疗疼痛的每个组成部分。表 75.1 提供了一些在检查和评估过程中确定疼痛来源的指导方针。

表 75.1　化学性和机械性疼痛的关键因素(McKenzie)

化学性疼痛的关键因素	机械性疼痛的关键因素
持续性疼痛	间歇性疼痛
受伤后不久出现疼痛	反复运动导致持续性疼痛减
炎症的主要体征可能存在	轻、消除或使疼痛变得集中
(肿胀、发红、发热、压痛)	具备方向性偏好
所有重复的动作将持续加	一个运动方向会减轻疼痛,
剧疼痛	而相反的方向会增加痛苦
没有运动可以减轻或消除	–
疼痛或使疼痛变得集中	

组织愈合阶段

　　在描述了疼痛类型之后,有必要对基本的治愈阶段,以及在这些阶段如何使用 McKenzie 腰痛治疗法进行治疗加以介绍。组织愈合的第一阶段是炎症,如果及时正确治疗,最多可以持续 1 周。在此阶段的治疗原则是通过化学方式最大限度地减少炎症,并通过在无痛运动范围内适当的身体体位和移动来消除机械应力。在炎症阶段进行剧烈的反复运动可能会延迟愈合或延长炎症阶段。下一阶段是修复和愈合阶段,发生在第 2~4 周。此阶段的关键是对软组织施加轻微的应力以促进组织的修复。施加的应力应使组织能够根据功能性应力线按正确的方向进行修复,并有助于增加愈合组织的拉伸强度。在此阶段,诱发的运动应作用于僵硬和疼痛的边缘,并且患者应能够控制运动结束时所传递的力。应注意避免使该区域承受过大应力而引起新的炎症,从而延误恢复。

　　最后阶段是重塑,这是从第 5 周开始的。在此阶段,重要的是要定期施加足够的应力来提供张力,这样不会引起损伤,从而使软组织得到拉长并对其进行加强。目标是恢复全方向和全范围的运动,且应该呈现恢复完整功能的状态(McKenzie 和 May,2004)。表 75.2 总结了每个阶段的治疗原则。

椎间盘

　　纤维环的外 1/3 和椎间盘终板骨的重要部分被神经支配,可能会引起疼痛(Fields 等,2014)。在紧邻椎间盘的前纵韧带和后纵韧带发现有神经末梢。有证据表明椎间盘是可移动的, 因此通过两种可能的机制而产生机械性疼痛。其一,环形壁内出现径向裂缝,破坏了纤维环的正常承重特性,并且承重分布变得不成比例,应力被输送到受神经支配的外层板层。其二, 椎间盘物质的内部位移也被确定为潜在的疼痛源。椎间盘物质的位置受脊柱姿势和持续过久的屈曲或伸展姿势的影响, 这一点最初由 Nachemson(1992)描述(图 75.1)。这种情况会导致椎间盘物质根据方向发生位移。在上述两种情况中,疼痛都是由

表75.2 根据治愈阶段进行治疗

第1周 受伤和炎症 ↓	第2~4周 修复和愈合 ↓	第5周后 重塑 ↓
将进一步的机械形变最小化 减轻炎症	轻柔的张力和负荷,不会持续疼痛 作用于僵硬的边缘,但没有持久的疼痛,停止运动	可通过增加拉伸负荷来预防组织挛缩 恢复正常的全范围运动
相对休息 受保护的动作,几乎不施加应力	患者应能够控制运动结束时的力 逐渐恢复正常负载和张力	由患者或治疗师在动作终点时施加过高应力 恢复全部活动的完整功能级别

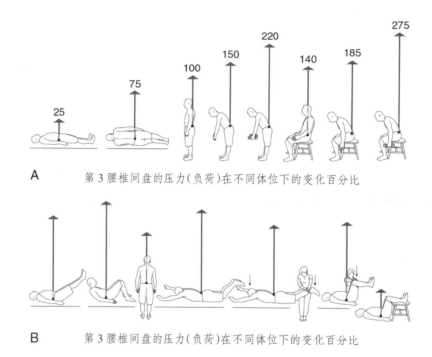

A 第3腰椎间盘的压力(负荷)在不同体位下的变化百分比

B 第3腰椎间盘的压力(负荷)在不同体位下的变化百分比

图75.1 (A)活体受试者在不同体位时第3腰椎间盘的压力(或负荷)的相对变化。(B)活体受试者进行各种肌肉强化锻炼时,第3腰椎间盘压力(或负荷)的相对变化。

于椎间盘负载不均匀而造成的, 可能由神经根的压力引起神经源性疼痛(Bogduk,1997)(图75.2)。关于椎间盘功能和力学的文献有很多。不过,更进一步的讨论超出了本章的范围。

应记住的要点是, 椎间盘是受运动和持续姿势影响的可移动的组织。这个基本概念是McKenzie腰痛治疗法治疗脊柱疼痛的基础。McKenzie系统描述了多种类型的机械性腰痛,并假设改变椎间盘的机械负荷会增加或减轻疼痛,引起患者能够指出的神经源性症状的周围化或集中化。椎间盘的不对称负载将使得髓核移位至压力最小的区域。如果腰椎屈曲,椎间盘前部的承受力最大,因此髓核将往反方向即椎间盘后部移位。许多研究已经支持了这一假设,并表明腰椎屈曲时会发生髓核的后移位,且髓核的前移发生在腰椎伸展时 (Schnebel 等,1988;Beattie 等,1994;Fennell 等,1996;Brault 等,1997;Edmond-stone 等,2000)。研究一致认为,老化的髓核随着年龄增长将发生更明显的纤维化,因此在反复运动时显示出更难预测的反应,且年长患者比年轻患者更难产生移位(Schnebel 等,1988;Beattie 等,1994)。

在本章中,"椎间盘突出"是非特定术语,表示椎间盘物质移位、裂开或破裂。McKenzie腰痛治疗法使

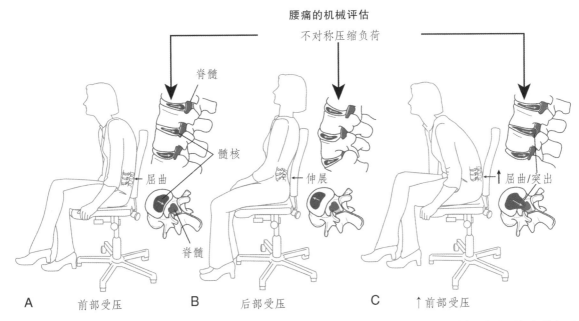

腰痛的机械评估

不对称压缩负荷

A　前部受压　　**B**　后部受压　　**C**　↑前部受压

图 75.2　在椎间盘的非对称压缩负荷过程中施加的力可导致髓核从负荷处移位,它们也对于纤维环产生了与负荷相反的垂直张力。(A)在与我们日常屈曲(脊柱)的生活方式相关的前部受压状态下,应力集中在纤维环后部,可经常引起疼痛。(B)在有方向性伸展倾向的患者中,伸展负荷导致的后部受压状态可能会逆转这些应力的方向,从而减轻与生活方式相关的作用于后核环复合体的应力,然后使疼痛集中或消失。(C)如果前部不对称加负荷在椎间盘上产生足够的压力梯度,以使髓核明显地相对于纤维环移位,则可能发展为椎间盘突出,如图所示,以椎间盘后侧方突出为例。

用矢状面中的重复运动来评估和治疗这些破裂。McKenzie 的分类术语中将此称为错位,下一章节中将对其进行详细介绍。基于椎间盘壁内是否存在流体静力学机制,可以将错位分为可还原的或不可还原的。如果在外壁完好无损(流体静力学机制完好无损)的椎间盘中存在突出,那么此椎间盘突出是可还原的,反复运动将纠正椎间盘上的机械应力。如果椎间盘的外壁不完整(流体静力学机制被破坏),则无法消除这种错位,反复运动也不会改善疼痛或症状(McKenzie 和 May,2004)。

椎间盘突出的方向很重要,因为这将指导治疗方法。不足 10% 的错位直接从侧面突出,需要施加扭转力或横向力,并作为治疗的组成部分(Oeckler 等,1992)。一项研究发现在大多数情况下,腰椎间盘突出是从椎间盘倾斜着突出的(Ebeling 和 Reulen,1992)。这表明大多数错位部分发生在矢状面,所以腰椎的屈曲和伸展是伤害机制的一部分,也是利用重复运动进行治疗的基础。大多数错位发生在 L4/L5 和 L5~S1 节段(McKenzie 和 May,2004)。

McKenzie 综合征的分类

综合征是指一组症状和体征,一起出现并提示特定异常(Merriam-Webster,1999)。McKenzie 分类包括 3 种不同的综合征,这 3 种综合征分别是错位综合征、功能障碍综合征和姿势综合征。各综合征在完整的病史和体格检查中都具有独有的特征。体格检查包括一系列向脊柱组织施加压力的负荷动作,并且每种综合征对负荷试验有独特的反应。正确地识别综合征能够引导临床医生进行适当的机械治疗。

错位综合征

McKenzie 和 May 定义错位综合征为"内部错位导致累及部位表观的正常静息位置紊乱。任何原因引起的关节组织内部错位会导致疼痛持续,直到错位缓解为止。关节组织的内部错位会妨碍关节运动"(McKenzie 和 May,2004)。错位综合征是康复治疗师最常看到的综合征,与内部椎间盘错位有关。错位综合征的临床表现除腰痛外，可能包括也可能不包括腿痛。由于脊柱的不同位置会引起椎间盘的受力改变，随之引起的诱导定向运动会使患者的疼痛发生变化。在运动过程中和运动结束时可能都会感到疼痛。矢状面的运动范围经常受到限制；然而随着治疗的进行，错位将得到缓解，运动范围将得到改善并恢复正常。McKenzie 进一步将错位综合征分为膝关节的中央对称症状、膝关节的单侧不对称症状和膝关节以下的单侧不对称症状。每个错位综合征的亚分类都具有不同的干预原则。McKenzie 和 May 的教科书对这些亚分类做了阐述，读者可具体了解（McKenzie 和 May，2004）。

"集中化"这个概念与错位综合征有关，且在关于椎间盘突出的文献中被大量提到（图 75.3）。集中化是对治疗负荷策略的反应：疼痛逐渐从远端向近端方向消除，每次逐渐维持消除一段时间，直到所有的症状消失。如果存在远端疼痛或神经根疼痛，成功的治疗措施是将疼痛范围从广泛区域转化为更集中化的位置，并最终消除疼痛（McKenzie 和 May，2004）。

功能障碍综合征

功能障碍综合征的特征是：疼痛是由结构受损组织的机械性变形和沿受累方向的活动范围受限引起的。患者仅在有效运动范围结束时感到疼痛，并且当机械性负荷被解除时，疼痛则会消失。这种综合征并不常见，一些研究报道它发生于低于 20% 的使用 McKenzie 腰痛治疗法治疗的腰痛患者（McKenzie 和 May，2004）。功能障碍综合征可能会发生于屈曲、伸展或侧移方向。功能障碍是根据受限方向来命名的，因此如果屈曲受限，则称之为屈曲功能障碍，反之亦然（如伸展功能障碍）（McKenzie 和 May，2004）。

姿势综合征

姿势综合征的特征是：仅当正常组织长时间变形时才出现疼痛，如以懒散的姿势坐着。这种综合征很少孤立出现，但如果异常的姿势持续负荷，时间久了这种组织变形可能会引发错位综合征或功能障碍综合征（McKenzie 和 May，2004）。

综合征的总结

综上所述，错位综合征是最常见的综合征，且椎间盘的后外侧错位最常出现。错位的治疗方法是给予受累组织以相反方向（相对于加重疼痛方向的相反方向）的机械负荷。对于后外侧错位，治疗方法是腰椎的伸展。这可能是许多临床医生仅将 McKenzie 腰痛治疗法与腰椎伸展相关的原因。对 McKenzie 腰痛治疗法的进一步调查显示，其涉及的内容远多于腰椎伸展的干预措施。

错位综合征可与膝关节半月板撕裂相类比。撕裂损伤作为一种机械性障碍，改变了膝关节所承受

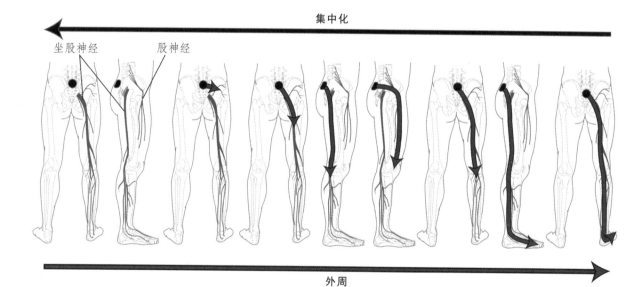

图 75.3　集中化是通过治疗方法将外周或远端的疼痛范围迅速缩小，使其趋向于集中化（这是一种期望得到的结果）。外周化则相反。

的机械力,从而改变了对疼痛的感觉。功能障碍综合征可与盂肱关节粘连性关节囊炎相类比。这是一种软组织受限,从而限制终末运动范围并在运动终端产生疼痛。功能障碍的治疗方法是反复延伸至受限的方向。姿势综合征的治疗有赖于姿势矫正练习和患者教育。表 75.3 是对于 McKenzie 综合征的回顾。

McKenzie 评估

评估过程始于患者病史/主观部分,然后进行运动体格检查。McKenzie 检查的目的是确定哪些姿势和动作可以改善疼痛和功能,从而指导临床医生制订合适的治疗策略。McKenzie 检查过程具有非常明确的途径,关键是要对每名患者遵循相同的程序,从而做到检查的各个方面都具备一致性和完整性。

错位综合征和功能障碍综合征在主观表现上很相似,关于综合征类别的明确结论与适合的治疗方式必须通过运动测试来确认。需要进行全面的机械物理检查,以找出机械性缺陷并指导开展恰当的治疗。

体格检查的目的是确认或否认最初从检查的主观部分得出的临床结论。运动测试是用于暴露损伤的机械性或非机械性的性质,并确定其的倾向性。关于测试程序、位置和各种反应的详细内容,读者可以参考 McKenzie 的文章(McKenzie 和 May,2004)。运动测试部分需要确定 3 项内容:①是否存在基线疼痛;②运动过程中是否有明显疼痛;③运动结束时是否有明显疼痛。返回到运动的起始位置后,临床医生需要知道运动是如何影响基线疼痛的。当患者存在基线疼痛时,潜在的反应包括:

1.力量负荷过程中疼痛增加/减少或无影响(方向性运动)。

2.力量负荷过程中或负荷后集中化/周围化或无影响。

3.疼痛由于力量负荷而减轻。

4.力量负荷后疼痛有好转/加重或无影响。

5.力量负荷过程中的终末有/无疼痛。

表 75.3　McKenzie 综合征的特征和描述

	错位综合征	功能障碍综合征	姿势综合征
年龄	通常在 20~55 岁	通常在 30 岁以上,除外伤后或错位后外	通常在 30 岁以下
疼痛持续性	持续的或间歇性的	间歇性	间歇性
位置	局部疼痛或牵涉痛	局部痛(仅当附着神经根受累时出现牵涉痛)	局部疼痛
起病	逐渐或突然	逐渐	逐渐
起病原因	通常与长时间的姿势或重复的动作有关	创伤病史	久坐不动的生活方式
加重	中间或最终范围的静态/动态负荷	最终范围的静态/动态负荷	最终范围的静态负荷
昼夜规律	早上和下午加重	无	一天结束时加重
好转	与引起疼痛的位置相反	不会在终末范围将组织缩短的位置	位置变化和活跃时
运动	• 可能存在急性变形 • 运动中感到疼痛 • 疼痛的位置和(或)强度改变 • 疼痛集中化或边缘化 • 最终患者症状好转或加重	• 仅在运动结束时感到疼痛 • 消除拉伸后,不久疼痛即停止 • 疼痛的位置或强度不会改变 • 最终患者没有好转或加重	• 运动不会产生疼痛 • 运动范围正常 • 持续的终端位置,最终产生局部疼痛
治疗	• 疼痛和动作范围快速变化 • 矫正畸形 • 在疼痛集中的方向进行重复运动 • 正确姿势 • 教育	• 在产生终末疼痛或活动受限的方向重复运动或伸展 • 正确姿势 • 教育	• 正确姿势 • 教育

6.机械反应——力量负荷后运动范围的增加/减少或无影响。

7.疼痛反应——加重/未见好转。

这些反应将引导得出关于综合征类型的适当结论,从而指导治疗方法。

下面这个病例阐释了 McKenzie 检查和随后的治疗过程。患者是一名18岁的棒球接球手,目前无法练习棒球(接球)超过30分钟,击球未受影响。他主诉腰部区域和臀部有轻度疼痛,且大腿右后方和膝关节偶尔有麻刺感,这种情况是间断的,但进行棒球练习后会加重。打棒球(接球)、驾车、在学校坐着学习和进行向前弯腰的活动时会使情况加重,而步行/运动会使情况好转。患者曾在足球运动中受过腰椎挫伤,此后疼痛缓解,直到6周前参加棒球训练营又出现疼痛。此病例说明与腰部相关的可能出现的两种体征和症状,以表明错位综合征和功能障碍综合征最初可能看起来相似,但在机械性运动测试中会显示差异(表75.4)。

有关此患者检查的其他情况如下:

1.未进行脊柱侧向倾斜检查,因为没有注意到此活动的运动范围受限,而矢状面的屈曲和伸展对疼痛无影响。

2.神经系统检查显示:感觉、肌肉力量、反射或神经张力测试均未见异常。

根据体格检查表(表75.4),患者可能有两种反应。在功能障碍的情况下,站立位和卧位都表现出终末期持续疼痛,提示有屈曲功能障碍。与功能障碍相

关的运动缺陷范围不会很快改变,因为紧绷的软组织需要几个月的反复应力才能恢复运动功能。重复伸展对组织不会产生效果,因为它可使紧张的组织松弛,而并非如反复的弯曲试验那样能够对组织施以应力。功能障碍综合征类似于肩关节粘连性关节囊炎,只有在运动终末时才感到疼痛,增加组织的可延展性是一个缓慢的过程。

错位表现为单侧不对称膝关节错位。产生这一结论的关键运动测试是站立时反复屈曲,使疼痛周围化且加剧,而在无负荷体位反复伸展时,则会使得疼痛集中化并扩大运动延伸范围。几轮重复动作可能改变错位情况中的运动损失范围,提示错位正在缓解。读者可能想知道为什么在这位运动员呈现的错位综合征中,站立状态下反复屈曲会使疼痛加重且周围化,而在非负荷状态的屈曲体位则不会。当站立时,与处于非负荷体位的屈曲状态相比(消除了重力效应和脊柱承受的从尾到颅方向的力),重力效应向脊柱施加了更大的从颅到尾方向的力。在另一个明显的病例中,在错位综合征的情况下,站立时的伸展动作可能会使患者的疼痛加重,而仰卧位进行伸展会使疼痛集中化。这是因为当俯卧位进行伸展动作时,力线得益于重力并几乎垂直于运动节段的平面。骨盆和腹部的重量也有助于向腰椎施加伸展力。而仰躺卧位进行伸展活动时,让运动员完全放松臀部和腰部肌肉十分重要,从而实现腰椎的充分伸展并发挥了此体位的益处。在站立位进行伸展时,重力辅助的力线发生在由颅至尾的方向,患者无法完全

表75.4 使用运动试验进行体格检查

试验	功能障碍				错位			
	出现疼痛	集中化/周围化	终端疼痛范围	活动范围	出现疼痛	集中化/周围化	终端疼痛范围	活动范围
姿势矫正	无	无影响	不适用	不适用	无影响	无影响	不适用	不适用
站立位反复屈曲	无	无影响	有影响,伴随每次动作重复	无影响	加重	周围化	有	无影响
站立位反复伸展	无	无影响	无	无影响	加重	集中化	有	伸展时增加
躺卧位反复屈曲	无	无影响	有影响,伴随每次动作重复	无影响	无	无影响	有	无影响
躺卧位反复伸展	无	无影响	无	无影响	有	集中化	有	伸展时增加

放松躯干肌肉组织。因此,作用在脊椎的机械力比伸展带来的益处要小得多了。

治疗

从评估部分可以看出,反复进行细致的运动测试过程十分必要,能够暴露机械性损伤,从而指导治疗。这个病例中,患者在主观评估中同时具有功能障碍和错位情况下的症状和体征,并且直到反复进行运动测试,其差异才得以暴露。对于屈曲功能障碍合适的治疗包括拉伸后腰区和臀部软组织从而恢复这些组织的正常延伸程度。治疗过程包括每天最低限度地拉伸腰部和臀部肌肉组织,最偏好的方向是腰椎屈曲方向。可能包括的各种延伸有:

1.仰卧位双膝靠至胸部(图 75.4)。

2.阶梯式站立,躯干弯曲,受累侧脚踩在地面上,非受累侧脚踩在长凳上,在如图 75.5 所示的情况下,右脚放在地面上。

3.通过双手抓凳子来固定上半身,进行四足拉伸,为躯干提供超压并将其拉伸(图 75.6);也可以通过将手固定在棒球场的栅栏上来完成这种拉伸(图75.7)。

4.完成所有屈曲运动后,要进行腰椎伸展,以防止发生错位(可参考下一组练习)。

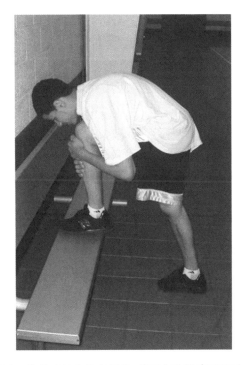

图 75.5　阶梯式站立位的屈曲:将屈曲功能障碍的对侧腿放到长凳上。如图所示,患者右侧屈曲受限,因此左脚放在长凳上。

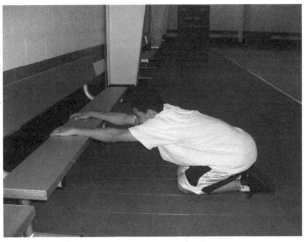

图 75.6　躯干延伸(屈曲)拉伸:手臂通过抓住长凳固定在头顶,向前屈曲并向后倾斜,从而使后侧躯干的软组织施加超压拉伸。

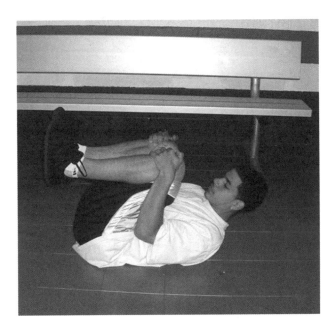

图 75.4　仰卧位双膝靠至胸部(屈曲)的拉伸:从尾椎至颅骨作用的拉伸力强化了臀部和腰椎区域的张力。

如表 75.4 中的关于"错位"的内容所示,该名患者很可能会出现一种替代表现,其类型是单侧不对称的膝关节以上的错位表现。这种综合征与重复的躯干屈曲有关,重复的躯干屈曲会使疼痛加重且周围化,而在无负荷状态下的腰椎伸展将使疼痛减轻并集中化。在错位的情况下,偏好的治疗方法是腰椎

伸展。适合该患者的一些运动练习是:

1.俯卧撑:增加压力或不加压力;由另一个人用皮带保护着施加压力(图 75.8)。

2.站立位腰椎伸展,使用棒球棍予以加压(图 75.9)。

3.站立位腰椎伸展,靠着墙使腰部凹陷(图 75.10)。

所有这些练习的强度取决于患者腰椎的状态,因为它是可变的,此处不再讨论。关于这个话题,McKenzie 教科书有一个章节,使用交通信号灯类比指导如何决定测试运动的合适强度,以及如何选择治疗方法(McKenzie 和 May,2004)。可能存在适合该患者的其他运动,而那些运动都强调消除症状和体征,并恢复完整功能的方向性倾向的重要性。

应该强调的是,无论是治疗错位还是功能障碍,方向性倾向都可指导治疗,直到患者症状消失且保持稳定。当症状减轻并稳定后,McKenzie 腰痛治疗法强调恢复完整的功能和各方向的运动范围,并通过患者教育和进行全面的身体训练来预防复发。

McKenzie 腰痛治疗法是基于方向性倾向和重复

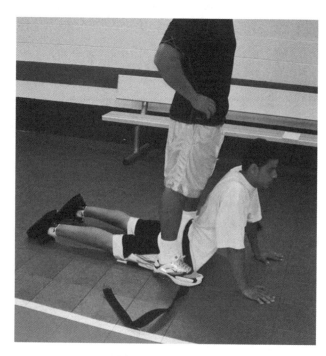

图 75.8　利用俯卧撑行腰椎伸展(非负荷体位):注意皮带所施加的压力是由队友保护的。皮带应刚好放置在施加伸展力的脊椎的下一节段。

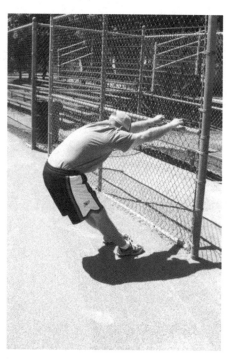

图 75.7　躯干延伸(屈曲)拉伸的替代法:手臂固定在棒球场的栅栏上,从而使得运动员在运动前或运动中拉伸。

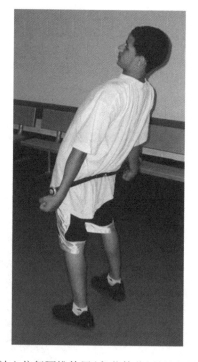

图 75.9　站立位行腰椎伸展(负荷体位)并施加压力:注意患者使用棒球棍施加压力。棒球棍应刚好放置在施加伸展力的脊椎的下一节段。

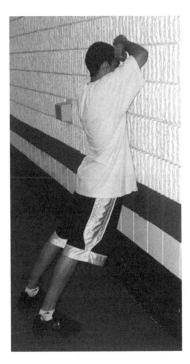

图 75.10　腰部伸展（负荷体位）：站立状态，运动员双脚静止（脚趾离墙壁 6~12 英寸），躯干被动地向墙壁倾斜。这使得腰椎被动地"凹陷"成伸展位，而躯干肌肉仍保持松弛。

的机械性动作。方向性应力由患者或外部设备施加（如皮带或关节松动术时，由物理治疗师施加的压力）。重复动作通常在本质上是动态的，但某些患者可能对

于在某些机械性体位的静态维持效果最好。与大多数物理治疗法一样，患者教育和姿势复位是 McKenzie 腰痛治疗法的关键组成部分。

总结

　　腰痛患者的治疗是多维的。McKenzie 腰痛治疗法是一种能够确定治疗方法、解决症状和功能局限的有效治疗方法。McKenzie 腰痛治疗法的技术目的是确定机械性治疗所倾向的方向，并确定存在什么类型的机械性综合征，从而指导治疗方法以使得效率最大化，并恢复功能。展示的病例表明，完善的机械性或运动测试过程对于显露机械性损伤至关重要。与其他治疗理念一样，McKenzie 腰痛治疗法也使用了患者教育、全面身体训练、神经肌肉训练和预防性技术（目的是最大限度地减少再次损伤的风险）。

（王文豪 译）

相关资料

A complete reference list is available at https://expertconsult
.inkling.com/.

第 **76** 章

腰椎间盘切除术后康复

Adriaan Louw

腰椎间盘切除术

腰痛（LBP）是目前最为广泛报道的骨骼肌肉疾病，据文献报道 70%~80%的人一生中都有过腰痛的经历（Deyo 等,2006）。流行病学调查数据提示腰痛的发生率没有降低，反而占有相当高的比例，并伴随残疾率增加和费用高昂等问题。由于长期的慢性腰痛和缺乏有效的保守治疗方法，外科手术也是腰痛患者的一个选择。

脊柱外科手术在美国很普遍。美国的脊柱手术比任何一个国家要高出至少 40%，达到了英国的 5 倍以上（Ostelo 等,2008）。有研究发现，外科手术在治疗下肢放射性疼痛方面的效果要优于腰痛（Gibson 等,2007;Ostelo 等,2008）。早期治疗腰腿痛的方法主要是椎板切除术（去除整个椎板），或者椎板成形术（去除部分椎板）同时切除或保留椎间盘。早期通过椎板切除或椎板成形进行椎间盘切除术的主要目的是对受压的邻近神经进行减压。椎板切除或成形术入路可达椎体间椎间盘组织，而这些髓核组织是神经根受压紧张的部分原因之一（Gibson 等,2007;Ostelo 等,2008）。

有研究发现，因下肢放射性疼痛行椎间盘切除术的有效率为 60%~90%（Ostelo 等,2008）。这些数据意味腰椎间盘切除术后有 10%~40%的患者效果并不理想，包括术后疼痛、活动受限和功能丢失（Ostelo 等,2003;Ostelo 等,2008）。持续腰痛和功能障碍的患者行腰椎间盘切除术后往往需要进一步的康复锻炼（Ostelo 等,2008）。

有关腰椎间盘切除术后效果随访的研究发现，术后并发症包括腰痛、腿疼、行走功能、神经功能恢复受限和腰椎不稳（Fu 等,2008）。这些并发症的存在促使康复理疗科师更多关注腰椎术后的康复锻炼。

关于腰椎间盘切除术后康复锻炼最佳的临床证据

随着医疗费用的增加，第三方支付要求更多的临床证据。循证医学（EBM）由 Sackett 在 1998 年提出，这是一种明确、谨慎、合理运用最佳的依据，以决定个体患者的医学方法。EBM 对证据进行分级。随机对照研究（RCT）的系统性分析和高质量的 RCT 提供了最高等级的临床证据。

我们采用最高等级的临床证据对腰椎间盘切除术后康复训练计划进行系统分析。2014 年的 Cochrane 系统分析对腰椎术后康复治疗的高质量 RCT 进行了系统性分析，以寻求最佳临床证据（Oosterhiuis,2014）。系统分析发现以下几点：

• 低级别临床证据①：在短期随访中，腰椎间盘切除术后包括运动在内的康复训练计划比术后不进行任何干预能够更加有效地治疗术后疼痛。

• 低级别临床证据②：在短期随访中，腰椎间盘切除术后包括运动在内的康复训练计划比术后不进行任何干预能够更加有效地恢复功能。

• 低级别临床证据③：在短期随访中，腰椎术间盘切除后高强度的运动比低强度的运动在治疗术后疼痛及功能障碍方面稍有优势。

● 低级别临床证据④:腰椎间盘切除术后专业的运动和在家运动在短期的疼痛缓解及功能恢复方面没有差别。

● 22 个 RCT 发现腰椎间盘切除术后有 3%~12% 的患者术后复发,并且绝大部分实施了再次手术治疗。

Cochrane 系统分析发现术后 4~6 周进行运动锻炼可短期缓解疼痛和改善功能。

Cochrane 系统分析非常重要。它给第三方支付提供了术后康复锻炼能使患者在术后短期内获益的证据;同时也告诉了外科医生术后康复能减少疼痛和功能障碍,并且不会导致术后复发。然而,目前外科医生普遍认为,康复不仅没有效果,并且会加重患者的痛苦。这篇系统性研究使用了目前最高等级的临床证据,并没有发现这些副作用。术后康复对腰椎间盘切除术后的患者是一种安全、有效地解决疼痛和功能障碍的重要手段。但同时康复治疗师也面临着以下临床问题:

● 康复训练应包含哪些内容?

● 应该进行哪些运动?

● 因为临床实践是多模式的(包括理疗、教育、仪器辅助治疗等),哪种模式可以和运动一起作为腰椎间盘切除术后的康复内容?

● 康复训练需要持续多长时间?

● 康复训练的频率多少合适?

● 哪种治疗方案能得到更长久的获益?

Cochrane 系统分析强调基于持续性和均质化研究来回答类似的问题。但 EBM 同样有它的局限性,许多学者反对仅依赖 EBM 作为诊疗指南。关于 EBM 作为医学诊疗指南的最大争议是它没考虑到患者的需求。量化研究关注 EBM 的证据等级。定性研究的目的是调查与患者需求相关的问题,将患者作为一个人而不仅仅是一个研究对象来对待。现在的临床研究应当结合最好的研究成果,即量化研究的证据和临床实践过程中的经验(图 76.1)。现实情况是目前许多临床实践缺少证据,然而在单一证据框架下的临床实践也可能获益。腰椎间盘切除术后康复的临床实践可作为因腰痛行腰椎间盘切除术的延续(Ostelo 等,2008)。

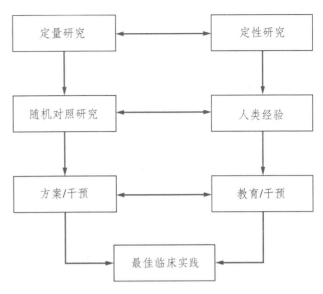

图 76.1　定量与定性研究结合的临床实践的概念模型。

腰椎间盘切除术后"标准方案"

一个好的腰椎间盘切除术后的治疗方案的制订首先是个性化的。康复治疗师不应当追求所谓的"标准方案"。每名腰椎术后康复的患者都有其各自的特点,其中包括手术类型、疼痛程度、手术预期、人生阅历、目标、心理因素等。这意味着康复治疗师治疗患者的时候不需要包含下文指南中所有的治疗方法,而应个体化选择其中有针对性的方案。

主观评价:尽管本章的主要目标是描述腰椎间盘切除术后的治疗,但评价还是很重要的。其核心是每名患者都是不一样的。评估的内容是对特定的个体制订治疗策略,包含主观和客观两个方面。腰椎间盘切除术后的主观评价应当和典型的腰痛类似,当然还得包括手术相关的事情,外科医生提出的预防措施和局限性,术后医生的随访、检查和互动,以及和手术相关的其他问题(如是否达到患者的预期)。

评估量表:评估量表在康复治疗师的治疗实施过程中非常重要,尤其是那些在临床研究中得到证实的评估量表。评估量表提供了关于功能受限程度、预后,甚至治疗选择等方面可靠的信息。在很多情况下,第三方支付要求康复治疗师提供评估量表,康复治疗师也习惯用评估量表来记录治疗过程。对于腰椎间盘切除术后的患者评估,主要包括以下几个方面:

● Oswestry 残疾指数（ODI）：ODI 被广泛用于评估腰椎间盘切除术后的功能情况（Gibson 等，2007；Ostelo 等，2008），并且在腰痛相关的残疾功能障碍方面具有非常重要的有效性和可靠性（Vianin，2008）。

● Roland Morris 残疾问卷（RMDQ）：RMDQ 被广泛用于评估与脊柱疾病有关的功能，并且在因腰痛导致的残疾的自我评估方面具有良好的有效性和可靠性（Nambi，2013）。

● 恐惧回避信念问卷（FABQ）：FABQ 对腰痛导致的恐惧和回避进行定量评估，其问卷内容涉及 16 个方面。FABQ 包含两个大的方面，其中有 7 项是评估因恐惧导致的不能工作，有 4 项是评估因恐惧导致的不能进行体育锻炼。分数越高代表恐惧回避的信念越强。FABQ 在评估恐惧回避方面具有良好的有效性和可靠性（Grotle 等，2006）。

体格检查：体格检查的目的是帮助确定诊断、判断预后、指导治疗、筛查出预防措施及禁忌证，以及和患者建立亲密的关系。在进行以下一系列的体格检查试验时，应当谨慎小心。

● 帮助确立诊断：体格检查是主观评价的进一步延伸，可帮助康复治疗师进一步确认之前的诊断。

● 评估安全性和提供预防措施：在行体格检查时应当小心谨慎，避免加重患者的病情和违反一些手术后的禁忌。

● 治疗指导：腰椎间盘切除术后患者的体格检查测试应当以日后的治疗指导为目的，如减少脊柱手术部位的运动幅度。康复治疗师通过体格检查评估手术部位的运动能力。如果评估术后运动能力缺损，在日后的治疗中需要进行相应的处理。

基于术后残疾的评估、目前最佳的循证医学证据和临床经验，选择治疗措施是一个很好的起点。康复治疗师应当仔细阅读以下条款和基于患者的临床表现、外科医生的建议、自己的临床经验和患者的目标要求选择合适的治疗手段。

● 教育。

● 运动（脊柱稳定性、运动幅度、水中运动治疗和心血管情况）。

● 步行计划。

● 手法治疗。

● 神经组织动员。

● 多模式。

宣教

宣教是治疗的一种手段。宣教在长期以来都作为缓解与腰痛有关的残疾的一个重要手段。在骨科领域，有许多关于宣教对腰痛与残疾是否得到缓解的研究，其结果大相径庭。不幸的是，大部分对骨科领域内的腰痛的评估都是采用解剖生物学模式，这不仅仅使得效果微乎其微，甚至增加了患者的担忧和由此产生的副作用。认知行为治疗（CBT）是一种以取得患者信任，在行为、病理和功能等方面解决患者担忧的治疗模式。然而，CBT 的结果和非 CBT 的结果在解决患者腰痛的问题上结果类似，都是效果甚微。

最近的研究对神经系统科学教育在缓解腰痛患者疼痛和残疾方面进行了新的评估。尽管神经系统科学教育的目的是减少腰痛患者对手术的担忧，但其和 CBT 的模式有不同的地方。神经系统科学教育不仅重视解剖生物机制，同时也关注神经生理学和疼痛的进展及再现。研究发现，神经系统科学教育改变了患者对疼痛的认知，减少了患者对病情担忧。神经系统科学教育在提高患者对疼痛态度、疼痛认知、身体活动能力等方面有立竿见影的效果，不仅增加了患者在康复训练中疼痛的阈值，还极大地增强了康复运动的治疗效果，并减少了大脑的疼痛过程。进一步的研究发现，神经系统科学教育不仅有短期效果，并且在长达 1 年的随访中仍有成效（Louw 等，2011）。

在对腰椎间盘切除术后患者实施康复治疗过程中需要对椎间盘摘除的相关事宜进行解释。其主要包括以下 4 个主要方案。

● 诊断：患者需要知道将采用哪种治疗措施。患者需要充分了解手术相关的事宜。应告知患者手术过程和术后可能存在的功能障碍（例如，为什么术后还残留麻木症状）。

● 预后：患者需要知道术后多长时间才能康复。康复治疗师需要详细告知后续的康复计划，尤其是时间和目标。例如，告知患者需要连续复查 4 周，每周 2 次；告知患者何时腰椎功能可以得到一定程度的康复（如向前弯腰）。

• 自我护理:患者需要知道自己可以做什么,以便更快康复。康复治疗师需要提供患者居家指引。指引的内容主要包括:限制坐立时间、步行计划、适当的伸展运动等。这有利于增加患者的活动量及提高应对策略。

• 康复训练:患者需要知道临床医生能为他们做些什么,康复治疗师应对最佳的治疗方案进行详尽地描述,包括内容、频率、时长和进程。

教育部分最主要的目的是缓解不必要的焦虑。有研究发现焦虑是疼痛持续存在的主要原因。在第一次评估结束后,关于上述4个部分的主要教育内容应该得到实施。康复治疗师需要意识到随着康复治疗的深入(如运动等),他们有更多深入教育患者的机会。最后,康复治疗师要意识到及时康复治疗的重要性。康复治疗师在手术后及时看望患者,虽然绝大部分的互动是简单的步伐训练和术后1~2天的转换训练,但这仍然能达到高质量的教育目的。研究发现,进行手术的患者其担忧的程度增加了,但通过围术期个性化的教育能有效减少患者的焦虑。其他一些研究也支持教育在腰痛中的作用(Wertli,2014)。

运动

Cochrane系统分析和一些高质量的RCT的研究发现,运动在治疗腰椎术后持续的功能障碍方面有重要的作用(Dolan 等,2000)。运动在减轻慢性非手术腰痛患者的腰痛程度和缓解功能障碍方面非常有效。运动的主要内容包括以下几个方面:脊柱稳定性运动、心血管锻炼、一般情况锻炼及胸椎、腰椎和髋关节的伸展运动。

脊柱稳定性运动:RCT研究发现针对特定节段的腹横肌和(或)多裂肌锻炼,相对没有实施功能锻炼或没有针对性多模式强化训练,更加有助于脊柱稳定性的提高(O'Sullivan 等,1997)。特定节段的腰椎腹横肌和多裂肌的训练,以及通过腰背筋膜交互作用在稳定脊柱方面有着重要的作用。腹横肌是最深部的腹部肌肉,并且贯穿和连接侧后方的肌肉鞘、后方的椎板,以及前方的腹直肌鞘。腹横肌在腹部形成挤压力,在胸腰部形成牵拉力。腰部多裂肌处于紧张的胸腰部筋膜套内,有利于腰段脊柱的稳定性。

脊柱稳定性是一种运动控制,Hodges 对其做了很好的诠释(Richardson 等,2004)——脊柱稳定性是在适当时机、正确的序列、准确的时间内刺激或放松肌肉活动。针刺肌电图、诊断超声、MRI 在显示腹横肌和多裂肌的解剖结构和机械作用、独特的肌肉性能,以及在提供脊柱稳定性方面有着非常重要的作用(Okubo 等,2010)。腹横肌是一个与运动方向无关的肌肉,有其独特的功能。在躯干运动(前屈和后伸)的活动过程中腹横肌均发挥着作用,而腹外斜肌、腹内斜肌和竖脊肌只在前屈或后伸过程中发挥作用。这意味着腹横肌有着其他肌肉不同的特有功能。进一步研究发现,腹横肌和多裂肌有着高密度的慢肌纤维和高浓度的氧化酶,这些生物学特点可以为这些肌肉提供低负荷、长时间紧张性收缩的能力,从而为脊柱提供稳定性,而不是作为脊柱运动的主要承担者。在一项关于稳定性的综述中(Richardson 等,2004)进行了如下详细的描述。

• 腰痛患者的运动控制、腹横肌和多裂肌的性能都发生了改变。

• 在脊柱运动准备阶段,腹横肌的收缩消失,没有为腰椎的活动做好相应的准备。

• 在腰痛的患者中,腹横肌和其他控制单一运动方向的腹肌一样采用相同的方式进行收缩。

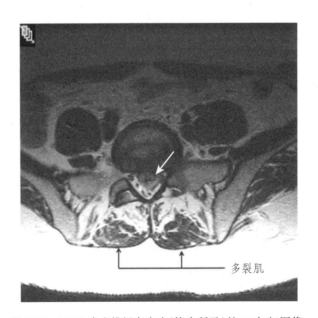

图76.2 L5/S1 中央椎间盘突出(箭头所示)的T2 加权图像。注意多倍体的大小和组成的不同。在腰痛的患者中,多股肌已被证明是关闭侧和水平的,并且手术后不会自行恢复。

- 在正常人群中，腹横肌的收缩保持长时长、持续性和低张力。然而在腰痛的患者中，腹横肌表现出短期的爆发性。

- 在腰痛的患者中，腹横肌的反应时间受运动节段的影响，这提示其受中枢神经的控制。

- 在特定的病理机制中，运动控制是有所调整。

- 在腰痛的患者中，多裂肌的活动度减少。

- 在同心圆运动中，多裂肌在不稳定节段的活动度减少，这提示多裂肌在活动幅度大的节段中失去了保护作用。

- 多裂肌在腰痛的患者中更容易疲劳。

- 在因腰痛进行腰椎手术的患者进行多裂肌活检时发现其相对含有更多Ⅰ型胶原纤维。

- Ⅰ型胶原纤维内部结构改变，而总体体积未见明显异常。

- 采用多种影像学检测手段，如CT、MRI和诊断超声，发现腰痛的患者在特定节段和特定部分肌肉萎缩（横断位的减少萎缩）。

- 在腰痛缓解的过程中，多裂肌的大小没有自行恢复。

- 在腰痛的患者中，腰椎活动的准备启动节段由正常的腹横肌和多裂肌来进行矫正。

那么腰椎手术患者的这些病理过程又是如何呢？一些研究对腰椎间盘切除术和脊柱的稳定性进行了相关报道。

腰椎间盘切除术患者术前和术后的情况是不一样的。在术后早期应当寻求治疗、缓解疼痛和自我管理。脊柱稳定性的相关研究发现腰椎间盘切除术后患者的运动控制能力（稳定性）较术前大幅下降（Gejo等，1999）。

腹横肌和多裂肌功能的缺失并未形成特定的组织病理学。其主要问题是疼痛，进一步支持腰椎间盘切除术后局部稳定性的功能障碍（Gille等，2007）。

运动控制和肌肉的萎缩在疼痛消失后并没有自行恢复。甚至在外科解决了疼痛问题后，脊柱的稳定机制也没有重新启动。患者需要在术后进行一系列的康复训练，以提高脊柱局部的稳定性。

有研究发现，疼痛的担忧同样会影响脊柱对运动的控制。腰椎间盘切除术后的患者有着较高程度的担忧和焦虑，这直接影响了脊柱的稳定性（Alodaibi

等，2013）。患者需要同时提高脊柱的稳定性，并接受教育以消除疼痛，这就是多模式治疗的一方面。

在腰椎间盘切除术后的患者中，应重新评估腹横肌和多裂肌所提供的双侧低水平张力的功能。Richardson等（2004）描述了3种检查方法：俯卧收肌法、节段性多裂肌功能性测试和下肢负荷测试。这些测试在脊柱核心稳定性训练的章节中进行了详细的描述。当局部的稳定性丧失时，康复治疗师应采用一系列方法对其稳定性进行训练。

- 局部肌肉控制性训练。康复治疗师可以采用生物反馈、触诊、问诊或者是诊断超声等方法对腹横肌的收缩能力进行训练。训练过程应采用低负荷持续性训练。

- 循序渐进的承重训练。一旦患者进行局部稳定性控制训练，康复治疗师需要同步对患者进行承重训练，这是和传统的治疗策略的主要区别。相对于开放的运动链式训练，承重训练和局部单关节肌肉稳定训练能更快获得更大的收益（Richardson等，2004）。

- 在这个阶段，应重视控制性运动。

- 重视耐力训练。通过增加腹横肌的收缩时间来逐步进行康复锻炼。

- 因为稳定性是一种运动控制行为，应在康复过程中，重复不间断地教会患者进行稳定性训练，从而达到无意识的肌肉收缩。

- 重视职能任务及职位。

- 最后一个阶段需要重视开放运动链的练习。

运动/伸展的活动度（ROM）：目前尚不清楚旨在针对性维持或增加邻近手术节段的关节活动度的康复锻炼会造成什么样的影响。鉴于目前众多的生物力学研究发现外科手术后邻椎病（过渡综合征）的高发病率，使得临床医生应该考虑治疗方向上增加或者至少保持手术部位上下关节的活动度。这可能通过运动或手动治疗达到目的。建议患者从仰卧位运动开始。生物力学研究表明，相对于坐位和站位，仰卧位可减少对椎间盘的压力。这对腰椎间盘切除术后患者的恢复将是非常有帮助的。运动内容可以考虑以下几个方面：

- 单膝胸运动：伸展髋关节和下肢肌肉，促进髋关节屈曲，有助于近端坐骨神经的运动，但不至于牵拉。

- 双膝胸:伸展下腰椎(竖脊肌)和臀部。
- 梨状肌伸展:活动髋关节有利于缓解对坐骨神经周围的持续性刺激。
- 下半身躯干旋转运动:腰椎的缓慢运动和旋转有利于减少对椎间盘的压力。
- 伸展臀部屈肌:收紧臀部屈肌增加了躯干弯曲,而伸展有利于躯干变直。
- 下肢肌肉的伸展运动:应该重视下肢肌肉的伸展运动练习,因为神经对血液的供应非常敏感,并且不能很好地适应伸展运动。研究表明,神经延长8%以上,就会导致局部血流供应减慢(Jou 等,2000)。因为大部分腰椎间盘切除术的适应证为下肢神经的放射性疼痛,因此康复治疗师建议静态的腿筋伸展只适用于腰痛,而非下肢疼痛。下肢疼痛的患者可能更适合进行神经组织动员练习，这些内容在后文会进一步讨论。
- 骨盆倾斜:骨盆倾斜运动不应被视为脊柱稳定性锻炼(如在床上压低脊柱并维持)。目前已有理论支撑腹横肌和多裂肌的协同收缩不会引起脊椎前凸的增加或减少。骨盆倾斜运动应被视为一种新颖的、早期的、舒适的运动方式,为腰椎间盘切除术后的患者提供了一个安全的临床环境。

为提供一个早期的舒适的运动,康复治疗师应仔细评估脊柱负荷(如坐位时椎间盘的压力较高)、锻炼的目标、外科医生提供的预防措施和限制性措施(如解除限制)。

水上运动疗法:水上运动疗法应被视为一种扩展的运动,和之前描述的运动一样(稳定脊柱和提高关节活动度),只是环境改变了而已。已有证据表明,水上运动疗法治疗诸如慢性腰痛和纤维肌痛等慢性疾病的患者是有效的。水上运动疗法的好处包括以下内容。

- 疼痛控制:目前普遍认为脊柱有关的疼痛与异常或重复脊柱负荷有关,其可导致创伤、退变和疼痛。水上运动疗法由于脊椎负荷减轻,减少受伤区域的疼痛输入,从而减轻疼痛感。因为疼痛时运动能够控制强大的炎症因子,水中运动有效地控制了患者的疼痛,有利于患者尽早进行脊柱稳定性的训练。
- 运动范围:因为疼痛的降低和浮力的增加,患者可以更加自由地运动。

- 放松椎旁肌肉:有关脊柱稳定性的研究表明,整体肌肉会随着腹横肌和多裂肌的肌肉停止工作而表现得异常活跃。部分有争议的研究发现,整体肌肉更高密度的快速颤动和疲劳可能是疼痛的另一个来源。水上运动疗法的热水环境(及运动)能帮助"劳累"的肌肉增加血液循环和新陈代谢,冲刷肌肉代谢产生的废物,从而减轻疼痛。
- 脊柱稳定性:如前所述,在水中的患者可以更早地启动稳定性训练。
- 神经可塑性:在当前有关的疼痛科学研究中,使用功能核磁共振成像(fMRI)表明:腰痛患者的大脑皮质中腰的代表区域也变得模糊了。在安全舒适的环境中练习/运动可重塑大脑某个特定区域的强大的映射。在一个新颖和"没有痛苦"(水中运动疗法)的环境中进行舒适、轻柔的训练有利于大脑学习健康的运动,帮助减少痛苦。如需要获得更多的相关信息,可参考"慢性脊柱疼痛"章节。

有氧运动:已有相当多的证据表明,有氧运动对包括腰痛在内的慢性疼痛的治疗是有帮助的。有氧运动可使腰椎间盘切除术后的患者在多个层次上获益。其中主要的机制之一是下丘脑-垂体-肾上腺轴(HPA)。应激反应(如疼痛)、手术失败或者对工作、家庭的担心,使垂体(通过 HPA 轴)将肾上腺素释放进入血液。肾上腺素可使心率和血压提高,加快呼吸,使血液从姿势肌肉中"撤离"。肾上腺素会导致肌肉疲劳、去氧化、肌肉缺血和外围神经系统敏感性增加。肾上腺素是一种快速作用的物质,可与另一种应激反应激素皮质醇激素相互作用(Geiss 等,2005)。虽然有一个"正常"每日皮质醇曲线(如峰值在上午的晚些时候)周期,但持续的压力(如疼痛和手术失败)可导致皮质醇水平发生改变。长期皮质醇水平的改变与记忆变化、需求变化、体重增加、注意力难以集中、情绪波动、增加组织的敏感性,以及睡眠不佳和免疫系统的改变有关。那么有氧运动在腰椎间盘切除术后康复的过程中是如何发挥作用的呢?

- 有氧运动增加了疲劳肌肉的血流量和氧合度,从而减轻肌肉缺的血症状。
- 改善记忆。
- 喜好的改变。
- 专注力的提高。

- 情绪的影响。
- 细胞因子信号改变，从而降低了神经敏感性，并改善免疫系统。
- 更深的胸式呼吸和改善氧合。

步行运动计划

- 步行是外科医生推荐给腰椎间盘切除术患者的最重要的活动。其主要原因是步行可以预防血栓，但在腰椎间盘切除术的患者中，步行运动计划的重要性远不止这点。
- 步行运动计划有助于保持血液流动和减少发生血栓的可能性。
- 步行运动计划可以和有氧运动搭配进行，该计划将会增加血流量和肌肉骨骼系统、大脑和神经系统的血氧饱和度。
- 成人腰椎间盘是无血管的组织。椎间盘细胞的营养取决于椎间盘周围血管营养物质的扩散，以维持细胞活动和生存能力，同时消除乳酸等代谢产物。小的营养物质（如氧和葡萄糖）可完全通过细胞的自由扩散作用。研究表明，运动尤其是负重练习有助于扩散过程（海绵效应），步行锻炼将有利于这个过程。
- 神经动员。有证据表明，在跑步机上运动对退行性腰椎狭窄症的患者是有帮助的。虽然目前确切的机制尚不完全清楚，但有一种解释是行走提供了急需的活动量，促进了神经系统的血液供应，且对神经系统不产生过度的压力（如伸展运动）。正常步态时髋关节大约需要屈曲35°，一项旨在帮助"神经动员"的简单的方法可提高坐骨神经的正常运动性能。

手法治疗

脊柱术后的手法治疗一直是一个具有争议的话题，特别是对于外科医生而言。首先，手法治疗不应作为首选的治疗方法。康复治疗师对腰椎间盘切除术后的患者仅采用手法治疗，而忽视了本章提到的其他治疗方法，从目前的最佳临床证据来看不是最好的。其次，到目前为止，对椎间盘切除术后采用手法治疗的临床研究很少。很少有证据可表明患者采用手法治疗而没有产生过多的副作用（Coulis 和

Lisi，2013）。目前，对于提供类似于主动伸展和轻柔锻炼被动手法的效果尚有争议。康复治疗师在腰椎间盘切除术后患者的急性和亚急性阶段采用手法治疗，应当持有谨慎的态度。但这并不是说术后的几个月或数年后，患者仍不能采用手法治疗。正如之前提到的，大量的研究表明，增加邻近手术节段的压力水平可作为一种手段来改变患者的脊柱的生物力学变化。有经验的康复治疗师可能会考虑采用手法治疗技术在手术邻近区域[如胸椎和（或）髋关节]增加应力，从而减少手术区域的应力负荷。康复治疗师应小心评估患者的手法治疗部位及手术周围情况。

神经组织动员

神经组织动员是另一个有争议的话题，主要是因为缺乏足够的证据。同样重要的是，康复治疗师意识到相对于经过时间考验的治疗（如运动、仪器治疗和脊柱手法治疗），神经组织动员是一种"新"的治疗措施。到目前为止，只有一项针对腰椎间盘切除术的患者神经组织动员康复治疗效果的临床研究发表。一项随机对照试验发现神经组织动员在脊柱术后的康复中并无作用（Scrimshaw 和 Maher，2001），然而入组患者的异质性（椎板切除术、椎间盘切除和融合）可能会影响试验结果。越来越多的证据表明，神经组织动员技术在其他疾病的临床应用有其疗效（Ellis 和 Hing，2008）。这些研究表明主动和被动神经组织动员都可以促进患者更快地回到工作岗位和进行娱乐活动；增加与神经动力相关的测试活动度，减少外科干预，以及减轻疼痛。最后，因为实施腰椎间盘切除术的患者主要表现为下肢疼痛（放射性疼痛），因此需要重点关注。越来越多最新的研究发现很多骨科患者，包括腰痛和下肢放射性疼痛的患者，术后采用神经组织动员均能获益。

神经组织动员的相关研究也集中在基础科学研究上。基础科学研究表明正常健康的神经系统的正常运转需要一些神经组织结构来辅助，尤其有异常情况时（如椎间盘、瘢痕组织和肿胀），神经系统成为一个持续的功能障碍的来源。有3个物理性质被确认。

空间：临床医生处理神经系统的简单的方法是想象具体的神经组织在空间和通路中运转。为使神经系统功能运转正常，它们需要在身体的不同部位

不受阻碍地"滑动"和"滑翔"。神经组织遍布全身,包括肌肉、骨骼、韧带、筋膜的组织。大量研究表明,如果神经接口受伤或受损,可能影响到邻近的神经组织。当这些空间受压或神经承受不必要的压力与刺激,可能导致出现神经症状。所有前面描述的治疗(伸展运动、ROM、非负重的脊柱活动和散步等)都可以看作是扩展神经系统的空间的一种手段。

运动:与空间需求密切相关的是神经系统在其生理运动中执行复杂的信号过程。长期以来,药物和物理治疗关注于关节运动、肌肉和筋膜组织,神经系统的运动能力显然是被忽视的。在正常情况下,神经运动良好。早期尸体解剖研究表明,神经系统在处理运动方面是非常巧妙的。研究也发现,椎管的容量从后伸到屈曲可以扩大大约 30%。尽管大多数早期的"运动研究"是在尸体解剖中进行的,但最新采用实时超声影像研究显示,神经具有明显的纵向和横向运动能力。这些超声的研究还表明,与正常人群相比,患者体内神经组织运动减少。"神经组织运动障碍"概念的提出要求临床需要有测试特定神经组织活动功能的手段。这些测试是为了确定神经系统的生理功能障碍。这些测试的开发和改良将推动临床医生通过各种形式的治疗从根本上恢复和维持正常神经系统的解剖和生理需求。

血流量:神经组织是极其"嗜血"的。大脑和脊髓的重量仅占体重的 2%,但它们消耗了身体 20%~25% 的氧气量(Lammert,2008)。此外,已有研究证明,如果神经组织"延长"超过 6%~8%,末梢神经的血液流动变慢。如果神经延长约 15%,血流可能完全闭塞。充足的血流量、营养和活动度三者是相互依赖、相互影响的。如果神经组织血流中断,它会处于缺氧状态,并进一步导致缺血性疼痛。缺血性疼痛的主要原因是缺少运动、姿势维持和因循环减少导致的酸性环境(低 pH 值)。基于神经系统对血流的大量需求,康复治疗师应仔细评估脊柱伸展和(或)位置,并应当满足神经系统的血流需求。运动(如步行和有氧运动)可以被视为一种有效的手段以帮助患者恢复或维持流向神经系统的血液。

从基础的科学文献研究中发现,治疗技术应旨在恢复运动和血流,以尽可能地降低缺血性疼痛和维持正常的运动和神经系统的功能。

增加腰椎间盘切除术后患者的神经组织动员能力,需要考虑的重要因素之一是神经的敏感性。研究表明,腰椎间盘突出的患者突出的椎间盘周围布满了促炎的化学物质,如磷脂酶 A2(PLA2),这可进一步导致神经根失去保护髓鞘(Piperno 等,1997)。此外,神经组织的持续压力可能导致神经脱髓鞘。脱髓鞘又可能会导致"周围的高敏感性",这些在机械刺激、化学刺激和(或)热刺激下被进一步放大。除抗癫痫和膜稳定药物外,有假说认为教育(大脑参与)及温和、舒适和没有威胁的运动(如神经组织动员)可能会减少对神经的牵张敏感性。从生理和研究疼痛的科学的角度来看,术后进行轻柔的神经组织动员、有氧运动、步行和水上运动都是有帮助的。

其他治疗方法

上述的治疗方法不是康复治疗师唯一的治疗选择。康复治疗师也开发出了仪器治疗方案,如利用经皮电神经刺激或电刺激可能起到缓解疼痛的作用,进而有助于促进运动控制。此外,短期的对症治疗有助于缓解疼痛。因此,目前没有"标准的治疗方案"。有些患者可能需要更多的运动控制训练,因为他们术前有更长的病程、严重的疼痛和肌肉萎缩及术后残留的疼痛。其他患者可能腰痛症状加重,康复治疗师可能会花更多的时间和使用更多的策略来减少疼痛。而另一些患者则可能主要是下肢疼痛,这需要大量的教育来减少他们的恐惧,而物理治疗部分可能更关注神经组织动员、有氧运动和行走计划。

时机、剂量和频率

几乎没有证据可以确定术后立即开始康复锻炼能使患者受益。外科患者一般术后 2~3 周进行复诊,如果患者仍然有功能障碍,可能会求助于康复理疗。这表明患者可能直到术后 4 周才进行康复训练。这符合既往的研究,即术后 4~6 周进行康复训练能有效改善短期的功能障碍(Dolan 等,2000;Kjellby-Wendt 和 Styf,1998)。基于研究和临床经验,为期 6~8 周,每周 2~3 次的锻炼频率是科学的(Dolan 等,2000;Kjellby-Wendt 和 Styf,1998)。患者也应该接受在家里进行锻炼的教育,通过正规的康复训练直至出院后使他们能够管理自己的健康。应该再次强调,早期良好的术后信息很重要。康复治疗师在帮助术后患者的行走和运动、安抚患者、减少焦虑和制订合适的目标等方面有着重要的作用。

（官志平 译）

相关资料

A complete reference list is available at https://expertconsult.inkling.com/.

延伸阅读

Bogduk N. Management of chronic low back pain. *Med J Aust*. 2004;180:79–83.

Brox JI, Storheim K, Grotle M, et al. Systematic review of back schools, brief education, and fear-avoidance training for chronic low back pain. *Spine J*. 2008;8:948–958.

Buchbinder R, Jolley D, Wyatt M. Volvo award winner in clinical studies: effects of a media campaign on back pain beliefs and its potential influence on the management of low back pain in general practice. *Spine*. 2001;26:2535–2542.

Busch AJ, Barber KA, Overend TJ, et al. Exercise for treating fibromyalgia syndrome. *Cochrane Database Syst Rev*. 2007:CD003786.

Butler D, ed. *The Sensitive Nervous System*. Adelaide: Noigroup Publications; 2000.

Butler D, Moseley G, ed. *Explain Pain*. Adelaide: Noigroup; 2003.

Butler DS, ed. *The Sensitive Nervous System*. Adelaide: Noigroup Publications; 2000.

Cho DY, Lin HL, Lee WY, et al. Split-spinous process laminotomy and discectomy for degenerative lumbar spinal stenosis: a preliminary report. *J Neurosurg Spine*. 2007;6:229–239.

Cleland JA, Childs JD, Palmer JA, et al. Slump stretching in the management of non-radicular low back pain: a pilot clinical trial. *Man Ther*. 2006;11:279–286.

Cohen JE, Goel V, Frank JW, et al. Group education interventions for people with low back pain. An overview of the literature. *Spine*. 1994;19:1214–1222.

Coppieters MW, Alshami AM. Longitudinal excursion and strain in the median nerve during novel nerve gliding exercises for carpal tunnel syndrome. *J Orthop Res*. 2007;25:972–980.

Coppieters MW, Bartholomeeusen KE, Stappaerts KH. Incorporating nerve-gliding techniques in the conservative treatment of cubital tunnel syndrome. *J Manipulative Physiol Ther*. 2004;27:560–568.

Coppieters MW, Butler DS. Do "sliders" slide and "tensioners" tension? An analysis of neurodynamic techniques and considerations regarding their application. *Man Ther*. 2007. http://dx.doi.org/10.1016/j.math.2006.12.008.

Coppieters MW, Stappaerts KH, Wouters LL, et al. The immediate effects of a cervical lateral glide treatment technique in patients with neurogenic cervicobrachial pain. *J Orthop Sports Phys Ther*. 2003;33:369–378.

Costa F, Sassi M, Cardia A, et al. Degenerative lumbar spinal stenosis: analysis of results in a series of 374 patients treated with unilateral laminotomy for bilateral microdecompression. *J Neurosurg Spine*. 2007;7:579–586.

Devor M, Seltzer Z. Pathophysiology of damaged nerves in relation to chronic pain. In: Wall PD, Melzack R, eds. *Textbook of Pain*. 4th ed. Edinburgh: Churchill Livingstone; 1999.

Dilley A, Odeyinde S, Greening J, et al. Longitudinal sliding of the median nerve in patients with non-specific arm pain. *Man Ther*. 2007. http://dx.doi.org/10.1016/j.math.2007.07.004.

Dommisse GF. The blood supply of the spinal cord and the consequences of failure. In: Boyling J, Palastanga N, eds. *Grieve's Modern Manual Therapy*. 2nd ed. Edinburgh: Churchill Livingstone; 1994.

Dyck PJ, Lais AC, Giannini C, et al. Structural alterations of nerve during cuff compression. *Proc Natl Acad Sci*. 1990;87:9828–9832.

Engers A, Jellema P, Wensing M, et al. Individual patient education for low back pain. *Cochrane Database Syst Rev*. 2008:CD004057.

Ferreira ML, Ferreira PH, Latimer J, et al. Comparison of general exercise, motor control exercise and spinal manipulative therapy for chronic low back pain: a randomized trial. *Pain*. 2007;131:31–37.

Flor H. The functional organization of the brain in chronic pain. In: Sandkühler J, Bromm B, Gebhart GF, eds. *Progress in Brain Research*. vol. 129. Amsterdam: Elsevier; 2000.

Fokter SK, Yerby SA. Patient-based outcomes for the operative treatment of degenerative lumbar spinal stenosis. *Eur Spine J*. 2006;15:1661–1669.

Fritz JM, Irrgang JJ. A comparison of a modified Oswestry Low Back Pain Disability Questionnaire and the Quebec Back Pain Disability Scale. *Phys Ther*. 2001;81:776–788.

George SZ, Fritz JM, Bialosky JE, et al. The effect of a fear-avoidance-based physical therapy intervention for patients with acute low back pain: results of a randomized clinical trial. *Spine*. 2003;28:2551–2560.

Goldby LJ, Moore AP, Doust J, et al. A randomized controlled trial investigating the efficiency of musculoskeletal physiotherapy on chronic low back disorder. *Spine*. 2006;31:1083–1093.

Gross AR, Aker PD, Goldsmith CH, et al. Patient education for mechanical neck disorders. *Cochrane Database Syst Rev*. 2000:CD000962.

Guyer RD, Patterson M, Ohnmeiss DD. Failed back surgery syndrome: diagnostic evaluation. *J Am Acad Orthop Surg*. 2006;14:534–543.

Hides JA, Jull GA, Richardson CA. Long-term effects of specific stabilizing exercises for first-episode low back pain. *Spine*. 2001;26:E243–E248.

Hirsch MS, Liebert RM. The physical and psychological experience of pain: the effects of labeling and cold pressor temperature on three pain measures in college women. *Pain*. 1998;77:41–48.

Johnson RE, Jones GT, Wiles NJ, et al. Active exercise, education, and cognitive behavioral therapy for persistent disabling low back pain: a randomized controlled trial. *Spine*. 2007;32:1578–1585.

Koes BW, van Tulder MW, van der Windt WM, et al. The efficacy of back schools: a review of randomized clinical trials. *J Clin Epidemiol*. 1994;47:851–862.

Kornberg C, Lew P. The effect of stretching neural structures on grade one hamstring injuries. *J Orthop Sports Phys Ther*. 1989;10:481–487.

Liddle SD, Gracey JH, Baxter GD. Advice for the management of low back pain: a systematic review of randomised controlled trials. *Man Ther*. 2007;12:310–327.

Lundborg G, Rydevik B. Effects of stretching the tibial nerve of the rabbit. A preliminary study of the intraneural circulation and the barrier function of the perineurium. *J Bone Joint Surg Br*. 1973;55:390–401.

Lurie JD, Birkmeyer NJ, Weinstein JN. Rates of advanced spinal imaging and spine surgery. *Spine*. 2003;28:616–620.

McGregor AH, Burton AK, Sell P, et al. The development of an evidence-based patient booklet for patients undergoing lumbar discectomy and uninstrumented decompression. *Eur Spine J*. 2007;16:339–346.

McGregor AH, Dicken B, Jamrozik K. National audit of post-operative management in spinal surgery. *BMC Musculoskelet Disord*. 2006;7:47.

Melzack R. Pain and the neuromatrix in the brain. *J Dent Educ*. 2001;65:1378–1382.

Moseley GL. Evidence for a direct relationship between cognitive and physical change during an education intervention in people with chronic low back pain. *Eur J Pain*. 2004;8:39–45.

Moseley GL. Joining forces—combining cognition-targeted motor control training with group or individual pain physiology education: a successful treatment for chronic low back pain. *J Man Manip Therap*. 2003. in press.

Moseley GL. A pain neuromatrix approach to patients with chronic pain. *Man Ther*. 2003;8:130–140.

Moseley GL. Widespread brain activity during an abdominal task markedly reduced after pain physiology education: fMRI evaluation of a single patient with chronic low back pain. *Aust J Physiother*. 2005;51:49–52.

Moseley GL, Hodges PW, Nicholas MK. Evidence for a direct relationship between cognitive and physical change during an education intervention in people with chronic low back pain. *Eur J Pain*. 2004;8:39–45.

Moseley GL, Hodges PW, Nicholas MK. A randomized controlled trial of intensive neurophysiology education in chronic low back pain. *Clin J Pain*. 2004;20:324–330.

Moseley GL, Nicholas MK, Hodges PW. Does anticipation of back pain predispose to back trouble? *Brain*. 2004;127:2339–2347.

Moseley GL, Nicholas MK, Hodges PW. A randomized controlled trial of intensive neurophysiology education in chronic low back pain. *Clin J Pain*. 2004;20:324–330.

Moseley GL. Combined physiotherapy and education is efficacious for chronic low back pain. *Aust J Physiother*. 2002;48:297–302.

Ogata K, Naito M. Blood flow of peripheral nerve: effects of dissection, stretching and compression. *J Hand Surg [Am]*. 1986;11B:10–14.

Oliveira A, Gevirtz R, Hubbard D. A psycho-educational video used in the emergency department provides effective treatment for whiplash injuries. *Spine*. 2006;31:1652–1657.

Ostelo RW, de Vet HC, Waddell G, et al. Rehabilitation following first-time lumbar disc surgery: a systematic review within the framework of the Cochrane collaboration. *Spine*. 2003;28:209–218.

Ostelo RW, de Vet HC, Waddell G, et al. Rehabilitation after lumbar disc surgery. *Cochrane Database Syst Rev*. 2007:CD003007.

Poiraudeau S, Rannou F, Baron G, et al. Fear-avoidance beliefs about back pain in patients with subacute low back pain. *Pain*. 2006;124:305–311.

Richardson C, Jull GA, et al. *Therapeutic Exercise for Spinal Segmental Stabilization in Low Back Pain*. London: Churchill Livingstone; 1999.

Roland M, Morris R. A study of the natural history of back pain. Part I: development of a reliable and sensitive measure of disability in low-back pain. *Spine (Phila Pa 1976)*. 1983;8:141–144.

Rozmaryn LM, Dovelle S, Rothman ER, et al. Nerve and tendon gliding exercises and the conservative management of carpal tunnel syndrome. *J Hand Ther*. 1998;11:171–179.

Sackett DL, Rosenberg WMC, Muir JA, et al. Evidence based medicine: what it is and what it isn't. *Br Med J.* 1996;312:71–72.

Schofferman J, Reynolds J, Herzog R, et al. Failed back surgery: etiology and diagnostic evaluation. *Spine J.* 2003;3:400–403.

Shabat S, Arinzon Z, Folman Y, et al. Long-term outcome of decompressive surgery for lumbar spinal stenosis in octogenarians. *Eur Spine J.* 2008;17:193–198.

Shacklock M. *Clinical Neurodynamics.* Edinburgh: Elsevier; 2005.

Shacklock M. Improving application of neurodynamic (neural tension) testing and treatments: a message to researchers and clinicians. *Man Ther.* 2005;10:175–179.

Shaughnessy M, Caulfield B. A pilot study to investigate the effect of lumbar stabilisation exercise training on functional ability and quality of life in patients with chronic low back pain. *Int J Rehabil Res.* 2004;27:297–301.

Silagy C. Evidence vs experience. *Australian Doctor.* 1999.

Smith GC, Pell JP. Parachute use to prevent death and major trauma related to gravitational challenge: systematic review of randomised controlled trials. *BMJ.* 2003;327:1459–1461.

Stuge B, Veierod MB, Laerum E, et al. The efficacy of a treatment program focusing on specific stabilizing exercises for pelvic girdle pain after pregnancy: a two-year follow-up of a randomized clinical trial. *Spine (Phila Pa 1976).* 2004;29:E197–E203.

Sweeney J, Harms A. Persistent mechanical allodynia following injury of the hand. Treatment through mobilization of the nervous system. *J Hand Ther.* 1996;9:328–338.

Thomas JS, France CR. Pain-related fear is associated with avoidance of spinal motion during recovery from low back pain. *Spine.* 2007;32:E460–E466.

Troup JDG. Biomechanics of the lumbar spinal canal. *Clin Biomech.* 1986;1:31–43.

Udermann BE, Spratt KF, Donelson RG, et al. Can a patient educational book change behavior and reduce pain in chronic low back pain patients? *Spine J.* 2004;4:425–435.

Waddell G. *The Back Pain Revolution.* 2nd ed. Edinburgh: Elsevier; 2004.

Waddell G, Burton AK. Concepts of rehabilitation for the management of low back pain. *Best Pract Res Clin Rheumatol.* 2005;19:655–670.

Waddell G, Newton M, Henderson I, et al. A fear-avoidance beliefs questionnaire (FABQ) and the role of fear avoidance beliefs in chronic low back pain and disability. *Pain.* 1993;52:157–168.

Weirich SD, Gelberman RH, Best SA, et al. Rehabilitation after subcutaneous transposition of the ulnar nerve: immediate versus delayed mobilization. *J Shoulder Elbow Surg.* 1998;7:244–249.

Woolf CJ, Mannion RJ. Neuropathic pain: aetiology, symptoms, mechanisms, and management. *Lancet.* 1999;353:1959–1964.

Wright TW, Glowczewskie Jr F, Cowin D, et al. Ulnar nerve excursion and strain at the elbow and wrist associated with upper extremity motion. *J Hand Surg [Am].* 2001;26:655–662.

第 **77** 章

慢性腰背痛和疼痛科学

Adriaan Louw ｜ David S. Butler

引言

当前的腰痛治疗提示，基于分类的方法可能对识别特定干预措施的潜在受益患者具有价值（Fritz等，2007）。流行病学数据显示，慢性、广泛性、非特异性的肌肉骨骼疼痛的发生率正在增加，这为医疗保健提供者带来巨大挑战，并增加了医疗的成本，尤其是在慢性腰痛领域（Wall 和 Melzack，2005）。然而，鲜有治疗方法对慢性腰痛有效（Carville 等，2008），这反过来增加了治疗这些患者的挫败感和挑战性。在美国，1/5 的人口约（6500 万~7000 万）处于持续（慢性）疼痛状态（Wall 和 Melzack，2005）。

疼痛很复杂，并且常常很难被理解。国际疼痛研究协会对疼痛的定义如下：

实际或潜在的组织损伤或描述这种损伤后引起的不愉快的感觉和情感体验。

国际疼痛研究协会对疼痛的定义很重要，因为它包含以下事实：情感性疼痛与物理性疼痛相同。此外，该定义表明，组织损伤甚至潜在的损伤或损伤威胁都可能引起疼痛。但是，Moseley（2003）提出了一种更新的疼痛定义，它不仅包括大脑，还包括保护个人的关键系统：

疼痛是一种由个人的特定神经特征激活的多系统输出。每当个体感知威胁时，该神经特征就会被激活。

目前治疗慢性脊柱疼痛的模式

康复治疗师在治疗慢性疼痛患者时可能面临的最大问题是，他们使用的模式不足以理解和解释疼痛（Butler，2000），此时需要更广泛的"生物-心理-社会"模式。生物-心理-社会方法结合了生物学、心理学和社会交往/意识来治疗患者。而现实情况是，许多康复治疗师（基于他们的培训）仍然倾向于把重心放在生物学部分。真正的生物-心理-社会方法由多种模型组成，并结合合理的临床推理（图 77.1）。康复治疗师应仔细评估这些治疗疼痛的模型，并确定他们对哪种模型满意，以及哪些模型需要更多的其他信息：

解剖：康复治疗师必须在清楚解剖的情况下才能治疗患者；然而，解剖模型在解释疼痛，特别是慢性广泛性疼痛方面存在局限性。

病理解剖：解剖模型的扩展就是病理解剖模型。相对于向患者展示健康的椎间盘，康复治疗师利用病理解剖模型可以向患者展示"不良"的椎间盘、膝关节或足。尽管受损的组织可能会导致疼痛，并在基于组织的急性疼痛中起主要作用，但它在解释慢性疼痛方面仍然存在局限性。许多人的解剖结构"不好"，却并不会发生疼痛。目前的数据显示，在非腰痛的成年人群体中，多达 52% 的个体在 MRI 中显示椎间盘膨出（Jensen 等，1994）。另一个例子是脊柱退变，这是成年人脊柱影像中的普遍表现。如果绘制 20~

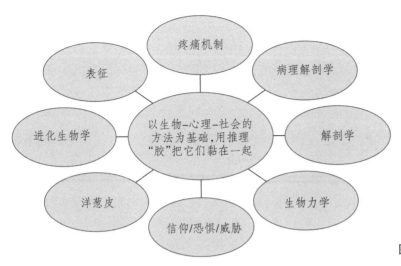

图 77.1　治疗脊柱疼痛的生物–心理–社会方法。

80 岁的脊柱退变曲线，会呈现出随年龄增加而脊柱退变加剧的线性上升关系。然而，腰痛最多发生在 35~50 岁。快速浏览影像资料会发现脊柱退变（不良的解剖结构）与腰痛发生率之间的相关性很小。康复治疗师需要对病理解剖学有足够的认识，包括治愈率和治愈阶段。尽管组织可以愈合，但许多患者的持续疼痛远远超出了这些组织的"正常愈合阶段"。病理解剖学模型不仅在向患者解释疼痛方面的作用有限，而且实际上可能使患者情况变得更糟。图像、海报和"不良解剖结构"的脊柱模型可能在患者中引起恐惧，而不是减轻疼痛或不适。

　　生物力学：治疗学家用来解释疼痛的另一个非常常见的模型是生物力学模型。康复治疗师将不良的力学与疼痛联系起来。尽管在急性和亚急性损伤中这是正确且明显的，但在更持久、更广泛的疼痛状态下则不太明显。与病理解剖模型一样，许多力学性能"差"的人并没有出现疼痛。这 3 种模型（解剖学、病理解剖学和生物力学）是培训康复治疗师治疗疼痛和残疾的主要且最普遍的模型。这些模型在患有急性、亚急性或术后即刻疼痛的患者中可能发挥重要作用，但在向慢性疼痛患者解释疼痛方面的作用有限（图 77.2）。

　　洋葱皮模型：该模型是理解疼痛不仅仅是一种纯粹的伤害性损伤的工具。伤害性损伤是指刺激神经系统支配的组织中的神经末梢，如捏或割伤皮肤。在洋葱皮模型中，疼痛包括可能影响疼痛状态的发展和维持的其他因素，如患者的态度和信念、患者因

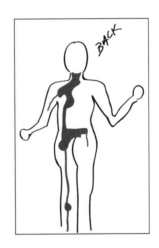

图 77.2　1 例患者描述的腰痛图。在接受物理治疗时，患者主诉"腰痛 3 年"，并寻求过多位医生的治疗。

这种伤害而承受的痛苦、患者的应对策略（抗争或被动应对策略），甚至是工作、住所和家庭等社交环境——显然，可以在洋葱上添加更多可能起作用的"层"。洋葱皮模型的前提是疼痛并非纯粹与伤害有关，而是受多种因素影响。根据临床医生的推理，看似很小的伤害"应该已经治愈"，实际却产生持久的疼痛。合理的解释是，患者可能受过伤害，但这种伤害受其他因素的严重影响。

　　疼痛机制模型：疼痛机制模型构建了更大的疼痛视野（图 77.3）。它使康复治疗师能够"退后一步，脱离组织"，并通过不同的过程（与输入有关的过程、处理过程及最终的输出过程）来观察疼痛。

　　输入过程描述了 3 个问题：组织损伤、环境和通

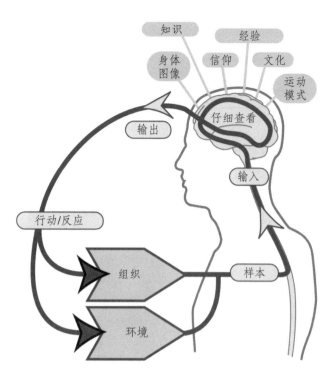

图 77.3 Gifford 疼痛机制。成熟生物模型或疼痛机制模型。(Adapted from Gifford LS. Pain, the tissues and the nervous system. Physiotherapy 1998;84;27-33.)

过周围神经系统的输入。组织损伤此处不再赘述。发生伤害的环境也非常重要（例如，在家中受伤与在工作中受伤是两种完全不同的场景，可能具有重大的临床意义）。我想到了一些有关环境的研究，但都没有 2005 年的"国家拆除德比车手"的研究好（Simotas 和 Shen，2005）。在被机动车碰撞的普通人中，25%~30%会出现慢性疼痛（疼痛持续超过 1 年）。但是，"拆除德比车手"的研究调查了美国国家拆除德比车手协会的成员，发现了有趣的统计数据：这些车手平均参与 30 项职业赛事，每场赛事平均发生 52 次车祸（>1500 次碰撞），然而，只有 1/40 的车手在受伤后出现超过 1 年的颈部慢性疼痛。这项研究有力地提醒我们大脑如何评估"威胁"，这将在后文的神经网络（表征）模型中进行讨论，但也提醒我们环境是如何影响疼痛的。试想，一个是车手经历的有趣事件，而另一个是普通人在压力状态下经历的未曾预料的、紧张的车祸。输入过程的第三部分是周围神经系统。在受伤时，周围神经系统会增加其静息膜电位，从而使神经系统更容易"着火"，这是正常现象，属于生存的一部分。一种健康的审视神经系统的方法就

是将其作为警报系统，以警告即将发生的危险，并继续在那里生存。当你踩在生锈的钉子上时，必须存在一个系统可以告诉你这个信息，以便可以采取行动。在理想情况下，神经会变得更加敏感（向大脑发送危险消息），而一旦组织愈合或威胁消除，神经就会恢复至静息水平。不幸的是，这并非发生在所有的患者中。某些患者受伤后，受伤区域的神经始终处于高度兴奋状态。造成这种情况的因素可能有很多，包括治疗失败、受伤表现、对疼痛的不同解释、工作中的焦虑/压力等。在这种情况下，周围神经系统更容易兴奋，并向中枢神经系统发送更多的消息（Butler，2000）。更多的相关信息请参见后文。

关于处理过程，在持续输入的情况下，中枢神经系统就会增加其敏感性或所谓的"兴奋性升高"，这是神经系统正常存活机制的一部分（Butler，2000；Woolf，2007）。患者可能会出现中枢敏化。当出现中枢敏化时，无论有无外周输入，中枢神经系统都可能成为持续疼痛的根源（Butler，2000；Woolf，2007）。典型的例子是幻肢痛，由于四肢受伤和疼痛，周围神经兴奋性升高并不断刺激中枢神经系统。久而久之，中枢神经系统的兴奋性升高。移除腿部（截肢）后，腿部在大脑中的表征仍然很生动，即使没有腿部，患者也可能会感到腿部疼痛。在这种情况下，大脑中会发生大量的神经增生事件，稍后将对此进行详细讨论。与此类似，也有人提出，更良性的损伤（如车祸伤或腰痛引起的颈部疼痛）可能导致中枢神经系统兴奋性升高。结果就是椎间盘已经愈合，但疼痛仍然存在。此外，由于中枢神经系统涉及大脑的处理，因此环境问题再一次影响患者对疾病的处理，此外腰背痛的经验、对预后的期望等也会影响疼痛的处理过程。

对于输出机制，在已有"输入和处理"的基础上，身体（大脑）都将要求系统去保护机体（Butler 和 Moseley，2003）。这些系统通常称为稳态系统，包括交感神经系统、副交感神经系统、运动系统、语言系统、呼吸系统及疼痛系统等。复杂性区域性疼痛综合征（CRPS）是"输出"功能失调的一个很好的例子。人们认为，在 CRPS 中，人体会利用诸如交感神经、循环系统、内分泌及疼痛等系统来保护机体。

疼痛机制模型的关键部分是确定哪个过程占主导地位，输入过程占主导（组织和周围神经）的腰痛

患者对传统疗法（如手动疗法）的反应相对要好，而处理过程或输出过程占主导的腰痛患者可能对传统疗法反应不好。这些患者需要进行广泛的神经科学教育、轻柔的运动、分级暴露，甚至分级运动成像。

神经网络/表征模型：神经网络模型基于大脑或损伤在大脑中的表征（Melzack，2001；Moseley，2003）。神经网络模型也表明大脑没有专门的疼痛处理区域，而是整个大脑都在处理疼痛的事实。发生伤害（如腰痛）时，大脑中的区域用于处理从腰部传入的危险消息，但是这些区域除了处理疼痛之外，还具有其他功能（如记忆、运动、感觉）。例如，有腰痛病史且背部经常"发出"严重疼痛的患者在横穿街道时注意到一枚闪亮的硬币，当他弯腰时，他听到后背有可怕的"咔嗒"声。他背痛吗？大多数康复治疗师会回答"是"，因为组织受伤并导致疼痛。现在想象同样是这名患者横穿街道，正捡起硬币，听到后背发出同样的"咔嗒"声，但就在他听到后背"咔嗒"声的同时，注意到一辆超速的公交车朝自己开来。那他现在背痛吗？现在，大多数康复治疗师都会回答"不"。但是，背部仍然（可能）有组织损伤。有趣的变化是发生在大脑中。大脑非常复杂，但以简单的方式"权衡了世界"——将背部扭伤、组织损伤与超速公交车相比，大脑决定你是否会感到疼痛。在这种情况下会感到疼痛无助。显而易见，超速的公交车是最重要的因素，此时组织不会向大脑发送疼痛信息。疼痛是大脑的构造。组织发送危险信息，然后大脑可以对其进行解释，并确定输入和处理的总和是否导致疼痛。同样，许多人的组织有问题，但不会感到疼痛。这说明组织损伤可能是不必需的，也不足以引起疼痛。

这里介绍的模型并未囊括所有，但可以被认为是康复专业人士使用的一些主要模型。每名康复治疗师都需要再次认真审视生物-心理-社会方法。当康复治疗师使用解剖学、病理解剖学和生物力学模型时，他们仍然非常"生物学"地进行练习。因此，对所描述的模型进行深入了解是必要的（Butler，2000）。

理解疼痛的重要问题

在疼痛科学领域及与对慢性腰痛的进展和治疗相关的疼痛的一般理解方面，有许多激动人心的发现和发展，足以涵盖专门研究疼痛科学的许多章节。这里讨论了 3 个关键问题：

- 神经敏感性。
- 大脑对疼痛的处理。
- 输出系统。

敏感神经系统

康复治疗师对神经组织动员的概念已经十分熟悉（Butler，2000）。神经组织动员的前提是神经系统是物理组织，并且从解剖学和生理学的角度来看，神经需要足够的空间（容器）、运动和血液供应（Butler，2000）。这导致了物理测试（神经动力学测试，如直腿抬高、松垮检查和上肢神经动力学测试）的发展，旨在检查神经系统的物理特性，以处理其对空间、运动和血流量的需求（Butler，2000）。例如，直腿抬高试验检查坐骨神经在周围组织中自由移动的能力，以及神经是否有足够的血液供应来耐受这种移动。如果神经动力学测试显示运动受限（ROM 减少），则将使用一系列主动和（或）被动的神经组织动员技术来恢复神经系统的正常运动特性。神经的运动特性仍在广泛研究中（Coppieters 和 Butler，2008）。

现在对神经疼痛的理解已经发生了重要变化（Butler，2000）。为了加深对慢性脊柱疼痛的了解，康复治疗师需要对神经"变得敏感"的方式有更深入的认识。要认识这一点，康复治疗师需要了解治疗的分子靶标——离子通道（Butler，2000；Wall 和 Melzack，2005）。离子通道是由蛋白质形成的，这些蛋白质是基于从脱氧核糖核酸（DNA）到信使核糖核酸（mRNA）的转录得来。为了了解更多的相关知识，推荐读者参考 Wall 和 Melzack 的著作（2005）。以下是有关离子通道的 7 个关键点（来自 Butler，2001；已获许可）：

1. 离子通道是基于遗传编码（DNA）而来的通道蛋白质的集合。该通道锚定在神经元胞膜（轴突）中。细胞核周围的核糖体基于遗传学规则合成这些通道。通道在轴质（神经细胞质）中运输，然后被插入轴突中。

2. 它们实质上在轴突中形成一个塞子/通道，并在其中穿过一个孔。孔可以打开或关闭；如果打开，则离子会根据电化学梯度流过，这将导致去极化。在发生其他化学事件后，通道通常会关闭。

3.基因表达许多不同种类的通道。有些通道在特定模式下打开，如拉伸或温度变化。其他通道则根据电势的变化或与被神经递质结合而打开。康复治疗师可能会对以下事实感兴趣：存在对温度变化、循环的免疫分子、血流、压力、伸展和肾上腺素敏感的离子通道（图77.4）。

4.大多数通道打开仅几毫秒，因此可以使电梯度相等。另一类离子通道（G蛋白）开放的时间较长，可能达几分钟，并刺激下一个神经元的变化，包括第二信使激活和基因表达。这些有时被称为"记忆"通道。

5.离子通道不断变化。离子通道（如 Na^+ 通道）的半衰期可能只有几天。这是突触自我调节功能的基

础。例如，在压力情况下，肾上腺敏感性通道的数量可能增加。伤害会导致通道数目的上调或下调，甚至产生独特的通道。

6.离子通道在周围神经系统中分布不均。在细胞体、轴突、树突、末端和 Lanvier 结处有更多的通道。如果需要，可以在诸如轴突的区域插入其他通道。

7.任一时间的离子通道数、种类和活动均可以合理地表示为该个体计算出的社会最佳生存所需的敏感性。因此，离子通道的表达具有可塑性。在损伤状态下，通道表达和插入的模式会发生巨大的变化，杏仁核、海马体和背根神经节等区域的受体数量会增加。在周围神经中，髓磷脂通常抵抗通道插入。但是，脱髓鞘后，裸露的节段可以获得高密度的通道，这被认为是形成外周神经元中，异常脉冲产生部位的基础。简单来说，它们反映了个人的"需求"。

离子通道研究的临床应用是神经对不同类型的刺激，使其变得越来越敏感（图77.5）（Butler，2000）。了解离子通道的工作原理可为解释为什么患者对寒冷的温度、压力/焦虑或恐惧的敏感性增加提供了生物学基础。此外，它也有助于理解神经系统是如何"唤醒"的。这项研究也是制药公司开发能够稳定神经系统的药物（如膜稳定药物）的基石。

大脑处理疼痛的过程

功能性磁共振成像（fMRI）和正电子发射断层扫

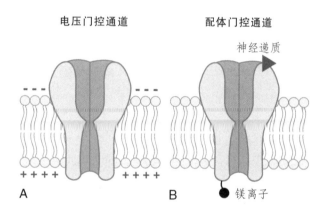

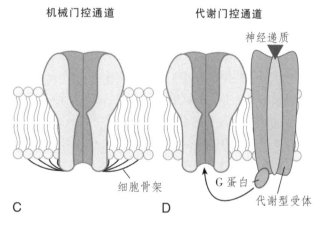

图77.4　4种不同类型的开放离子通道。(A)电压门控通道。(B)配体门控通道，其中有镁离子插入，且神经递质"停靠"在蛋白质中，打开或关闭门。(C)机械门控通道。细胞骨架可以拉开通道。(D)营养代谢通道或G蛋白门控通道。受体与离子通道分离，需要G蛋白激活才能打开通道。（Adapted from Butler DS. TheSensitive Nervous System. Adelaide, South Australia: NOI Publications，2000.）

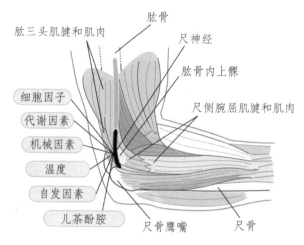

图77.5　已知可以激活周围神经中的异常脉冲产生部位的各种刺激。（Adapted from Butler DS. The Sensitive Nervous System. Adelaide, South Australia: NOI Publications，2000.）

描(PET)等非侵入性技术为科学家和临床医生提供了探索大脑如何处理诸如疼痛之类信息的绝佳机会。"没有大脑,没有痛苦"和"使用或失去它"的口号在这里肯定适用——这全都与表征有关。我们对大脑如何处理疼痛已经有了更深入的理解,它非常复杂。以下简要阐述与绘制大脑疼痛图有关的一些关键性问题(Flor,2003):

- 在经历疼痛时,整个大脑都处于活动状态。这是一个关键性问题。在大脑中没有任何疼痛的区域,疼痛使用的区域有除疼痛以外的功能。尽管疼痛经历是分散的,但存在基本的常见激活模式,但人与人之间,以及在慢性疼痛的经历中,这种模式都有所变化。这种变化可能表示我们在疼痛体验(包括实验性疼痛)方面的自然差异。

- 经常兴奋的区域是边缘系统中的初级和次级体感皮层、前扣带回(Butler 和 Moseley,2003)、皮层、皮层下皮层、丘脑、基底神经节和小脑——迄今为止,400 多个区域已被注意到。这些区域之间的双边分布式递归处理必须等于痛苦经历。大脑中的这种地图通常被称为"神经标记"或神经信号(图 77.6)(Butler 和 Moseley,2003)。

- 对肌肉或皮肤的有害刺激具有类似的大脑表征。研究数据表明,不管受伤的是哪种组织,大脑都具有相同的疼痛地图。这意味着无论是椎间盘,还是小关节或骶髂关节受伤,大脑都基本运行相同的地图。

- "情绪痛苦"使用与"身体痛苦"类似的领域。这符合国际疼痛研究协会对疼痛的定义。它还强调了治疗的生物–心理–社会方法。

- 兴奋的表征容易被调整,尤其是通过认知因素。它与环境高度相关。可以通过对疼痛的预期或对疼痛的幻觉来引起兴奋表征。兴奋表征可以通过诸如分散注意力、不愉快认知及焦虑来调节,它可以被"调高"或"调低"。

- 在某些疼痛的状态下,大脑皮质中可检测到"污点"样的图像。不同的身体部位在大脑中具有相对应的神经图像/地图(如腰部)。最近的研究表明,在患有慢性腰痛患者的大脑中对应的腰部地图已经发生了变形(Moseley,2008)。同样,Tsao 和 Hodges(2007)的研究表明,在腰痛患者的大脑中,腹横肌对应的地图有所改变,而运动后相应的地图则恢复为"正常"。

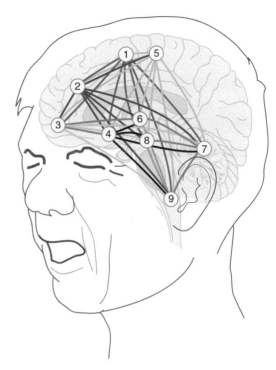

典型的疼痛神经标记

1)运动前/运动皮层:组织并准备运动
2)扣带状皮层:集中
3)前额叶皮层:解决问题、记忆
4)杏仁核:恐惧、调节恐惧、成瘾
5)感觉皮层:感觉辨别
6)下丘脑/丘脑:压力反应、自主调节、动机
7)小脑:运动与认知
8)海马:记忆、空间认知、恐惧调节
9)脊髓:在外周起门控作用

图 77.6　典型的疼痛"神经标记"或神经信号,证明了在疼痛处理过程中发现了常见区域。

输出系统

在解释疼痛的模型部分中,已经对输出机制进行了简要说明。疼痛是由个体的特定神经特征激活的多系统输出。当个体感知威胁时,就会激活此神经特征。输出机制是指人体依靠不同的系统来捍卫自己(Butler,2000;Butler 和 Moseley,2003)。疼痛是一种威胁,为了应对这种威胁,身体(大脑)将要求各种系统进行自我防御。这些系统包括交感神经系统、副交感神经系统、运动系统、内分泌系统、疼痛系统、呼吸系统、免疫系统等。当发生威胁时,某些系统响应较快(交感、呼吸),而其他系统响应较慢(副交感、免疫)。这些系统被设计用于急性应激反应。当面临急性应激情况(如恶犬)时,这些系统会激活并保护个体(例如,将血液分流到更强大的肌肉中以进行奔跑或搏斗,增加心率和呼吸,提高肾上腺素水平)。有趣的是,在急性应激中疼痛(作为输出)将被下调。移除应激源(狗)后,这些系统将恢复至正常状态。因此,它被称为体内平衡系统。但是,当这些系统开启数周、数月甚至数年后,就会发生长期变化,这些变化不仅会对患者产生影响,而且还会出现临床症状。慢性疼痛由于持续时间长、诊断不佳、治疗无效,可使患者的恐惧程度增加,并导致诸如家庭和工作相关问题等,这被视为对患者生命的巨大的威胁(狗),可存在数月甚至数年。在慢性疼痛中,这些系统会长期打开,并与以下系统相关联:

  • 离子通道对肾上腺素的敏感性、离子通道对细胞因子(免疫分子)的敏感性、中枢敏化和神经敏感性增加,导致疼痛增加。

  • 浅而快速的呼吸导致辅助肌肉的疲劳和血液含氧不足,造成局部缺血、敏感和组织缺损。

  • 血液被分流到更多需要"生存"的区域,并导致姿势肌肉和稳定肌肉的功能障碍。

  • 皮质醇水平的改变,导致记忆力改变、食欲改变、情绪波动、抑郁、免疫力改变、睡眠障碍和体重增加;组织变得更加敏感和老化。

康复治疗师需要意识到有慢性疼痛的患者具有许多上述症状(疲劳、疼痛、敏感等)。康复治疗师的治疗应解决这些问题(如不良姿势),但患者只要感觉到威胁(疼痛),这些系统就会处于激活状态。姿势锻炼可能会有所帮助,甚至让人"感觉不错",但除非熟练地结合基于运动的动手疗法与旨在减少威胁的神经科学教育,否则不会发生真正的改变(参见下文)。多项对慢性腰痛的患者进行神经科学教育的研究表明,经过一次教育后,患者的运动和锻炼情况会变得更好(Louw 等,2015a)。据推测,神经科学教育可以帮助患者更好地了解自己的痛苦,从而减轻问题的困扰,从本质上使大脑和神经系统保持平静。

慢性疼痛:最好的治疗证据

循证医学旨在针对单个患者采用最佳的治疗方法。对当前针对慢性疼痛(包括脊柱疾病)的最佳证据疗法的评论为临床医生提供了一定的指导。

1.识别带有"危险信号"的患者。医学的第一个规则是"不要伤害"。临床医生应仔细筛查患者以确定他们是否适合治疗,包括慢性疼痛患者。用于筛查任何或所有患者的指南同样适用于持续疼痛的患者。具有危险信号的患者应接受进一步检查和医学治疗。

2.向患者介绍问题的性质。长期以来,教育一直被用来减轻与腰痛相关的残疾(Engers 等,2008)。在骨科领域中,有许多关于教育对疼痛和残疾影响的研究,其结果从"优秀"到"糟糕"。骨科中使用的大多数教育项目都利用解剖学和生物医学模型来解决疼痛(Butler 和 Moseley,2003;Moseley,2003;Moseley 等,2004),不仅效果有限,而且甚至可能增加患者的恐惧感,从而产生消极作用(Butler 和 Moseley,2003)。生物力学方法的一个普遍的缺点是它们没有深入神经科学(Moseley,2002;Moseley,2003)或解决社会心理问题,这些问题已被证明是长期残疾和慢性疼痛的有力预测因素。教育的另一个方面,是通过认知行为疗法(CBT)解决与慢性腰痛相关的一些心理问题的方法。CBT 旨在使患者安心并解决与运动、病理和功能有关的恐惧。然而,对治疗腰痛的教育策略的系统评价显示,接受 CBT 教育和未接受 CBT 教育的腰痛患者的结局类似,表明 CBT 的疗效有限。最近的研究评估了神经科学教育在减轻腰痛患者的疼痛和残疾中的作用(Louw 等,2015b)。尽管神经科学教育旨在减轻与腰痛相关的恐惧,但它与 CBT 的不同之处在于,它不关注解剖或生物力学模型,而是关注神经生理学和疼痛的过程/表征。疼痛是一种强大的动力,可指导患者的医疗护理和寻求治疗的行为。患者能够有兴趣更多地了解疼痛,并且研究表明他们能够理解疼痛的神经生理学,尽管专业人士通常会低估患者理解与疼痛相关的"复杂"问题的能力。

研究表明,使用神经科学教育可以减轻恐惧感并改变患者对痛苦的理解。此外,神经科学教育已显示在改善患者对疼痛的态度方面具有立竿见影的效果(Moseley,2003),并且可以改善疼痛认知和身体机能,增加体力活动时的疼痛阈值,改善治疗效果(Moseley,2002),且广泛减少以疼痛经历为特征的脑部活动。此外,这些神经科学研究表明,结果超出了短期范围,可以维持1年的随访(Moseley,2002)。

3.提供预后信息。这可能是治疗中最困难的方面。但是,临床医生必须为患者提供有关预期结果的明确时间表。应注意缓解疼痛。关于疼痛等级的结果研究表明,在3个月、6个月和1年的随访中,疼痛会减轻,但重点应放在功能上。尽管存在疼痛,但慢性疼痛患者的功能可能会明显增强。这是患者对疼痛"散焦"的机制之一。临床医生应明确说明患者本人对疼痛和功能的期望。

4.促进自我保健。对于患有慢性疼痛的患者,一种有效的治疗策略是教会患者可以帮助自己的策略。这样可以增强独立性,并有助于制订应对策略,从而使患者能够控制自己的痛苦。同时,这也减少了患者对医疗康复提供者的依赖。自助策略包括:制订有氧运动计划、伸展运动的系统应用、使用冰敷或热敷等方式、冥想、放松、呼吸运动、解决问题、安排时间等。

5.患者在受伤后尽早并适当地进行活动。有很多原因促使患者在受伤和(或)手术后需要尽早运动。明显的原因包括(从生物学的角度来看)血液流动、刺激性物质的去除等,以及(从心理方面)应对策略、授权等。有关大脑神经增生性变化的大量证据也强调了手术或受伤后早期运动的重要性。利用fMRI和PET扫描的最新研究表明,在受伤或固定身体部位(如手指)后,该区域的征象仅需30分钟即可改变。重要的是,身体部位图像的变形(如腰部)与持续的疼痛有关。使用fMRI和PET扫描进行的研究进一步表明,患部的运动/锻炼会改变身体部位的"神经特征",这与疼痛减轻和功能改善相关。最好将这个过程的神经生物学描述为一个过程,在该过程中,失去正常运动的受伤区域会在大脑中形成"较差"的地图,从而呈"污点"样。通过移动身体部位,可以"重新训练"该身体部位的地图,并且大脑可以清晰地看到受伤部位。这与改善相关。受伤后的运动可以被视为是一种虚拟点心,可以使图像清晰且健康。

6.减少与运动、休闲和工作活动有关的不必要的恐惧。有几种因素与疼痛状态的发展和维持有关。流行病学数据表明,6%的腰痛患者几乎将50%的支出用于治疗腰痛。随着各国治疗腰痛的费用越来越多,科学家开始研究与慢性腰痛发展有关的因素。尽管相关因素不胜枚举,但许多研究都集中在"恐惧"这一因素上。一些作者认为,担心疼痛、受伤或再次受伤可能是慢性腰痛发展中最有促进作用的因素。这导致了调查表的发展,以检查患者可能有的恐惧程度。最常用的"恐惧问卷"是"避免恐惧信念问卷"(FABQ)。FABQ是避免恐惧的有效且可靠的量度(Grotle等,2006)。从治疗角度来看,临床医生应致力于减少恐惧,这是神经科学教育的精髓。人们认为,减少恐惧实质上将使大脑"平静"。康复治疗师应(在评估后)对患者所担心的问题有了更深入的了解并解决这些问题。运动或锻炼会伤害组织可能是不切实际的臆想。多项有关神经科学教育的研究表明,在进行相关教育后,直腿抬高和向前屈曲等动作有所改善(Louw等,2015a;Louw等,2015b)。

7.帮助患者体验成功。不幸的是,评估的重点是确定"患者不能做什么",治疗旨在恢复功能缺陷。建议临床医生指出积极的特征, 如有效地运动或肌肉收缩。这也适用于治疗。患有慢性疼痛的患者在心理上有许多并发症,如抑郁、身体形象差和缺乏自信,因此鼓励也很重要。

8.进行熟练的身体检查,并将结果告知患者。许多研究表明,患者希望接受身体检查,并建议临床医生考虑进行熟练的"低技术"检查。这意味着评估是全面的,并能获得对物理测试结果的整体认识。患有慢性疼痛的患者表现出广泛的敏感性(痛觉过敏),这降低了特定身体功能障碍的相关性。例如,触诊慢性腰痛患者的脊柱L5水平,最有可能发现敏感性增加(疼痛),但L4、L3等也是如此。这并不意味着所有的脊髓水平都"受伤"。由于神经系统非常敏感,任何或所有输入都会向大脑发送危险信号,从而导致触诊L5时疼痛的相关性降低。仔细分析物理测试的结果,待评估完成后,将检查结果传达给患者。

9.任何治疗策略都与问题的生物学性质而不是症候群或地理位置密切相关。鼓励临床医生远离综合征和疼痛部位。腰痛仅指以下事实:疼痛区域不在前部且在肩胛骨下方。地理位置(疼痛所在部位)无法告诉患者有关潜在病理的任何信息,也无法解释为什么治疗可能有益;综合征同理。腰椎手术失败综合征(FBSS)仅能向患者表明脊柱外科手术未能到达理想的结果。越来越多的证据表明,患者对腰部疼痛背后的生物学了解越多，他们对病理学和建议的治疗方案的理解就越好。这是神经科学教育的另一基础作用——将患者的痛苦"生物化"。临床医生应向患者解释会导致疼痛的生物学水平的变化，以及可以采取的措施。例如，患者声称自己感到压力时会出现手臂疼痛。神经科学教育课程旨在向患者解释神经具有受体或传感器，最近的研究表明，某些传感器对"压力化学物质"如肾上腺素具有敏感性。当患者承受压力并且这些压力化学物质的含量增加时，神经会增加其兴奋程度（"嗡嗡"声更高），因此更有可能"着火"，并发送危险信息，大脑可能将其解释为疼痛。随之而来的应对措施，可能就是生物学描述的所谓减轻压力及缓和神经系统。

10.使用任何可能的措施来减轻疼痛。有了相关中枢敏化发展的所有现有知识，似乎有必要尽快减少对中枢神经系统不断发出危险信息的威胁。在外周设备持续输入的情况下，中枢神经系统会上调，这可能导致长期变化。临床医生应使用所有手段以减轻疼痛，包括药物的使用、生活方式、教育和手法治疗。

11.尽量减少治疗次数和与医务人员的接触。对于患有慢性疼痛的患者，理想的情况是加深对患者疼痛的了解，并制订专注于发展独立性和帮助自身能力的治疗计划。康复治疗师应致力于通过鼓励、家庭锻炼计划和教育来发展这种独立性。实际上，许多患者很可能会接受临床医生的许多不必要的治疗，这些治疗导致患者对医生的依赖性而不是独立性。疼痛治疗具有挑战性。即使预计需要很长的时间，康复治疗师也应该让患者在继续进行一些家庭锻炼和治疗策略（如呼吸、冥想）的同时，进行一系列的治疗，几周（或几个月）后再次进行评估，然后向下一个级别的目标和策略努力，再次提供短期的治疗暂停等。这比让患者无限期地接受治疗更可取。例如，患者可能需要进行 8 次治疗，然后被送回家进行家庭锻炼及步行计划，并致力于达到短期目标，然后在6~8 周内恢复治疗，多次评估后调整练习和目标，然后再开始一段时间的家庭锻炼计划。

12.考虑多学科治疗。慢性疼痛患者会有许多并发症、长期的身体和情绪变化，以及对药物的需求，这意味着这些患者可能会从包括康复治疗师、心理学家、疼痛治疗师、艺术治疗师、营养师等在内的多个医疗服务中受益。但这并不意味着所有患者都需要这些治疗。临床医生应根据他们的经验和评估，决定患者是否需要其他帮助。这需要与患者及其医生进行讨论。

13.治疗已识别的和相关的身体功能障碍。对于存在各种身体功能障碍（如关节僵硬、肌肉无法收缩）的患者，物理治疗的重要方面是确定这些是否与疼痛相关。这在基于急性组织的疼痛状态下可能更明显，但在患有慢性疼痛的患者中则不太明显。其相关性与功能有关，纠正功能障碍有助于患者更好地恢复。康复治疗师在处理这些功能障碍时，应始终注意患者的疼痛状况。

14.评估并协助身体恢复健康。大量证据支持有氧运动在治疗慢性疼痛患者中的应用。康复治疗师应帮助患者制订一项家庭锻炼计划，并且应重点关注有氧运动。有氧运动的神经生理机制包括增加血液流量及肌肉和神经组织的氧摄取量，调节肾上腺素和皮质醇等应激化学物质，增强免疫系统，改善记忆力，减少睡眠障碍，分散注意力等。

15.评估对患者的创造力影响。康复治疗师应采用整体治疗方法，针对每名患者的个性、目标、优势和劣势设计一种有助于患者实现其目标的治疗方法。

总结

疼痛很复杂，许多患者长期遭受痛苦，越来越多的康复治疗师被要求为这些患者提供帮助。新兴的疼痛科学研究证实了这样一种观点，即以运动为基础的职业，如物理治疗，由于其生物学背景、运动焦点、实践方法、康复治疗师的绝对数量、心理学背景和对运动的利用，是治疗疼痛的理想选择。然而，其最大的缺点是康复治疗师们对疼痛缺乏了解。康复治疗师精通生物学模型（解剖学、生物力学和病理解剖学），但不熟悉疼痛的相关模型。因此，不仅建议个别康复治疗师熟悉疼痛科学研究，而且还建议疼痛科学研究成为物理治疗教育的基石。这样，康复治疗师便能以神经肌肉骨骼专家的身份帮助慢性疼痛患者。

（雍磊 译）

相关资料

A complete reference list is available at https://expertconsult.inkling.com/.

延伸阅读

Alshami AM, Cairns CW, Wylie BK, et al. Reliability and size of the measurement error when determining the cross-sectional area of the tibial nerve at the tarsal tunnel with ultrasonography. *Ultrasound Med Biol.* 2009;35:1098–1102.

Bernard AM, Wright SW. Chronic pain in the ED. *Am J Emerg Med.* 2004;22:444–447.

Bojduk N, Barnsley L. Back pain and neck pain: an evidence based review. *Pain.* An updated review. M. Max. Seattle: IASP Press; 1999.

Bonifazi M, Suman AL, Cambiaggi C, et al. Changes in salivary cortisol and corticosteroid receptor-alpha mRNA expression following a 3-week multidisciplinary treatment program in patients with fibromyalgia. *Psychoneuroendocrinology.* 2006;31:1076–1086.

Brox JI, Storheim K, Grotle M, et al. Systematic review of back schools, brief education, and fear-avoidance training for chronic low back pain. *Spine J.* 2008;8:948–958.

Butler D, ed. *Mobilisation of the Nervous System.* London: Churchill Livingstone; 1991.

Childs JD, Fritz JM, Flynn TW, et al. A clinical prediction rule to identify patients with low back pain most likely to benefit from spinal manipulation: a validation study. *Ann Intern Med.* 2004;141:920–928.

Cleland JA, Fritz JM, Childs JD. Psychometric properties of the Fear-Avoidance Beliefs Questionnaire and Tampa Scale of Kinesiophobia in patients with neck pain. *Am J Phys Med Rehabil.* 2008;87:109–117.

Cohen JE, Goel V, Frank JW, et al. Group education interventions for people with low back pain. An overview of the literature. *Spine.* 1994;19:1214–1222.

Coppieters MW, Hough AD, Dilley A. Different nerve-gliding exercises induce different magnitudes of median nerve longitudinal excursion: an in vivo study using dynamic ultrasound imaging. *J Orthop Sports Phys Ther.* 2009;39:164–171.

Devor M. Sodium channels and mechanisms of neuropathic pain. *J Pain.* 2006;7:S3–S12.

Deyo RA, Mirza SK, Martin BI. 2006 Back pain prevalence and visit rates: estimates from U.S. national surveys. *Spine.* 2002;31:2724–2727.

Flor H. The functional organization of the brain in chronic pain. *Prog Brain Res.* 2000;129:313–322.

Flynn T, Fritz J, Whitman J, et al. A clinical prediction rule for classifying patients with low back pain who demonstrate short-term improvement with spinal manipulation. *Spine.* 2002;27:2835–2843.

Fritz JM, George SZ, Delitto A. The role of fear-avoidance beliefs in acute low back pain: relationships with current and future disability and work status. *Pain.* 2001;94:7–15.

Fritz JM, Lindsay W, Matheson JW, et al. Is there a subgroup of patients with low back pain likely to benefit from mechanical traction? Results of a randomized clinical trial and subgrouping analysis. *Spine.* 2007;32:E793–E800.

Gifford LS. Pain, the tissues and the nervous system. *Physiotherapy.* 1998;84:27–33.

Gross AR, Aker PD, Goldsmith CH, et al. Patient education for mechanical neck disorders. *Cochrane Database Syst Rev.* 2000:CD000962.

Grotle M, Vollestad NK, Brox JI. Clinical course and impact of fear-avoidance beliefs in low back pain: prospective cohort study of acute and chronic low back pain: II. *Spine.* 2006;31:1038–1046.

Hefford C. McKenzie classification of mechanical spinal pain: profile of syndromes and directions of preference. *Man Ther.* 2008;13:75–81.

Heymans MW, van Tulder MW, Esmail R, et al. Back schools for nonspecific low back pain: a systematic review within the framework of the Cochrane Collaboration Back Review Group. *Spine.* 2005;30:2153–2163.

Hicks GE, Fritz JM, Delitto A, et al. Preliminary development of a clinical prediction rule for determining which patients with low back pain will respond to a stabilization exercise program. *Arch Phys Med Rehabil.* 2005;86:1753–1762.

Hirsch MS, Liebert RM. The physical and psychological experience of pain: the effects of labeling and cold pressor temperature on three pain measures in college women. *Pain.* 1998;77:41–48.

Johnson RE, Jones GT, Wiles NJ, et al. Active exercise, education, and cognitive behavioral therapy for persistent disabling low back pain: a randomized controlled trial. *Spine.* 2007;32:1578–1585.

Kendall NAS, Linton SJ, Main CJ, eds. *Guide to Assessing Psychosocial Yellow Flags in Acute Low Back Pain: Risk Factors for Long Term Disability and Work Loss.* Wellington: Accident Rehabilitation & Compensation Insurance Corporation of New Zealand and the National Health Committee; 1997.

Koes BW, van Tulder MW, van der Windt WM, et al. The efficacy of back schools: a review of randomized clinical trials. *J Clin Epidemiol.* 1994;47:851–862.

Liddle SD, Gracey JH, Baxter GD. Advice for the management of low back pain: a systematic review of randomised controlled trials. *Man Ther.* 2007;12:310–327.

Loeser JD. *Concepts of Pain.* In: Stanton-Hicks M, Boaz R, (eds), *Chronic Low Back Pain.* New York: Raven Press; 1982: p. 146.

Louw A, Louw Q, Crous LCC. Preoperative Education for Lumbar Surgery for Radiculopathy. *S Afr J Physiother.* 2009;65:3–8.

Louw A, Mintken P, Puentedura L. Neurophysiologic effects of neural mobilization maneuvers. In: Fernandez-De-Las-Penas C, Arendt-Nielsen L, Gerwin RD, eds. *Tension-Type and Cervicogenic Headache.* Boston: Jones and Bartlett; 2009: 231–245.

Magni G, Marchetti M, Moreschi C, et al. Chronic musculoskeletal pain and depressive symptoms in the national health and nutrition examination. 1. Epidemiologic follow up study. *Pain.* 1993;53:163.

Maier-Riehle B, Harter M. The effects of back schools—a meta-analysis. *Int J Rehabil Res.* 2001;24:199–206.

Masui T, Yukawa Y, Nakamura S, et al. Natural history of patients with lumbar disc herniation observed by magnetic resonance imaging for minimum 7 years. *J Spinal Disord Tech.* 2005;18:121–126.

Mortimer M, Ahlberg G. To seek or not to seek? Care-seeking behaviour among people with low-back pain. *Scand J Public Health.* 2003;31:194–203.

Moseley GL. Evidence for a direct relationship between cognitive and physical change during an education intervention in people with chronic low back pain. *Eur J Pain.* 2004;8:39–45.

Moseley GL. Graded motor imagery for pathologic pain: a randomized controlled trial. *Neurology.* 2006;67:2129–2134.

Moseley GL. Joining forces—combining cognition-targeted motor control training with group or individual pain physiology education: a successful treatment for chronic low back pain. *J Man Manip Therap.* 2003; in press.

Moseley GL. Widespread brain activity during an abdominal task markedly reduced after pain physiology education: fMRI evaluation of a single patient with chronic low back pain. *Aust J Physiother.* 2005;51:49–52.

Moseley GL, Hodges PW, Nicholas MK. A randomized controlled trial of intensive neurophysiology education in chronic low back pain. *Clin J Pain.* 2004;20:324–330.

Moseley L. Unraveling the barriers to reconceptualization of the problem in chronic pain: the actual and perceived ability of patients and health professionals to understand the neurophysiology. *J Pain.* 2003;4:184–189.

Nachemson AL. Newest knowledge of low back pain. A critical look. *Clin Orthop.* 1992:8–20.

Oliveira A, Gevirtz R, Hubbard D. A psycho-educational video used in the emergency department provides effective treatment for whiplash injuries. *Spine.* 2006;31:1652–1657.

Poiraudeau S, Rannou F, Baron G, et al. Fear-avoidance beliefs about back pain in patients with subacute low back pain. *Pain.* 2006;124:305–311.

Rooks DS, Gautam S, Romeling M, et al. Group exercise, education, and combination self-management in women with fibromyalgia: a randomized trial. *Arch Intern Med.* 2007;167:2192–2200.

Sackett DL. Evidence-based medicine. *Spine.* 1998;23:1085–1086.

Schmid AB, Brunner F, Luomajoki H, et al. Reliability of clinical tests to evaluate nerve function and mechanosensitivity of the upper limb peripheral nervous system. *BMC Musculoskelet Disord.* 2009;10:11.

Shacklock M, ed. *Clinical Neurodynamics.* London: Elsevier; 2005.

Spitzer WO, Skovron ML, Salmi LR. Scientific monograph of the Quebec task force on whiplash associated disorders: redefining whiplash and its management. *Spine.* 1995;20(Suppl): 10s–73s.

Udermann BE, Spratt KF, Donelson RG, et al. Can a patient educational book change behavior and reduce pain in chronic low back pain patients? *Spine J.* 2004;4:425–435.

Waddell G. *The Back Pain Revolution.* ed 2. Edinburgh: Elsevier; 2004.

Waddell G, Newton M, Henderson I, et al. A fear-avoidance beliefs questionnaire (FABQ) and the role of fear avoidance beliefs in chronic low back pain and disability. *Pain.* 1993;52:157–168.

第 **78** 章

脊柱推拿术

Emilio "Louie" Puentedura

脊柱推拿术的定义

脊柱推拿术具有丰富多样的历史。很长一段时间以来，许多临床医生包括康复治疗师、内科医师、骨科医师和按摩师都在使用这种方法。"脊柱推拿术"这个术语有许多不同的定义，但其共同点似乎是它被认为是一种应用于脊柱的"手法治疗技术"。在某种程度上，如何定义取决于应用该技术的从业人员。专业的按摩师传统上称之为"脊柱调整"；正骨专业使用了术语"高速低振幅（HVLA）推拿"；物理治疗师则称之为"脊柱推拿"或"V级脊柱活动"。不同的职业对实际脊柱推拿技术的描述也千差万别，通常基于不同职业的理论结构和模式。对于"推拿"术语的混乱，康复治疗行业内部呼吁建立更标准化的命名法。2008年，美国骨科手法物理治疗师学会（AAOMPT）成立了一个工作组，以开发一个在物理治疗实践中标准化操作术语的模型（Mintken 等，2008）。工作组建议，康复治疗师在描述一种推拿技术时，要围绕6种特征进行阐述（表78.1）。AAOMPT工作组提出的模型为提高物理治疗专业中描述这些干预措施的准确性和一致性指出了一个正确的方向，它还可以作为一个桥梁，在不同专业之间完善对这些干预措施的描述。

脊柱推拿术和脊柱运动疗法之间有区别吗？脊柱推拿与脊柱运动疗法说起来应该是不同的，因为从理论上讲，在推拿过程中，椎骨关节移位的速度不允许患者阻止关节运动（Maitland,1986）。而脊柱运动疗法则涉及周期性、有节奏的、低速（非推力的）被动运动，患者可以停止被动运动（Maitland,1986）。因此，脊柱推拿与脊柱运动疗法的区别在于手法的速度（不一定是力量）。

脊柱推拿疗法的证据

直到最近，许多关于脊柱推拿治疗机械性腰痛

表 78.1　用 6 种特征描述推拿技术

1	施力速率	对施加力速率的描述
2	运动范围内的位置描述	对运动预期发生范围内点的描述（如开始、向中间或者运动范围的终点）
3	力量的方向	康复治疗师施加力方向的描述
4	力量的靶点	康复治疗师拟施加该力量位置的描述，这可能是一个特定的脊柱节段水平，或者跨越脊柱的一个特殊区域（如下腰椎）
5	解剖结构的相对运动	对哪个结构（或区域）要保持稳定，哪个结构（或区域）要移动的描述；首先描述移动的结构（或区域），然后描述稳定的部分，用"开"字隔开（如下颈椎设置在上胸椎）
6	患者体位	对患者体位的描述（如仰卧、左侧卧或俯卧）

Adapted from Mintken PE, DeRosa C, Little T, Smith B: AAOMPT Clinical Guidelines: a model for standardizing manipulation terminology in physical therapy practice. JOSPT 2008;38 (3):A1–A6.

的临床研究还没有得出明确的结论。医学界曾流传着这样的一个神话："无论你做什么,大多数腰痛的人都会好起来"。这是基于临床经验得出的结论,家庭医生会注意到90%的急性非特异性腰痛患者会在1~2个月内康复(无论采用何种治疗方法)。

然而,英国一项涉及490名腰痛患者咨询全科医生(家庭医生)的研究发现,尽管92%的患者在3个月内停止了咨询,但只有20%的患者在12个月内完全康复(Croft 等,1998)。另一项类似的研究追踪了323名腰痛患者接受物理治疗或脊柱推拿疗法发现,仅18%的患者在1年内没有症状复发,而58%的患者还寻求了额外的医疗康复(Skargren 等,1998)。这些类似的研究有效地反驳了腰痛是一种自限性疾病的观点,并提示应及早注意腰痛,避免远期发生残疾。目前,医护人员普遍认为:①我们只能对大约15%的腰痛患者进行明确的病理诊断;②物理病理与相关的疼痛和残疾之间的关系有限;③我们仍然认为腰痛是一种伤害,但大多数是在正常的日常活动中自发发生的;④高科技成像检查(CT、MRI)对诊断单纯的腰痛帮助不大,事实上,它似乎助长了不必要的外科手术;⑤在大多数腰痛的患者中,传统的临床分型还是没有得到确切的病理解剖损害的证据支持。

在世纪之交,有越来越多的证据表明脊柱推拿的疗效,但结论往往相互矛盾。支持推拿的随机对照试验和反对的一样多,针对这些证据的系统性综述各占一半。更让人困惑的是,在国家管理腰痛的实践指南中得出了各种各样的结论(Koes 等,2001)。一篇关于脊柱推拿治疗腰痛的综述发现大多数研究在设计方法学上存在明显的缺陷,因为存在错误的假设,即腰痛患者是一个同质的样本组。其中一个例子是英国背部疼痛锻炼与推拿(UK BEAM)试验项目组在初级保健中对背部疼痛进行物理治疗有效性的随机试验(UK BEAM 等,2004)。该研究将1334例腰痛患者随机分为4组,分别给予"最好的护理""最好的护理"+运动课、"最好的护理"+脊柱推拿、"最好的护理"+脊柱推拿+运动课。研究中使用的测量结果值是3个月和12个月时 Roland Morris 残疾问卷与基线对比而得到的。结果表明,随着时间的推移,所有组的腰痛情况均得到改善,并且增加推拿组和(或)运动课组在3个月时比"最好的护理"组得到更多小到中量的收益,而在12个月时仅获得少量的收益。

这项研究(及当时的许多其他研究)的一个大问题是,使用了太广泛的纳入标准(即腰痛),这导致了一个异质化的样本,其中可能包括许多对推拿的疗效没有达到预期的患者,从而掩盖了干预的真正价值(Childs 和 Flynn,2004)。关键的信息是:所有腰痛患者都不一样,临床医生们普遍体会到这一点,某些腰痛患者有可能从推拿技术中获益,而其他患者则不一定。

一种基于病症分类的方法很快被提出,根据这种方法,腰痛患者可以被分成更多同质的亚组。自20世纪80年代中期以来,文献中就有关于腰痛患者的分类系统的报道,其中一些分类系统旨在帮助患者改善预后,另一些分类系统用于识别病理,还有一些分类系统则用于确定最合适的治疗方案(Riddle,1998)。1995年,物理治疗研究者提出了一种基于治疗的分类方法,其中一个亚组被定义为更容易对推拿做出反应(Delitto 等,1995),但是尚未研究出该腰痛亚组的标准。这成为1997年关于"腰痛初级保健研究"的议程:在基于治疗的分类系统中确定了腰痛的不同种类和亚组,并确定亚组标准。换而言之,基于治疗的分类方法将是一种提前了解哪些患者将受到哪些特定治疗干预的方式。除了腰痛患者的分类系统外,在开发类似的颈痛患者分类系统方面也取得了重大进展(Childs 等,2004)。

临床预测规则

Cleland 于2010年完成了对胸椎推拿有良好反应的颈痛患者的临床预测规则(CPR)的验证性研究(Cleland 等,2010)。连续140名年龄在18~60岁的颈痛患者被转诊至全美多家物理治疗诊所,他们被随机分配实施胸椎推拿加锻炼或单独锻炼,4周内进行5次治疗。一旦受试者被分配到两个治疗组中的任何一个组,他们将根据 CPR 的标准进行检查,以确定他们在规则上是阳性还是阴性。在基线、1周、4周和6个月时评价,指标包括颈椎功能障碍指数(NDI)和数字疼痛评分(NPRS)。结果显示,随着时间的推移,所有的组都有所改善,结果并不取决于患者的治疗组和规则状态的组合。无论其在 CPR 上的状态如何,使用 CPR 并不能改善患者的护理,因为所有接受胸椎推拿患者的预后都要优于未接受的患者。所以作者得出结论:无论患者临床表现如何(即任何 CPR

的状态),患有颈痛且无禁忌推拿的患者均应接受胸椎推拿。这是一项重大发现,将极大地改变脊柱推拿治疗腰痛的前景。下一步需要进行一项随机对照临床试验,以验证该法则。

验证研究于 2004 年发表(Childs 等,2004)。在这项研究中,连续 131 例 18~60 岁的腰痛患者被随机分配接受康复治疗师 4 周的推拿加运动或单独运动锻炼。分配至治疗组后,将根据 CPR 标准(症状持续时间、症状部位、恐惧-回避信念、腰椎活动度、髋部旋转活动范围)对所有受试者进行检查,根据规则分类为阳性(至少 4/5)或阴性。评价指标是在 1 周、4 周和 6 个月时与基线对比的功能障碍和疼痛。阳性并接受推拿的患者与阴性并接受推拿的患者,阳性且仅接受运动锻炼的患者与阴性且仅接受运动锻炼的患者相比,结果之间存在显著差异。在规则分类上为阳性并接受推拿的患者,获得成功结果的可能性为 92%,4 周时需要治疗的相关数字为 1.9(CI:1.4~3.5)(Childs 等,2004)。这意味着 4 周后仅 2 例阳性患者需要再接受推拿治疗,以防止 1 例患者未能取得成功的结果。普遍认为,患有持续性残疾的患者患慢性、致残性腰痛的风险增加,这项研究表明,基于 CPR 的决策可能有助于防止进展为慢性残疾。在该研究的后续分析中,发现那些阳性且只是进行了运动干预的患者在 1 周间隔内发生残疾恶化的可能性是实际接受了推拿患者的 8 倍(95% CI:1.1,63.5)(Childs 等,2006)。作者指出,腰骨盆推拿的相关风险几乎可以忽略不计,并得出结论,不进行推拿的风险是真实存在的,更积极的方法似乎是必要的(Childs 等,2006)。

类似的临床预测规则也适用于对胸椎推拿有反应的颈痛患者(Cleland 等,2007a)。该规则包括 6 种临床变量:①症状持续时间少于 30 天;②肩部远端以下无症状;③抬头不加重症状;④恐惧-回避信念的体育活动得分 11 分以下;⑤T3~T5 后凸减少;⑥颈椎伸展范围<30°。在这项研究中,显著性成功的预先测试概率(基于总体变化评分量表)为 54%。4 种或更多临床预测因子的存在导致 12 种阳性的可能性,这将测试后显著成功的概率提高到 93%(Cleland 等,2007a)。但是,阳性似然比的 95% 置信区间为 2.3~70.8。因此,建议临床医生使用 3 种或更多的规则,这将显著成功的测试后概率提高到 86%,并且对于

5.5(2.7~12.0)的阳性似然比,有更小的 95% 置信区间(Cleland 等,2007a)。

2007 年报道了一项针对胸椎推拿反应良好的颈痛患者的 CPR 验证研究(Cleland 等,2007b)。30 例颈痛患者随机接受胸椎推力推拿或胸椎非推力活动技术,然后进行颈椎活动范围练习;仅随访 48 小时(2 次就诊),结果表明推力推拿组的颈部残疾指数(NDI)评分、数字疼痛评分(NPRS)和总体变化评分(GRCS)有显著改善(P<0.01)(Cleland 等,2007b)。2012 年,对颈椎推拿术有显著反应的颈痛患者实施了 CPR 研究(Puentedura 等,2012)。对 82 名以颈痛为主诉的患者进行了研究,建立了临床预测规则,包括以下 4 种属性:①症状持续时间<38 天;②积极期待推拿会有所帮助;③两侧颈椎旋转幅度相差 10°或以上;④颈椎中部后前弹力试验疼痛。

可听见"砰"的声音

对于大多数脊柱推拿疗法的从业者来说,这项技术的目标是实现关节空化,并伴随着"砰"或"啪"的一声(Gibbons 和 Tehan,2004)。1995 年,有关与推拿相关声音释放的文献综述(Brodeur,1995)认为,声音的释放是由关节空化过程引起的囊内压力的突然下降导致滑液中的溶解气体释放到关节腔。然而,一项基于 X 线片和 CT 对 22 例无症状患者的颈椎关节突间隙大小和密度进行调查的临床试验发现,没有证据表明关节间隙有气体存在,也没有证据表明关节突关节间隙宽度在推拿后立即明显增大(Cascioli 等,2003)。2015 年,一项研究(Kawchuk 等,2015)得出结论:形成关节"砰"或"啪"声音的机制与空腔的形成有关,而非气泡的破裂。

一篇关于"对脊柱高速低振幅推力(HVLAT)推拿的先前理论和研究进行批判性地讨论,并重点报道了神经生理学效应似乎是与滑膜液空化唯一相关的因素"的文献综述发现:与关节突 HVLAT 推拿相比,似乎有两种不同的作用方式:机械效应和神经生理学效应(Evans,2002)。Evans(2002)还报道,关节突间的 HVLAT 推拿引起的关节内的机械效应,似乎与所报道的神经生理学效应的发生是完全分离和不相干的,虽然空化不应该是机械效应发生的绝对要求,但可能是关节间隙成功的可靠指标(Evans,

2002）。可以肯定地说，目前我们还不知道推拿为什么能够和怎样治疗脊椎疼痛患者的。但我们所知道的是，有一些脊柱疼痛的患者确实从推拿治疗中获益，临床预测规则的发展和验证正在帮助我们提前确定这些患者是谁。

声音释放重要吗？Flynn 等对 CPR 进一步研究并进行了二次分析，以确定脊柱推拿时发出的声音与腰痛患者疼痛和功能改善之间的关系（Flynn 等，2006）。康复治疗师应记录治疗干预期间患者或康复治疗师是否听到了弹响声，59 名（84%）患者听到了声音。然而，在基线或后续的任何随访期，有"弹响声"和无"弹响声"的患者在疼痛水平、Oswestry 评分或腰痛活动范围方面均没有差异（$P>0.05$）。结果表明，对于不伴神经根性疼痛的腰痛患者，无论是立即还是长期的随访中，高速推力推拿中感知到"弹响声"可能与实际的疗效无关。另一项研究（Bialosky 等，2010）有类似的报道：痛觉减退与 HVLAT 推拿有关，它的发生与可听到的"弹响声"没有相关性。

是否有任何证据表明推拿有局限性或特异性？带有特定的（有时是生物力学研究）意图去传授和实施脊柱推拿技术。然而，一项使用加速计来定位关节的评估研究发现，在脊柱推拿技术（SMT）中，对操作（空化）产生可听声音的关节的定位的准确性和特异性很差（Ross 等，2004）。在这项特别的研究中，64 名无症状的受试者接受了 28 名临床医生（均为加拿大脊椎正骨专业，有 1~43 年的临床经验）的胸腰椎推拿。他们发现，对于腰椎，SMT 的准确度是"大约一半的时间"（57/124），而在胸椎，SMT 的准确度似乎更高（29/54）（Ross 等，2004）。然而，大多数推拿都伴有多个空化，在大多数情况下，至少有一个空化从目标关节发出。这可能会使结果偏向于更高的准确性。

脊椎定位和锁定

在物理治疗和推拿技术中，脊柱锁定可用于定位力量和实现特定椎节的空化（Stoddard，1972；Downing，1985；Beal，1989；Kappler，1989；Nyberg，1993；Green-man，1996；Hartman，1997）。这种锁定可以通过小关节面的贴合、韧带肌筋膜张力或两者的结合来实现（Stoddard，1972；Downing，1985；Beal，1989；Ny-berg，1993；Greenman，1996；Hartman，1997）。这一原理是用来定位脊柱，使杠杆或力矩定位到一个关节，而不会对相邻的节段造成不适当的张力。

骨科医生根据侧弯和旋转运动的耦合对脊柱运动进行命名（Gibbons 和 Tehan，2004）。在第 1 类运动中，侧弯和旋转方向相反，而在第 2 类运动中，侧弯和旋转方向相同。有人提出，当脊柱被放置在与正常耦合行为相反的位置时，可以通过小关节面贴附来实现锁定。那么，正常的耦合行为是什么呢？

颈椎

对颈椎耦合行为文献的系统回顾发现，尽管下颈椎（C2~C3 和更低）的耦合方向 100% 一致，在 C0~C1（开始侧屈期间）和 C1~C2 的上颈椎的耦合模式却存在显著差异（Cook 等，2006）。据推测，这种差异可能是由测量设备、运动起始、体内和体外标本，以及解剖变异等因素造成的。在 C1~C2 水平，这个节段的耦合运动类型是复杂的，在整个颈椎旋转中起主要作用。77% 的颈椎旋转发生在寰枢关节处，平均旋转范围为左右两侧 40.5°（Penning 和 Wilmink，1987；Mimura 等，1989；Iai 等，1993；Guth，1995）。康复治疗师之间的普遍共识是，小关节并置锁定不适用于此节段。在 C3~C7 节段，正常的耦合行为是类型 2（即左侧弯曲与左旋转结合，反之亦然），因此，可以通过产生类型 1 的运动来实现小关节锁定（即左侧弯曲加上右侧旋转，反之亦然）（Cook 等，2006）。适用于颈椎的小关节面，并置锁定原理也用于颈椎-胸椎交界处（C7–T4）的推力技术。这是通过类型 1 的运动（带有对侧旋转的侧弯）来实现的。

胸椎和腰椎

目前关于胸腰椎侧弯和旋转耦合运动的研究是相矛盾的（Panjabi 等，1989；Oxland 等，1992；Steffen 等，1997；Harrison 等，1999；Plaugher 和 Burrow，1999；Feipel 等，2001；Keller 等，2003；Legaspi 和 Edmond，2007）。有证据表明，脊柱的姿势和位置会改变胸腰椎的耦合行为（Panjabi 等，1989；Steffen 等，1997；Harrison 等，1999）。具体而言，在屈曲位，侧弯和旋转的耦合是在同一侧；而在中立或过伸位，侧弯和旋转的耦合发生在对侧。

尽管这项研究并没有证实任何一个单一的模型可以用于胸椎和腰椎的脊柱定位和锁定,但许多教育工作者仍然发现表78.2所示的模型对于推拿治疗技术的学习和操作技能的掌握非常有用。

对于中立或过伸位,如果使用模型(表78.2),则侧弯和旋转的正常耦合行为是相对的(类型1)。因此,可以通过侧弯和向同一侧旋转来实现小关节并置锁定(图78.1)。对于屈曲位,正常的侧弯和旋转耦合行为是在同一侧(类型2);因此,可以通过侧弯和向相反一侧旋转来实现小关节并置锁定(图78.2)。

推拿技术的安全性

颈椎

颈椎进行推拿的潜在风险已经引起了人们的广泛关注(Di Fabio,1999;Mann 和 Refshauge,2001;Haldeman 等,2002a 和 2002b;Refshauge 等,2002)。Di Fabio(1999)综述了既往报道的颈椎推拿致伤病例。在 1925—1997 年发表的 116 篇文章中发现了 177 例致伤病例。最常见的损伤包括动脉撕裂或痉挛和脑干损伤。其中 32 例(18%)死亡,所有严重不可逆事件均非康复治疗师推拿所致(Kjellman 等,2002)。研究还表明,推拿的"副作用"发生率相对较高(Bayerl 等,1985;Powell 等,1993;Assendelft 等,1996;Leboeuf-Yde 等,1997;Senstad 等,1997;Adams 和 Sim,1998;Cagnie 等,2004;Grier,2004;Hurwitz等,2004;Hurwitz 等,2005;Dagenais 和 Moher,2006;Giles,2006;Haneline 和 Cooperstein,2006;Krippendorf,2006;Rosner,2006)。这些副作用包括局部不适、头痛、疲劳和放射不适。其持续时间短暂,不超过 24 小时。Senstad 等回顾了 102 名挪威正脊医师对 1058 例新

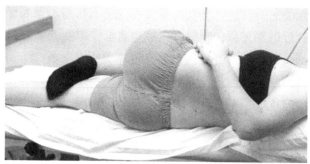
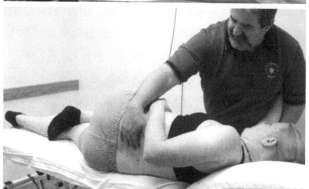
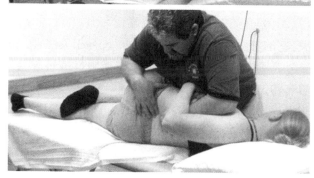

图 78.1 定位以实现小关节与腰椎的中点/延长线并置锁定。患者右侧卧位,腰椎和胸椎处于中立或伸展状态。小腿的伸展位置会导致左侧屈(顶板)。当旋转(从胸腔向下)被带到适当的腰椎平面(中板)时,治疗师触摸脊柱节段。左旋结合左侧弯曲(同侧对侧耦合)(下板)。

患者进行的 4712 次治疗数据,发现 55% 的患者在最多 6 次治疗的过程中至少有一次出现反应。最常见

表 78.2 脊柱内的耦合运动,实现小关节面贴附锁定

脊柱节段水平	耦合运动	小关节面贴附锁定
C0~C1(寰枕)	横向屈曲和旋转到对侧	将侧屈与同侧旋转结合
C1~C2(寰枢椎)	复杂的主旋转	不适用
C2~T4	侧屈和旋转到同一侧	将侧屈与对侧旋转相结合
T4~L5(脊柱屈曲状态)	侧屈和旋转到同一侧	将侧屈与对侧旋转相结合
T4~L5(脊柱在中立或过伸位)	横向屈曲和旋转到对侧	将侧屈与同侧旋转结合

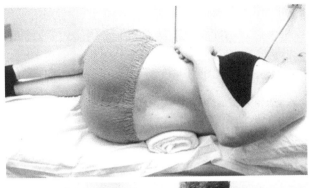
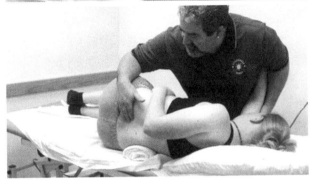
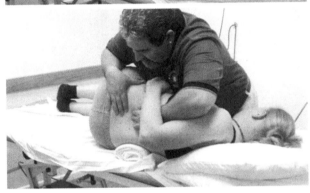

图 78.2　定位以实现腰椎在屈曲位时的小关节对置锁定。患者右侧卧位,腰部和胸椎屈曲。弯曲膝关节和臀部,并在右侧下方放置一条毛巾卷,以引入右侧屈曲(顶板)。随着旋转(从胸腔向下)被降低至适当的腰椎水平(中板),治疗师可触诊脊柱节段。向左旋转与向右横向弯曲(与建议的同侧耦合相反的一面)相结合(下板)。

的副作用是局部不适,在 54% 的治疗中发生(Senstad 等,1997)。

　　Cagnie 等(2004)在比利时进行了一项关于脊柱推拿相关不良反应的调查。59 名按摩治疗师(理疗师、骨治疗师和正脊师)参与了这项研究。

　　他们要求连续 15 例接受脊柱推拿(作为初始治疗的一部分)的患者完成一项关于在治疗后 48 小时内感觉到任何不良反应的调查。共分析了 639 份问卷,不良反应包括头痛(20%)和僵硬(19%)、头晕(4%)和恶心(3%)等(Cagnie 等,2004)。大多数患者

(61%)报道他们的不良反应在治疗后的 4 个小时内开始,而 64% 的患者则在 24 小时内症状得到缓解。脊柱推拿术产生不良反应的风险因素包括性别(女性更容易出现副作用),先前有头痛、疲劳和吸烟史等。

　　遗憾的是,作者并未明确指出脊柱的哪个区域(颈椎、胸椎或腰椎)与总体副作用的百分比有关。实际上,似乎临床医生可能已经在 2 个或多个区域进行了脊柱推拿,因为每名患者的平均推拿次数为 2 次,所以有 28.5% 的患者在一个疗程中接受了 3 个或更多区域的推拿。在记录的 930 种推拿中,颈椎占 38.6%,胸椎占 25.7%,腰椎占 23.6%,骶髂关节占 12.1%。

　　要量化颈椎操作的风险是极其困难的,而且对于每 1000 万次操作中有 5~10 次严重并发症的各种预测也是如此(Hurwitz 等,1996)。许多预先筛选程序已被提出用来预测可能会被颈椎操作/推拿而引起严重伤害的患者,其中大部分的注意力集中在椎动脉(Rivett,1995;Grant,1996;Barker 等,2000;Licht 等,2000;Refshauge 等,2002)。然而,似乎没有证据支持这些决策方案能够真正准确地识别相关患者(Bolton 等,1989;Cote 等,1996)。

　　由于缺乏预先筛查的证据,一些研究者认为识别处于危险中的患者几乎是不可能的(Haldeman 等,1999;Haldeman 等,2002b),而另一些人则建议脊柱运动疗法可能是一种更安全的替代治疗方法。然而,接受脊柱运动治疗也发生过严重的不良事件,证据表明推拿可能具有超越脊柱运动疗法或仅通过其他软组织技术即可实现的治疗价值(Cassidy 等,1992;Nilsson 等,1997)。风险和利益与任何治疗性干预有关;但推拿或推力技术被认为比无推力运动疗法更危险。

腰椎

　　腰椎脊柱推拿有哪些风险? 研究表明,严重的风险很小。Haldeman 和 Rubinstein(1992)回顾文献发现,77 年里报道腰椎推拿术后出现马尾综合征 10 次,这相当于 1 千万次推拿少于 1 次风险。Shekelle 等(1992)估计,马尾综合征作为腰椎推拿并发症的发生率为每 1 亿次推拿中少于 1 名。Bronfort(1999)报道,腰椎推拿术的严重并发症似乎是罕见的。

表78.3 分析了脊柱推拿技术引起并发症的可能原因。

禁忌证和注意事项

与任何治疗的干预措施一样,必须充分考虑施行推拿治疗的风险收益率。即提供治疗干预对患者的益处必须大于与干预相关的任何潜在的风险。临床医生应始终注意脊柱推拿术治疗的禁忌证和注意事项。禁忌与预防措施之间有区别吗?禁忌证是指在任何情况下均不应使用推拿技术。而预防措施则是指根据从业人员的技能、经验和培训;所选技术的种类;所使用的杠杆和力的数量;以及患者的年龄、总体健康状况和身体状况,使用推拿技术可能不是最明智的选择。表78.4 和表78.5 提供了一些已知的和公认的推拿技术的禁忌证和预防措施,并提供了一些使推拿更安全的建议。

脊柱推拿技术

通用技术对特定的椎间水平技术

通用技术包括以下内容:
- 旋转和直接触诊。
- 放松,稍微放松,然后增加非常快的小范围移动。
- 假设治疗经过了从温和手法到认为需要推拿的阶段。
- 在幅度的末端(3°~4°),移动幅度总是很小。
- 移动不应该是从中心位置到整个范围的大的移动;这样做会导致风险。

表78.4 脊柱推拿治疗的禁忌证

骨骼问题:任何可能导致骨质损害的病理	任何肿瘤(如转移瘤)
	病理学感染(如结核、骨髓炎)
	代谢性疾病(如软化症、骨质疏松症)
	先天性骨病(如发育不良)
	医源性损害(如长期使用皮质类固醇药物)
	炎症性(如严重的类风湿关节炎)
	创伤性(如骨折)
神经问题	脊髓型颈椎病
	脊髓压迫
	马尾综合征
	伴随着逐渐增加的神经功能损害的神经根压迫
	血管问题
	诊断椎基底动脉供血不足
	主动脉瘤
	出血症状(如严重血友病)
诊断缺乏发病机制或临床上的合理支持	
缺乏患者同意	

表78.3 脊柱推拿术引起并发症的原因

不正确的患者选择	诊断缺乏发病机制或临床上的合理支持
	对可能的并发症缺乏认识
	触诊评估不足
	操作等级的进度不适当或不足
	缺乏患者同意
推拿技巧差	技术用力过大
	运动幅度过大
	过度利用杠杆力量
	杠杆组合不当
	推力平面不正确
	患者定位不良
	康复治疗师定位不佳
	推力前的定位缺乏患者反馈

表78.5 脊柱推拿术治疗的注意事项

对先前的手法治疗有不良反应	
椎间盘突出或脱出	
妊娠	
腰椎滑脱	
心理上对推拿技术有依赖	
韧带松弛	
一般来说,推拿的安全性最好是通过逐渐增加技术的强度(动作的等级),以及持续的评估和再评估来判断(Maitland,1986)	
我们如何使推拿技术更安全?	接受适当的临床医生训练
	掌握患者的详细病史
	进行全面的体格检查
	运用临床推理技巧
	在任何推拿操作之前,使用分级手法操作

特定的椎间水平技术包括：

• 治疗水平以下的小关节韧带锁定，牢牢而舒适地抓住患者的上肢身体和臀部；患者必须从你的握持技术中获得一种安全感，才能完全放松。

• 基于预期结果的推拿技术的方向。

• 旋转增加关节面的"开口"或"间隙"。

• 侧向推力打开同侧"间隙"，关闭对侧关节面。

• 侧推可以打开同侧的"间隙"，关闭对面的小关节运动。

• 纵向推力可"分散"或对同一侧小关节施加剧烈的牵引力。

• 尽管通过将旋转、横向屈曲和伸展相结合可以达到特定的位置，但在解剖学上的差异需要对推拿位置进行"微调"。有一种明确的"终端感觉"，使得康复治疗师对定位非常熟练。

康复方案78.1中描述了常见的颈椎、胸椎和腰椎推拿技术。

康复方案 78.1　脊柱推拿技术

仰卧，骨盆在腰椎上，对腰骨盆区域高速终末端旋转推力（以前的"无名技术"）

步骤

• 患者仰卧

• 将患者的骨盆对着操作者

• 向相反方向移动脚和肩膀，使躯干左侧弯曲

• 将患者的左足和踝放在右踝上方

• 要求患者颈部后面握紧手指，或要求患者将双臂交叉在胸部上（使患者感到舒适）

方法

• 将患者的躯干向右旋转，同时保持左侧躯干侧弯（不要失去侧弯）

• 你可以把手穿过患者的交叉双臂伸向治疗床

• 将右手掌直接放在髂前上棘上方

• 进行必要的调整以达到预推力

推力

• 在朝向治疗床的弯曲平面上抵靠髂前上棘

• 左前臂、手腕和患者肩膀上方的手（或穿过患者交叉的手臂）不施加推力，只起稳定的作用

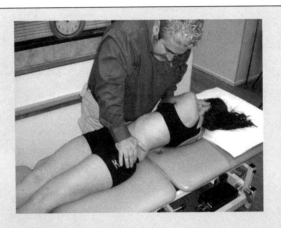

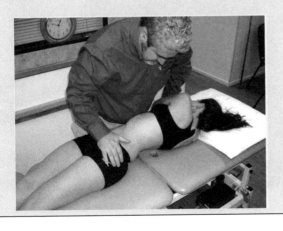

侧卧，上腰椎在下腰椎上面，对上腰椎行高速终末端旋转推力（侧位旋转技术或中立位旋转滑动推力）

步骤：（左旋）

• 患者右侧卧

• 将患者的右腿和脊椎放置在一条直线上，以达到中立或伸展的姿势

• 弯曲左髋约90°

• 左膝弯曲，左足背放在右膝后方

• 上半身向左旋转至所需水平

• 避免脊柱屈曲

• 前臂伸进腋窝被患者夹住

方法

• 靠近治疗床站着，双脚分开，双下肢前后站

• 保持面向患者上身直立的姿势

• 将右前臂放在臀小肌和臀大肌之间的区域

• 将患者的骨盆和腰椎朝向操作者，直到在想要的节段触诊到运动（预紧）

（待续）

康复方案 78.1(续)

- 将患者上半身旋转远离操作者,直到感觉想要节段的张力
- 将患者倾斜 10°~15°
- 进行必要的调整以达到预推力

推力

- 前臂抵着骨盆,力的方向是通过朝向操作者施加过度的骨盆旋转而向下朝向治疗床
- 靠在患者腋窝区域的左臂不施加推力,而仅用于稳定

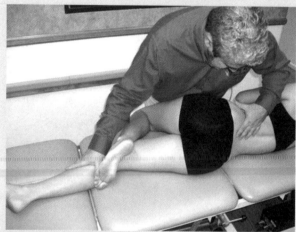

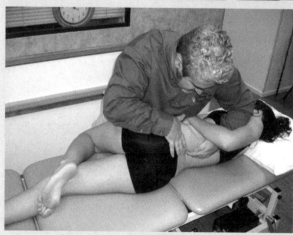

仰卧,对中胸椎高速中度由前向后推力(仰卧前后推力或屈曲滑行技术)

步骤:(左手在胸下)

- 患者仰卧,双臂交叉于胸前
- 抓住患者的右肩,将患者向操作者的方向滚动
- 将握紧的左手掌/拳头放在 T6 的横突上

- 将患者仰卧在操作者的手上,将右手和前臂放在患者的交叉手臂上(肘部握住)

方法

- 用左手掌屈伸患者的胸部,直到感觉到接触点直接位于左腕掌关节/大鱼际隆起和第 3 中指骨的上方
- 用胸骨或上腹部向下朝向治疗床施加压力

推力

- 胸骨或上腹部的推力是向下向治疗床和头的方向
- 同时用左手向上和尾端方向对横突施加一个推力
- 与 T6 横突接触的手必须积极参与力的产生;它不能保持被动和软弱

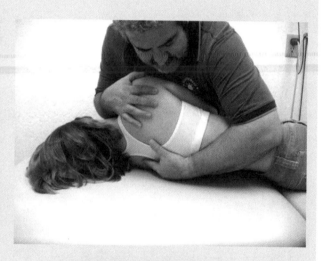

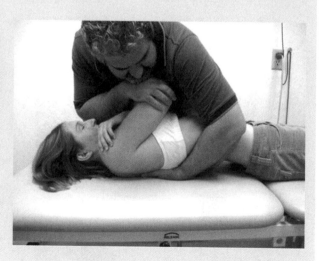

(待续)

康复方案 78.1(续)

俯卧,对中胸椎高速中度从后向前的旋转推力(指旋螺钉技术或旋转滑行技术)

步骤:(旋转-短节段)

- 患者俯卧,手臂悬在治疗床的边缘或贴着患者的身体放在治疗床上
- 头转向任一侧(患者舒适)
- 将接触点-小鱼际隆起/豌豆骨掌侧-放在左侧的一个横突上(如T5),下面节段水平的右侧横突(T6)上

方法

- 站在治疗床的左侧,双脚分开,双下肢前后站
- 保持面向患者的直立姿势
- 这是一种短节段技术,推力的速度至关重要
- 将重心直接移到患者身上,将身体重量向前倾至手臂和小鱼际肌上
- 左手朝向尾端,右手朝向头端并施加额外的力

推力

- 方向是右手向下向头端顶T5的横突,同时左手向下向尾端顶T6的横突

坐位,胸椎中段在腰椎上进行高速中度过伸-牵拉(坐式牵拉技术或伸展滑动技术)

步骤

- 患者坐着,双臂交叉放于胸前
- 确保患者在治疗床上
- 双脚分开站立,直接站在患者后面,膝关节稍微弯曲,双下肢前后站

方法

- 向前倾,将胸部的推力部分(和推拿枕)靠在患者的棘突上。
- 伸手握住患者的肘部
- 给患者的双臂施加向后(压缩)和向上的力量
- 保持所有的支点和压力,然后将患者向后推,直到体重均匀地分布在双脚之间

推力

- 手臂的方向朝向操作者,稍微向上
- 同时用胸骨(和操作枕)直接向前和向上推棘突

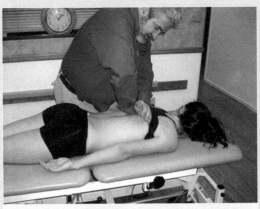
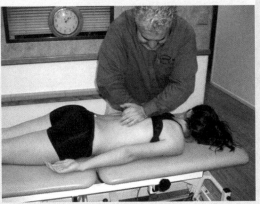
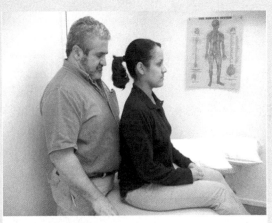
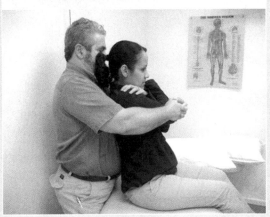

(待续)

康复方案 78.1(续)

仰卧位,C4 在 C5 上的高速中度旋转–摇篮式(旋转技术或上坡滑行技术)

步骤:(左旋转–右上坡滑行)

• 患者仰卧,颈部在枕头上处于中性放松姿势

方法

• 站在治疗床的头端,双脚略微展开
• 接触点是理想节段的右关节柱的后外侧
• 施力点是近节或中节指骨的侧缘

摇篮式

• 左手和右手之间可平衡患者头部和颈部的重量,并通过双手合压控制颈椎位置
• 在保持后外侧关节柱接触点的同时,引入左向旋转一级杠杆和右向侧屈二级杠杆

推力

• 推力朝向患者的左眼
• 同时,头部和颈部轻微、快速地向左侧转动,而不是向右侧侧屈

仰卧位,C4 在 C5 上的高速中度旋转–托住下巴(旋转技术或上坡滑行技术)

步骤:(左旋转–右上坡滑行)

• 患者仰卧,颈部在枕头上处于中性放松姿势

方法

• 站在治疗床的头端,双脚略微展开
• 接触点是理想节段的右关节柱的后外侧
• 施力点是近节或中节指骨的外侧缘

托住下巴

• 左前臂应在患者的耳朵上方或稍向前
• 柔软但牢固地托住下巴
• 向右走,站在治疗床的右上角
• 在保持关节后外侧柱接触点的同时,向左侧引入旋转一级杠杆,向右侧引入少量的侧屈二级杠杆

推力

• 推力朝向患者的左眼
• 同时略微,头部和颈部轻微、快速地向左侧转动,而不是向右侧侧屈
• 避免用左手"拉"下巴,两手应协调工作

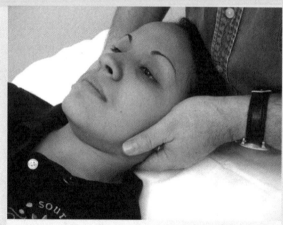

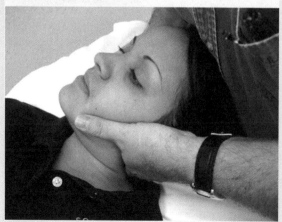

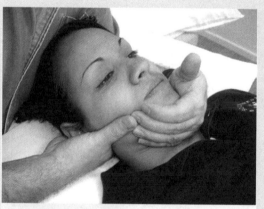

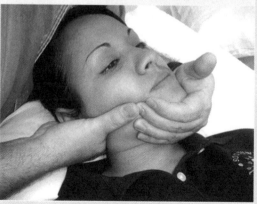

康复方案 78.1(续)

仰卧位,C4 在 C5 上的高速中度侧屈-摇篮式(侧屈技术或下坡滑行技术)

步骤:(左侧屈-左侧下坡滑行)
- 患者仰卧,颈部在枕头上处于中性放松姿势

方法
- 站在治疗床的头端,双脚略微展开
- 接触点是理想节段的右关节柱的后外侧
- 施力点是近节或中节指骨的外侧缘

摇篮式
- 左手和右手之间平衡患者头部和颈部的重量,通过双手合压控制颈椎位置
- 在保持关节后外侧柱接触点的同时,向左侧引入旋转一级杠杆,向右侧引入少量侧屈二级杠杆

推力
- 推力朝向患者右腋窝
- 同时,头部和颈部轻微、快速地向左侧转动,而不是向右侧侧屈

仰卧位,C4 在 C5 上的高速中度侧屈-托住下巴(侧屈技术或下坡滑行技术)

步骤:(左侧屈-左侧下坡滑行)
- 患者仰卧,颈部在枕头上处于中性放松姿势

方法
- 站在治疗床的头端,双脚略微展开
- 接触点是理想节段的右关节柱的后外侧
- 施力点是近节或中节指骨的外侧缘

托住下巴
- 左前臂应在患者的耳朵上方或稍向前
- 柔软但牢固地托住下巴
- 向左走,站在治疗床的左上角
- 在保持后外侧关节支柱上的接触点的同时,向左侧引入主要的侧屈杠杆,向右侧引入少量的次级旋转杠杆

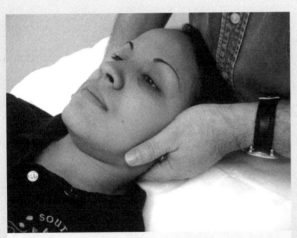

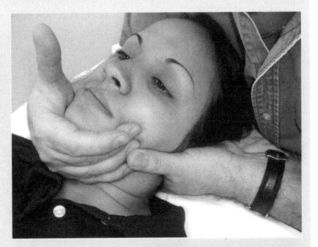

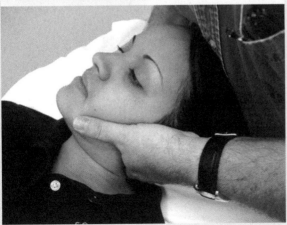

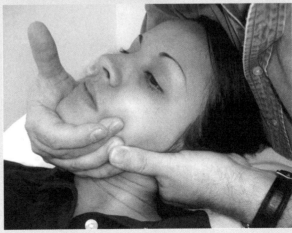

康复方案 78.1(续)

推力	右侧不增加旋转
• 推力朝向患者的右腋窝	• 避免用右手"拉"下巴，两手应协调工作
• 同时，头部和颈部向左侧轻微快速增加侧屈，而	

（闵少雄 译）

相关资料

A complete reference list is available at https://expertconsult.inkling.com/.

延伸阅读

Childs JD, Fritz JM, et al. Proposal of a classification system for patients with neck pain. *J Orthop Sports Phys Ther*. 2004;34(11):686–696. discussion 697–700.

Stiell IG, Greenberg GH, et al. A study to develop clinical decision rules for the use of radiography in acute ankle injuries. *Ann Emerg Med*. 1992;21(4):384–390.

Stiell IG, Wells GA, et al. The Canadian C-spine rule for radiography in alert and stable trauma patients. *JAMA*. 2001;286(15):1841–1848.

Wainner RS, Fritz JM, et al. Reliability and diagnostic accuracy of the clinical examination and patient self-report measures for cervical radiculopathy. *Spine*. 2003;28(1):52–62.

第79章

神经动力学

Emilio"Louie" Puentedura

神经系统的手法治疗

Maitland(1986)将手法治疗描述为运动、位置和活动对神经肌肉骨骼系统疾病的症状和体征的影响的选择性检查和评估。临床医生能够形成一个关于运动问题的工作假设，在具体治疗期间和之后的仔细评估后，再对该假说加以确认或否定。根据由底盘（骨骼框架）、关节（关节和支撑韧带）、马达（肌肉和肌腱）和电线（神经系统）组成的组件来考虑人体运动部件的力学是很有用的。在整体的健康和功能中，构成神经肌肉骨骼系统的每一个组成部分都扮演着重要且相互依赖的角色。

许多早期的手法治疗系统更加强调关节的健康和功能；因此，手法治疗成为"被动关节松动术"和"关节处理"的同义词（Butler,1991）。尽管人们已经意识到神经肌肉骨骼系统各组成部分之间的相互依赖关系，但对身体健康和神经系统运动的关注相对较少。这种现象在 Gregory Grieve、Alf Breig、Geoffrey Maitland、Robert Elvey 和 David Butler 他们的著作发表后发生了巨变。他们的共同著作开辟了手法治疗的新前沿——假设整个神经系统是一个机械器官，可能会产生"不良张力"，即运动障碍，其可以用各种运动疗法进行治疗。

不良神经张力与神经动力学

不良神经张力可定义为神经系统结构在测试其正常运动范围和拉伸能力时而产生的异常生理和机械反应（Butler,1991）。因此，我们设计了一种神经张力测试来检测神经系统的物理（力学）能力（Butler,2000）。"张力"这一术语的使用有很大的局限性，因为它并没有考虑神经系统其他方面的功能，如运动、压力、黏弹性和生理（Shacklock,1995a,1995b；Shacklock,2005a,2005b）。因此"神经动力学"这一术语就显得更为合适（Shacklock,2005b）。

术语"神经动力学"是指肌肉骨骼系统内神经系统的力学和生理学，以及这些系统之间的相互关系（Shacklock,1995a）。它包括与运动相关的神经生理学变化和在身体和精神活动期间发生在中枢神经系统中的神经动力学（Butler,2002）。这个定义的一个关键原则是神经系统能够运动和伸展，神经系统对运动和紧张有"正常"（和不正常）的反应。Butler(2000)和 Shacklock(2005b)都主张向"神经动力学"一词过渡，而不是"神经张力"，因为"神经动力学"较少强调拉伸和张力，而是更多地强调神经系统、神经系统赖以生存的"容器"，以及可以改变神经系统功能的机制。其他机制包括神经内血流的改变（Ogata 和Naito,1986）、神经炎症（Zochodne 和 Ho,1991）、机械敏感性（Calvin 等,1982；Nordin 等,1984），以及肌肉反应（Hall 等,1995；Hall 等,1998；van der Heide 等,2001）。

神经动力学损伤应该被理解为任何可能会在生理上挑战神经系统的正常功能的身体功能障碍（无论是神经、肌肉或骨骼）。这些损伤可能来源于神经肌肉骨骼系统中的任何力学、化学和（或）敏感性变化。因此。在神经动力学中,神经组织可能有张力问题(力学问题)、过敏问题(病理生理学问题)或两者皆有(Shacklock,2005b)。神经系统主要的力学障碍可能是滑动减少(神经滑动功能障碍)而不是长度或者"张力"问题,也可能是与形成神经系统机械接口的组织有关的压缩问题。为了便于进一步理解本章的其余部分,表79.1中提供了一些操作定义。

框 79.1　术语定义:神经动力学

- 神经动力学:神经系统力学和生理学的检查、评估和治疗。它们相互关联,并与肌肉骨骼功能相整合
- 神经动力学测试:根据测试动作,一系列的身体动作使神经系统中产生机械和生理活动。神经动力测试旨在从身体上挑战或测试神经系统一部分的力学和(或)生理学
- 神经源性疼痛:由于外周或中枢神经系统的原发性损害、功能障碍和短暂性的干扰而引起的疼痛(Merskey 和 Bogduk,1994)
- 敏化动作:除标准神经动力学测试的动作外,用来增加神经结构中力量的动作。敏化运动可用于加载或移动神经系统,使其超出标准神经动力测试结果的效果(即加强测试)。然而,它们也加载和移动肌肉骨骼结构,因此在确定存在神经动力学问题的方面没有区分运动那么有帮助
- 区分运动:通过在相关区域的神经结构中产生运动,而不是移动同一区域中的肌肉骨骼结构来强调或隔离神经系统的运动。区分运动强调神经系统而不影响其他结构,因此用来帮助确定神经动力学问题的存在
- 滑动:神经动力学动作,使神经结构产生相对于其邻近组织的滑动运动。滑动包括将运动/张力施加到神经系统近端,同时释放远端的运动/张力,然后颠倒顺序
- 牵张:神经动力学动作,使神经结构的张力增加(而不是拉伸),这可能会改善神经的黏弹性和生理功能(帮助神经组织更好地应对增加的张力)。牵张器与滑动器相反,牵张的作用是同时向神经系统的近端和远端施加运动/张力,然后释放它们

神经动力学中的神经生理学

最初,康复治疗师对神经动力学的力学方面更感兴趣(Breig,1978;Elvey,1979 和 1986;Butler,1991)。不幸的是,它导致了对神经系统的一种非常"机械化"的观点(Bulter,2000)。大部分教科书描述的是与各种姿势、位置还有运动有关的正常的神经力学,随后是异常的神经力学(病理力学),最后是旨在恢复正常神经运动的和基于运动的治疗(Butler,1991 和 2000;Shacklock,2005b)。然而,随着我们对神经生理变化相关的神经疼痛、神经运动和疼痛在大脑中的处理过程了解的增加,值得我们进行进一步的研究和讨论。

影响周围神经的病理改变通常会导致感觉异常性痛和(或)神经干疼痛(Asbury 和 Fields,1984)。由于过度兴奋传入的神经纤维而产生的异常冲动导致感觉异常疼痛(轻触会引起疼痛),通常表现为灼痛或刺痛,而这些受损的神经纤维可能会成为产生异常冲动的部位 (AIGS)(Devor 等,1979;Asbury 和 Fields,1984;Woolf 和 Mannion,1999)。产生异常冲动的部位可能由于机械或化学刺激而自发放电(Butler,2000),从而使感觉异常性疼痛表现为非常奇怪的模式——从对刺激的爆发性疼痛到没有明显刺激的自发性疼痛。

与之相反的是,神经干疼痛通常表现为由对机械或化学刺激敏感的神经组织内伤害感受器所引起的深部疼痛(Asbury 和 Fields,1984;Kallakuri 等,1998)。神经干疼痛通常具有相当直接的刺激反应关系(Asbury 和 Fields,1984)。这两种类型的疼痛可能由多种化学或机械刺激引起,并可能导致异常性疼痛或痛觉过敏。异常性疼痛是由通常不痛的刺激而引起的痛感,而痛觉过敏是由一般性疼痛的刺激而引起的过度疼痛反应(Asbury 和 Fields,1984;Woolf 和 Mannion,1999;Nee 和 Butler,2006)。

神经敏感性

要想了解神经敏感性,我们需要了解与离子通道相关的一些知识。尽管离子通道调控的复杂性尚

未被正确理解,而且研究是基于动物的研究,但科学家和临床医生正在利用与有关离子通道的已知信息来改善患者护理(Barry 和 Lynch,1991;Butler,2000)。离子通道在本质上是蛋白质,其蛋白质与一个开口聚在一起,以允许离子流入/流出膜(Devor,2006)。它们是在背根神经节(DRG)中根据遗传密码合成的,沿着轴突分布,允许离子流入或流出神经,使膜极化或去极化。离子通道沿着轴膜分布不均匀,某些区域的离子通道浓度较高,如背根神经节、轴丘、Ranvier结节,以及轴突脱去髓鞘的区域(Fried 等,1993;Devor,2006)。此外,还有无数类型的离子通道,包括对运动、压力、血流、肾上腺素循环水平等作出反应的通道。从生存的角度来看,神经系统对各种刺激变得"敏感",这似乎是合乎逻辑的。然而,在轴膜中发现的离子通道的数量和类型是处于不断变化的状态(Fried 等,1993;Devor,2006)。研究表明,一些离子通道的半衰期可能短至两天(Barry 和 Lynch,1991),而从膜上脱落的离子通道不一定被同一类型的离子通道所取代。离子通道沉积直接受到生物体所处环境的影响(Barry 和 Lynch,1991)。例如,实验中去除髓鞘的动物周围的温度变化会导致该区域产生更高浓度的"冷感觉"通道;处于应激环境中的动物会产生更高浓度的肾上腺素的敏感通道,而关节活动受限的动物则会出现运动敏感离子通道的上调(Fry 等,1993;Devor,2006)。一个区域中类似的离子通道浓度的升高,则神经去极化和引起动作电位的机会就会增加。从本质上讲,神经可能会发展成 AIGS。神经系统随后会对各种刺激变得敏感,如温度、运动、按压、焦虑、压力、免疫系统等(Butler,2000;Butler 和 Moseley,2003)。因此,神经系统可被视为保护机体的设计精良的警报系统,并且在任何特定时间的离子通道的数量和类型可能是大脑计算生存所需而表达出来的结果(Butler 和 Moseley,2003)。

中枢敏感性

许多临床医生对"中枢敏感性"这个术语很熟悉。中枢敏感性被定义为在神经末梢有害物质进入中枢神经系统后导致其兴奋性增加,其中对正常物质输入的反应大大增强(Woolf,2007)。重复的疼痛刺激,

如刺激容易兴奋的产生异常冲动的部位,可能会导致低阈值神经元对在正常情况下是良性的刺激去极化(Woolf,2007)。研究表明,受损的神经组织可能会改变其化学组成,并重新组织中枢神经系统中的突触接触,从而将无害的刺激定向到通常只接受有害输入的细胞(Woolf,2007)。因此,中枢神经系统变得"过度兴奋",这是抑制减少和反应性增加相结合的结果(Woolf,2000)。这就类似于调高系统音量,使无害的刺激产生痛苦的感觉,而使有害的刺激产生过度的痛苦反应。这种过程被描述为中枢神经系统软件和硬件的变化(Woolf,2000),我们认为临床医生具有改善两者的方法。

临床神经生物力学

神经生物力学是研究神经系统的正常状态和病理变化的学科。不幸的是,我们所了解的是基于有限的动物和尸体的研究。这是一个需要我们深入研究的领域,有关最近的进展可参见 Zoech 等(1991)、Szabo 等(1994)、Kleinrensink 等(1995 和 2000)、Wright 等(2001)和 Dilley 等(2003)。

理解神经生物力学的关键之一是明白神经系统是一个连续的组织束。其通过连续的结缔组织表现为机械上的连续性,并通过传导的脉冲表现为电流上的连续性,并且通过常见的神经递质表现为化学上的连续性。作为一个机械连续体,神经系统可能与神经动力学的研究最为相关,因为它揭示着系统内与沿着系统的运动传递(滑动/滑行)和张力的产生(伸展)。也就是说,伸腕和伸肘会使正中神经在其神经通路内向远端延长和移动,对侧颈椎侧屈给近端方向施加拉力,这一点已经在尸体研究中得到证实。在该研究中,神经根用纸标记物或别针标记,当肩部外旋时被压低和外展时,颈神经根被拉出椎孔(Elvey,1979)。

神经动力学的另一个关键概念是机械接口。机械接口被定义为"可以独立移动到神经系统并与之毗邻的组织或物质"(Butler,1991)。机械接口是理解神经动力学的核心,因为它们代表了最有可能发生运动/力传递问题的场所。机械接口可以是硬的或骨质的(如肘管处的尺神经)、韧带(前臂的 Struthers 韧

带)、关节(如关节突关节)或肌肉(如前臂的旋后肌)。机械接口可以是正常的,其运动和功能是最佳的,并且没有症状,也可以是病理性的,其中某些东西会限制接口处神经系统的运动或压迫神经组织。骨赘、可能占据机械接口的空间的广泛的瘀伤或肿胀等会导致活动受限于神经系统和接口的独立性。大量研究表明,如果接口受到损伤或损害,可能会对邻近的神经组织产生影响,如肘管(Coppieters 等,2004)、腕管(Novak 等,1992;Nakamichi 和 Tachibana,1995;Rozmaryn 等,1998;Greening 等,1999)、椎间孔(de Peretti 等,1989;Chang 等,2006)及椎管(Fritz等,1998;Chang 等,2006)。如果发生这种情况,神经系统的活动度就会受到影响,这可能会导致我们对神经动力学定义中的"异常力学反应"。

当神经系统沿着其解剖过程中蜿蜒前进时,它被迫伸展、滑动(纵向或横向)、弯曲并压缩。拉伸在这里定义为神经相对于其起始长度的伸长。然而,神经不是实体结构,并且由于神经组织/流体的移位,拉伸会引起内部压缩。

拉伸和压缩的生理效应包括改变神经内血流、传导和轴浆运输。如果 8% 的周围神经处于 30 分钟的伸展状态,将导致血流量下降 50%;8.8% 的周围神经处于 1 小时伸展状态将导致血流量下降 70%;15% 周围神经处于伸展状态 30 分钟将导致 80%~100% 的血流阻塞(Ogata 和 Naito,1986;Driscoll 等,2002)。Wall 等(1992)证明 6% 的外周神经拉伸/紧张 1 小时可导致动作电位下降 70%,12% 的拉伸/紧张 1 小时可引起完全传导阻滞。有趣的是,其他研究报道称,从腕部和肘部完全屈曲到腕部和肘部完全伸展,正中神经必须适应变长 20% 的神经床(Millesi,1986;Zoech 等,1991)。关于坐骨神经/胫神经也提供了类似的数据(Beith 等,1995)。研究表明,颈椎的屈曲导致的硬脑膜和脊髓的紧张,会导致马尾神经的头侧移动(Breig,1960 和 1978;Breig 和 Marions,1963;Breig 和 el-Nadi,1966;Breig 等,1966;Breig 和 Troup,1979)。这最终限制了坐骨神经的活动性。显然,周围神经必须有一定的力学适应和生理适应,才能适应如此显著的长度变化,并应对长时间的伸展或紧张。我们还研究了低至 20~30mmHg 的压缩效应,该效应会导致静脉血流量减少,80mmHg 的压力会导致神经内血流完全阻塞(Rydevik 等,1981;Ogata 和 Naito,1986)。压缩也被证明可以改变轴突运输(Dahlin 等,1993)和动作电位传导(Fern 和 Harrison,1994)。

神经相对于其邻近组织的运动被描述为滑动或偏移(McLellan 和 Swash,1976;Wilgis 和 Murphy,1986)。偏移包括纵向偏移和横向偏移。这种滑动或偏移被认为是神经功能的一个重要方面,因为它起到消除紧张和在神经系统内分配力量的作用。神经系统可以纵向和(或)横向移动,并沿着最短的路径在固定点之间分布,而不是拉伸(从而产生张力);因此,它可以平衡整个神经束的张力。我们可以在手腕上找到很好的横向滑动或偏移的例子。在上肢神经动力学测试中,使用腕管的实时超声成像(RUSI),我们就可以观察到正中神经相对屈肌腱的横向滑动(Shacklock,2005b)。

随着关节的移动,关节凸侧的神经床延长(神经容器的长度增加),关节的凹侧的神经床缩短(神经容器的长度减少)。当神经床延长时,神经滑向移动的关节,称为会聚。当神经床缩短时,神经滑离运动的关节,被称为发散。Dilley 等(2003)使用实时超声成像检查肘部伸展对正中神经的影响,发现正中神经在上臂中段向肘部远端偏移 10.4mm,在前臂中部向肘部近端偏移 3.0mm。当肘部处于伸展状态,同时进行腕部伸展时,他们记录到正中神经在上臂中段向肘部偏移 1.8mm,在前臂中部向手腕方向偏移 4.2mm。可以说,在朝向近端腕部的手中一定也发生了某种程度的偏移。

研究表明在神经动力学测试中,肢体运动的起始位置和顺序会影响神经的偏移程度。在该项研究中,Dilley 及其同事(2003)还使用两种不同的起始位置(肘部完全伸展和肩部 45°或 90°外展)检查了手臂远端和前臂中部的正中神经,然后进行了手腕从中立位到 45°的伸展。他们发现,当肩膀处于更松弛的位置(外展 45°)时,正中神经会发生更大的偏移。当肩外展 45°时,前臂远端偏移 2.4mm,前臂中段偏移 4.7mm。当肩部外展 90°时,上臂远端偏移 1.8mm,前臂中段偏移 4.2mm。运动的顺序也证明会影响神经动力学测试反应中症状的分布(Shacklock,1989;Zorn 等,1995)。根据他们的报道,测试产生局部反应的可能性更大,该反应发生在最先移动或更强烈的区域。Tsai(1995)进行了一项身体研究,在进行尺神经动力学测试时，按 3 种不同的顺序测量肘部尺神经的张力：近端到远端、远端到近端和肘部第一序列。肘部第一序列在肘部的尺神经中产生的张力比其他两个序列始终大 20%。因此，可以认为神经最先移动的部位也就是神经动力测试或治疗技术的第一部分有更大的张力。

基础测试

Butler(1991)提出了一种用于神经动力学评估的基础测试系统。它是一种临床直观的系统,旨在简化操作，并满足人们对临床的需求。它基于现有的测试和已经讨论过的神经动力学的基本原理，在大多数临床情况下，测试会根据合理的诊断和患者的临床表现进行改进或调整。神经动力学试验阳性可描述为再现的熟悉的症状、通过身体远离症状部位的部位运动而改变、在测试反应中，存在侧向差异或与

已知的无症状个体的正常情况不同的情况(Nee 和 Butler,2006)。然而，阳性检测并不能识别特定的损伤区域;它只是提示神经组织束上某处机械敏感性的增加(Nee 和 Butler,2006)。

表 79.2 列出了头部、颈部、躯干(图 79.1 至图 79.4)，下肢和上肢(图 79.2 至图 79.5)的基础测试。每个基础测试都包括对主要神经通路和主要敏化运动的关注。建议先进行主动测试,再进行被动测试。这可以测量患者的活动能力和意愿，并提供在被动测试期间可能遇到的活动范围的近似测量值。它还可以减少患者对测试的恐惧和焦虑，以及在测试期间可能引起的症状。最后，如果发现主动运动非常敏感，则可以做出合理的决定，不要被动进行测试，以免症状加重。关于神经动力学测试的性能，一些重要的处理问题包括：

• 只有在有临床依据的情况下才进行测试。在测试前建立关于病理生物学、检查中可能发现的特定功能障碍、预防措施和症状来源的临床推理类别。

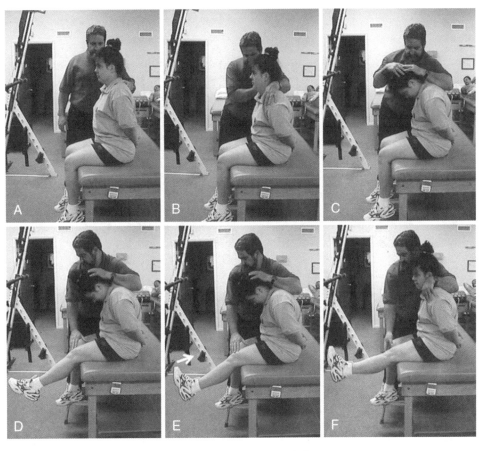

图 79.1　Slump 测试(A~F)，步骤 1~6。

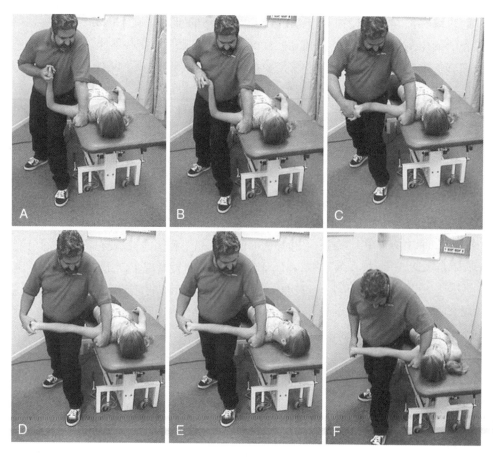

图 79.2 上肢神经动力学测试 1（正中神经）被动测试 (A~F)，步骤 1~6。

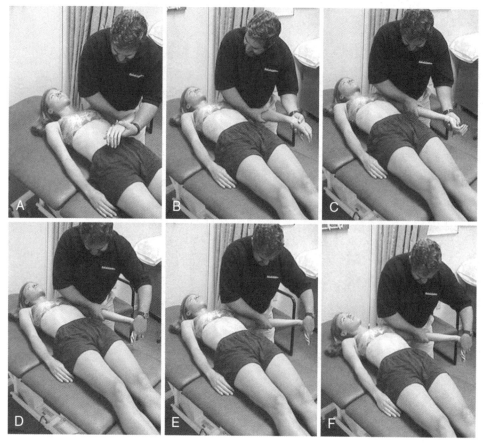

图 79.3 上肢神经动力学测试 2（正中神经）被动测试 (A~F)，步骤 1~6。

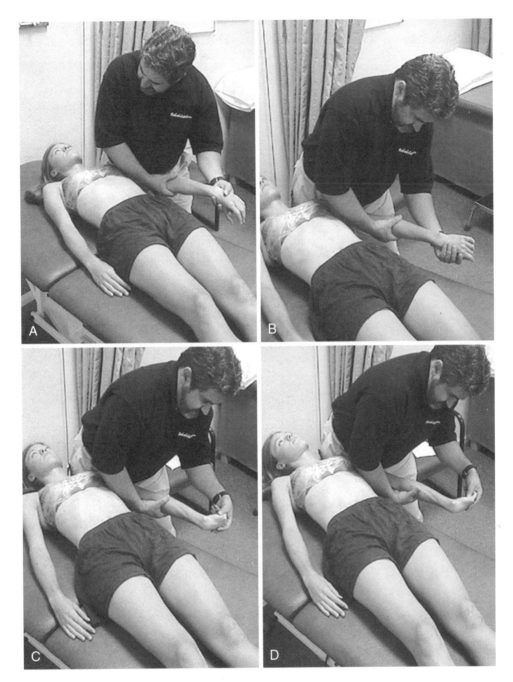

图 79.4 上肢神经动力学测试 2(尺神经)被动测试(A~D),步骤 1~4。

• 准确地向患者解释你要做什么和你想让他们做什么。患者的舒适性对于测试他们身体任何部位的反应都是至关重要的。

• 先测试疼痛较轻或不痛的那一侧。如果两侧差异不大,请先在左侧进行测试,以确保一致性。

• 起始位置应保持一致,并且应标注/记录正常操作中的任何变化(使用枕头等)。

• 记录症状反应,包括面积和性质(反应类型),并记录测试的每个组成部分。

• 观察测试期间的止痛姿势和其他代偿性运动(如颈部运动或斜方肌活动)。

• 测试两侧之间的对称性。

• 向患者解释检查结果。

• 在记录实际测量之前,轻轻地重复测试多次。

框 79.2　神经动力学基础测试

被动屈颈

起始位置：

- 患者仰卧，双手放在两侧，尽可能不要枕头，身体伸直
- 治疗师站立在患者头部的一侧，将他/她位于头侧的手放在患者的枕骨下，另一只手放在下巴上

运动顺序：

- 通过上颈椎（颅颈）屈曲，然后是中、下颈椎节段，实现被动颈屈

结构区分：

- 保持末端被动的颈屈姿势，增加直腿抬高或可能的上肢神经动力学测试（将颈髓和硬脑膜拉向尾部方向），并记录任何症状的变化

直腿抬高试验

起始位置：

- 患者仰卧，双臂放在两侧，尽可能不要枕头，身体伸直
- 治疗师正对着患者，一只手放在脚踝下面，另一只手放在髌骨上面

运动顺序：

- 保持膝关节伸展，治疗师在矢状面上被动弯曲髋部
- 根据先前对病理生物学过程的合理假设，腿部缺乏/有感觉或运动反应

敏化动作：

- 踝关节背屈和外翻（胫骨部分）
- 踝关节跖屈和内翻（腓骨部分）
- 髋关节内收和（或）内旋（坐骨神经部分）
- 头颈部主动或被动屈曲（硬脑膜部分）

Slump测试

起始位置：

- 患者坐着，大腿支撑，膝关节并拢，双手舒适地放在背后
- 治疗师站在患者旁边，靠近患者，也可以把一条腿放在治疗台上

运动顺序：

- 要求患者放松；治疗师轻轻按压可引导运动，以获得脊柱的弯曲，而不是髋关节的屈曲

- 让患者以下巴到胸部的姿势向前弯曲头部或颈部
- 要求患者进行踝背屈，然后在症状耐受范围内积极伸展膝关节

结构区分：

- 如果出现症状，根据症状的位置判断
- 如果出现了远端症状（如膝关节、大腿后部），头和颈部不再屈曲，并且远端症状的任何变化都将构成阳性的结构区分
- 如果出现近端症状（如颈部和上背部疼痛），则踝关节不再背屈，并且近端症状的任何变化都将构成阳性的结构区分

上肢神经动力学测试1（正中神经）被动试验

起始位置：

- 患者仰卧，双臂放在两侧，肩部靠近检查台边缘，尽可能不要枕头，身体躺直
- 治疗师面对患者的头部，以关节或拳头的姿势用于按压患者肩部上方的桌子（避免向下或尾部对患者肩部上部施加压力）
- 治疗师用另一只手握住患者的手，伸出拇指，对正中神经的运动支施加张力。治疗师的手指绕着患者掌指关节远端部位。
- 患者的肘部屈曲90°，并且支撑在治疗师大腿的附近（前部）

运动顺序：

- 如果可以的话，将肱骨在额面上外展90°~110°
- 手腕和手指伸展，前臂旋后
- 肱关节外旋转到可旋转的范围（如果患者活动能力很强，通常停止在90°）
- 肘部伸展应该轻柔，小心不要引起任何肩部运动，特别是内收（这会缓和神经动力学测试）

结构区分：

- 如果出现症状，应根据症状的位置判断
- 如果出现了远端症状（如前臂和腕部疼痛），则脖子会向对侧侧屈，并且远端症状的任何变化都将构成阳性的结构差异
- 如果近端症状已经出现（如颈部和肩部疼痛），手腕从伸展位置松开，近端症状的任何变化都

（待续）

将构成阳性的结构分化

上肢神经动力学测试2(正中神经)被动测试

起始位置:

- 患者仰卧,肩部略微倾斜,正好在治疗台的边缘,以便与治疗师的大腿接触
- 治疗师站在患者肩部附近,用大腿小心地按压肩带
- 治疗师的右手托住患者的左肘,左手控制患者的手腕和手
- 患者的手臂大约处于 10°外展状态

运动顺序:

- 肘部伸展,然后整个手臂的外旋
- 手腕和手指伸展
- 必要时增加关节盂肱外展

结构区分:

- 如果出现症状,应根据症状的位置判断
- 与上肢神经动力学测试 1 相同

上肢神经动力学测试3(尺骨)被动试验

起始位置:

- 患者仰卧,双臂放在两侧,肩部靠近检查台边缘,尽可能不要枕头,身体躺直
- 治疗师面对患者的头部,以关节或拳头的姿势用手按压患者肩部上方的桌子(这一次,向下或尾部向下在患者肩部上方施压,以实现肩带凹陷)
- 治疗师用另一只手,将患者的手掌紧贴手掌,然后伸展肘部

运动顺序:

- 手腕和手指随着肘部的弯曲而伸展
- 然后使前臂旋前,肩部侧旋和外展
- 关节肱骨外旋转至可活动的范围(如果患者可以活动,通常停止在 90°)
- 肘部伸展应轻柔,小心不要引起任何肩部运动,特别是内收(这将缓和进行神经动力学测试)

结构区分:

- 如果出现症状,应根据症状的位置判断
- 出现颈椎对侧侧屈或肩带下陷

神经动力学的临床应用

　　一个重要的考虑因素是,身体内的神经系统会让人保持无痛的姿势和运动。在神经组织存在机械损伤(病理力学)的情况下(如神经卡压),日常活动(如系鞋带、梳头发、穿衬衫)都可能会引起症状。在评估中使用神经动力学测试是为了机械地移动神经组织,以获得它们的移动性和对机械应力的敏感性的结果。通过这些测试进行治疗的目的是改善其力学和生理功能(Butler,2000;Shacklock,2005b)。

　　机械敏感性是使神经在运动时产生疼痛的主要机制。如果神经对机械力不敏感,那么它就不会对施加在它身上的机械力作出反应(引起疼痛)。正常的神经是机械敏感的(给予足够的力),因此会对外力作出反应(Lindquist 等,1973)。在判断神经组织是否有问题时,这是一个需要记住的关键因素。对神经动力学测试的结果可分为正常或异常和相关或无关

(Shacklock,2005b)。正常神经动力学测试反应是指处于正常位置(相对于标准数据)、具有正常症状、并在测试过程中显示肢体运动范围正常的反应。神经动力学测试反应异常是指在不同的位置,有不同的症状和(或)肢体的运动范围小于健侧。在大多数情况下,可能会重现患者的症状。下一个要考虑的临床问题是测试反应是相关的还是不相关的。在这种情况下,相关性意味着测试反应与患者当前的问题有因果关系,而不相关的发现是与患者当前的问题没有因果关系的测试反应。在多数情况下,可以通过询问患者,"这是你熟悉的症状吗?"来阐明这一点。

　　神经动力学测试诱发的症状可以推断为神经源性的(临床意义上的阳性测试):

- 结构区分支持神经源性来源。
- 从左到右与已知的正常反应有差异。
- 测试重现了患者的症状或相关症状。
- 有其他数据的支持,如病史、症状部位、影像学检查等。

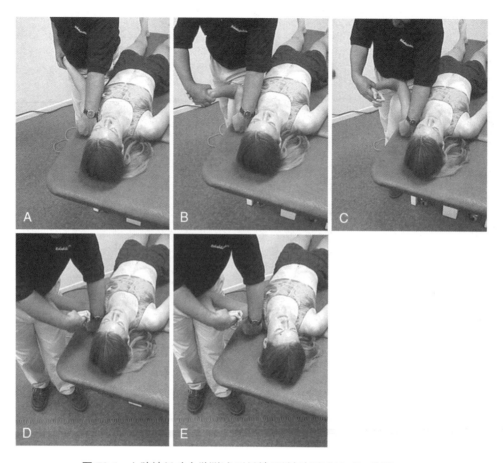

图 79.5　上肢神经动力学测试 3(尺神经)被动测试(A~E),步骤 1~5。

上述条件满足得越多,临床相关测试的理由就越充分。从临床的角度来说,神经动力学测试所需的信息是症状表现,遇到的阻力,以及在添加或减去测试的每个部分时的症状表现和遇到的阻力的变化。这些信息及患者的病史,主观和客观检查等,应使临床医生能够临时诊断神经病理动力学的部位,然后在进行任何可能的治疗后重新进行评估。重要的是要认识到,治疗不必是神经系统的动员技术,因为临床医生可能决定调动或治疗机械接口,或者他/她可能决定问题本质上不是外周神经源性的,而是"中央处理增强",其中患者教育/保证/讨论可能是选择的治疗方法。同样重要的是,神经动力学测试的敏感性可能来自初级(基于组织)或次级(基于中枢神经系统)过程的组合(Butler,2000)。

神经动力学治疗

对有神经动力学问题的患者的治疗应侧重于降低机械敏感性,恢复神经组织及其机械接口的正常运动。应不断重新评估,并要包括临床评估和患者反馈。患者教育是最重要的,它应该包括关于神经动力学、疼痛的神经生物学和神经系统的连续性的简要讨论教育。此外,如果症状包括中枢敏化,以及患者可能对运动产生的任何感知或实际恐惧这也应该能够解决。这可以降低与他们的痛苦经历相关的阈值。

其次,治疗非神经组织中的损伤对于减少"容器"可能施加在神经组织上的机械力是有用的。干预措施可能包括关节松动/手法、伸展、软组织工作和治疗性锻炼。这些干预措施的详细讨论超出了本章的范围。在进行任何干预之后,应重新评估刺激性神经动力学测试,以确定是否发生了变化。如果发生了变化,治疗可能会当天停止,或者增加特定的神经动力学干预(主动或被动)。

将神经动力学干预分为两种,即"滑动"或"牵张",每种方法都有自己的适应证和临床用途(Nee 和 Butler,2006;Coppieters 和 Butler,2008)。通过滑动或偏移技术,至少两个关节的组合运动,一个运动拉长神经床,另一个运动缩短神经床这样的交替运动。这导致神经通过最大限度地纵向偏移,并以最小的张力运动的出现。与牵张技术相比,这些技术应无刺激性,并且患者更易耐受。例如,大量的文献支持使用颈椎侧方滑动松动术来改变颈部和(或)手臂的症状(Vicenzino 等,1998;Vicenzino 等,1999a;Vicenzino 等,1999b;Cowell 和 Phillips,2002;Coppiters,2003;Cleland 等,2005;Costello,2008;McClatchie 等,2009;Young 等,2009),因为这种干预已被证明能立即降低外上髁痛和颈臂痛患者的机械敏感性,并减缓其疼痛(Vicenzino 等,1996)和(Elvey,1986;Cowell 和 Phillips,2002;Coppiters 等,2003)。

Elvey(1986)报道,滑动技术在减少颈臂痛患者的疼痛和致残率方面比不干预更有效,在减轻这些患者的疼痛方面比直接针对肩部和胸椎的手法治疗更有效。此外,在腕管综合征患者的保守治疗中增加了神经滑行技术,这使手术需求量减少了 29.8%(Rozmaryn 等,1998)。正中神经被动滑动松动术的一个例子是将患者的手臂置于 90°~110°的外展位,并将肩膀外旋 90°,肘部弯曲至 90°,手腕和手指伸展,前臂旋后,然后被动地"滑动"正中神经,手腕伸展在肘部伸展时放松(远端滑动),或者颈椎在肘部伸展时主动侧弯到同侧(近端滑动)。这也是患者在家中可以实施的一种主动技术。

通过牵张技术,可以移动一个或几个关节,使神经内的"张力"升高来延长神经床(Coppieters 和 Butler,2008)。从本质上讲,这些技术对神经组织的压力更大,可能会刺激机械敏感的患者,所以应该谨慎使用。它们不是静态伸展,而是涉及进入和离开阻力的温和振荡。这些技术通常适用于因神经组织伸长能力受损而出现症状的患者。因此,目标是恢复神经组织的物理能力来耐受运动。张力增加到轻微伸展感觉的程度,对于不易激惹的患者,可能会在振荡结束时出现轻微症状。任何主动或被动的神经动力学测试都可以用作"紧张器"。设置和重复次数应取决于患者的易激惹程度,以及对干预措施的反应(阳性或阴性)。10 次振荡中的 1~3 次开始是有用的,然后重新评估神经动力学测试,以确定干预是否有效。最后,针对非神经结构的技术可以与神经动力干预相结合,如在将手臂保持在上肢神经动力学测试(ULNT)位置的同时进行颈椎侧滑技术(Vicenzino 等,1998;Vicenzino 等,1999b;Cowell 和 Phillips,2002;Coppiters 等,2003;Cleland 等,2005;Young 等,2009)。

总结

临床医生应该牢记神经生物力学的基本原理:神经系统是一个连续的管道,当它通过其机械接口时,会受到滑动、滑行、弯曲和拉伸的影响。在这个曲折的管道中,任何部位都可能由于内在或外在的损伤而出现症状。临床医生可以提供有意义的干预措施,除了产生有益的神经生理学的效果外,还可以对神经系统的空间、运动和血液供应产生直接影响。神经动力学干预(无论是被动的还是主动的)应该包括平稳、可控、温和、大幅度的运动。很少有持续伸展的指征。最后,神经动力学干预只是包含多种干预的,并以患者为中心的整体治疗方法的一小部分。

(李云河　译)

相关资料

A complete reference list is available at https://expertconsult.inkling.com/.

第 **80** 章

腰椎滑脱

Andrew S.T. Porter

定义

　　腰椎峡部裂是椎体峡部的缺损。峡部是指椎体上关节向下关节突延续的区域（图 80.1 和图 80.2）。

　　峡部裂可能由多种原因引起，从应力性骨折到外伤性骨折。Wiltse（1969）和 Beutler 等（2003）报道，在一般人群中，腰椎峡部裂的发生率为 6%~7%，且在男性中更为常见。需要反复进行过度伸展和旋转体育活动的运动员更容易罹患此病，通常容易导致腰椎峡部裂的高风险运动包括体操（如后空翻）、足球（如铲球）、田径（如撑竿跳和标枪投掷）、蝶泳和柔道（Bono，2004）。

　　当发生双侧峡部断裂时，可导致两个相邻椎体的相对移位，这种情况称为腰椎滑脱。最常见的腰椎滑脱发生在 L5 椎体，其次是 L4，再次是 L3。如 Wiltse（1969）所述，根据病因将腰椎滑脱归纳为以下几型。

　　• 1 型：先天性腰椎滑脱。其特征是存在腰骶小关节先天性发育不良，从而使上位椎体相对于下位椎体发生向前滑移。

　　• 2 型：腰椎峡部裂滑脱。由峡部应力性骨折进展所致。

　　• 3 型：退变性腰椎滑脱。因小关节的退变而引起的节段间不稳定。

　　• 4 型：创伤性腰椎滑脱。因急性创伤作用于小关节或峡部所致。

　　• 5 型：病理性腰椎滑脱。其他可能导致小关节紊乱的骨骼疾病。

诊断

　　腰椎滑脱症患者通常表现为局限于腰椎旁和臀部的下腰痛，腰椎活动范围（ROM）受限，腰椎生理前凸丢失，并且腘绳肌过度紧绷。由于椎体滑脱会导致神经根受压，因此患者可能出现神经根性疼痛，伴有或不伴有神经功能缺损。腰椎滑脱的患者通常表现出典型的 Phalen-Dickson 征（即屈膝屈髋步态）（Phalen 和 Dickson，1961）。

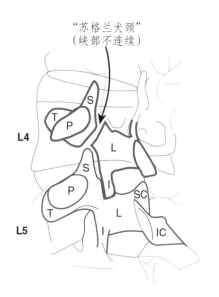

图 80.1　腰椎斜位片显示峡部。I,峡部；IC,下关节突；L,椎板；P,椎弓根；S,上关节突；T,横突。[Micheli LS, Couzens GS. How I manage low back pain in athletes. Phys Sports Med 1993; 21(3):182–194. Used with permission.]

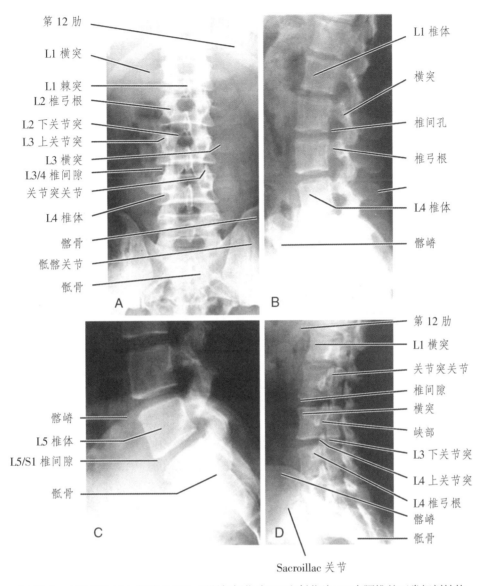

第12肋
L1 横突
L1 棘突
L2 椎弓根
L2 下关节突
L3 上关节突
L3 横突
L3/4 椎间隙
关节突关节
L4 椎体
髂骨
骶髂关节
骶骨
A

L1 椎体
横突
椎间孔
椎弓根
L4 椎体
髂嵴
B

髂嵴
L5 椎体
L5/S1 椎间隙
骶骨
C

第12肋
L1 横突
关节突关节
椎间隙
横突
峡部
L3 下关节突
L4 上关节突
L4 椎弓根
髂嵴
骶骨
Sacroillac 关节
D

图80.2　在正位片(A)、侧位片(B)、腰骶部侧位片(C)和斜位片(D)中腰椎的正常解剖结构。

腰椎滑脱,特别是在L5/S1节段,在触诊时常能发现棘突间的台阶感。这不是诊断腰椎滑脱的权威方法(Collaer等,2006),但在系统性回顾中发现其因高特异性(87%~100%)和中至高敏感性(60%~88%)而成为一项最佳检测方法(Algami等,2015)。在评估腰椎活动度时,向前弯腰通常会减少腘绳肌的过度紧张。在许多情况下,弯腰通常不会增加症状,反而可以减轻疼痛,但是后伸和旋转通常会使患者感到不适。常见的体格检查发现是触诊时峡部的压痛和Stork试验阳性。Stork试验即单腿过伸测试。患者单腿站立,临床医生使患者腰部被动过伸并朝负重一侧旋转。如能诱发出类似的疼痛则为阳性,提示峡部

裂并可能存在椎体滑脱,需要通过影像学进一步评估。尽管这种测试最常与腰椎峡部裂和腰椎滑脱有关,但它主要强调峡部和其他相邻结构,因此,可以认为仅在临床情况下提示峡部病变(图80.3)。

普通的X线片通常是最初的检查方法,侧位和斜位片上显示的峡部裂缝("苏格兰犬颈"征)便意味着峡部裂(图80.4)。

CT扫描可用于确诊,因为普通X线片可能无法显示出实际上存在的峡部裂。利用单光子发射计算机断层扫描(SPECT)进行峡部的骨扫描能够观察骨折处是否正在积极地摄取来愈合。MRI也可用于诊断峡部裂,但有时MRI也不能识别出SPECT上可

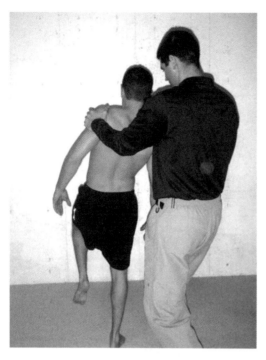

图 80.3 为评估局限性腰椎峡部裂疼痛,行单腿站立测试。患者单腿站立,过度伸展并旋转脊柱。患者疼痛症状的再现符合腰椎峡部裂的诊断。

见的峡部缺损。例如,Masci 等(2006)证明 MRI 仅能识别出 SPECT 上发现的 80%的峡部病变。因此,CT、

SPECT 和常规 MRI 有助于确定应力性骨折的代谢活动、骨折愈合的潜力和病变的锐度,并有助于排除其他脊柱疾病。Masci 等(2006)提出了诊断症状性峡部裂的指南:先进行 SPECT,再行 MRI,最后行 CT,平片的作用有限(图 80.5)。

如一个椎体相对于另一个椎体发生了滑移,则诊断为腰椎滑脱。腰椎滑脱通常在侧位片上评估,在 CT 和 SPECT 骨扫描上进一步定义,并使用 Meyerding 系统按位移百分比进行分类:1 度（0%~25%）、2 度（25%~50%）、3 度（50%~75%）和 4 度（>75%）(图 80.6)。

治疗

通常,腰椎滑脱的治疗应围绕使患者回到患病前的活动水平进行,同时还应提供伤害预防宣教。对于治疗和预防的研究仍在继续,有望能研究出更多循证治疗方法。

有 2/3 的 1 度或 2 度腰椎滑脱患者对保守治疗的干预措施有效,这些保守治疗的措施包括限制活动、康复和使用支具(Pizzutillo 和 Hummer,1989)。在 1 度或 2 度腰椎滑脱症中,治疗和管理通常涉及活动限制/调整、支撑/固定、锻炼计划(避免过伸、腹

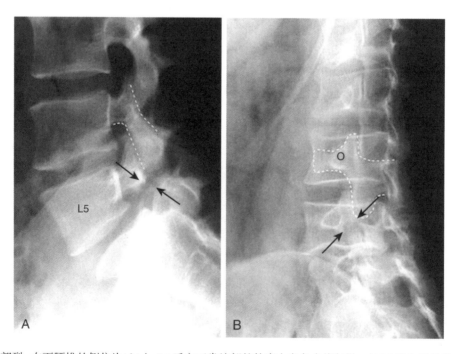

图 80.4 腰椎峡部裂。在下腰椎的侧位片(A)上,L4 后方正常峡部的轮廓由白色虚线勾勒。在 L5 发生了峡部的崩裂(骨折)(箭头所示)。在斜位片(B)上,显示为"苏格兰犬颈"(箭头所示)处的骨折。白色虚线显示了 L4 正常峡部的轮廓。

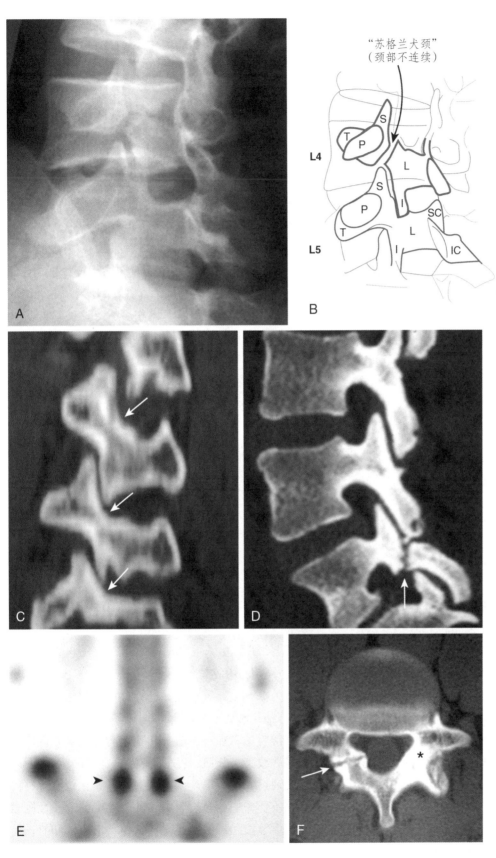

图 80.5 腰椎峡部裂。(A,B)正常和中断的峡部。斜位片(A)和相应的线图(B)显示 L5 处完整的峡部和 L4 处"苏格兰犬颈"有项圈样缺损(B 中箭头所示)。P,椎弓根(苏格兰犬的眼睛);T,横突(鼻);S,上关节突(耳);I,下关节突(前腿);L,椎板(身体);IC,对侧下关节突(后腿);SC,对侧上关节突(尾)。(C)正常患者的斜矢状位 CT 重建。注意完整的峡部(箭头所示)。(D)矢状位 CT 重建后显示 L5 峡部裂(箭头所示)。(E)放射性核素骨扫描发现 L5 双侧峡部裂。冠状位 SPECT 图像显示 L5 两侧峡部的示踪剂增加(箭头所示)。需要 CT 扫描(未显示)以确认双侧缺损,因为对侧适应性肥大的单侧缺损可能具有相似的骨扫描发现。(F)单侧峡部裂的轴向 CT 图像。注意右侧的峡部裂(箭头所示)。还要注意对侧峡部的硬化(星号所示)。该非特异性发现提示,由于右侧峡部断裂后左侧峡部的自适应变化导致应力增加,或即将发生左侧峡部的应力性骨折。

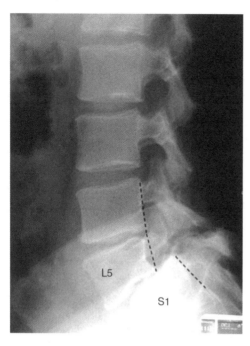

图 80.6　腰椎峡部裂导致的 2 度椎体滑脱。滑移程度通过相邻椎体后壁的位置来定义。

肌训练、稳定性/耐力/运动控制、肌肉长度平衡)和生物力学宣教,以及避免某些运动模式。对于需要进行康复治疗的患者,通常建议进行物理治疗以减轻疼痛,恢复 ROM 并增强和稳定脊柱(Fritz 等,1998)。多数学者主张使用腰围固定或限制腰椎活动度(Standaert 和 Herring,2007;Herman 等,2003;d'Hemecourt 等,2000;Pizzutillo 和 Hummer,1989;Morita 等,1995;Micheli 和 Couzens,1993;Steiner 和 Micheli,1985)。腰围固定对峡部裂和腰椎滑脱都是有益的,但是对于峡部裂和腰椎滑脱的治疗尚无对照试验。对于腰椎峡部裂患者,当分别用去前凸的改良 Boston 支具治疗 6 个月至 1 年和保持腰椎前凸的支具治疗 6 个月时,78%~96% 的患者显示临床结果达到优良(Standaert 和 Herring,2000;Standaert 等,2000)。

如果患者的症状无法通过休息和活动得到改善,则建议采用某种形式的支具,但具体的支具类型仍存在争议。在一项研究中,当用脊柱前凸支具治疗运动员时,单侧峡部裂的治愈率为 78%,双侧峡部裂的治愈率仅 8%(Standaert 和 Herring,2000;Standaert 等,2000)。根据单侧峡部裂或双侧峡部裂,以及对于支具的治疗反馈,可能需要治疗 4~12 个月。

支具治疗的实施需要根据个体情况而定,如果

SPECT 骨扫描中发现有积极的骨愈合,则需要考虑到这一点。总体而言,保守治疗(如限制活动和支具)有助于促进峡部骨折的愈合。

腰椎滑脱症治疗的另一个关键组成部分是脊柱稳定训练。这些训练可增强腰椎周围的肌肉力量,保持中立的姿势。研究表明,增加多裂肌和腹横肌的核心稳定计划可有效减轻疼痛和减少复发(O'Sullivan 等,1997)。脊柱稳定疗法已被证明可有效治疗伴随腰椎峡部裂和腰椎滑脱症的慢性腰背痛(Nelson 等,1995;O'Sullivan 等,1997;Spratt 等,1993)。O'Sullivan 等(1997)报道了一项随机对照试验,该试验比较了特定的运动方式和一般运动方式(游泳、散步、健身房锻炼)。经过 10 周的治疗计划,稳定性运动组的疼痛和功能障碍比一般运动组少,且这种差异在 30 个月的随访中得以维持。特定的锻炼方式建议单独以特定动作锻炼腹肌如卷腹。其中一项锻炼便是患者侧卧,一侧身体朝上,上半身由肘部支撑,以使脊柱弯曲(图 80.7A)。然后,患者将骨盆从地面抬起至与肩部成一条直线的位置,消除脊柱弯曲(图 80.7B)。

这种锻炼对腹斜肌提出了挑战,且没有对腰椎施加压力或剪切力。此外,侧方平板支撑运动对腰方肌也是一种挑战,而腰方肌是维持腰椎稳定的重要结构。Nelson 等(1995)还报道在经过平均 18 次腰背肌和腹肌训练后,19 例腰椎滑脱的患者中有 75% 在疼痛缓解方面表现出良好甚至优秀的反应。对角线是腰背肌和腹肌动态力量训练的一个要点(图 80.8)。具体操作为,四肢站立,然后将右手和左膝放在一起。接下来,手臂和腿沿对角线延伸到水平位置。最后,对角线重复练习(Baranto,2009),在 3~5 个系列中重复进行 10 次。

另据 Sinaki 等报道,进行特定的躯干屈曲运动(腹部强化和骨盆倾斜,尤其是多裂肌和腹横肌)的腰椎滑脱患者在疼痛改善和工作能力恢复方面取得了显著改善。腹肌,特别是腹横肌和腹斜肌,以及多裂肌通过共同收缩产生作用力的方式在稳定脊柱中起着重要作用。多裂肌由于其与腰椎的节段性附着而提供节段间的控制,尤其是在腰椎负重和旋转运动时。因此,针对这些肌肉群的运动可能就是理想的运动。例如,Baranto(2009)的核心锻炼指南包括稳定性训练计划(膝和上臂的支撑、平台不稳定且旋转的

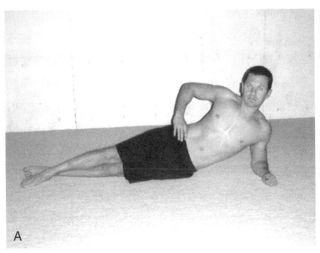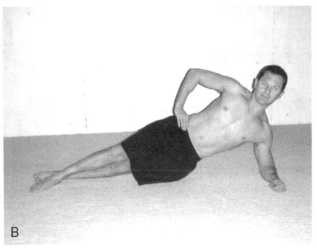

图 80.7 O'Sullivan 等提出的一项具体锻炼方法(1997)。患者侧躺,上半身由肘部支撑,以产生脊柱的侧面弯曲(A)。然后,患者将骨盆从支撑地面抬起至与肩膀成一直线的位置,消除侧弯(B)。

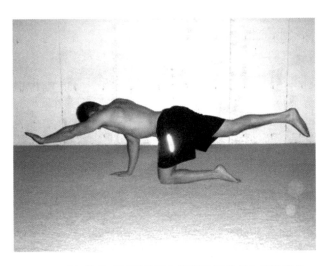

图 80.8 对角线是对躯干伸肌和腹肌进行动态力量锻炼的一个要点。对角线是通过四肢站立然后将右手与左膝合在一起来执行的。然后,将手臂和腿斜向延伸到水平位置。最后,以相反的方式(Baranto,2009)重复该练习,3~5 组,每组重复 10次。

平板支撑、独轮车、单臂的侧向支撑、不稳定的足和上臂的支撑、稳定性和旋转部位的稳定性)和动态力量训练[臀部抬起、腹肌斜肌仰卧起坐(不稳定)、固定足位置和旋转的仰卧起坐、仰卧起坐、侧向投掷、对角线和侧向骨盆倾斜]。

还必须设法解决与腰椎滑脱相关的下肢肌肉紧张,以保证腰椎的正常运动。与腰椎滑脱症相关的最常见的肌紧张类型便是腘绳肌紧张,这会导致骨盆过度后倾和腰椎前凸减少,使后伸肌群处于力学上的不利位置,并使脊柱对轴向负荷的抵抗力降低(Osterman 等,1993)。治疗方法主要是拉腘伸绳肌并增强背部伸肌(竖脊肌和腰方肌)。

患者宣教在腰椎滑脱患者的治疗中起着重要作用。宣教应侧重于纠正不良坐姿或站姿,以及会导致异常生物力学作用的不正确搬运或运动方式。必须避免最大限度的腰椎活动,因为这可能使腰椎的稳定结构处于超负荷的位置。还应使患者意识到反复的过度伸展和旋转会在腰椎产生潜在的破坏力,从而发生峡部裂并最终导致椎体滑脱。另一个至关重要的宣教要素是要向患者强调加强腰部肌肉特别是竖脊肌的力量和耐力。竖脊肌是腰部伸展扭矩力量的主要来源。疲劳会对承受负荷的腰部肌肉产生不利影响,影响其调整甚至会导致损伤。

多数患有腰椎峡部裂和轻度腰椎滑脱症(1 度或2 度)的患者对保守治疗有反应,并可能有望恢复自身的特定运动方式或受伤前的功能状态。经筛选,一些患有腰椎峡部裂的青少年和年轻成人患者适合接受峡部修复术或节段内融合。而患腰椎峡部裂滑脱症的老年患者可能叠加退行性病变的症状。

以下是针对罹患腰椎滑脱症的成人和儿童/青少年的手术建议指南。

儿童或青少年的手术适应证如下:(Amundson 等,1999):

● 尽管进行了 1 年的积极保守治疗,但症状仍持续存在或复发。

- 腘绳肌紧张导致步态持续异常或无法通过物理治疗缓解的姿势异常。
- 坐骨神经痛性脊柱侧弯或侧移。
- 进行性神经功能损伤。
- 超过 2 度的进展性椎体滑脱，即使没有症状。
- 滑脱角偏大（>40°；滑脱角是指腰骶后凸的程度）。
- 导致了与腰椎滑脱相关的心理问题。

成人的手术适应证如下（Amundson 等，1999）：

- 有症状的腰椎峡部裂滑脱症。
- 伴随进行性退行性病变。
- 伴随症状进展的退变性腰椎滑脱。
- 症状>4 个月，影响生活质量。
- 进行性神经功能损伤。
- 进行性乏力。
- 胃肠道/膀胱功能障碍。
- 感觉丧失。
- 反射丧失。
- 行走不耐受（神经源性跛行）。
- 伴随有节段不稳定。

经过 1 年的适当治疗后仍存在顽固性疼痛是最常见的手术指征。有时，患者可以通过保守治疗获得一定程度的症状缓解，但无法在恢复运动后仍然没有症状。在这种情况下，也可以考虑手术。

腰椎滑脱的手术治疗传统"金标准"是后路脊柱融合术。对于 L5 椎体峡部裂或轻度（1~2 度）的 L5-S1 滑移，通常会实行 L5 到骶骨的融合。原位非内固定后外侧自体髂骨植骨融合与石膏支具固定具有很高的成功率，且并发症发生率极低（Bradford 和 Hy，1994）。通常在骨骼发育不全的患者中，非内固定技术的融合率足够高，以至于在对处于发育中的脊柱行经椎弓根螺钉内固定的风险-收益比过高。在骨骼成熟的青少年，尤其在严重的（3 度或 4 度）腰椎滑脱的青少年，更常采用椎弓根螺钉内固定进行融合固定。

对于更严重的滑脱（3 度及更高）的患者，建议进行双侧后外侧 L4-S1 融合，并联合铸型石膏复位腰骶部后凸畸形（Bradford 和 Hy，1994）。据报道，单纯融合而未行内固定的患者术后滑脱进展高达 30%。在轻度滑脱的患者和滑脱角<55°的患者，经过内固定手术之后的 6 周，症状即得到改善。除非术前即有严重的神经根病或膀胱功能障碍，一般，在骨骼尚未成熟的腰椎滑脱患者中很少需进行减压。

也可以对峡部进行直接修复，但是，这通常只适用于轻微滑脱或没有滑脱的患者，且无慢性峡部增生改变且 MRI 上显示椎间盘正常的患者。可以通过张力带技术进行修复，也可以使用通过峡部断裂部位的螺钉进行直接修复，或者使用带钩和棒的椎弓根螺钉加压修复。

与非手术治疗的患者相比，退行性腰椎滑脱伴有腰椎管狭窄的手术患者在 4 年内基本上维持了良好的疼痛缓解和功能改善（Weinstein 等，2009）。治疗包括标准的椎板切除减压术（融合或未融合）或常规的非手术治疗。

一般而言，手术治疗可减轻保守治疗无效的患者的疼痛并预防严重滑脱患者的滑脱进展（>50%）（Fritz 等，1998）。由于手术费用高昂，并且存在手术并发症的固有风险，因此有必要进一步研究非手术治疗的有效性。考虑到 Masci（2006）、Standaert（2005）和 Lauerman（2009）等的建议，建议对腰椎滑脱的诊断和治疗进行总结（康复方案 80.1）。

Christman 和 Li 报道（2016），接受峡部直接修复的小儿患者有良好的预后，通常可以恢复活动和运动。同时，融合手术治疗轻、中度腰椎滑脱的结果也令人满意。多数外科医师允许在术后 6 个月恢复非接触式运动，但对何时恢复接触性和对抗性运动仍有争议。

康复指南 80.1　脊柱滑脱的诊断和治疗

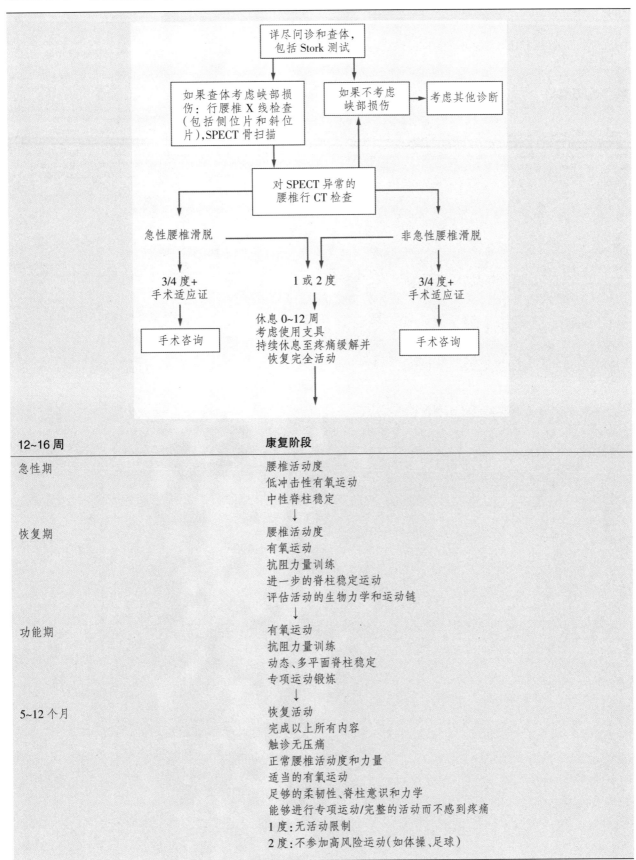

12~16 周	康复阶段
急性期	腰椎活动度 低冲击性有氧运动 中性脊柱稳定 ↓
恢复期	腰椎活动度 有氧运动 抗阻力量训练 进一步的脊柱稳定运动 评估活动的生物力学和运动链 ↓
功能期	有氧运动 抗阻力量训练 动态、多平面脊柱稳定 专项运动锻炼 ↓
5~12 个月	恢复活动 完成以上所有内容 触诊无压痛 正常腰椎活动度和力量 适当的有氧运动 足够的柔韧性、脊柱意识和力学 能够进行专项运动/完整的活动而不感到疼痛 1 度：无活动限制 2 度：不参加高风险运动（如体操、足球）

（石岩　译）

相关资料

A complete reference list is available at https://expertconsult.inkling.com/.

延伸阅读

Congeni J, McCulloch J, Swanson K. Lumbar spondylolysis. A study of natural progression in athletes. *Am J Sports Med*. 1997;25:248–253.

Manaster B. *Musculoskeletal Imaging—the Requisites*. 2nd ed. Elsevier; 2002.

McNeeley M, Torrance G, Magee D. A systematic review of physiotherapy for spondylolysis and spondylolisthesis. *Man Ther*. 2003;8(2):80–91.

Mettler F. *Essentials of Radiology*. 2nd ed. Philadelphia: Saunders (an imprint of Elsevier); 2005.

Monteleone G. Spondylolysis and spondylolisthesis. In: Bracker M, ed. *The 5-minute Sports Medicine Consult*. Philadelphia: Williams & Wilkins , Lippincott; 2001:292–293.

Nadler SF, Malanga GA, Feinburg JH, et al. Relationship between hip muscle imbalance of pain in collegiate athletes: a prospective study. *Am J Phys Med Rehab*. 2001;80(8):572–577.

Richardson C, Hodges P, Hides J. *Therapeutic Exercise for Lumbopelvic Stabilization. A Motor Control Approach for the Treatment and Prevention of Low Back Pain*. 2nd ed. London: Harcourt Brace and Company Limited , Churchill Livingstone; 2004.

Sairyo K, Katoh S, Sasa T, et al. Athletes with unilateral spondylolysis are at risk of stress fracture at the contralateral pedicle and pars interarticularis: a clinical and biomechanical study. *Am J Sports Med*. 2005;33(4):583–590.

第 **81** 章

微创腰椎间盘切除术后康复

Cullen M. Nigrini | R. Matthew Camarillo

手术与非手术治疗腰椎间盘突出症,目前对其长期疗效的优越性、等效性或无差异性已进行深度研究。两种疗法在短期和长期随访中均显示可以减轻症状和改善生活质量。当保守治疗失败时,采用微创椎间盘切除术治疗单节段腰椎间盘突出症显示了有效的结果。据报道,美国每年有超过 25 万例持续坐骨神经痛症状的患者选择手术治疗,而微创椎间盘切除术是最常见的手术之一(Dewing 等,2008)。

这种手术常常在施行,因此对其术后的康复应该有一些专家共识或指南。尽管腰痛普遍存在,但显微椎间盘切除术后康复的具体指导方针却很少,在文献中也存在空白。

2014 年,Cochrane 对腰椎间盘手术后康复的一项最新研究纳入了 22 项随机对照试验,研究积极康复对首次接受腰椎间盘手术的成年人的影响(Oosterhuis 等,2014)。总的来说,他们更倾向于显微椎间盘切除术后接受康复治疗。研究小组发现,术后 4~6 周的康复干预显示患者的功能状态得到更好的改善,并且能更早地回到工作岗位。术后 4~6 周启动锻炼计划更能减少疼痛和功能障碍的发生。在高强度康复计划中,可以更早出现疼痛和恢复功能,而且没有证据表明积极的方案会增加首次腰椎手术患者的再手术率。

值得注意的是,该小组并没有找到强有力的证据来表明在手术后需要立即开始康复计划。研究小组还认为,哪种动作应该被纳入康复计划或哪种动作在术后应被限制,目前尚不明确。

虽然手术组和非手术组之间的长期结果差异不大,但年轻、积极活动的患者在转归测量、患者满意度和重返工作或服兵役方面有明显的统计学意义。物理治疗和(或)硬膜外注射属于保守治疗措施,手术必须在证明保守治疗无效后进行。同时,作者提到单节段 L5/S1 椎间盘突出的治疗效果明显要优于L4/5 和多节段椎间盘突出。

强化的、渐进的运动方案加上宣教似乎可以减少功能障碍并改善功能。尽管研究支持锻炼干预,但运动时间的确定较为模糊。Cochrane 在综述中再次提出术后 4~6 周开始运动的证据。术后不久就开始康复锻炼也是一种新的发展趋势。Newsome 等(2009)发现术后 2 小时立即进行锻炼与术后一天开始锻炼相比,能提高患者独立活动的能力、更早出院及更早返回工作岗位。

尽管有证据支持早期干预,但并不是所有患者都参加了全面的门诊康复计划。虽然存在一些康复指南,但术后康复计划应包含的具体内容存在较大差异。英国一项研究指出,仅 23% 的调查对象接受了门诊物理治疗的指南或方案(Williamson 等,2007)。此外,对坐位时间的指导从"最多几分钟"到"30 分钟"不等,有些甚至简单地告知"6 周内逐渐增加"。有些患者可能会为了减轻压力而不动,而实际上零负重可能延缓病情的恢复。目前的研究对术后限制活动的必要性提出了质疑,理论上,限制活动可导致一些不利的行为,最终减缓患者功能恢复的速度。

文献继续研究腰痛的分类系统。Fritz、Cleland 和Childs(2007)对该系统进行了回顾,更新了 4 个分类组的分类标准:操作、稳定、专项运动和牵引。这一基于证据的分析可指导腰痛的保守治疗。关于术后管理,临床医生可使用此分类系统,并在适当的时候进行整合改进。术后腰部的固定和腰椎伸展运动是康复的常见内容。尽管在术后短期没有康复计划的分类,但所有的治疗手段都应在适当情况下考虑并整合进来。

由于微创腰椎间盘切除术有助于快速缓解症状和获得长期良好效果,患者可能会有恢复到起病前功能状态的期望。对于大部分人来说,缓解疼痛、独立日常生活活动、重返工作岗位是患者目标和临床医生的治疗目的。临床医生应专注于康复技术,以帮助患者实现这些目标。关于腰背损伤方面,临床医生需使用客观的检查手段来衡量患者的病情进展、疼痛水平和功能状态,将这些手段纳入康复计划中,以创建患者病情进展的客观报告。

国际功能分类(ICF)概念框架用于确定一项研究的客观测量指标(Selkowitz 等,2006),该研究将分组和测试分为主要或次要指标。主要指标可以评估干预效果,而次要指标是描述性的,其信息丰富,可用于构建假设。表 81.1 总结了该组的客观指标,并列出了其他选择。所列的结果有助于临床医生根据 Nagi 框架类别来处理腰背痛这一功能障碍。损伤、功能受限和功能障碍都被客观地记录和监测,以评估患者的病情进展。整合这些客观的数据收集工具不仅可以帮助研究人员,还可以让临床医生从事循证实践。临床决策、患者治疗选择和文件记录都可以利用这些工具,微创椎间盘切除术后的康复也应包括这些措施。

Kulig 等(2009)为单节段腰椎间盘切除术后的患者试验了一个强化的、渐进式的运动计划。使用 Oswestry 功能障碍指数评估日常生活能力(ADL)。采用 5 分钟步行试验、50 英尺(约 15.2m)步行试验和反复坐姿站立试验来观察评估其活动性能。此外,本章还着重介绍了一项康复计划,该计划在实施时产生了积极的效果(表 81.2)。

南加州大学在微创腰椎间盘切除术后制订了一组宣教和康复计划。Selkowitz 在一项研究(Kulig 等,2009)中对 176 例个体使用了这一方案(Selkowitz 等,2006)。该小组首先提供了一个 60 分钟的一对一宣教,旨在帮助患者了解他们的背部问题和处理方法。该宣教于手术后 4~6 周进行,并在宣教后的 2~3 天开始进行为期 12 周的"USC 脊柱运动计划",包括背部伸肌力量和耐力训练,以及垫式和直立性治疗练习。该项目的目的是减少术后躯干肌肉功能障碍,以减少疼痛和功能受限。

耐力训练计划是以目标为导向,以表现为基础,并按周期进行的。伸展部分的目标是保持 Sorensen 测试位置(俯卧/水平身体位置,脊柱和下肢关节处于中间位置,双臂交叉在胸前,下肢和骨盆由不受重力支撑的上躯干支撑)180 秒。该组使用 Backstrong 脊柱康复器械(Backstrong LLC,Brea,CA),一种角度可变的罗马椅,逐步训练至相对水平线 6°或 0°。角度从

表 81.1 结果评价

主要结果测量参与(残疾)	活动(功能限制)	身体功能及结构/生理(损伤)
Oswestry 功能障碍问卷	50 英尺(15.24m)步行测试	改良的 Sorenson 测试
Roland-Morris 功能障碍问卷(RM)	重复坐立测试	疼痛视觉模拟量表(VAS)
SF-36 生活质量评估		身体图
主观生活质量量表(SQOL)		
次要结果测量参与	**活动**	**身体功能和结构/身体**
恐惧回避信念问卷(FABQ)	24 小时体育活动量表(PAS)	下肢神经学筛查
	5 分钟步行测试	直腿抬高(SLR)
		下肢灵活性
		腰椎活动范围 *
		腰椎失稳

* 腰椎运动范围测量必须考虑手术后患者安全的限制。

表 81.2　垫式和立式运动治疗方案

锻炼	训练目标
腹部项目	
1 级	3 组 1 分钟连续运动
仰卧位交替 UE 屈曲	组间休息 1 分钟
2 级	3 组 1 分钟连续运动
仰卧位交替 LE 伸展	组间休息 1 分钟
3 级	3 组 1 分钟连续运动
仰卧位交替 UE 屈曲 LE 伸展	组间休息 1 分钟
4 级	3 组 1 分钟连续运动
仰卧腿外展无支撑	组间休息 2 分钟
5 级	3 组 1 分钟连续运动
仰卧腿外展无支撑, 同时/交替手臂	组间休息 2 分钟
6 级	3 组 1 分钟连续运动
1 级和 3 级负重	组间休息 2 分钟
7 级	3 组 1 分钟连续运动
2 级和 5 级负重	组间休息 2 分钟
四肢项目	
1 级	10 次重复, 每端保持 10 秒
交替抬起手臂	无休息时间
2 级	10 次重复, 每端保持 10 秒
交替抬腿	无休息时间
3 级	10 次重复, 每端保持 10 秒
交替抬起手臂和腿	无休息时间
4 级	6 次重复, 每次保持 30 秒
膝平板支撑	重复之间休息 30 秒
5 级	6 次重复, 每次保持 30 秒
前脚掌平板支撑	重复之间休息 30 秒
6 级	6 次重复, 每次保持 30 秒
平板支撑同时腿交替抬起	重复之间休息 30 秒
7 级	6 次重复, 每次保持 30 秒
平板支撑, 腿交替抬起, 同时 3 级负重	重复之间休息 30 秒
8 级	6 次重复, 每次保持 30 秒
平板支撑, 腿交替抬起, 同时 5 级负重	重复之间休息 30 秒
下蹲/弓箭步项目	
1 级	3 组 20 次重复
壁式蹲坐至 45° 膝关节屈曲	每次保持 5 秒, 组间休息 2 分钟
2 级	3 组 20 次重复
自由站立蹲坐至 90° 髋关节屈曲	组间休息 2 分钟
3 级	3 组 20 次重复
前弓箭步	组间休息 2 分钟
4 级	3 组 2 个周期
弓箭步系列	组间休息 2 分钟
5 级	3 组 3 个周期
弓箭步系列	组间休息 2 分钟

Recreated from Selkowitz DM, Kulig K, Poppert EM, Flanagan SP, Matthews ND, Beneck GJ, et al.: Physical Therapy Clinical Research Network (PTClinResNet). The immediate and long-term effects of exercise and patient education on physical, functional, and quality-of-life outcome measures after single-level lumbar microdiscectomy: a randomized controlled trial protocol. BMC Musculoskeletal Disorders 2006;7(70).

75°(级别 1)开始,降低到级别 6(60°、45°、30°、15°和 0°)。垫式和直立性练习可以同时进行,并在康复计划中给出了相应的方案概要(康复方案 81.1)。只要有 Backstrong 器械,临床医生一旦确定患者需要康复,此康复方案即为可行选择。

与外科医生的沟通对患者的护理至关重要。如果医生已经给出了要遵循的预防措施或指南,则必须遵守这些措施或指南。如果康复专家有能力运用其专业判断,那么,早期干预似乎是最好的策略。

康复方案 81.2 是一种可以在术前或术后立即开始实施的方案。这些措施以一种多元的方法来帮助恢复微创椎间盘切除术患者的目标,包括减少疼痛、重返工作和日常生活能力。运动员,尤其是精英运动员,代表了另一个极端,患者的最终目标很可能是完全恢复运动。这些特定体育运动员的身体需求预计会高于对普通人群的需求。因此,我们有理由认为,成功的康复应该包括客观的重返赛场标准,或在正式比赛前达到高水平的功能。

康复方案 81.1　使用 Backstrong 设备的躯干强化和耐力计划

阶段	目标	周	训练等级	组	重复	保持时间	休息时间/重复	组间休息时间
教学	1.正确的技术	1	2 级<亚最大测试级	1	4	30	30	NA
	2.初始训练水平	2	2 级<亚最大测试级	1	4	30	30	NA
力量 I	I.6 级,持续 20 秒	3	2 级<最大测试级	2	3	30	30	60
		4	2 级<最大测试级	3	3	30	30	60
耐力 I	I.低于最高级 90 秒	5	2 级<最大测试级	1	6~8	最大 *	最大 *	NA
		6	2 级<最大测试级	1	8~10	最大 *	最大 *	NA
		7	2 级<最大测试级	1	8~10	最大 *	最大 *	NA
力量 II	I.6 级持续 20 秒	8	1 级<最大测试级	4	5	30	30	60
		9	1 级<最大测试级	5	5	30	30	60
耐力 II	I.6 级持续 180 秒	10	1 级<最大测试级	2	4	最大 *	最大 *	180
		11	1 级<最大测试级	2	5	最大 *	最大 *	180
		12	1 级<最大测试级	2	6	最大 *	最大 *	180

* 最多到 90 秒;NA,不适用。

康复方案 81.2　单节微创腰椎间盘切除术方案

术前
- 脊柱中立,骨盆中立,腹横肌收缩
- 告知患者微创椎间盘切除术后康复的性质
  - 预期结果
  - 时间线
  - 预防措施/禁忌证
- 保持脊柱-腰椎-骨盆/髋关节分离的弯曲策略
  - 坐姿中立脊柱/骨盆
  - Oswestry 功能障碍问卷

  - SF-36 生活质量评估
  - 疼痛视觉模拟量表(VAS)

术后 1~6 天
目标
- 开始步行训练,每天 1~3 次,视情况而定
- 第 2 天,独立完成床上活动、坐立和如厕
- 术后 12~48 小时出院
  - 保护伤口
  - 限制弯曲和抬起,直到伤口愈合

(待续)

康复方案81.2(续)

- 根据医生建议和冷冻疗法使用药物进行疼痛管理

锻炼

- 使用最少的辅助设备在水平地面上行走5~10分钟
- 进行50英尺步行、VAS和反复坐立

术后1~3周

- 必须遵守外科医生关于活动水平、提升/弯曲限制和伤口护理的具体指南

注意事项

- 避免深部躯干屈曲、高速运动、屏气、长时间坐姿

目标

- 增加步行耐力至30分钟,无疼痛
- 下肢无症状
- 伤口保护和完全闭合
- 疼痛管理
- 执行 Oswestry、SF-36 和 VAS

锻炼

- 俯卧撑,从轻微屈曲到中立
- 保持俯卧伸展30秒至2分钟,腹下垫枕头/软垫
- 专注于提高肌肉的耐力和收缩能力,而不增加疼痛
    - 手臂支撑的跑步机
    - 最初目标为5分钟;进步可容忍至30分钟
    - 一旦医生确定后,伤口浸没水下治疗
    - 可容忍下进一步
    - 冷冻治疗后疼痛和 PRN
    - 疼痛的治疗方法
    - 回顾床上活动性、坐立、上肢使用
- 腹横肌:确保患者能够收缩肌肉组织并保持骨盆中立。临床医生可以手动/口头反馈和提示,如果可能的话,使用超声诊断。使用临床技术和患者表现来确定进入下一个运动等级。以多种姿势进行活动,包括:
    - 仰卧
    - 俯卧
    - 四肢(如果可以忍受)
    - 就座[如果允许且>5英尺(约1.5米)]
    - 站立
- 仰卧臀肌伸展
- 上半身心血管检测仪

- 在允许的情况下,行四肢支撑式/等长收缩训练
- 无痛髋外展肌强化/等长肌训练

术后3~8周

目标

- 返回工作(修改或轻型任务)和恢复日常生活活动
- 外科医生指导下的上肢上举和活动
- 患者能够在水平地面自由行走
- Oswestry、VAS 和 SF-36 评分在第8周或重新评估时得到改善

锻炼

- 在所有体位做高级别腹横肌训练
- 加强臀大肌/拱桥练习
- 加强髋关节外展肌
- 开始无影响的下肢血管训练
- 泳池训练
- 跑步机训练
- 跑道训练
- 健身车训练
- 为运动员或患者制订高水平的 Watkins 方案

术后8~12周

目标

- 患者已完全恢复工作
- 客观指标有所改善
- 根据目标的完成情况和医生确定的情况,再发布到活动中去
- 运动员正在按 Watkins 方案继续康复活动
- 基于 Watkins 方案,决定是否重返赛场:
    - 达到适当稳定的水平
    - 良好的有氧训练
    - 进行专项运动
    - 逐步回归运动
    - 回归运动后继续稳定运动

锻炼

- 根据医生的要求,患者开始恢复慢跑
- 根据医生的要求,如果需要,患者开始阻力训练
- 患者继续腹横肌/核心肌群锻炼
- 患者继续改善心血管状况
- 继续增加全身和功能性体位的锻炼

(胡立生　译)

相关资料

A complete reference list is available at https://expertconsult .inkling.com/.

延伸阅读

Chin KR, Tomlinson DT, Auerbach JD, et al. Success of lumbar microdiscectomy in patients with modic changes and low-back pain: a prospective pilot study. *J Spinal Disord Tech*. 2008;21(2):139–144.

Choi G, Raiturker PP, Kim MJ, et al. The effect of early isolated lumbar extension exercise program for patients with herniated disc undergoing lumbar discectomy. *Neurosurgery*. 2005;57(4):764–772.

Chou R, Quaseem A, Snow V, et al. Diagnosis and treatment of low back pain: a joint clinical practice guideline from the American College of Physicians and the American Pain Society. *Ann Intern Med*. 2007;147(7):478–491.

Fairbank JC, Pynsent PB. The Oswestry Disability Index. *Spine*. 2000;25(22):2940–2952.

Ostelo RWJG, de Vet HCW, Waddell G, et al. [Review] Rehabilitation after lumbar disc surgery. Cochrane Database of Systematic Reviews. *Spine*. 2009;34(17):1839–1848.

Roland MO, Morris RW. A study of the natural history of back pain. Part 1: development of a reliable and sensitive measure of disability in low back pain. *Spine*. 1983;8:141–144.

Ronnberg K, Lind B, Zoega B, et al. Patients' satisfaction with provided care/information and expectations on clinical outcome after lumbar disc herniation surgery. *Spine*. 2007;32(2):256–261.

Watkins RG, Williams LA, Watkins RG. Microdiscopic lumbar discectomy results for 60 cases in professional and Olympic athletes. *Spine J*. 2003;3:100–105.

Weinstein JN, Tosteson TD, Lurie JD, et al. Surgical vs nonoperative treatment of lumbar disk herniation. The spine patient outcomes research trial (SPORT): a randomized trial. *JAMA*. 2000;296(20):2441–2450.

第 **8** 部分

特殊问题

第 **82** 章

跑步损伤的病因学及康复治疗

Allan Besselink | Bridget Clark

据统计,在美国约有 3800 万跑步爱好者,其中大约 1050 万跑者每周至少跑步 2 次。过去 10 年中,参加跑步活动(如 5km、10km 及马拉松比赛)的人数在急剧增加。例如,美国的马拉松完赛人数也从 1980 年的 14.3 万人增加至 2008 年的 42.5 万人。跑步对健康有许多益处,包括减轻体重、降低血压、增加骨密度,以及降低罹患心脑血管疾病和糖尿病的风险,已成为当下社会追求身心健康的积极生活方式之一。

然而,跑步就像一把双刃剑,具有两面性,在利于人体身心健康的同时也有受伤风险。近年来,因跑步而发生的运动损伤人数居高不下,而且有逐年增高的趋势。跑者常常面临伤痛的困扰。1982 年 Koplan 曾报道:每年约有 60% 的普通人群因跑步发生严重损伤而被迫更改运动方式;也有报道显示:一年中马拉松运动员的受伤率高达 90%。每英里跑量对足底产生 800~2000 次冲击,因此跑步具有很高的损伤风险是显而易见的。跑步损伤不局限于任何一个关节或解剖区域,尽管以膝关节损伤最为常见(表 82.1)。

研究显示:随着跑步人群基数不断增长,受伤人群也呈上升趋势,跑步损伤已发展为一个亟待解决的运动医学问题。因此,我们需要全面地了解跑步损伤的原因及机制,为后续针对性的治疗及预防提供理论参考依据。

步态:步行和跑步

Thordarson 定义步态周期为从一侧下肢足落地到再次落地的时间过程。

通过对步态周期的简要回顾,我们可以了解步行和跑步的力学载荷性质和神经肌肉要求。

跑步运动生物力学

完整的步行步态周期包括两个阶段:支撑相和摆动相。支撑相是指步行时下肢接触地面和承受身体重力的时间段。支撑相又分为支撑相早期、支撑相中期、支撑相末期。支撑相早期是指支撑相初始阶段,包括初始着地和承重反应。初始着地是指足跟接触地面的瞬间,下肢前向运动减速,落实足进入支撑相位置,初始着地后重心由足跟向全足转移,力的离心控制开始,此时肢体的承重反应开始启动,承重反应阶段是保证躯干及下肢平稳前移的关键时期。支撑相中期是指单足支撑阶段,即此时以单足支撑身体重心,是仅以单足支撑的唯一时期。此阶段,对侧肢体的足尖离开地面并进入摆动期。一旦身体重心向对侧肢体转移,则进入支撑相末期。摆动相是指足

表 82.1 按身体区域划分的损伤发生率

部位	发生率(%)
膝关节	7.2~50.0
胫骨、跟腱、小腿、足跟	9~32.0
足和足趾	5.7~39.0
腘绳肌和股四头肌	3.4~38.0

Data from van Gent RN, Siem D, van Middelkoop M, van Os AG, Bierma-Zeinstra SM, Koes BW: Incidence and determinants of lower extremity running injuries in long distance runners: A systematic review. Br J Sports Med 2007;41:469–480.

离开地面向前迈步到再次落地之间的阶段,相当于对侧肢体的单支撑相。摆动相早期主要为足廓清和屈髋带动屈膝,屈膝角度一般达到60°且此时期为被动屈膝。摆动相中期是迈步中间阶段,此期过程中足廓清仍为主要任务,屈髋屈膝达到最大,下肢向前运动,下肢垂直地面。摆动相末期是指迈步即将结束,下肢向前运动速度减慢,准备足着地,进入下一次初始着地之前的过程。

　　跑步步态周期(图82.1)也分为支撑相和摆动相。支撑相是推进阶段,始于蹬地腿的初始着地瞬间,重心由足跟向中足、前足转移,支撑腿的关节反作用力及时产生作用,如此控制速度及保持下肢稳定性。步行时支撑相占比整个步态周期60%,跑步时支撑相占比40%,世界级短跑运动员支撑相占比仅为22%,这说明步态周期的摆动相占比数值取决于步态速度。而跑步与步行的步态周期最大的区别在于是否存在腾空期。步行时步态周期的特殊阶段为双足支撑的时期,即双支撑期。跑步步态周期特殊阶段是腾空期,即双足都离开地面。正常步行周期是连续的,跑步的步态周期中存在双足离地的腾空期。

　　当步速增加到一定速率时,躯干为了维持生物力学平衡及保持有氧代谢水平,我们会由步行转变为跑步(图82.2)。这个过渡点速度因人而异,对大多数人来说,大约是每英里12:00（5.0mph）(注:1英里≈1.609km,mph即"迈",1迈≈1.609344km/h)。研究发现有70%的人慢跑步速≤每英里10:00,然而这样的慢跑对身体是不利的。虽然快走和慢跑都可引起心血管扩张,但慢跑对身体产生的冲击力和负荷率比快走高出65%(表82.2)。从步行到跑步的过渡,对身体提出了一定要求,包括能够承受更大的力学

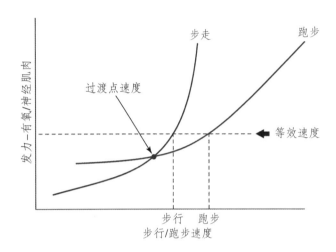

图82.2　从步行到跑步的转变。(Redrawn from Besselink A: RunSmart: A Comprehensive Approach to Injury-Free Running, Morrisville, Lulu Press, 2008.)

正常跑步步态周期

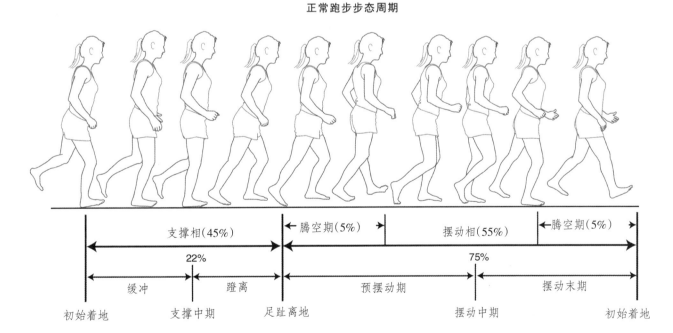

图82.1　正常跑步步态周期示意图。(Redrawn from Mann RA, Coughlin MJ: Surgery of the Foot and Ankle, 6th ed. St. Louis, Mosby, 1993.)

表 82.2 地面反作用力与不同速度下行走和跑步的相关性

跑步速度	配速(/英里)	垂直地面反作用力(体重)
1.5m/s^{-1}(3.4mph)(步行)	17:53/英里	1.1~1.5
2.5~3.0m/s^{-1}(5.6~6.7mph)(慢跑)	8:56~10:44/英里	2.5
5.0~8m/s^{-1}(11.2~17.9mph)(跑步)	3:21~5:22/英里,或0:50~1:20/0.25英里	2.5~2.88

Data adapted from Keller TS, Weisberger AM, Ray JL, Hasan SS, Shiavi RG, Spengler DM: Relationship between vertical ground reaction force and speed during walking, slow jogging, and running. Clin Biomech 1996;11: 253 - 259 and Munro CF, Miller DI, Fuglevand AJ: Ground reaction forces in running: A reexamination. J Biomech 1987;20: 147-155.

载荷(如地面反作用力),以及不仅要有向心收缩推动身体向前的力量,还要有离心收缩控制支撑腿的力量。随着速度的增加,跑步和冲刺需要髋关节、膝关节、踝关节有更大的力量和活动度。

在完整的跑步步态周期中,支撑相中期(即单腿支撑时期)主要功能是支撑体重,承载地面反作用力和减缓步行速度及保持躯干稳定性的同时为下肢向前推进做准备。当走路或慢跑的步速为 3.0m/s^{-1}(6.7mph,或8:57/mile)时,身体受到的地面反作用力曲线呈双峰型,即:冲击峰值和最大推力。这种地面反作用力的双峰曲线情况与文献报道描述一致。冲击峰值通常出现在支撑相的前 15%~25% 之间。最大推力值通常出现在支撑相的起始 40%~50%,它是承接步速较快时中足或前足的反作用力,通常不伴有初始冲击峰值的出现。

地面反作用力在步速低于最大速度的 60%(平均 4.0m/s^{-1})时随着步速增加而呈线性增长,但在步速超过最大速度的 60% 以上时,地面反作用力几乎保持在体重的 2.5~2.8 倍之间(表 82.2)。有研究显示,跑步时,足跟初始着地的跑者初始峰值要比中足初始着地的初始峰值更高,这说明冲击峰值与下肢承重能力有相关性。也有研究发现,在 3.0m/s^{-1} 的较慢速度下跑步承受的地面反作用力为 77BW/s^{-1}(体重),当以 5.0m/s^{-1} 的速度前行时,地面反作用力增加

至 113BW/s^{-1},这说明下肢载荷与跑步速度呈正相关。

跑步时足跟初始着地时,地面反作用力可通过足跟部向上传递,在向上传递过程中足内旋、足跟部脂肪垫可有效地吸收机械能,减少冲击力,被动衰减地面反作用力。而对于中足或前足首先着地的跑者,这些冲击力所产生的机械能主要通过小腿三头肌、股四头肌的离心收缩及少量的足内旋来主动减缓。支撑相小腿的胫前肌及胫后肌、股四头肌、伸髋肌和腘绳肌均为离心收缩。股四头肌是主要的减震器,它吸收的能量是产生的能量的 3.5 倍。支撑相初期的地面反作用力衰减后,足在蹬离阶段旋后,为蹬离提供更刚性的杠杆。Winter 指出,在蹬离期,腓肠肌是最主要的功能肌,能够输出 800~1500W 的功率,而在慢走及快走时,腓肠肌分别能够输出 150W 和500W 的功率。

摆动相是指足离开地面向前迈步到再次落地之间的阶段,其主要任务是屈髋屈膝并完成足廓清,使下肢尽可能高效地恢复到支撑相。屈髋屈膝能有效降低摆动相的时长。屈髋肌(髂腰肌、股四头肌)、腘绳肌及踝背伸肌(胫前肌)在摆动相既发生向心收缩也发生离心收缩。跑步时重心随着步速的增加而降低。跑步时双侧手臂规律摆动对于维持躯体运动平衡起到重要作用,对侧手臂向后摆动能协助肢体向前推进,手臂后摆时三角肌后部的肌肉收缩明显。

跑步损伤的原因

鉴于跑步损伤的高发生率及损伤原因的多样性,我们查阅了近几十年的相关文献对跑步损伤的相关因素进行回顾性分析。研究发现,许多因素可引起运动损伤,包括但不仅限于以下因素,如:性别、年龄、对线不良、长短腿、高足弓、每周跑量、步速、鞋子磨损程度、跑步场所(太硬或太软的表面)、步态异常、既往有无跑步损伤史、"肌肉失衡"、训练计划、跑步经验、辅具及护具的使用等。

回顾目前的大多数研究显示,有一个主要因素与跑步损伤直接相关——训练或训练中的错误。James 等在 1978 年研究分析指出,在所有的跑步损伤原因中,有 2/3 与"训练错误"有直接关系。Lysholm 和 Wiklander 研究报告,72% 的跑者是单一的错误训练模式或结合其他因素引起的运动损伤。训练错误

通常是指"训练过量、恢复训练时间过早"两大错误。

　　与医学界和体育界普遍持有的观点相反，下肢的解剖学错位或变异与任何特定的病理分析或"过度使用"综合征的易感性之间并不存在特定的关联。Reid 在研究中指出，"人体骨骼肌肉解剖发生变异是很常见的，只有少数人是典型的发育正常，而且很多世界级别的运动员骨骼肌肉都发生了变异。然而这些解剖异常并不影响他们的运动能力。通过对业余体育爱好者及职业运动员的观察研究发现，骨骼肌肉发育异常与运动不良姿势及发生运动损伤之间的相关性很低。"表 82.3 总结了体育科学文献中与跑步损伤有直接相关的因素、没有直接相关的因素，以及目前没有证据支持其相关性的因素。

　　错误的训练方式与损伤存在必然因果关系。Reid 指出："每一次跑步损伤都应被视为训练方式的失败，即使随后发现了其他因素。"此外，每周跑量>25~40 英里（约为 40~64km）、既往参加过跑步比赛，以及既往存在损伤病史也与运动损伤密不可分。

　　错误的训练方式可造成"创伤""过度使用"这两类损伤。创伤发生在施加在组织上的单个力超过组织阈值时。如在足球训练时发生碰撞，导致下肢骨折或越野跑时发生足踝扭伤。当对组织施加重复的力而不允许组织恢复时，就会发生过度使用损伤。

恢复不足，而非过度使用

　　近年来，医疗保健界通过对"过度使用"跑步损伤研究发现，如果"过度使用"是引起损伤的原因，那么所有跑者都应在一个预设的应力阈值处受伤，而事实并非如此。跑步损伤的生理原因可以用沃尔夫定律来解释。人体的目标是在细胞层面保持动态平衡状态，当应力刺激作用于组织（包括骨、肌腱、肌肉、韧带和软骨组织）时，细胞会作出反应，随着时间的推移，自身细胞也在不断地修复并逐步产生适应。这种适应可能是更好的组织完整性、强度或类似的力学反应。只要有合适的环境和足够的代谢能力，组织就可以产生相应的承受力学负荷能力（图 82.3）。通过对宇航员和深海潜水员这两类人群进行反复持续的力学负荷研究也证明了这一点。应力刺激和身体反应之间存在精确的平衡——或者，对运动员而言，载荷刺激的应用与对这种刺激的恢复与适应之

表 82.3　跑步损伤的相关及不相关的因素

与跑步损伤直接相关因素	目前暂无相关性证据的因素	与跑步损伤不直接相关的因素
"错误训练方式"（跑量太多，太早）	热身和拉伸运动 身高，力线不良	性别、年龄、体重指数 坚硬的路面上跑步 山丘上跑步
跑量	肌肉失衡 活动度减小 跑步频率	参加其他运动 一年中的跑步时间 一天中的跑步时间
既往运动损伤史 既往参加跑步比赛	发挥水平（当前技能水平） 跑鞋的稳定性 跑步装备	

Data from van Mechelen W: Running injuries. A review of the epidemiological literature. Sports Med 1992;14:320–335

间存在着精确的平衡。因此"过度使用"损伤应准确地描述为"自身恢复不足"，因为只要有合适的恢复时间，对刺激的适应就会顺利进行。

　　图 82.3 描述了身体在单个载荷刺激中随时间恢复并适应的能力。图 82.4 和 82.5 显示了身体受到重复载荷刺激后，其负荷承受能力随时间变化曲线。图 82.4 显示了身体受到载荷刺激后有适当和充分的恢复，图 82.5 显示了身体受到载荷刺激后恢复不足和训练适应性欠佳。当载荷刺激的速度超过身体自身恢复和适应的速度，训练时容易发生损伤。

　　跑步损伤的复发率高达 70%，几乎没有科学证据表明跑步损伤与某些特定的生物力学因素有关，但超过 70% 的跑者损伤与错误的训练有关。因此运动医学医生必须了解载荷刺激与训练恢复及适应性之间的关系，同时要牢记人体可以很好地适应跑步需求。我们在进行跑步运动损伤风险评估和治疗过程中应侧重于纠正正常适应过程的训练错误。利用这些特性，临床医生可以人为地创造一个促进损伤愈合的环境及时间窗，并逐步提高身体恢复与适应能力。

问题：我们对跑步损伤的了解

　　跑步损伤的评估及治疗目前仍处于研究阶段。临床针对跑步损伤的原因研究更倾向于生物力学失调等自身因素；然而通过查阅近 30 年的体育论文研

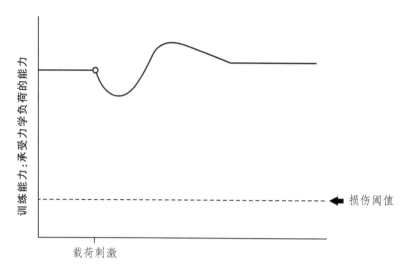

图 82.3 单次载荷刺激与身体反应。描述了人体从单一载荷刺激中恢复及适应的能力。（Graph originally published in Ultra-Running magazine，April 2010.）

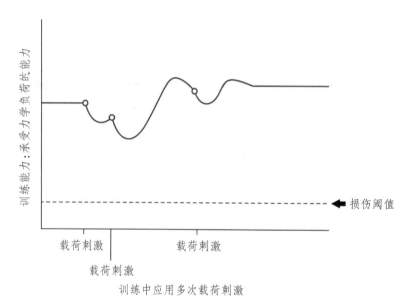

图 82.4 多次载荷刺激与机体反应。描述了在给予充分的时间供机体恢复后,机体从重复载荷刺激中恢复,并产生适应的能力。（Graph originally published in UltraRunning magazine，April 2010.）

究发现引起跑步损伤的最重要因素是错误的训练,尽管这些研究真实可靠,但临床工作中却很少考虑这些因素。国内外文献中也未对跑步损伤的病因和治疗之间有深入研究。因此,临床医务人员在治疗运动损伤方面应着重考虑跑者的训练方式。只有从根本上发现问题,才能更加有效、快速地解决问题。实际上,大部分跑者损伤不是单纯"训练过度"引起的,而是损伤后"自身恢复不充分"或身体适应性受损而

难以实现自我康复。我们知道,错误的训练方式往往使身体无法承接应力负荷刺激而引起损伤。简而言之,如果错误的训练方式是损伤的原因,那么如何合理调整训练就是解决方案。

在评估跑步损伤时,我们不应孤立看待特定的生物力学异常,而是应该首先了解运动损伤的生物力学机制,以及运动训练过程的动力学特征,其次掌握神经肌肉软组织修复和重塑的原理,将治疗重点

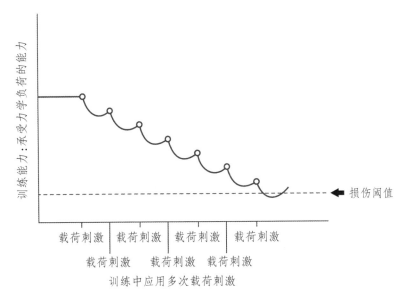

图 82.5　多次载荷刺激与身体反应,描述了由于恢复时间不足和训练适应不良,身体无法从重复的载荷刺激中恢复和适应。(Graph originally published in UltraRunning magazine, April 2010.)

放在分阶段的"恢复期训练"进程上。

生物力学评估

主观评估

在进行评估前我们先了解跑者的运动计划。我们编制了一份与"过度训练/恢复不足"相关性较大的跑步计划清单(表 82.4)。这些问题不仅有助于临床医生了解跑者目前承受跑步能力,同时提供了设置这些问题的意图和理由。

客观评估

评估运动损伤的方法很多,确定力学的因果关系对于有效的诊断和治疗是必不可缺的。对于受伤的跑者和普通的骨科患者来说,某种形式的力学评估是可靠的评估和临床推理过程的基础。任何评估过程的首要目标都是利用可靠有效的评估程序;然而,研究表明目前我们正在使用的评估程序(包括基于触诊的评估方法)受到很多因素的影响,如测评分数与测评人临床经验相关性较大,这样的程序会有信度及效度的差异。因此,有学者建议使用诱发试验、运动测试等进行客观的运动损伤评估。

McKenzie 力学诊断及治疗方法也叫 MDT™(The McKenzie Institute, Syracuse, NY),是一个全面的分类与治疗系统,它既能综合评估运动损伤,也可以分类处理评估结果。MDT™ 不仅可以评估运动损伤过程,而且还支持分类算法。MDT™ 最早在治疗脊柱疼痛方面被国内外熟知及运用,但其评估原理同样适用于四肢。MDT™ 评估主要包括三方面内容:力学评估、自我诊治和预防措施(表 82.5)。本章不详细介绍 MDT™ 的评估方法及内容,但如果您想了解更多的相关知识,可以在本章末尾的参考文献中找到更多信息。

物理治疗师通过对身体组织施加力学载荷,诱发神经肌肉组织出现症状及功能反应,以此原理进行评估诊断及治疗。力学负荷训练包括持续静态牵伸和动态牵伸训练。这些训练模式有助于在力学负荷和症状反应之间建立因果关系。MDT™ 分类系统运用明确定义的算法,将表现明显相似的患者分类为可定义的亚组(综合征),以确定适当的干预治疗措施。MDT™ 程序评估的结果不是为了"治疗方法",而是希望我们注重"思考过程"。研究表明,MDT™ 评估程序在寻找问题根源时和昂贵的诊断性成像技术(MRI)一样可靠。评估过程也可通过分类系统快速确定有反应者和无反应者,并进一步指导治疗干预。

MDT™ 非常适用于运动医学范例研究,因为训练中会涉及重复的力学负荷承载。再加上轴向负荷(如地面反作用力),就有可能出现与持续姿势和(或)

表 82.4　跑步训练史

跑步经历	问题的意图/理由
1.您是否参加过其他体育或健身运动,如果有,参加了多长时间?	身体组织的承接应力负荷能力强
2.您作为跑者有多久了?	经验丰富的跑者受伤风险低
3.您以前有过跑步运动损伤吗? 如果有,何时何地?	如果既往有跑步损伤史,则再次受伤的风险增加
当前的训练计划	**问题的意图/理由**
1.您每周跑步几天?	每周休息天数
2.您每周要跑几英里?	多数计划都强调"越多越好",但是,每周 25~40 英里的跑量会增加运动损伤风险
3.您的平均跑速(min/英里)是多少?	跑步力学随跑速而改变
4.您受伤前一个月最长跑步时间是多少?	总训练量和负荷能力的进展速度
5.您还记得受伤之前的跑步计划的任何变化吗?	受伤的跑者通常在训练量上有某种类型的突然变化;跑步训练应力刺激超过了对训练的适应速度
6.您是参与小组训练还是单独训练? 您使用的是跑步软件还是在专业教练指导下进行训练?	跑步软件可详细记录跑量及训练量的数据,临床医生可参考进行诊断治疗(见 #5)
7.自从您留意到您跑步损伤后,您最长跑步时间是多少? 这是多久以前完成的?	让临床医生更好地了解运动员准备情况,为再次参与跑步训练做规划(即充足的修复时间是逐步恢复训练的必要前提)
8.您完成过跑步比赛吗? 如果有,跑了多少公里? 您目前正在为特定比赛而做准备训练吗?	既往参加比赛的人再次受伤的风险更高。如果他们目前正在为某项赛事进行准备训练,则可能会影响他们重返比赛的状态、进度以及他们的整体目标设定
9.您是否在训练计划中进行间歇训练? 如果有,频率是多少?	运动员是否正在进行任何增强力量和负荷能力的跑步训练活动?
10.您是否在训练计划中进行力量和(或)强化训练? 如果有,您在做哪方面的训练? 训练的内容和重复次数? 属于轻度,中度或重度阻力? 每周训练天数?	力量训练和增强训练(高负荷、低重复次数)可增强负荷能力和输出功率
11.有关您的跑步计划,还有什么其他信息您想要告诉我吗?	通常,运动员对受伤因素有特定感觉,我们可以咨询该运动员

表 82.5　力学诊断与治疗的基本概念

力学评估	1.建立症状和力学负荷之间的关系(通过反复的测试运动)
	2.系统地应用渐进式力学负荷承载策略
	3.使用可靠的分类系统,进行治疗和患者的自我诊治
自我治疗	1.为患者提供必要的知识和工具治疗
	2.减少对临床医生的依赖
	3.患者对自我健康负责
预防措施	1.向患者提供再次出现问题时的处理方法的知识
	2.分析问题的原因,加深患者的理解,未来如何预防问题发生

跑步时重复力学负荷相关的力学性紊乱。力学评估过程是基于合理的力学原理的临床推理过程。

临床医生还可以使用其他特定运动的功能性力学测试,进一步评估运动员的动态离心负荷能力和神经肌肉控制能力。跑步损伤通常是离心负荷和负重两方面共同引起的,因此功能性力学测试应包含类似的负荷类型,包括力量测试与增强训练测试。功能测试可以非常简单,并与治疗直接相关。如膝跳(使用足踝和膝盖的跳跃运动)和踝关节跳(锁定膝关节进行跳跃运动)可以采用分级负荷方式。这个过程从双腿垂直跳到单腿垂直跳,再到双腿的水平跳,最后是单腿的水平跳。通过监测同一症状(或无症状)的再现,我们发现适量的负荷能在活动期激发症状的重现,但重现的症状不会出现加重也不会在后续进一步恶化,表明组织负荷是合理的。这就是"损伤但不伤害"(hurt,not harm)原则。

步态评估也是一种功能性力学测试,其意义包括以下两方面：首先，它是运动员从事当前运动方式的基准，为跑步模式的发展奠定基础；其次，它可以监测运动员承载离心负荷的能力，并结合跑者的跑步受伤史，可以更全面地了解与受伤相关的潜在训练因素。

治疗

综上所述，多数跑者损伤的主要原因是错误训练，那么如何纠正或避免错误的训练方式，这应该是后续康复和恢复正常跑步运动的首要任务。有效的治疗意味着医护人员必须熟悉训练恢复与适应的原理、跑步模式、跑步训练原则以及力学负荷模式。由于跑步损伤涉及离心负荷和负重两大因素。因此，预防及治疗跑步损伤必须将这两个方面因素综合分析，作为运动员的"周期化康复"的一部分。正如"周期化"是在训练计划的整体范围内对训练课程进行适当的时间安排和整合一样，对于伤后恢复也是如此。这与优化的跑步训练计划并无不同，都是为了预防受伤和取得理想成绩。

Allan Besselink 在 "RunSmart: A Comprehensive Approach to Injury-Free Running"（《聪明地跑步：无损伤跑步的综合方法》）一书中对跑者的评估和治疗系统进行了详细的论述。

宣教

对受伤跑者的宣教是预防及治疗跑步损伤的重要手段之一。MDT™ 强调了患者的教育以及自我积极参与治疗管理，最大限度地减少了就诊次数，最终，只要掌握了必需的相关知识工具，多数患者可以轻松地完成自我救治。患者在学习的过程中掌握了常见运动损伤的护理方法，能有效处理损伤及预防损伤的发生，这无形中也增强了患者的自我责任感及使命感。通过学习，患者也能了解到如何使复发风险降至最低，以及如何迅速处理运动损伤复发。

评估是为了建立正确的跑步动作、姿势及改善跑步训练方式，使患者在受伤后能够进行自我治疗。可以采用自我护理策略，让运动员定期、持续地对相关组织施加力学负荷，以减少特定运动方向相关力学性问题，促进组织修复和重塑。运动员需要了解如何施加安全、恰当的力学负荷，以及增加负荷的时

机。这样，运动员就可以在训练过程中以合适的频率施加合适的负荷，这些措施比每周 2~3 次的临床治疗有效得多。这样，医生就成了"向导"，患者在治疗过程中发挥着积极的作用，其独立性也越来越强。这也重新定义了临床医生在医疗保健中的角色——问题解决者、教育者和指导者。

当患者从损伤中恢复并准备重返赛场时，物理治疗师需要彻底检查恢复跑步的进展，防止再次损伤（见表 82.4）。和所有的运动员一样，跑者渴望重返运动训练及参加比赛。跑步损伤通常与错误的训练方式相关，因此运动员必须了解如何调整训练模式，从而促进损伤组织恢复，了解如何使身体适应跑步中不断增加的力学负荷，以及如何优化自己的表现。大多数跑者认为跑量"越多越好"，但研究发现并非如此，因此有必要对跑者进行科学的跑步宣教。

恢复期训练需要基于患者当前的症状、肌肉骨骼功能及对负荷的力学响应。基于这种负荷适应，运动员可以在训练计划中进行适量的功能性负荷刺激。掌握了这些知识，运动员就能在组织自愈修复的时间和限度内，在自己的控制下稳步前进。

提高能力

力量训练和增强训练

力量训练是保证运动员重返赛场的前提。支撑腿的离心负荷作用已在前面讨论过，在步态周期中，胫后肌也通过离心与向心收缩提供重要推进力。医生应该站在生物力学和机械功能角度来评估运动员的肌肉向心和离心负荷能力。

应针对薄弱的肌群进行力量训练，这不仅是为了增强承受力学负荷的能力，还能够提供神经肌肉刺激。临床医生常错误地认为，所有的耐力训练都使用同一种方式进行，即每组 10~20 次的中等负荷肌力训练，每次训练 3 组，从而获得"肌肉耐力"。力量训练是改变神经肌肉组织完整性的一种手段，目的是增加肌肉负荷能力以及改善组织结构，而不是提高"耐力"。肌肉和软骨需要牵伸应力负荷刺激来增加其强度和改善其结构，而这些适应性的改变只能通过较少重复的高负荷应力刺激来实现。同样，这也是考虑到应力负荷加载的"损伤但不伤害"（hurt, not harm)原则。这种训练方式提供了适量的应力刺激,从而产生预期的细胞反应,同一类型的运动模式一组和多组的训练量在增加力量方面差别不大。然而,多组训练需要更久的时间窗修复,而这并不是我们训练的初衷。因此,我们最初可以采用 2 天训练、1 天休息的周期以促进身体产生适应。力量训练同样可改善跑步成绩。

同样的道理也适用于渐进式下肢增强训练,因为下肢力量增强后能增强身体对离心负荷的承受力,这同样将使跑步运动员受益。增强训练类似于评估程序中我们使用的功能力学测试。不同之处在于:增强训练的离心负荷承载对组织的恢复和适应性要求更大。这两种方法都需要适当的“剂量”,以提供高负荷应力,但较少的重复次数。目标是对组织简单地施加应力刺激,使组织能够适应更高的拉伸载荷。

间歇训练和重返跑步

间歇训练在恢复期训练中起到关键性作用。在大多数情况下,步态完成的质量(跑步模式)会随着运动员的跑步速度的提高(而不是减慢)而得到改善。

提高跑速需要以下两方面因素:其一,需要有与之匹配的理想的中足缓冲模式,中足触地比足跟触地需要更强的神经肌肉控制力。其二,需要更好的关节活动度和肌肉力量。随着跑速的增加,地面反作用力的差异越来越小。最后,更快的跑速也有利于增强肌肉力量,这对于跑得更快、更久都至关重要。

大量研究表明,跑者在其恢复期训练计划和正常跑步训练计划中都应纳入间歇训练或速度训练。间隔训练与力量训练一样,对跑步成绩有积极影响。增强力量训练是耐受频繁负重和长跑的关键,然而这与一般跑者或教练“越多越好”的理念相反。我们评估一段距离比赛(如马拉松)表现的最好指标是一段较短距离(如 10km)的比赛表现。间歇训练不仅能为临床医生提供高质量的跑步指标,还能对身体产生分级的“剂量”力学负荷,并使身体得到适当的恢复。间歇训练必须缓慢有计划性地增加应力刺激,遵循“损伤但不伤害”原则。

研究发现,运动员可以保持长达 4 周的有氧运动能力,然后才开始明显下降。如果跑步损伤导致下肢承重能力在较长一段时间无法恢复,则可以更改下肢承重的训练项目,如深水跑步和无阻力跑步机

步行训练。但是,由于跑步损伤通常是负重引起的,因此训练必须侧重于尽快恢复下肢对负重的适应性。组织能够从力学负荷中获益,因为大多数损伤都能够承受“损伤但不伤害”形式的负荷,这大大限制了水中慢跑和无阻力跑步训练对跑步损伤的修复作用,因为水中跑步的负荷可能仅占体重的 10%。如果受伤的运动员可以耐受日常生活负重,那么步行或快走比水中慢跑更能提高下肢对负荷的耐受性,能促进患者重返比赛恢复运动功能。

基于这些负荷特征,间歇训练是重返比赛计划中必不可少的一项内容。多数情况下,当运动员耐受离心负荷而无其他伴随症状(遵循“损伤但不伤害”的原则),并且已经开始进行力量和增强训练时,运动员基本可以重返赛场了。

建议处于恢复训练期的跑者以跑步 1min(以轻快的步伐,根据个人情况而定)和步行 1min 交替开始训练,总共 20min。如果运动员需要走满 1min 才能从上一轮的运动中恢复过来,则认为跑步配速可行。可根据情况增加活动量,直到患者可以交替进行 1min 的跑步和 1min 步行的共计 30min 的训练。当运动员能够完成以上测试时,就可以恢复总时长 20min 的连续跑步。既往研究显示:能够高质量地完成总时长 30min 的 1min 步行和 1min 跑步的交替运动项目,说明跑者已成功地耐受了当前的负荷,可进入下一轮训练。这项测试也可作为能否继续跑步的预后评估指标。

最佳跑步训练原则

跑步训练原则适用于跑者自查、修改自身的运动计划。遵循以下训练原则有助于临床医生为跑者提供更好的训练方法(表 82.6)。

• 临床医生应首先确定跑者的恢复日,推动以恢复为中心的训练。这是最重要的几天,因为在这段时间里,身体正在适应其所承受的负荷。

• 每周至少应进行 1 天的力量和强化训练,这些训练要有特定的参数,以增强重返运动所需的承载能力。

• 跑者还需进行间歇训练,以增强力量及调整跑步姿势。间歇时间的长短取决于个人,但应包括适度的热身与放松。

表 82.6　最佳跑步训练原则

原则	意图/原理
1.跑者每周至少需要 2 天的恢复及休息时间	需要时间来形成训练的适应性
2.每周至少进行 1 天的力量和强化训练(高负荷、低重复性,如 10 次/组)	提高跑步适应性并增加负载能力
3.每周间隔训练 1~2 天,具体取决于每周跑步的总天数	间隔训练可提供少量持续的刺激,这对跑步力学、负荷能力及功率输出方面有改善
4.每两周提高一次训练量	身体大约需要 10~14 天才能适应当前的训练负荷水平。这时可以提高训练量和负荷水平
5.按下列原则进行增加跑步时长: 如果跑步时间<30min,每隔一周增加跑步时间,增加的跑步时间不超过 5min 如果跑步时间为 30~60min,每隔一周增加跑步时间,增加的跑步时间不超过 10min 如果跑步时间>60min,每隔一周增加跑步时间,增加的跑步时间不超过 20min	这考虑到了适应训练速度的正常时间因素

Adapted from Besselink A: RunSmart: a comprehensive approach to injury-free running, Raleigh, NC, 2008, Lulu Publishing.

研究显示,每周跑量提升 10%并不能降低跑步损伤发生率,这是因为身体在承受持续增加应力负荷后,7 天的时间不足以使身体适应,有研究显示提升跑量后身体需要 10~14 天时间适应及修复。因此,我们建议重返赛场前的训练应结合当前的身体适应水平调整负荷量(表 82.6)。表 82.6 虽然不是一个完整的恢复训练列表,但此表包含了重返赛场训练的主要内容。

与其他运动相似,改善跑步的生物力学有利于长期效率的提高。专业教练的反馈对于改善个人跑步力学十分有效。在本书出版之前,许多跑步理念都针对这一主题, 如 ChiRunning™,POSE Method™,RunSmart™ 和 Evolution™ 等。多数理念对于跑步形式有类似的前提,但以不同的策略达到这一目标,并使用不同程度的训练相关信息佐证。跑步损伤不仅是"跑步姿势错误"这么简单,以恢复为主的训练模式教育对于制定理想和安全的训练计划至关重要。

总结

从跑步受伤中汲取的经验教训,有助于我们认识康复与自我护理策略在骨骼肌肉组织疾病中的作用。必须从训练计划中探究跑步损伤的原因及治疗方案。患者在预防二次损伤中扮演着最重要的角色。科学宣教是临床医生能提供的最有价值的治疗方案。

康复方案 82.1　休息>4 周的恢复期训练计划指南(非手术)

周计划

1.步行 30min,正常步速步行 1min 和快走 1min 交替进行

2.步行 30min,正常步速步行 1.5min 和快走 1.5min 交替进行。如果步行能很好完成,可进行慢跑

3.步行 1min 和慢跑 2min,交替进行 7 组。第 2 天,轻松跑 5min 和步行 1min 交替进行 3 组

4.步行 1min,慢跑 3min,交替进行 7 组。第 2 天,跑 5min 和走 1min,交替进行 4 组

5.连续跑步 20min;第 2 天,跑步 5min,然后步行 1min,交替进行 5 组

6.连续跑步 20min;第 2 天,跑步 10min,然后步行 1min,交替进行 3 组

7.第 1 天连续跑 20min,第 2 天跑 35min

8.第 1 天连续跑 20min,第 2 天跑 40min

9.如果能高效完成,可在恢复训练时间表上适当增加训练时间、强度及频率。主要是避免再次损伤

From James SL, Bates BT, Oslering LR. Injuries to Runners. Am J Sports Med 1978;6:40.

康复方案 82.2　跑步损伤手术后人群恢复训练计划指南

目的:本计划适用于因受伤或手术而长时间停止跑步的运动员。请与您的治疗师沟通以下详细内容必要时修改您的训练计划，您的训练内容取决于您训练的环境及场所

指导原则:必须遵循以下原则，以确保渐进式跑步计划取得最佳成效

1.前 4 周，如果条件允许，按规定时间进行隔天一次的跑步训练。在跑步后或指定的"休息日"进行交叉训练其他形式的有氧运动(如椭圆训练、固定自行车)

2.按照规定完成热身和放松运动

3.可以跑到接近"疼痛区域"，但不要引起疼痛

4.冷疗(10min)以减少运动后疼痛刺激

5.如果在跑步时出现跛行等症状，暂停下一个任务时间

6.不要忘记在"休息日"进行规定的力量训练

热身:跑步前，进行 5~10min 的热身运动(例如，骑自行车、步行、椭圆训练器)。充分热身组织以便跑步或牵伸。由治疗师为您设计可控、低强度、持续、无痛的牵伸训练。静态牵伸时，一般保持这些姿势 30s，重复三次。请遵循您的治疗师建议进行动态牵伸

冷疗:按照治疗师的建议完成你的牵伸/力量训练计划或继续进行交叉训练活动。如出现轻微的疼痛或不适，冷疗(10min)

具体计划

第 1 周	5min	OFF/CT	5min	OFF/CT	7.5min	OFF/CT	7.5min
第 2 周	OFF/CT	10min	OFF/CT	10min	OFF/CT	12.5min	OFF/CT
第 3 周	12.5min	OFF/CT	15min	OFF/CT	15min	OFF/CT	17.5min
第 4 周	OFF/CT	17.5min	OFF/CT	20min	OFF/CT	20min	OFF/CT
第 5 周	10min	20min	OFF/CT	10min	20min	OFF/CT	15min
第 6 周	20min	OFF/CT	15min	25min	OFF/CT	15min	25min
第 7 周	OFF/CT	15min	25min	OFF/CT	20min	25min	OFF/CT
第 8 周	20min	25min	OFF/CT	20min	30min	OFF/CT	*

OFF，休息；CT，交叉训练(cross-training)。

* 在连续跑步 30min 后，开始估计在这段时间内完成的里程和每周的总进步距离为 10%~15%。

例如，以 7:30min/mile 的配速进行 30min=4miles

4.0miles×10%=0.4miles

4.0miles×15%=0.6miles

因此，每次训练增加 0.4~0.6 英里(约为 644~966m)(1 英里≈1.609km)。

康复方案 82.3　应力性骨折恢复期跑步计划表

目的：本计划适用于因受伤或手术而长时间停止跑步的运动员。请与您的治疗师沟通以下详细内容必要时修改您的训练计划，您的训练内容取决于您训练的环境及场所

指导原则：必须遵循以下原则，以确保渐进式跑步计划取得最佳成效

1. 伤后的前四周，在规定的时间内每隔一天跑步一次。如果条件允许的话，可以在跑步后或在规定的"休息日"进行其他形式的有氧运动交叉训练（如椭圆训练器、固定自行车）

2. 按照规定完成热身和放松运动

3. 可以跑到接近"疼痛区域"，但不要引起疼痛

4. 冷疗（10min）以减少运动后疼痛刺激

5. 如果在跑步时出现跛行等症状，暂停下一个任务时间

6. 不要忘记在"休息日"进行规定的力量训练

跑步损伤后 7 周恢复训练计划时间表

周	星期一	星期二	星期三	星期四	星期五	星期六	星期日
1	步行 10min，跑步 5min，步行 5min，跑步 5min	水中跑步或其他训练	水中跑步或其他训练	步行 5min，跑步 5min，步行 5min，跑步 5min，步行 5min，跑步 5min	水中跑步或其他训练	水中跑步或其他训练	步行 3min，跑步 7min，步行 3min，跑步 7min，步行 3min，跑步 7min
2	水中跑步或其他训练	步行 2min，跑步 8min，步行 2min，跑步 8min，步行 2min，跑步 8min	水中跑步或其他训练	跑步 10min，步行 2min，跑步 10min，步行 2min，跑步 10min	水中跑步或其他训练	跑步 12min，步行 2min，跑步 12min，步行 2min，跑步 10min	水中跑步或其他训练
3	跑步 15min，步行 2min，跑步 15min	水中跑步或其他训练	跑步 20min，步行 2min，跑步 10min	水中跑步或其他训练	跑步 25min	水中跑步或其他训练	跑步 30min
4	水中跑步或其他训练	跑步 25min	跑步 30min	水中跑步或其他训练	跑步 25min	跑步 30min	水中跑步或其他训练
5	跑步 30min	跑步 35min	水中跑步或其他训练	跑 30min 另加上 6×100m 跨栏跑	跑步 30min	跑步 40min	水中跑步或其他训练
6	节奏跑(15min 热身,15min@15km 比赛速度)	跑步 30min	跑步 45min	水中跑步或其他训练	跑 40min 另加上 6×100m 跨栏跑	跑步 30min	跑步 50min
7	水中跑步或其他训练	跑步 35min	节奏跑(15min 热身,20min@15km 比赛速度)	跑步 35min	水中跑步或其他训练	跑 40min 另加上 6×100m 跨栏跑	跑步 55min

From http://pftzinger.com/labreports/stressfracture.shtml.

冷疗：参照治疗师的建议完成牵伸/力量训练，或进行额外的交叉训练活动。跑步后如有轻微的疼痛或不适，需冷疗 10min。

Used with permission from Scott Miller, PT, MS, SCS, CSCS, from Agility Physical Terapy & Sports Performance, LLC. Portage, MI.

（马正业　译　任爽　校）

相关资料

A complete reference list is available at https://expertconsult.inkling.com/.

延伸阅读

Abelin T, Vader JP, Marti B, et al. On the epidemiology of running injuries. The 1984 Bern Grand-Prix study. *Am J Sports Med*. 1988;16(3):285–294.

Alfredson H, Pietilä T, Jonsson P, et al. Heavy-load eccentric calf muscle training for the treatment of chronic Achilles tendinosis. *Am J Sports Med*. 1998;26(3):360–366.

Arem AJ, Madden JW. Effects of stress on healing wounds: I. intermittent noncyclical tension. *J Surg Res*. 1976;20(2):93–102.

Arem AJ, Madden JW. Is there a Wolff's law for connective tissue? *Surg Forum*. 1974;25(0).

Besselink A. 1994 WalkSmart: implications of a graded high-intensity walking program. *Phys Ther*. 1994;74(5).

Brushøj C, Larsen K, Albrecht-Beste E, et al. Prevention of overuse injuries by a concurrent exercise program in subjects exposed to an increase in training load: a randomized controlled trial of 1020 army recruits. *Am J Sports Med*. 2008;36(4):663–670.

Buist I, Bredeweg SW, van Mechelen W, et al. No effect of a graded training program on the number of running-related injuries in novice runners: a randomized controlled trial. *Am J Sports Med*. 2008;36(1):33–39.

Cavanagh PR. *Biomechanics of Distance Running*. Champaign, IL: Human Kinetics; 1990.

Cavanagh PR, Lafortune MA. Ground reaction forces in distance running. *J Biomech*. 1980;13:397–406.

Clare HA, Adams R, Maher CG. Reliability of McKenzie classification of patients with cervical or lumbar pain. *J Manipulative Physiol Ther*. 2005;28(2):122–127.

Cole GK, Nigg BM, Van Den Bogert AJ, et al. Lower extremity joint loading during impact in running. *Clin Biomech (Bristol, Avon)*. 1996;11(4):181–193.

Donelson R, Aprill C, Medcalf R, et al. A prospective study of centralization of lumbar and referred pain. A predictor of symptomatic discs and anular competence. *Spine*. 1997;22(10):1115–1122.

Donelson R, Silva G, Murphy K. Centralization phenomenon. Its usefulness in evaluating and treating referred pain. *Spine*. 1990;15(3):211–213.

Evans P. The healing process at cellular level: a review. *Physiotherapy*. 1980;66(8):256–259.

Fredericson M, Misra AK. Epidemiology and aetiology of marathon running injuries. *Sports Med*. 2007;37(4):437–439.

Hefford C. McKenzie classification of mechanical spinal pain: profile of syndromes and directions of preference. *Man Ther*. 2008;13(1):75–81.

Hinrichs R. Upper extremity function in distance running. In: Cavanagh PR, ed. *Biomechanics of Distance Running*. Champaign, IL: Human Kinetics; 1990:107–134.

Hreljac A. Impact and overuse injuries in runners. *Med Sci Sports Exerc*. 2004;36(5):845–849.

Hreljac A, Marshall RN, Hume P. Evaluation of lower extremity overuse injury potential in runners. *Med Sci Sports Exerc*. 2000;32(9):1635–1641.

Jacobs SJ, Berson BL. Injuries to runners: a study of entrants to a 10,000 meter race. *Am J Sports Med*. 1986;14(2):151–155.

James SL, Jones DC. Biomechanical aspects of distance running injuries. In: Cavanagh PR, ed. *Biomechanics of Distance Running*. Champaign, IL: Human Kinetics; 1990:249–270.

Johnson ST, Golden GM, Mercer JA, et al. Ground-reaction forces during form skipping and running. *J Sports Rehab*. 2005;14:338–345.

Jung A. The impact of resistance training on distance running performance. *Sports Med*. 2003;33(7):539–552.

Keller TS, Weisberger AM, Ray JL, et al. Relationship between vertical ground reaction force and speed during walking, slow jogging, and running. *Clin Biomech (Bristol, Avon)*. 1996;11(5):253–259.

Kessler MA, Glaser C, Tittel S, et al. Recovery of the menisci and articular cartilage of runners after cessation of exercise: additional aspects of in vivo investigation based on 3-dimensional magnetic resonance imaging. *Am J Sports Med*. 2008;36(5):966–970.

Knechtle B, Wirth A, Knechtle P, et al. Personal best marathon performance is associated with performance in a 24-h run and not anthropometry or training volume. *Br J Sports Med*. 2009;43(11):836–839.

McKenzie R. *The Cervical and Thoracic Spine: Mechanical Diagnosis and Therapy*. Waikanae: Spinal Publications; 1990.

McKenzie R, May S. *The Human Extremities: Mechanical Diagnosis and Therapy*. Waikanae: Spinal Publications; 2000.

McKenzie R. *The Lumbar Spine: Mechanical Diagnosis and Therapy*. Waikanae: Spinal Publications; 1981.

McQuade KJ. A case-control study of running injuries: comparison of patterns of runners with and without running injuries. *J Orthop Sports Phys Ther*. 1986;8(2):81–84.

Miller DI. Ground reaction forces in distance running. In: Cavanagh PR, ed. *Biomechanics of Distance Running*. Champaign: Human Kinetics; 1990:203–224.

Munro CF, Miller DI, Fuglevand AJ. Ground reaction forces in running: a reexamination. *J Biomech*. 1987;20(2):147–155.

Nigg BM, Bahlsen HA, Luethi SM, et al. The influence of running velocity and midsole hardness on external impact forces in heel-toe running. *J Biomech*. 1987;20(10):951–959.

Novacheck T. The biomechanics of running. *Gait Posture*. 1998;7(1):77–95.

Paavolainen L, Häkkinen K, Hämäläinen I, et al. Explosive-strength training improves 5-km running time by improving running economy and muscle power. *J Appl Physiol*. 1999;86(5):1527–1533.

Pratt D. Mechanisms of shock attenuation via the lower extremity during running. *Clin Biomech (Bristol, Avon)*. 1989;4(1):51–57.

van Gent RN, Siem D, van Middelkoop M, et al. Incidence and determinants of lower extremity running injuries in long distance runners: a systematic review. *Br J Sports Med*. 2007;41(8):469–480.

van Mechelen W. Running injuries. A review of the epidemiological literature. *Sports Med*. 1992;14(5):320–335.

Yamamoto LK. The effects of resistance training on endurance distance running performance among highly trained runners: a systematic review. *J Strength Cond Res*. 2008;22(6):2036–2044.

第83章

跑步损伤：跑鞋、矫形器和重返跑步计划

Scott T. Miller | Janice K. Loudon

生物力学和解剖学因素

没有特定的解剖或生物力学的差异必然与特定的状况或损伤相关，但是下肢的生物力学确实发挥了重要作用（表83.1）。检查最重要的方面是对整个下肢进行评估，而不应仅仅关注损伤部位（表83.2）。下肢作为一个动力链发挥作用，任何特定部位的损伤都会影响整个下肢功能。

跑步步态分为主动和被动吸收阶段，以及产生阶段（图83.1A）。主动吸收阶段的目的首先是通过腘绳肌离心收缩使快速向前摆动的摆动腿减速，先吸收能量然后将能量转移到伸展的髋关节，让腘绳肌承受相当大的压力。被动吸收阶段从足触地开始，吸收地面反作用力的冲击，这种力量相当于2.5~3倍体重（BW），下坡时可达10倍体重。初始的冲击力可被地面、鞋子和后跟垫减弱，但幅度不大。随后到支撑中期，随着肢体相对缩短，地面反作用力增加，并被肌肉和肌腱主动吸收。这是通过髋关节和膝关节屈曲、踝关节背屈、距下关节旋前，伴随着髋关节外展肌、股四头肌和小腿三头肌的离心收缩，以及股四头肌和髌腱、跟腱和足底筋膜的伸展来完成的。这时，跑步的地面反作用力大约是5倍体重。拉伸状态的肌腱吸收能量，把其储存为势能，在随后的产生或推进期将90%的能量作为动能返回，剩下的10%则在肌腱中产生热量。

在支撑期后半部分的产生阶段，随着肌肉向心收缩和关节伸展，肢体相对延长，肌腱中储存的势能作为动能返回，极大地帮助了正在向心收缩的肌肉。慢性损伤部位的峰值力最大（Scott和Winter 1990）。髌股关节、髌腱、跟腱、足底筋膜会承受的力分别约是7~11.1倍体重、4.7~6.9倍体重、6~8倍体重、1.3~2.9倍体重，这些组织很容易因为重复过度使用而受损，尤其是合并了即使很小的解剖或功能异常。

当把下肢看作一个动力链，其正常功能依赖于每个部分正常运转时，检查整个下肢就变得至关重要（图83.1B）。因此，只关注主诉区域可能会忽略问题的根本原因（例如，膝前疼痛与代偿性的足旋前和近端稳定结构失衡有关）。

检查评估以下（图83.2）：

- 双侧下肢长度。
- 肢体在冠状面和矢状面的力线。
- 髋关节活动。
- 核心和下半身肌肉的力量和柔韧性。
- 臀大肌和臀中肌募集模式。
- 伸肌装置的动力学。
- 腿–足跟力线。
- 足跟–前足力线。
- 第一跖列。
- 第一跖列、距下和跗中关节活动性。
- 运动鞋检查。
- 慢动作录像跑步步态的动态评估。

表 83.1　常见的跑步力学问题

生物力学问题	形成原因
垂直位移增加	跨步过大;核心肌肉薄弱
水平摆动/倾斜	脊柱侧凸;长短腿;骨盆倾斜;臀中肌弱
躯干向前倾斜	屈髋肌过紧;骶髂关节疼痛
摆臂越过中线	骨盆旋转过度;脊柱侧凸;长短腿;腹肌弱
骨盆旋转不对称	骶髂关节活动性降低;长短腿;腰椎功能不全
骨盆侧倾过度	对侧下降:患侧髋外展肌弱
	同侧下降:较短一侧下肢的代偿
足部触地到支撑中期骨盆前后方向的倾斜增加	臀肌和腹肌薄弱
蹬离期骨盆前后方向的倾斜增加	屈髋肌过紧;伸髋不足
腰椎伸展增加	屈髋肌过紧;腹肌薄弱
髋关节屈曲减少	屈髋肌弱;腘绳肌过紧;髋关节功能障碍(骨关节炎、盂唇)
髋关节过度内旋	髋关节外旋弱;股骨前倾;腰椎过度旋转
髋关节过度外旋(ER)	股骨后倾;外旋过紧;背屈受限
膝外翻	臀中肌无力;过度旋前;腰部活动过度
膝内翻	髂胫束过紧;足部僵硬
前足着地	跟腱/小腿过紧;蹬趾僵硬
挥鞭样足跟伤	胫骨扭转;腘绳肌外侧过紧;膝外翻
足部外展	背屈受限;髋关节过紧;足外翻肌过紧

表 83.2　对跑步运动员的客观检查

站立位	股四头肌长度
● 步行步态	● 背屈活动度
● 舟骨落差测试	● 胫腓模式
● 跟骨位置	仰卧位
● 比目鱼肌长度	● 腿长度
● 胫骨内翻/扭转	● 腘绳肌长度
● 膝内翻/外翻	● 屈髋肌长度
● 骨盆倾斜	● 髋关节旋转
● 腰椎活动度	● 髌股位置/活动度
● 单腿站立(30s)	● 中足灵活性
● 单腿下蹲(5 次)	● 中跗关节灵活性
俯卧位	侧卧位
● 跟骨内翻/外翻	● 髂胫束长度
● 后足位置	● 臀中肌力量
● 第一跖列位置	坐位
● 蹬趾伸展	● 屈髋肌力量
● 髋关节旋转	

跑步者步态的基本二维视频分析可以通过普通的摄像机完成，也可以在办公室使用更先进的视频管理软件(Dartfish)和多个高速摄像机完成。

跑鞋

显然，过度使用跑步损伤的病因是多因素的，而成功的治疗往往依靠临床医生的正确决策。其中一个关键因素是考虑将合适的鞋款与个人的足部分类相匹配，包括与跑步相关的力线、灵活性和生物力学因素。临床上，鞋类推荐是跑步损伤的治疗方法的必要补充。

为了对跑鞋提供适当的建议，对跑鞋的结构有一个基本的了解是很重要的。跑鞋的主要特点包括外底、中底和鞋面。外底是鞋的底部，通常由碳橡胶或发泡橡胶制成。中底是外底和鞋面之间的减震层。中底是跑鞋最重要的部分，因为其结构和材料会影响鞋的缓冲和稳定性。鞋的减震性能通常与鞋跟的高度成正比。跑鞋中常用的两种缓冲材料是乙烯-醋酸乙烯(EVA)和聚氨酯(PU)。更高的稳定性可通过将更高密度 EVA 或 PU 和现有的缓冲材料相结合来实现，这种结构被称为双密度中底。最后，"鞋面"是

跑者信息表

姓名 ＿＿＿＿＿＿＿＿＿　日期 ＿＿＿＿＿＿＿

年龄 ＿＿　性别 ＿＿　体重 ＿＿　身高 ＿＿

1.描述你是怎么受的伤和哪里感觉疼痛。
＿＿＿＿＿＿＿＿＿＿＿＿＿＿＿＿＿＿＿＿＿＿＿
＿＿＿＿＿＿＿＿＿＿＿＿＿＿＿＿＿＿＿＿＿＿＿
＿＿＿＿＿＿＿＿＿＿＿＿＿＿＿＿＿＿＿＿＿＿＿

2.多久之前你发现自己首次出现症状？
＿＿＿＿＿＿＿＿＿＿＿＿＿＿＿＿＿＿＿＿＿＿＿
＿＿＿＿＿＿＿＿＿＿＿＿＿＿＿＿＿＿＿＿＿＿＿

3.疼痛表现为　　　　　　4.如果跑步时疼，出现在：
＿＿ 一直　　　　　　　＿＿ 跑步中期
＿＿ 跑步时　　　　　　＿＿ 跑步后期
＿＿ 步行时　　　　　　＿＿ 跑步后
＿＿ 跑步后　　　　　　＿＿ 开始跑步时
＿＿ 休息时

5.疼痛在 ＿＿ 减轻　＿＿ 加重　＿＿ 不变

6.目前的里程数：
每天 ＿＿ 英里
每周 ＿＿ 英里

7.每周跑步几次？ ＿＿＿＿＿

8.受伤前跑步的英里数：
每天 ＿＿ 英里
每周 ＿＿ 英里

9.在什么路面上跑步？
＿＿ 草地　　　＿＿ 室内跑道
＿＿ 混凝土　　＿＿ 山丘
＿＿ 沥青地　　＿＿ 有坡度的街道
＿＿ 煤渣地　　＿＿ 其他

10.最近是否有：
＿＿ 增加跑步距离　　＿＿ 增加山丘跑步　　＿＿ 增加锻炼强度
＿＿ 体重明显增加　　＿＿ 更换跑鞋　　　　＿＿ 开始间歇性训练
＿＿ 更换跑步地面

11.你拉伸吗？
＿＿ 跑前
＿＿ 跑后

12.列出并描述过去一年中的其他跑步损伤
＿＿＿＿＿＿＿＿＿＿＿＿＿＿＿＿＿＿＿＿＿＿＿
＿＿＿＿＿＿＿＿＿＿＿＿＿＿＿＿＿＿＿＿＿＿＿

13.疼痛描述
＿＿ 烧灼痛　　＿＿ 刺痛
＿＿ 酸痛　　　＿＿ 钝痛
＿＿ 绞痛　　　＿＿ 发麻

14. 1~10 分级（10 为你感受过的最痛）
你的疼痛评分 ＿＿　＿＿ 休息时 ＿＿ 活动时

15.你跑多少英里会更换跑鞋？（大概）＿＿＿＿＿

16.你的鞋子在不止一个区域磨损吗 ＿＿＿＿＿＿？
＿＿ 内侧足趾
＿＿ 外侧足趾
＿＿ 内侧足跟
＿＿ 外侧足跟
＿＿ 其他描述 ＿＿＿＿＿＿＿＿
其他说明：
＿＿＿＿＿＿＿＿＿＿＿＿＿＿＿＿＿＿＿＿＿＿＿

图 83.1　跑者信息表。

跑者检查单

站位检查
Q角增大＿＿＿＿＿＿
膝外翻＿＿＿＿＿＿＿
膝内翻＿＿＿＿＿＿＿
膝关节力线正常＿＿＿
胫骨扭转＿＿＿＿＿＿
足旋前＿＿＿＿＿＿＿
（扁平足）＿＿＿＿＿
足旋后＿＿＿＿＿＿＿
（高弓足）＿＿＿＿＿
骨盆倾斜＿＿＿＿＿＿
脊柱侧凸＿＿＿＿＿＿
肥胖症＿＿＿＿＿＿＿

坐位检查
髌股轨迹不良＿＿＿＿
髌股压轧音＿＿＿＿＿
运动力量＿＿＿＿＿＿
髋关节伸展＿＿＿＿＿
　　　　屈曲＿＿＿＿
膝关节屈曲＿＿＿＿＿
　　　　伸直＿＿＿＿
踝关节内翻＿＿＿＿＿
　　　　外翻＿＿＿＿
踝背屈＿＿＿＿＿＿＿
踝跖屈＿＿＿＿＿＿＿
肌肉失调＿＿＿＿＿＿
前足力线＿＿＿＿＿＿
后足力线＿＿＿＿＿＿

仰卧位检查
腿长度＿＿＿＿＿＿＿
差异＿＿＿＿＿＿＿＿
左/右腿较短＿＿＿＿
关节活动度＿＿＿＿＿
　髋＿＿＿＿＿＿＿＿
　膝＿＿＿＿＿＿＿＿
　踝＿＿＿＿＿＿＿＿
　距下＿＿＿＿＿＿＿
缺乏灵活性＿＿＿＿＿
　髋＿＿＿＿＿＿＿＿
　腘绳肌＿＿＿＿＿＿
　股四头肌＿＿＿＿＿
　髂胫束＿＿＿＿＿＿
　半月板＿＿＿＿＿＿
　病理＿＿＿＿＿＿＿
　髌股关节＿＿＿＿＿

步态评估
减痛步态＿＿＿＿＿＿
旋前＿＿＿　旋后＿＿＿　中立位＿＿＿

压痛点部位
＿＿＿＿＿＿＿＿＿＿＿＿＿＿＿＿＿＿
＿＿＿＿＿＿＿＿＿＿＿＿＿＿＿＿＿＿
＿＿＿＿＿＿＿＿＿＿＿＿＿＿＿＿＿＿

鞋
＿＿新鞋　＿＿磨损严重的鞋
鞋的类型＿＿＿＿＿＿＿＿＿＿
磨损模式
＿＿鞋头内侧
＿＿鞋头外侧
＿＿后足中间
＿＿后足外侧

臂运动不对称　＿＿＿＿
骨盆过度倾斜＿＿＿＿＿

其他
病理＿＿＿＿＿＿＿＿＿
＿＿＿＿＿＿＿＿＿＿＿
膝关节积液＿＿＿＿＿
韧带＿＿＿＿＿＿＿＿
膝关节检查＿＿＿＿＿
一般情况＿＿＿＿＿＿
韧带＿＿＿＿＿＿＿＿
松弛＿＿＿＿＿＿＿＿
前足力线＿＿＿＿＿＿
后足力线＿＿＿＿＿＿
胖胚过多＿＿＿＿＿＿

＿＿
＿＿
＿＿
＿＿

图 83.2 跑者检查单。

鞋的柔软部分，包裹着足，通常由多种材料组合而成，既有轻质耐用的合成网布，又有皮革等较重的材料。鞋面的材料和构造提供了稳定性、舒适和贴合性。鞋面需要考虑的特征有鞋楦（鞋的形状）、鞋头（鞋的前面）、鞋后跟支撑架（支撑足跟的部分，可以改变刚度以增加稳定性）和鞋跟凹槽（鞋跟上的一个凹槽，保护跟腱免受刺激）。根据不同的缓冲和稳定性，跑鞋可分为 4 大类（表 83.3）：①轻质缓震型；

②直楦缓震型；③稳定型；④运动控制型。

轻质缓震型跑鞋（图 83.3A）最适合真正的旋后足或内旋不足的人。这种足型通常是相当僵硬的，表现为高弓足；因此，在跑步的初始接触阶段无法吸收冲击力。轻质缓震型跑鞋不是非常结实的鞋，它的中底由单密度材料构成，对于足弓的支撑力极小。这种跑鞋的足弓处非常灵活，以允许足部尽可能多地运动。一般来说，轻质缓震型跑鞋损坏较快（通常<400

表 83.3　跑鞋种类的分类及特点

轻质缓震跑鞋

- 适合足型:旋后足
- 传统轻质缓震跑鞋通常更多是弯曲鞋楦
- 鞋楦结构为中央型或周围型
- 中底材料(EVA 或 PU)取决于体重但通常倾向于较轻的 EVA
- 单密度材料的中底
- 鞋底中部非常柔软
- 中底减震装置(后跟和前足)

直楦缓震跑鞋

- 适合足型:中立足至不稳定的旋后足
- 通过鞋子的几何结构平衡传统减震和稳定性之间差距的新型过渡鞋
- 中底材料(EVA 或 PU)取决于体重量但通常更倾向于较轻的 EVA
- 单密度材料的中底
- 中底缓冲装置(后跟和前足)
- 与传统缓震鞋相比,可使用稳定装置(如 Brooks Dyad 系列)支撑中足使其不易弯曲
- 更坚固的后跟杯

稳定型跑鞋

- 适合足型:中立至轻度旋前
- 半弯曲的鞋楦形状
- 鞋楦结构为中央型或周围型
- 中底材料(EVA 或 PU)取决于体重
- 中底内侧或稳定装置的坚硬度取决于稳定型鞋的程度。低端的稳定鞋可能没有稳定功能的装置
- 中足有一些灵活性和后跟杯坚固

运动控制跑鞋

- 适合足型:中至重度过度旋前
- 直楦形状
- 鞋楦结构使用直板型或组合型
- 中底材料(EVA 或 PU)取决于体重
- 更坚固的中底内侧或支撑稳定装置
- 加强或延长的后跟杯
- 有时会使内侧比外侧高(楔形)来增强早期的运动控制

常见鞋楦种类

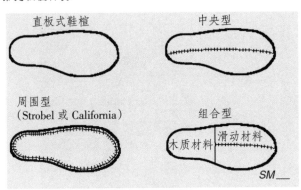

英里,400 英里约为 643 公里)。

直楦缓震型跑鞋(图 83.3B)是一种较新的跑鞋类型,是介于轻质缓震型跑鞋与稳定型跑鞋(如下所述)之间的混合型跑鞋。这种类型的鞋最适合旋前不足、但仍有一些前足或后足力线问题的人(比如前足内翻或后跟内翻)。这种足型通常有点僵硬,更准确地说是距下关节没有必要的活动,来适应位置性缺陷(比如未代偿的前足内翻)。这种独特的鞋仍然使用单密度缓冲材料作为中底,同时基于鞋的几何形状(直楦结构)提供更多的内在稳定性,而不是采用稳定型跑鞋中常见的双密度中底或稳定系统。临床上,这种鞋为足和(或)足部矫形器提供了一个更稳定的平台,使其在不造成鞋的外在影响的情况下发挥作用,这可能是可取的,也可能是不可取的。

稳定型跑鞋(图 83.3C)适合轻度到中度的过度旋前的人。这种类型的鞋一般在距下关节处有足够的灵活性,以便在支撑期协助减震。这种鞋被通过在中底提供一些额外的稳定性而具有某种类型的附加稳定性功能,如多数品牌的双密度材料或 New Balance 鞋特有的碳纤维稳定系统。稳定型跑鞋允许中足一定的灵活性,但其有足够的中底硬度来控制旋前。

最后,运动控制型跑鞋(图 83.3D)是针对中度至重度的过度旋前者(存在过度足外翻或内旋)设计的。这种足型通常也有前足和后足力线问题,但与更为僵硬的足形成鲜明对比的是,其有较多的距下或跗中关节运动。能够代偿前足或跟骨内翻的足型,一般动态地表现为过度旋前(在支撑中期)或旋前偏晚(在离地时)。这导致足部向内滚动,对足近端的软组织结构(包括小腿、膝盖、髋部和背部)造成过度的压力。运动控制型跑鞋是直楦,其有较宽的基底来支撑,并由双密度中底或碳纤维稳定系统构成。这种鞋的中底比稳定型跑鞋的坚硬很多,提供最大程度的旋前控制。

在鞋类推荐时,必须考虑可能会影响跑步者理想鞋款型的几个因素。必须要通过评估跑步者的足型是灵活的还是僵硬的,再判断个人的足型与鞋型是否相匹配。然后,应该考虑跑步者是否有整体中立、内翻或外翻的力线。临床上比较有挑战性的是对存在前足内翻合并僵硬足型跑步者的处理。此外,足部过度稳定和足部失稳,同样会对下肢软组织结构造成损害。最后,对于左右足部类型明显不同的个体(比如左足旋后,右足过度旋前),最好的临床决策可能是使鞋具更加灵活(如直楦缓震型跑鞋),以及有选

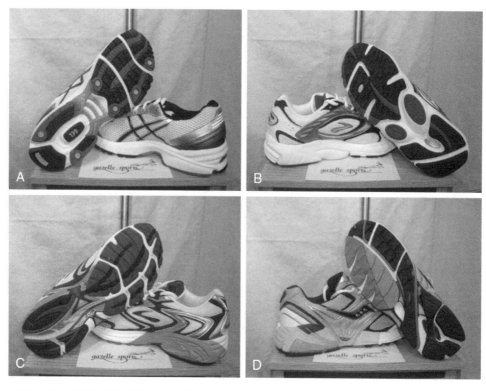

图 83.3 跑鞋分类。轻质缓震跑鞋(A)。直楦减震跑鞋(B)。稳定型跑鞋(C)。运动控制型跑鞋(D)。

择地使用定制的足部矫形器增加稳定性。

其他应该考虑的因素包括：

- 足触地类型(如中足触地与前足触地)。
- 跑步距离(5km 与马拉松)。
- 体重(如较重的与较轻的跑步者)。
- 选择训练鞋与比赛鞋。
- 足宽(例如,选择一直以来制作宽楦头的制造商)。
- 是否在鞋中使用足部矫形器。
- 跑步损伤史。

人们非常重视鞋子在足着地时的减震作用,鞋是有一定的好处,但在支撑中期或蹬离期的力达到最大时,其减震作用就微乎其微了。这并不意味着鞋子在保护跑步者方面不重要,而是意识到鞋的局限性对损伤管理至关重要。如果一个跑步者确定有动态的旋前延迟问题,在多数情况下可能使用一个向内侧延伸至前足的足部矫形器。任何鞋或鞋用矫形器组合的总体目标是提供从足到近端骨盆的最佳生物力学平衡。

检查跑步者已经穿了一段时间跑鞋的中底、坡跟、鞋后跟支撑架和中足是否过度磨损或变形,常可提供有用的信息。

跑鞋的磨损模式

一种典型的跑鞋磨损模式显示,在外侧鞋跟到中足区域的外底破损,磨损模式从鞋跟中部延伸到足趾。有关磨损模式的注意事项包括：

- 过度磨损从外底延伸到中底。
- 鞋子不负重时,中底出现裂缝或"皱褶"。
- 通过鞋中足部位的变形或过度扭曲。
- 鞋后跟支撑架内侧过度使用（严重代偿性的旋前)或外侧过度使用(高弓足)。

一双"看起来还行"的鞋子可能已经失去了很多保护性能,多数中底材料的使用寿命在 300~400 英里(483~644km)。超过"预期寿命"的鞋子通常是受伤的根源,需要更换。

矫形器

多年来,各种专业健康保健人员都推荐使用足部矫形器(简称为"矫形器")通过控制足部异常来解决下肢过度使用造成的跑步损伤。尽管文献中对哪种类型的足部矫形器更好存在分歧(比如刚性与半柔性；全长),但使用矫形器成功的治疗取决于对跑步者的仔细评估和制订合适的矫形器。在决策过程中需要考虑每种装备的优点和缺点。正常足部在不让跑步者易于受伤或加剧现有损伤的畸形时能够最有效发挥其功能。但是,在许多情况下,当存在下肢过度使用损伤时,会出现下肢外源性或原发性足部畸形。矫形器可以通过"将地板移到足上"来控制足部异常代偿运动。这将使足部在距下关节的中立位置更有效地工作,并提供必要的支撑,使足部不必异常移动。

当临床中决策使用哪种类型的矫形器时,了解其功能非常重要。矫形器基本上有 2 种类型：

- 生物力学矫形器是一种硬性(图 83.4A)或半柔性(图 83.4B)装置,其通过引导足部在距下关节中立位或其附近发挥功能来控制运动相关疾病。装置由刚性或柔性外壳(或模具)组成,并带有不可压缩的垫(楔形),在足的内侧或外侧成一定角度,以解决前足和后足的异常。刚性壳体是由碳石墨、丙烯酸Rohadur 或(聚乙烯)硬塑料制成。所获得的控制度较高, 但减震能力有所降低。柔性外壳是由热塑性塑料、橡胶或皮革制成,是参加跑步运动更为频繁或专项化程度更高的患者的首选设备。半刚性的装置利用了各种类型的材料, 在增加负载的同时提供减震和运动控制功能,并保持其原有的形状。刚性装置则采取相反的方法, 设计目的是用刚性材料牢固地约束足部运动和改变其位置。刚性和柔性外壳都是由中性铸件铸造成型, 能控制多数足部过度使用的疲劳症状(从而不发生跑步姿态上的过度失稳)。

- 调节性矫形器是一种不试图在距下关节中立位的周围形成足部功能,而是允许足部进行代偿的装置。这种装置是为那些因先天畸形、足部或腿部运动受限、神经肌肉功能障碍、足部感觉迟钝、疾病或衰老而不适于生物力学控制的患者设计的。用来制造矫形器外壳的材料会顺应足部的受力,而不是抵抗力。可压缩的楔形物能够根据所需的方向,适当地将足的位置调整到偏向内翻或外翻。

当具体处理跑步者问题时,出于几个临床原因,推荐在中性的外壳上, 使用外部固定的半柔性全足长的装置(图 83.4C)。首先,足在步态周期中的功能包括适应、减震、杠杆刚性支持和扭矩转换。更具体地说,在足触地时,足充当冲击力的减震器,然后适应不平整的表面。如果采用的装置是刚性的(比如碳纤维),这种刚性会使装置的减震能力下降,即使软组织结构能缓解,也会降低足对地面的适应能力。此外,在足蹬离地时,足应该回到一个刚性杠杆的状态,以便将爆发力从下肢传递至地面。如果足的主要异常在前足(如前足内翻),则需要考虑使用全足长装置来纠正力线问题,以帮助足从软状态变回坚硬状态。最后,多数研究者认为矫形疗法"既是一门科学,也是一门艺术"。使用贴在外部的中性模型装置(相比于内部设计模块)具有优势,比如"贴"易于修改或调整。采用外贴装置时,可以选择不同类型或密度的材料进行支撑和粘贴。例如,毛毡、软木和 EVA 就是常用的材料。根据所需材料的预期功能和患者的体重,EVA 等材料的硬度(以硬度计测量)等级也有变化。

无论临床医生的矫形治疗理念如何,也无论使用哪种矫形器,他们的目标都是在足部建立生物力学平衡,从而影响患者的近端动力链。不舒服或导致疼痛的装备是不可取的,对整个康复过程有害。

任何与跑步相关的下肢过度使用综合征都应该考虑足部矫形器,而不仅仅是诊断明显的足底筋膜炎或胫骨内侧应力综合征。通常情况下,在使用更昂贵的定制矫形器之前,先用价格较低的非处方(OTC)矫形器进行试验观察是否有好转,更为合理。可以通过将不同密度的材料附加到 OTC 装置的底面来制作半定制的足部矫形器。这对仍在成长阶段的年轻跑步者是一个经济有效的解决方案,可以达到预期的效果。在开具定制足部矫形器处方时,必须了解并满足制造商对于测量和铸造模具的要求。选

择一家在足部生物力学管理方面具有相同理念的矫形学实验室,也是至关重要的。劣质的矫形器只会浪费患者的时间和金钱。

药物治疗

阿司匹林、对乙酰氨基酚和非甾体抗炎药(NSAID)等药物在缓解轻微疼痛和炎症方面有用,但药物不能代替停止过度活动或采取措施纠正异常情况。为了继续跑步而使用麻醉药或注射止痛剂是不明智的。过量或长期使用非甾体抗炎药可能会产生明显的副作用,即使是在非处方药店购买减量的非甾体抗炎药。

相关文献警告不要滥用口服或注射类固醇。在急性髂胫束摩擦综合征的情况下,注射类固醇可能会取得一定疗效,注射部位为股骨外侧髁突出处的髂胫束深部。应避免直接注射到肌腱中,应小心地注射到腱周组织。

可的松不能注射在跟腱或胫骨后肌腱内或周围,否则可能导致肌腱的弱化和断裂。

手术

一项认真、保守的康复计划对多数与跑步相关的损伤通常是有效的。只有在保守治疗失败后才应考虑手术治疗。然而,这并不意味着对有明确手术指征的手术进行不必要的延误,但许多严重受伤的跑者会冲动地选择手术作为预期的"快速解决方案"。手术的适应证对于任何运动活跃的人都是一样的。如果选择了手术,应向患者详细解释所有方案,并且在某些情况下,应提醒患者,尽管手术计划周密,执行到位,但返回跑步的机会可能并不大。

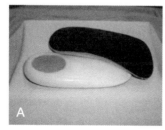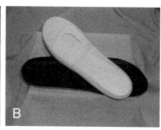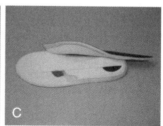

图 83.4　生物力学矫形器。(A)硬性、半掌型槽状矫形鞋垫 。(B)半硬性、全掌型矫形鞋垫(C)。半硬性、后足至前足内侧贴支撑片的全掌型矫形鞋垫。

物理治疗和康复

跑步者的治疗须由医生、物理治疗师、康复师、教练、亲属和跑步者共同努力。受伤或手术后跑步者的康复计划的目标是恢复整个下肢的灵活性、ROM、肌肉力量、平衡、运动控制和耐力,并恢复到不间断的跑步状态。

一般来说,包括向心和离心肌肉活动的闭链运动更适合跑步者。虽然在某些情况下,孤立的、向心的、开链运动是一个很好的起点,但可能会引起跑步过程中本不存在的 ROM 中的力量变化,并可能导致

表 83.4　跑步损伤及治疗策略

症状	导致因素	错误动作	治疗策略
膝前痛	髌股外侧倾斜 股四头肌弱 外侧结构过紧 髌过度内旋 后足旋前 核心/髋部肌肉弱	髋内收和内旋增加 动态性膝外翻 蹬离时足/踝不活跃	强化股四头肌 强化髋部/核心肌肉 跑步再训练 髌股贴扎
髂胫束综合征	内收步态 髂骨向前旋转 髋外展和外旋肌力弱 功能性长短腿 膝内翻 蹬趾伸展受限	股骨过度旋转 跨步过大	加强髋外旋肌力 软组织按摩 胫腓上关节激活松动 交叉训练
运动相关腿痛	女性中更常见 体重指数较高 长短腿 错误训练	胫骨冲击加重 跨步过大 足跟触地增加	更轻柔着地的再训练 距下关节松动/手法 小腿拉伸 加强髋部力量 贴扎术 矫形器
跟腱病	影响节段 L5/S1 鞋跟高度变化 训练/地面错误(山丘) 关节力学:距骨前移,骰骨跖屈	跨步过大–前足着地 垂直位移过大 旋前异常 挥鞭样蹬离 踝关节轴线不良	足跟抬高 减缓重返跑步 核心稳定性 硬脊膜拉伸 贴扎术 矫形器 加强肌力:胫前肌比目鱼肌、离心提踵、拇长屈肌
足底筋膜炎	蹬外翻 前足内翻 距下内翻 旋前异常 小腿肚过紧 鞋磨损不正常 腘绳肌过紧	足着地的控制 轻柔着地 主动的足跟抬起再训练 过度髋内旋 膝内移	足弓贴扎术 矫形器 夜间夹板 距下关节松动/手法 小腿拉伸 拇长屈肌肌力练习
腘绳肌近端拉伤	神经肌肉时机(臀肌对腘绳肌) 神经限制 近端粘连 超负荷离心 骨盆力线不良 骶髂关节活动不足/过度 L5 神经根病	跨步过大 单侧着地异常	腘绳肌离心负荷 Slump 拉伸 强化臀肌 核心稳定性 髋关节活动度 软组织按摩 肌内效贴扎

肌肉力量失衡。本书中针对特定病症的不同章节中介绍了具体的康复计划。总的来说,我们的目标是制订以功能为基础的锻炼计划,以纠正神经肌肉骨骼系统的不平衡。跑步损伤及相应的治疗策略的概述见表83.4。

增强柔韧性的拉伸(图83.5和图83.6)不仅是康复计划组成部分,也是日常训练计划的组成成分(见各节)。虽然拉伸对所有年龄阶段的跑步者来说都很重要,但对随着年龄的增长肌腱伸展性变差,关节逐渐失去灵活性的跑步者来说,拉伸更加重要。此外,正如Janda(1983)所述,孤立的紧张可导致肌肉受抑制。如下交叉综合征,是由于髂腰肌过紧而导致臀大肌的相互抑制。这在有顽固性腘绳肌拉伤或慢性腰背痛的跑步者中十分常见。如果不纠正髂腰肌过紧,重新训练正确的臀大肌激活模式的可能性会降低。

肢体"感觉不舒服"的模糊抱怨可能是由无力或挛缩引起的肌肉失衡导致的。为了确定潜在的危险因素,必须同时评估柔韧性和耐力强度。例如,不管起因是什么,跑步者出现腘绳肌和小腿三头肌挛缩或无力,导致反复性或慢性肌肉/肌腱拉伤,就可能改变步幅,使组织容易受到过度的压力。

功能性康复计划的设计应尽可能地模拟跑步时正常的肌肉和关节的功能。通常,人们过于重视受伤部位,以至于忽略身体的其他部位。考虑损伤区域以上和以下的部分是很重要的(如诊断髂胫束摩擦综合征,要评估足部和髋部)。全身锻炼和交叉训练技术,比如使用AquaJogger®(Excel Sports Science, Inc., Springfield, OR)在水中跑步,可以在组织愈合的同时保持整体的心血管功能和肌肉耐力。

当跑步者准备好返回跑步时,下文的指导方针可能有所帮助。如果任由自己判断,多数人会回归过

跑者的柔韧性训练

完成每一种拉伸动作,每日 _____ 次,每练习重复做 _____ 次。保持每一个拉伸动作30s。

1.背部拉伸
背部平躺的同时双膝弯曲。用手拉动一侧或双侧膝盖直到胸前并保持动作。

2.髋关节外展肌拉伸
双足并拢站立,髋关节摆向一侧的同时躯干向相反的方向摆动。你的髋关节外侧将会感受到拉伸。双手放在髋关节上或者抓住一个固定的物体来支撑。

3.髂胫束拉伸
将一条腿交叉在另一条腿的前面。后侧膝关节稍稍弯曲,同时将髋关节向屈膝的一侧侧移。弯曲侧膝关节外侧会感到拉伸。

4.腘绳肌拉伸
双腿向前伸直,坐于地面,尝试触碰你的足趾直至感受到大腿后侧有拉伸,髋关节前倾并保持背部中立。

5.股四头肌伸展
面向固定支撑物站立,尽最大努力向后侧弯曲一侧膝关节,将足跟部拉向足臀部直至感受到大腿前侧有拉伸。不要向后拱或扭转膝关节

6.跟腱拉伸
面向固定物站立,双足分开(一只足放在另一只足前)且您的足趾稍稍转向内。双手放在固定物上,轻柔的向外转动放在后面的足,同时身体前倾直至小腿感受到拉伸。不要弯曲膝关节或让足后跟离开地面。

7.比目鱼肌拉伸
保持与动作6相同的起始姿势。将一只足放在另一只足的前面,并弯曲双膝。身体向前倾斜,保持放于前面的足的后足跟着地。放于前面的小腿下部会感受到拉伸。

图83.5 跑者的柔韧性训练。

髂胫束拉伸训练

完成每种拉伸动作,每日 _____ 次,每练习重复做 _____ 次。保持每个拉伸动作 30s

1.髋关节外展肌拉伸
双足并拢,双腿伸直站立。腰部向一侧弯曲直至对侧的腿被拉伸。不被牵拉的一侧膝关节可以弯曲

2.髂胫束拉伸
膝盖伸直站立;将一只腿交叉放到另一腿的后侧,尽最大可能地进行拉伸。向放在前侧的腿方向进行拉伸

3.髂胫束拉伸
保持与动作2相同的起始姿势。后侧腿的膝关节微屈。躯干移向非牵拉侧,同时髋关节移向牵拉侧。弯曲的膝关节外侧能感受到拉伸

4.髂胫束/腘绳肌拉伸
膝关节伸直站立。交叉双腿,牵拉侧膝关节放在未受牵拉的后侧。尽最大可能转动躯干远离牵拉侧,触及或试图触及牵拉侧的足后跟

5.髂胫束拉伸
未牵拉侧着床侧躺,离床边几英尺。未牵拉的髋关节屈曲以便保持平衡。伸直牵拉侧的膝关节,伸出床面边缘使腿伸直悬空。让重力向下拉伸腿部和髂胫束

6.髂胫束拉伸
侧躺在牵拉侧,双膝并拢,双腿伸直并与躯干保持同一直线;弯曲上侧膝关节并将双手放在肩正下方以承受躯干的重量。尽最大可能向上伸展手臂。牵拉侧腿部必须保持笔直以便最大限度拉伸髋关节

图 83.6 髂胫束(ITB)拉伸训练。

快,导致恢复延迟或再次受伤。

重返跑步法则 2(Miller 的建议)

以下重返跑步计划应被视为因受伤或手术而严重缺席训练4周或更长时间后重返跑步的"指南"。这4种不同的重返跑步计划是为了满足个人跑步者的需要和所涉及的受伤类型而设计的。

- 缺席训练 0~4 周的重返跑步计划
- 缺席训练 4 周及以上/非手术的重返跑步计划(康复方案 83.1)
- 缺席训练 6 周及以上/术后的重返跑步计划(康复方案 83.2)
- 骨折后的重返跑步计划(康复方案 83.3)

康复方案 83.1 跑步者在停止运动>4 周后重返跑步的指南(非手术)

周计划	
1.步行 30min,1min 正常步速 1min 快速交替进行	5.连续跑步 20min。第 2 天跑 5min 加步行 1min×5 组
2.步行 30min,1.5min 正常步速 1.5min 快速交替进行。如果觉得轻松,可以用慢跑代替快走	6.连续跑步 20min。第 2 天跑 10min 加步行 1min×3 组
3.步行 1min 慢跑 2min 交替×7 组。第 2 天慢跑 5min 加步行 1min×3 组	7.第 1 天连续跑 20min,第 2 天连续跑 35min
4.步行 1min 慢跑 3min 交替×7 组。第 2 天跑 5min 加步行 1min×4 组	8.第 1 天连续跑 20min,第 2 天连续跑 40min
	9.如果进展顺利,恢复训练计划,适当增加持续时间、强度和频率。避免再次受伤是关键

康复方案 83.2　重返跑步计划:手术后

目的: 这个计划是针对受伤接受手术治疗后长期不参加跑步的人设计的。根据不同的重返跑步的环境,与你的治疗师讨论具体的修改

指南: 为了确保渐进进行计划的最佳结果,需要遵循以下原则:

1. 前四周每隔一天按规定的时间跑步。如果允许,在跑步后或指定"休息"日可以交叉训练,进行其他形式的有氧训练(如椭圆机、固定自行车)

2. 按规定完成热身和放松训练

3. 跑步时跑到"疼痛区"边缘,但不要疼痛

4. 如果需要的话,用冰敷(10min)减少运动后的组织刺激

5. 在跑步出现症状或跛行时暂停训练

6. 不要忘记"休息"日所规定的力量训练

热身: 需要维持 5~10min 的轻度心血管活动(如自行车、步行、椭圆机)来为跑步和拉伸进行充分预热。物理治疗师会给你一份合适的拉伸动作列表。需要在无痛的条件下,有可控的、低负荷、长时间进行。在静态拉伸时,维持姿势30s并重复 3 次。动态拉伸时,遵循物理治疗师所提供的指导

放松: 按照物理治疗师的建议完成拉伸/力量训练,或继续进行其他交叉训练。如果需要的话跑步后可冰敷(10min)缓解轻度疼痛/酸痛

具体计划

第 1 周	5min	OFF/CT	5min	OFF/CT	7.5min	OFF/CT	7.5min
第 2 周	OFF/CT	10min	OFF/CT	10min	OFF/CT	12.5min	OFF/CT
第 3 周	12.5min	OFF/CT	15min	OFF/CT	15min	OFF/CT	17.5min
第 4 周	OFF/CT	17.5min	OFF/CT	20min	OFF/CT	20min	OFF/CT
第 5 周	10min	20min	OFF/CT	10min	20min	OFF/CT	15min
第 6 周	20min	OFF/CT	15min	25min	OFF/CT	15min	25min
第 7 周	OFF/CT	15min	25min	OFF/CT	20min	25min	OFF/CT
第 8 周	20min	25min	OFF/CT	20min	30min	OFF/CT	*

OFF,休息;CT,交叉训练

* 在能完成连续跑步30min后,开始估计在那段时间内完成的里程数,并在接下来的训练里每周提高10%~15%

例如,以 7:30/mile 的配速进行 30min=4.0 英里

4.0 英里×10%=0.4 英里

4.0 英里×15%=0.6 英里

因此,每次增加 0.4~0.6 英里的跑步训练

　　任何重返跑步计划的目的都是为了调节肌肉骨骼系统;其不是重要的有氧能力调节计划,可以通过低冲击或无冲击的交叉训练来完成。一般而言,跑步速度不应低于每英里 7min(1 英里 ≈ 1.609km),步行应轻快。这个训练是基于时间而不是距离的。应每 7~10 天或根据指示安排休息日。时间表可以根据具体情况而变化。如果需要的话,跑者可以在既定的水平上保持更长时间,降低一个等级,或者在某些情况下,如果进展良好,跳过一个等级。一般来说,如果跑步者的"最初症状"在训练过程中复发,那么跑者应该被告知在尝试继续前进之前,应恢复到以前的"成功"训练等级。跑者可能感到不适,但这种不适应该是短暂的,不会积累或造成任何步态异常(如跛行)。

总结

　　把一般的力量训练、针对性的康复运动(如神经肌肉再训练)和(或)牵伸训练与重返跑步训练相结合是很重要的。个人的全面评估对合适的管理和成功的结果起着至关重要的作用。需要观察受影响区

康复计划 83.3　重返跑步计划：应力骨折后

目的：这个计划是针对受伤接受手术治疗后长期不参加跑步的人设计的。根据不同的重返跑步的状态，与你的治疗师讨论具体的修改

指南：为了确保渐进进行计划的最佳结果，需要遵循以下原则：

1. 前四周每隔一天跑一次步。如果允许，在跑步后或指定"休息"日可以进行交叉训练，即其他形式的有氧训练（如椭圆机、固定自行车）

2. 按规定完成热身和放松训练

3. 跑步时跑到"疼痛区"边缘，但不要疼痛

4. 如果需要的话，用冰敷（10min）减少运动后组织刺激

5. 在跑步出现症状或跛行时不要继续下一次训练

6. 不要忘记"休息"日所规定的力量训练

放松：按照物理治疗师的建议完成拉伸/力量训练，或继续进行其他交叉训练。如果需要的话可冰敷（10min）缓解轻度疼痛/酸痛（10min）

从受伤当中恢复的 7 周时间表

周	周一	周二	周三	周四	周五	周六	周日
第1周	走10min，跑5min，走5min，跑5min	水中跑步或其他训练	水中跑步或其他训练	走5min，跑5min，重复3次	水中跑步或其他训练	水中跑步或其他训练	走3min，跑7min，重复3次
第2周	水中跑步或其他训练	走2min，跑8min，重复3次	水中跑步或其他训练	跑10min，走2min，重复2次再跑10min	水中跑步或其他训练	跑12min，走2min，重复2次再跑10min	水中跑步或其他训练
第3周	跑15min，走2min，跑15min	水中跑步或其他训练	跑20min，走2min，跑10min	水中跑步或其他训练	跑25min	水中跑步或其他训练	跑30min
第4周	水中跑步或其他训练	跑25min	跑30min	水中跑步或其他训练	跑25min	跑35min	水中跑步或其他训练
第5周	跑30min	跑35min	水中跑步或其他训练	跑30min，6×100m快步走	跑25min	跑35min	水中跑步或其他训练
第6周	节奏跑（15min热身，15min@15km比赛速度）	跑30min	跑45min	水中跑步或其他训练	跑40min，6×100m快步走	跑30min	跑50min
第7周	水中跑步或其他训练	跑35min	节奏跑（15min热身，20min@15km比赛速度）	跑35min	水中跑步或其他训练	跑40min，6×100m快步走	跑55min

Used with permission from Scott Miller, PT, MS, SCS, CSCS, from Agility Physical Therapy & Sports Performance, LLC, Portage, MI.

域或关节的近端和远端。使用某种类型的录像步态分析（表83.5）对于准确地确定跑步的姿态异常（如足跟着地的轻重不一）、规定必要的鞋类更换和定制足部矫形器的需求至关重要。最后，功能训练计划和适当的重返跑步安排，将为个人提供重返跑步的最大机会，并有助于实现个人目标。

表83.5　跑步视频分析模式（步态实验室）

矢状面

- 躯干倾斜
- 屈肘（80°~100°）
- 手部（放松）
- 骨盆（前倾/后倾）
- 伸髋（20°~30°）
- 屈髋（30°）
- 步幅（长度、对称性）
- 跖趾伸展（70°）
- 伴/不伴背部正常腰椎前凸

前方

- 头部位置（倾斜、旋转）
- 肩部/上臂（高、低、水平）
- 摆臂（是否越过中线）
- 股骨旋转（内旋、外旋）
- 膝关节力线（内翻、外翻）
- 胫骨旋转
- 足触地方式（足跟、足中部、足前）
- 足外展

后方

- 头部运动
- 躯干水平摆动/倾斜
- 过度的骨盆侧倾
- 胸椎（过度旋转）
- 腰椎（屈、伸、旋转、侧弯）
- 骨盆（水平、倾斜）
- 距下关节位置
- 足拍击

（陈炤宇 译　黄红拾 校）

相关资料

A complete reference list is available at https://expertconsult.inkling.com/.

延伸阅读

American Physical Rehabilitation Network. 2000. When the feet hit the ground . . . everything changes. Program outline and prepared notes—a basic manual Sylvania, OH.
American Physical Rehabilitation Network. 1994. When the feet hit the ground . . . take the next step. Program outline and prepared notes—an advanced manual Sylvania, OH.
Bates BT, Osternig L, Mason B. Foot orthotic devices to modify selected aspects of lower extremity mechanics. *Am J Sports Med.* 1979;7:338.
Burke ER. *Precision Heart Rate Training.* 1st ed. Champaign, IL: Human Kinetics; 1998.
Cavanaugh PR. *An evaluation of the effects of orthotics force distribution and rearfoot movement during running;* 1978. Paper presented at meeting of American Orthopedic Society for Sports Medicine Lake Placid.
Collona P. Fabrication of a custom molded orthotic using an intrinsic posting technique for a forefoot varus deformity. *Phys Ther Forum.* 1989;8:3.
Cosca DD, Navazio F. Common problems in endurance athletes. *Am Fam Physician.* 2007;76:237–244.
Fadale PD, Wiggins ME. Corticosteroid injections: their use and abuse. *J Am Acad Orthop Surg.* 1994;2:133–140.
Fredericson M, Mirsa AK. Epidemiology and aetiology of marathon running injuries. *Sports Med.* 2007;37:437–439.
Fredericson M. Common injuries in runners. Diagnosis, rehabilitation and prevention. *Sports Med.* 1996;21:49–72.
Gill E. Orthotics. *Runner's World.* 1985:55–57. Feb.
Gross ML, Napoli RC. Treatment of lower extremity injuries with orthotic shoe inserts. An overview. *Sports Med.* 1993;15:66.
Gross ML, Davlin LB, Evanski PM. Effectiveness of orthotic shoe inserts in the long-distance runner. *Am J Sports Med.* 1991;19:409.
Hart LE. Exercise and soft tissue injury. *Baillieres Clin Rheumatol.* 1994;8:137–148.
Hreljac A. Impact and overuse injuries in runners. *Med Sci Sports Exerc.* 2004;36:845–849.
Hunter S, Dolan M, Davis M. *Foot Orthotics in Therapy and Sports.* Champaign, IL: Human Kinetics; 1996.
Itay S. Clinical and functional status following lateral ankle sprains: Follow-up of 90 young adults treated conservatively. *Orthop Rev.* 1982;11:73.
James SL. Running injuries of the knee. *Instr Course Lect.* 1998;47:82.
James SL, Bates BT, Osternig LR. Injuries to runners. *Am J Sports Med.* 1978;6:40–50.
Jull G, Janda V. Muscles and motor control in low back pain: assessment and management. In: Twomey L, Taylor JR, eds. *Physical Therapy of the Low Back.* New York: Churchill Livingstone; 1987.
Knobloch K, Yoon U, Vogt PM. Acute and overuse injuries correlated to hours of training in master running athletes. *Foot Ankle Int.* 2008;29:671–676.
Leadbetter WB. Cell-matrix response in tendon injury. *Clin Sports Med.* 1992;11:533–578.
Lysholm J, Wiklander J. Injuries in runners. *Am J Sports Med.* 1987;15:168–171.
MacLean CL, Davis IS, Hamill J. Short- and long-term influences of a custom foot orthotic intervention on lower extremity dynamics. *Clin J Sport Med.* 2008;18:338.
McNicol K, Taunton JE, Clement DB. Iliotibial tract friction syndrome in athletes. *Can J Appl Sport Sci.* 1981;6:76.
Messier SP, Pittala KA. Etiological factors associated with selected running injuries. *Med Sci Sports Exerc.* 1988;20:501–505.
Michaud TC, Nawoczenski DA. The influence of two different types of foot orthoses on first metatarsophalangeal joint kinematics during gait in a single subject. *J Manipulative Physiol Ther.* 2006;29:60.
Nigg BM, Nurse MA, Stefanyshyn DJ. Shoe inserts and orthotics for sport and physical activities. *Med Sci Sports Exerc Suppl.* 1999;31:S421–S428.
Novachek TF. Running injuries: a biomechanical approach. *Instr Course Lect.* 1998;47:397–406.
Novachek TF, Trost JP. Running: injury mechanisms and training strategies. Instructional videotape. St. O'Tolle ML: Prevention and treatment of injuries to runners. *Med Sci Sports Exercise.* 1992;(Suppl 9):S360–S363.
Paul M. *Gillette Children's Specialty Healthcare Foundation;* 1997.
Rogers MM, LeVeau BF. Effectiveness of foot orthotic devices used to modify pronation in runners. *J Orthop Sports Phys Ther.* 1982;4:86.
Rolf C. Overuse injuries of the lower extremity in runners. *Scand J Med Sci Sports.* 1995;5:181–190.
Satterthwaite P, Norton R, Larmer P, et al. Risk factors for injuries and other health problems sustained in a marathon. *Br J Sports Med.* 1999;33:22–26.
Saxena A, Haddad J. The effect of foot orthoses on patellofemoral pain syndrome. *J Am Podiatr Med Assoc.* 2003;93:264.
Subotnick SI. The flat foot. *Phys Sports Med.* 1981;9:85.
Subotnick SI, Newell SG. *Podiatric Sports Medicine.* Kisko, NY: Futura: Mt; 1975.
Taunton JE, Ryan MB, Clement DB, et al. A retrospective case-control analysis of 2002 running injuries. *Br J Sports Med.* 2002;36:95–101.
vanMechelen W. Running injuries. A review of the epidemiological literature. *Sports Med.* 1992;14:320–335.
Wen DY. Risk factors for overuse injuries in runners. *Curr Sports Med Rep.* 2007;6:307–313.
Williams JGP. The foot and chondromalacia—a case of biomechanical uncertainty. *J Orthop Sports Phys Ther.* 1980;2:50.

第 **84** 章

肌腱病

Scott T. Miller | Janice K. Loudon

据统计,肌腱劳损占所有运动疾病的50%(Herring 和 Nilson,1987;Khan 和 Cook,2003),劳损的治疗发生了巨大的变化。通常治疗的重点是抗炎,但这往往是无效的。人们认为,多数肌腱问题的发生不是劳损导致炎症发生的过程。有很多关于组织反应、组织病理学分析和肌腱病理学差异的相关研究,需要进一步讨论肌腱损伤时使用的术语。较新的观点是,肌腱病变的过程涉及肌腱的多种病理,可以将其划分为几个不同的类别。

基于此,涵盖肌腱疼痛和病理性改变的常用术语"肌腱病"也有所改变。有关肌腱变性和正常组织的区分见图84.1。因此,肌腱病可以包括肌腱损伤,如腱旁组织炎、肌腱炎和肌腱病。

肌腱被疏松的网状结缔组织覆盖,称为腱旁组织。这种特殊的组织就像肌腱周围的弹性套,可以让肌腱滑动和移动更容易。"腱旁组织炎"一词描述的是仅由腱旁组织引起的炎症,而不考虑其是否被滑膜所覆盖。肌腱损伤是由于肌腱在有限的空间内负荷过重或使用过度,导致腱鞘肿胀发炎。腱旁组织炎可包括单独的病变,如腱周炎、腱鞘炎和狭窄性腱鞘炎。腱旁组织炎的症状包括疼痛、肿胀、发热,捻发音,这些症状是由肌腱的周围附着结构引起的。"肌腱炎"一词在以前曾不加区分地用于描述所有肌腱病理。英文中后缀"–itis"表示炎症。肌腱炎是一种肌腱损伤,包括部分或全部撕裂性血管破裂、急性炎症和修复反应。真正的肌腱炎是由于身体活动水平增加导致肌腱劳损或者过度牵拉。如果是慢性的,肌腱就会逐渐退化。

许多组织病理学的研究表明,慢性跟腱损伤所经历的过程是退行性的而不是炎症,因为组织中几乎没有炎症的存在(Alfredson 和 Lorentzon,2003;Almekinders 和 Temple,1998;Astrom 和 Rausiing,1995;Cook 和 Purdam,2009;Fredberg,2004;Gabel,1999;Hashimoto 等,2003;Khan 和 Maffulli,1998;Maffulli 等,2003b;Movin 等,1997)。因此,肌腱病是腱内变性,本质上是非炎症性的。外科医生和理疗师都很关注肌腱退化变性的过程,例如,跟腱(Maffulli 等,2003a)、髌腱(Crossley 等,2007;Cook 等,2001)、腘绳肌(Fredericson 等,2005)、臀中肌(Lequesne 等,2008)、肩袖(Lewis,2009)和常见的腕伸肌/屈肌肌腱(Bissest 等,2005)。

近来,有一种新的肌腱病三连体理论模型(Cook 和 Vicenzino,2009;McCreesh,2013;Joseph,2015)。三联体理论描述了3个重叠的阶段:反应性肌腱病、肌腱失效和退行性肌腱病。①反应性肌腱病发生于急性负荷过重,为急性损伤的非炎症性增殖性反应;②肌腱失效,包括愈合反应失败。新血管形成和神经元生长意味着不成功的修复过程;③退行性肌腱病,此阶段病程不可逆,包括细胞减少、蛋白多糖聚集、胶原组织紊乱。

任何形式的肌腱疼痛都可能导致患者长期功能障碍,这对运动活跃的人和运动员十分不便。我们可以用药物或者康复手段来管理肌腱问题。药物治疗包括口服和局部用药,另有注射治疗和冲击波疗法

表 84.1 肌腱炎组织与正常肌腱鉴别特征

- 胶原蛋白破坏
- 蛋白多糖增加
- 腱细胞异常
- 细胞群改变
- 微血管增加

的康复治疗。口服药物对预防肌腱病变会有一定作用，但对持续 6~12 个月以上的慢性肌腱病变常无效。

治疗方法

抗炎药物

非甾体抗炎药是治疗急性肌腱病变的常用方法（Salminen 和 Kihlstrom,1987；Abramson,1990；Green 等,2002），但少有证据支持这类药物对慢性病也有效，特别是那些持续时间 6~12 个月以上的慢性病变常无效（Green 等,2002；McLauchlan 和 Handoll 2001）。Almekinders 和 Temple(1998)对文献进行了全面综述，发现只有 9 个真正的随机、安慰剂对照试验使用非甾体抗炎药作为治疗方案。在这些研究中，有几项研究显示非甾体抗炎药有镇痛作用。有些人担心使用非甾体抗炎药会削弱肌腱的抗拉强度(Magra 和 Maffulli,2008)。动物模型显示了与非甾体抗炎药有关的损伤愈合情况（Dimmen 等,2009；Chechik 等,2014；Connizzo,2014；Zhang 等,2014）。肌腱强度下降和不适的迟钝可能会给运动员一种安全感，但这种安全感并不可靠，因为如果在活动期间由于超负荷而导致肌腱断裂,将是灾难性的后果。

激素

在肌腱内或周围注射皮质类固醇会有较大风险。皮质类固醇注射至肌腱处可能引发肌腱断裂，特别是反复注射。（Andres 和 Murrell,2009；Clark 等,1995；Lambert 等,1995；Jones 1985；Kleinman 和 Gross,1983；Ford 和 DeBender,1979）。然而，如果炎症发生在腱旁组织，那么向鞘内注射可能是有用的(Richie 和 Briner,2003；Alvarez-Nemegyei 和 Canoso,2004)。

Skjong 等(2012)提出，退行性肌腱周围组织的炎症反应也可能引起疼痛，在患处注射皮质类固醇可以起到镇痛效果。对髌上炎注射类固醇皮质激素可以起到短期的效果(Stahl 和 Kaufman,1997；Hay 等,1999；Schmidt 等,2002；Assendelft 等,1996；Canton 和 Marks,2003)。对于肩部撞击和肩袖疾病的治疗，并没有可靠的证据能证明注射皮质类固醇会起到很好的效果(Akgun 等,2004；Blair 等,1996)，而且另有研究表明实验组与对照组相比没有显著差异(Alvarez 等,2005；Koester,2007)。

早期注射可能是安全的，就如同处理肌腱部分撕裂一样。Curwin(2007)建议肌腱注射或治疗后 10~14 天避免应力，就像处理急性损伤那样,2 周以后再逐步增强肌腱应力负荷。

局部甘油三硝酸酯贴剂

在几项 I 级随机对照临床试验中，用局部甘油三硝酸酯贴剂治疗跟腱、腕伸肌和冈上肌腱疾病，并与对照组作了比较(Paoloni 等,2003,2004,2005)。在每一项研究中，患者所用贴剂药效为每 24 小时释放 1.25mg 甘油三硝酸酯，而对照组患者使用假贴剂。实验组患者和对照组患者均不知道自己使用的是哪种贴剂。所有研究均表明，那些使用了药物贴剂的患者，疼痛得到了显著的缓解，功能也得到了改善。但在这些研究中，贴剂并不是唯一的治疗方法，患者还可能进行了其他的治疗，包括拉伸和离心训练，这也可能在一定程度上影响实验结果。

体外冲击波疗法

体外冲击波治疗(ESWT)是肌腱病变的一种新兴治疗方法。连续的低能冲击波直接作用于肌腱疼痛区域。尽管 ESWT 起作用的证据仍有争议，一些研究者认为冲击波治疗可能导致神经退化，而另一些研究则认为神经细胞在脉冲冲击波的影响下会释放生长因子。ESWT 的最佳用途有待确定。使用 ESWT 治疗肌腱疾病的试验在时间、强度、治疗频率和治疗时间方面存在很大差异。ESWT 最有利的应用是在随机对照试验中发现的，它对肩袖肌腱炎钙化有很好的治疗效果(Harniman 等,2004；Cosentino 等,2003；

Loew 等,1999;Wang,2003)。

治疗模式

物理治疗的方式,如低强度激光和超声治疗。目前还没有高质量的研究证明低强度激光(Basford,1995)或超声(Robertson 和 Baker,2001;Speed,2001;van der Windt 等,1999;Warden 等,2008)是治疗慢性肌腱疾病的有效手段。超声透入疗法,是一种局部药物通过超声驱动至皮肤表层的治疗方法,有些研究推荐可用该方法治疗肱骨外上髁炎和肩周肌腱钙化(Trudel 等,2004;Gimblett 等,1999),但也有研究人员持反对意见 (Klaiman 等,1998;Penderghest 等,1998)。由于在使用这种治疗方式时参数变化可能比较大,因此很难确定它们是否有益。在这一点上,证据并不充分。这并不意味着这些治疗方法没有效果,只是还没有研究确定哪种方法和参数是最好的。对这些慢性疾病的治疗需要高水平的随机对照研究。

硬化疗法

硬化疗法是将一种化学物质注射在肌腱患处血管附近。在肌腱变性的过程中,会有新生血管的生成。这是身体试图促进患处小血管增生,属于身体本能反应。细小神经也与这些新形成的血管紧密相连,这是肌腱疼痛一个潜在的原因。向这些血管注射化学物质不仅会使血管硬化,还会使附近产生疼痛的神经纤维硬化。有若干证据表明,硬化疗法可能对髌腱或跟腱疾病(Hoksrud 等,2006;Ohberg 和 Alfredson,2002)、网球肘(Zeisig 和 Ohberg,2006),以及肩峰撞击有一定疗效(Alfredson 等,2006)。

物理治疗法

休息对肌腱来说是一种代谢过程 (Cook 和 Vicenzino,2009),物理治疗和治疗性锻炼对肌腱疼痛的患者是有益的。冷冻疗法是治疗急性损伤的一种选择。冷冻治疗可减少毛细血管血流量,保持深部肌腱血氧饱和度,促进静脉毛细血管循环 (Rees 等,2009)。这可能有助于镇痛。

25 年来,离心训练作为一种治疗肌腱病的方法一直较为流行。离心训练方案的运动量有很多差异。关于强度、速度、负荷和频率仍没有确切的说法,这可能取决于肌腱损伤的位置和严重程度。髌腱的训练量可能与外上髁、跟腱的训练量不同。不管是哪个位置的肌腱,训练负荷和运动量应根据运动过程中患者的疼痛程度而定。Curwin(2007)研究显示了基于重复次数和疼痛感知的训练负荷。在他的研究中,运动员需要进行向心和离心运动。离心运动以比向心运动稍快速度完成。重复 20~30 次时应尽量引起疼痛或者不适感。如果重复 30 次后仍无不适,则说明刺激太低,应增加刺激强度。目前认为 10 次分 3 组的离心训练对肌腱修复最有利。Lorenz(2010)表示一旦患者能够安全完成 15 次分 4 组的重复动作而没有任何症状时,就可以把重复次数增加到 8 次一组。此外,建议每周运动 3~4 次,并不建议每天都运动。

直到最近 15 年,才有证据表明,离心训练治疗肌腱病的确切作用尚不明确。有证据表明,离心训练后肌腱结构得到改善,新生血管减少(Kongsgaard等,2005;Ohberg 和 Alfredson,2004)。多项研究已显示出离心训练对跟腱(Stanish 等,1986;Cook 等,2000;Niesen-Vertommen 等,1992;Mafi 等,2001;Alfredson 等,1998;Silbernagel 等,2001;Roos 等,2004;Shalabi 等,2004;Ohberg 等,2004;Ohberg 和 Alfredson,2004)、髌腱(Cannell 等,2001;Purdam 等,2004;Stasinopoulos 和 Stasinopoulos,2004)、肱骨外上髁炎(Martinex-Silvestrini 等,2005;Svernlov 和 Adolfsson,2001;Schmid 等,2002)有积极的作用。

离心训练对髌腱和跟腱最为有效。患者直立站于倾斜板上(图 84.1A),然后患者单腿站立,降低重心直到屈膝 90°(图 84.1B),再复原。

已有研究证明高强度慢阻训练(HSRT)在治疗髌腱病变方面是效果较好的(Zwerver 等,2011;Kongsgaard 等,2010)。HSRT 与传统的深蹲类似,只是深蹲需要>3 秒钟。HSRT 的提举方式包括深蹲、腿部推举或下蹲,每周最多 3 次。HSRT 采用 4 组递增荷。第 1 周 15 RM;2~3 周,12 RM;4~5 周,10 RM;6~8 周,8 RM;9~12 周,6 RM(注:RM 为最大重负次数)。按需训练晋级,使阻力更大、重复次数更少。

跟腱的训练类似于单腿深蹲。双脚掌负重踩在台阶的边缘,尽最大限度地背屈(图 84.2)。然后患肢负重,背曲使负荷加载于腓肠肌和比目鱼肌上。这些动作均在膝关节完全伸展(图84.2B)和弯曲(图84.2C)的状态下完成。Silbernagel 等(2001)描述了一个三阶段方案。初始阶段是一个热身阶段,旨在增加血液流动、踝关节活动范围和组织顺应性。活动项目包括踝关节背屈和足底屈,以及足趾伸展和屈曲。进行3组20秒的腓肠肌和比目鱼肌拉伸。其他的热身运动包括以足趾和足跟行走,单腿平衡,将足跟每天抬举3次,持续2周。第2阶段也持续2周,包括单腿足趾上抬。第4~12周为第3阶段,该阶段采用增强式训练,快速反弹足趾,每天3次,每次20~100次。这些运动可能在运动中或运动后引起5/10级的疼痛。训练后第二天不应该出现疼痛或者僵硬,否则应回退至上一阶段较低的运动量和强度。

（张梦迪 译）

髌腱训练

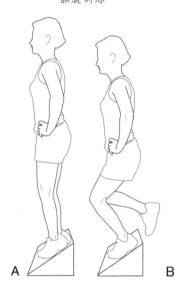

图84.1　髌腱的离心训练。(A)训练开始保持双膝伸直。(B)训练结束保持健肢抬起,患肢屈膝。

跟腱负荷离心训练

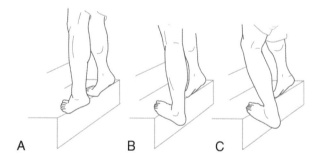

图84.2　跟腱的离心训练。(A)训练开始保持双膝伸直、踝关节放松。(B)中间姿势伸膝屈踝。(C)结束姿势为屈膝、踝关节放松。

相关资料

A complete reference list is available at https://expertconsult.inkling.com/.

延伸阅读

Curwin, Stanish. In: Curwin S, Stanish WD, eds. *Tendinitis: Its Etiology and Treatment.* Lexington, KY: Collamore Press; 1984:189.

Khan KM, Cook JL, Kannus P, et al. Time to abandon the "tendinitis" myth. *BMJ.* 2002;324(7338):626–627.

Maffulli N, Khan KM, Puddu G. Overuse tendon conditions: time to change a confusing terminology. *Arthroscopy.* 1998;14:840–843.

Worrell TW, Perrin DH. Hamstring muscle injury: the influence of strength, flexibility, warm-up, and fatigue. *J Orthop Sports Phys Ther.* 1992;16: 12–18.

索　引